# ONE HEALTH

## Cambio climático, contaminación ambiental y el impacto sobre la salud humana y animal

Es propiedad de:
© 2019 Amazing Books S.L.
www.amazingbooks.es

Director editorial: Javier Ábrego Bonafonte.

Pº de la Independencia Nº 24-26.
8º planta, oficina 12.
50004 Zaragoza - España.

Primera edición: Noviembre 2019.

ISBN: 978-84-17403-51-5
Depósito Legal: Z 1928-2019

**Con el aval científico del grupo de expertos:**

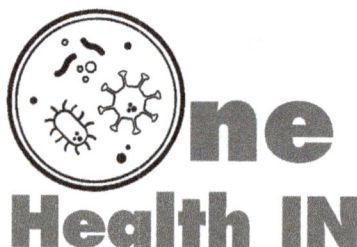

**One Health IN**

**Cómo citar este libro:**
Federico Mayor Zaragoza, Fernando Fariñas Guerrero y Santiago Vega García. ONE HEALTH. Cambio climático, contaminación ambiental y el impacto sobre la salud humana y animal. Zaragoza (España). Amazing Books; 2019.

**Presentación del libro:**
https://amazingbooks.es/one-health

# Índice

**PRÓLOGO.**

Federico Mayor Zaragoza ................................................................. 9

**NOTA DEL EDITOR.**

Javier Ábrego Bonafonte y G. José Díaz Sáez ...................................... 17

**MÓDULO 1.** Introducción al One Health

**Capítulo 1.** ¿Qué es One Health?

Santiago Vega García y Clara Marín Orenga ................................... 31

**Capítulo 2.** Introducción histórica.

Santiago Vega García y Clara Marín Orenga ................................... 61

**Capítulo 3.** Base epidemiológica e interacción: animal-hombre-entorno.

Carmelo Ortega Rodríguez ........................................................ 103

**Capítulo 4.** Implementación de programas One Health.

Carmelo Ortega Rodríguez y Santiago Vega García ........................ 121

**MÓDULO 2.** Cambio climático y enfermedades infecciosas emergentes en animales, humanos y plantas

**Capítulo 5.** Factores relacionados con la emergencia y reemergencia de las enfermedades infecciosas.

Juan José Badiola Díez, Cristina Acín Tresaco, Bernardino Moreno Burgos, María Antonia Vargas Vargas, Belén Marín González, Rosa Bolea Bailo, Marta Monzón Garcés .............................................................. 135

**Capítulo 6.** La rabia.

*Fernando Fariñas Guerrero y Rafael Astorga Márquez* ...................... *153*

**Capítulo 7.** Gripe.

*Iván Sanz Muñoz y Raúl Ortiz de Lejarazu Leonardo* ........................ 179

**Capítulo 8.** Biogeografía del Ébola.

*Santiago Vega García, María José Álvarez Pasquín,*
*María Jesús Menchón Mateo, Mª Paz Sánchez-Seco Fariñas,*
*Ana Negredo Antón* .......................................................... 197

**Capítulo 9.** La explosión de los fitopatógenos.

*Ignacio Belda Aguilar, Cátia Pinto, Alberto Acedo Bécares* ............... 231

**Capítulo 10.** El problema de la resistencia antibiótica.

*María del Carmen Simón Valencia y Carmelo Ortega Rodríguez* ........ 243

**Capítulo 11.** Vacunas One Health.

*Fernando Fariñas Guerrero y Rafael Astorga Márquez* ...................... 267

**MÓDULO 3.** Expansión de vectores que transmiten enfermedades

**Capítulo12.** Arbovirus y parásitos transmitidos por mosquitos y otros dípteros hematófagos.

**12.1** Introducción.
*Javier Lucientes Curdi* ......................................................... 295

**12.2** Dengue.
*Manuel Linares Rufo* .......................................................... 310

**12.3** Virus Zika.
*Manuel Linares Rufo* .......................................................... 323

**12.4** Chikunguña.
*Manuel Linares Rufo* .......................................................... 334

**12.5** Fiebre amarilla.
*Ana María Fernández Sánchez,*
*Mª Concepción Mediavilla Gradolph* ...................................... 343

**12.6** Fiebre del Valle del Rift.
*Santiago Vega García y Clara Marín Orenga* ........................... 361

**12.7** Fiebre del Oeste del Nilo.
*Santiago Vega García, Clara Marín Orenga y*
*Rafael Astorga Márquez* ......................................................... 389

**12.8** Malaria.
*Ana María Fernández Sánchez y*
*Mª Concepción Mediavilla Gradolph* ...................................... 431

**12.9** Leishmaniasis.
*Javier Lucientes Curdi* ............................................................ 457

**Capítulo 13.** Garrapatas, patógenos, Salud Pública y clima.
*Agustín Estrada Peña y Natalia Fernández-Ruiz*

    **13.1** Las garrapatas: qué son y cómo viven ................................ 465

    **13.2** Las garrapatas y la borreliosis de Lyme .............................. 469

    **13.3** La fiebre hemorrágica de Crimea-Congo ............................ 481

**Capítulo 14.** Enfermedades de impacto económico.

    **14.1** Peste porcina africana.
*José Manuel Sánchez-Vizcaíno Rodríguez,*
*Estefanía Cadenas-Fernández, Cristina Jurado Díaz* ................... 491

    **14.2** Lengua azul. Fiebre catarral ovina.
*Rafael J. Astorga Márquez, Santiago Vega García,*
*Clara Marín Orenga* ............................................................... 505

## MÓDULO 4. Contaminación ambiental y salud

**Capítulo 15.** Contaminación ambiental y ecología.
Joaquín Araújo Ponciano .................................................. 551

**Capítulo 16.** Agua, aire y suelo.
Pilar Muñoz-Calero Peregrín ........................................... 557

**Capítulo 17.** Contaminación ambiental y enfermedades
inmunológicas humanas y animales.
Fernando Fariñas Guerrero .............................................. 593

**Capítulo 18.** Lactancia materna y contaminación ambiental.
Nicolás Olea Serrano ...................................................... 603

**Capítulo 19.** Disruptores endocrinos.
Nicolás Olea Serrano ...................................................... 621

**Capítulo 20.1** Contaminación ambiental y cáncer.
Pilar Muñoz-Calero Peregrín y Natàlia Eres Charles ........... 643

**Capítulo 20.2** Oncología Ambiental:
Repensar el abordaje clínico del cáncer.
Natàlia Eres Charles y Pilar Muñoz-Calero Peregrín ........... 656

## MÓDULO 5. Estrategias de intervención y el futuro

**Capítulo 21.** Propuestas inaplazables para la protección
de la Biosfera y la regulación del cambio climático.
Federico Mayor Zaragoza ............................................... 679

**Capítulo 22.** La Tierra que recibimos pertenece también
a los que vendrán.
Federico Mayor Zaragoza ............................................... 685

# Prólogo

Federico Mayor Zaragoza

*«Nosotros, los pueblos…*
*hemos resuelto evitar a las*
*generaciones venideras…»*
Carta de las Naciones Unidas, 1945.

Estamos en una Nueva Era. Desde hace algunos años, sabemos que la demografía y la actividad propia de la especie humana afectan a la habitabilidad de la Tierra. También es cierto que, por primera vez en la historia, los seres humanos pueden disponer de una información global y convertirse en ciudadanos del mundo conscientes de la naturaleza de las amenazas y de la necesidad de una respuesta adecuada y oportuna.

Esta nueva etapa en la historia de la humanidad, este «nuevo comienzo» al que urge la **Carta de la Tierra** (2000), requiere un cambio en la mente y en el corazón, un nuevo sentido de la interdependencia global y de la responsabilidad universal. Nuestra diversidad cultural es una herencia maravillosa y debemos encontrar los caminos para armonizar diversidad con unidad mediante la participación de todos… Cada persona, familia, organización y comunidad tiene un papel esencial que desempeñar para construir una comunidad sostenible a escala global; las naciones del mundo deben renovar su compromiso con las **Naciones Unidas.**

La tecnología digital ha facilitado la información y, lo que es más importante, la capacidad de expresarse. Todos los seres humanos ya pueden «contar», como miembros de una comunidad, cuáles son los riesgos y las amenazas y disponen de los conocimientos adecuados para hacerles frente. En esta nueva era, lo más sobresaliente, como mencionó **Nelson Mandela** y me gusta repetir, es la mujer, porque frente al maléfico proverbio «si quieres la paz, prepara la guerra», que ha sido seguido indefectiblemente por el poder masculino, podemos ahora imaginar la transición de la fuerza a la palabra a medida que la mujer participe como le corresponde en la toma de decisiones.

«La mujer —me dijo **Nelson Mandela** en 1996— solo excepcionalmente utiliza la fuerza. El hombre, solo excepcionalmente, no la utiliza».

Estamos, sí, en una nueva época y, ahora, urgidos por procesos potencialmente irreversibles, debemos actuar con firmeza y con rapidez. Que nada ni nadie nos distraiga de esta responsabilidad histórica, ya que, de otro modo, nuestro legado intergeneracional podría ser el de «una casa desvencijada» por el incumplimiento de nuestros deberes.

«Mañana puede ser tarde», advirtió el **papa Francisco** en su encíclica ecológica *Laudato si (2015)*. Y el expresidente **Obama** añadió, lúcidamente: «Es la primera generación que hace frente a problemas de esta naturaleza…, y la última que puede resolverlos».

La ya mencionada *Carta de la Tierra* —uno de los documentos más admirables y completos— se inicia magistralmente así:

«Estamos en un momento crítico de la historia de la Tierra, donde la humanidad debe elegir su futuro. A medida que el mundo se vuelve cada vez más interdependiente y frágil, el futuro depara, a la vez, grandes riesgos y grandes promesas. Para seguir adelante, debemos reconocer que, en medio de la magnífica diversidad de culturas y formas de vida, somos una sola familia humana y una sola comunidad terrestre con un destino común. Debemos unirnos para crear una sociedad global sostenible fundada en el respeto hacia la naturaleza, los derechos humanos universales, la justicia económica y una cultura de paz».

Uno de los instrumentos más poderosos para garantizar el derecho de todos nosotros y el de generaciones futuras a disfrutar y convivir en un entorno sostenible es la educación. Una educación que debe estar referida no solo al medioambiente, sino también al desarrollo económico y social, ya que el desarrollo sostenible debe ser global y comprometido con un cambio que ponga la economía y el desarrollo social al servicio de la humanidad. Los temas a resolver son de carácter social, económico, financiero, comercial y ambiental, con objetivos y compromisos concretos cuya meta final sea, como con tanto acierto se describe en este libro-guía, un desarrollo humano, sostenible y global.

En este sentido, el concepto fuerza de este libro, **Una Sola Salud** (*One Health*, en su expresión inglesa), tiene como uno de sus objetivos concienciar a la población de las posibles amenazas de índole biológica y química que tienen incidencia directa en la salud, ante el aumento de la temperatura producido por la contaminación ambiental. A este respecto, debemos alertar y señalar que existen algo más de 300 enfermedades que comparten animales y humanos. Luchar contra ellas de una forma metódica y científica supone enmarcar el problema de una manera eficaz ante la amenaza que supone para todos los seres que habitamos el planeta.

Dentro de este enfoque se incluye la lucha «vectorial», cuya organización, estudio e importancia ha cobrado máxima actualidad por su vinculación con el cambio climático, sin olvidar el riesgo que suponen los patógenos vehiculizados por vectores que no son fáciles de prever. En varios capítulos de este libro se abordan temas como la fiebre del Valle del Rift, que se propaga por mosquitos a los animales domésticos, entre los que destacan búfalos, camellos y bovinos, y posteriormente a humanos; o el virus del Nilo Occidental, que se propaga de un ave a otra a través de mosquitos infectados, produciendo encefalitis en equinos y también en humanos. Todo ello muestra la interrelación existente entre diversos factores y la necesidad de que todas las profesiones implicadas en el ámbito de la salud trabajen conjuntamente.

En efecto, estas políticas implican nuevos mecanismos que permiten al conjunto de actores mantenerse mutuamente informados y actuar de manera concertada, en enlace con los gestores de la salud pública, que suelen trabajar bajo la égida de los Ministerios de Salud, sean funcionarios públicos, personal de colectividades o médicos autónomos. El concepto de Una Sola Salud debe integrar las relaciones siempre cambiantes entre los animales, las personas y el planeta que comparten la «casa común que debemos preservar», como acertadamente ha expresado el papa Francisco en su encíclica *Laudato si,* a la que he hecho mención anteriormente.

Se sabe también que los flujos sin precedente de mercancías y de personas constituyen otras tantas oportunidades de propagación mundial generalizada de todos los agentes patógenos. Del mismo modo, los cambios climáticos ofrecen nuevas ocasiones de propagación, especialmente mediante vectores como los insectos, que «colonizan» nuevos territorios, cuando hace algunos años eran aún demasiado fríos para que sobrevivieran durante el invierno. La mayoría de las enfermedades emergentes de manifestación reciente son de origen animal. Las medidas adecuadas y, en particular, la prevención de estos nuevos peligros deben establecerse por una adaptación armoniosa y coordinada de los dispositivos de gobernanza sanitaria a nivel mundial, regional y nacional.

También es necesaria y urgente la articulación de técnicas y mecanismos jurídicos en favor del respeto de la biodiversidad, de la lucha contra el cambio climático y el efecto invernadero, así como el uso racional de fuentes energéticas no renovables y de bienes comunes naturales tan esenciales como el agua. Es preciso educar a escala global para construir sin destruir e inculcar a todos los ciudadanos una responsabilidad compartida, pero diferenciada, ante los recursos que nos brinda la naturaleza. La responsabilidad del «mundo desarrollado» es obviamente superior a la de los países pobres, por lo que su implicación en la consecución de los objetivos tiene que ser más comprometida. Las comunidades académica, científica, artística, literaria, en suma, la comunidad intelectual, debería liderar la apremiante protección del medioambiente.

La colaboración cercana entre médicos y veterinarios, y la interacción con los estudiantes de las facultades correspondientes, ayudarán a que se atiendan los requerimientos de medios de trabajo, investigación e infraestructuras sanitarias. La presente obra recoge con rigor científico y especial cuidado social las diversas dimensiones de este gran objetivo.

Hay momentos en que es preciso hacer realidad, con imaginación e intrepidez, lo que se juzga indebido por los anclados en la inercia, en insistir en aplicar viejos remedios para nuevas patologías. Ya lo advirtió **Amin Maalouf** y no me cansaré de repetir:

«Situaciones sin precedentes requieren soluciones sin precedentes».

En el Antropoceno, garantizar la habitabilidad de la Tierra y una vida digna a todos los seres humanos constituye una responsabilidad esencial porque el fundamento de todos los derechos humanos es la igual dignidad, sea cual sea el género, el color de piel, la creencia, la ideología, la edad… Siglos y siglos de poder absoluto masculino, al cabo de los cuales las asimetrías sociales y la pobreza extrema predominan en una Tierra que, por influencia de la actividad humana, se deteriora.

Estoy convencido de que, si no se rectifica rápidamente, la situación y las perspectivas sociales, laborales, medioambientales…, serán de tal índole y gravedad que producirán, en términos orteguianos, la «rebelión de las masas». Una postcrisis implica, aunque algunos sigan resistiéndose a ello, una rápida evolución. Alternativa nunca aconsejable es la revolución. La diferencia entre una y otra palabra es tan solo una «r»: la «r» de responsabilidad.

Es preciso trabajar sin desmayo, cada día, para construir un mundo viable y sostenible, donde la democracia, la equidad y la justicia social, la paz y la armonía con nuestro entorno natural sean palabras clave para la acción y para profundizar en las causas del deterioro con el fin de acometer acciones preventivas.

Vivimos en la era digital. La libertad de expresión permite la participación progresiva de todos los ciudadanos en la toma de decisiones, de tal forma que se fortalecerán los sistemas democráticos y los cambios de hondo calado serán factibles porque coinciden tres hechos favorables:

1. El conocimiento de lo que acontece en el mundo, incrementándose los sentimientos de solidaridad (material e «intelectual y moral», como se establece en el preámbulo de la Constitución de la UNESCO).

2. Mayor número de mujeres en la toma de decisiones, actuando ya en virtud de las facultades que les son inherentes.

3. La posibilidad de participación no presencial, gracias a la moderna tecnología de la comunicación y de la información.

También es necesario y apremiante compartir adecuadamente los beneficios que se obtienen de la explotación de los recursos naturales entre aquellos que poseen la tecnología y los habitantes de los espacios donde dichos recursos se hallan.

Las generaciones que llegan a un paso de la nuestra podrán decir que esperaron en vano que las presentes generaciones cumplieran el compromiso supremo de actuar de tal modo que nuestro legado intelectual y material no signifique un retroceso. Que la habitabilidad de la Tierra no sea peor que la que nosotros hemos vivido. Que los puntos de referencia, los principios y asideros éticos no les permiten iniciar su amanecer con esperanza.

Lo último que yo desearía es que alguno de nuestros descendientes volviera la vista atrás y —como escribió Albert Camus— nos despreciara, porque:

«Pudiendo tanto, nos atrevimos a tan poco».

Tenemos que atrevernos a buscar juntos soluciones alternativas y nuevas maneras de abordar y gestionar los retos planetarios. Ser diversos es nuestra riqueza, actuar unidos será nuestra fuerza.

La puesta en práctica de la visión Una Sola Salud ha sido facilitada por una alianza formal concertada entre la Organización Mundial de la Salud (OMS), la Organización de las Naciones Unidas para la Alimentación y la Agricultura (FAO) y la Organización Mundial de Sanidad Animal (OIE) (con el apoyo del Fondo de Naciones Unidas para la Infancia (UNICEF), del Sistema de las Naciones Unidas para la Gripe (UNSIC) y del Banco Mundial). Las tres organizaciones han publicado una nota común que define claramente las medidas mundiales necesarias para coordinar mejor las políticas sanitarias médicas y veterinarias a fin de tener en cuenta las nuevas exigencias de prevención y lucha contra las zoonosis. Este documento conjunto constituye el marco estratégico para reducir los riesgos de las enfermedades infecciosas en las interfaces de animales, seres humanos y ecosistemas. Este documento fue presentado y adoptado por los ministros de más de cien países en la Conferencia de Sharm el-Sheij en Egipto, en octubre de 2008.

Con la mirada puesta exclusivamente en los beneficios económicos a corto plazo, se siguen aplicando a los desafíos de hoy fórmulas de ayer, ya periclitadas e ineficaces, en lugar de cuidar con toda la atención que merecen las condiciones de vida de las «generaciones venideras». Las prioridades, formuladas por las Naciones Unidas y muy bien abordadas en esta obra, son: alimentación; acceso al agua; servicios de salud para todos; cuidado del medioambiente; educación; energías renovables; paz.

Para finalizar, solo me queda señalar que todas estas sinergias entre especialistas de la salud animal, de la salud pública y del medioambiente aplicadas a nivel local, nacional y mundial ya contribuyen, sin duda alguna, a la mejora de la salud pública y de la salud animal en el mundo, y todas ellas han configurado esta publicación que, sin duda, recibirá la atención que merece por su calidad y oportunidad.

Médicos y veterinarios de todas partes del mundo llevan décadas trabajando en paralelo en la lucha contra las enfermedades que acosan al hombre, a los animales y al entorno que nos cobija. Son muchos, médicos y veterinarios, los que creen llegada la hora de que ambas líneas paralelas confluyan y aúnen fuerzas, cada una desde su perspectiva, en un proyecto común: **Una Salud**. Esta es la razón de ser de este libro.

**One Health** es un concepto sólido desde la vertiente intelectual, está científicamente verificado, ha calado en las autoridades y prende entre la ciudadanía. Las bases del proyecto están cimentadas.

En conclusión, los autores nos proponen proceder como en el espléndido cuento leonardiano:

«De pronto, ya no hay a bordo ricos o pobres, jóvenes o ancianos, blancos o negros…, sino solo pasajeros afanados, trabajando en común para sobrevivir, para evitar el naufragio».

¡¡Sigámosles!!

# Nota del editor

Apreciados lectores:

Nuestra editorial publica en esta ocasión una obra que consideramos de la mayor relevancia por su significado y repercusión. Ninguna otra obra importaría, si se nos permite expresarlo así, si no consiguiéramos arreglar el problema que esta plantea. Estamos profundamente comprometidos con la necesidad de actuar ante el cambio climático y su repercusión sobre la salud del planeta y de cada uno de los seres que lo habitan.

Quizás el título *One Health, cambio climático y contaminación ambiental* no sea suficientemente explicativo para quien no esté familiarizado con el concepto **One Health.**

**One Health** («**Una salud**», si lo expresamos en castellano) evidencia la necesidad de abordar los problemas de la salud humana, animal y ambiental de manera coordinada, mediante esfuerzos multidisciplinares y multisectoriales para diseñar y aplicar intervenciones más efectivas y sostenibles. Intervenciones asistenciales, científicas, políticas, sociales..., en las que participan tanto médicos como veterinarios, farmacéuticos, biólogos, etcétera.

Si bien podemos acceder a una amplia variedad de libros alrededor del problema del cambio climático, esta es quizás la primera obra de gran envergadura en español que centra su análisis en el impacto sobre la salud en los tres ámbitos (humana, animal, ambiental) teniendo en cuenta el impacto específico del clima, pero también el impacto directo de la contaminación, que es un agente patológico además de un modificador de la temperatura.

Algunos datos que se explican con mayor detenimiento a lo largo del libro nos han llamado poderosamente la atención y quisiéramos compartirlos con ustedes porque nos preocupan de manera especial:

La COP24, que se celebró en la ciudad polaca de Katowice del 2 al 14 de diciembre de 2018, trabajó para diseñar los instrumentos que permitieran abordar de forma efectiva y eficiente el cumplimiento de los objetivos climáticos. Representantes de cerca de doscientos países se reunieron para discutir sobre lo que ocurre con el clima y darle un nuevo aliento al Acuerdo de París, firmado en 2015. Naciones Unidas (ONU) advirtió de que la meta establecida de evitar que la temperatura mundial suba 2 °C por encima de los niveles previos a la Revolución Industrial corre el peligro de no cumplirse. Otra realidad es que la puesta en práctica de los Objetivos de Desarrollo Sostenible (ODS), adoptados por la Asamblea General de las Naciones Unidas en octubre de 2015 «para transformar el mundo», no se han llevado a cabo porque no cuentan con el respaldo efectivo de los grandes bloques. Todos asistimos a estos cambios viendo y sintiendo que algo sucede sin saber muy bien qué hacer, solo bajo el temor que genera lo desconocido a la vez que experimentamos cambios en nuestro entorno, aumentando nuestra incertidumbre. En algo estamos de acuerdo, el cambio climático es una realidad incontestable y evidente. Lluvias torrenciales, nieves en verano, calor en invierno…, y una contaminación atmosférica irrespirable en las ciudades. Las causas de estas inestabilidades, que pueden estar en otros cambios más graves por su afección mundial, lo hacen más evidente: el océano Glacial Ártico ha desaparecido prácticamente y la Antártida empieza a agrietarse; no se ha logrado reducir los gases de efecto invernadero; la temperatura aumenta y surgen nuevas enfermedades que afectan al hombre y a las especies debido al cambio climático y a la contaminación; algunas plagas asolan los campos de cultivo; la utilización excesiva de herbicidas de síntesis química y nuestros elementos básicos de vida —tierra, mar y aire— están cada vez más contaminados. Lo dicen y demuestran con estudios los expertos; también es evidente que la habitabilidad de la Tierra se deteriora, lo que provoca movimientos migratorios debido a la desertización de algunos territorios. Situaciones que amenazan el derecho de vida que todo ser tiene por el solo hecho de existir.

Según explica la ONU sobre el resultado de la cumbre del clima celebrada el 23 de septiembre del 2019[1], tras su celebración han aumentado las aspiraciones nacionales y la acción por parte del sector privado, señalando una fecha límite de 2020. Los líderes mundiales son cada vez más conscientes de que el tiempo se agota, también los líderes juveniles advierten de que «los vigilan», refiriéndose a las acciones que cada país y el mundo toma tras esta cumbre. Para poner voz a esta realidad, hubo una líder que abanderó este joven movimiento que lucha para que se adopten medidas contundentes para frenar el cambio climático. Fue la activista sueca Greta Thunberg, que tuvo su turno de intervención en el foro de la ONU donde los medios se hicieron eco de sus palabras cuando dijo: «Yo no debería estar aquí, me habéis robado mi infancia», evidenciando que las palabras de los políticos en anteriores reuniones y cumbres del clima, incluidos los Acuerdos de París[2], no han estado acompañadas de decisiones que sean determinantes para frenar el cambio climático.

En la cumbre del clima de Nueva York, los representantes de gobiernos y del sector privado han anunciado medidas que impulsen la acción climática y han puesto de manifiesto el convencimiento creciente de la necesidad de actuar con urgencia. Según reza la propia nota de prensa de ONU[3].

Hay razones para pensar que aún se puede frenar el cambio climático. Para ello, hay que ser resolutivos a escala mundial con un nuevo paradigma cultural que incluya un amor y respeto al medioambiente. Es fácil de decir, pero no tanto de llevar a cabo; la dinámica de esta sociedad está enfocada al progreso económico, a la tecnología y a la producción, con una inercia difícil de reconducir. Será precisa una gran seriedad ideológica medioambiental y de convivencia que se haga muy presente desde las escuelas hasta las universidades.

Quizás una de las claves sea trabajar con proyección de futuro en elementos como la creación de ciudades y espacios ecosostenibles; siendo menos cortoplacistas, pensando en nuestros hijos y en sus hijos, en todos los seres de la Tierra y en el planeta, antes de construir y de incorporar los progresos tecnológicos.

Es deseable que los medios de comunicación transmitan de manera fiel la información disponible sobre la sostenibilidad de la Tierra y alerten a lectores y espectadores sin prestar oídos a otros intereses que irresponsablemente se despreocupan de la salud de los ecosistemas.

Un libro impulsado por una editorial comprometida, que se suma al compromiso con la preservación de los ecosistemas y la recuperación de las especies afectadas, con el hombre como principal objetivo. Para ello, Amazing Books editorial ha reunido a un gran equipo científico de autores que nos dan a conocer un abanico de situaciones, ahora ya graves, que afectan a la salud de las personas, de los animales y al medioambiente. El objetivo es que todos los agentes sociales relacionados con la salud conozcan, a través de la lectura de esta obra, algunos cambios que se producen a causa del cambio climático y de la contaminación ambiental, con un foco especial en el análisis del efecto que tiene sobre la salud humana y animal. Además, los diferentes capítulos del libro nos recuerdan que el mundo vegetal es clave para la vida de todos los seres del planeta.

Un concepto que puede ayudar, y que es eslogan de la editorial responsable de este libro, es **One Health.** Se trata de sumar y coordinar el esfuerzo y la colaboración de todos los sectores, con protagonismo del sanitario, para lograr el bienestar de las personas, de los animales y del medioambiente[4].

El lector podrá comprobar en la lectura del texto cómo mujeres y hombres de reconocido prestigio científico, entre ellos médicos, veterinarios, biólogos, ecologistas, divulgadores científicos, nos explican e informan sobre los nuevos desafíos desde sus diferentes áreas de conocimiento. Por ejemplo, la transformación del escenario preexistente en las diferentes zonas geográficas en las que surgen nuevas enfermedades o modos de expansión que en algunos casos traspasan fronteras y hasta continentes. Enfermedades y pandemias incrementadas por el cambio climático, en parte por el progreso y los movimientos migratorios que conlleva, en parte por la contaminación y el cambio climático generado. Algunas enfermedades han modificado su estacionalidad, incluso, las que antes tenían ciclos definidos han pasado a estar presentes durante todo el año cuando la temperatura aumenta. Son situaciones que necesitan ser conocidas por todos los sectores de la salud y por la sociedad. Así podrán ser abordadas con eficacia, aliviadas en la medida de lo posible aplicando todos los recursos e intervenciones necesarios. Un ejemplo, gracias al incesante esfuerzo de innovación del sector farmacéutico, las vacunas son una de las mejores medidas preventivas, tanto para personas como animales y plantas. Todo ello, unido al conocimiento científico como gran recurso ante las nuevas amenazas a la salud global del planeta a las que nos enfrentamos. Este es el paso que debe darse, tomando partido como propone D. Federico Mayor Zaragoza[5], autor y prologuista de este libro, invitando a que sea la comunidad científica la garante de la salud de todos los seres que habitamos nuestro maravilloso planeta Tierra. Con su conocimiento puesto al servicio de un problema que es de toda la humanidad, debe dar un paso adelante con sus investigaciones y en la divulgación del conocimiento científico.

Don Federico Mayor Zaragoza, a través de su participación en este libro, nos recuerda sabiamente y de forma constante: «Nosotros, los pueblos», como tan lúcidamente se inicia en la Carta de las Naciones Unidas, y nos explica lo que acontece para que hombres y mujeres trabajen juntos en la defensa del planeta.

También, nos insta a la urgencia para que reaccionemos todos; porque a todos y todas nos concierne lograr mantener en toda su grandeza el misterio de la existencia humana.

En conclusión, es esencial asegurar la habitabilidad del planeta como legado para las generaciones venideras. El cambio climático y la contaminación ambiental son ya una realidad, y aún estamos a tiempo de detenerlo y regularlo, quizás no tanto de revertir el mal causado. Recordemos que la Tierra no es nuestra —solo la tenemos prestada—, de modo que nuestros hijos, y sus hijos, deben poder disfrutar de un ecosistema habitable y sano. Es, por tanto, nuestra obligación mantener el planeta y cuidarlo; dejarlo al menos en las mismas condiciones de vida y posibilidad de bienestar que nosotros lo recibimos, como así defiende la institución más importante del ámbito de la salud en el mundo. Es la OMS, Organización Mundial de la Salud (en inglés, World Health Organization o WHO), una organización perteneciente a las Naciones Unidas (ONU) que se dedica a gestionar políticas de prevención, promoción e intervención en salud a nivel mundial[6].

## Referencias

1 https://www.un.org/es/climatechange/

2 https://ec.europa.eu/clima/policies/international/negotiations/paris_es

3 https://www.un.org/en/climatechange/assets/pdf/CAS_closing_release.pdf

4 https://amazingbooks.es/

5 http://fund-culturadepaz.org/spa/01/cent0101.htm

6 https://www.who.int/topics/climate/es/

**Javier Ábrego Bonafonte**
Director editorial Amazing Books

**G. José Díaz Sáez**
Consejo de redacción Amazing Books

# Equipo de autores

## Federico Mayor Zaragoza

Farmacéutico y Catedrático de Bioquímica y Biología Molecular. Presidente del Consejo Científico de la Fundación Ramón Areces. Presidente de la Fundación Cultura de Paz. Miembro del Consejo Asesor de UNICEF. Ministro de Educación y Ciencia (1981-1982). Europarlamentario (1987). Director General de la UNESCO (1987-1999). Copresidente del Grupo de Alto Nivel para la Alianza de Civilizaciones (2005).

## Fernando Fariñas Guerrero

Doctor en Medicina, Biología y Veterinaria. Experto en Inmunología Clínica, Vacunología y Enfermedades Infecciosas. Director del Instituto de Inmunología y Enfermedades Infecciosas. Coordinador del Grupo Internacional de Expertos en Enfermedades Infecciosas Emergentes y Zoonosis (ZEIG). Director de One Health-IN.

## Santiago Vega García

Catedrático de Sanidad Animal. Profesor de la Facultad de Veterinaria CEU Cardenal Herrera. Decano de la Facultad de Veterinaria CEU Cardenal Herrera (1999-2018). Doctor en Veterinaria por la Universidad Complutense de Madrid. Diplomado en Sanidad por la Escuela Nacional de Sanidad Carlos III. Miembro del grupo de Medicina y Conservación de los Animales Salvajes (GEMAS-GREFA).

## Juan José Badiola Díez

Catedrático de Sanidad Animal de la Universidad de Zaragoza. Rector de la Universidad de Zaragoza (1992-2000). Profesor de la Facultad de Veterinaria de Zaragoza. Presidente del Consejo General de Colegios Veterinarios de España. Director del Centro de Referencia de las Encefalopatías Espongiformes Transmisibles y Enfermedades Emergentes.

**Agustín Estrada-Peña**

Catedrático de Sanidad Animal. Área de Parasitología. Departamento de Patología Animal. Profesor de la Facultad de Veterinaria. Universidad de Zaragoza.

**Natalia Fernández-Ruiz**

Sanidad Animal. Área de Parasitología. Departamento de Patología Animal. Profesor de la Facultad de Veterinaria. Universidad de Zaragoza.

**Nicolás Olea Serrano**

Catedrático de Radiología y Medicina Física, Instituto de Investigación Biosanitaria. Profesor del Departamento de Radiología y Medicina Física de la Facultad de Medicina de Granada.

**Manuel Linares Rufo**

Médico especialista en Microbiología y Parasitología, Medicina Familiar y comunitaria. Fundación IO. Grupo de Enfermedades Infecciosas, Medicina Tropical y del Viajero (SEMERGEN). Miembro del ZEIG. España y One Health-IN.

**Javier Lucientes Curdi**

Catedrático de Sanidad Animal. Área de Parasitología. Departamento de Patología Animal. Profesor de la Facultad de Veterinaria. Universidad de Zaragoza.

**Carmelo Ortega Rodríguez**

Profesor Titular de Zoonosis y Medicina Preventiva. Departamento de Patología Animal. Facultad de Veterinaria. Universidad de Zaragoza.

**José Manuel Sánchez-Vizcaíno Rodríguez**

Catedrático de Sanidad Animal de la Universidad Complutense de Madrid, actualmente realiza su labor docente e investigadora en el Departamento de Sanidad Animal de la Facultad de Veterinaria de la UCM. Director del laboratorio de referencia de la Organización Mundial de la Sanidad Animal (OIE) para Peste Porcina Africana y Peste Equina Africana. Medalla al Mérito de la OIE. World Organisation for Animal Health (OIE).

## Cátia Pinto

Doctora en Biología Molecular por la Universidad de Aveiro (Portugal) y la Universidad de Reims Champagne-Ardenne (Francia). Directora General de I+D en Biome Makers Inc. (San Francisco, EEUU).

## Joaquín Araújo Ponciano

Naturalista, escritor, periodista, director de cine documental, conferenciante y agricultor. Premio Nacional de Medioambiente, colaborador habitual en los medios de comunicación y asesor en materia de ecología y medioambiente. Junto con Félix Rodríguez de la Fuente publicó la *Enciclopedia Salvat de la fauna ibérica y europea*. Fue el primer español en recibir el premio Global 500 de la ONU, por su defensa de la naturaleza. Director del primer centro estatal de Educación Ambiental y miembro del Consejo Asesor de Medio Ambiente (1994-1997).

## Pilar Muñoz-Calero Peregrín

Médico especializada en Pediatría, Neonatología, Estomatología y Adicciones. Presidenta de la Fundación Alborada-Blue. Directora de la clínica médica Blue Healthcare. Experta en Medicina Ambiental. Miembro de la Academia Americana de Medicina Ambiental (AAEM). Impulsora y Codirectora de la Cátedra Patología y Medio Ambiente de la Universidad Complutense de Madrid. Profesora colaboradora de la Facultad de Medicina de la Universidad Complutense de Madrid.

## María del Carmen Simón Valencia

Doctora en Veterinaria. Profesora Titular de Medicina Preventiva y Policía Sanitaria. Departamento de Patología Animal de la Facultad de Veterinaria de Zaragoza. Miembro del proyecto de la Red de Salud Pública Veterinaria SAPUVETNET (programa Alfa de la UE). Experta en actividades relacionadas con la formación y la difusión internacional de la Salud Pública Veterinaria, responsable en la red del bloque de microorganismos resistentes a antibióticos.

## Iván Sanz Muñoz

Virólogo. Doctor en Estudios de Ciencias de la Salud por la Universidad de Valladolid. Responsable del Centro Nacional de Gripe de Valladolid Servicio de Microbiología e Inmunología del Hospital Clínico Universitario de Valladolid, España. Instituto de Estudios de Ciencias de la Salud de Castilla y León (IECSCYL).

## Clara Marín Orenga

Profesora titular de Sanidad Animal. Área de Microbiología. Departamento de Producción y Sanidad Animal, Salud Pública Veterinaria, y Ciencia y Tecnología de los Alimentos. Facultad de Veterinaria. Universidad CEU Cardenal Herrera. EBVS® European Specialist in Poultry Veterinary Science. Miembro del grupo de Medicina y Conservación de los Animales Salvajes (GEMAS-GREFA).

## Raúl Ortiz de Lejarazu Leonardo

Virólogo. Doctor en Medicina y Cirugía. Director del Centro Nacional de Gripe de Valladolid, y Jefe del Servicio de Microbiología e Inmunología del Hospital Clínico Universitario de Valladolid, España. Profesor Titular de Microbiología de la Facultad de Medicina de la Universidad de Valladolid.

## Rafael Jesús Astorga Márquez

Catedrático. Unidad de Epidemiología y Medicina Preventiva. Departamento de Sanidad Animal. Facultad de Veterinaria. Universidad de Córdoba. Miembro del grupo ZEIG. España.

## Ignacio Belda Aguilar

Doctor en Microbiología por la Universidad Complutense de Madrid. Profesor del Área de Biodiversidad y Conservación de la Universidad Rey Juan Carlos.

## Mª José Álvarez Pasquín

Coordinadora editorial. Médico de familia. Centro de Salud Universitario Santa Hortensia. SERMAS, Madrid.

## Mª Concepción Mediavilla Gradolph

Licenciada en medicina y cirugía, Universidad de Málaga, Máster en salud, especialista en microbiología. FEA (Facultativo Especialista de Área) de Microbiología. Hospital Regional de Málaga.

## Natàlia Eres Charles

Licenciada en Medicina y Cirugía por la Universidad de Lleida en 1993 y Especialista MIR en Oncología Médica en el Hospital Universitario Vall d'Hebron, Barcelona. Experta en oncología integrativa y eco-medicina. Fundadora y directora del Instituto de salud, medicina y oncología holística IMOHE. Cofundadora de ONCO HEAT, hipertermia local en el tratamiento coadyuvante del cáncer.

## Alberto Acedo Bécares

Doctor en Biotecnología y Genética Molecular por la Universidad de Valladolid. Co-Fundador y Director Científico en Biome Makers Inc. (San Francisco, EEUU).

## Rosa Bolea Bailo

Centro de Encefalopatías y Enfermedades Transmisibles Emergentes. Facultad de Veterinaria. Universidad de Zaragoza.

## Belén Marín González

Centro de Encefalopatías y Enfermedades Transmisibles Emergentes. Facultad de Veterinaria. Universidad de Zaragoza.

## María Jesús Menchón Mateo

Licenciada en Veterinaria por la Universidad de Córdoba. Especialista en Gestión Medioambiental por la Universidad Politécnica de Madrid.

## Mª Paz Sánchez-Seco Fariñas

Dra. en Ciencias por la Universidad Autónoma de Madrid. Científico titular del Instituto de Salud Carlos III. Jefa del Laboratorio de Arbovirus y Enfermedades Víricas Importadas del Centro Nacional de Microbiología, CNM-ISCIII.

## Ana Negredo Antón

Dra. en Farmacia por la Universidad Complutense de Madrid. Científico Titular del Instituto de Salud Carlos III, en el laboratorio de Arbovirus y Enfermedades Víricas Importadas del Centro Nacional de Microbiología, CNM-ISCIII.

## Ana María Fernández Sánchez

Licenciada en medicina y cirugía, Universidad de Málaga. FEA (Facultativo Especialista de Área) de Microbiología. Hospital Regional de Málaga.

## Estefanía Cadenas-Fernández

Departamento de Sanidad Animal, centro VISAVET, Facultad de Veterinaria de la Universidad Complutense de Madrid.

## Cristina Jurado Díaz

Departamento de Sanidad Animal, centro VISAVET, Facultad de Veterinaria de la Universidad Complutense de Madrid.

# MÓDULO 1

## INTRODUCCIÓN AL ONE HEALTH

### CONTENIDOS

- **Capítulo 1.** ¿Qué es One Health?
  *Santiago Vega García, Clara Marín Orenga*

- **Capítulo 2.** Introducción histórica.
  *Santiago Vega García, Clara Marín Orenga*

- **Capítulo 3.** Base epidemiológica e interacción:
  animal-hombre-entorno.
  *Carmelo Ortega Rodríguez*

- **Capítulo 4.** Implementación de programas One Health.
  *Carmelo Ortega Rodríguez, Santiago Vega García*

## Presentación del módulo

**One Health (Una sola salud)** hace referencia al enfoque interdisciplinario para minimizar los daños y maximizar los beneficios de la gestión conjunta de las personas, los animales y la salud ambiental. Este enfoque busca desarrollar estrategias más eficientes y eficaces para hacer frente a los problemas de salud de la interfaz ser humano-animal-medioambiente. A fin de identificar las causas de los problemas intersectoriales, el enfoque **One Health** requiere los aportes y la intervención de equipos multidisciplinarios. La complejidad del tema exige la colaboración entre profesionales de múltiples disciplinas para diseñar intervenciones eficaces. Este módulo recoge el concepto y la historia de **One Health**, las bases epidemiológicas de la interfaz animal-hombre-ecosistema y nos hemos permitido aventurar cuáles serán los futuros pasos a dar en la implementación de **One Health**.

En este módulo está el corazón que nutre este maravilloso proyecto que está a punto de recorrer en su lectura.

# CAPÍTULO 1

## ¿QUÉ ES ONE HEALTH?

Santiago Vega García, Clara Marín Orenga

### 1.1 Antecedentes

**Una salud** es un enfoque concebido para diseñar y aplicar programas, políticas, leyes e investigaciones en el que múltiples sectores se comunican y colaboran para lograr mejores resultados de salud pública.

Las esferas de trabajo en las que el enfoque de **Una salud** son especialmente pertinentes son la inocuidad de los alimentos, el control de zoonosis y la lucha contra la resistencia a los antibióticos.

El concepto de **Una sola salud** se empezó a introducir a principios del año 2000, pero cada vez es más importante y está más presente en el ámbito de la medicina humana y veterinaria. Hay varios factores que han alterado las interacciones entre las personas, los animales y el medioambiente que han dado lugar a la emergencia o la reemergencia de muchas enfermedades. Por ejemplo, la población humana está en constante crecimiento y se está expandiendo hacia nuevas zonas geográficas. Como consecuencia, el contacto entre personas y animales, tanto domésticos como salvajes, cada vez es más frecuente.

Por otra parte, el cambio global está afectando al planeta en cuanto al clima y en el uso del suelo, como la desforestación y la ganadería intensiva. Y no hay que olvidar el aumento de los viajes internacionales tanto con finalidad mercantil como turística durante las últimas décadas, que han favorecido la dispersión de muchos patógenos y vectores por todo el planeta. En conclusión, todos estos cambios han favorecido la transmisión de enfermedades entre animales y personas, ya que han aparecido nuevas oportunidades de contacto entre humanos, animales y medioambiente.

El entorno de riesgo actual es de gran complejidad, interconexión y convergencia, teniendo como resultado, entre otros factores, la globalización epidemiológica, la adaptación de los patógenos, la inseguridad alimentaria, los cambios demográficos humanos, los sistemas de producción animal y el cambio climático.

Las enfermedades de origen animal a las que el hombre es sensible, como la influenza aviar, la rabia, la fiebre del Valle del Rift o la brucelosis, representan riesgos mundiales para la salud pública. Otras enfermedades de transmisión esencialmente de persona a persona circulan en animales o tienen un reservorio animal identificado y pueden causar graves crisis sanitarias, como ha quedado de manifiesto con la epidemia de la enfermedad por el virus del Ébola. Estos riesgos se acentúan con la mundialización y los cambios climáticos y de comportamiento humano, lo que multiplica las oportunidades para que los patógenos colonicen nuevos territorios y evolucionen bajo nuevas formas.

Figura 1

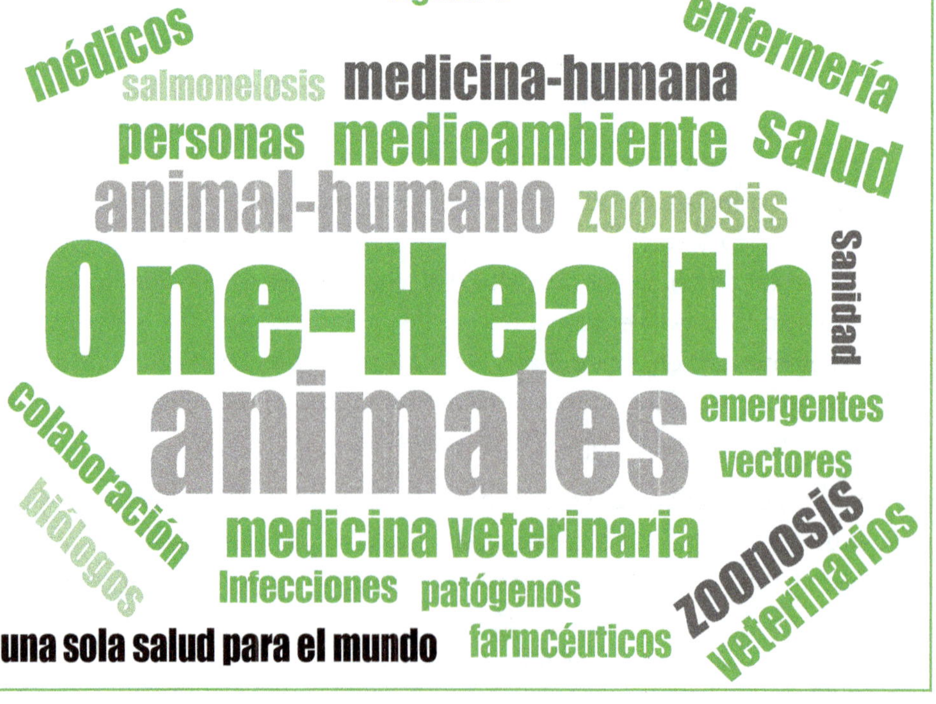

Aumenta la conciencia de la oportunidad y la necesidad fundamental de abordar las cuestiones y de lograr los objetivos de la salud, centrándose en la gestión sanitaria en la interfaz entre la salud de los ecosistemas, la salud animal y la salud humana.

En la práctica, Diversas personas con distintas perspectivas definen la salud de manera diferente. Estas mismas diferencias condicionan a su vez la definición de **Una sola salud** y, por lo tanto, no hay todavía una definición universalmente aceptada. La esencia del concepto es que estos tres objetivos son interdependientes, de hecho, constituyen un único objetivo, porque lograr las tres a la vez es el único medio para la consecución de cualquiera de ellos. La Organización Mundial de la Salud (OMS), en su Constitución de 1946, define la salud:

«La salud es un estado de completo bienestar físico, mental y también social, no solamente la ausencia de enfermedad o dolencia».

Las interacciones entre la salud de los seres humanos, de los animales y de los ecosistemas están implícitas en esta definición. En efecto, las consecuencias de la interacción que se produce entre ecosistemas, animales y personas han configurado, y lo siguen haciendo, el curso de la historia humana y sus avatares. En el pasado existió esa cooperación. Hace uno o dos siglos, en algunas comunidades rurales, tanto animales como seres humanos eran tratados por el mismo terapeuta. Y tanto médicos como veterinarios citan a William Osler, doctor del siglo XIX, como uno de los fundadores de sus campos. Pero en el siglo XIX la medicina humana y animal comenzó a distanciarse, cuando debido al trasvase de población, del campo a las ciudades, disminuye el número de personas que mantienen contacto con animales. Pero la verdadera separación de ambas medicinas se produce en el año 1762 con la creación y normalización de la enseñanza de la medicina veterinaria y la aparición de la primera escuela de veterinaria del mundo por parte de Claude Bourgelat (1712-1779). La ciudad francesa de Lyon a consecuencia de las enormes epidemias que comenzaron a asolar las cabañas nacionales francesas de finales del siglo XVII y XVIII. ¡Al fin y al cabo, había que comer!

Los estudios de la nueva ciencia abordaron, con toda claridad, los estudios de la medicina comparada, al principio en los campos de la anatomía, anatomía patológica, fisiología y fisiopatología, después se trasladó a otras materias como la medicina y cirugía experimentales, entre otras.

**Figura 2**

**AVANCES EN LA SALUD HUMANA EN LOS QUE LA MEDICINA ANIMAL HA SIDO PIONERA**

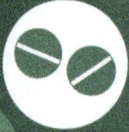

La ivermectina, un fármaco utilizado para tratar parásitos en animales, se utiliza ahora para salvar a personas de todo el mundo de la «ceguera de los ríos».

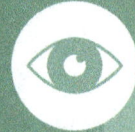

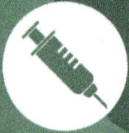

Una vacuna contra el virus del papiloma para el ganado ayudó a los científicos a crear la vacuna contra el virus del papiloma humano, que protege a las mujeres contra el cáncer cervical.

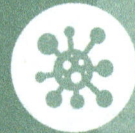

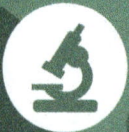

La investigación sobre parásitos en el ganado vacuno nos está acercando a la creación de una vacuna contra la malaria que podría salvar millones de vidas.

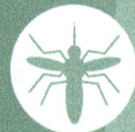

*Fundación* **Vet+i**

Fuente: http://www.vetmasi.es/datos/2/1116479_HFA_Newsletter_Jan_infogra77.pdf

Pero para realizar una correcta aproximación a esta definición, y aunque a este capítulo le sigue otro sobre la «Introducción histórica al **One Health**», no podemos menos que esbozar una pincelada de la historia que dio lugar a lo que actualmente constituye la definición de **Una sola salud**.

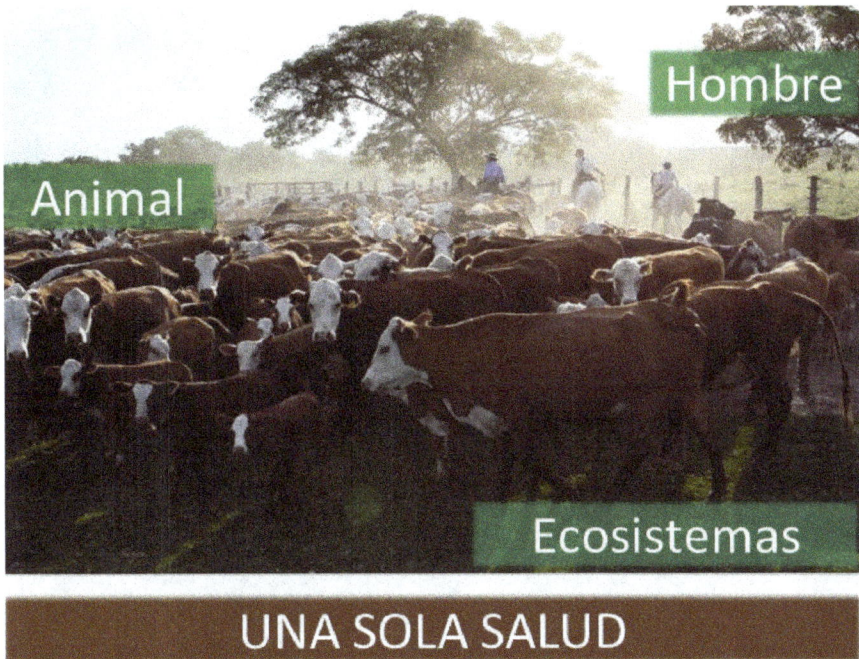

**Figura 3**

Animal

Hombre

Ecosistemas

UNA SOLA SALUD

Fuente: https://www.historiaveterinaria.org/noticias/la-organizacion-mundial-de-la-salud-estrena-un-nuevo-web-site-sobre-quna-saludq_170.htm

A pesar de lo anterior, se reconoce al patólogo alemán Rudolf Virchow (1821-1902), eminente figura de la medicina del siglo XIX, como el precursor de este concepto:

«Entre la medicina humana y la medicina veterinaria no existen líneas divisorias, ni deben existir. El objeto es diferente, pero la experiencia obtenida constituye la base de toda la medicina».

En su globalidad esta cita sintetiza sus ideas al respecto, surgidas mientras estudiaba una lombriz intestinal, *Trichinella spiralis*, en el ganado porcino.

Virchow acuñó el término zoonosis para indicar una enfermedad infecciosa que se transmite entre humanos y animales. Además de su carrera de medicina, sirvió en varios puestos parlamentarios y abogó por la importancia de mejorar la educación veterinaria.

**Figura 4**

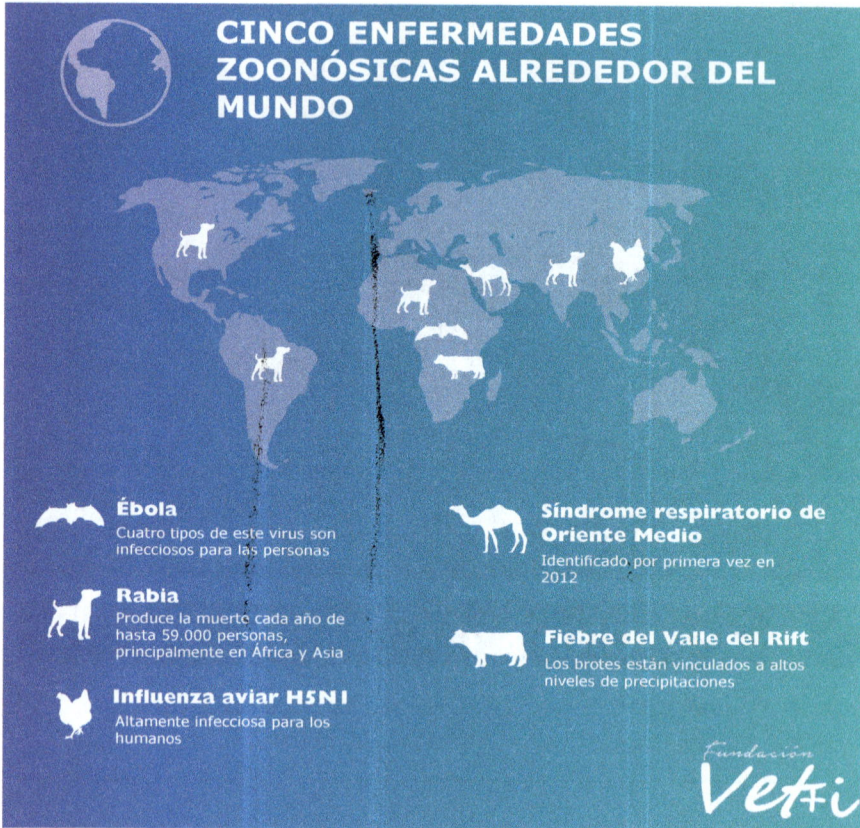

**CINCO ENFERMEDADES ZOONÓSICAS ALREDEDOR DEL MUNDO**

**Ébola**
Cuatro tipos de este virus son infecciosos para las personas

**Rabia**
Produce la muerte cada año de hasta 59.000 personas, principalmente en África y Asia

**Influenza aviar H5N1**
Altamente infecciosa para los humanos

**Síndrome respiratorio de Oriente Medio**
Identificado por primera vez en 2012

**Fiebre del Valle del Rift**
Los brotes están vinculados a altos niveles de precipitaciones

*Fundación* **Vet+i**

Fuente: http://www.vetresponsable.es/vetresponsable/infografias/cinco-enferme-dades-zoonosicas-alrededor-del-mundo_4178_324_4421_0_1_in.html

En la actualidad, la palabra zoonosis se utiliza para referirse a las infecciones que son transmisibles entre animales y humanos y viceversa. Se estima que más del 60 % de los agentes infecciosos que afectan a humanos y el 75 % de las enferme-dades emergentes son zoonósicas (WHO-OIE, 2014).

https://www.oie.int/fileadmin/home/esp/Informe_Anual_2014/files/assets/basic-html/index.html#1

Las enfermedades animales pueden afectar a la salud humana mediante una transmisión directa animal-humano, por medio de vectores o a través de alimentos contaminados.

En aquel momento, el concepto en lo fundamental exigía un enfoque común para procesos comunes. El concepto, en el tiempo que a Virchow le tocó vivir

(1821-1902), no fue debidamente apreciado. En lo que a William Osler se refiere (1849-1919), patólogo también como Virchow, el concepto se deriva más hacia su propuesta de **Una medicina** por los aportes que realizara en la definición de la patología como disciplina y en el valor de la patología comparada. En el ámbito de las Ciencias Veterinarias debemos citar a Theodor Kitt (1858-1941), discípulo de Virchow, veterinario alemán y padre de la patología comparada, en cuyos libros se formaron tanto investigadores médicos como veterinarios.

Fue Calvin W. Schwabe (1927-2006), veterinario y precursor de la epidemiología veterinaria al que se le conoce el mérito de dar vida al moderno movimiento de **Una medicina,** que se basa en el hecho de que las enfermedades rara vez se dan exclusivamente en una especie en particular. Más aún, la patogenia de la enfermedad suele ser similar entre animales y humanos, y también las estrategias de prevención, diagnóstico y tratamiento. A pesar del desarrollo del concepto **One Medicine,** es raro encontrar un abordaje integrado para tratar las infecciones causadas por patógenos que afectan a humanos y animales, si no que en la mayoría de los casos se siguen rutas de vigilancia separadas en Medicina Humana y Veterinaria.

En 1984, el concepto fue nuevamente rearticulado con idénticos propósitos en la edición de ese año en el libro *Calvin Schwabe's Veterinary Medicine and Human Health*, brindando la oportunidad a médicos, veterinarios y patólogos de reconocer el valor de la anatomía comparada. No obstante, queda bien sentado desde ese momento las consecuencias de ignorar las oportunidades y, lo más importante, la necesidad de preparar a las futuras generaciones para encontrar los cambios inherentes en el renacido momento de **Una medicina.**

La importancia de este concepto es recogida por prestigiosas instituciones como *The American Medical Association* y *The American Veterinary Medical Association*. En los últimos tiempos han aprobado resoluciones que apoyan los conceptos **Una medicina** o **Una salud** que enlazan a ambas profesiones.

Si en el año 2011, con motivo del 250 aniversario de la creación y normalización de la enseñanza veterinaria en el mundo, se puso en valor **Un mundo, una salud,** hoy el concepto sigue evolucionando para transformarse en **Una salud,** aunque personalmente creo muy acertado enmarcarlo en nuestro entorno, de ahí que **Un mundo, una salud** fuese en su momento tan atractivo.

**One Health** se puede considerar como el regreso al concepto **One Medicine**.

http://www.blogsanidadanimal.com/one-health-humanos-sanos-animales-sanos-medioambiente-mas-seguro/

En virtud de todo lo anterior, podemos afirmar que estamos en disposición de introducir la definición de **One Health,** según el grupo de trabajo de la iniciativa **One Health** (One Health Initiative Task Force, por sus siglas en inglés, OHITF, y la National Research Council), como:

«Los esfuerzos de colaboración de múltiples disciplinas que trabajan local, nacional y globalmente para lograr una salud óptima para las personas, los animales y nuestro medioambiente».

---

**Figura 5**

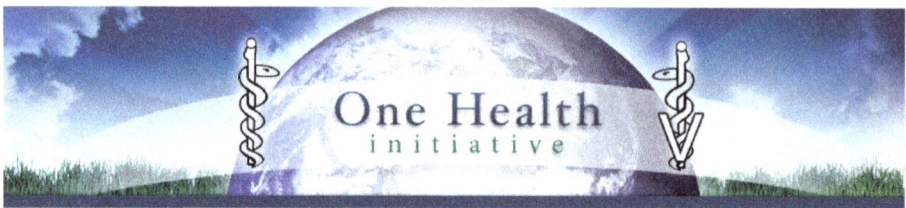

Fuente: http://www.onehealthinitiative.com/

---

Y desde el 2008, la Unión Europea (UE) está promocionando el abordaje **One Health** y en 2012 el Banco Mundial ha informado sobre los beneficios económicos que supondría esta forma de trabajo (*People, Pathogens and Our Planet*).

---

**Figura 6**

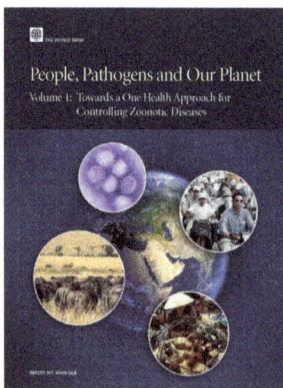

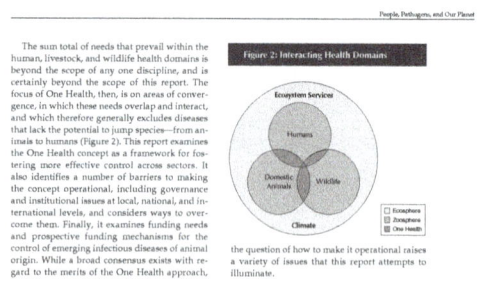

Fuente: http://documentos.bancomundial.org/curated/es/214701468338937565/Volume-one-towards-a-one-health-approach-for-controlling-zoonotic-diseases

Sin embargo, el concepto en la actualidad va más allá de estas aspiraciones en las investigaciones que apoyan el ejercicio de ambas medicinas. El concepto **Un mundo, una salud** parte de la premisa que en la actualidad las relaciones comerciales, de intercambio, académicas, culturales, de investigación, religiosas y de otra naturaleza son cada vez más universales, de ahí que los peligros pueden amenazar por igual a diversas regiones del planeta; aunque sus impactos difieran entre una y otra región.

Así pues **One Health** es una estrategia para plantear soluciones a problemas relacionados con la salud al reconocer que las personas, los animales y el medioambiente están interconectados, de manera que se requiere una estrategia coordinada y multidisciplinar para abordar cualquier riesgo originado en la interfaz animal-humanos-ecosistema.

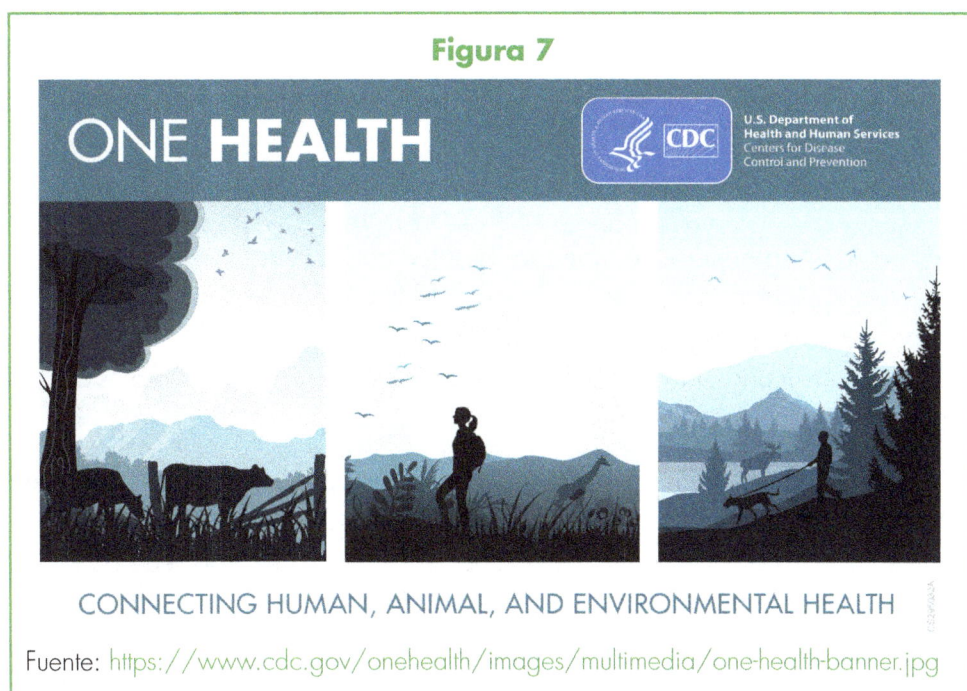

**Figura 7**

ONE **HEALTH**

CDC

U.S. Department of
Health and Human Services
Centers for Disease
Control and Prevention

CONNECTING HUMAN, ANIMAL, AND ENVIRONMENTAL HEALTH

Fuente: https://www.cdc.gov/onehealth/images/multimedia/one-health-banner.jpg

La interrelación entre estos tres campos acelera los avances biomédicos, mejora la salud pública, amplía la base de conocimientos científicos y optimiza la formación y el cuidado médico, salvando muchas vidas. El término inicial **One Medicine,** utilizado sobre todo a finales del siglo XX para expresar este concepto, ha sido gradualmente sustituido por **One Health,** que aporta un enfoque mucho más amplio.

En este sentido y con el fin de promover la idea en todo el mundo, en 2006 surge la **Iniciativa One Health (OHI)** de la mano de dos médicos (Laura H. Kahn y Thomas P. Monath) y un veterinario (Bruce Kaplan). Esta iniciativa ha ido incluyendo posteriormente a más investigadores del ámbito de la salud, médicos y veterinarios expertos en salud pública.

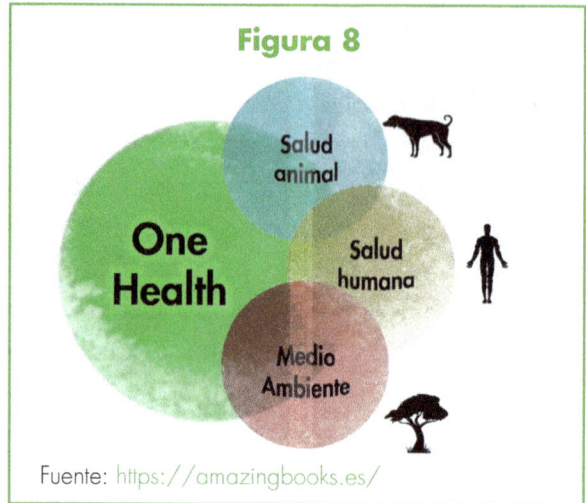

**Figura 8**

One Health

Salud animal

Salud humana

Medio Ambiente

Fuente: https://amazingbooks.es/

En España, esta relación entre la salud de personas y animales en su entorno se conoce desde hace tiempo. El lema de los veterinarios, que figura en el escudo de la profesión desde 1922, es:

*Hygia pecoris, salus populi*
(«La higiene del ganado, la salud de las personas»).

La idea ya proviene de los inspectores de higiene pecuaria, actual Cuerpo Nacional Veterinario. Tan acertada frase recoge el sentir de una profesión con espíritu de servicio en el vasto campo de la salud.

Desde una vertiente histórica les traslado, como anécdota, que la primera lección que se impartió en el Real Colegio-Escuela de Veterinaria de la Corte, en 1793 (centro ubicado en los terrenos que hoy ocupa la Biblioteca Nacional y el Museo Arqueológico de Madrid), la realizó su primer director, el mariscal mayor Segismundo Malats y Codina, el cual supo enlazar muy acertadamente la salud de los ganados con la medicina preventiva, la producción de proteínas de alta calidad biológica y la protección del entorno. Estos haces de fuerza de su discurso, pronunciado ante la Corte, sentó las bases en las que se mueve en la actualidad las modernas Ciencias Veterinarias.

La veterinaria está considerada por la legislación española desde hace muchos años como una profesión sanitaria y como tal asume funciones y responsabilidades en este ámbito. El veterinario de salud pública cumple un importante papel en el control del riesgo de transmisión de enfermedades de los animales al ser humano, tanto directa (por contacto) como indirectamente (a través de los alimentos).

Recientemente, se ha comenzado a hablar de **Una salud estructural** que pone el foco sobre las crisis estructurales, la falta de sostenibilidad y los desequilibrios fundamentales, tanto del sistema global natural como del sistema global social, que provocan las condiciones que permiten la aparición de enfermedades.

## 1.2 Situación actual

### ¿Por qué necesitamos el enfoque de Una salud?

Como hemos venido señalando, muchos microrganismos afectan tanto a animales como a humanos, cuando unos y otros viven en un mismo ecosistema. Los esfuerzos de solo un sector no pueden prevenir o eliminar el problema. Por ejemplo, la rabia en humanos solo se previene de manera eficaz actuando sobre la fuente animal del virus (por ejemplo, vacunando a los perros).

La información sobre los virus de la gripe circulantes en animales es vital a efectos de la selección de virus para fabricar vacunas humanas contra posibles pandemias de gripe. Las bacterias farmacorresistentes se pueden transmitir entre animales y humanos mediante el contacto directo y mediante alimentos contaminados, de modo que para contenerlos de modo eficaz se precisa adoptar un enfoque coordinado en los ámbitos humano y animal.

Las enfermedades de origen animal, a las que el hombre es sensible, como la gripe aviar, la rabia, la tuberculosis, brucelosis o la encefalopatía espongiforme bovina, representan riesgos evidentes para la salud pública que es indispensable prevenir y combatir a todo nivel, incluso mundial.

Animales y humanos compartimos cerca de trescientas enfermedades. Desde hace tiempo, es sabido que el cuidado de la sanidad animal es fundamental para el mantenimiento de la salud pública, porque, como señalábamos antes y según datos de la Organización Mundial de Sanidad Animal (OIE), un 60 % de las enfermedades humanas infecciosas conocidas son de origen animal (animales domésticos o silvestres), al igual que un 75 % de enfermedades humanas y un 80 % de los agentes patógenos que pueden ser utilizados por el bioterrorismo; por ejemplo, durante la Primera Guerra Mundial, el muermo (que no ha perdido actualidad) sirvió de arma biológica en Europa, Rusia y Estados Unidos. Los agentes patógenos animales, incluidos aquellos transmisibles a los humanos, pueden ser utilizados como armas biológicas sin desdeñar los procesos parasitológicos como nueva arma emergente, pues la infestación de las carnes por triquinas ya fue utilizada como arma. Todos los mecanismos utilizados para prevenir los brotes de enfermedades de origen natural también son eficaces para prevenir el bioterrorismo. Además, cada año aparecen de media cinco nuevas enfermedades peligrosas para el ser humano, muchas de ellas a través de un salto de especie desde los animales. La detección temprana es una barrera insustituible que previene tanto su transmisión a la población como la introducción de agentes patógenos en la cadena alimentaria.

https://www.oie.int/fileadmin/Home/esp/Media_Center/docs/pdf/Key_documents/ANIMAL-HEALTH-ES-FINAL.pdf

Vivimos la multiplicación espacial de las zoonosis merced a la globalización del transporte y el comercio y la amenaza de las bacterias resistentes a los antibióticos en los seres vivos. El desarrollo pone cada vez más en contacto al hombre con animales salvajes en zonas alejadas de las urbes; pero, al tiempo, cada vez es más frecuente en las zonas urbanas que los animales se integren en la vida familiar. Tener especialistas en enfermedades zoonóticas es un área algo descuidada por la salud pública y muy concretamente por la medicina preventiva humana y veterinaria.

La solución más eficaz, y más económica, para proteger al hombre es combatir y controlar todos los patógenos zoonóticos en la fuente animal. Ello requiere un enfoque político original que conduzca a inversiones específicas en materia de gobernanza, en particular, en la orientación de los recursos públicos y privados. Un factor importante que a menudo se pasa por alto es que las zoonosis son una vía de doble sentido: con los seres humanos infectando a los animales, y a la inversa. En este sentido, las investigaciones epidemiológicas llevadas a cabo en la mayoría de los 24 países que informaron detecciones del nuevo virus de influenza H1N1 en las poblaciones de cerdos y pavos domésticos en 2010 llegaron a la conclusión de que los humanos enfermos eran la principal fuente de la infección para estas poblaciones de animales domésticos.

Tampoco deben olvidarse los patógenos que, sin ser zoonóticos, tienen consecuencias negativas sobre la producción de proteínas de origen animal, en particular en los países en desarrollo, ya que los problemas de producción y de disponibilidad alimentaria cuantitativa y cualitativa conducen a graves problemas de salud pública.

Por otro lado, y en términos económicos, se sabe que la alimentación regular de las poblaciones con proteínas nobles derivadas de la leche, del huevo o de la carne es vital, y que su carencia constituye un problema de salud pública. Según algunas evaluaciones, las pérdidas mundiales de producción debidas a las enfermedades que afectan a los animales para el consumo superarían el 20 %, de lo que se deduce que incluso las enfermedades animales no transmisibles al hombre podrían generar serios problemas de salud pública por las penurias y carencias que pueden entrañar; por lo que son fundamentales las medidas rápidas y eficaces que disminuyan esta cifra.

https://www.oie.int/fileadmin/Home/esp/Media_Center/docs/pdf/Key_documents/ANIMAL-HEALTH-ES-FINAL.pdf.

Otras acciones sinérgicas entre salud humana y animal son el uso responsable de antibióticos, que debe ser coordinado entre ambos sectores para ser eficaz y siempre controlado por los profesionales sanitarios, o el control de virus, cuyos brotes en animales deben ser contenidos para evitar las posibles mutaciones y el riesgo de trasmisión al ser humano (por ejemplo, en el control epidémico de la gripe aviar).

## Figura 9

**Los animales sanos contribuyen a un planeta sano**

El ganado es responsable de la vida de casi 1.300 millones de personas...

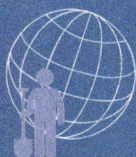

... representa el 40% de la agricultura producida por los países desarrollados

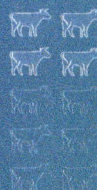

... y el 20% en países en vías de desarrollo, aportando fuentes esenciales de alimentación.

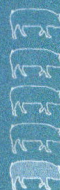

Alrededor de 600 millones de los hogares más pobres del mundo dependen del ganado como fuente esencial de ingresos

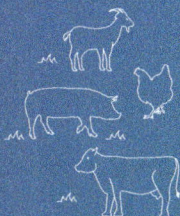

En los países desarrollados, la mejora de la sanidad animal ha contribuido a duplicar la producción de carne, y a reducir el uso de la tierra un 20%

Fuente: http://www.vetmasi.es/plataforma-tecnologica-espanola-de-sanidad-animal/infografias/los-animales-sanos-contribuyen-a-un-planeta-sano_4189_364_4442_0_1_in.html

Se sabe también que los flujos de mercancías y de personas constituyen otras tantas oportunidades de propagación mundial generalizada de todos los agentes patógenos y, del mismo modo, los cambios climáticos, que ofrecen nuevas ocasiones de propagación, especialmente mediante vectores como los insectos, que hoy colonizan nuevos territorios, cuando hace algunos años eran aún demasiado fríos para que sobrevivieran durante el invierno.

La prevención de todos estos nuevos peligros radica en una adaptación armoniosa y coordinada de los dispositivos de gobernanza sanitaria a nivel mundial, regional y nacional.

**Figura 10**

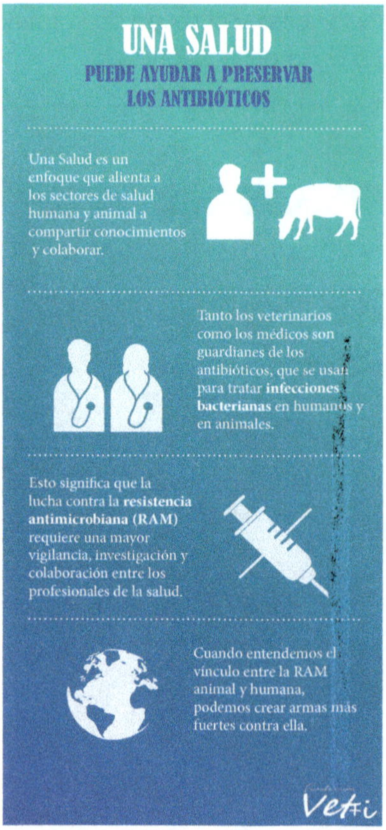

Fuente: https://docs.google.com/ viewerng/viewer?url=http://www. vetmasi.es/datos/2/103706.002_ HFA_Social_Assets__Oct_2.pdf

**Figura 11**

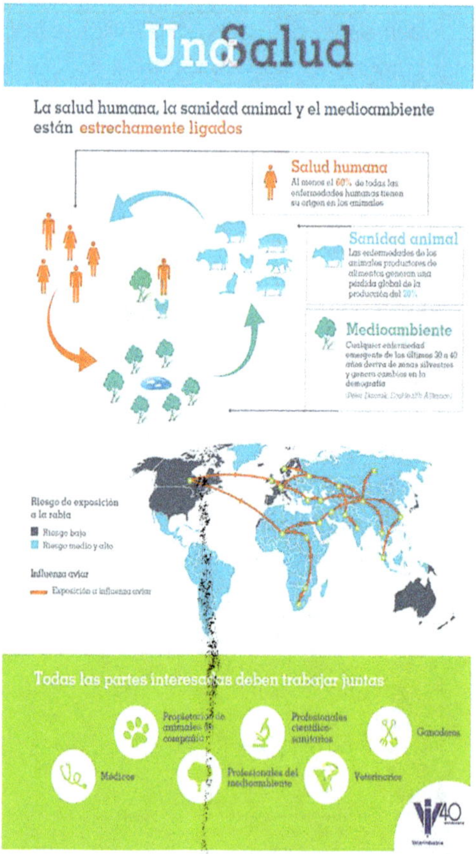

Fuente: http://www.veterindustria. com/key/infografias/infografia-una-salud_13358_63_13257_0_1_in.html

## ¿Quién hace posible que el enfoque Una salud funcione?

Muchos profesionales de diversas especialidades que desarrollan una labor activa en diferentes sectores, como la salud pública, la salud animal, la salud vegetal y el medioambiente, deberían unir sus fuerzas para apoyar los enfoques de **Una salud.**

Para prevenir y detectar brotes de zoonosis y problemas de inocuidad de los alimentos y responder ante ellos, los distintos sectores deberían compartir los datos epidemiológicos y de laboratorio. Los funcionarios gubernamentales, los investigadores y los profesionales de todos los sectores de ámbito local, nacional, regional y mundial deberían responder de manera conjunta a las amenazas sanitarias.

La puesta en práctica de la visión **Una sola salud** ha sido facilitada por una alianza formal concertada entre la Organización Mundial de la Salud (OMS), la Organización de las Naciones Unidas para la Alimentación y la Agricultura (FAO) y la Organización Mundial de Sanidad Animal (OIE), con el apoyo del Fondo de Naciones Unidas para la Infancia (UNICEF), del Sistema de las Naciones Unidas para la Gripe (UNSIC) y del Banco Mundial. Las organizaciones han publicado un documento consensuado que define claramente las medidas mundiales necesarias para coordinar mejor las políticas sanitarias médicas y veterinarias a fin de tener en cuenta las nuevas exigencias de prevención y lucha contra las zoonosis, este documento conjunto constituye el marco estratégico para reducir los riesgos de las enfermedades infecciosas en la interfaz entre animales, seres humanos y ecosistemas. Este documento fue presentado y adoptado por los ministros de más de cien países en la Conferencia de Sharm el Sheij en Egipto, en octubre de 2008.

https://www.oie.int/fileadmin/Home/esp/Publications_%26_Documentation/docs/pdf/Conclusions_ES.pdf

A nivel global, por ejemplo, la OIE ha modernizado su sistema de información mundial sobre las enfermedades animales (zoonosis incluidas) creando el Sistema Mundial de Información Zoosanitaria (WAHIS, por sus siglas en inglés). Gracias a este mecanismo, todos los países del mundo están enlazados en línea a un servidor central que almacena las notificaciones obligatorias enviadas a la OIE con respecto a las cien enfermedades de animales terrestres y acuáticos estimadas prioritarias actualmente.

En esta nueva singladura, la OMS ha adoptado el Reglamento Sanitario Internacional que confiere nuevas obligaciones a sus miembros. La OIE, la OMS y la FAO han creado el sistema *Global Early Warning System* (GLEWS, por sus

**Figura 12**

**Una Sola Salud en la actualidad**

Una estrategia mundial de gestión de riesgos en la interacción: **Ecosistemas - Animales - Hombres**

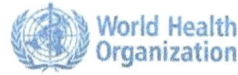

Acuerdo Tripartito - con 3 áreas de prioridad

| Resistencia a los antimicrobianos | Influenza zoonótica | Control mundial de la rabia canina |

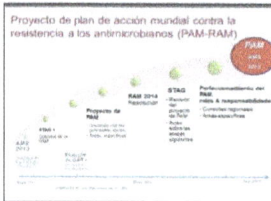

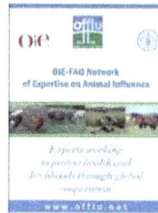

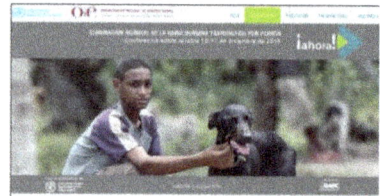

Fuente: https://www.slideshare.net/FAOoftheUN/colaboracin-y-visin-de-la-oie-respecto-a-una-sola-salud

siglas en inglés), una plataforma común a las tres organizaciones para mejorar la alerta sanitaria precoz a escala mundial.

En todos estos casos, el control del agente patógeno en la fuente animal podría evitar cualquier problema ulterior de salud pública, de ahí la importancia de los arbitrajes presupuestarios apropiados en materia de acción preventiva y la utilidad de los comités paritarios nacionales en los que participan los Servicios Veterinarios y los Servicios Médicos destinados a instaurar una concertación y una cooperación permanente, que lamentablemente no existen en numerosos países.

Es de desear, como señala la OIE, que los debates actuales en torno al concepto **Un mundo, una salud** den como resultado compromisos cada vez más concretos de todos los países del mundo en los que atañe a la transparencia de su situación sanitaria y al establecimiento de mecanismos que permitan detectar oportunamente los brotes de enfermedades mediante bases legales sólidas e inversiones nacionales que posibiliten su conformidad con las normas de calidad.

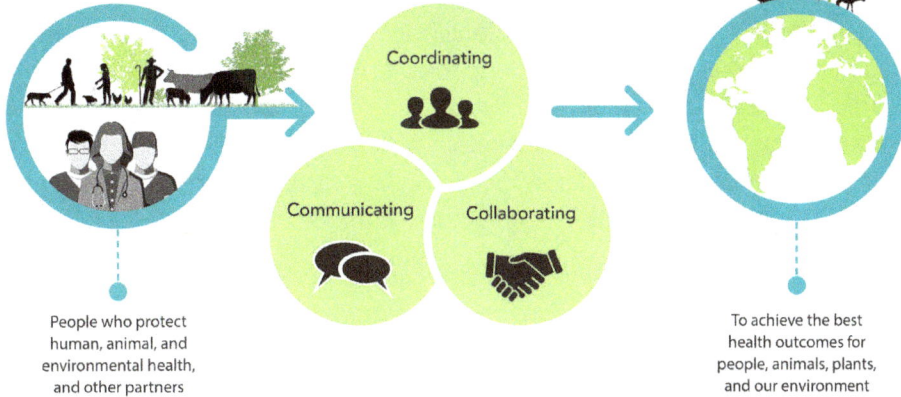

**Figura 13**

# One Health

Coordinating

Communicating

Collaborating

People who protect human, animal, and environmental health, and other partners

To achieve the best health outcomes for people, animals, plants, and our environment

CS302365-A

Centers for Disease Control and Prevention
National Center for Emerging and Zoonotic Infectious Diseases

Fuente: https://www.cdc.gov/onehealth/basics/

También es de desear que los países y territorios miembros continúen asumiendo el compromiso de reforzar cada vez más las bases internacionales legales de la OMS y de la OIE, en relación con las obligaciones de cada uno de respetar el conjunto de normativas a fin de no poner en peligro a los demás miembros si las enfermedades no se detectan rápidamente o no se notifican correctamente.

https://www.oie.int/es/para-los-periodistas/editoriales/detalle/article/one-world-one-health/

En el año 2009, el Gobierno de los EEUU lanzó el programa Amenazas Pandémicas Emergentes para «adelantarse a las enfermedades que podrían causar pandemias en el futuro o luchar contra ellas». El programa funciona en colaboración con la OMS, la FAO y la OIE con el fin de crear redes de laboratorios que refuercen la capacidad de diagnóstico en los lugares donde aparecen las nuevas enfermedades.

Todas estas sinergias entre especialistas de la salud animal, de la salud pública y del medioambiente aplicadas a nivel local, nacional y mundial contribuyen sin duda alguna a la mejora continua y simultánea de la salud pública y de la salud animal en el mundo.

## 1.3 Perspectivas de futuro

### El futuro de la salud en un mundo de cambio constante

La *Wildlife Conservation Society*, considerada la creadora del concepto **Un mundo, una salud,** reunió en 2004 en Nueva York a expertos de todo el mundo para deliberar sobre los problemas planteados por la circulación de las enfermedades entre los seres humanos, las especies domésticas y la fauna silvestre. Las conclusiones de este simposio se conocen como los «Doce principios de Manhattan». En ellos se aboga por un método holístico para prevenir las enfermedades epidémicas y epizoóticas respetando los ecosistemas y buscando el beneficio de los seres humanos, los animales domésticos y la biodiversidad del mundo entero.

Fue en el primer *Simposio Internacional sobre Zoonosis Emergentes: Colaboración entre médicos y veterinarios para superar los retos globales*, celebrado en Atlanta, Georgia (EEUU) entre los días 22-24 de marzo de 2006, donde se concluyó que en la medida en que las organizaciones de Salud Pública y de Salud Animal intenten responder a una nueva era de amenazas vinculadas a enfermedades zoonóticas emergentes y reemergentes, se pondrá de relieve su capacidad y habilidad para formar nuevas asociaciones estratégicas. La frecuencia de episodios de zoonosis emergentes es creciente y se reconoce en todo el mundo, pues la confluencia actual de personas, de animales y de sus productos en el contexto de globalización no tiene precedentes.

El contenido de las ponencias y las conclusiones de esta reunión pusieron de manifiesto, según Bernard Vallat, antiguo director de la OIE, lo siguiente:

«El acuerdo de la comunidad médica y veterinaria de que solo una cooperación adecuada permitirá hacer frente a las zoonosis emergentes y reemergentes en el futuro que, sin duda alguna, continuarán amenazando a la comunidad global».

Aunque las interacciones entre salud humana y sanidad animal no sean un fenómeno nuevo, el número creciente de zoonosis a las que estamos expuestos nos conducen a revisar y a reforzar todos los mecanismos de prevención y de lucha contra esas enfermedades.

Los Servicios Veterinarios, incluidos sus componentes públicos y privados, tienen un papel esencial en la elaboración e implementación de políticas de gestión de los riesgos sanitarios. Protegiendo la sanidad y el bienestar animal, los Servicios Veterinarios contribuyen a mejorar la salud humana en sentido estricto, así como la seguridad alimentaria y la inocuidad de los alimentos.

**Figura 14**

# SOSTENIBILIDAD GANADERA
## 50 años mejorando la eficiencia

Un kilogramo de huevos producidos en 2010 **generó un 70% menos de emisiones de gases de efecto invernadero** que en 1960 gracias a una producción más eficiente.

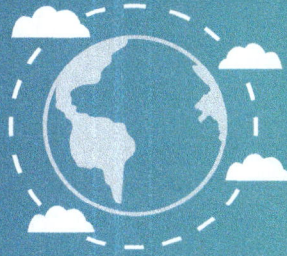

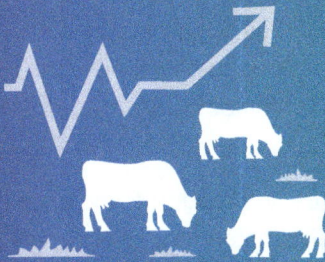

La mejora en la nutrición, los medicamentos y la ganadería **han aumentado la eficiencia de la producción de carne de vacuno de EE.UU. en un 30% desde 1977.**

En 1944, una vaca lechera estadounidense producía 2.000 kilos de leche al año. En 2007, gracias a las mejoras en genética y salud, las vacas lecheras **producían más de 9.000 kilos al año.**

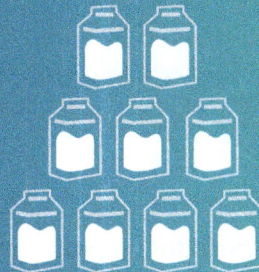

Fuente: http://www.vetmasi.es/plataforma-tecnologica-espanola-de-sanidad-animal/infografias/sostenibilidad-ganadera_4179_364_4422_0_1_in.html

Resulta, por lo tanto, necesario que dispongan de los medios adecuados para prevenir y controlar las enfermedades animales de forma eficaz y poder comunicar y trabajar estrechamente con numerosos actores con el fin de actuar de manera concertada.

La doctora René Carlson, presidenta de la Asociación Mundial de Veterinarios, ha defendido recientemente una idea que ya ha pasado del mundo intelectual al práctico:

«La colaboración de médicos y veterinarios marcará el futuro de la salud pública. A ellos corresponde marchar al compás para convertirse en escudo frente a las amenazas que afecten a los animales y a las personas. De estas dos profesiones va a depender en gran medida que el grado de bienestar sanitario de la población adquirido hasta la fecha mantenga su progresión en las décadas venideras».

Establecer un *ranking* con la posición que el mundo desarrollado ocupa en bienestar sanitario quizás sea un ejercicio estéril. Como científico, me atrevería a parafrasear a Sócrates para decir:

«A fuerza de aprender soy consciente de lo que aún queda por conocer».

Pero también sé que las aportaciones que nuestra profesión ha hecho a la salud y al bienestar de los animales, por ende, al de los humanos, son un aval para afirmar que el futuro nos pertenece. Nunca la humanidad tuvo tantos instrumentos en su mano para combatir la enfermedad.

Si, además, caminamos en compañía de los médicos, me atrevería a decir que ganaremos el futuro a pesar de las serias amenazas que nos rodean, como las zoonosis y el maltrato al que estamos sometiendo al entorno natural y cuyas respuestas no son otras que catástrofes de enormes dimensiones.

## Cuidar de los animales es cuidar del planeta

En la actualidad se estima que proteger a los animales es sinónimo de preservar nuestro futuro.

El control de todos los patógenos zoonóticos en su origen animal es la solución más eficaz y económica para proteger al hombre. Por consiguiente, la protección de la salud pública debe inscribirse en la elaboración de estrategias mundiales de prevención y control de patógenos, coordinadas en la interfaz animal-hombre-ecosistemas y aplicables a nivel mundial, regional y nacional mediante la implementación de políticas adecuadas.

Esta visión global es un poderoso movimiento emergente de tal proyección hacia el futuro que en el Congreso Mundial de Veterinaria, celebrado en 2018 en Barcelona, fue el foco y el eje principal de la comunidad veterinaria bajo el lema

*«Cuidar de los animales es cuidar del planeta».* Este importante evento también fue sede de la Quinta Cumbre Global de la WVA, dedicada a **Una sola salud,** con la participación de la FAO, la OMS, la OIE y la WVA.

«Médicos y veterinarios deben aunar esfuerzos para proteger la salud de los animales y de las personas frente a las enfermedades emergentes y conseguir un adecuado uso de los agentes antimicrobianos que permita luchar frente a los patógenos de manera eficaz. Nuestro objetivo es promover un futuro saludable para humanos, animales y para todo el ecosistema, que forma una entidad inseparable e interrelacionada que precisa de un enfoque coordinado, multidisciplinar e interdisciplinar para su abordaje».

El concepto de **Una sola salud** surgió de la consideración de las grandes oportunidades ligadas a la protección de la salud pública, por medio de las políticas de prevención y control de patógenos en las poblaciones animales en la interfaz entre el hombre, el animal y el medioambiente.

La puesta en marcha de estas políticas pone en primera línea de acción a los veterinarios, a los propietarios de animales y también a todos aquellos que estén en contacto regular con la fauna silvestre y el medioambiente, en particular, los pescadores, los cazadores y los gestores de los espacios protegidos.

Estas políticas implican nuevos mecanismos que permiten al conjunto de actores mantenerse mutuamente informados y actuar de manera concertada, en enlace con los gestores de la salud pública que, en nuestros países miembros, suelen

**Figura 15**

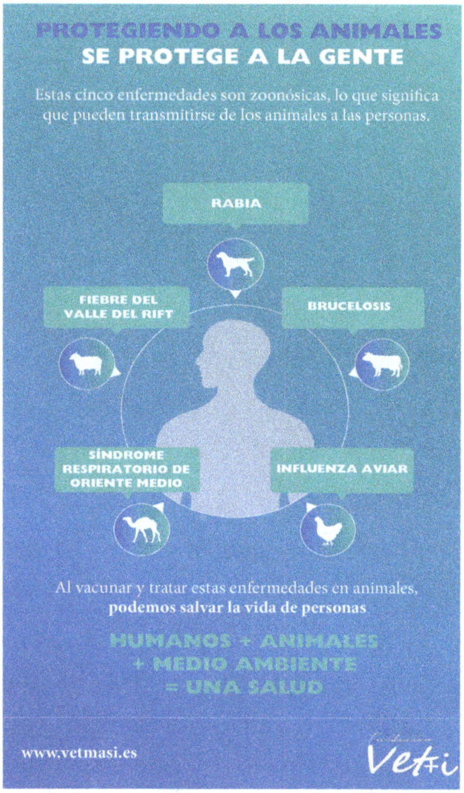

PROTEGIENDO A LOS ANIMALES
SE PROTEGE A LA GENTE

Estas cinco enfermedades son zoonósicas, lo que significa que pueden transmitirse de los animales a las personas.

RABIA

FIEBRE DEL VALLE DEL RIFT

BRUCELOSIS

SÍNDROME RESPIRATORIO DE ORIENTE MEDIO

INFLUENZA AVIAR

Al vacunar y tratar estas enfermedades en animales, podemos salvar la vida de personas

HUMANOS + ANIMALES + MEDIO AMBIENTE = UNA SALUD

www.vetmasi.es

Vet+i

Fuente: http://www.vetmasi.es/plataforma-tecnologica-espanola-de-sanidad-animal/infografias/protegiendo-a-los-animales-se-protege-a-la-gente_4185_364_4434_0_1_in.html

trabajar bajo la égida de los Ministerios de Salud, sean funcionarios públicos, personal de colectividades o médicos autónomos. Se deben garantizar servicios de sanidad animal competentes para un mundo más seguro. Todo esto será objeto de otro tema de este libro que aparecerá más adelante «Implementación de programas **One Health**».

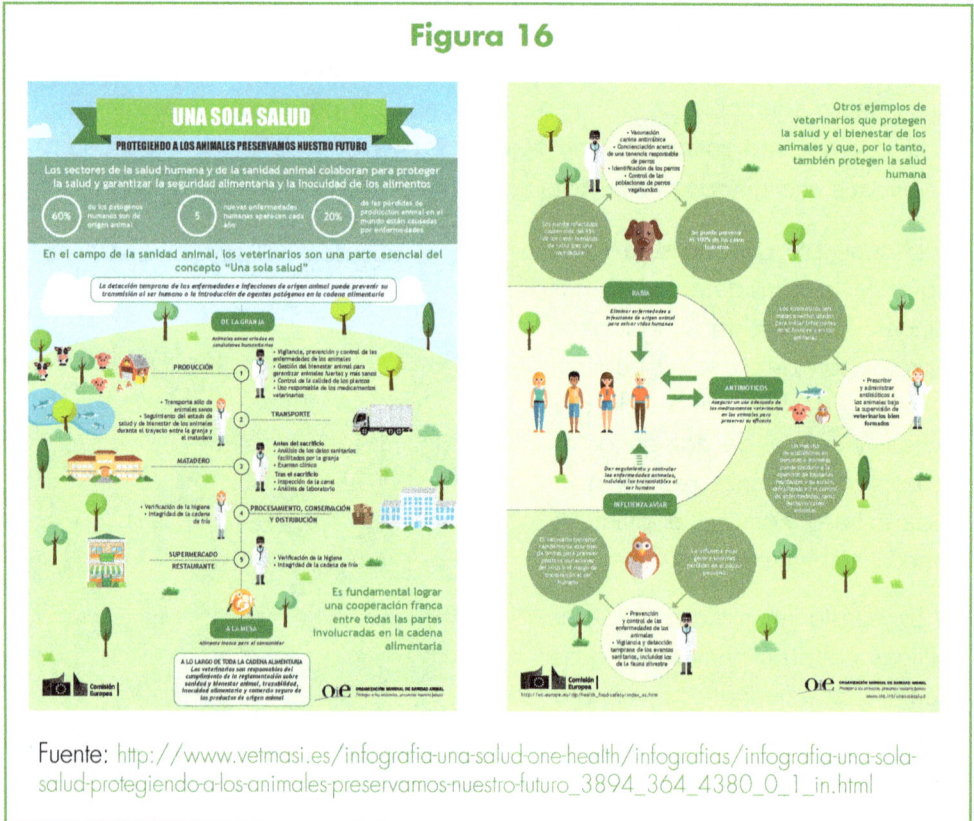

**Figura 16**

Fuente: http://www.vetmasi.es/infografia-una-salud-one-health/infografias/infografia-una-sola-salud-protegiendo-a-los-animales-preservamos-nuestro-futuro_3894_364_4380_0_1_in.html

## Construyendo puentes con el enfoque multisectorial Una sola salud para reforzar las capacidades nacionales

Trabajando colaborativamente entre todos los sectores y disciplinas, las vidas humanas y animales pueden salvarse, los medios de subsistencia pueden asegurarse y los sistemas sanitarios mundiales pueden mejorarse de manera sustentable. Las organizaciones de la Alianza Tripartita instan a los países a utilizar la Guía Tripartita para las Zoonosis (GTZ), para alcanzar estos objetivos a través del abordaje de las enfermedades zoonóticas con el enfoque **Una sola salud.**

Esta guía presenta principios, buenas prácticas y opciones destinadas a ayudar a los países a establecer una colaboración sustentable y funcional en el marco de la interfaz hombre-animal-ecosistema. Se trata de una guía lo suficientemente flexible como para ser utilizada en el caso de otras amenazas sanitarias; como en el campo de la inocuidad alimentaria y la resistencia a los agentes antimicrobianos (RAM). Gracias a la GTZ y a sus herramientas operativas asociadas (actualmente en desarrollo), los países pueden construir o reforzar sus capacidades nacionales en materia de:

- Mecanismos de coordinación multisectoriales, **Una sola salud**.

- Planificación estratégica y preparación para las emergencias.

- Vigilancia e intercambio de información.

- Investigación y respuesta coordinada.

- Evaluación conjunta de los riesgos frente a las amenazas de las enfermedades zoonóticas.

- Reducción del riesgo, comunicación del riesgo y compromiso de la comunidad.

- Desarrollo de competencias.

La GTZ incluye además opciones de seguimiento y evaluación de la función e impacto de dichas actividades para respaldar a los países en sus esfuerzos encaminados a lograr mejoras de sus mecanismos, estrategias y políticas contra las zoonosis. Asimismo, al adoptar el enfoque **Una sola salud** propuesto en la GTZ, los países pueden hacer un mejor uso de los recursos limitados y reducir las pérdidas indirectas para la sociedad, como el impacto en los medios de subsistencia de los pequeños productores, las deficiencias en materia de nutrición y las restricciones comerciales y del turismo.

https://www.oie.int/fileadmin/Home/eng/Media_Center/docs/EN_Tripartite-ZoonosesGuide_webversion.pdf

Sin embargo, un concepto viable de **Una sola salud** también debe reconocer que la capacidad actual de los seres humanos y los animales tiene un impacto negativo en los objetivos de la salud. Edward O. Wilson acuñó el acrónimo HIPPO para describir las actividades humanas fundamentales que son más perjudiciales para los ecosistemas, reduciendo la biodiversidad e impidiendo alcanzar los objetivos de **Una sola salud.** Estos se describen como:

- Destrucción del hábitat.

- Especies invasivas.

- Polución.

- Poblaciones (sobrepoblación humana).

- Sobreexplotación.

De hecho, la palabra «salud» (*health,* en inglés) puede ser interpretada como un acrónimo compuesto por:

- Seres humanos.

- Ecosistemas.

- Animales.

- Vida.

- Unión.

- Armonía.

## Conectados por la misma causa

La mayoría de áreas de trabajo donde el concepto de una única salud tiene mucha relevancia son la seguridad alimentaria, el control de zoonosis y el control de resistencias a los antibióticos. Por lo tanto, es la suma de los esfuerzos de profesionales expertos en salud pública, salud animal, salud vegetal y del medioambiente. Del mismo modo, es necesario que haya una buena comunicación entre todos los agentes implicados para que la información como datos epidemiológicos o resultados científicos fluya entre ellos para detectar y prevenir brotes zoonóticos y problemas de seguridad alimentaria.

Para acabar, es importante destacar que la población mundial habrá alcanzado cerca de 10.000 millones de personas en 2050, más del 70 %: es el aumento de la demanda de proteínas animales que se espera de aquí a 2050, en parte debido a la emergencia de las clases medias en los países en desarrollo y a sus nuevos hábitos de consumo. El incremento subsecuente de la producción animal planteará nuevos retos, también en el campo del control de enfermedades.

El Banco Mundial calcula que el coste anual necesario para prevenir y controlar las principales zoonosis en los países en desarrollo se sitúa en una horquilla de entre 1.900 y 3.400 millones de dólares, cantidad sustancialmente inferior a los 6.700 millones anuales de pérdidas ocasionadas por los seis grandes brotes de enfermedades zoonóticas que se produjeron entre 1997 y 2009.

## Crecimiento estimado de la población mundial desde 1750 hasta 2050

Uno de los objetivos de **Una sola salud** es concienciar a la población de las posibles amenazas de índole biológica, químicas o vectoriales que tienen incidencia directa en la salud. A este respecto, debemos alertar y señalar que existen algo más de trescientas enfermedades que comparten animales y humanos. Luchar contra ellas de una forma metódica y científica supone enmarcar el problema de una manera más eficaz. Para conseguirlo debemos reconocer que la resistencia a determinados antimicrobianos, la acción de los antiparasitarios de última generación, la gestión de los desastres naturales, el manejo de crisis sanitarias en colaboración con la Administración y la incidencia que tienen sobre el medioambiente hacen que todos estos procesos tengan que ser abordados de una forma holística.

Dentro del marco, se incluye la lucha vectorial, cuya organización, estudio e importancia ha cobrado máxima actualidad, sin olvidar el riesgo que suponen los patógenos vehiculizados por vectores que no son fáciles de prever; como ejemplo citaremos, por ser de máxima actualidad, la fiebre del Valle del Rift, que se propaga por mosquitos a los animales domésticos, entre los que destacamos búfalos, camellos y bovinos, y posteriormente a humanos; o el virus del Nilo Occidental, que se propaga de un ave a otra a través de mosquitos infectados produciendo encefalitis en equinos y también en humanos, ambas enfermedades se verán de forma detallada en otros dos capítulos escritos a tal efecto. Todo ello muestra la interrelación existente entre diversos factores y la necesidad de que todas las profesiones implicadas en el ámbito de la salud trabajen conjuntamente.

Estas políticas implican nuevos mecanismos que permiten al conjunto de actores mantenerse mutuamente informados y actuar de manera concertada, en enlace con los gestores de la salud pública que, en nuestros países miembros, suelen trabajar bajo la égida de los Ministerios de Salud, sean funcionarios públicos, personal de colectividades o médicos autónomos.

Toda historia razonada y científicamente contrastada de **Una sola salud** debe reposar ante todo en una definición común de esta expresión, cosa que, dado el gran número de disciplinas y ciencias en las que incide, no resulta fácil. Además, existe una nutrida y creciente lista de personas visionarias (a los que me atrevería a llamar, en la actualidad, los «nuevos novatores» del siglo XXI) que a lo largo de los siglos han tratado de dar a conocer y fomentar el concepto a fin de mejorar la gestión de los riesgos y efectos que surgen en la interfaz entre sanidad animal, salud humana y salud ecosistémica. Las ideas que en el siglo XXI vehicula la expresión **Una sola salud** constituyen una renovada teorización de la gestión sanitaria como respuesta a los acelerados cambios que ha sufrido el medioambiente en los últimos cien años, cambios que son paralelos y vienen ligados al crecimiento exponencial y a la concentración de la población humana en el mundo. En consecuencia, el concepto de **Una sola salud** debe integrar las relaciones siempre cambiantes entre los animales, las personas y el planeta que comparten, «casa común que debemos preservar», como muy acertadamente ha sido recogida esta frase por el papa Francisco en su encíclica *Laudato si'* del año 2015.

## 1.4 Conclusión

**One World, One Health** (en su expresión inglesa) no es solo un lema afortunado, sino la formulación sencilla y contundente de que las profesiones sanitarias tienen que remar al mismo ritmo y en la misma dirección para cumplir con el papel legal y social que tienen asignado. Desde esta tribuna animo a los profesionales médicos y veterinarios a participar en el que será, sin duda, el primer paso de un camino que nos llevará lejos. De la colaboración cercana entre estas dos profesiones, y la interacción con los estudiantes que un día nos tomarán el relevo, ayudarán a que nuestra demanda de medios de trabajo, investigación e infraestructuras sanitarias se refuercen para ayudar en este ambicioso proyecto.

Médicos y veterinarios, de aquí y allá, en todas las partes del mundo, llevan décadas trabajando en paralelo en la lucha contra las enfermedades que acosan al hombre, a los animales y al entorno que nos cobija. Somos muchos los que creemos que ha llegado la hora de que ambas líneas paralelas confluyan y aúnen fuerzas en torno a un proyecto común: **Una salud.**

Les insto nuevamente: **One Health** es un concepto sólido desde la vertiente intelectual, está científicamente verificado, ha calado en las autoridades y prende entre la ciudadanía. Las bases del proyecto están cimentadas. Falta por armar el edificio que sea el instrumento que nos permita compartir información y avanzar —casi sin darnos cuenta— trabajando en red. Es complejo y necesita algo de tiempo este proyecto, pero somos nosotros quienes podemos hacerlo realidad. Precisamente, está en nuestras manos formar a especialistas veterinarios dentro

# Figura 17

## El mundo acuático también está en peligro

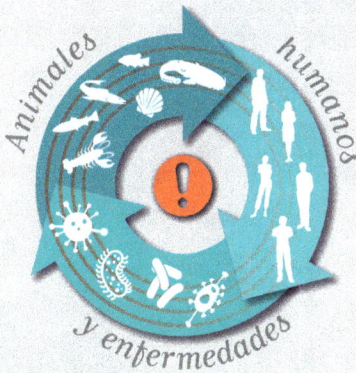

## El mundo acuático también está en peligro

Dado que el comercio de productos del mar y de agua dulce presenta un incremento sin precedente en volumen y diversidad en el mundo, la prevención y el control de la salud de los animales acuáticos objeto de cría requieren la misma atención que para los animales terrestres a efectos de la alimentación humana.

**Los anfibios, como las ranas...**
Las poblaciones de anfibios están en declive en casi todo el mundo. Este declive se explica en parte por la captura de anfibios silvestres destinados a los países desarrollados, factor que contribuye a la circulación a escala mundial de dos enfermedades causadas por el hongo quitridio y los ranavirus que diezman las poblaciones de anfibios en la naturaleza.

**Los crustáceos, como los cangrejos de río...**
La introducción del cangrejo de río norteamericano en Europa con fines de cría ha ocasionado la propagación generalizada de la peste del cangrejo de río, que afecta también a las poblaciones salvajes. Hoy se considera que algunas especies de cangrejos de río están gravemente «amenazadas».

**Los peces, como el salmón del Atlántico...**
El declive del salmón salvaje del Atlántico está ligado en parte al parásito conocido con el nombre de Gyrodactylus salaris producto de la introducción por el hombre de nuevas poblaciones de salmones en Noruega. El síndrome ulcerante epizoótico constituye otra amenaza importante para las poblaciones de peces de agua dulce y salobre, salvajes o de cultivo.

**Una zoonosis** es una enfermedad transmisible de los animales a los seres humanos

## Los animales domésticos, la fauna silvestre y el hombre están expuestos a los mismos peligros

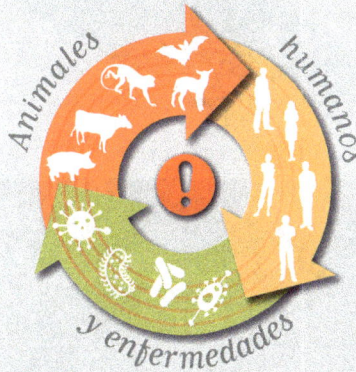

## Los animales domésticos, la fauna silvestre y el hombre están expuestos a los mismos peligros

La rabia está presente en todos los continentes excepto en la Antártida. Más del 99% de los casos de transmisión de la rabia al hombre se debe a las mordeduras de los perros; sin embargo, los murciélagos, los vampiros o los zorros son también hospedadores del virus y vectores de la enfermedad y representan una real amenaza para la salud animal y la salud pública.

Aunque los primates no humanos (monos, gorilas y chimpancés) están asociados con frecuencia a la transmisión del virus Ébola al hombre, estos también son las víctimas. Algunos murciélagos son sospechosos de ser huéspedes naturales de esta zoonosis que resulta a menudo mortal para el hombre.

El virus Nipah causa una zoonosis emergente cuyos huéspedes naturales son los murciélagos frugívoros. La deforestación, que priva a los murciélagos de su hábitat natural y los obliga a acercarse a las aldeas, puede explicar la transmisión del virus a los porcinos y de estos al hombre.

El ganado doméstico infectado ha introducido la tuberculosis bovina en la fauna silvestre de muchos países. Los animales salvajes convertidos en hospedadores del agente causal son capaces de contaminar a su vez al ganado.

La fiebre del Nilo Occidental es vehiculada principalmente por las aves y es transmitida a otras aves, al hombre y a los caballos por medio de los mosquitos. En 1999, la enfermedad aparece por primera vez en los Estados Unidos y en menos de diez años se propaga a todo el subcontinente norteamericano. Un año después, la enfermedad reaparece en Camarga (Francia), tras 35 años de ausencia, infectando a los caballos, las aves y al hombre.

**Una zoonosis** es una enfermedad transmisible de los animales a los seres humanos

Fuente: https://www.oie.int/fileadmin/Home/eng/Media_Center/img/PortailOH/Onehealth-ACUAT-ESP-independ.pdf

# Figura 18

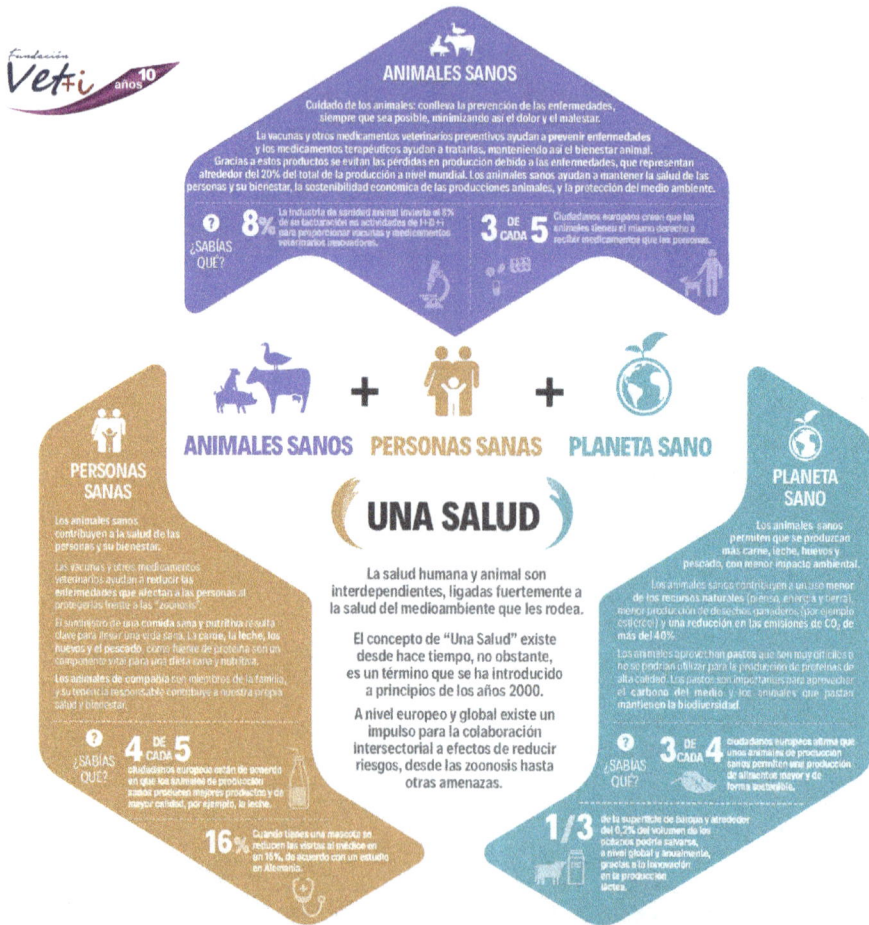

Fuente: http://www.vetresponsable.es/vetresponsable/infografias/dia-mundial-de-una-salud_3770_324_4192_0_1_in.html

del sistema nacional de salud, cuyos campos estarían dentro de la salud pública, la medicina preventiva y la investigación, práctica y docencia de la medicina y cirugía experimentales.

El concepto de **Una sola salud** es sin duda un desafío a los comportamientos colectivos humanos e institucionales actuales. Dirige las miradas hacia las políticas y las decisiones en los asuntos humanos que a menudo se pueden hacer sin la debida consideración o sin el reconocimiento de su impacto negativo en los resultados sanitarios. Defiende las nuevas formas de la incorporación de la evaluación de riesgos para la salud en las decisiones tomadas en los sectores privados y públicos en una variedad mucho más amplia que es la práctica general actual. El concepto de **Una sola salud** insiste en que la responsabilidad de la salud de los ecosistemas, la salud animal y la salud humana debe ser aceptada y compartida a través de muchas disciplinas diferentes y sectores de los asuntos humanos.

## Bibliografía

- «One Health: A New Professional Imperative». *American Veterinary Medical Association. 15 July 2008. p. 9.*

- Bruce Kaplan, Laura H. Kahn & Thomas P. Monath, eds. One Health - One Medicine: linking human, animal and environmental health. 2009 - Volume 45 (1), January-March. *Rivista trimestrale di Sanità Pubblica Veterinaria edita dall'Istituto Zooprofilattico Sperimentale dell'Abruzzo e del Molise 'G. Caporale.*

- http://www.izs.it/vet_italiana/2009/45_1/45_1.htm

- http://www.oie.int/en/for-the-media/onehealth/

- https://www.cdc.gov/outbreaks/index.html

- https://www.cdc.gov/onehealth/index.html

- https://www.who.int/features/qa/one-health/es/

- http://www.onehealthinitiative.com/

# CAPÍTULO 2

## INTRODUCCIÓN HISTÓRICA

Santiago Vega García, Clara Marín Orenga

El principal y más desalentador desafío de la preparación de un relato histórico defendible y comprensivo de **Una sola salud** es el hecho de que hay numerosas perspectivas e interpretaciones del término. Además, un relato histórico normalmente se prepara en el contexto de un evento completado. En el caso de **Una sola salud,** el concepto, las dimensiones, la conciencia, la aceptación y la adopción siguen en evolución.

La noción de **Una sola salud** no tiene un origen único en el pensamiento humano. Más bien es una condición básica de la vida en la tierra, repetidamente redescubierta y explorada más a fondo a lo largo de la historia de la humanidad. Desde tiempos inmemoriales, la salud y el bienestar de los seres humanos han estado íntimamente ligados a los animales y al planeta que comparten. La interdependencia de los seres humanos, los animales y el respeto por la tierra y el agua, que son el fundamento de **Una sola salud,** son una parte intrínseca de la cultura y las creencias espirituales de muchas civilizaciones antiguas y de los pueblos aborígenes modernos. Dado que fundamentalmente es un concepto social, médico y ecológico, también se puede vislumbrar en varias formulaciones en el registro histórico del pensamiento occidental.

### 2.1 Antecedentes

En la Antigua Mesopotamia, los Códigos sumerios de *Ur-Nammu* (2500 a. C.) y de *Lipit-Ishtar* (1820 a. C.), que se corresponden con los reyes Ur y de Isin, reglamentaron la práctica del médico y del veterinario, quienes pertenecen a la misma casta.

**Figura 1**

Código de Lipit-Ishtar

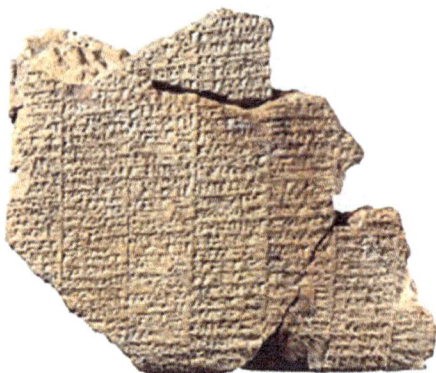

**Figura 2**

Pesa del rey Shulgi, hijo y sucesor de Ur-Nammu

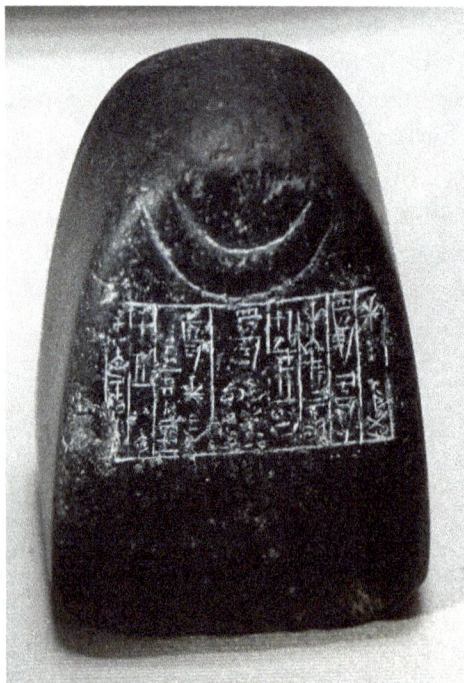

Si bien, la enseñanza reglada de la profesión veterinaria data de hace más de 250 años, la primera referencia escrita a los veterinarios como profesión aparece recogida en el mesopotámico *Código de Hammurabi*, datado entre los siglos XVII y XVIII a. C. En él se incluyen dos artículos, el 224 y el 225, que regulan la actividad de los veterinarios, encargados de cuidar a los bueyes y a los asnos en aquella época:

*Artículo 224. Si un veterinario hace incisión profunda en un buey o en un asno y le salva la vida, el dueño del buey o del asno le dará al médico un sexto de siclo de plata como paga.*

*Artículo 225. Si hace incisión profunda en un buey o un asno y le causa la muerte, pagará al dueño del buey o del asno una cuarta parte de su valor.*

En otra parte del *Código* hace referencia al riesgo que suponía que un perro rabioso mordiera a una persona; eran conocedores de que, inevitablemente, dicho suceso acarrearía la muerte. Como tal, a su manera, lo juzgaban:

*Si un perro está rabioso y las autoridades lo han puesto en conocimiento de su dueño y este no lo mantiene sujeto, muerde a un hombre y causa su muerte, entonces el dueño pagará dos terceras partes* de una mina —40 siclos— de plata. *Si muerde a un esclavo y causa su muerte, entones pagará 15 siclos de plata.*

Pero hay un documento más antiguo que el *Código de Hammurabi* que podríamos considerar el primer tratado de Medicina Veterinaria de la Historia, el *Papiro de Kahun*. Aunque en él no se habla de los veterinarios, pues parece que esta figura no existía en el Antiguo Egipto y las labores de curación de los animales las realizaban los sacerdotes.

Flinders y Petrie, dos arqueólogos ingleses, encontraron en la ciudad de Kahun esta serie de papiros originarios de la época del faraón Amenemhaït III, que reinó en el imperio del Nilo, durante el siglo XX a. C.

A modo de enciclopedia, los papiros recogen el saber egipcio sobre matemáticas, medicina (fundamentalmente, ginecología y obstetricia) o veterinaria. En ellos se describen enfermedades del ganado y su tratamiento, así como patologías de perros (y, probablemente, de gatos). Extensos fragmentos de estos documentos han llegado muy mal conservados hasta nuestros días y no es posible traducirlos.

Las fórmulas para luchar contra las enfermedades de los animales que se prescriben en este tratado tienen mucho de esotéricas y reli-

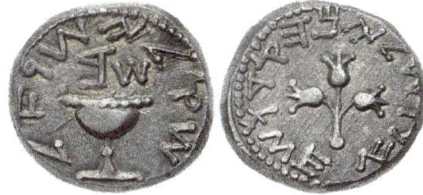

**Figura 3**
Código de Hammurabi

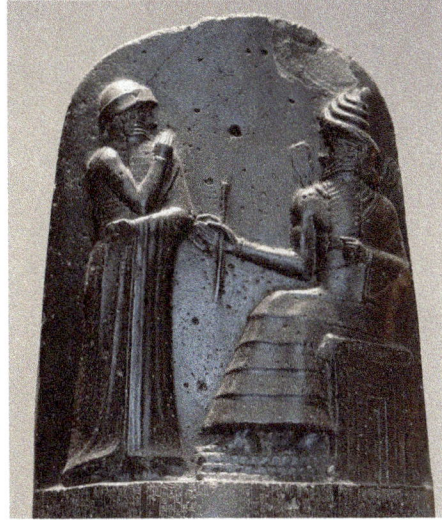

**Figura 4**
Siclo de plata de la Primera Guerra Judeo-Romana

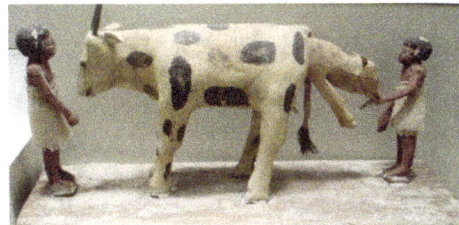

**Figura 5**
Figuras egipcias representando el parto de un ternero (2000 a. C.)

**Figura 6**
Papiro de Kahun

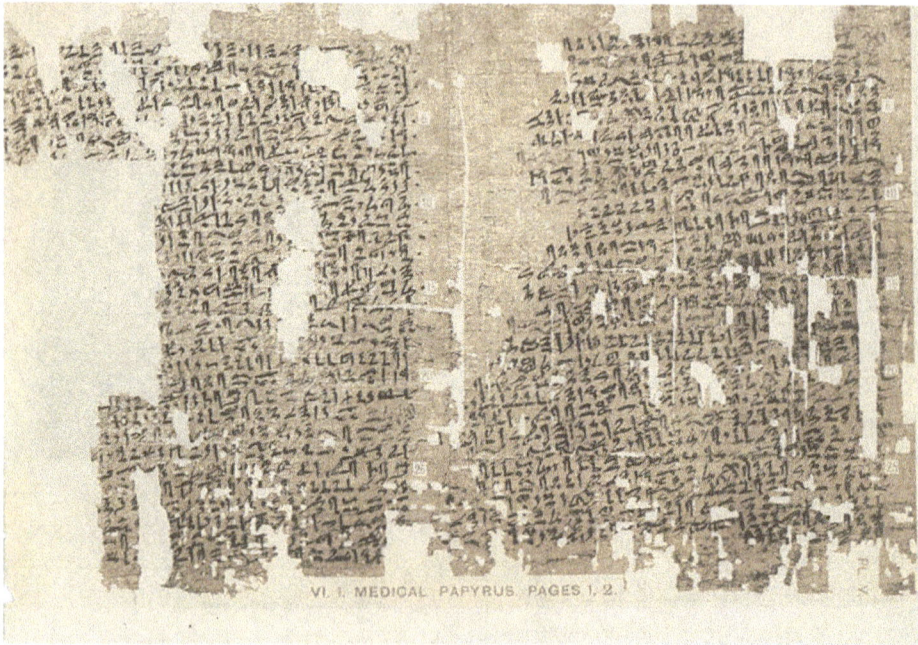

VI. 1. MEDICAL PAPYRUS. PAGES 1, 2.

giosas; es lógico, puesto que los encargados de curar estos problemas eran los sacerdotes. Pero también se explican tratamientos preventivos y curativos como baños fríos y calientes, fricciones, cauterizaciones, sangrías, castración o métodos de reducción de fracturas, muchos de ellos basados en la utilización de plantas y minerales.

De todo el recetario para curar animales, solo dos fragmentos legibles suficientemente extensos han resistido el paso del tiempo. Algunas curiosas fórmulas se reproducen a continuación:

*«Cómo tratar a un perro con una úlcera con gusanos:*

*[...] Una vez recitada la fórmula mágica, debo introducir mi mano en un recipiente lleno de agua colocado junto a mí. Cuando la mano alcance el hueso de su espalda, debe ser introducida en el recipiente cada vez que se ensucie, hasta que haya sido retirada toda la sangre seca o cualquier otra suciedad [...]».*

«Cómo tratar a un toro resfriado:

Si veo a un toro hinchado, con lagrimeo en sus ojos, la frente arrugada, las encías enrojecidas y el cuello hinchado, hay que decir la fórmula mágica. Después, debo tumbarlo sobre un costado, salpicarlo con agua fría y masajear todo su cuerpo y sus ojos con calabaza o melón [...]

[...] Si no se recupera [...] debo vendar sus ojos con lino quemado para que dejen de lagrimear».

Pero a pesar de todo lo anterior, la enseñanza reglada de la veterinaria no aparece hasta que lo hace la primera escuela veterinaria del mundo, fundada en Lyon (Francia) en el año 1761. Fue seguida inmediatamente por la de Alfort, cerca de París, en 1764. Ambas fundaciones fueron iniciativas de Claude Bourgelat.

Al crear los primeros establecimientos de formación, Bourgelat confería al mismo tiempo un carácter científico y académico al oficio de veterinario.

Pero el genio de Bourgelat fue más lejos. Efectivamente, gracias a su fructífera colaboración con los cirujanos lioneses, también fue el primer científico que se atrevió a decir que, al estudiar la biología y la patología del animal, se podrían entender mejor las del hombre.

Casi un siglo antes de que el médico francés Pierre Rayer (1793-1867) fundase la «patología comparada», Bourgelat, inspirado por las ideas de los naturalistas de su época y por su colaboración con los cirujanos de Lyon, había sentado ya las bases del concepto moderno de «biopatología comparada».

Dos frases extraídas de los *Reglamentos para las Reales Escuelas de Veterinaria* (publicados en 1777, dos años antes de su muerte), su «testamento filosófico», bastan para demostrarlo:

«Las puertas de nuestras Escuelas están abiertas a todos aquellos cuya misión es velar por la conservación de la humanidad y que han adquirido, por el buen nombre que han alcanzado, el derecho de acudir a ellas para estudiar la naturaleza, buscar analogías y verificar ideas cuya confirmación puede ser útil para la especie humana.

Hemos comprobado la estrecha relación que existe entre la máquina humana y la máquina animal; dicha relación es tal que la medicina humana y la medicina animal se instruirán y perfeccionarán mutuamente el día que, libres de un prejuicio ridículo y funesto, dejemos de pensar que nos rebajamos y envilecemos estudiando la naturaleza de los animales, como si esa naturaleza y la verdad no fuesen en todo momento y en todo lugar dignas de ser exploradas por cualquiera que sepa observar y pensar».

La Grecia Clásica es la que abre la puerta científica a la medicina, dotándola de unas bases clínicas y terapéuticas racionales. Tras una medicina hierática primitiva, surgió una basada en la experiencia y en la demostración. De Grecia también provienen los primeros registros documentales sobre la práctica veterinaria en Europa. Estos indican que hacia el año 500 a. C. ya había médicos de animales al servicio de algunas ciudades-estado.

Esta medicina racional griega nació de la confluencia de las interpretaciones racionales de la naturaleza formuladas por los pensadores presocráticos con la experiencia clínica acumulada por las agrupaciones de sanadores prácticos artesanales. A finales del siglo VI a. C., las escuelas médicas griegas más destacadas eran las de Crotona, Agrigento, Cirene, Rodas, Cnido y Cos. Estas escuelas no eran centros de formación reglamentada como hoy las conocemos, sino agrupaciones artesanales.

Consta la relación de las tres primeras con los presocráticos, aunque sobre la de Cirene existen escasas fuentes. La principal figura de la de Crotona fue Alcmeón, nacido en el último tercio del siglo VI a. C. y autor del primer libro médico griego del que se tiene noticia. La cabeza de la escuela de Agrigento fue Empédocles, la agrupación de Rodas desapareció muy pronto y es prácticamente desconocida, mientras que de las de Cnido y Cos proceden la mayor parte de los textos que integran la colección hipocrática.

Sobre el desarrollo de la medicina también tuvo influencia Tales de Mileto (624-546 a. C.), que inició el estudio de la naturaleza de una manera rigurosa y racional, buscando explicaciones sin atender a prejuicios o especulaciones sobrenaturales. Aristóteles lo calificó como el primero de los «filósofos de la naturaleza». Demócrito de Abdera (460-370 a. C.) realizó disecciones, formuló teorías fisiológicas y se ocupó de cuestiones patológicas y clínicas.

**Figura 7**

*La educación de Aquiles* (1772) James Barry. Yale Center for British Art

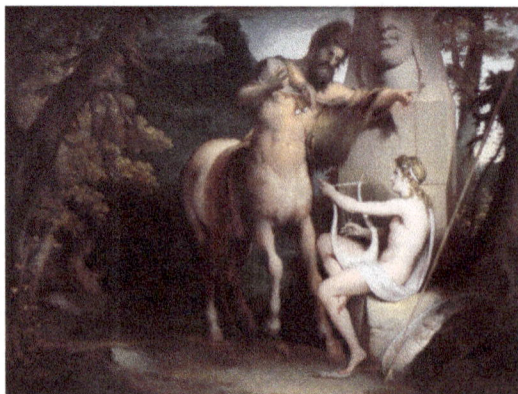

Los griegos acuñaron el termino *hippiatros* en su época clásica para designar al médico de caballos. Pero la medicina no se desarrolló hasta el siglo VI a. C. con la Escuela Médica de Cos, en la que Hipócrates fue su discípulo más destacado. Se asentaron los principios fundamentales del ejercicio racional de la medicina, como fue conocer los hechos guiándose por los propios sentidos y la importancia de la reflexión sobre los hechos observados. De esta época procede el *Corpus Hippocraticum*, donde se abordó la medicina con su método más científico. En estas obras se hablaba de enfermedades que hoy conocemos, como hidatidosis pulmonar, epilepsia, fiebre y luxaciones de las articulaciones de los animales.

No obstante, la obra más importante fue la que se dedicó a las enfermedades del caballo: *Liber Ipocratis infirmitatibus equorum et curis eorum*. Hipócrates formuló la doctrina de los cuatro humores, con los que quería explicar la etiopatogenia de las enfermedades animales. Estos eran: sangre, cólera o bilis amarilla y melancolía o bilis negra, su relación con las cualidades primarias del calor, frio, humedad o sequedad, y con los cuatro elementos aire, agua, fuego y tierra.

Aristóteles (384-322 a. C.) tuvo gran influencia en el desarrollo de la veterinaria con el *Corpus Aristotélico*, que contiene tres libros: *Historia aimalimum*, sobre averiguaciones de las enfermedades; *De generatione animalium* y *De portibus animalium*, siendo este un tratado de anatomía comparada. Se describían enfermedades de las ovejas, como la enterotoxemia, atribuyendo el mal al exceso de alimentos. También que los caballos mantenidos en pastos presentaban menos enfermedades que los estabulados. Aquí se describió la rumia, los estómagos de los rumiantes, los cotiledones placentarios, la falta de vesícula biliar de los caballos, etc. También se trataron las enfermedades de animales domésticos y se citaban algunas, como el muermo pulmonar, distintos tipos de cólico, laminitis, a la que llamaba la enfermedad de la cebada, y otras tan terroríficas como el ántrax o el tétanos. También se daban consejos sobre la hemostasia al fuego, cauterización de llagas y tendones, suturas, fístulas y métodos de castración.

### Figura 8
Relieve de Éfeso con el bastón y la serpiente (izquierda) y logotipo de la OMS (derecha)

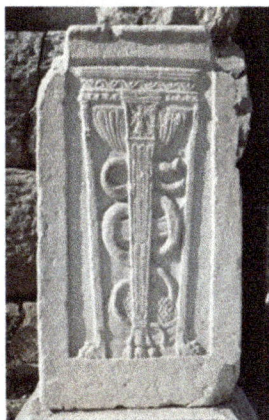

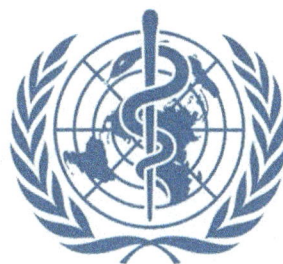

A continuación, vino la Escuela de Alejandría, en la que destacaron los médicos Herofilo y Erasístrato. Hicieron amplias descripciones de anatomía en cadáveres incluso vivisecciones en esclavos, criminales y animales. Fueron los primeros patólogos al afirmar que las enfermedades se debían a la plétora de sangre y materias alimentarias en las venas, por lo que se obstruían y se rompían.

En la mayoría de los casos, la medicina humana anda pareja con el animal y en las obras de varias de estas figuras médicas hay descripciones relativas a ambas. Por ejemplo, Demócrito, el más importante naturalista griego anterior a Aristóteles, también estudió el interior de los animales para conocer la naturaleza de las enfermedades.

Los profesionales de la salud en la Grecia Antigua tenían sus raíces en los abundantes dioses mitológicos. Los primeros datos de la medicina animal aparecen con Quirón que, según la mitología griega, usaba sus conocimientos médicos para curar criaturas de todas las especies. Este enseñó a Asclepios, que trataba a humanos y a animales y que tuvo en Epidauro el templo donde realizó sus tratamientos. El emblema de Asclepios, una serpiente enrollada en un palo, ha llegado a ser el símbolo internacional de la medicina humana y veterinaria.

## 2.3 Quirón y Asclepios/Esculapio (para los romanos)

Quirón fue un centauro y, según la mitología griega, los centauros son seres creados por Zeus que bajaron del Olimpo. Un centauro posee el torso y la cabeza del hombre y el cuerpo de un caballo. Ellos son, por añadidura, individuos muy particulares, nada prudentes, nada juiciosos. Eran belicosos, valientes, caprichosos, ariscos, atacaban a los hombres generando batallas, como aquella en la que irrumpen en la fiesta de una boda queriéndose llevar a la novia. Quirón (*Queirón o Chirón*) (siglos XIII-XII a. C.) es un centauro que se distingue por su sabiduría y bondad, era un centauro, pero no era igual a los demás.

Para comprender quién fue Quirón, debemos remontarnos al primer libro de medicina veterinaria escrito en latín: *De re rustica* (116-27 a. C.). Su autor fue Lucio Junio Moderato Columela (4 d. C.-70 d. C.), un romano nacido en la Hispania que describe en su libro aspectos técnicos de la medicina veterinaria, así como también una serie de cuestiones relacionadas con lo mitológico. Columela cuenta que Quirón era un centauro distinto, inició la medicina comparada. Pasaba por prudente, juicioso y sabio. Era hijo del titán Cronus (dios del tiempo y padre de Zeus, y de Filira (una hija de Océano), padre de Aquiles y Jansón. Habitaba en una cueva del monte Pelión, en Tesalia, y fue un gran maestro en música, caza, arte, medicina y cirugía, además de ser tutor de héroes como Aquiles o Jasón.

Cuenta la historia que el dios Cronos se enamoró perdidamente de Filira. Ante su acoso obsesivo, la ninfa pidió a Zeus que la convirtiera en yegua para así disuadir las intenciones de Cronos; pero este, percatado de la acción de Filira, se convierte en caballo para poseerla. De esta unión nació Quirón, mitad hombre, mitad caballo. Filira al ver el fruto de su vientre, después de un tortuoso parto, le pide a Zeus que la convierta en tilo para así no tener que amamantar a semejante criatura y lo abandona. A la sombra de este árbol y protegido por su padre adoptivo Apolo, crece Quirón bondadoso y sabio, interesado en la poesía, la escritura, y, sobre todo, en las ciencias curativas; la medicina y sus remedios, proporcionando alivio al débil y fuerza espiritual, al que se acerca a la muerte.

## Figura 9
*Aquiles en brazos del centauro Quirón*. Donato Creti (1671-1749).
Palacio de Acursio (Bolonia)

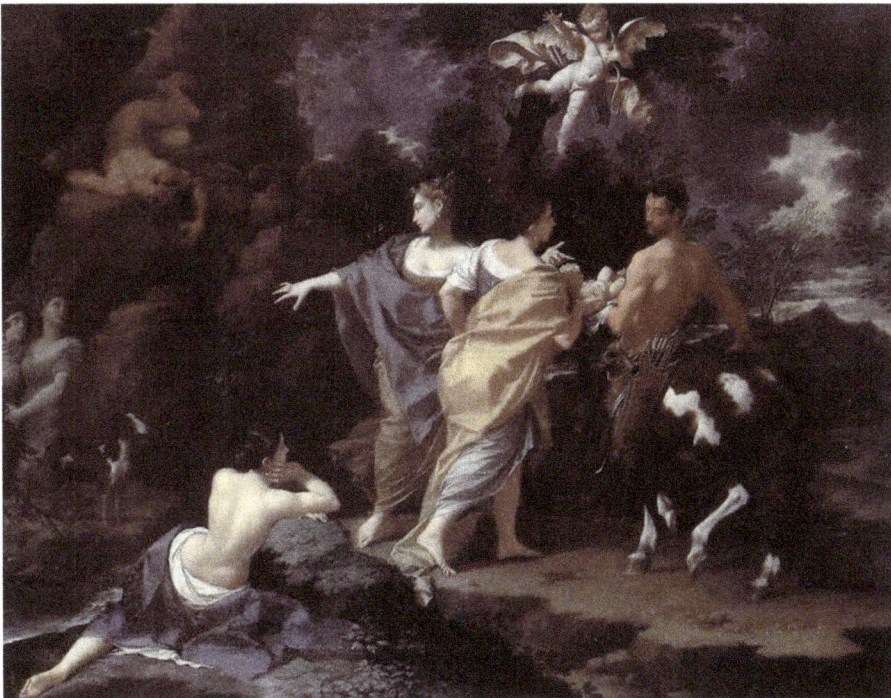

Fuente: http://api.ning.com/files/P996yhBowehrnlrRcb3ahgoFv*GY5Jt6ZR2fmsQfRjLeeHtzH UVPMf1gn5bQTTxHkDCPtgTaqCCBV-7szW1mJ7FDgDk5p8oP/aquilescentauro1.jpg

Quirón era medio hermano de Zeus, un semidiós y, como tal, inmortal. Cuando Hércules, uno de sus discípulos, lo hiere por error con una flecha envenenada, Quirón sufre terribles dolores, pero no puede morir. Hércules entonces libera a Prometeo, que había sido castigado por los dioses a sufrir la pérdida constante de su hígado (y su regeneración), por su osadía de entregarle el fuego al hombre. Hércules entonces cambió la inmortalidad de Quirón por la mortalidad de Prometeo, y puso fin al agudo padecimiento de su maestro. Quirón, el sabio centauro, pudo finalmente morir y convertirse en una constelación de Sagitario, junto con Hércules. De esas tribus, las pelasgas (luego helenos), las primeras en emigrar a Europa, cuidaba de sus rebaños

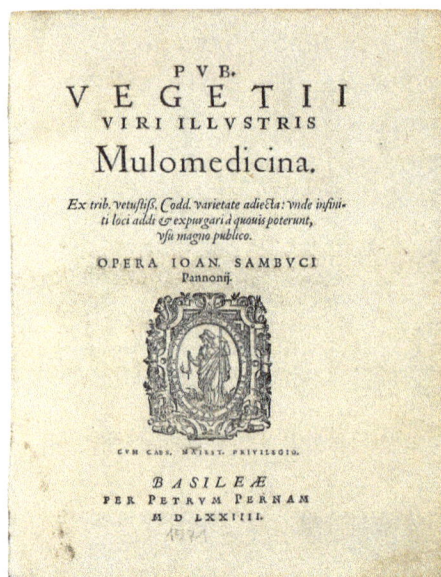

**Figura 10**

Cubierta de la primera edición de *Mulomedicina* de Flavio Vegecio Renato y Giovanni Sambuco de 1574

Fuente: https://www.christies.com/lotfinder/Lot/vegetio-renato-flavio-and-sambuco-giovanni-1531-1584-5612776-details.aspx

con gran celo, pues estos eran su principal sustento. Y quizás en una de esas tribus (en Tesalia o Emonia, donde se criaban los mejores caballos de la época), un viejo pero ágil y fuerte pastor llamado Quirón destacaba entre todos sus compañeros en el arte de hacer sanar las bestezuelas con sus hábiles procedimientos médico-quirúrgicos. Y a su lado, con gran vocación, su joven pupilo Asclepio/Esculapio (siglo XIII-XII a. C.) aprendió el arte de hacer sanar las bestias, aplicándolo más tarde con éxito a los hombres, que lo elevaron a la magnitud de dios.

Quirón era el patrón de la salud y fue maestro de Apuleyo. Melampus sanaba ovejas, sabía cómo fabricar quesos y tenía el don de comunicarse con los animales. Aquiles, Aristaios, otro discípulo de Quirón, fue considerado un gran médico de animales y Asclepio que trataba humanos y animales. Nuestra ciencia médica actual no tuvo, por tanto, su origen en la astrología ni en la hechicería, y sí en la medicina experimental, de la que Quirón (según los griegos) fue su primer interprete. Dice Plutarco que a Quirón se le atribuye el primer tratado de enfermedades del caballo.

La mayoría de los héroes mitológicos griegos se mueven entre la realidad y la ficción. Y de esta percepción no escapa Quirón, a quienes posteriores autores como Virgilio, Columela o san Isidoro le atribuyen apariencia de centauro y personalidad humana. Según ellos, Quirón debió ser un experto *mulomedicus*, un mito que perduro durante siglos.

Quiero hacer resaltar el significado de esta leyenda helénica:

«Si el centauro, que es un ser mitad hombre y mitad caballo, está versado en ciencias médicas, tiene que ser por fuerza veterinario. Y al ser maestro del dios de la Medicina, tendremos: que la Mitología Griega nos enseña cómo la Ciencia Veterinaria fue creada primero y maestra después de la Ciencia Médica».

## Figura 11

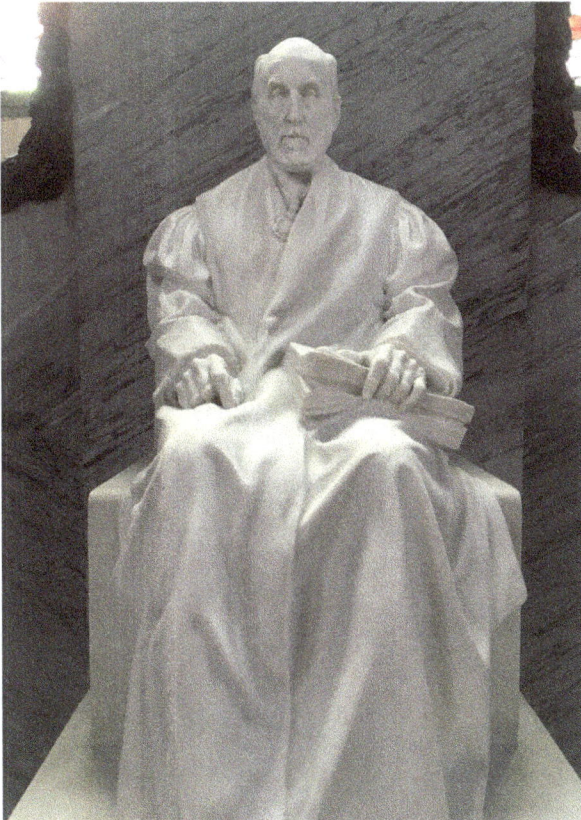

«Sonroja pensar que abunden hombres de ciencia que menosprecien la veterinaria moderna, tan digna de todos los respetos y consideraciones, y que tanto puede influir, e influye, en la riqueza y salud de los pueblos».

Santiago Ramón y Cajal (1852-1934)

Fuente: Estudio de Arte 4

Poco importa que Quirón fuera una leyenda o una persona de carne y hueso a quien el tiempo le proporcionó atribuciones mitológicas. Hoy en día es el emblema de las facultades de Veterinaria de España y en otros países, la efigie de la Asociación Mundial de Historia de la Veterinaria, de la *British Veterinary Association* y uno de los grandes símbolos científicos de la medicina humana y animal.

Según Sanz Egaña:

«Los griegos, en su afán de divinizar la sabiduría, hacen derivar el origen de la medicina animal del centauro Quirón; Virgilio cita a Quirón, el de Filiria, y a su discípulo Melampus Amitonio, que sin duda eran los que mejor conocían las enfermedades de los animales y, por consiguiente, enseñaron medicina animal (Geórgicas, III, 550)».

Avila I. *et al* nos citan la historia que Ovidio en *Las metamorfosis* (IV) cuenta sobre Quirón:

«Saturno se transformó en caballo para seducir a la ninfa Filira, la cual al ver nacer a su hijo mitad hombre mitad caballo rogó a los dioses que la retiraran de entre los mortales. Los dioses, piadosos, la convirtieron en tilo y las flores de este árbol, durante la antigüedad, fueron apreciadas por sus excelentes propiedades curativas. Diana y Apolo enseñaron al joven Quirón la caza, la medicina, la gimnasia, la adivinación y otras ciencias, las cuales él mismo estuvo encargado de transmitir a Jasón, Aquiles, Asclepio, Ulises, y Eneas, entre otros».

Por último, la mitología griega nos presenta a Aristeo, hijo de Apolo y la ninfa Cyrene (que cuidaba los ganados de su padre). Las ninfas le enseñan el cultivo de la vid y del olivo, la apicultura y la cría del ganado y el aprovechamiento de la leche. Al crecer lo confían al centauro Quirón, que lo ejercita como cazador y pastor imponiéndolo en la iátrica.

Como curiosidad señalamos que la raíz de la palabra quirófano viene de Quirón, el que procura el bien del otro, el que tiene la capacidad de curar con las manos, el dolor ajeno.

Concluimos, por tanto, que es posible que Quirón haya sido una persona real que, dado su conocimiento de la naturaleza de los caballos, fue convertida por la transmisión oral en un centauro. Algunos nuevos hallazgos en cuevas de la zona del monte Pelión sugieren esta alternativa, uniendo mito con realidad.

El dios griego de la medicina era Asclepíades. Según la leyenda, fue hijo de Apolo, quien originalmente era el dios de la medicina, y de Coronis, una virgen bella pero mortal. Antes de convertirse en dios fue un héroe de Tesalia (la región más grande de la antigua Grecia, limítrofe con la antigua Macedonia, Epiro y el mar Egeo al este). Existen varias versiones sobre el lugar y las circunstancias de su nacimiento. La más co-

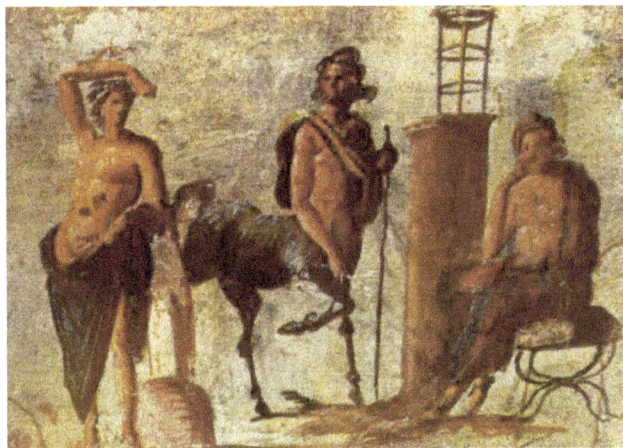

**Figura 12**
Apolo, dios de la medicina y padre de Asclepio (izquierda); en el centro, el centauro Quirón. Fresco pompeyano. Museo Archeologico Nazionale de Nápoles

nocida es la que ha llegado a través de las narraciones del poeta griego Píndaro (siglo VI a. C.). Un día, Apolo la sorprendió bañándose en el bosque, se enamoró de ella y la conquistó, y bajo la forma de un cisne dejó embarazada a Coronis y regresó a Delfos, dejándola bajo la vigilancia de un cuervo blanco o corneja, pero cuando Coronis ya estaba embarazada su padre le exigió que cumpliera su palabra de matrimonio con su primo Isquión. La noticia de la próxima boda de Coronis se la llevó a Apolo un cuervo, que en esos tiempos era un pájaro blanco. Enfurecido, Apolo primero maldijo al cuervo, que desde entonces es negro, y después disparó sus flechas y, con la ayuda de su hermana Artemisa, mató a Coronis junto con toda su familia, sus amigas y su prometido Isquión. Sin embargo, al contemplar el cadáver de su amante, Apolo sintió pena por su hijo aún no nacido y procedió a extraerlo del vientre de su madre muerta por medio de una operación cesárea. Así nació Asclepíades, a quien su padre llevó al monte Pelión, en donde vivía el centauro Quirón, para que se encargara de su educación. Asclepíades aprendió todo lo que Quirón sabía y mucho más, y se fue a ejercer sus artes a las ciudades griegas, con tal éxito que su fama como médico se difundió rápidamente. Practicó la medicina con gran éxito por lo que levantaron santuarios en diversos puntos de Grecia en su honor.

La leyenda señala que con el tiempo Apolo abdicó de su papel como dios de la medicina en favor de su hijo Asclepíades, pero que este fue víctima de Hubris y empezó a abusar de sus poderes devolviendo la vida a los muertos, lo que violaba las leyes del universo. Devolvió la vida a un gran número de personas importantes, entre las que se encontraba Hipólito, hijo de Teseo (el héroe del Ática, cuyas principales hazañas tuvieron lugar en el Peloponeso).

Además, Plutón, el rey del Hades, lo acusó con Zeus de que estaba despoblando su reino, temeroso de que el más allá quedase deshabitado, por lo que el rey del Olimpo destruyó a Asclepíades con un rayo, siendo llevado a los cielos, convertido en deidad.

Antes de adoptar al dios griego Asclepio (al que llamaron Esculapio), los romanos veneraban desde el 435 a. C. a Apolo como protector de la salud. Era considerado la principal deidad sanadora y su templo estaba situado al sur del Campo de Marte, fuera del *pomerium* (trazado del límite sagrado de la ciudad de Roma). En el año 431 a. C., hubo también una epidemia de peste, por lo que se consultaron los libros de la Sibila que el rey Lucio Tarquinio *el Soberbio* había dejado en el Capitolio. Las profecías aconsejaron edificar un templo a *Apolo Medicus Purificador* en el Campo de Marte, terreno situado entre la ciudad y el río. El templo tenía que ser elevado fuera de las murallas de la ciudad porque el dios Apolo era extranjero y así lo dictaban las leyes

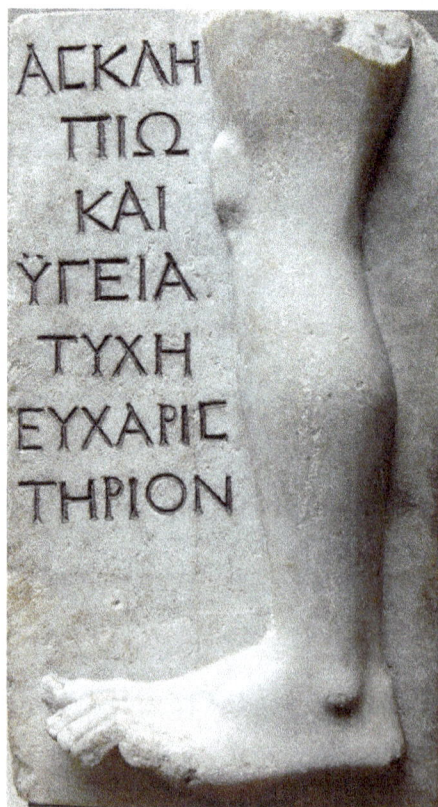

**Figura 13**

Relieve votivo por la curación de una pierna, con la inscripción: *«Tiqué [dedico esto] a Asclepio y a Higía en señal de agradecimiento»*. Mármol, c. 100–200. Hallado en 1828 en un santuario en la isla de Milos

En la mitología griega, Asclepio o Asclepios (en griego Ἀσκληπιός), Esculapio para los romanos, como ya hemos señalado antes, fue el dios de la medicina y la curación, venerado en Grecia en varios santuarios. El más importante era el de Epidauro en el Peloponeso, donde se desarrolló una verdadera escuela de medicina. Se dice que la familia de Hipócrates descendía de este dios. Sus atributos se representan con serpientes enrolladas en un bastón, piñas, coronas de laurel, una cabra o un perro. El más común es el de la serpiente, animal que, según los antiguos, vivía tanto sobre la tierra como en su interior. Asclepio tenía el don de la curación y conocía muy bien la vegetación y en particular las plantas medicinales. Según nota de Bernard Simonay en su novela *El Templo de Horus*, este dios surge como recuerdo y veneración al sabio egipcio Imhotep, que vivió 2.000 años antes.

Los miembros de la familia de Asclepio también ejercían funciones médicas, así, su mujer, Epíone, calmaba el dolor; su hija Higía era el símbolo de la prevención; su hija Panacea era el símbolo del tratamiento; su hijo Telésforo era el símbolo de la convalecencia, y sus hijos Macaón y Podalirio eran dioses protectores de los cirujanos y los médicos.

La culebra de Esculapio (*Zamenis longissimus*) es una especie de serpiente de la familia *Colubridae*. Su zona de distribución forma parte del Paleártico de Europa y del occidente de Asia. En la península ibérica solo se encuentra en la zona de los Pirineos y en algunas zonas de la Cordillera Cantábrica. Carente de veneno, depreda sobre roedores, huevos, aves y otros reptiles, a los que ahoga mediante constricción. Las hembras producen 5-8 huevos en junio o julio.

Su nombre vernáculo se debe a que históricamente se ha representado a Asclepio, dios griego de la medicina, con un bastón sobre el cual se enrollaba un ejemplar de la especie. Este bastón, denominado vara de Esculapio, difiere del caduceo de Hermes, dios de los viajes y el comercio, en el cual aparecen dos ejemplares y no

**Figura 14**

La culebra de Esculapio (*Zamenis longissimus*)

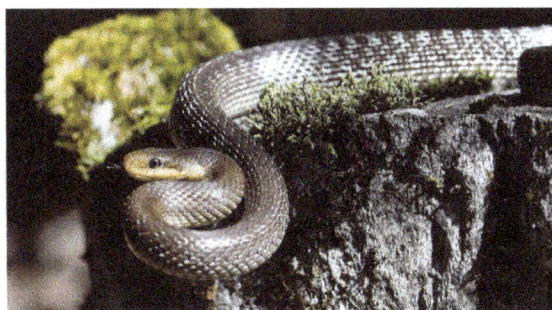

**Figura 15**

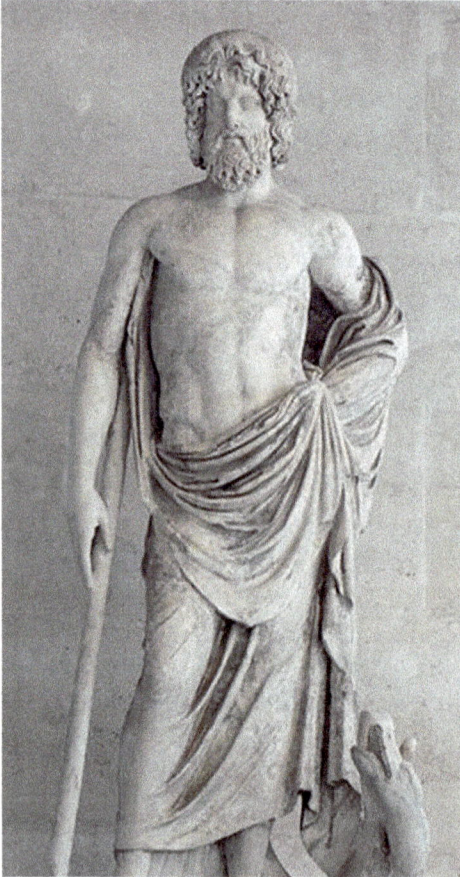

solo uno, ha llegado a ser el símbolo internacional de la medicina humana y veterinaria.

El originario juramento hipocrático se iniciaba con la invocación:

«Juro por Apolo Médico y Esculapio y por Higia y por Panacea y por todos los dioses...».

## 2.4 Hipócrates

La escuela médica de Cos se fundó alrededor del año 600 a. C. La figura más eminente fue Hipócrates (460-377 a. C). Hijo de médico, aprendió medicina en su ciudad natal, donde fue un miembro de la escuela médica y la practicó y enseñó en otras islas y en la Grecia continental. Al parecer, durante su juventud visitó Egipto, donde se familiarizó con los trabajos médicos que la tradición atribuye a Imhotep.

Su gran obra es el *Corpus hipocrático* o colección hipocrática, considerada antiguamente como un conjunto de obras suyas, pero en realidad muchas de las aproximadamente sesenta que la forman fueron escritas por diversos autores entre el 450 y el 350 a. C.

La obra más importante para la Veterinaria fue la dedicada a las enfermedades del caballo, titulada, al ser traducida más tarde al latín, *Liber ipocratis infirmitátibus equorum et curis eorum.*

Con los peripatéticos del Liceo de Atenas se cierra el periodo clásico o helénico de la cultura griega. Destacaron varios discípulos de Aristóteles, como Teofrasto, Eudemo o Aristóxeno, que sobresalieron en Botánica, en Geometría o en Música, pero en la materia que nos ocupa es lógicamente el maestro y fundador del Liceo el que merece ser comentado.

## 2.5 Aristóteles

El Liceo de Atenas fue la escuela científica y de enseñanza de la medicina (y de veterinaria) más importante de Grecia. Aristóteles (384-322 a. C.), discípulo de Platón y uno de los sabios más universales de la historia, la fundó hacia el año 335 a.C. tras la muerte de su maestro.

Si Hipócrates, con el *Corpus hipocrático*, informa acerca de las artes médicas, Aristóteles aportará, con su *Corpus aristotélico*, los resultados obtenidos en el siglo IV a. C. en los dominios de la Física, las Ciencias Naturales y, en cierta medida, sobre la historia anterior de estas disciplinas, gracias a lo cual conocemos las aportaciones de muchos sabios presocráticos, cuyas obras se han perdido.

Aristóteles (384-322 a. C.) nació en Estagira, pequeña ciudad

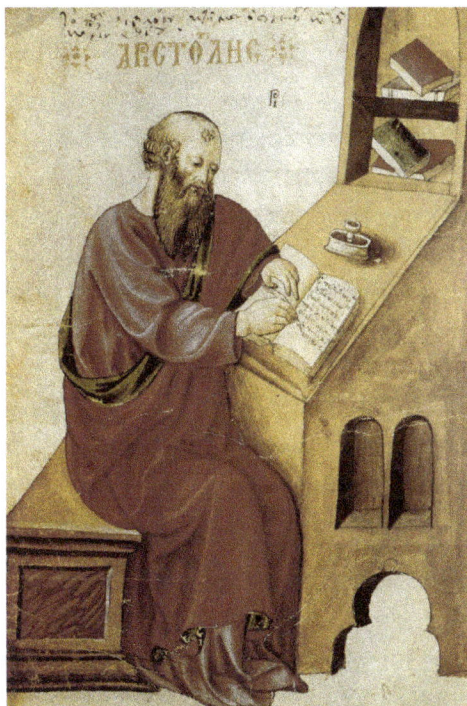

**Figura 16**

Aristóteles según un manuscrito de su *Historia naturalis* de 1457

griega situada en el norte, en la frontera con Macedonia y, por tanto, muy alejada de Atenas.

Su padre era médico, como el de Hipócrates y, probablemente, Aristóteles heredó de él, ya en edad muy temprana, la afición por la investigación biológica. Aristóteles le dio a su liceo un carácter más científico y metódico que el artista Platón.

A sus alumnos los dividió en grupos de trabajo, de modo que cada uno realizara labores diferentes: catalogar plantas, estudiar los órganos de los animales, analizar el comportamiento de perros, caballos y cabras, elaborar una historia del pensamiento científico… El maestro impartía sus lecciones en los pasillos, de ahí que se les llamará peripatéticos o paseantes. Aristóteles era, en realidad, más científico y biólogo que filósofo. Entre sus numerosos méritos destaca haber sido el primer hombre en clasificar las especies animales en vertebrados e invertebrados. Sus obras de investigación zoológica constituyen uno de los tesoros de la veterinaria primitiva, como es el caso de *Historia de los animales*, *Generación de los animales*, *Componentes de los animales* y otros tratados menores. En esta última obra describe enfermedades de los caballos (carbunco, tétanos, laminitis [enfermedad de la cebada], cólico o *ileus*), asnos (les llamó *melis*), rumiantes (carbunco, dolencias pulmonares y lesiones similares a las que causa la fiebre aftosa), perros (rabia y gota) y otras especies.

Entre sus numerosos avances en veterinaria cabe citar dos métodos de castración y sus consecuencias en el crecimiento del animal joven. El maestro abordó cuestiones de anatomía y fisiología, describió el estómago de los rumiantes, el fenómeno de la rumia, la falta de vesícula biliar en el caballo…, incluso, relacionó la dentadura del équido con la edad. También prestó gran atención a la patología comparada y ofreció consejos para abordar las intervenciones mediante la difusión de obras de filósofos, médicos e historiadores, que se dedicaron a observar directamente o a recoger la experiencia de anónimos sanadores de animales. El gran avance de este periodo es que la medicina animal se desarrolla mediante la práctica puramente empírica, que los romanos intensificaron con la difusión más técnica de otros escritores.

Para muchos estudiosos, su influencia sobre la Medicina y la Veterinaria es incalculable. Trabajos Lógicos, las Físicas y la Historia Natural. Respecto a esta última, las obras de Zoología están entre las más notables obras de la ciencia antigua. Traducidas al latín son las siguientes:

- *Historia animalium*. Diez libros. Extensa colección de descripciones y observaciones. El término Historia es empleado por Aristóteles en el sentido de «averiguación», por tanto, el tratado quizá podría haberse traducido del griego por *Averiguación de los animales*, y en el lenguaje actual, por *Investigaciones zoológicas*, ya que eso es lo que realmente aporta el libro. Incluye información de casi 500 especies y, entre otras muchas investigaciones, describió dos métodos de castración y sus consecuencias en el crecimiento del animal joven.

- *De generatione animalium*. Cinco libros. Aristóteles se interesa en esta obra por cómo empiezan a existir los seres vivos, tanto animales como plantas. Hoy diríamos que era un tratado de Embriología.

- *De partibus animalium*. Cuatro libros. La obra es un verdadero tratado de Anatomía Comparada.

- A estas obras hay que añadir *De ánima* y los tratados menores reunidos bajo el título de *Parva naturalia*. En todos estos tratados, y desde el punto de vista veterinario, Aristóteles abordaba gran número de cuestiones.

Con respecto a la Anatomía y a la Fisiología, realizó la descripción de los estómagos de los rumiantes y el fenómeno de la rumia, que fue el primero en descubrir; la descripción y función de los cotiledones placentarios de las hembras de dichos vertebrados; la falta de vesícula biliar en el caballo; describe la dentadura del mismo en relación con la edad, etcétera.

Probablemente, fue el primero en escribir sobre las enfermedades de los cerdos, describiendo una patología mórbida que posiblemente era carbunco; otro cuadro cursaba con fiebre y diarrea. Además, describió que ciertas dietas ricas en bellotas causaban abortos en cerdas y ovejas.

Aristóteles describió dos graves epidemias del ganado: una, caracterizada por enfermedad pulmonar y adelgazamiento, probablemente pleuroneumonía contagiosa; y la otra, que cursaba con lesiones en las patas parecidas a las de la fiebre aftosa.

Después de Aristóteles, el pensamiento sobre temas relacionados con las ciencias biomédicas entra en decadencia y, desde este momento, más que en Grecia, se encontrará en Alejandría y en Roma.

## 2.6 Roma, entre luces y sombras

Los historiadores de la veterinaria observan ahora un retroceso en la evolución de la medicina animal cuando la Roma Antigua toma el testigo como civilización hegemónica, tras la destrucción de Cargo y de Corinto (146 a. C.). Nicolas Casas de Mendoza la califica de «ciencia informe y muy desfigurada». Emmanuel Leclainche considera que la veterinaria griega era muy superior la romana. La sanidad animal se reservó de una forma prioritaria al servicio del ejército y de la agricultura.

El medio rural adquirió, sin embargo, una gran importancia para el desarrollo de la veterinaria, ya que los principales autores de esta ciencia en la época romana fueron agrónomos, conocedores de las plantas, del cultivo, de la cría y del manejo de animales, que también destacarían como escritores, filósofos, políticos o militares. Estos tratadistas resultaron determinantes para recoger la sabiduría existente y para transmitir su experiencia. Sus consejos sobre cómo tratar las enfermedades de bueyes, asnos y otras especies iban dirigidos principalmente a ganaderos y agricultores que no contrataban a veterinarios, puesto que ellos mismos cuidaban a sus animales.

Es el caso de Marco Porcio Catón (234-149 a. C.), apodado *el Censor* y *el Viejo*. De origen plebeyo, su ascenso en la sociedad romana fue vertiginoso, pasó de tribuno a cuestor, pretor, cónsul y finalmente censor, cargo que significaba una gran responsabilidad en cuestiones de moralidad pública e incluso de finanzas. Catón *el Viejo*, político y, esencialmente, militar, defendió con vehemencia el enfrentamiento con Cartago, de hecho, participó en la II Guerra Púnica. Pero en periodos de paz, Catón regresaba a sus orígenes para dedicarse a la historia, a la literatura y a la agricultura. Estos dos últimos ámbitos los fusionó en su manual *De Agri Cultura* (*Sobre la agricultura*), en el que, entre otros muchos temas, describe la práctica de la *suovetaurilia*. Se trata de un ritual de sacrificio de tres animales, machos, de especies porcina, ovina y bovina, que se ofrecían al dios Marte con el loable propósito de fertilizar la tierra.

La aportación literaria de Catón en el cuidado de los animales se centra, sobre todo, en el uso de plantas medicinales para prevenir y tratar enfermedades de bueyes y cabras, e incluye también remedios mágicos y ofrendas a los dioses. Por supuesto, estaba dirigida a propietarios de granjas que necesitaban orientación para el manejo de sus animales. Así, podía recomendar suminístrale a un buey enfermo un huevo crudo de gallina o que se le administrara por vía nasal una mezcla de mijo y vino, al tiempo que una cataplasma de excrementos de cerdo en la herida, en caso de mordedura de serpiente.

Marco Terencio Varrón (116-27 a. C.) fue militar, político, historiador y escritor. Le tocó vivir la época de los césares y supo salir airoso de todas las convulsas situaciones. Combatió al lado de Pompeyo en la guerra civil del año 49 a. C., pero se ganó el perdón de Julio César; más tarde fue Marco Antonio quien le declaró proscrito, pero Octavio le restituyó. Varrón pareció encontrarse más a gusto en el arte de la agricultura y una parte de su vida la consagró a esta tarea. Su obra más importante fue *De re rustica* (*De agricultura*, en tres libros), en la que abordó las cualidades del agricultor, la ganadería y la economía rural. Varrón observó que las enfermedades infecciosas se debían a organismos invisibles y podían ser contagiosas.

En uno de sus capítulos se preocupa por la distribución adecuada de corrales e, incluso, de los estanques para peces. Algunos autores posteriores han deducido, con cierto asombro, que Varrón se adelantó a su tiempo al mencionar la incidencia de las bacterias (o que el autor romano denomino animálculos) en el bienestar animal:

«Deben tomarse precauciones en la vecindad de los pantanos, tanto por las razones dadas como porque allí crecen ciertos animales tan diminutos que no se pueden seguir con los ojos y flotan en el aire y entra al cuerpo por la boca y la nariz causando graves enfermedades».

Otro tratadista destacado fue Virgilio Publio Marón (71-19 a. C.), hijo de campesinos de modesta condición que pudo estudiar en Cremona, Roma y Nápoles gracias a la protección de Cayo Mecenas. En Nápoles escribió sus *Geórgicas*, en las que demuestra su entusiasmo y cariño hacia el trabajo del campo y la cría de los animales. Dividió en cuatros libros, en los dos últimos trata sobre la cría y el manejo de los vacunos, équidos, ovejas, cabras y apicultura. Virgilio describió la peste de Nórica, una enfermedad que originó la muerte de rebaños y animales salvajes al corromper las aguas e infectar los pastos. Estudiosos de la materia discutieron si podía tratarse de una pleuroneumonía contagiosa bovina, la peste bovina o el carbunco.

Dos autores posteriores, en teoría alejados de la veterinaria, la enriquecieron sin embargo con sendas obras. Cornelio Celso (25 a. C.-50 d. C.) escribió *De Medicinae* e incluyó algunas observaciones sobre enfermedades de animales, como la inflamación o los quistes cerebrales de los caballos. El abogado y científico Cayo Plinio Segundo, más conocido como Plinio *el Viejo* (23-79 d. C.), fue el autor de *Historia naturalis*, en la que ofreció consejos prácticos contra afecciones dermatológicas en diversas especies.

## 2.7 La importancia de Columela

El filósofo, astrónomo y poeta Lucio Junio Moderato Columela (I a.C.) fue el «*príncipe de los escritores de la agricultura*», como ha quedado grabado en el pedestal de la estatua que su ciudad natal, Cádiz, le levantó en su honor. Príncipe, también, de la ganadería e ilustrado en la medicina animal, como demostró en su obre *Res rustica* (*Los doce libros de agricultura*). Columela no solo recogió la sabiduría de otros autores latinos, griegos y cartagineses antiguos, sino que ofreció su experiencia práctica:

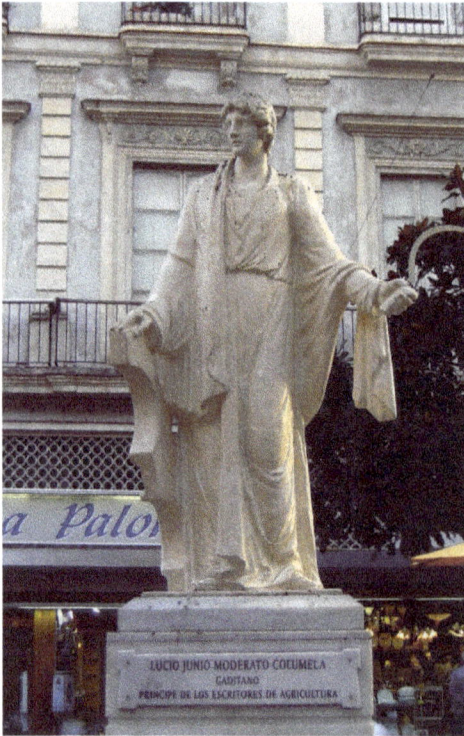

**Figura 17**

«El ganado caballar exige ser cuidado de un modo, el vacuno de otros, de distinto el lanar [...]. Como otro el cabrío y, en este mismo, el mocho y de pelo claro se cuida de una manera y el que tiene astas y mucho pelo, como el de Sicilia, de otra».

La obra del gaditano se centra en un exhaustivo listado de consejos eficaces para llevar una hacienda rural, desde el cultivo a la administración; desde el trato al personal hasta las especies de estiércol; desde las funciones del gañán hasta las fórmulas para la adquisición del ganado. Sus escritos influyeron mucho en autores posteriores.

En cuanto a la ganadería, Columela distingue a los cuadrúpedos entre aquellas especies que ayudan al ser humano (buey, asno, caballo, mulo) y las que sirven de diversión, utilidad o custodia de los demás (perro, oveja, cabra, cerdo): en su obra dedica especial atención a la primera categoría. Buena parte de sus remedios son productos vegetales (vino, aceite, altramuces, hojas de puerro, tallos de nueza...) que se deben suministra a los animales para mantener sanos (como prevención) y contra la indigestión, la inapetencia, la calentura, la tos de los bueyes, el furor de las yeguas, la castración de los becerros, las cojeras, la sarna, los tumores del paladar, las ulceras de pulmón o, entre otras muchas, las mordeduras de perro rabioso.

Borricos, cerdos, ovejas, cabras y perros constituyen el grupo de ganado menor para Columela. Sus remedios son múltiples.

«Las señales de tener calentura las cochinas son cuando llevan la cabeza de través inclinada hacia el suelo, cuando han corrido un poco de tiempo, y de repente se paran en medio de los pastaderos y caen atacadas de vértigo. Se advertirá hacia qué parte se les inclina la cabeza para sangrarlas de la oreja contraría».

El escritor romano realiza un desmedido elogio hacia el perro («¿Qué criado hay más amante de su amor?», explica en su obra), al que considera uno de los animales más importantes para el ser humano. Además, Columela aporta remedios vegetales contra las pulgas, la sarna o las ulceras de orejas. No obstante, son las aves y las abejas (libros octavo y noveno) las especies en las que más se centra al autor gaditano, al margen de bueyes y asnos. La apicultura y la avicultura tuvieron mucha importancia en la Roma Antigua.

## 2.8 El veterinario romano

La medicina veterinaria es una más dentro del conjunto, y una diferencia apreciable respecto a la práctica de la veterinaria en otros ámbitos la constituyen las especies objeto de estudio, pues aquí interesan (además de los équidos) bueyes, ovejas, cabras, cerdos, perros, aves, etc. El propietario de la granja y el capataz establecían los tratamientos que debían aplicarse a los animales y que suministraban los esclavos. No había lugar en la vida diaria de la hacienda para los veterinarios, que se reservaban para casos concretos y supervisados por el propietario.

El primero de estos tratados agronómicos (siglo II a. C.) es el de Catón. Le siguen las obras de Varrón, Virgilio y Columela. Este último, gaditano del siglo I d. C. es uno de los grandes nombres romanos y su texto ha sido copiado durante siglos y utilizado de esta manera hasta el XVIII. Una característica de todos ellos es la importancia que otorgan a la prevención de las enfermedades, pues los romanos conocían conceptos tan actuales como que es más rentable prevenir las enfermedades que tratar a los animales una vez enfermos.

La última obra agronómica la escribe Paladio tres siglos más tarde y coincide en el tiempo con un cambio en la naturaleza de los textos que, a partir de ahora, con autores como Pelagnio, Vegecio, Absirto o Hipócrates (el veterinario) se especializan en la medicina de los équidos.

Por todo ello, nuestra deuda con la veterinaria romana está más relacionada con los saberes zootécnicos que desarrollaron que con los saberes médicos.

Pero ¿cuándo comienza entonces la separación entre la medicina humana y veterinaria? Muchas de las enfermedades que aquejan a los animales, tanto físicas como mentales, son las mismas que afectan a los seres humanos y responden, en muchos casos, a las mismas causas, dos investigadoras en Estados

Unidos, Barbara Natterson-Horowitz, profesor de cardiología en la Universidad de California, Los Ángeles, y la escritora Kahtryn Bowers son las autoras de un nuevo libro que detalla las afecciones comunes de animales y seres humanos y las formas en que expertos en ambos campos pueden beneficiarse de un estudio conjunto de estas.

La obra se titula *Zoobicuidad, lo que los animales pueden enseñarnos sobre la salud y la ciencia de sanar* (*Zoobiquity: What Animals Can Teach Us About Health and the Science of Healing*). Las investigadoras creen que veterinarios y médicos deben cooperar en forma estrecha e incluso crearon un término para este nuevo campo de investigación: *zoobicuidad*.

«Como médica veía siempre muchas enfermedades diferentes, pero también ocasionalmente trabajaba como consultora en el zoológico de Los Ángeles».

Señaló Natterson-Horowitz en una columna escrita especialmente para el diario *The New York Times*. En una ocasión, la científica debió examinar a un mono con problemas de corazón y un veterinario le advirtió que no mirara al animal a los ojos porque este podría aterrarse y sufrir insuficiencia cardíaca.

«Los casos vistos por los veterinarios eran muy similares a los tratados por mis colegas médicos. Intrigada por esto, comencé a tomar notas de cada caso que veía en el hospital y a buscar correlaciones en estudios veterinarios. Comencé a preguntarme, por ejemplo, ¿sufren los animales de cáncer de mama?, ¿de ataques al corazón inducidos por estrés?, ¿de tumores cerebrales y desmayos? Y en cada caso, la respuesta era siempre afirmativa».

Natterson-Horowitz señala, por ejemplo, que el melanoma ha sido diagnosticado en una gran variedad de especies, desde pingüinos a búfalos. Los koalas, por su parte, padecen actualmente una severa epidemia de clamidia, la enfermedad transmitida sexualmente.

«También descubrí que los gansos, gorilas y focas pueden sufrir de depresión cuando pierden a un ser querido y algunos perros tienen una gran tendencia a la ansiedad».

Algunas aves, por ejemplo, pueden arrancarse las plumas y picotearse a sí mismas si se las deja en completa soledad. Tal vez un paciente humano que se inflige a sí mismo quemaduras con cigarrillos podría mejorar si su terapeuta consultara a un experto en el tratamiento de loros que se arrancan las plumas.

«Y un dato que podría ser importante para el tratamiento de adicciones es que algunas especies de animales, desde aves a elefantes, consumen plantas con sustancias alucinógenas que parecen ofrecerles experiencias sensoriales intensas. Más y más comencé a preguntarme, ¿podrían los médicos beneficiarse de intercambiar información con los veterinarios?».

Para las autoras, es hora de reestablecer la cooperación entre los expertos de ambos campos.

El típico adolescente de clase media es un poco como un caballo que sufre estando solo en su establo, con mucho tiempo extra y pocos desafíos. Los cuidadores en los zoológicos hacen que los animales exploren en busca de alimentos para evitar el aburrimiento.

«¿Podríamos intentar que los adolescentes a veces cultiven y preparen su propia comida, una actividad que podría darles calma y un sentido de propósito?».

Los seres humanos compartimos además con los animales la compulsión a acicalarnos, un hábito que:

«Evolucionó durante millones de años y nos une socialmente».

Según señala la investigadora en su libro:

«Nuestra conexión esencial con los animales va desde el cuerpo al comportamiento, desde lo psicológico a lo social. Y esto es un llamado a que tanto médicos como pacientes se unan a los veterinarios en una nueva forma de pensar, que ve más allá de las camas de hospital hacia los establos, campos, océanos y cielos donde habitan los animales».

En efecto, las consecuencias de la interacción que se produce entre ecosistemas, animales y personas han configurado, y lo siguen haciendo, el curso de la historia humana y sus avatares. En el pasado existió esa cooperación. Insisto, entonces la separación, ¿cuándo fue?

Hace uno o dos siglos, en algunas comunidades rurales, tanto animales como seres humanos eran tratados por el mismo terapeuta. Y tanto médicos como veterinarios citan a un doctor del siglo XIX, William Osler, como uno de los fundadores de sus campos. Pero en el siglo XIX, la medicina humana y animal comenzaron a distanciarse, cuando debido a la urbanización menos personas mantenían contacto con animales. La verdadera separación de ambas medicinas se produce en el año 1762 con la creación y normalización de la enseñanza de la medicina veterinaria. Lo hace en la ciudad francesa de Lyon a consecuencia de las enormes epidemias que comenzaron a asolar las cabañas nacionales francesas de finales del siglo XVII y XVIII. ¡Al fin y al cabo, había que comer! Los estudios de la nueva ciencia abordaron, con toda claridad, los estudios de la medicina comparada, al principio en los campos de la anatomía, anatomía patológica, fisiología y fisiopatología, después se trasladó a otras materias como la medicina y cirugía experimentales, entre otras.

## 2.9 Cronología reciente de One Health

http://www.onehealthinitiative.com/publications/Draft%205%20NEWS%20OHI%20ONE%20HEALTH.pdf

### 1821-1902
### Virchow reconoce el vínculo entre la salud humana y animal

Rudolf Virchow fue uno de los más importantes médicos del siglo XIX, un patólogo alemán que estuvo interesado en la unión entre la medicina humana y veterinaria. Se reconoce a Rudolf Virchow como el precursor del concepto **One Health,** y su cita:

«Entre la medicina humana y la medicina veterinaria no existen líneas divisorias, ni deben existir. El objeto es diferente, pero la experiencia obtenida constituye la base de toda la medicina».

En su globalidad sintetiza sus ideas al respecto, surgidas mientras estudiaba una lombriz intestinal, *Trichinella spiralis*, en el ganado porcino. Virchow acuñó el término zoonosis para indicar una enfermedad infecciosa que se transmite entre humanos y animales. Además de su carrera de medicina, el Dr. Virchow sirvió en varios puestos parlamentarios y abogó por la importancia de mejorar la educación veterinaria.

### 1849-1919
### William Osler, padre de la patología veterinaria

William Osler fue un médico canadiense considerado el padre de la patología veterinaria en Norteamérica. Osler tenía un profundo interés en los vínculos entre la medicina humana y la veterinaria. Se formó con muchos médicos y veterinarios conocidos, entre ellos el Dr. Virchow. Una de sus primeras publicaciones se tituló *La relación de los animales y el hombre.* Mientras estaba en la Facultad de Medicina de la Universidad McGill, el Dr. Osler dio una conferencia para estudiantes de medicina y de veterinaria del cercano *Montreal Veterinary College.*

Tras su paso por la McGill, Osler ganó la cátedra de Medicina Clínica en la Universidad de Pennsylvania en Filadelfia.

En 1889, se convirtió en el primer médico jefe del Hospital Johns Hopkins y desempeñó un papel fundamental en el establecimiento de la Facultad de Medicina de la Universidad Johns Hopkins.

En aquel momento, el concepto en lo fundamental exigía un enfoque común para procesos comunes. El concepto en el tiempo que a Virchow le tocó vivir (1821-1902) no fue debidamente apreciado. En lo que a William Osler se refiere (1849-1919), patólogo también como Virchow, el concepto se deriva más hacia su propuesta de **Una Medicina** por los aportes que realizara en la definición de la patología como disciplina y en el valor de la patología comparada. En el ámbito de las Ciencias Veterinarias debemos citar a Theodor Kitt (1858-1941), discípulo de Virchow, veterinario alemán, padre de la patológica comparada, en cuyos libros se formaron tantos investigadores médicos y veterinarios.

## 1947
### Se establece la división de Salud Pública Veterinaria en los CDC

En 1947, James H. Steele, fundó la División de Salud Pública Veterinaria en los Centros para el Control de Enfermedades (CDC, en sus siglas inglesas). El Dr. Steele entendió el importante papel de los animales en la epidemiología de las enfermedades zoonóticas (el estudio de cómo se propagan estas enfermedades y cómo pueden ser controladas), además reconoció que una buena salud animal es importante para una buena salud pública.

La división jugó un papel importante en la respuesta a enfermedades como la rabia, la brucelosis, salmonelosis, fiebre Q, etc. Con esta división, los principios de la Salud Pública Veterinaria se introdujeron en los Estados Unidos y otros países alrededor del mundo.

## 1927-2006

Fue Calvin Schwabe, veterinario y epidemiólogo al que se le reconoce el mérito de dar vida al moderno movimiento de: **Una medicina.** Calvin Schwabe pide un enfoque unificado contra determinadas zoonosis que afectan a la medicina humana y veterinaria.

Schwabe hizo muchas contribuciones importantes a la epidemiología veterinaria a lo largo de su carrera. Comenzó estudiando enfermedades parasitarias zoonóticas y dirigió programas de la Organización Mundial de la Salud (OMS) sobre hidatidosis y otras enfermedades parasitarias.

En 1966, se convirtió en el presidente fundador del Departamento de Epidemiología y Medicina Preventiva de la Facultad de Veterinaria de la Universidad de California en Davis, el primer departamento de este tipo en una escuela de veterinaria.

Su apoyo a **One Health** fue evidente en sus escritos, en la edición de 1964 de su monografía propuso la colaboración de los profesionales de la salud veterinaria y humana para combatir las enfermedades zoonóticas. En su libro de texto *Medicina veterinaria y salud humana*, acuño el término **Una medicina,** que enfatiza las similitudes entre las enfermedades de los seres humanos y los animales y la necesidad de una colaboración efectiva.

En 1984, el concepto fue nuevamente rearticulado con idénticos propósitos en la edición de ese año de Calvin Schwabe's *Veterinary Medicine and Human Health*, brindando la oportunidad a médicos, veterinarios y patólogos de reconocer el valor de la anatomía comparada. No obstante, queda bien sentado desde ese momento las consecuencias de ignorar las oportunidades y, lo más importante, la necesidad de preparar a las futuras generaciones para encontrar los cambios inherentes en el renacido momento de **Una medicina.** *The American Medical Association* y *The American Veterinary Medical Association* en los últimos tiempos han aprobado resoluciones que apoyan los conceptos **Una medicina** o **Una salud** que enlazan a ambas profesiones. Si en el año 2011, con motivo del 250 aniversario de la creación y normalización de la enseñanza veterinaria en el mundo, se puso en valor **Un mundo, una salud,** hoy el concepto sigue evolucionando para transformarse en **Una salud,** aunque personalmente creo muy acertado enmarcarlo en nuestro entorno de ahí que **Un mundo, una salud** fuese en su momento tan atractivo.

## *2004*
### *La Wildlife Conservation Society publica los 12 principios de Manhattan*

La *Wildlife Conservation Society*, considerada la creadora del concepto **Un Mundo, una salud,** reunió en 2004 en la Universidad Rockefeller, Nueva York, a expertos en salud humana y animal de todo el mundo. Los asistentes a este simposio titulado *Construyendo puentes interdisciplinarios para la salud en un mundo globalizado* deliberaron sobre los problemas planteados por la circulación de las enfermedades entre los seres humanos, las especies domésticas y la fauna silvestre. Las conclusiones de este simposio se conocen como los Doce principios de Manhattan http://www.oneworldonehealth.org/sept2004/owoh_sept04.html. En ellos se aboga por un método holístico para prevenir las enfermedades epidémicas y epizoóticas respetando los ecosistemas y buscando el beneficio de los seres humanos, los animales domésticos y la biodiversidad del mundo entero, estos principios constituyeron la base del concepto, **One Health, One World.**

## 2006

En el primer *Simposio Internacional sobre Zoonosis Emergentes: Colaboración entre médicos y veterinarios para superar los retos globales*, celebrado en Atlanta, Georgia (EEUU) entre los días 22-24 de marzo de 2006, se concluye que en la medida en que las organizaciones de Salud Pública y de Salud Animal intenten responder a una nueva era de amenazas vinculadas a enfermedades zoonóticas emergentes y reemergentes, se pondrá de relieve su capacidad y habilidad para formar nuevas asociaciones estratégicas. La frecuencia de episodios de zoonosis emergentes es creciente y se reconoce en todo el mundo, pues la confluencia actual de personas, de animales y de sus productos en el contexto de globalización no tiene precedentes.

El contenido de las ponencias y las conclusiones de esta reunión pusieron de manifiesto el acuerdo de la comunidad médica y veterinaria de que solo una cooperación adecuada permitirá hacer frente a las zoonosis emergentes y reemergentes en el futuro, que, sin duda alguna, continuarán amenazando a la comunidad global.

Aunque las interacciones entre salud humana y sanidad animal no sean un fenómeno nuevo, el número creciente de zoonosis a las que estamos expuestos nos conducen a revisar y a reforzar todos los mecanismos de prevención y de lucha contra esas enfermedades.

## 2007
### El enfoque One Health es recomendado para la preparación ante una pandemia

Del 4 al 6 de diciembre de 2007, representantes de 111 países y 29 organizaciones internacionales se reunieron en Nueva Delhi, la India, para la Conferencia Ministerial Internacional sobre Influenza Aviar y Pandemia. Durante esta reunión, se alentó a los gobiernos a desarrollar aún más el concepto **One Health** mediante la creación de vínculos entre los sistemas de salud humana y animal para prepararse frente a la pandemia y la seguridad humana.

*La Asociación Médica de Estados Unidos aprueba la Resolución de Salud Única, que promueve la asociación entre la medicina humana y veterinaria*

En junio de 2007, Ronald Davis, presidente de la Asociación Médica Americana (AMA), colaboró con Roger Mahr, presidente de la Asociación Médica Veterinaria Americana (AVMA), para establecer un vínculo entre ambas asociaciones. El 3 de julio de 2007 la Cámara de Delegados de la AMA aprobó por unanimidad una resolución que solicita una mayor colaboración entre las comunidades médicas y veterinarias. http://www.onehealthinitiative.com/publications/AMA%20Resolution%20530%20a-07%20'One%20Health'%20Final%20 6%2025%2007.pdf

## 2008
## Una salud se convierte en un enfoque recomendado y una realidad política

La puesta en práctica de la visión **Una sola salud** ha sido facilitada por una alianza formal concertada entre la Organización Mundial de la Salud (OMS), la Organización de las Naciones Unidas para la Alimentación y la Agricultura (FAO) y la Organización Mundial de Sanidad Animal (OIE) (con el apoyo del Fondo de Naciones Unidas para la Infancia [UNICEF], del Sistema de las Naciones Unidas para la Gripe [UNSIC] y del Banco Mundial). Las tres organizaciones han publicado una nota común que define claramente las medidas mundiales necesarias para coordinar mejor las políticas sanitarias médicas y veterinarias a fin de tener en cuenta las nuevas exigencias de prevención y lucha contra las zoonosis, este documento conjunto, constituye el marco estratégico para reducir los riesgos de las enfermedades infecciosas en la interfaz entre animales, seres humanos y ecosistemas. Este documento, titulado *Contribuyendo a One World, One Health —un marco estratégico para reducir los riesgos de enfermedades infecciones en la interfaz Animal-Humano-Ecosistemas,* fue presentado y adoptado por los ministros de más de 100 países en la Conferencia de Sharm el Sheij, en Egipto, del 25 al 26 de octubre de 2008. El marco se basó en las lecciones aprendidas de la respuesta a la influenza aviar H5N1 altamente patógena a principios de la década de 2000 y presentó una estrategia para aplicar el concepto **One Health** a las enfermedades infecciosas emergentes (EID en sus siglas inglesas) en la interfaz animal-humano-ecosistema.

En los últimos 30 años han aparecido más de 30 nuevas enfermedades infecciosas humanas, la mayoría de ellas con origen en los animales. Además, para su acción común, han elegido como temas prioritarios la rabia, que aún es la causa de entre 55.000 y 70.000 muertes humanas al año, en su mayoría niños, en todo el mundo; los virus zoonóticos de la influenza (por ejemplo, los causantes de ciertas gripes aviares), y la resistencia a los antimicrobianos. Los agentes antimicrobianos son medicamentos usados para tratar infecciones tanto en los humanos como en los animales. Su uso inapropiado en la medicina humana o en la ganadería puede dar lugar a la emergencia de microorganismos resistentes. La resistencia a los antimicrobianos disminuye la eficacia del tratamiento y pone en peligro el control de las enfermedades infecciosas en los animales y el hombre. La administración de agentes antimicrobianos a los animales debe ser de competencia exclusiva de los veterinarios con una adecuada formación.

## 2009
### Se desarrollan las recomendaciones clave para One World, One Health

Del 16 al 19 de marzo de 2009, la Agencia de Salud Pública del Centro de Enfermedades Infecciosas Zoonóticas, Ambientales y de Transmisión Alimentaria de Canadá organizó una reunión técnica en Winnipeg, Manitoba. Asistieron expertos de 23 países. Esta reunión técnica se realizó para discutir más a fondo la estrategia **One World, One Health** y los objetivos en el Marco Estratégico, que se lanzó por primera vez en la Conferencia Ministerial Internacional sobre Influenza Aviar y Pandemia en Sharm el Sheij. Durante la reunión, surgieron recomendaciones clave para las acciones que los países podrían tomar para avanzar en los conceptos de **One Health.**

### USAID establece un programa ante posibles amenazas pandémicas emergentes

En 2009, la Agencia de los Estados Unidos para el Desarrollo Internacional (USAID) lanzó el programa Amenazas Pandémicas Emergentes (EPT, en sus siglas inglesas) para «adelantarse a las enfermedades que podrían causar pandemias en el futuro o luchar contra ellas». El objetivo del programa era garantizar un esfuerzo internacional coordinado e integral, para prevenir la aparición de enfermedades de origen animal que pudieran amenazar la salud humana. El programa EPT se basa en la experiencia de todos los sectores de la salud animal y humana para desarrollar capacidades regionales, nacionales y locales de **One Health** para la detección temprana de enfermedades, el diagnóstico de enfermedades en el laboratorio, la respuesta rápida a la enfermedad, la contención rápida de enfermedades y la reducción de riesgos. El programa funciona en colaboración con la OMS, la FAO y la OIE con el fin de crear redes de laboratorios que refuercen la capacidad de diagnóstico en los lugares donde aparecen las nuevas enfermedades.

*La oficina de One Health se establece en los CDC*

https://www.cdc.gov/ncezid/who-we-are/ncezid-divisions/oho.html?CDC_
AA_refVal=https%3A%2F%2Fwww.cdc.gov%2Fncezid%2Fdhcpp%2Fone_
health%2Findex.html

En 2009, Lonne King, entonces director del Centro Nacional de Enfermedades Zoonóticas, Transmitidas por Vectores y Entéricas de los CDC, propuso la **One Health Office.**

Esta oficina fue creada como un punto de contacto para organizaciones externas de salud animal y para maximizar las oportunidades de financiación externa.

Desde entonces, el papel de la **One Health Office** se ha ampliado para incluir el apoyo a la investigación en salud pública que fomenta el concepto de **One Health,** facilitando el intercambio de datos e información entre investigadores de diferentes disciplinas y sectores.

## *2010*
### *La Declaración de Hanói, que recomienda la implementación amplia de One Health, se aprobó por unanimidad*

https://www.cdc.gov/onehealth/pdf/atlanta/meeting-overview.pdf

Del 19 al 21 de abril de 2010, un total de 71 países y organismos regionales, junto con representantes de organizaciones internacionales, bancos de desarrollo y otras partes interesadas, asistieron a la Conferencia Ministerial Internacional sobre Influenza Aviar y Pandémica en Hanói, Vietnam. Con la experiencia de la pandemia H1N1 y la influenza aviar H5N1 altamente patógena, los participantes confirmaron la necesidad de prestar mayor atención a los vínculos entre la salud humana y animal para hacer frente a las amenazas que se producen cuando los animales, los seres humanos y la interfaz del ecosistema interactúan. Al concluir la reunión, los participantes aprobaron por unanimidad la Declaración de Hanói, que aboga por una acción centrada en la interfaz animal-humano-ecosistema y recomendó una amplia implementación de **One Health.**

*Los expertos identifican acciones claras y concretas para promover el concepto de One Health desde que lo ves hasta que lo implementas*

Del 4 al 6 de mayo de 2010, los CDC, en colaboración con la Organización Mundial de Sanidad Animal (OIE), la Organización de las Naciones Unidas para la Agricultura y la Alimentación (FAO) y la Organización Mundial de la Salud (OMS), organizaron una reunión en Stone Mountain, Georgia, titulada *Puesta en funcionamiento de One Health: una perspectiva de política: hacer un balance y dar forma a una hoja de ruta de implementación.* La reunión, que se conoció como la Reunión de Stone Mountain, fue diseñada para definir los pasos de acción específicos para hacer avanzar el concepto de **One Health.** Los participantes identificaron siete actividades clave para impulsar la agenda. Estas actividades formaron la base de seis grupos de trabajo que se centraron en:

- La catalogación y el desarrollo de programas de formación en salud y programas de estudio de **One Health.**

- El establecimiento de una red global.

- El desarrollo de una evaluación de las necesidades a nivel de país.

- La construcción de capacidades a nivel de país.

- El desarrollo de un modelo de negocio para promover el apoyo de los donantes.

- La reunión de evidencias para probar el concepto a través de revisiones bibliográficas y estudios prospectivos.

- El concepto de tripartito se publica ampliado.

Reconociendo que la gestión y respuesta a las enfermedades infecciosas emergentes es complejo y requiere la cooperación multisectorial, la Organización para la Agricultura y Unidas para la Agricultura y la Alimentación (FAO), la Organización Mundial de Sanidad Animal (OIE) y la Organización Mundial de la Salud (OMS) se unieron juntos para publicar la  nota conceptual tripartita en abril de 2010. Este documento propone una dirección estratégica a largo plazo para la colaboración internacional dirigida a compartir responsabilidades y coordinar actividades globales para abordar los riesgos para la salud que surgen entre la interfaz humanos-animales-ecosistema.

### Las Naciones Unidas y el Banco Mundial recomiendan la adopción de enfoques de salud únicos

En julio de 2010, el Banco Mundial y las Naciones Unidas publicaron el *Quinto informe global sobre el progreso mundial en influenza animal y pandémica.* El informe reiteró las conclusiones de los delegados en la Conferencia Ministerial Internacional sobre Influenza Aviar y Pandemia de Hanói. También enfatizó la importancia de adoptar un enfoque de **One Health** para mantener el impulso en la preparación frente a una pandemia. Según el informe, en lugar de centrarse en controlar la gripe aviar a través de iniciativas de emergencia, los países y organismos regionales deberían desarrollar la capacidad de **One Health** para responder a una amplia gama de amenazas de enfermedades emergentes y reemergentes.

*La Unión Europea reafirma su compromiso de operar bajo el paraguas de una salud*

En agosto de 2010, la Unión Europea publicó el informe *Evaluación de resultados e impacto de la respuesta global a la crisis de la gripe aviar*. Este informe dice:

«La Unión Europea ya ha tomado nuevas iniciativas bajo el paraguas de *One Health* y continuará haciéndolo en los próximos años».

Enfatiza la necesidad de trasladar el concepto **One Health** a políticas y estrategias prácticas que promuevan la colaboración entre las agencias y colaboraciones intersectoriales.

## 2011
## La reunión técnica de alto nivel para abordar los riesgos para la salud en la interfaz humano-animal-ecosistema construye voluntad política para el movimiento ampliado de salud

Sobre la base de los acuerdos en la Nota conceptual tripartita, el Tripartito organizó una Reunión técnica de alto nivel en la Ciudad de México del 15 al 17 de noviembre de 2011. El objetivo de esta reunión fue abordar los riesgos para la salud que ocurren en diferentes regiones geográficas, poniendo de relieve tres temas prioritarios de **One Health:** rabia, influenza y resistencia a los antimicrobianos. Estos temas sirvieron de base para discutir lo que hay que hacer para construir voluntad política y comprometer más activamente a los ministros de salud en el movimiento **One Health.**

*Se celebra la primera Conferencia de Salud en África*

Del 14 al 15 de julio de 2011, el Centro de Vigilancia de Enfermedades Infecciosas del África Meridional organizó la Primera Conferencia de Salud en África en el Instituto Nacional de Enfermedades Transmisibles en Johannesburgo, Sudáfrica. La conferencia reunió a científicos de África, Asia, Europa, Rusia, Australia y Estados Unidos.

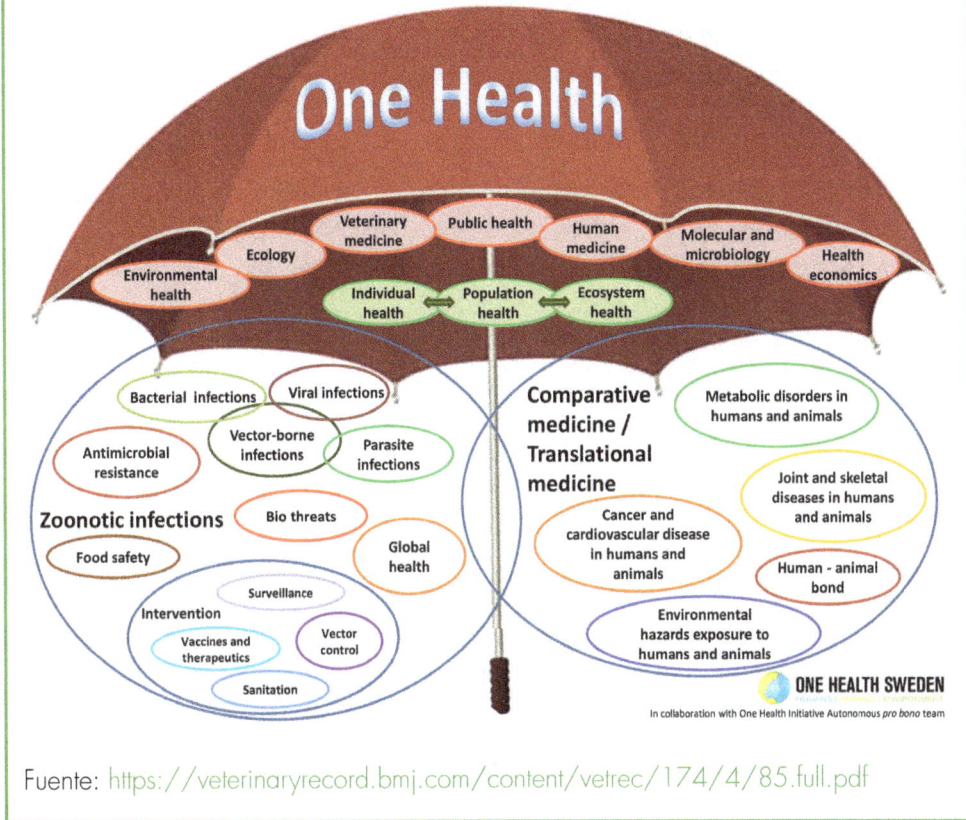

**Figura 18**

One Health

Fuente: https://veterinaryrecord.bmj.com/content/vetrec/174/4/85.full.pdf

*El 1ᵉʳ Congreso Internacional One Health se celebra en Melbourne, Australia*

Del 14 al 16 de febrero de 2011, se celebró el 1ᵉʳ Congreso Internacional **One Health** en Melbourne, Australia. Más de 650 personas de 60 países y una amplia variedad de disciplinas se unieron para discutir los beneficios de trabajar juntos para promover un enfoque de **One Health.** Además de comprender la interdependencia de la salud humana, animal y ambiental, los asistentes coincidieron en que es importante incluir otras disciplinas como la economía, el comportamiento social, la seguridad y la seguridad alimentaria.

## 2012
### El Global Risk Forum patrocina la primera cumbre One Health

Del 19 al 22 de febrero de 2012, se celebró en Davos, Suiza, la Cumbre

Global de Salud del Foro Mundial sobre Riesgos. La cumbre presentó el concepto **One Health** como una forma de gestionar las amenazas a la salud, centrándose en la seguridad alimentaria. La conferencia concluyó con la aprobación del Plan de Acción de Davos, **One Health,** que identificó formas de mejorar la salud pública a través de la cooperación multisectorial y de múltiples partes interesadas.

## 2013
### El 2° Congreso Internacional One Health se lleva a cabo junto con la Conferencia de Premios Prince Mahidol (premio otorgado anualmente por la familia real tailandesa por los logros en medicina y salud pública)

Del 29 de enero al 2 de febrero de 2013, se celebró el 2° Congreso Internacional **One Health** junto con la Conferencia de Premios Prince Mahidol. Con más de 1.000 asistentes de más de 70 países, fue la mayor conferencia **One Health** hasta la fecha. La conferencia alentó la colaboración entre disciplinas para promover el desarrollo efectivo de políticas relacionadas con la salud humana, animal y ambiental.

## 2015
### Las principales organizaciones mundiales médicas y veterinarias ratifican la influencia de la salud de los animales en la de los humanos y abogan por una colaboración interdisciplinar

Doscientos médicos y veterinarios de 30 países asistieron en Madrid el 21 y 22 de mayo de 2015 a la conferencia organizada por la Asociación Médica Mundial (WMA) y la Asociación Mundial de Veterinarios (WVA), con la colaboración de los Consejos Generales de Colegios de Médicos y de Veterinarios de España, en la que se puso de relieve la necesidad de una colaboración interdisciplinar entre ambas profesiones para poner en valor el concepto de **Una salud.**

Representantes de la Organización Mundial de la Salud (WHO), la Organización de las Naciones Unidas para la Alimentación y la Agricultura (FAO) y la Organización Mundial de Sanidad Animal (OIE) coincidieron en la oportunidad de trabajar en la salud humana, la salud animal y los ecosistemas desde un enfoque interdisciplinar e integrado para combatir todo tipo de amenazas contra la salud.

El programa de la conferencia se centró en dos temas fundamentales: enfermedades zoonóticas y resistencia antimicrobiana, donde médicos y veterinarios deben aunar esfuerzos para proteger la salud de los animales y de las personas frente a las enfermedades emergentes y conseguir un adecuado uso de los agentes antimicrobianos que permita luchar frente a los patógenos de manera eficaz.

«Debemos admitir que existe una necesidad de aprender a colaborar entre las profesiones».

Reconoció Juan José Badiola, presidente del Consejo General de Colegios Oficiales de Veterinarios en la inauguración de la Conferencia. Por su parte, el presidente de la Organización Médica Colegial, Juan José Rodríguez Sendín, aseguró que:

«Es difícil imaginar un futuro sin la colaboración entre médicos y veterinarios».

La doctora René Carlson, presidenta de la WVA, subrayó que la conferencia era el primer paso de los profesionales médicos y veterinarios en un modelo de colaboración que marcará el futuro.

«*Una Salud* no se inició hace siglos, sino hace cientos de miles de años. En el siglo XXI es obligado trabajar juntos».

Las principales conclusiones de la conferencia fueron las siguientes:

- El principal objetivo de la iniciativa **One Health (Una salud)** es promover un futuro saludable para humanos, animales y para todo el ecosistema, que forman una entidad inseparable e interrelacionada que precisa de un enfoque coordinado, multidisciplinar e interdisciplinar para su abordaje.

- La colaboración de médicos y veterinarios se hace cada vez más necesaria como estrategia esencial para la prevención de la salud de los ciudadanos. .

- Debemos aprender a colaborar entre médicos y veterinarios y, para ello, es necesario introducir estos conceptos y objetivos en la educación de los jóvenes y de los futuros profesionales, así como fomentar una investigación más concreta y específica.

- La Asociación Médica Mundial y la Asociación Mundial de Veterinarios deben establecer las bases y una estructura firme de colaboración para llegar al objetivo de **Una salud.**

- La lucha contra las zoonosis y las nuevas enfermedades emergentes (un 75 % de ellas son zoonosis) requiere un firme compromiso político y apoyo económico.

- Las zoonosis tienen un coste económico cuantioso y producen unas trágicas pérdidas de vidas que invitan a invertir en infraestructuras sanitarias y en prevención.

- Debemos fomentar la investigación científica sobre las zoonosis y las enfermedades infecciosas trasmitidas por vectores, creando iniciativas que permitan facilitar el intercambio de datos y la generación de sinergias entre investigadores.

- Las mascotas de diferentes especies que conviven en los hogares de muchos ciudadanos constituyen un riesgo para la salud de las personas que conviven con ellos si no se controla escrupulosamente su estado sanitario, alimentación, tipo de contacto con los humanos, etc. En EEUU, por citar un ejemplo, se producen 100.000 casos de salmonelosis humana derivada de la convivencia con reptiles en los hogares.

- Las especies invasoras son un problema grave en muchos países y la lucha frente a ellas debe estar encabezada por los veterinarios, que son quienes están más cualificados para su control.

- Es necesario realizar mayores esfuerzos en el ámbito de la educación y la formación para contar con nuevas generaciones de expertos en esta materia, en un marco que permita compartir información y detectar y eliminar las lagunas de conocimiento que nos permitan limitar las amenazas en torno a la salud.

- La gestión de enfermedades como la gripe aviar, el SARS o el reciente brote de Ébola se ha visto perjudicada por un fallo crónico de falta de informes. Para evitarlos en un futuro debemos trabajar de una manera conjunta e integrar a otros profesionales como son los especialistas de producción, socio-economistas, antropólogos, comunicadores, etc., y así crear estructuras de prevención de control de enfermedades.

- Es importante un compromiso político nacional al máximo nivel, apoyo económico y la colaboración de los medios de comunicación.

- Para trabajar en la salud hay que situar a los humanos y a los animales en su entorno y aprovechar la aportación de otras ciencias para poder analizar mejor los complejos problemas que se plantean.

- El cuidado del medioambiente tiene una gran repercusión en la salud de humanos y animales, ya que un medioambiente enfermo también termina afectando a nuestra salud.

- Hay que ser conscientes de la amenaza de la resistencia antimicrobiana, la necesidad de una utilización responsable de los antimicrobianos y la problemática de su uso en los países en desarrollo y su venta sin receta.

- La alimentación de los animales de producción y los tratamientos sanitarios que reciben están directamente relacionados con la seguridad de los alimentos que consumimos, un campo en el que los veterinarios juegan un papel clave.

- Debemos mejorar nuestras «habilidades» en materia de comunicación. A menudo, somos muy técnicos cuando hablamos con gente que no comparte nuestro conocimiento científico y nos hace falta utilizar un «lenguaje emocional» que le llegue a la gente.

- Para ganar el futuro, necesitamos dar tres pasos fundamentales: incrementar la interacción con los estudiantes para que participen desde el inicio de este concepto de **Una salud;** incrementar la interacción entre las asociaciones profesionales y trabajar más con las asociaciones que están «a pie de obra».

---

### Figura 19

> **2004: The Wildlife Conservation Society publishes the 12 Manhattan Principles**

> **2007: The American Medical Association passes the One Health resolution promoting partnership between human and veterinary medicine**

> **2007: The One Health approach is recommended for pandemic preparedness**

> **2008: FAO, OIE, and WHO collaborate with UNICEF, UNSIC, and the World Bank to develop a joint strategic framework in response to the evolving risk of emerging and re-emerging infectious diseases**

> **2008: One Health becomes a recommended approach and a political reality**

> **2009: The One Health Office is established at CDC**

> **2009: USAID establishes the Emerging Pandemic Threats program**

> **2009: Key recommendations for One World, One Health™ are developed**

> **2010: The Hanoi Declaration, which recommends broad implementation of One Health, is adopted unanimously**

> **2010: The Tripartite Concept Note is published**

---

## Figura 19 (continuación)

> 2010: Experts identify clear and concrete actions to move the concept of One Health from vision to implementation

> 2010: The United Nations and the World Bank recommend adoption of One Health approaches

> 2010: The European Union reaffirms its commitment to operate under a One Health umbrella

> 2011: The 1st International One Health Congress is held in Melbourne, Australia

> 2011: The 1st One Health Conference in Africa is held

> 2011: The High Level Technical Meeting to Address Health Risks at the Human-Animal-Ecosystem Interface builds political will for the One Health movement

> 2012: The Global Risk Forum sponsors the first One Health Summit

> 2013: The 2nd International One Health Congress is held in conjunction with the Prince Mahidol Award Conference

Fuente: https://veterinaryrecord.bmj.com/content/174/4/85

## *Bibliografía*

- World Organisation for Animal Health (OIE) (2013). –World Animal Health Information System (WAHIS) disease reports. Available at: www.oie.int/wahis_2/public/wahid.php/Diseaseinformation.

- World Health Organization (WHO) (1946). –Preamble to the Constitution of the World Health Organization as adopted by the International Health Conference, New York, 19–22 June 1946, signed on 22 July 1946 by representatives of 61 States (Official Records of the World Health Organization, no. 2, p. 100) and entered into force on 7 April 1948.

- Cardinale B., Duffy E., Gonzalez A., Hooper D., Venail P., Narwani A., Mace G., Tilman D., Wardle D., Kinzig A., Daily G., Loreau M., Grace J., Larigauderie A., Srivastava D. & Naeem S. (2012). – Biodiversity loss and its impact on humanity. Nature, 486, 59–67.

- Anon. (2005). – HIPPO Dilemma. In Windows on the wild: science and sustainability – a book of environmental education studies. New Africa Books, Claremont, South Africa, 47–66.

- Wear A. (2008). – Place, health, and disease: the airs, waters, places tradition in early modern England and North America. J. mediev. Early mod. Stud., 38 (3), 443–465.

- Dunlop R.H. & Williams D.J. (1996). – Veterinary medicine: an illustrated history. Mosby-Year Book, St. Louis, Missouri.

- Lancisi G.M. (1964). – Giovanni Maria Lancisi: cardiologist, forensic physician, epidemiologist. JAMA, 189, 375–376.

- Laberge A.F. (1992). – Mission and method. The early nineteenth century French public health movement. Cambridge University Press, Cambridge.

- Natterson-Horowitz B. & Bowers K. (2012). – Zoobiquity: what animals can teach us about health and the science of healing? Doubleday Canada, Toronto.

- Ackerknecht E.H. (1953). – Rudolf Virchow: Virchow Bibliographie 1843–1901. Arno Press, New York.

- Virchow R. (1985). – Collected essays on public health and epidemiology. Science History Publications, Canton, Massachusetts.

- Cushing H. (1940). – The life of Sir William Osler. Oxford University Press, Oxford.

- Schwabe C. (1969). – Veterinary medicine and human health, 2nd Ed. Williams & Wilkins, Baltimore, Maryland.

- Anon. (2013). – Ernst Haeckel. Available at: http://en.wikipedia.org/wiki/Ernst_Haeckel. (Accessed on 14 September 2019).

- Elton C.S. (1927). – Animal ecology. Sidgwick & Jackson, London.

- Begon M., Harper J.L. & Townsend C.R. (1996). – Ecology: individuals, populations and communities, 3rd Ed. Blackwell Science, Cambridge, Massachusetts.

- Leopold A. (1933). – Game management. Charles Scribner's Sons, New York.

- Leopold A. (1949). – A Sand County almanac and sketches here and there. Oxford University Press, New York.

- Fretwell S.D. (1975). – The impact of Robert MacArthur on ecology. Ann. Rev. Ecol. Systematics, 6, 1–13.

- Sanz Egaña, C.: Historia de la Veterinaria Española. Espasa Calpe, Madrid, 1941.

- Avila, I et al.: op. cit, p 56.

- B.R. Evans and F.A. Leighton. A history of One Health. Rev. sci. tech. Off. int. Epiz., 2014, 33 (2), 413-420. https://pdfs.semanticscholar.org/c237/8b 3cd6aaa43120c6c5527198a5a6c9f3aa49.pdf

- Michael Bresalier, Angela Cassidy and Abigail Woods. One Health in History. CAB International 2015. One Health: The Theory and Practice of Integrated Health Approaches (eds J. Zinsstag et al.). https://core.ac.uk/download/ pdf/77032074.pdf

## Más Información:

- https://www.wma.net/es/
- www.onehealthglobal.net
- www.onehealthinitiative.com
- http://www.cdc.gov/onehealth/index.html
- www.ecohealth.net
- http://www.onehealthinitiative.com/publications/Sarasota%20Friendship%20Center%20Speech%20PP%20Slides%20Bruce%20Kaplan%20%20 Jan%2011%202008.pdf

# CAPÍTULO 3

## BASE EPIDEMIOLÓGICA E INTERACCIÓN: ANIMAL-HOMBRE-ENTORNO

Carmelo Ortega Rodríguez

Si bien la historia de la humanidad ha ido siempre acompañada de la aparición de epidémicas y pandemias de graves consecuencias, ha sido en las últimas décadas cuando ha saltado la alarma por la emergencia de ciertas enfermedades infecciosas y parasitarias, que tienen el potencial de desencadenar no solo epidemias que traspasan fronteras, sino también de causar trastornos económicos y alarma social a nivel global (gripe A N1H1).

Desde la gran pandemia que supuso la gripe de 1918, también causada por virus gripe A subtipo H1N1, la emergencia de enfermedades no ha cesado, han surgido algunas desconocidas (VIH/SIDA, *E. coli* 0157:H7), a la vez que otras antiguas que parecían controladas se han reactivado con mayor virulencia y difícil tratamiento (malaria con resistencia a antimicrobianos), convirtiendo el fenómeno en un problema de salud global.

¿Qué se entiende por global desde la perspectiva de la salud? Se trata de aquellos problemas de salud (fundamentalmente enfermedades infecciosas aunque no son las únicas) que atraviesan fronteras o que afectan simultáneamente a muchos países (dengue) aunque también hace referencia a aquellas enfermedades que se ven afectadas por factores transnacionales, como el cambio climático o los movimientos migratorios.

En esa historia de epidemias, los animales han desempeñado diferentes papeles con consecuencias para el hombre: desde víctimas de enfermedades que han mermado el aporte de alimentos a la población humana, pasando por constituir modelos para explicar enfermedades humanas, o ser la base para experimentar tratamientos para aquellas, hasta actuar como fuente y transmisores de sus enfermedades para el hombre. Esto explica que hombre y animales constituyan una «entidad única» en la concepción de salud en la filosofía **One Health.**

Actualmente, el 60 % de enfermedades humanas y el 70 % de enfermedades emergentes tienen en común el hecho de ser zoonosis (SARS a partir de pequeños mamíferos, variante Creutzfeldt-Jakob vinculada a la encefalopatía espongiforme bovina (vacas locas)), lo que incide en la importancia de la «interacción animal-hombre» en la emergencia de estas. Así, la definición de zoonosis que realizó el Comité de Expertos de la Organización Mundial de la Salud (OMS) en 1959 deja claro la importancia epidemiológica de esa interacción: *«Enfermedades e infecciones que se transmiten de forma natural entre los animales vertebrados y el hombre o viceversa».*

Entre las zoonosis emergentes hay algunas que han surgido como nuevas (coronavirus-MersCoV, Síndrome Pulmonar por Hantavirus), otras que están reemergiendo (tuberculosis, rabia), pero el gran riesgo está en las que son desconocidas y están por aparecer.

Las zoonosis infecciosas o parasitarias requieren de tres hechos para dar lugar a una epidemia, la llamada «tríada de la enfermedad»: la presencia de un microorganismo causante de enfermedad en una «fuente» origen; «caso índice» (persona o animal); la existencia de una «población» contigua potencialmente susceptible (animales o personas), y la intervención de un «ambiente» que posibilite la transmisión del microorganismo entre aquellos.

En esta tríada, los animales domésticos y, especialmente, los silvestres representan la principal fuente de microorganismos actuando como reservorios, aunque no sean los únicos como se deduce de la propia definición de reservorio: *«Persona, animal, artrópodo, planta, suelo, materia (alimento) o una combinación de ellos, donde vive y se multiplica normalmente un agente infeccioso, del cual depende para su supervivencia y que puede ser fuente para ser transmitido a un huésped susceptible».*

En el tercer elemento de esa tríada, el «ambiente», la interacción entre la fuente (animales reservorios) y la población susceptible (otros grupos de animales o de personas) resulta clave para que en la transmisión del microorganismo se produzca y pueda producirse el «salto inter-específico». El concepto de ambiente en sanidad puede llegar a ser muy amplio: *«conjunto de circunstancias en las que vive el ser vivo y a las que debe adaptarse del mejor modo posible para estar sano»,* de donde se deduce que incluye componentes sociales (estructura y organización de las poblaciones, costumbres, creencias), físicos (temperatura, humedad, presión atmosférica), biológicos (vegetación, animales, biodiversidad), nutricionales (alimento, agua), etc., razón por la que también se le identifica como entorno. Por tanto, prever el potencial epidémico de una zoonosis emergente precisará de la comprensión del papel del «entorno» en donde interaccionan hombre y animales.

## 3.1 Antecedentes: hacia una epidemiología para la salud global

Si bien **One Health** es una corriente de reciente creación, las bases de la epidemiología y de la medicina preventiva en las que se apoya no son nuevas, nacen con la propia historia de las enfermedades, de la intervención de elementos ambientales en el desarrollo de las mismas y de los avances científicos en las estrategias de control y prevención, lo que define el carácter multidisciplinar de la intervención sanitaria en **One Health**. La OMS define esta corriente como el *«enfoque concebido para diseñar y aplicar programas, políticas, leyes e investigaciones donde* "múltiples sectores se comunican y colaboran" para lograr mejores resultados de salud pública».

## Origen de la enfermedad, el punto de partida para el razonamiento epidemiológico

La historia de la epidemiología de las enfermedades se forja con el nacimiento de las civilizaciones y la domesticación de los animales, cuando se observa que las enfermedades aparecían donde las poblaciones se agrupaban (alta densidad), lo que sugería que detrás había una base epidemiológica. Pero a pesar de esas primeras sospechas, durante muchos siglos las enfermedades se explicaron con argumentos poco reales, generalmente, castigos divinos o fuerzas sobrenaturales.

## Del fenómeno divino a los microorganismos, el primer eslabón epidemiológico

Las primeras bases reales de que detrás de las enfermedades había una base epidemiológica se establecen en la Grecia Clásica, cuando Hipócrates hace referencia al medio físico como causa de la enfermedad. Después, en la República romana, Varrón utiliza por primera vez el término contagio para explicar la existencia de miasmas o aires malos en las ciudades.

A pesar de que las grandes epidemias seguían explicándose por las teorías divinas (peste bubónica o cólera en Europa), la teoría del contagio se irá imponiendo. En el siglo XVI, Fracastoro habla de partículas diminutas que transmiten las enfermedades y, en el siglo XVIII, aparece el concepto de agente contagioso vivo.

Hay que llegar a la segunda mitad del siglo XIX y, sobre todo, al siglo XX para que se descubran los diferentes microorganismos, surja la teoría microbiana y con ella el primer modelo epidemiológico para explicar las enfermedades, el modelo monofactorial, donde el microorganismo es el elemento perturbador que causa la enfermedad al entrar en contacto con el ser vivo (hombre o animal) o aparecer en el medio externo (entorno) rompiendo el equilibrio natural que existía entre aquellos y que originaba el estado de salud (Figuras 1A y 1B).

## Figura 1A y 1B
Modelo de enfermedad monofactorial: situación de salud

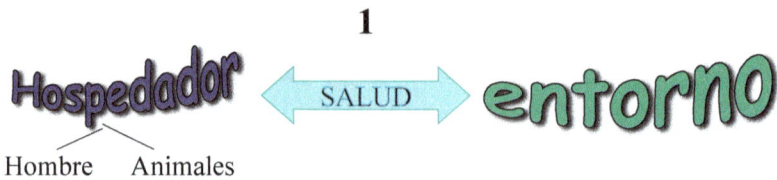

**1**

Hospedador ←→ SALUD → entorno

Hombre    Animales

1- **MICROORGANISMO AUSENTE-**
El estado de SALUD es la consecuencia del equilibrio en la interacción entre las personas/animales y su entorno

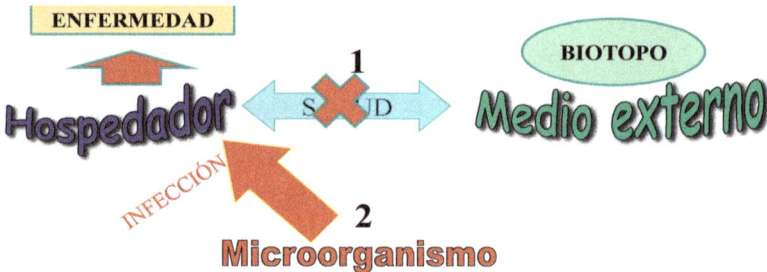

ENFERMEDAD

BIOTOPO

**1**

Hospedador ← S✕UD → Medio externo

INFECCIÓN

**2**

Microorganismo

2- **APARECE EL MICROORGANISMO-**
Se rompe el equilibrio al INFECTARSE el hospedador
(Personas o animales)

## Del microorganismo a los determinantes de enfermedad, el segundo eslabón epidemiológico

El razonamiento epidemiológico se irá adaptando a lo largo del siglo XX. Los postulados de Koch se usan para explicar la causalidad en la enfermedad y el crecimiento de las ciudades hace cambiar el enfoque sanitario desde una perspectiva individual (el enfermo) a una poblacional (el grupo que integra enfermos y sanos).

Esta adaptación de la epidemiología introduce igualmente un cambio en el objetivo sanitario que pasará de buscar la curación del individuo enfermo a centrarse en la prevención en la población, idea central de la medicina preventiva.

El enfoque poblacional lleva consigo modificaciones del modelo epidemiológico de enfermedad, que pasa de monofactorial a multifactorial, donde el microorganismo es un componente más de un conjunto de factores interaccionando en equilibrio en condiciones de salud y donde el papel de elemento perturbador desencadenante de la enfermedad, que antes era exclusivo del microorganismo, ahora lo puede desempeñar cualquier otro determinante (Figura 2).

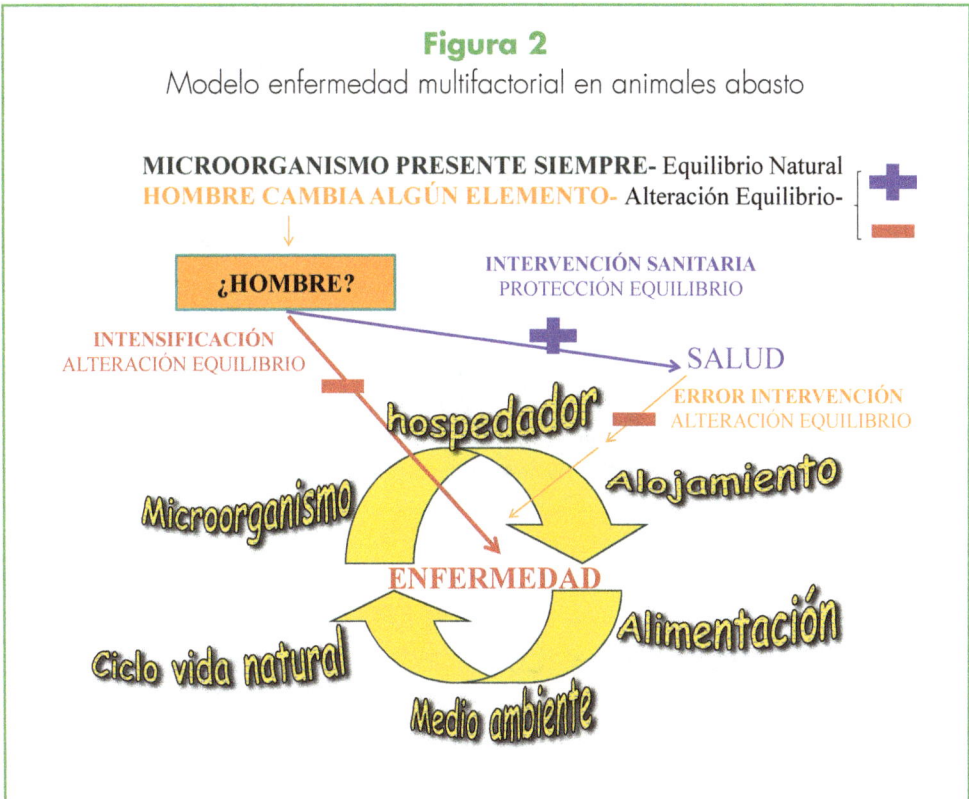

### Figura 2
Modelo enfermedad multifactorial en animales abasto

La necesidad de explicar la asociación entre los factores en este modelo llevó a sustituir los postulados de Koch, vigentes hasta entonces, por los de Evans, lo que exigía trabajar con una base epidemiológica más cuantitativa. Hoy, prácticamente a todas las enfermedades se les atribuye ese carácter multifactorial hasta tal punto que los factores o determinantes han pasado a formar parte de la propia definición de la epidemiología como ciencia: *«Estudio del estado de salud en las poblaciones y el estudio de la enfermedad y sus determinantes en una población»*.

## 3.2 Actualidad: desde la epidemiología hasta la medicina preventiva

Hoy en día, la salud y la enfermedad dependen de aquel equilibrio entre determinantes en un contexto poblacional, determinantes que varían mucho de unas enfermedades a otras, pero que se pueden resumir en: cambios en los microorganismos, cambios en el medio, cambios en la población hospedadora y la intervención sanitaria (medicina preventiva y política sanitaria). La contribución de cada uno de ellos y sus relaciones afectan al resultado final que irá desde la ausencia de enfermedad hasta la epidemia o pandemia de graves repercusiones. Esos determinantes y sus relaciones no son estáticos, varían debido a la propia dinámica de las poblaciones o con las intervenciones sanitarias (Figura 3).

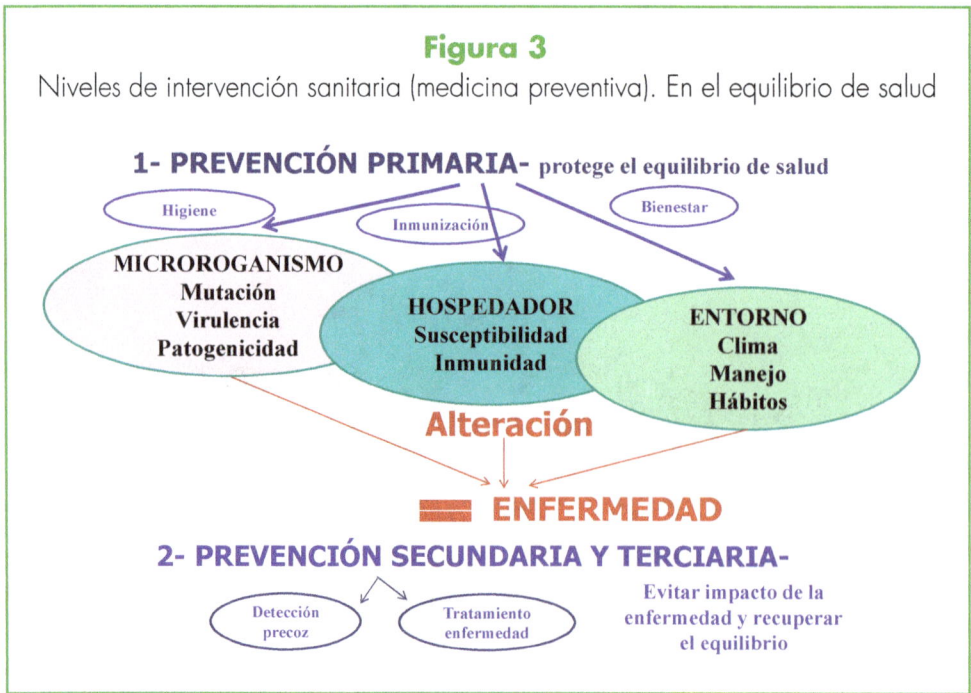

**Figura 3**
Niveles de intervención sanitaria (medicina preventiva). En el equilibrio de salud

Actuar frente a enfermedades emergentes supone trabajar sobre hipótesis, ya que es imposible saber dónde, cuándo y a quién afectará la próxima. Por ello, el abordaje epidemiológico de las mismas debe ser predictivo (se podrá cumplir o no) y centrado en la identificación de factores o indicadores de riesgo, *«características de una población o grupo de individuos que están asociadas estadísticamente al aumento de la probabilidad de aparición o desarrollo de una enfermedad y que pueden ser usadas como indicadores para predecir aquella»*.

El planteamiento predictivo con la perspectiva **One Health** supone que la respuesta sanitaria se basará en la actuación de prevención global: *«Conjunto de acciones de información y educación que tratan de crear hábitos que eviten la contracción de enfermedades»*, lo que otorga un papel relevante a la medicina preventiva.

¿Qué indicadores de riesgo se asocian a la emergencia de zoonosis? La respuesta está en el fenómeno que gobierna las sociedades del siglo XXI: la globalización.

La necesidad de abastecer una población mundial en continuo crecimiento ha hecho necesario incrementar la producción animal y vegetal. Para ello, las poblaciones humanas ocupan zonas salvajes, introducen allí sus animales domésticos, domestican especies de vida salvaje y crean rutas y medios de comunicación que hacen los desplazamientos muy rápidos.

Esas actuaciones tienen consecuencias sanitarias, ya que los microorganismos de esas poblaciones se desplazan cada vez que un individuo se mueve u ocupa un territorio, entrando en contacto con nuevas poblaciones en las que se podría desencadenar una nueva enfermedad.

En las zoonosis, la influencia del entorno donde interaccionan hombre y animal, ya sea entorno natural (medioambiente) o inducido por el propio hombre (social, político, económico), ha evolucionado al término Sistema Socio-Ecológico de la Salud (SES) (Health in Social-Ecological Systems) y a la conexión de **One Health** con la ecología; «Eco Health».

El paralelismo entre globalización y emergencia de zoonosis en las últimas décadas confirma la importancia de analizar y gestionar dos bloques de indicadores de riesgo de ese SES: actuación o comportamiento humano y medioambiente, así como la interdependencia entre ellos, lo que involucra a la antropología y a la ecología en **One Health** (Figura 4).

## Figura 4
### Influencia del componente humano y medioambiental en la emergencia de zoonosis

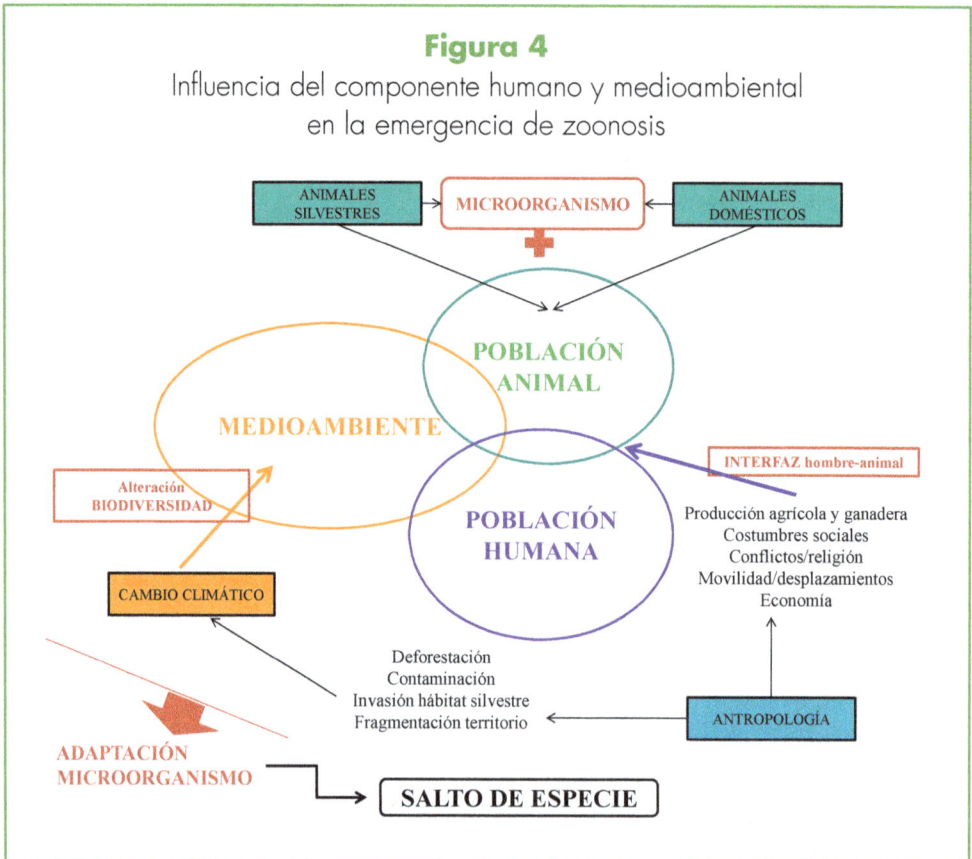

La intervención del hombre, primer gran bloque de indicadores, contribuye directamente en la emergencia de zoonosis desde dos perspectivas: por un lado, determinadas actividades o costumbres humanas facilitan el contacto entre la población animal enferma o infectada y la población sana (hombre o animales). Así, actuaciones como la deforestación y ocupación humana y de animales domésticos de nichos ecológicos de animales de vida silvestre (*Nipah virus*), el desplazamiento de poblaciones humanas por conflictos (fiebre de Lassa), el uso de microorganismos patógenos de forma deliberada para crear pánico social (bioterrorismo y Ántrax), las costumbres como la caza de primates en África (Ébola), el consumo de alimentos sin medidas de seguridad alimentaria (Anisakiasis) o la intensificación en la producción animal (reemergencia de la tuberculosis bovina) son algunos de los elementos más significativos de la intervención humana.

Junto a estos, la intervención sanitaria que inicialmente pretende ser beneficiosa para evitar la enfermedad en la población también puede contribuir a la emergencia de zoonosis como consecuencia del uso incorrecto de algunas de las herramientas sanitarias disponibles (antibióticos o vacunas). Así, los errores derivados de un uso irracional de antibióticos acaban generando la adaptación de los microorganismos haciéndolos ineficaces desde un punto de vista clínico y microbiológico (cepas resistentes de *E. coli* o de *S. aureus*).

También, la intervención humana tiene una contribución indirecta en la emergencia de zoonosis mediante la alteración de componentes del entorno, donde interaccionan hombre y animales, especialmente, modificaciones medioambientales que acaban generando cambio climático.

El medioambiente en el que animales y hombre interaccionan constituye un segundo bloque de grandes indicadores. También este hay que considerarlo desde dos perspectivas: por un lado, su influencia directa, ya que elementos ambientales como clima o vegetación son factores limitantes de la supervivencia de los microorganismos y de su capacidad infectante, bien porque determinan la presencia o ausencia de especies que actuarán como reservorios o vectores (garrapatas vectores de la enfermedad de Lyme), bien porque condicionan los mecanismos de transmisión del microorganismo en los momentos en que están fuera del hospedador (gripe y estacionalidad).

Por otro lado, también el medioambiente afecta indirectamente a la emergencia de zoonosis como consecuencia de la modificación del mismo causada por la intervención del hombre, el cambio climático, que altera la selección natural de enfermedades ejercida por el medioambiente no alterado y facilita la aparición y desarrollo de microorganismos en territorios bioclimáticos donde antes no eran capaces de sobrevivir (y por tanto no mantenían su capacidad infectante) (expansión del dengue) o facilitan la supervivencia de vectores en zonas donde anteriormente no lo hacían (fiebre del Valle del Rift y fenómeno del Niño).

El cambio climático no solo afecta a la aparición de nuevas enfermedades en zonas donde no existían, pues el aumento de desastres naturales (inundaciones, terremotos, etc.) asociados al cambio climático facilita la reemergencia de enfermedades que ya existían al hacer más vulnerables a las poblaciones, hecho que se pone de manifiesto de forma dramática en los países en vías de desarrollo.

Como consecuencia de ese cambio climático inducido por la acción humana, es habitual que surjan, especialmente en países en vías de desarrollo, problemas de abastecimiento que desencadenan hambrunas, desplazamiento masivo de población, conflictos civiles, empobrecimiento económico y la consiguiente debilidad inmunológica de personas y animales, inmunosupresión que acaba predisponiendo a la emergencia de enfermedades (muchos de los microorganismos causantes de enfermedad colonizan a sus hospedadores de forma habitual sin producir enfermedad, pero en un determinado momento aprovechan esa debilidad inmunológica del hospedador con el que conviven para convertirse en patógenos (tuberculosis). Otras consecuencias son la contaminación de desechos y aguas de consumo (brotes de cólera) o el contacto de las poblaciones humanas con especies animales reservorios de microorganismos de los que habitualmente están alejados (Leptospirosis en casos de inundaciones y roedores).

Esta situación de reemergencia de algunas enfermedades ya conocidas que se definen como enfermedades olvidadas, o *neglected diseases*, se ve agravada de manera significativa en los llamados países en vías de desarrollo como consecuencia de la falta de infraestructuras sanitarias potentes que permitan una respuesta rápida. El término enfermedades olvidadas hace referencia a aquellas que no se encuentran presentes en los países llamados desarrollados, por la existencia de infraestructuras sanitarias muy potentes que permiten la aplicación de medidas preventivas y tienen un buen acceso a fármacos de última generación, pero que sí existen en los países en vías de desarrollo.

### 3.3 El futuro y la gobernanza de la salud global

La puesta en marcha de los programas sanitarios compromete directamente a la medicina preventiva y política sanitaria en el concepto **One Health** y su objetivo de buena gobernanza de la salud.

Para gestionar de forma preventiva las zoonosis, es necesario comprender los indicadores de riesgo de la interacción entre animales y hombre y, con ello, definir rutas y mecanismos de transmisión en las que apoyar los programas sanitarios, evitando errores que faciliten la reemergencia de enfermedades ya controladas (tuberculosis bovina en animales domésticos y su expansión a animales silvestres por relajación de los sistemas de vigilancia).

Si bien, los animales de vida silvestre se han identificado como los grandes reservorios de zoonosis emergentes para el futuro (se estima que existen 50.000 especies de vertebrados silvestres portadores de al menos veinte virus diferentes cada uno), también pueden constituir una pieza clave para la prevención de las mismas al ser utilizados como unidades centinela en los programas de vigilancia epidemiológica y alerta temprana (primates no humanos para el Ébola, murciélagos para la rabia) a nivel global: Global Early Warning System (GLEWS).

## Importancia de la cadena epidemiológica

Las cadenas epidemiológicas de la mayoría de las zoonosis emergentes siguen un patrón muy similar que incluye tres etapas: la introducción del microorganismo en una población (potencialmente susceptible) o en su entorno a través de una fuente origen, generalmente, un animal reservorio (caso índice), el establecimiento del microorganismo en esa población (humana o animal), dando lugar a los primeros hospedadores infectados (foco primario), y la transmisión del microorganismo dentro de esa población, dando lugar a la progresión de la infección y la enfermedad (focos sucesivos).

1. Introducción del microorganismo. El punto de partida es la existencia de una fuente que aporte un microorganismo con potencial de producir enfermedad. La intervención como reservorios de los animales de vida silvestre o su entorno constituye, actualmente, el origen en más del 70 % de las nuevas zoonosis emergentes. Junto a estos, los animales domésticos, ya sea de abasto o de compañía, representan la principal fuente para la reemergencia de zoonosis.

   La ocupación por parte de las poblaciones humanas de nichos ecológicos de animales de vida silvestre o el desplazamiento de los animales de vida silvestre a hábitats de poblaciones humanas donde también existen animales domésticos permiten la introducción de los microorganismos que los silvestres llevan consigo. ¿Supone esto que se ha iniciado una enfermedad en estas poblaciones?, la respuesta es no, es necesario algo más.

2. Establecimiento del microorganismo en la nueva población. Una vez introducido en la nueva población, el microorganismo deberá tener la capacidad de sobrevivir en ese nuevo entorno el tiempo necesario para infectar a los primeros individuos de la población (humana o de animales domésticos). Esta etapa tiene la dificultad de requerir un salto inter-específico, bien directo al hombre o bien previo a animales domésticos, que harán de intermedios para el salto final al hombre (gripe A).

   Con el salto inter-específico se origina el foco primario que dará lugar al inicio del brote de enfermedad. La infección que se produce, entendida como *«entrada y desarrollo evolutivo o multiplicación del microorganismo en el hospedador»*, precisa de la eliminación por los reservorios y de una primera vía de entrada (vía de infección) del microorganismo en la nueva población receptora.

   Hasta este momento, el microorganismo ha tenido que superar un medioambiente que puede serle adverso y las barreras naturales de los individuos de la población: susceptibilidad de la especie y respuesta inmune, así como la competencia con otros microorganismos que ya llevarán tiempo establecidos en la población hospedadora (microbiota natural). Llegados a este punto, ¿se ha producido el inicio de una epidemia? No necesariamente, depende del tercer componente.

3.  La transmisión de la infección. Para que ese foco primario desencadene una epidemia es necesario que progrese a nuevos focos sucesivos, lo que dependerá de que exista un mecanismo de transmisión que permita la circulación del microorganismo dentro de la población en la que ya se ha producido el salto inter-específico.

Tradicionalmente, se diferencia entre mecanismos de transmisión horizontal (ocurre entre individuos contiguos de la población), ya sea directa (por contacto directo sin intermediarios, rabia) o indirecta (con intermediarios: malaria, dengue) y transmisión vertical (ocurre de una generación a la descendencia, *toxoplasmosis*). No obstante, la emergencia de una enfermedad zoonótica puede utilizar varios mecanismos de transmisión a la vez (fiebre del Valle del Rift o *brucelosis*) (Figura 5).

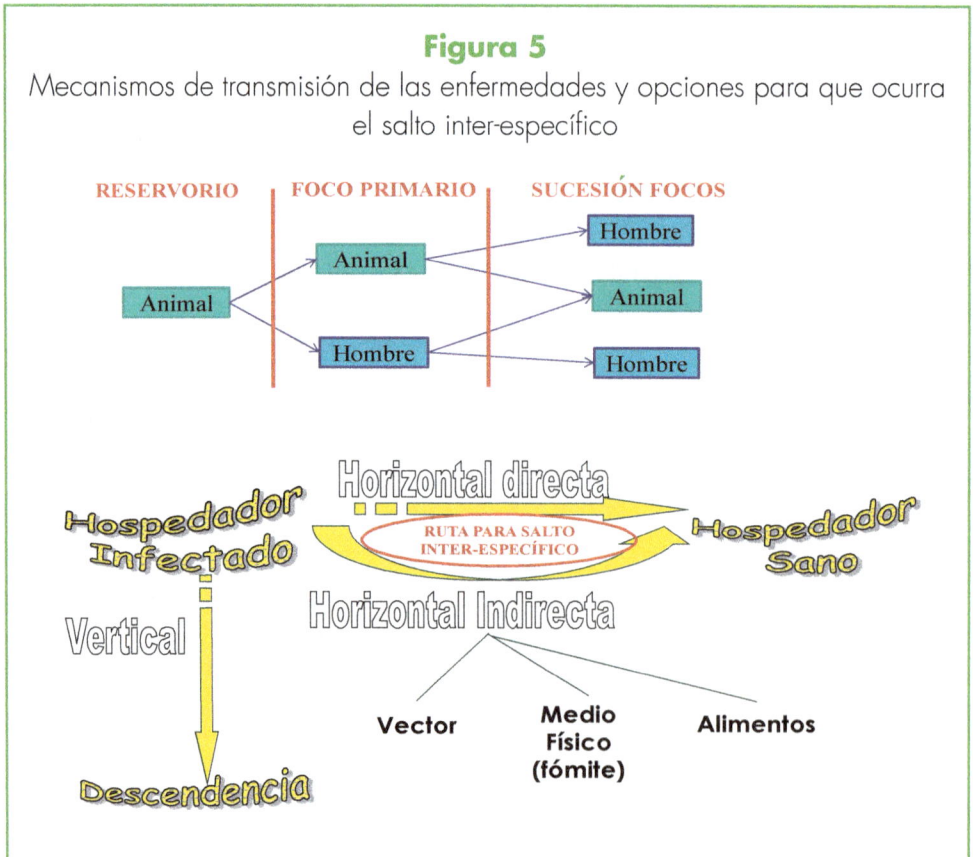

**Figura 5**
Mecanismos de transmisión de las enfermedades y opciones para que ocurra el salto inter-específico

Sin embargo, entre las zoonosis emergentes, la transmisión indirecta con intermediarios y, en concreto, las zoonosis transmitidas por vectores (vector *borne diseases*) y las transmitidas por alimentos (*food borne diseases*) son las predominantes y por ello objetivo **One Health**.

Si bien, el concepto de vector es amplio, «*cualquier elemento animado o no que permita el transporte de un microorganismo*», en sanidad suele usarse para hacer referencia al papel de los artrópodos, que se ha puesto de manifiesto como uno de los indicadores de riesgo más importantes en la expansión de zoonosis a nivel global (enfermedad de Lyme y garrapatas o enfermedad del Nilo Occidental y mosquitos).

Respecto a las enfermedades transmitidas por alimentos, estos intervienen como vehículos de microorganismos en múltiples enfermedades, permitiendo el salto inter-específico primero (*Campylobacter*) y el mantenimiento posterior entre personas (*Norovirus*) (*Salmonelosis, Colibacilosis*), hasta tal punto que incluso está emergiendo como mecanismo de transmisión de enfermedades que difícilmente se pensaba que utilizasen esta vía (Chagas y la caña de azúcar).

## El salto inter-específico

Epidemiológicamente podría considerarse como el fenómeno por el que un microorganismo que tiene a una determinada especie hospedadora se adapta a otra especie diferente que hasta ese momento no actuaba como hospedadora. Sin embargo, este fenómeno que parece habitual no es tan sencillo, más bien es muy poco frecuente de forma natural y resulta más difícil cuanto más alejadas filogenéticamente están las especies implicadas en el salto.

El fenómeno no es nuevo, llegando a tener en algunas enfermedades un origen ancestral. Así, varios estudios genéticos han evidenciado que algunas zoonosis que el hombre comparte con los animales tienen su origen hace más de 200.000 años, a partir de la evolución de la especie humana desde los primates, de modo que en paralelo a esa evolución los microorganismos han ido adaptándose a las nuevas generaciones que evolucionaron y surgen nuevas variantes de los mismos (el complejo *Mycobacterium tuberculosis*).

Independientemente de un posible origen ancestral, el punto crítico para la historia del salto inter-específico lo representa la domesticación de animales, que siempre lleva consigo un cambio del hábitat de los animales salvajes. En ese contexto, el aumento en la densidad de población facilita un contacto más directo entre animales y hombre, los microorganismos interaccionan con ellos y su entorno más fácilmente, se adaptan y acaban estableciendo una nueva cadena epidemiológica en el hombre, haciendo nacer una nueva zoonosis.

Algunas especies animales han ido desarrollando la capacidad de hospedar cepas de microorganismos procedentes de otras especies animales más o menos afines filogenéticamente, hospedadores en los que esos microorganismos se recombinan con cepas propias de dicho microorganismo y originan nuevas cepas que, a diferencia de las cepas originales, que no tienen capacidad de saltar al hombre; las nuevas cepas sí son capaces de dar el salto inter-específico y desempeñan por tanto el papel de intermediarios del salto inter-específico (caso del cerdo y su papel en la gripe A, virus influenza H1N1).

En algún caso, el sentido habitual del salto inter-específico (de animales a hombre) cambia y se produce en sentido contrario (de hombre a animales) o en sentido bidireccional (ambos sentidos) (*Mycobacterium bovis* emerge en los rumiantes a partir del complejo *Mycobacterium tuberculosis* humano de origen ancestral).

En ese salto inter-específico, también el microorganismo es determinante, pues necesita tener la capacidad de mutar para poder adaptarse a la nueva especie ya que, de forma natural, este constituye para el microorganismo un ambiente hostil. En este sentido, hay grandes diferencias entre microorganismos al ser más o menos propensos a la mutación. Los virus, especialmente los de tipo RNA, presentan una mayor capacidad de mutación, lo que facilita mucho su adaptación, por lo que el 37 % de las enfermedades emergentes de los últimos años se deban a estos virus (virus RNA del VIH frente al virus DNA de la viruela).

Todos los fenómenos de adaptación en cualquier ser vivo, incluidos los microorganismos, generan nuevos nichos ecológicos para el desarrollo de las enfermedades, facilitando la actividad de estos o de sus intermediarios (vectores). La gran ventaja de los microorganismos frente a las personas y los animales es que esa adaptación microbiana es muy rápida.

Una vez producido el salto inter-específico, la evolución final en la especie humana puede ser diversa: bien que se produzca la infección desde los animales a las personas, pero entre estos no existe una cadena epidemiológica propia hombre-hombre (rabia), pasando a ser el hombre, en algunos casos, «fondos de saco» (enfermedad del Nilo Occidental), o bien que entre las personas sea capaz de completar una cadena epidemiológica propia que difunda la enfermedad en la especie humana.

En esta segunda situación, la evolución puede ser variable y así dé lugar a procesos epidémicos donde el hombre tendrá un ciclo de transmisión interno hombre-hombre a partir de un brote inicial en animales (Ébola), evolucionar a una enfermedad con una cadena epidemiológica que puede ser animal-hombre u hombre-hombre directamente, siendo esta última la predominante (influenza/gripe A), o evolucionar a una enfermedad específica del hombre con un ciclo epidemiológico exclusivo hombre-hombre (VIH/SIDA).

En cualquier caso, a pesar de que el aumento en la densidad de las poblaciones contribuye y seguirá contribuyendo en el salto inter-específico para la emergencia de zoonosis (en 2050, la población humana alcanzará los 9,6 billones de personas y la producción de animales de abasto aumentará un 92 % respecto a la actualidad), los fundamentos en los que se basa la evolución posterior siguen siendo una incógnita y, por tanto, un desafío para el futuro de **One Health.**

## La contribución de la sanidad en la emergencia de zoonosis

Ante la emergencia de una enfermedad en una población humana o animal, la sanidad ha respondido utilizando estrategias de prevención y control que tratan de paliar sus efectos o evitar su aparición. En esas estrategias, la utilización de vacunas y los antibióticos ha sido fundamental.

Desde el descubrimiento de la penicilina en la primera mitad del siglo XX, el tratamiento de las enfermedades bacterianas con antibióticos ha permitido salvar millones de vidas humanas y animales. Sin embargo, pronto se puso de manifiesto que ante los antibióticos, los microorganismos reaccionaban y se acababan adaptando a la presencia de los mismos, terminando por hacerse resistentes.

La aparición de cepas de los microorganismos con resistencia a los antibióticos a los que inicialmente eran sensibles se ha visto acelerada por la intervención del hombre como consecuencia, por un lado, de la expansión de su uso, ya no solo como herramienta curativa, sino también como preventiva, incluso, en veterinaria, como promotores de crecimiento. Por otro lado, el uso incorrecto, tanto en medicina humana como veterinaria, ha agravado el problema haciendo que se desarrollen cepas con resistencia a múltiples antibióticos (multirresistencia) (*S. aureus*, *E. coli*, *M. tuberculosis* con multirresistencia).

El uso de los antibióticos de forma masiva provoca su eliminación al medioambiente, especialmente al agua y suelo, o su acumulación en los tejidos de animales y plantas tratados. Como consecuencia, en ese entorno en el que se produce la interacción entre hombre y animales se encuentran concentraciones importantes de antibióticos con los que entrarán en contacto microorganismos comensales o microorganismos patógenos responsables de enfermedad, que ya existen en las poblaciones de ese entorno (*E. coli*, *Enterococcus* spp.). Estos desarrollarán cepas con resistencia a antibióticos y, con ello, la emergencia de una nueva forma de enfermedad.

Epidemiológicamente, esos microorganismos con resistencia a los antibióticos tienen la capacidad, como cualquier otro, de circular entre la población transmitiendo la resistencia entre la población, directamente o a través de sus genes de resistencia, y existe la posibilidad de que se produzca el salto inter-específico de la resistencia (*E. faecium* de origen animal). En este sentido, los alimentos de origen animal constituyen una vía importante para que las cepas de microorganismos animales con resistencia a antibióticos acaben saltando a las poblaciones humanas si esos alimentos no han sido tratados correctamente (*Campylobacter* spp. en carne de pollo). Ese salto se debe bien al paso del microorganismo como tal o bien al paso de genes de resistencia libres (BLEEs de *E. coli*).

El gran desafío para la salud global es que el avance en el desarrollo de cepas multirresistentes a los antibióticos es mucho mayor que el avance científico en la creación de nuevas moléculas eficaces, lo que está reduciendo drásticamente el arsenal terapéutico disponible, tanto en medicina humana como veterinaria, devolviendo a los seres vivos a la era preantibiótica.

## Reflexión final

El siguiente texto, extraído del libro *One Health: People, Animals and the Environment*, resume la importancia del entorno donde interaccionan hombre-animal-medio ante el desafío que las enfermedades emergentes representan: *«We live in a world that has become riskier, where more and more people and animals converge and exist in ecosystems that are changing. As a consequence, microbes are taking advantage—they adapt; move globally; cross species lines; become resistant to antimicrobials; have increasing numbers of hosts and vectors. As our microbial swarms gain a greater advantage, their impact also increase the threat to our health. But in many countries, infrastructures to support both human and animal health are not commensurate with the increasing levels of threat».*

(«Vivimos en un mundo peligroso donde las personas y animales convergen y conviven en ecosistemas cambiantes. Como consecuencia, los microorganismos se están aprovechando: se adaptan, se mueven por todo el mundo; cruzan las líneas de las diferentes especies; se hacen resistentes a los antimicrobianos, cada vez hay más hospedadores y vectores. A medida que los microorganismos avanzan, nuestra salud corre más riesgos. Pero en muchos países, las infraestructuras para defender la salud humana y animal no son proporcionales a los niveles crecientes de amenaza»).

## Bibliografía

- Atlas, R.M, Maloy, S. One Health. People, Animals, and the environment. Ed: ASM press. Washington. 2014.

- Beatty, A, Scott, K, Tsai, P. Achieving Sustainable Global Capacity for Surveillance and Response to Emerging Diseases of Zoonotic Origin: Workshop Summary. Ed: The National Academic Press. Washington. 2008. Available at: http://www.nap.edu/catalog/12522.html

- Blanco, J.H, Maya, J.M. Fundamentos de Salud Pública. Tomo 1. Ed:CIB Fondo Editorial. Medellín. 2013.

- Gordis, L. Epidemiología. Ed. Elsevier. Madrid. 2005.

- Kaplan, J.P, Bond, T.C, Merson, M.H, Reddy, K.S. Towards a common dwfinition of global health. *Lancet* 2009. 373: 3993-3995.

- Last, J.M. Diccionario de Epidemiología. Ed: Salvat. Barcelona. 1989.

- López Céspedes, Á., Cañas Ruiz, R. and Olmo Arévalo, F. Enfermedades emergentes y reemergentes. 2012. Available at: https://docplayer.es/14697840-Enfermedades-emergentes-y-reemergentes-prevencion-epidemiologica.html

- Mackenzie, J.S, Jeggo, M, Daszak, P, Richt, J.A. One Heatlh: the Human-Animal-Environment Interface in Emergging Infectious Diseases. Ed: Springer-Verlag. Berlin. 2013.

- Martin, S.W, Meek, A.L, Willeberg, P. veterinary epidemiology. Principles and methods. (1ª ed). Ed. Iowa State University Press. Iowa. 1987.

- Moutou, F, Pastoret, P.P. Definición de enfermedad emergente. .*Rev. Sci. Tech. Off. Int. Epiz.*, 2015, 34 (1), 49-52

- Noordhuizen, J.P.T.M, Frankena, K, Van der Hoofd, C.M, Graat, E.A.M. Application of quantitative methods in veterinary epidemiology. Ed: Wageningen pers. Wageningen. 1997.

- OMS. Brote humano de gripe por A(H1N1): consideraciones sobre la interfaz hombre-animal. 2009 Available at: https://www.who.int/influenza/human_animal_interface/swine_influenza/es/

- OMS. One Health. 2017. Available at: https://www.who.int/features/qa/one-health/en/

- OMS. Zoonosis y el medio ambiente. 2019 Available at: https://www.who.int/foodsafety/areas_work/zoonose/es/

- Rothman K.J. Epidemiología moderna. Ed: Diaz de Santos. Madrid. 1987.

- Toma, B, Bénet, J.J., Dufour, B, Eloit, M, Moutou, F, Sanaa, M. Glossaire d'épidémiologie animale. Ed: Editions du Point vétérinaire. Maissons-Alfort. 1991.

- Thrusfield, M. veterinary epidemiology. Ed. Bacwell Science Ltd. Oxford. 1995.

- Yamada, A, Kahn, L.H, Kaplan, B, Monath, T.P, Woodall, J, Conti, L. Confronting Emerging Zoonoses. The One Health paradigm. Ed: Springer. Tokio. 2014

- Woods, A, Bresalier, M, Cassidy, A, Dentinger, R.M. Animals and the shaping of modern Medicine. One Health and its histories. Ed: Palgrave McMillan/Springer Nature. Cham. 2018.

- Zinsstag, J, Schelling, E, Waltner-Toews, D; Tanner, M, . (2011) 'From «one medicine» to «one health» and systemic approaches to health and well-being. *Prev. Vet. Med.* (2011). 101: 148-156.

- Zinsstang, J, Schelling, e, Tberg, D.W, Whittaker, M, Tanner, M. One Health. The theory and practice of integrated health approaches. Ed: CAB International. Oxford. 2015.

# CAPÍTULO 4

## IMPLEMENTACIÓN DE PROGRAMAS ONE HEALTH

Carmelo Ortega Rodríguez, Santiago Vega García

## 4.1 Del nacimiento al presente de One Health

El impacto sanitario y socioeconómico de las enfermedades infecciosas emergentes y reemergentes, junto a su capacidad para atravesar fronteras, forman parte de los peligros a los que está expuesta la salud y el bienestar de la población mundial del siglo XXI. La experiencia ha demostrado que los eventos sanitarios ocurridos en un área geográfica pueden acabar afectando a no solo esa área, sino que pueden alcanzar a regiones limítrofes, incluso, en algunos casos, tener un impacto a nivel mundial (pandemia de gripe de 1918).

En este sentido, aquellos países más vulnerables, desde la perspectiva de la salud, hecho generalmente asociado a la existencia de infraestructuras sanitarias menos eficientes, pueden contribuir a una mayor y más rápida progresión de la enfermedad, convirtiendo la emergencia de enfermedades infecciosas en un «peligro global».

La mayoría de esos peligros tienen su desencadenante en factores o componentes de la interacción entre hombre-animal-medio, destacando de manera especial aquellas características medioambientales y antropogénicas (como se ha visto en el capítulo anterior) que repercuten en la salud individual y colectiva de personas y animales.

En el caso de las enfermedades infecciosas que además se caracterizan por ser zoonosis, el potencial para desencadenar grandes epidemias y pandemias con una elevada mortalidad humana y la dificultad de actuar frente a ellas en determinados contextos hacen necesario un nuevo enfoque de la sanidad, donde la prevención ante el riesgo de emergencia de enfermedad o el control de la misma se centren en esa interacción hombre-animal-medio. En ese contexto, ya se definió en el capítulo anterior donde la importancia de los componentes social y medioambiental eran los indicadores más importantes de la enfermedad zoonótica, lo que se ha denominado Sistema Socioecológico de la Salud.

Este abordaje de las enfermedades supone trabajar con un enfoque multidisciplinar, donde las profesiones específicamente sanitarias, medicina humana, sanidad animal y salud pública, se interrelacionan, tanto entre sí como con otras disciplinas menos específicamente sanitarias como la antropología y la ecología.

Con aquella perspectiva multidisciplinar surge la propuesta **One Health** y las bases en las que hoy se apoya y que han supuesto la evolución del concepto **One World, One Health** y sus originarios Principios de Manhattan definidos y publicados por la *Wildelife Conservation Society* [WCS] en 2004 (www.oneworldonehealth.org) como una estrategia de promoción de la salud basada en la actuación de múltiples disciplinas profesionales, siempre con un carácter global.

El planteamiento multidisciplinar es acogido con entusiasmo por algunos profesionales sanitarios, especialmente en el ámbito veterinario, lo que ha hecho que la propuesta acabase siendo adoptada por los principales organismos sanitarios y no sanitarios como la OMS, OIE, FAO, y la Organización Mundial de Comercio. A partir del año 2008, se propone abordar la emergencia de enfermedades a nivel mundial con un enfoque **One Health**, de manera que el control y la prevención de zoonosis, así como la educación en salud pública, se sustentan en la implementación política de gobierno bajo los principios de **One Health.**

A partir del año 2011 en que se desarrolla el primer congreso internacional **One Health** (Melbourne), diferentes reuniones de trabajo, foros de debate y nuevos congresos han ido identificando y definiendo los objetivos, las áreas de trabajo (paraguas de actuación) y la implicación de los diferentes actores para lograr una aproximación de la respuesta sanitaria a un modelo de salud más global.

En aquel primer congreso desarrollado bajo la denominación *Human Health, Animal Health, the Environment and Global Survival* (www.onehealthinitiative.com) se proponían una serie de iniciativas que definirían las actuaciones y objetivos del futuro inmediato de la propuesta **One Health**:

- Crear un marco adecuado que posibilite el desarrollo de proyectos en los tres elementos que identifican el concepto **One Health:** humano, animal, ambiental.

- Desarrollar proyectos científicos de investigación en biomedicina centrados especialmente en el control de las enfermedades infecciosas.

- Promover el intercambio de información científica y los conocimientos relativos a aquellas áreas de trabajo en **One Health.**

- Institucionalizar el movimiento **One Health,** especialmente entre organismos internacionales y gobiernos, como base para lograr la financiación necesaria para el desarrollo de aquellos proyectos.

A partir de ese momento, se irán perfilando las actuaciones prioritarias, incluyendo la importancia de la comunicación como otro pilar básico de la iniciativa **One Health** junto con el trabajo interdisciplinar como base de su estrategia (www.onehealthinitiative.com/).

En la actualidad, y tras la realización de diversos congresos, *meetings* o foros de trabajo, el quinto congreso internacional de **One Health,** denominado *Creating a Healthy Future for Humans, Animals and Their Environments* (2018), consideró tres campos de trabajo prioritarios en los que se recomendaba la aplicación de aquellos objetivos definidos en su primer congreso, esos tres campos son: el desarrollo científico y la investigación de medicamentos mejores y más seguros para la prevención y el control de las enfermedades infecciosas; el seguimiento de la situación del problema de la resistencia a los antimicrobianos y sus soluciones y, por último, el desarrollo de estrategias de política sanitaria dentro de un contexto global (www.onehealthplatform.com/international-one-health-congress).

La comprensión de la necesidad de enfrentarse a las enfermedades emergentes desde la perspectiva multidisciplinar que promulga **One Health** ha llevado en los últimos años a la creación de grupos de trabajo que integran organismos públicos y privados, en un esfuerzo conjunto por mejorar la salud global desde la intervención en el entorno donde se produce la interacción entre hombre-animal-medio.

Así nace la **One Health Platform,** que pretende ser red y centro de referencia científica para la lucha contra a las enfermedades emergentes, red en la que están integradas estructuras académicas (que actúan como asesores científicos), la industria farmacéutica (como soporte de la investigación científica) y la administración sanitaria (a través de la gobernanza para la salud pública, la sanidad animal, la salud ambiental y la seguridad alimentaria) (http://onehealthplatform.com). Esta plataforma ha implementado la denominada **One Health Agenda,** o **Agenda de Salud Única,** que plantea como objetivos:

- Identificar y analizar las principales amenazas de tipo biológico que afectan o pueden afectar a la salud global.

- Recopilar y difundir resultados científicos de la investigación en el caso de las zoonosis emergentes de mayor riesgo, así como del fenómeno de la resistencia a los antimicrobianos.

- Definir y priorizar los campos de investigación a promover en el ámbito de aquellos problemas sanitarios.

- Transmitir la información y conocimientos relativos a aquellas amenazas a los gobiernos y organismos responsables del diseño de políticas sanitarias.

- Promover la concienciación en los valores del enfoque **One Health** a través de la educación sanitaria en el ámbito social y educativo, tanto de pregrado como de postgrado.

La filosofía **One Health** no solo se ha consolidado desde el lado científico, también desde una perspectiva puramente institucional, esta filosofía se ha ido asentando y convirtiendo en un referente sanitario. Como ejemplo, la Unión Europea definió los aspectos **One Health** a considerar en el marco sanitario de los países miembros dentro de la decisión 1082/2013/EU «sobre las amenazas transfronterizas graves para la salud».

En esa misma línea, el ECDC creó en 2017 un grupo de trabajo que, bajo el preámbulo **Towards One Health Preparedness,** trataba de definir las áreas prioritarias de fortalecimiento sanitario en la Unión Europea con una perspectiva global. En el documento final se indica la necesidad de definir qué sectores y disciplinas deben priorizarse para interactuar desde la perspectiva de salud global, qué se debe aprender de las enfermedades emergentes del pasado y qué prioridades de investigación y acción deben establecerse para poder implementar una respuesta **One Health.**

Estas conclusiones del documento de trabajo del ECDC sugieren las áreas clave donde el trabajo multidisciplinar es más necesario ante el desafío de las enfermedades infecciosas emergentes: la investigación sanitaria, la educación y formación en salud global y la política sanitaria.

## 4.2 Del presente al futuro de One Health

Llegados al nivel de aceptación actual de la filosofía de trabajo **One Health,** las propuestas que se están poniendo en marcha y la tendencia de los futuros programas se centran en el desarrollo de aquellas tres áreas de trabajo (investigación, educación y política sanitaria), más allá del mero planteamiento de poner a trabajar juntos a profesionales de diversas disciplinas. Así, en el área de investigación se deben desarrollar y diseñar estrategias de prevención de las enfermedades infecciosas emergentes y de la resistencia a antimicrobianos, basadas especialmente en aplicar programas de vigilancia que permitan la detección precoz con técnicas de diagnóstico avanzadas y la identificación de situaciones de riesgo de emergencia de aquellas enfermedades, y que deben constituir la base de los sistemas de alerta temprana que ya empiezan a tener instaurados algunos organismos internacionales de salud y a los que se hace referencia posteriormente.

Junto a la vigilancia, la investigación en nuevas vacunas como base de la prevención y el control de enfermedades conocidas (reemergentes) y el desarrollo de nuevos medicamentos para su tratamiento completan el área de investigación prioritaria.

A este mismo nivel, la **One Health Agenda,** reflejo de las conclusiones de los congresos mundiales de **One Health,** identifica otros puntos estratégicos de desarrollo a nivel científico (https://onehealthplatform.com/ohp/what-we-do/public-one-health-agenda), la promoción de estrategias de vigilancia sindrómica, el desarrollo de modelos matemáticos, de estudios epidemiológicos y de análisis de riesgos sanitarios que permitan realizar aproximaciones predictivas a la emergencia de enfermedades o el uso de herramientas *big-data* y la inteligencia artificial como fuente de información y análisis de la misma ante potenciales desafíos biológicos, como la aparición de especies invasoras que actúen como nuevos hospedadores o reservorios de agentes infecciosos.

La promoción del área de investigación implica la implementación, en paralelo, de estrategias de búsqueda de financiación y recursos económicos para llevarla a cabo y la creación de grupos o redes de trabajo que integren los diversos sectores implicados: académico, científico, empresarial y, en muchos casos, de otra índole social.

La segunda área en la que es necesario implementar programas **One Health** es la educación y formación de los diferentes actores implicados en la salud global. En este sentido, tres son los sectores que necesitan de ese proceso de formación: por un lado, los profesionales sanitarios tanto directos (médicos, veterinarios, salud medioambiental) como indirectos (antropólogos, expertos medioambientales, economistas u otros), que serán los responsables en el futuro del diseño de las estrategias sanitarias de prevención y control de las enfermedades emergentes.

Por otro lado, la formación de la sociedad en general como víctima potencial de las enfermedades y como destinataria de los programas sanitarios implementados para luchar frente a aquellas, aspectos de los que los diferentes colectivos que forman parte de la sociedad requieren ser informados y con el objetivo de implicarlos en la respuesta a la enfermedad. Finalmente, el ámbito académico constituye el tercer sector implicado, tanto universitario como preuniversitario por constituir la fuente de la que se nutrirá en el futuro tanto la investigación como la política **One Health.**

En el ámbito académico, la necesidad de interacción entre las diferentes disciplinas implicadas en la salud global ha sido bien entendida en algunos núcleos de formación de profesionales sanitarios y, como consecuencia, han surgido diferentes experiencias de formación universitaria de grado y postgrado que pretenden crear una identidad de los futuros profesionales con esta visión global de la salud.

Así se han puesto en marcha diferentes proyectos de formación basados en la formación interdisciplinar de los principios de **One Health**, algunos de los cuales han sido publicados en revistas orientadas a la mejora de la formación de profesionales sanitarios, como es el caso de los cursos o seminarios del programa de internacionalización del currículo de veterinaria de la Universidad de Florida, que ya en 2003 trataba de potenciar ese currículo veterinario con una perspectiva de salud global. Más recientes son las propuestas de cursos de formación conjuntos entre las escuelas de Medicina y Veterinaria de la Universidad de California (Davis) o el carácter innovador en su momento (nacen en el año 2012) de las actividades *One Health Leadership Experiences* (OHLE) de la Universidad de Saskatchewan en Canadá, donde se pone a trabajar conjuntamente a alumnos de primer curso de diversas escuelas de formación en campos de la sanidad junto a profesionales expertos en **One Health,** tratando de fomentar la formación integral con una visión global de la salud, tal y como promovía el mapa de ruta para la educación en veterinaria del siglo XXI.

A lo largo de los últimos años, ha proliferado enormemente la oferta de formación **One Health** en formato máster, como ejemplos existen diversas propuestas tanto en Europa como en los Estados Unidos, algunos con varios años de experiencia detrás: el *Master of Health Sciences in One Health* de la universidad de Florida, *Master of Public Health in One Health* de la universidad de Washington, máster *One Health* de la Universidad de Utrecht, máster *One Health; Ecosystems, Humans and Animals* del Royal Veterinary College de la Universidad de Londres, máster *One Health* de la Universidad de Glasgow y otros más recientes, *Master One Health on Management of Animal and Public Health* de la Universidad de Lieja, o el *Master of Infectious Diseases and One Health* que integra la Universidad de Tours, la Universidad Autónoma de Barcelona y la Universidad de Edimburgo; no obstante, la tendencia es que cada vez sea más habitual que las universidades de todos los países posean este tipo de másteres.

Otro aspecto importante de la formación y educación en **One Health** es la que afecta a la concienciación y educación social sobre la importancia de la salud global y cómo la propia comunidad es un componente más de la salud global, componente cuya implicación es determinante para el éxito de las estrategias de prevención y control ante las posibles amenazas de índole biológica, química o vectorial que tienen incidencia directa en la salud. En este sentido, también han ido surgiendo algunos proyectos que han pretendido promover la filosofía **One Health** a través de iniciativas que buscan crear conciencia en salud global dentro de ciertos colectivos sociales. Es el caso del proyecto Club XalocVetZgZ, desarrollado por el grupo de Zoonosis y Medicina Preventiva de la Facultad de Veterinaria de la Universidad de Zaragoza, que desde 2016 pone en relación a los alumnos de grado de Veterinaria con alumnos de bachillerato y con asociaciones culturales a través de la discusión y exposición de problemas sanitarios que se exponen con una perspectiva introductoria a la intervención global y la implicación de la sociedad en esos problemas, el componente social de **One Health.**

Sin embargo, a pesar de que actualmente existen múltiples proyectos de formación en salud global, tanto a nivel universitario como social y profesional, en general, se trata de programas a pequeña escala, quedando pendiente la estandarización y universalización a gran escala de esta formación multidisciplinar para la salud global.

La última área de implementación de programas **One Health** lo constituye el de la política sanitaria que involucra fundamentalmente a las administraciones públicas y a los organismos de salud nacionales y supranacionales, responsables de establecer la reglamentación y la legislación que regule la aplicación y gestión de las estrategias sanitarias propuestas, la financiación, organización y comunicación entre los grupos responsables de la investigación a desarrollar.

Este planteamiento supone que el abordaje **One Health** también lleva consigo la idea de la gobernanza para una salud global: como se deduce de la definición de las OMS «**One Health** is an approach to designing and implementing programmes, "policies", "legislation" and research in which multiple sectors communicate and work together to achieve better public health outcomes (www.who.int/zoonoses/en}».

La gobernanza de la salud a nivel internacional, nacional e incluso regional debe establecerse en el marco de la colaboración entre las autoridades de salud pública y de sanidad, especialmente ante el riesgo emergente de enfermedades zoonóticas. En este sentido, a nivel internacional, herramientas como el sistema de información mundial sobre las enfermedades animales World Animal Health Information Database (WAHIS) de la OIE (https://www.oie.int/es/sanidad-animal-en-el-mundo/portal-wahis-datos-de-salud-animal/) o la plataforma *Global Early Warning System* (GLEWS) que comparten WHO, OIE y FAO, son herramientas que permiten mejorar la alerta sanitaria precoz a escala mundial (http://www.glews.net/).

Otro ejemplo que destacaríamos de política sanitaria y gobernanza en **One Health** lo representa el programa Amenazas Pandémicas Emergentes, creado por la FAO con el objetivo de lograr la capacitación de profesionales veterinarios en países en vías de desarrollo de África, Asia y América (http://www.fao.org/news/story/es/item/1106324/icode/): programa que ha sido apoyado y financiado de forma extraordinaria por la Agencia para el Desarrollo Internacional de los Estados Unidos (USAID).

Aquellas tres grandes áreas de actuación **One Health,** investigación y actuación sanitaria, educación y formación para la salud global y política sanitaria o gobernanza de la salud, han de ser desarrolladas siempre bajo el enfoque multidisciplinar que lleva implícito la propia definición de **One Health,** tal y como promulgan conjuntamente los organismos sanitarios internacionales como la OMS, la OIE y la FAO (https://www.who.int/zoonoses/en).

Sin embargo, los programas que en esas áreas se implementan están condicionados por las diferencias existentes entre los países llamados desarrollados y los denominados en vías de desarrollo, países estos últimos en los que el riesgo y el impacto de las enfermedades infecciosas emergentes es mucho mayor, hecho que exige que la implementación de programas sanitarios se desarrolle con un componente de «solidaridad internacional», lo que vuelve a poner de manifiesto la importancia de abordar la salud con la visión global de la filosofía **One Health.**

Este enfoque solidario ha sido comprendido por los principales organismos responsables de la saluda a nivel internacional que han adquirido el compromiso de desempeñar el «rol de proveedor de asistencia técnica a gobiernos en varios aspectos sanitarios con una visión genuina de Derechos Humanos, de mayor Justicia Social, equidad y de contribución al empoderamiento comunitario de la salud, para que la voz de los menos favorecidos y más vulnerables sea amplificada y escuchada en sus foros» (https://www.who.int/zoonoses/en).

Todas estas ideas llevan a una reflexión final ya considerada en capítulos anteriores: ¿Qué es global en el ámbito de la salud y la prevención de las enfermedades emergentes? A este nivel, hay que recordar que por global no solo se debe entender la enfermedad que tiene la capacidad de atravesar fronteras, sino también aquellos factores o determinantes cuyo carácter tras-nacional pueden contribuir a la emergencia de enfermedades infecciosas con carácter epidémico o incluso pandémico. Entre esos factores, el «cambio climático» es uno de los más significativos y, por tanto, debe ser uno de los componentes prioritarios a considerar en la implantación de programas **One Health** para la prevención y control de enfermedades emergentes.

Junto a esta última reflexión, algunos autores consideran que, si bien el concepto de trabajo **One Health** está ampliamente aceptado entre la comunidad científica y sanitaria, existe un déficit de estudios que analicen y evalúen el «beneficio» real de este abordaje multidisciplinar de la salud. A este nivel, las dudas se argumentan en que es fácil medir el coste de aplicar un programa con un planteamiento **One Health**, pero es muy complejo determinar sus beneficios debido a la ausencia de un método estandarizado que haya sido validado a gran escala y que permita contrastar el beneficio de la acción multidisciplinar frente a la individual de cada disciplina.

El problema lo agrava el hecho de que una de las prioridades de actuación **One Health** se centra en la prevención de situaciones de riesgo para enfermedades que son desconocidas o de las que existen interrogantes que expliquen su aparición, razones por las que las medidas propuestas podrían ser cuestionables (sin medidas la enfermedad podría no aparecer). Eso supone que la gestión de las medidas sanitarias sea muy compleja en algunos casos y por tanto imposible su estandarización (recordar que el problema de una enfermedad emergente es que resulta difícil predecir dónde, cuándo y en qué condiciones aparecerá para poder plantearse la acción preventiva y evaluar el resultado final de esa actuación preventiva).

La revisión de diversos trabajos que hacen referencia a los beneficios de los programas **One Health,** indican que los beneficios que generalmente se asocian a los programas **One Health** son los derivados de compartir recursos, la mitigación del impacto de las enfermedades presentes, la reducción de la probabilidad de emergencia de nuevas enfermedades o una mejora en la disponibilidad de información y datos. Del análisis realizado, se deduce que el beneficio, además de sanitario, también es social (empoderamiento, reducción de la pobreza), ambiental (resiliencia y conservación de la vida silvestre), de bienestar humano y animal. El desarrollo de una metodología estandarizada y validada a mayor escala es otro de los desafíos para los futuros programas de **One Health.**

No obstante, no hay que olvidar que: «El futuro de **One Health** lo construimos entre todos, animales y personas de todo tipo, como elementos que, directa o indirectamente, formamos parte de esa aldea global en la que la salud, seguramente, sea la propiedad más vulnerable de que disponemos».

## Bibliografía

- Conrad, P.A; Mazet, J.A; Clifford, D; Scoot, C; Wilkes, M. evolution of a transdisciplinary «One Medicine – One Health» approach to global health educatin at the University of California. Davis. Preventive Veterinary Medicine 2009.92: 268-274.

- Euroopean Academies Sciences Advisory Council. Combating the threat of zoonotic infections. EASAC Poliicy report 08. 2008. Available at: www.easac.eu

- European Centre for Diseases Prevention and Control. Towards One health preparadness. Stockholm: ECDC. 2018

- Gibbs, E.P.J. The evolution of One Health: a decade of progree and challenges for the future. Vet. Rec. 2014. 174: 85-91

- Hasler, B; Comelsen, L; Bennani, H; Rushton, J. A review of metrics for One Health benefits. Rev. Sci. Tech. Off. Int. Epiz. 2014. 33(2): 453-464.

- Hernandez, J.A; Krueger, T.M; Robertson, S.A; Isaza; N; Greiner, E.C; Heard, D.J; Stone, A.E.S; Bellville, M.L. education of global veterinarians. Preventive Veterinary Medicine. 2009. 92: 275-283.

- Kaplan, J.P; Bond, T.C; Merson, M.H; Reddy, K.S; Rodriguez, M.H; Sewankamba, N.K; Wasserheit, J.N. Towards a common definition of global health. Lancet. 2009. 373: 1993-1995.

- Ortega, C; Simón, M.C; Diez, A; Arroyo, A; Ibañez, M.P; Jimenez, P; La Foz, L; Ledesma, A, Perez, N; Suarez, L.E. El club Xaloc y la frormación extramural en veterinaria: del aula Universitaria al aula de bachillerato. Congreso Internacional de Orientación Universitaria (CIOU). Libro de Resúmenes. Zaragoza. 2018.

- Uehinger, F.D; Freeman, D.A; Walder, C.L.The One Health Leadership Experience at the University of Saskatchewan, Canada. J. Vet. Med. Educ. 2019. 46(2): 172-183.

- Wikes, M.S; Conrad, P.A; Winer, J.N. One Health-One Education: Medical and Veterinary Inter-Professional Training. J.Vet. Med. Educ. 2019. 46(1): 14-20.

- ZInsstang, J; Schelling, E; Waltner-Toews, D; tanner, M. From «one medicine» to «one health» an systemic appoach to health and well-being. Preventive Veterinary Medicine. 2011. 101: 148-156.

# MÓDULO 2

## CAMBIO CLIMÁTICO Y ENFERMEDADES INFECCIOSAS EMERGENTES EN ANIMALES, HUMANOS Y PLANTAS

### CONTENIDOS

- **Capítulo 5.** Factores relacionados con la emergencia y reemergencia de las enfermedades infecciosas.
  *Juan José Badiola Díez, Cristina Acín Tresaco, Bernardino Moreno Burgos, María Antonia Vargas Vargas, Belén Marín González, Rosa Bolea Bailo, Marta Monzón Garcés*

- **Capítulo 6.** La rabia.
  *Rafael Astorga Márquez y Fernando Fariñas Guerrero*

- **Capítulo 7.** Gripe.
  *Iván Sanz Muñoz y Raúl Ortiz de Lejarazu Leonardo*

- **Capítulo 8.** Biogeografía del Ébola.
  *Santiago Vega García, María José Álvarez Pasquín, María Jesús Menchón Mateo, Mª Paz Sánchez-Seco Fariñas, Ana Negredo Antón*

- **Capítulo 9.** La explosión de los fitopatógenos.
  *Alberto Acedo Bécares, Ignacio Belda Aguilar y Cátia Pinto*

- **Capítulo 10.** El problema de la resistencia antibiótica.
  *María del Carmen Simón Valencia y Carmelo Ortega Rodríguez*

- **Capítulo 11.** Vacunas One Health.
  *Fernando Fariñas Guerrero y Rafael Astorga Márquez*

## Presentación del módulo

El cambio climático es una amenaza ampliamente reconocida cuyos impactos ya se están registrando en múltiples niveles. Los sistemas de producción animal, el cambio climático y la salud animal están relacionados entre sí por mecanismos complejos. La producción animal influye sobre el cambio climático al emitir gases de efecto invernadero, como el metano y el óxido nitroso. Según el Grupo Intergubernamental de Expertos sobre el Cambio Climático (IPCC), las actividades agrícolas, incluyendo la producción animal, explican alrededor del 10-12 % de las emisiones mundiales. Esta situación hace que la producción animal presente oportunidades importantes para reducir emisiones, así como para aumentar la captura de gases de efecto invernadero. Pero a su vez, el cambio climático afecta a la producción (a la nutrición, al acceso al agua y a la salud animal). La salud animal puede verse afectada tanto por eventos extremos (por ejemplo, de temperatura) como por la emergencia y reemergencia de enfermedades infecciosas, algunas transmitidas por vectores, fuertemente dependientes de las condiciones climáticas. Las respuestas a estos desafíos requieren desarrollar la capacidad adaptativa, no solo de los agroecosistemas sino también de las instituciones. En el caso de los servicios veterinarios de los países, será necesario fortalecer y desarrollar capacidades para manejar los riesgos sanitarios incrementados por el cambio climático. En este módulo, presentamos algunas de esas enfermedades emergentes y reemergentes que afectan a humanos y animales, muchas de ellas zoonóticas, y también las que afectan a las plantas. En otra parte del módulo, analizamos un tema de la trascendencia de las resistencias a los antimicrobianos y finalizamos con una apuesta contundente por el optimismo y el futuro sin enfermedades, en forma de la herramienta más potente que tenemos para combatirlas, la profilaxis vacunal.

# CAPÍTULO 5

## FACTORES RELACIONADOS CON LA EMERGENCIA Y REEMERGENCIA DE LAS ENFERMEDADES INFECCIOSAS

Juan José Badiola Díez, Cristina Acín Tresaco,
Bernardino Moreno Burgos, María Antonia Vargas Vargas,
Belén Marín González, Rosa Bolea Bailo,
Marta Monzón Garcés

Los agentes biológicos son responsables de las enfermedades emergentes, que se definen como «enfermedades desconocidas hasta el momento, que aparecen de forma súbita y por vez primera en una población determinada o bien enfermedades ya conocidas que aparecen en nuevos territorios o en nuevos hospedadores».

También se consideran emergentes las enfermedades que incrementan su gravedad o manifiestan nuevos tipos de transmisión, las que se reconoce por primera vez su carácter infeccioso o si se describen dificultades añadidas en su lucha. Y se entiende como una enfermedad reemergente cuando una enfermedad ya conocida reaparece de nuevo o experimenta un incremento en su incidencia.

Estos términos comenzaron a utilizarse a principios de los años ochenta tras la descripción de nuevas enfermedades transmisibles en humanos, siendo el ejemplo más relevante el síndrome de inmunodeficiencia adquirida.

Fue el Instituto de Medicina de los Estados Unidos, en 1992, el que definió por vez primera como enfermedades emergentes aquellas cuya incidencia se había incrementado desde las pasadas dos décadas o amenazaba con incrementarse en el futuro. Desde entonces, el número de enfermedades emergentes en personas ha seguido aumentando, aunque a un ritmo comparativamente menor que en los animales.

## Figura 1

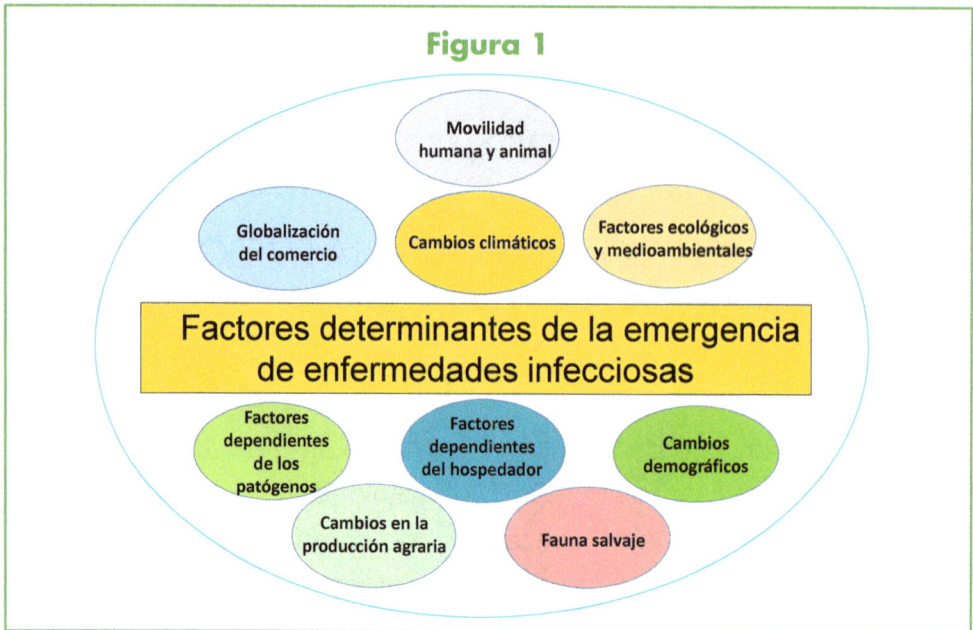

Movilidad humana y animal

Globalización del comercio

Cambios climáticos

Factores ecológicos y medioambientales

**Factores determinantes de la emergencia de enfermedades infecciosas**

Factores dependientes de los patógenos

Factores dependientes del hospedador

Cambios demográficos

Cambios en la producción agraria

Fauna salvaje

Se puede considerar que nos hallamos en el comienzo de una nueva era de enfermedades emergentes y reemergentes producidas por agentes biológicos, cuyas consecuencias potenciales en la salud animal y en la salud pública han de ser tenidas muy en cuenta.

De hecho, según los datos proporcionados por la OIE, el 60 % de los patógenos humanos son de origen animal y el 75 % de las enfermedades animales emergentes pueden transmitirse a los humanos, asegurando además que cada ocho meses surge una nueva.

En los últimos 30 años han aparecido más de 40 nuevos agentes patógenos, algunos de ellos causantes de enfermedades emergentes y reemergentes en humanos, animales o transmitidas entre ambos.

Algunas de las enfermedades animales afectan a una especie, pero otras pueden afectar a varias, incluso a la especie humana. De hecho, en el caso de los animales, más de tres cuartas partes (el 77 %) son capaces de afectar a varias especies y el 39 % incluye a la especie humana entre sus hospedadores potenciales.

Cerca del 75 % de los patógenos emergentes tienen un carácter multihospedador, de los que menos del 10 % afectan solo al hombre o a los animales, en torno al 20 % lo hacen al hombre y a los animales salvajes y más del 40 % son comunes tanto al hombre como a los animales domésticos y silvestres. Solo el 25 % de los patógenos son exclusivos de los humanos (o probablemente sin reservorio animal conocido actualmente).

## Tabla 1

Enfermedades humanas emergentes y reemergentes agrupadas según agente etiológico

| Vírales | Bacterianas | Parasitarias | Micóticas |
|---------|-------------|--------------|-----------|
| - Influenza A virus(H5N1) <br> - SARS <br> - Dengue <br> - EEB/EJC (Encefalopatía espongiforrne bovina/Creutzfeld Jacob) <br> - Encefalitis de origen zoonótico (Virus Hendra y Nipah) <br> - Fiebre amarilla <br> - Fiebre del Nilo Occidental <br> - Ebola <br> - Hantavirosis <br> - Hepatitis C <br> - Hepatitis B <br> - Otras Hepatitis <br> - Virus de la Coriomeningitis Linfocitaria <br> - Rotavirosis <br> - Otras | - Brucelosis <br> - Cólera <br> - Cólera (0139) <br> - Difteria <br> - Ehrlichiosis <br> - Enfermedad de Lyme <br> - Enfermedades con microorganismos con resistencia antimicribiana en aumento. <br> - Enfermedad Invasiva por Streptococcus pyogenes <br> - Fiebre Q <br> - Legionelosis <br> - Leptospirosis <br> - Peste bubonica <br> - Rickettsiosis <br> - SAMR adquirido en la comunidad <br> - Síndrome urémico hemolítico <br> - Gastritis por Helicobacter pylori <br> - Salmonelosis <br> - Otras | - Amebas de Vida libre: Balamutiasis, Acantamebiasis y Naegleriasis <br> - Blastocistosis <br> - Babesiosis <br> - Criptosporidiosis <br> - Ciclosporiosis <br> - Enfermedad de Chagas <br> - Entrongilodosis <br> - Isosporiasis <br> - Leishmaniasis <br> - Microsporidiasis <br> - Malaria o Paludismo Resistente <br> - Pediculosis <br> - Sama <br> - Toxopiasmosis <br> - Hidatidosis <br> - Toxocariasis <br> - Loxoscele <br> - Triquinosis <br> - Otras | - Aspergilosis <br> - Criptococosis <br> - Feohifomicosis <br> - Hialohifomicosis <br> - Histoplasmosis <br> - Pneumocistosis <br> - Zigomicosis <br> - Otras |

Entre los agentes biológicos que causan enfermedades se incluyen los virus, bacterias, parásitos, hongos o priones. En el caso de los animales, el 25 % se atribuyen a bacterias, el 35 % a helmintos, el 18 % a virus, el 13 % a protozoos y el 9 % a hongos. En lo que se refiere a los humanos, el 32 % son bacterias, el 26 % helmintos, el 17 % hongos, el 16 % virus y el 9 % protozoos[1].

Si se toman como referencia las tres últimas décadas, las enfermedades emergentes y reemergentes más conocidas han sido la infección por el virus de la inmunodeficiencia humana (VIH), la encefalopatía espongiforme bovina, el síndrome respiratorio agudo y grave (SARS), las infecciones por el virus Nipah y el virus del Ébola, la fiebre hemorrágica de Crimea-Congo, las recientes infecciones por el virus de Schmallenberg de los rumiantes y el síndrome respiratorio de Oriente Medio

(MERS), causado por un coronavirus cuyo hospedador animal es el dromedario. Y entre las enfermedades reemergentes pueden citarse las infecciones por los virus influenza, la tuberculosis, la lengua azul, la fiebre del Valle del Rift, la peste porcina africana, la peste equina africana, la enfermedad del Nilo Occidental o la enfermedad vesicular porcina.

Las amenazas de origen biológico componen un amplio espectro que comprende la aparición de enfermedades infecciosas nuevas, el resurgimiento de enfermedades endémicas, la aparición de nuevas formas de patógenos adaptados, entre los que se incluyen los resistentes a los antibióticos, así como el uso intencionado de agentes biológicos para causar daño en las poblaciones animales y humanas.

Por ello, la emergencia y reemergencia de patógenos ha obligado a reconsiderar los fundamentos de la aplicación de las políticas de vigilancia y control a seguir y han supuesto un gran impacto para la salud y la economía globales y un serio desafío para la medicina humana y la veterinaria[2,3].

## 5.1 Factores determinantes de la emergencia

Se han identificado varios factores que condicionan la aparición de las enfermedades transmisibles emergentes, pero se puede afirmar que los más relevantes son la globalización, con el consiguiente incremento de la movilidad humana y animal y el comercio internacional de productos, los cambios climáticos y en los ecosistemas, la interacción de la fauna silvestre con los animales domésticos y las personas, la adaptación de los patógenos a los nuevos hospedadores y su capacidad de atravesar las barreras de especie, el incremento demográfico humano y los cambios en la producción agraria y en particular la intensificación agrícola y ganadera.[4,5].

Estos factores están interrelacionados entre sí y todos ellos contribuyen de forma directa o indirecta, y en mayor o menor medida, a que se produzca una mayor interacción entre agentes patógenos, vectores, animales domésticos y silvestres y poblaciones humanas, que en conjunto serían los responsables del incremento numérico de enfermedades emergentes y reemergentes registrado en los últimos años.

## 5.2 La globalización

La globalización ha actuado como una fuerza que ha tenido un profundo impacto en el comercio y la economía. Esto se ha traducido en un incremento sin precedentes de la movilidad humana y animal y el comercio internacional y, por tanto, en la frecuencia, rapidez y distancia de los movimientos de personas, animales y productos, que han tenido una influencia decisiva en la rápida difusión de enfermedades a nivel mundial.

Ello ha dado lugar a una mayor frecuencia e intensidad de los patrones de contacto entre los hospedadores y los patógenos y por tanto una mayor facilidad para su transmisión. No solo ha aumentado el número de personas que viajan, sino que los viajes son más rápidos y llegan a zonas del mundo que anteriormente no eran fácilmente accesibles. De hecho, se puede afirmar que las personas, animales y mercancías pueden dar la vuelta al mundo más rápidamente de lo que tardan en incubarse muchos agentes patógenos conocidos[4].

La movilidad de las personas ha aumentado por término medio más de mil veces desde 1800. Al empezar este siglo, casi setecientos millones de personas efectuaban viajes internacionales y se supone que esta cifra habrá superado sobradamente los mil millones en la actualidad[4].

El incremento espectacular del turismo ha provocado desplazamientos temporales masivos a las más alejadas zonas del planeta y el fenómeno de la emigración ha traído consigo el desplazamiento de personas procedentes de países con niveles sanitarios bajos y que incorporan a las sociedades de los países avanzados a los que emigran patógenos prácticamente inexistentes en estos últimos.

Ello determina que cada vez con más frecuencia se diagnostiquen enfermedades, clásicamente conocidas como tropicales, algunas de las cuales son zoonóticas.

En el año 2003, se registraron al mismo tiempo en Estados Unidos casos de SARS, del virus del Nilo Occidental y de la viruela de los simios. Ninguno de estos agentes patógenos zoonóticos se había encontrado nunca antes en territorio estadounidense[4].

La propagación de los virus influenza es también un fenómeno generalizado que afecta a las poblaciones humanas y de aves; en ocasiones, a una sola especie; en otras, es el resultado del contacto de unas con otras[4], provocándose pandemias de alcance mundial, como ha ocurrido en los últimos años con las pandemias de gripe aviar y gripe A.

No cabe duda de que los movimientos de personas y animales son factores que desempeñan un papel esencial en la expansión de las enfermedades infecciosas de un territorio a otro. Se conocen claros ejemplos en el pasado cuando se producían invasiones o colonizaciones de áreas geográficas del mundo por ejércitos y población civil procedentes de países afectados por dichas enfermedades.

Es conocido que los ejércitos invasores de Genghis Khan, Atila y Napoleón llevaron la perineumonía bovina y la peste bovina a los territorios que conquistaron y que los colonizadores europeos llevaron a América nuevas enfermedades humanas, entre las que se cuentan la viruela, el tifus, la difteria, la peste bubónica, la fiebre amarilla, el sarampión, la gripe y otras, así como enfermedades transmisibles animales[5].

La propagación de la peste bovina por toda Europa después de la Primera Guerra Mundial hizo necesaria la creación de una organización (la OIE, creada en 1924) que se responsabilizase de facilitar a los distintos países una correcta y fiable información sobre las distintas enfermedades, de manera que los países vecinos pudieran mantenerse libres de ellas, siempre y cuando se garantizara la seguridad de las fronteras. Por ello, se pensaba que el mejor sistema para controlar la expansión de las llamadas «enfermedades transfronterizas» era los controles fronterizos[5].

Pero en la actualidad, la expansión del comercio internacional ha alcanzado un nivel tal que el concepto de fronteras infranqueables ya no es tan fiable como lo era anteriormente. El número de animales y productos de origen animal que cruzan las fronteras ha alcanzado máximos históricos y la instauración del libre comercio por casi todo el planeta hace cada vez más difícil impedir la entrada de las enfermedades transfronterizas[5].

Las enfermedades transmitidas por los alimentos siguen siendo un factor importante para la epidemiología de las enfermedades emergentes. En la actualidad, se conocen más de doscientas enfermedades de este tipo[6]. El comercio alimentario complejo y global brinda una oportunidad más para que los patógenos circulen entre nuevos hospedadores y poblaciones[4].

La expansión del comercio mundial de alimentos, en las últimas décadas, ha traído consigo un aumento significativo del alcance y la gama de estas enfermedades. Se estima que las exportaciones cárnicas (de vacuno, porcino y ave) en el mundo entero se elevan a un total de 17,7 millones de toneladas[7], con un crecimiento anual de aproximadamente el 5 % desde 2003.

Los casos de rabia importada a Europa por perros o gatos de turistas procedentes de zonas endémicas, la enfermedad de Crimea-Congo, la fiebre amarilla causada por *Flavivirus* asociada a primates, distintas fiebres hemorrágicas por *Arenavirus* asociadas a roedores, y algunas infecciones contraídas por viajeros fuera de su país (se estima que el 90 % de las salmonelosis en Suecia son importadas) constituyen buenos ejemplos de enfermedades emergentes relacionadas con la movilidad.

La existencia de fallos en las medidas de control y vigilancia sanitaria o la falta de recursos para llevarlas a cabo, como ha sucedido con las infecciones por el virus del Nilo Occidental o de la gripe aviar, favorece la emergencia de enfermedades.

Ejemplos de estas actuaciones defectuosas son el establecimiento de cuarentenas inadecuadas en la importación de animales por falta de instalaciones o inadecuación de las mismas, la falta de personal debidamente formado y de técnicas o criterios de diagnóstico frente a los patógenos no bien conocidos o la aplicación de políticas y normativas adaptadas a situaciones distintas desde el punto de vista social, sanitario o científico, etc., explican algunos casos de fracasos rotundos en el control de algunas enfermedades.

## 5.3 Cambios en los ecosistemas

Otro factor determinante de la emergencia de nuevas enfermedades animales y humanas está relacionado con las alteraciones del medioambiente y los ecosistemas.

Es de destacar en este ámbito las acciones humanas llevadas a cabo por muy diversos medios, como la deforestación de amplios territorios en ciertas zonas del mundo o la construcción de grandes presas hidráulicas y otras actuaciones similares que tienen un impacto muy desfavorable al proporcionar nuevos o más duraderos nichos a los vectores transmisores de patógenos responsables de enfermedades humanas o animales.

La destrucción de los hábitats naturales ha obligado a poblaciones animales a hacinarse en zonas donde sus posibilidades evolutivas son limitadas o donde se hallan patógenos nuevos para esos animales, lo que ha facilitado la emergencia de nuevas enfermedades.

La aparición de caballos infectados con el virus Hendra y de cerdos afectados por los virus Menangle y Nipah se atribuirían a los cambios de hábitat que han hecho que los murciélagos frugívoros vivan más cerca de los humanos y de los animales domésticos[8].

La modificación del ecosistema causada por los vertidos antrópicos sería la causa de la emergencia de *Pfiesteria piscicida*, un dinoflagelado causante de una elevada mortalidad en peces que afecta también a los humanos[9].

Cambios medioambientales provocados por los nuevos usos de la tierra y el desarrollo agrícola han sido frecuentemente responsables de brotes de enfermedades previamente no conocidas y con frecuencia de origen zoonótico, ya que pueden actuar aumentando el contacto de las personas con los reservorios de la enfermedad o la proliferación de los agentes patógenos en su hospedador natural.

Así, la emergencia de la enfermedad de Lyme en EEUU y Europa se vio favorecida por la reforestación que hizo aumentar la población de ciervos que se infectaron a partir de las garrapatas portadoras del patógeno, el vector de la enfermedad[4]. El traslado de la población hasta estas áreas aumentó el contacto con el vector.

De forma similar, la extensión de los cultivos de arroz en Asia ha incrementado el contacto de las personas con el ratón de campo, el reservorio de los *hantavirus*, y ha aumentado la frecuencia de la fiebre hemorrágica producida por este virus. Asimismo, el crecimiento desmesurado de los pequeños roedores (topillos), como ocurre con periodicidad en Castilla y León, ha determinado un incremento del número de casos humanos de tularemia[4].

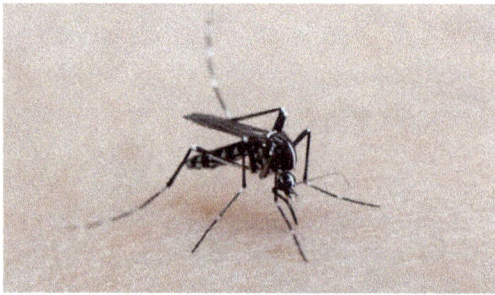

**Figura 2**

Mosquito tigre

Las infecciones transmitidas por mosquitos (Figura 2) y otros artrópodos se ven favorecidas por la extensión de la superficie de aguas estancadas, donde se multiplican estos vectores. De hecho, los brotes de fiebre del Valle del Rift en Egipto se asociaron a la construcción de presas y coincidió además con periodos de lluvias intensas.

Asimismo, la implantación de asentamientos en torno a las grandes ciudades en países de limitado desarrollo socioeconómico ha provocado la creación de zonas de alta densidad de población en las que las condiciones de higiene, abastecimiento de agua potable, alcantarillado, etc., son muy deficientes. En estas condiciones se favorece la aparición de enfermedades como la leishmaniasis, asociada a roedores y a vectores invertebrados que determinan un incremento muy notable de su prevalencia estimada a escala mundial en 12 millones de casos y con una incidencia anual en torno a 2 a 2,5 millones de nuevos casos, 1,5-2 de leishmaniasis cutáneas y 500.000 de leishmaniasis visceral.

También, la continua expansión de núcleos urbanos hacia la periferia, o la creación de nuevos asentamientos humanos en países de todo tipo, crea desequilibrios poblacionales entre las especies animales que los ocupaban y una mayor proporción de animales «sinantrópicos» (peridomésticos) como palomas, gorriones, cigüeñas, ratas o ratones, y particularmente las primeras traen consigo el establecimiento de colonias de estos animales y como consecuencia la emergencia de casos de zoonosis asociadas como la histoplasmosis, criptococosis o incluso la tuberculosis.

Y en relación con ello, constituye un motivo de creciente preocupación la formación en las ciudades españolas de colonias de aves exóticas (cotorras, loros, periquitos…) escapadas o liberadas de su cautividad, que podrían dar lugar a la transmisión de enfermedades aviares a otras aves o a las personas como la ornitosis, tuberculosis, salmonelosis y otras enfermedades.

La práctica de actividades cinegéticas implica un riesgo sanitario. Así, está descrito el contagio con tularemia en el curso del desollado de liebres o conejos de caza, como también el de triquinelosis, toxoplasmosis, sarcosporidiosis, por consumo de carne de piezas de caza parasitada, o la enfermedad de Lyme, por contacto con reservorios medioambientales.

Últimamente, constituye un motivo de preocupación la elevada prevalencia de la tuberculosis en jabalíes y ciervos de algunas zonas del sur de nuestro país[16,17], como lo es también en el Reino Unido la presencia en tejones[17,20].

En zonas tropicales de África, América o Asia, se conoce la emergencia de algunas enfermedades animales, particularmente de simios o murciélagos, que se transmiten a personas, como es el caso del Ébola y otras.

## 5.4 Cambios climáticos

De forma habitual se producen periódicamente cambios de las condiciones climáticas en la mayoría de los territorios del mundo y ello tiene consecuencias más o menos destacadas.

Pero resulta preocupante que la mayoría de los estudios realizados sobre la evolución del clima coincidan en predecir un cambio climático de larga duración con un aumento de la temperatura. Este incremento parece deberse, en gran medida, al efecto invernadero provocado por la emisión de gases producidos por la actividad humana.

El impacto del calentamiento global está provocando cambios en el comportamiento de muchas especies animales, como por ejemplo de los patrones migratorios de aves y otras especies, perturbación de los ecosistemas naturales y un favorecimiento de las condiciones ideales para la propagación de enfermedades, especialmente aquellas vinculadas a vectores, como mosquitos y garrapatas, agua y alimentos.

El cambio climático ha producido un aumento en el número de vectores, por ser las nuevas condiciones climáticas más favorables para su reproducción, provocar un incremento de su capacidad vectorial, ser más susceptibles y replicar en mayor cantidad el agente patógeno y ocupar un rango de distribución geográfica mayor, al ser capaces de ocupar nuevos territorios y latitudes[10].

La aparición de enfermedades transmitidas por vectores artrópodos, se explica en parte por el hecho de que estos son poiquilotermos y, por ello, están influidos por los cambios de las temperaturas para su desarrollo, reproducción, comportamiento y dinámica poblacional. El aumento de la temperatura y la humedad facilita el desarrollo de los insectos vectores, en tanto que un descenso lo limita.

Así, los mosquitos tropicales tales como las especies de *Anopheles*, que transmiten varias enfermedades como la malaria, requieren temperaturas por encima de 16 °C para completar sus ciclos vitales[11]. Cambios mínimos en una zona determinada tienen efectos inmediatos en la dinámica de las poblaciones de artrópodos capaces de actuar como vectores de transmisión de patógenos.

Para que el agente patógeno progrese en un nuevo territorio y se considere emergente, tanto el vector como el patógeno han de ser capaces de multiplicarse en el nuevo medio. Pero no es fácil predecir los brotes de enfermedades emergentes exclusivamente en base a factores climáticos, ya que inciden otros condicionantes de gran complejidad y variabilidad.

Insectos vectores de enfermedades se han extendido hacia otras zonas geográficas, provocando un incremento de las enfermedades que difunden. Ese ha sido el caso del paludismo, la fiebre amarilla o el dengue en humanos en ciertas zonas de América en las que anteriormente no se encontraban presentes o la reciente aparición de la fiebre del Valle del Rift en África Oriental, determinada en parte por el fenómeno de El Niño-Oscilación Sur que provocó abundantes precipitaciones y una multiplicación de las poblaciones de mosquitos vectores[12].

La instalación permanente de los vectores eficientes transmisores de algunos patógenos víricos (dengue, fiebre amarilla, chikunguña, fiebre del valle del Nilo Occidental) como el *Aedes albopictus* (mosquito tigre) en algunas zonas de España, supone una seria amenaza para la salud pública y un motivo de preocupación para las autoridades sanitarias.

La lengua azul ha sido otro buen ejemplo de una enfermedad animal que se ha extendido desde el continente africano hacia el sur de Europa, y en particular en nuestro país, por la instalación de las especies de vectores *Culicoides* capaces de transmitir el virus causante de la enfermedad en los rumiantes.

Otro buen ejemplo es la fiebre del valle del Nilo Occidental, que se describió por vez primera en Nueva York en 1999 y en el curso de diez años se extendió por todo el país. Esta fue descrita por vez primera en el sur de España en 2010 y afectó a caballos y a algunas personas en las que produjo una meningoencefalitis.

En el ámbito marino también puede citarse el caso de la biotoxina Ciguatera, tradicionalmente presente en aguas de los océanos Pacífico e Índico, además de en el mar Caribe, y que ha sido detectada en los últimos tiempos en las Islas Canarias y en Madeira, asociada a la instalación de la diatomea *Gamberdiscus excentricus*, que es incorporada por los peces y que se transmite a humanos, por el consumo de pescado en el que se ha bioacumulado y en los que provoca serias alteraciones de salud de tipo neurológico, gastrointestinal y circulatorio que obliga su hospitalización[13,14].

## 5.5 La fauna salvaje y su interacción con los animales domésticos y personas

Los animales de vida silvestre pueden desempeñar un papel relevante en la transmisión de determinadas enfermedades a los animales domésticos y los humanos. Al expandirse las poblaciones humanas, los lugares de esparcimiento y los cambios en los ecosistemas y el hábitat de la fauna, se multiplican también los puntos de contacto entre las poblaciones humanas y animales.

La aparición de nuevas enfermedades ha ocurrido a escala mundial en una amplia gama de especies salvajes y hábitats[6] y se ha constatado que el abanico de enfermedades infecciosas que afectan a la fauna salvaje es actualmente mucho más amplio en la actualidad de lo que era en el siglo pasado, provocando pérdidas en la fauna, por oposición a los brotes esporádicos o limitados que se observaban anteriormente.

Progresivamente, se pone de manifiesto una relación mayor entre la fauna salvaje y las zoonosis emergentes, lo que tiene implicaciones serias, ya que las poblaciones de esos animales pueden ser reservorios de patógenos que constituyen una amenaza para los animales y los humanos. Por otra parte, las enfermedades de la fauna silvestre amenazan la conservación de la biodiversidad mundial.

Los desplazamientos de animales salvajes, que tienen lugar cuando los humanos llevan a los animales de unos lugares a otros, son un medio clásico de repoblación, pero también han facilitado la aparición de enfermedades emergentes en los nuevos lugares. Así, en Estados Unidos cuando se desplazaron mapaches de los estados del sudeste a la zona del Atlántico Medio y Nueva Inglaterra, se produjeron brotes enzoóticos de rabia, enfermedad que apareció en nuevos lugares por los desplazamientos de zorros y coyotes.

La propagación del moquillo entre los perros silvestres y los leones del Serengueti, la toxoplasmosis en las focas de la costa californiana y la tuberculosis bovina en el Parque Kruger de Suráfrica son claros ejemplos de enfermedades emergentes cuyo agente patógeno se transmitió de los animales domésticos a los salvajes provocando resultados devastadores[15].

En Europa, y en particular en nuestro país, también contamos con un ejemplo de emergencia y reemergencia de gran actualidad; se trata, como ya se ha comentado anteriormente, del incremento de prevalencia de la tuberculosis en los tejones en el Reino Unido y en jabalíes y ciervos de la mitad sur de España, ligados estos últimos a cambios llevados a cabo en el manejo de estas poblaciones, que son confinadas en fincas junto a animales domésticos, compartiendo con frecuencia los puntos de alimentación y bebida. Esto ha determinado un incremento de prevalencia muy preocupante, que en algunos lugares llega a ser del 50 al 60 %, interfiriendo las campañas de saneamiento que se realizan en los animales domésticos[16,17].

Otro ejemplo recientemente vivido en las cercanías de Madrid ha sido la elevación de la población de liebres en la zona periurbana del municipio de Fuenlabrada, que trajo consigo un espectacular incremento de la prevalencia de leishmaniasis y humanos entre 2010 y 2011.

La mayoría de las enfermedades emergentes humanas son resultado de una exposición a los patógenos zoonóticos por la transmisión natural entre los animales y los humanos. La transmisión puede provenir directamente de un reservorio primario o pasando por hospedadores intermedios secundarios o terciarios. Por ejemplo, los virus Hendra, Menangle y Nipah, que como ya se ha comentado, utilizan murciélagos frugívoros como portadores u hospedadores para este importante grupo de enfermedades.

La aparición del SARS parece haberse debido a una fuente animal en China, habiéndose desencadenado por los contactos entre personas y animales que ocurren en las ferias de animales exóticos.

## 5.6 Fenómenos de adaptación de los patógenos

Se conoce bien la capacidad de adaptación y variabilidad de los patógenos. Estas dependen principalmente del tipo de agente patógeno, siendo mucho más manifiestas en los virus, en particular, los virus ARN. Ello es debido a la singularidad de su sistema de reproducción y a su capacidad de mutación y de recombinación genética. Estas características conducen a la aparición de cepas víricas altamente patógenas.

Un ejemplo muy genuino lo constituyen los virus influenza, muy en particular, los aviares, responsables de brotes muy frecuentes[18] que a menudo evolucionan en forma de verdaderas epizootias y en ocasiones epidemias y pandemias humanas, como ha sido recientemente el caso de los virus influenza aviares H5N1 y H1N1 y las anteriores, que provocaron la muerte de millones de personas, particularmente, la llamada gripe española, de principios del siglo XX, aunque también las gripes asiática y de Hong Kong.

Esas pandemias fueron causadas por virus influenza de origen animal y se produjeron como consecuencia del intercambio de segmentos de material genético entre cepas aviares y humanas y en su caso porcinas, dando lugar a la aparición de un nuevo virus capaz de infectar a los seres humanos.

Las causas que provocaron estas epidemias se debieron a la estrecha convivencia entre personas y animales, particularmente, cerdos y aves, estas últimas domésticas y silvestres, especialmente acuáticas, que suelen ser portadoras de los virus y que los trasladan a largas distancias gracias a sus vuelos migratorios.

Este posible escenario sería hoy en día favorecido por la peculiar integración de los sistemas de producción aviar y porcina practicada en algunos países asiáticos.

En el caso de las bacterias, hay que tener en cuenta la presión ejercida por los antimicrobianos, tanto por su utilización como tratamiento en humanos como en animales, como cuando se han utilizado como promotores de crecimiento, lo que en la actualidad no está permitido. Ello ha dado lugar a la generación de resistencias en los hospedadores iniciales, que pueden transferirse a otros hospedadores, incluidos los humanos, lo que en la actualidad supone una gran preocupación para las autoridades sanitarias internacionales que han puesto en marcha un plan específico para luchar contra esta problemática.

## 5.7 Atravesar la barrera de especie

Otro factor que influye en la emergencia de enfermedades animales es la mayor incidencia de patógenos que han sido capaces de atravesar la barrera entre especies. Cuanto mayores sean los contactos entre especies, mayores son las oportunidades de que agentes de una especie puedan adaptarse a otras, reproduciendo en las nuevas especies la enfermedad de la inicial o una forma de presentación modificada.

La aparición de virus influenza en aves domésticas como consecuencia de su transmisión desde aves silvestres y su ulterior transmisión a humanos es un buen ejemplo de emergencia de una enfermedad[18]. También lo es la transmisión de los virus Nipah de los murciélagos frugívoros a cerdos y personas. La presencia del moquillo en leones del Parque Serengueti en Tanzania, que se ha citado anteriormente, es otro ejemplo al respecto[19].

La transmisión de *Mycobacterium bovis* de los bovinos o los caprinos a los ciervos y jabalíes, que con posterioridad podrán infectar de nuevo a las anteriores, es un problema sobradamente conocido en EEUU y en nuestro país[16,20].

La más que probable adaptación del agente del *scrapie* ovino a los bovinos, provocando la encefalopatía espongiforme bovina es otro ejemplo destacado de cómo puede atravesarse la barrera de especie determinando además la adquisición de capacidades nuevas, como la de transmitirse a otras nuevas especies como los humanos, otros rumiantes y felinos domésticos y silvestres.

También resulta pertinente referir la infección por *Escherichia coli* 0157:H7 en humanos por la transmisión del agente desde los bovinos.

## 5.8 Cambios demográficos

El incremento de las poblaciones humanas y animales, en muchas ocasiones sin un debido aumento de la bioseguridad que permita minimizar los riesgos de infección, conlleva un aumento en los contactos de riesgo y, consecuentemente, en la transmisión de agentes patógenos.

A este respecto es pertinente también hacer una referencia a los cambios demográficos que conducen a un aumento del número de individuos más susceptibles. Así, la prolongación de la vida determina que muchas personas alcancen edades avanzadas. Estos individuos, cuyo sistema inmunitario está más debilitado, son más susceptibles a sufrir infecciones, particularmente alimentarias. Las personas malnutridas también presentan una menor capacidad de respuesta inmune.

Otras enfermedades como el SIDA o el cáncer o la utilización de tratamientos médicos agresivos (trasplantes, quimioterapias o radioterapias frente a procesos oncológicos) producen también inmunodepresión. Estas personas son más propensas a adquirir infecciones oportunistas como la criptosporidiosis, leishmaniasis, tuberculosis, salmonelosis, campilobacteriosis, listeriosis, toxoplasmosis, ornitosis, etcétera.

## 5.9 Los cambios en la producción agraria

Otro factor que provoca la emergencia de enfermedades animales es la transformación que ha experimentado la ganadería. El caso de la encefalopatía espongiforme bovina es un ejemplo de cómo los cambios realizados en el tratamiento de materias primas, como las harinas de carne y hueso, fueron capaces de inducir una nueva enfermedad en el ganado bovino de extraordinaria importancia en la salud pública, la seguridad de los alimentos y en la economía.

La emergencia de cepas de bacterias resistentes a los antibióticos se está atribuyendo a la administración de antibióticos para estimular el crecimiento de los animales. La acuicultura y la repoblación fluvial para la pesca recreativa tampoco están exentos de emergencias patógenas. *Streptococcus iniae*, un organismo bacteriano descrito recientemente, ha estado asociado con la epizootia de meningitis en ejemplares de piscifactorías en la pasada década[5].

La enfermedad del tambaleo, causada por *Myxobolus cerebralis*, se ha convertido en una de las principales amenazas para la trucha arco iris salvaje en muchos ríos del oeste de EEUU, ya que ha habido transmisión de un área a otra al desplazar a peces infectados de los viveros[21].

En conclusión, aunque no hay razón para la alarma, la emergencia y reemergencia de las enfermedades infecciosas es una realidad que requiere una particular atención. Por ello, en la actualidad se están revisando los criterios de abordaje de este nuevo contexto y se están realizando considerables esfuerzos y aportando recursos desde los organismos de investigación, organizaciones y agencias internacionales y países interesados para estudiar el comportamiento de estas enfermedades, con el objetivo de conocer mejor los factores que afectan a la emergencia y de fortalecer los sistemas de vigilancia y control.

## Bibliografía

1.  Cleveland S, Laurenson MK, Taylor MH. Diseases of humans and their domestic animals: Pathogen characteristics, host range and the risk of emergence. Phil Trans R Soc Lond B. 2001. 356: 991-999. DOI: 10.1098/rstb.2001.0889

2.  Woolhouse, MEJ. Population biology of emerging and re-emerging pathogens. Trends Microbiol. 2002. 10 (10 Suppl): 3-7. DOI: 10.1016/s0966-842x(02)02428-9

3.  Morens DM, Folkers GK, Fauci AS. The challenge of emerging and re-emerging infectious diseases. Nature. 2004. 430(6996): 242-249. DOI: 10.1038/nature02759

4.  King L J. Enfermedades zoonóticas emergentes y reemergentes: desafíos y oportunidades. Adoptada por el Comité Internacional de la OIE.72ª Sesión General de la OIE. Paris 23-28 de Mayo de 2004.

5.  Brown, C. La importancia de las enfermedades emergentes para la sanidad animal, la salud pública y el comercio. 69ª Sesión General de la OIE. París 27 de mayo-1 de junio de 2001.

6.  Dazak P, Cunningham AA, Hyatt AD. Emerging infectious diseases of wildlife: threats to biodiversity and human health. Science. 2000. 297: 443-449. DOI: 10.1126/science.287.5452.443

7.  Foreign Agriculture Service. 2003. Trade Data. U.S. Department of Agriculture.

8.  Hooper PT. New fruit bat viruses affecting horses, pigs, and humans. In: Emerging Diseases of Animals, Brown C.C. & Bolin C., eds. ASM Press. 2000. Washington DC, USA, 85-100.

9.  Boesch D.F. (2000). - Measuring the health of the Chesapeake Bay: toward integration and prediction. Environ Res. 2000. 82 (2): 134-142. DOI:10.1006/enrs.1999.4010

10. Zell R. Global climate change and the emergence/re-emergence of infectious diseases. Int J Med Microbiol. 2004. 293 Suppl. 37:16-26. DOI: 10.1016/S1433-1128(04)80005-6

11. Shuman EK. Global climate change and infectious diseases. N Engl J Med. 2010. 362:1061-1063 DOI: 10.1056/NEJMp0912931

12. Linthicum KJ, Anyamba A, Tucker CJ, Kelley PW, Myers MF, Peters CJ. Climate and satellite indicators to forecast Rift Valley fever epidemics in Kenya. Science. 1999. 285(5426):397-400. DOI: 10.1126/science.285.5426.397

13. Boada LD, Zumbado M, Luzardo OP, Almeida-González M, Plakas SM, Granade HR, et al. Ciguatera fish poisoning on the West Africa Coast: An emerging risk in the Canary Islands (Spain). Toxicon. 2010. 56(8):1516-1519. DOI: 10.1016/j.toxicon.2010.07.021

14. Fraga S, Rodríguez F, Caillaud A, Diogéne J, Raho N, Zapata M. *Gambierdiscus excentricus* sp. nov. (Dinophyceae), a benthictoxic dinoflagellate from the Canary Island (NE Atlantic Ocean). Harmful Algae.2011.11:10-22.

15. Lafferty KD and Gerber L. Good medicine for conservation biology: The intersection of epidemiology and conservation theory. Conserv Biol. 2002. 16(3):593-604. DOI:0.1046/j.1523-1739.2002.00446.x

16. Vicente J, Höfle U, Garrido JM, Fernández de Mera IG, Juste, R, et al. Wild boar and red deer display high prevalence of tuberculosis-like lesions in Spain. Vet Res. 2006. 37(1): 107–119. DOI:10.1051/vetres:2005044

17. Gortázar C, Delahay R J, Mcdonald R A, Boadella M, Wilson G J, Gavier-Widen D, et al. 2012. The status of tuberculosis in European wild mammals. Mammal Review, 42 (3): 193-206. DOI:10.1111/j.1365-2907.2011.00191.x

18. Swayne D E. Highly pathogenic avian influenza. Rev Sci Tech. 2000. 19(2):463-482. DOI: 10.20506/rst.19.2.1230

19. Guiserix M, Bahi-Jaber N, Fouchet D, Sauvage F, Pontier D. The canine distemper epidemic in Serengeti: are lions victims of a new highly virulent canine distemper virus strain, or is pathogen circulation stochasticity to blame? J R Soc Interface. 2007. 4(17): 1127–1134. DOI:10.1098/rsif.2007.0235

20. Palmer MV. Tuberculosis: A reemerging disease at the interface of domestic animals and wildlife. In: Childs JE, Mackenzie JS, Richt JA (eds) Wildlife and Emerging Zoonotic Diseases: The biology, circumstances and consequences of cross-species transmission. CTMI. 2007. 315:195–215.

21. Hedrick RP, El-Matbouli M, Adkinson MA, MacConnell E. Whirling disease: re-emergence among wild trout. Immunol Rev. 1998. 166: 65376. DOI: 10.1111/j.1600-065x.1998.tb01276.x

# CAPÍTULO 6

## LA RABIA

Rafael J. Astorga Márquez, Fernando Fariñas Guerrero

### 6.1 Introducción. Antecedentes

La rabia es una enfermedad infecciosa aguda de amplísima distribución mundial, que afecta al hombre y a un gran número de especies animales domésticas y silvestres. Los griegos la denominaron *lyssa* (locura) y los romanos, *rabere* (rabiar), de donde deriva la actual denominación. Se considera una zoonosis fundamental por sus fatales consecuencias en ausencia de una terapia adecuada.

En los seres humanos, la rabia puede prevenirse mediante una atención profiláctica médica. El mayor grupo de riesgo lo constituyen niños, pues tienen mayor probabilidad de ser mordidos por perros y en lugares de alto riesgo del cuerpo (por ejemplo, la cabeza). Este origen de la rabia puede ser controlado mediante la vacunación masiva de poblaciones caninas en estas áreas geográficas (cobertura vacunal > 70 %), el acceso a la atención médica y, por supuesto, las campañas de información y concienciación social.

### Tabla 1
Datos históricos sobre la rabia

| Leyes de Eshnunna (1800 a. C.) | Indemnización por mordedura de un animal rabioso |
|---|---|
| Código Hammurabi (1760 a. C.) | Descripción de la rabia en el hombre |
| Demócrito (500 a. C.) | Descripción de la rabia en perros |
| Galeno (200 a. C.) | Extirpación quirúrgica de heridas |
| Cornelius Celsus (siglo I) | Cauterización de heridas |

## Tabla 1 (continuación)

Datos históricos sobre la rabia

| | |
|---|---|
| Girolamo Fracastoro (1546) | Teoría del contagio de la rabia; descripción de la rabia humana |
| Zinke (1804) | Demostración de la naturaleza infecciosa de la rabia (saliva) |
| Francés Galtier (1842-1908) | Virus en saliva de perros; atenuación del virus por pases en conejo |
| Louis Pasteur (1885) | Primera vacuna antirrábica |
| Dalmacio García Izcara (1904) | Lesiones del virus rábico en células nerviosas Velocidad de propagación del virus a través de los nervios (1 mm/h) |

Fuente: adaptado de «La veterinaria a través de los tiempos», editorial SERVET

La rabia es una enfermedad inscrita en la lista del Código Sanitario para los Animales Terrestres de la Organización Mundial de Sanidad Animal (OIE) que debe ser declarada oficialmente (EDO). Anualmente, la rabia produce la muerte de hasta 70.000 personas en el mundo: las principales víctimas son los niños en los países en desarrollo, siendo África y Asia los continentes más afectados (Figura 1). Aunque se cree que estas cifras están infraestimadas, pudiendo multiplicarse el número de casos por 20 en Asia y por 160 en África. El principal vector de la rabia en los países en los que la enfermedad sigue causando estragos es el perro, por lo que para prevenir los casos mortales en el hombre la primera prioridad ha de ser la lucha frente a la enfermedad en los perros, sobre todo, los errantes.

En el contexto de la lucha frente a la rabia es necesario resaltar el papel del veterinario clínico como principal garante de la salud pública mediante la vigilancia epidemiológica y comunicación de sospecha de casos a las autoridades competentes con base en la Ley de Sanidad Animal 8/2003.

El éxito de los programas de lucha antirrábica se basa en tres pilares: (i) participación comunitaria, educación y concienciación de la población; (ii) acceso a la vacunación canina masiva; (iii) acceso al tratamiento tras sufrir una mordedura. Los países están trabajando para lograr que para 2030 no haya ninguna muerte

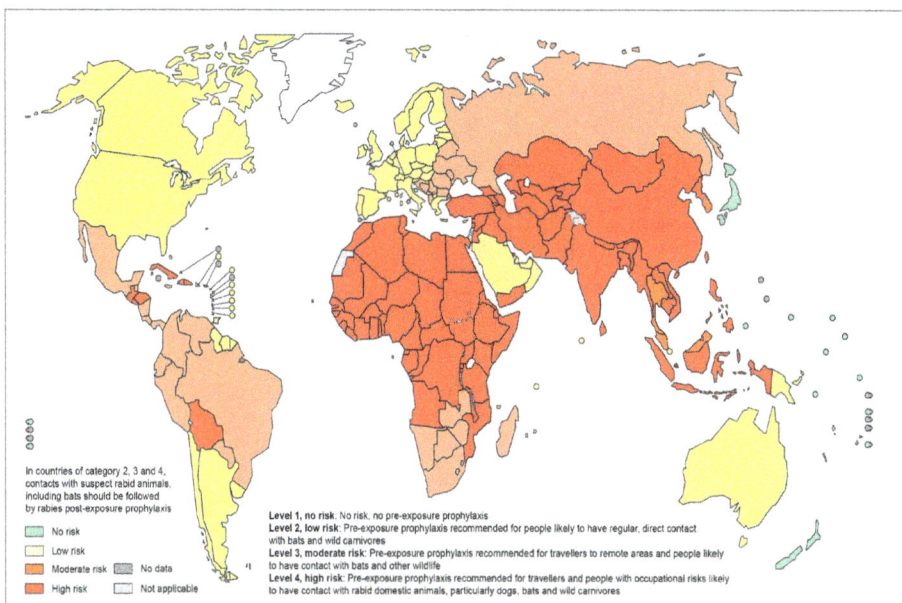

**Figura 1**
Distribución geográfica de niveles de riesgo en rabia humana (OMS, 2018)

Fuente: OMS, actualización 2018. https://www.who.int/ith/rabies2018.png?ua=1

humana por rabia, e intensificando su respuesta para relegar esta enfermedad a los libros de historia (estrategia ZERO by 30).

Aspectos básicos sobre la rabia a nivel mundial (OMS, 2018):

- La rabia es una enfermedad prevenible mediante vacunación que afecta a más de ciento cincuenta países y territorios.

- En la gran mayoría de las muertes por rabia en el ser humano, el perro es la fuente de infección. En el 99 % de los casos de transmisión a los humanos, la enfermedad es contagiada por estos animales.

- Es posible eliminar esta enfermedad vacunando a los perros y evitando sus mordeduras.

- La rabia causa decenas de miles de muertes cada año, principalmente en Asia y África.

- El 40 % de las personas mordidas por un animal del que se sospecha que padece rabia son niños menores de quince años.

- El lavado inmediato y a fondo de la herida con agua y jabón después del contacto con un animal sospechoso es fundamental y puede salvar vidas.

- La OMS, la Organización Mundial de Sanidad Animal (OIE), la Organización de las Naciones Unidas para la Alimentación y la Agricultura (FAO) y la Alianza Mundial para el Control de la Rabia (GARC) han establecido la colaboración mundial «Unidos contra la Rabia», para elaborar una estrategia común destinada a lograr que, para 2030, no haya ninguna muerte humana a causa de la rabia.

## 6.2 Actualización

### Etiología

El virus rábico (Figura 2) pertenece al género *Lyssavirus* y a la familia *Rhabdoviridae*. Presenta un marcado carácter neurotrópico y su acción sobre el sistema nervioso da lugar a una sintomatología característica que se manifiesta con signos excitativos (rabia furiosa) o signos de parálisis generalizada (rabia muda o paralítica), consecuencia de una encefalomielitis generalmente mortal.

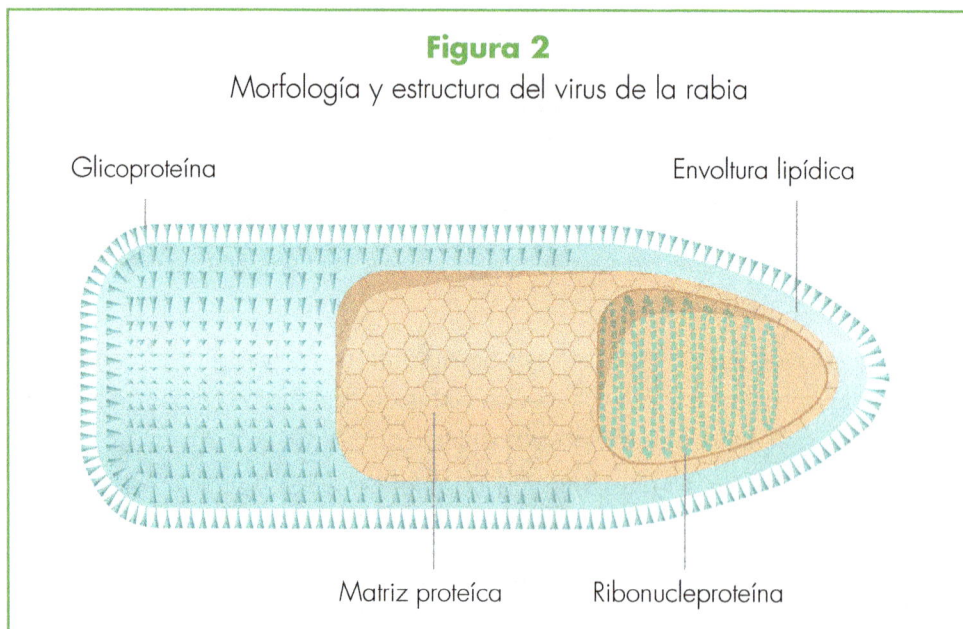

**Figura 2**
Morfología y estructura del virus de la rabia

Glicoproteína

Envoltura lipídica

Matriz proteíca

Ribonucleproteína

Este género está formado por 16 especies diferentes (Tabla 2), clasificados en la actualidad en tres filogrupos (International Committee on Taxonomy of Viruses, ICTV), aunque la mayoría de los casos están asociados a la especie clásica (especie viral canina); otras especies virales (por ejemplo, el virus de la rabia quiróptera) pueden producir cuadros rabiosos clínicamente indistinguibles de los causados por la especie viral canina.

**Tabla 2**

Clasificación taxonómica actual de los Lyssavirus

| Relesea | Level |
|---------|-------|
| 2017 | Genus Mononegavirales -> Rhabdoviridae -> Lyssavirus |
| 2017 | Species Mononegavirales -> Rhabdoviridae -> Lyssavirus -> Aravan lyssavirus |
| 2017 | Species Mononegavirales -> Rhabdoviridae -> Lyssavirus -> Australian bat lyssavirus |
| 2017 | Species Mononegavirales -> Rhabdoviridae -> Lyssavirus -> Bokeloh bat lyssavirus |
| 2017 | Species Mononegavirales -> Rhabdoviridae -> Lyssavirus -> Duvenhage lyssavirus |
| 2017 | Species Mononegavirales -> Rhabdoviridae -> Lyssavirus -> European bat 1 lyssavirus |
| 2017 | Species Mononegavirales -> Rhabdoviridae -> Lyssavirus -> European bat 2 lyssavirus |
| 2017 | Species Mononegavirales -> Rhabdoviridae -> Lyssavirus -> Gannoruwa bat lyssavirus |
| 2017 | Species Mononegavirales -> Rhabdoviridae -> Lyssavirus -> Ikoma lyssavirus |
| 2017 | Species Mononegavirales -> Rhabdoviridae -> Lyssavirus -> Irkut lyssavirus |
| 2017 | Species Mononegavirales -> Rhabdoviridae -> Lyssavirus -> Khujand lyssavirus |
| 2017 | Species Mononegavirales -> Rhabdoviridae -> Lyssavirus -> Lagos bat lyssavirus |
| 2017 | Species Mononegavirales -> Rhabdoviridae -> Lyssavirus -> Lleida bat lyssavirus |
| 2017 | Species Mononegavirales -> Rhabdoviridae -> Lyssavirus -> Mokola lyssavirus |
| 2017 | Species Mononegavirales -> Rhabdoviridae -> Lyssavirus -> Rabies lyssavirus |
| 2017 | Species Mononegavirales -> Rhabdoviridae -> Lyssavirus -> Shimoni bat lyssavirus |
| 2017 | Species Mononegavirales -> Rhabdoviridae -> Lyssavirus -> West Caucasian bat lyssavirus |

## Epidemiología

El virus de la rabia clásica (especie viral canina) está presente en todos los continentes, excepto en la Antártida. Algunos países han establecido medidas de control y vigilancia y han conseguido erradicar la enfermedad para satisfacer los requisitos de la OIE sobre el estatus sanitario «libre de rabia». En otros países, sin embargo, la enfermedad sigue siendo endémica y los principales hospedadores son los animales salvajes. La infección del ganado doméstico podría tener repercusiones económicas en algunos países; sin embargo, en aquellos países en vías de desarrollo y en transición suscitan mayor preocupación los casos de rabia en los perros domésticos que plantean una amenaza para el hombre.

Desde un punto de vista epidemiológico, actualmente, se habla de dos tipos de rabia: la rabia terrestre, mantenida por animales domésticos y silvestres, y la rabia en quirópteros, donde el virus se mantiene en colonias de quirópteros (coloquialmente murciélagos), tanto hematófagos como insectívoros o frugívoros. Es importante remarcar de nuevo que en el género *Lyssavirus* existen diferentes especies virales y que todos los Lyssavirus son capaces de causar la rabia o enfermedades semejantes a la rabia en el hombre y en los animales.

Algunos trabajos llevados a cabo en Etiopía y otros lugares han reportado el aislamiento de Lyssavirus en perros sanos (principalmente, especies virales quirópteras), lo que ha dado lugar a la hipótesis todavía no comprobada de que puede haber animales que se encuentren en un verdadero estado de portador, aunque como decimos esto requiere de más estudios que corroboren esta hipótesis (…).

## La rabia en España: situación actual

El resumen histórico reciente de la rabia animal en España se puede resumir en los siguientes puntos (fuente: Red Nacional de Vigilancia Epidemiológica, RENAVE):

- España (territorio peninsular e islas) ha estado libre de rabia terrestre desde el año 1978, a excepción del caso importado de Marruecos declarado en junio de 2013 y el reciente caso confirmado en Ceuta en junio de 2019.

- Desde el año 2004 se han confirmado varios casos de rabia en perros procedentes de Marruecos que han desarrollado la enfermedad al llegar a Francia, después de pasar por España.

- Ceuta y Melilla comunican casos esporádicos de rabia en perros, gatos y caballos. En 2016, se han descrito tres casos de rabia canina en Melilla.

- El *Lyssavirus* europeo de murciélagos (EBL-1) circula entre los murciélagos de distintas especies y se ha detectado en varias zonas de España.

- Descripción de nuevo *Lyssavirus* del filogrupo 3 (virus Lleida, LLEBV) a partir de murciélago de cueva (Miniopterus schreibersii) en la provincia de Lleida.

- Varios murciélagos hortelanos meridionales (*Eptesicus isabellinus*) infectados por EBLV-1 han mordido a personas.

De acuerdo con las anteriores premisas, es «potencialmente» factible la aparición de casos humanos esporádicos por mordedura de murciélago, o casos humanos en Ceuta o Melilla por mordedura de perro. El perro es la principal especie implicada en la posible aparición y mantenimiento de un brote en España, ya que la importación de un perro infectado es el escenario más probable.

En España existen diferentes normas que establecen los requisitos para el control de identificación animal mediante microchip (Ley 11/2003) o tatuaje (antes de 03/07/2011), así como el control de desplazamientos de mascotas a nivel intracomunitario (Reglamento UE 577/2013) o a terceros países (CEXGAN, Ministerio de Agricultura, Pesca y Alimentación). Aunque, a nivel práctico, cada comunidad autónoma ha establecido unas pautas de vacunación diferentes (Figura 3).

## Figura 3

Modelos de pauta de vacunación antirrábica según cada comunidad autónoma

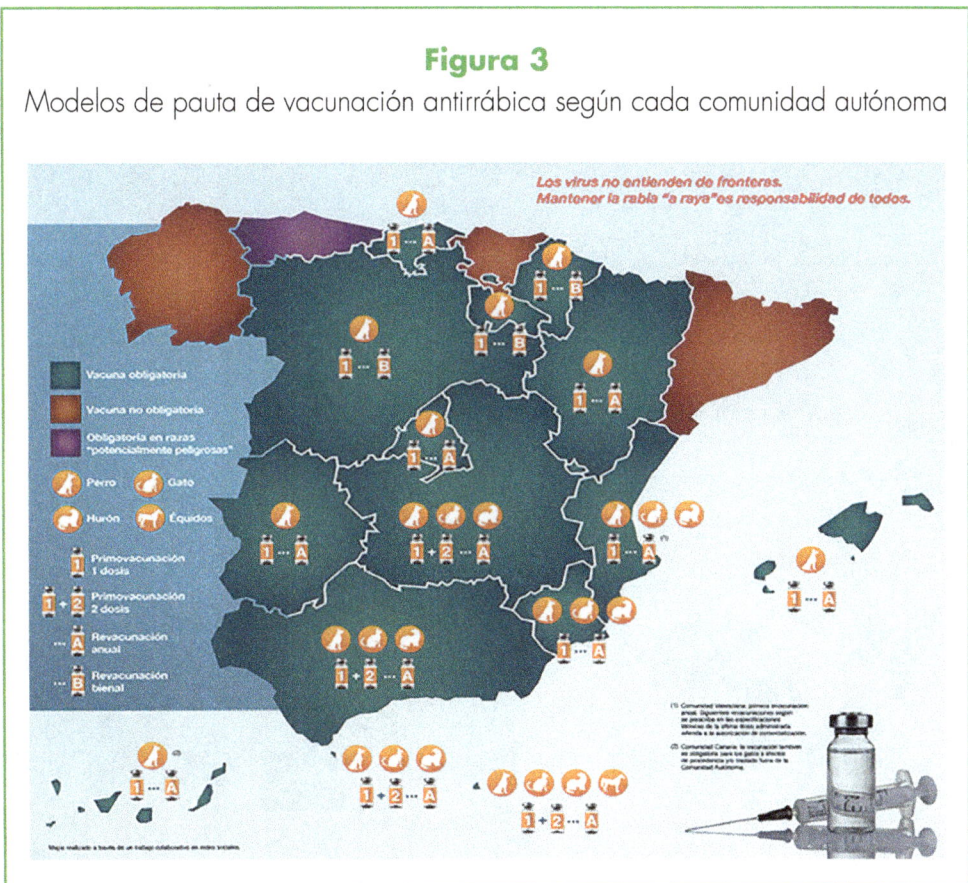

## Patogenia

La infección se transmite fundamentalmente por mordedura, aunque de forma menos frecuente también se ha descrito su transmisión en humanos a través de trasplantes (de córnea, hígado, riñón…), contacto de heridas o mucosas con saliva infectada (incluida la transmisión persona a persona a través de mordeduras), por vía aerógena, cuando la dosis infectiva es muy elevada (cuevas de murciélagos, laboratorios, etc.), o a través de vacunas que han sido deficientemente inactivadas durante su proceso de fabricación, como ocurrió en Brasil hace unos años. Desde un punto de vista patogénico, el periodo en el que la saliva del perro contiene suficiente cantidad de virus para ser contagiosa (periodo de infecciosidad de la saliva) es de 3-5 días antes del desarrollo clínico de la enfermedad (aunque se han descrito experimentalmente hasta 14-15 días antes), independientemente del periodo de incubación. Este hecho tiene una importancia extraordinaria para el diagnóstico ya que, si en el periodo de catorce días que marca la legislación para la observación el animal no desarrolla manifestaciones clínicas, puede darse como negativo y, por tanto, ante una agresión a una persona o a otro animal se descartaría la rabia.

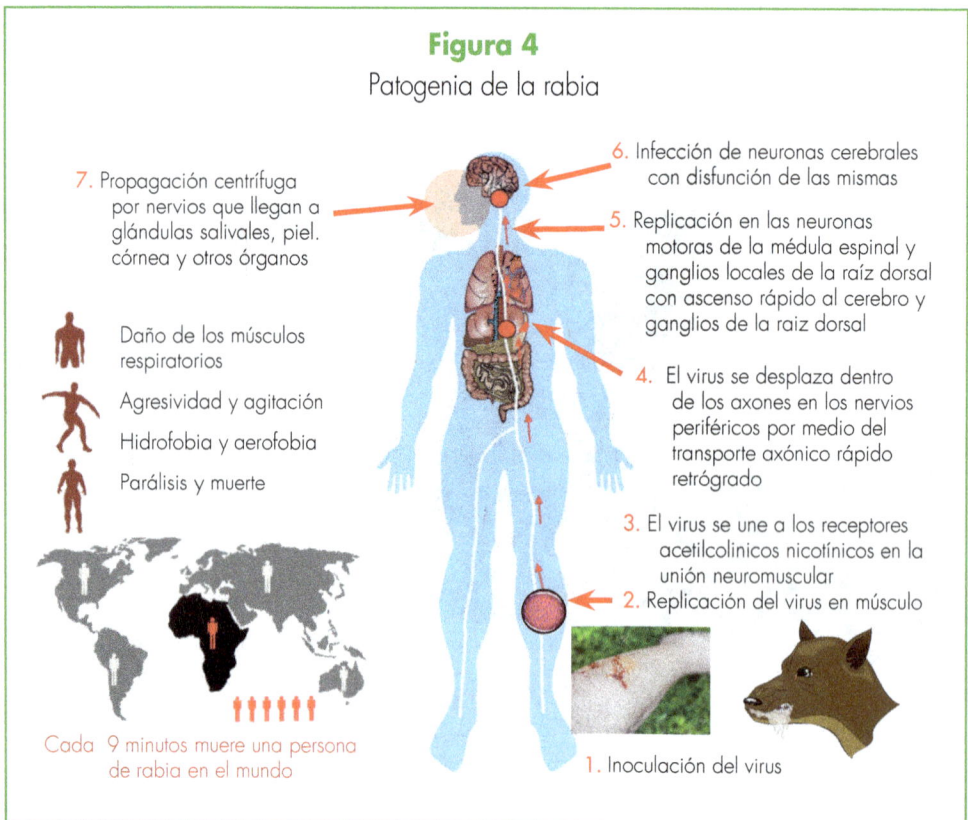

**Figura 4**

Patogenia de la rabia

7. Propagación centrífuga por nervios que llegan a glándulas salivales, piel. córnea y otros órganos

6. Infección de neuronas cerebrales con disfunción de las mismas

5. Replicación en las neuronas motoras de la médula espinal y ganglios locales de la raíz dorsal con ascenso rápido al cerebro y ganglios de la raiz dorsal

Daño de los músculos respiratorios

Agresividad y agitación

Hidrofobia y aerofobia

Parálisis y muerte

4. El virus se desplaza dentro de los axones en los nervios periféricos por medio del transporte axónico rápido retrógrado

3. El virus se une a los receptores acetilcolinicos nicotínicos en la unión neuromuscular

2. Replicación del virus en músculo

Cada 9 minutos muere una persona de rabia en el mundo

1. Inoculación del virus

El desarrollo de la infección es similar en todas las especies (Figura 4), incluido el hombre, y se caracteriza por un largo periodo de incubación. Desde que el animal o el hombre se infectan hasta que desarrollan los signos clínicos característicos, pueden pasar semanas o meses. Sin embargo, cuando los signos aparecen, la evolución es rápida, de forma que en el término medio de una semana se produce la muerte.

## Respuesta inmune

### Inmunidad innata

A nivel de respuesta inmunitaria innata frente a la rabia, sabemos que una vez que el virus se ha internalizado en la célula, esta detecta la infección a través de una molécula «sensora» llamada RIG-1 (del inglés, *Retinoic acid Inducible Gene-1*). La interacción entre el virus y esta molécula dará lugar a la producción de citocinas proinflamatorias.

Algunos ensayos murinos han constatado que la respuesta de inmunidad innata no es capaz de producir aclaramiento viral, pero otros estudios desarrollados con ratones TLR-7 null (que no expresan esta molécula) han demostrado que la ausencia de esta molécula se asocia a un incremento importante de la mortalidad en los animales, lo que confirma que la inmunidad innata confiere al menos algún grado de protección frente a la infección.

### Inmunidad adaptativa

La respuesta de inmunidad adaptativa se desarrolla tardíamente tras la infección por el virus de la rabia. La mayoría de los pacientes tardan unas semanas en desarrollar anticuerpos neutralizantes, manifestando mucho antes los signos clínicos asociados a la infección. Estos anticuerpos se encuentran solo en el suero y no en el líquido cefalorraquídeo (LCR), o al menos cuando se encuentran en este último son de bajo título/concentración. Esta débil respuesta humoral frente a la infección podría reflejar un bajo nivel de carga viral en el lugar de inoculación, lo que estimularía pobremente a linfocitos T y B, y una vez llega el virus al cerebro, habría una expansión y multiplicación que difícilmente podría ser contrarrestada por una respuesta inmunitaria potente, máxime cuando el cerebro es un órgano con ciertos «privilegios inmunológicos» impuestos por la barrera hematoencefálica.

Además, el virus de la rabia es capaz de producir alteraciones en el sistema inmunitario del paciente infectado, induciendo apoptosis de los linfocitos o alteración de la producción y acción del interferón, entre otros.

Merece especial atención el hecho de que algunas personas presentan evidencia de haber tenido contacto con el virus sin haber padecido la enfermedad, sugiriendo que han sido expuestas, experimentando una infección abortiva aclarando
el virus de forma rápida y eficiente, y evitando la progresión y el desarrollo de una
enfermedad grave.

Desde el punto de vista inmunopatológico, algunos trabajos han enfatizado
el papel que ciertas respuestas tienen en la expresión clínica de la enfermedad.
Así, se ha observado que personas y animales que producen una potente inmunidad celular Th1 frente al virus, con activación de células citotóxicas CD8+ y
alta secreción de citocinas proinflamatorias (como la IL-6), desarrollan una forma
encefalítica difusa de rabia furiosa con mortalidad mucho más temprana que
aquellos cuya respuesta frente al virus es de tipo Th2, las cuales suelen presentar
una forma paralítica de la enfermedad y tasas de supervivencia más largas.
Parece ser que esta potente respuesta Th1 en algunos pacientes se correlaciona
con un mayor grado de lesión neuronal.

## Signos clínicos

Las personas presentan una alta sensibilidad frente a la enfermedad, al igual
que determinadas especies silvestres como zorros, coyotes, lobos y mapaches. El
perro y el gato, así como otras especies domésticas (equino, bovino, pequeños rumiantes), presentan una sensibilidad moderada, mientras que las aves, los reptiles
y los peces tienen una sensibilidad escasa o nula. En función de esta sensibilidad,
pueden existir variaciones en el tipo de signos que predominan, que en el hombre
y el perro son fundamentalmente excitativos.

Los signos clínicos de la rabia en los animales varían dependiendo del efecto
del virus en el cerebro. Los signos característicos incluyen cambios repentinos en el
comportamiento y parálisis progresiva que conduce irremediablemente a la muerte. Sin embargo, en algunos casos un animal puede morir rápidamente sin haber
mostrado signos clínicos significativos.

Existen dos formas de presentación clínica:

- **Rabia furiosa.** Los animales pueden estar ansiosos, altamente excitables o agresivos
  con periodos intermitentes de depresión. Al perder la cautela y temor naturales de
  otros animales y de los humanos, los animales con esta forma de rabia pueden
  mostrar súbitos cambios del comportamiento y atacar sin provocación. A medida
  que progresa la enfermedad, son comunes la debilidad muscular, la pérdida de
  coordinación y las convulsiones. La parálisis progresiva conduce a la muerte.

- **Rabia muda o paralítica.** Los animales con esta forma de rabia pueden mostrarse deprimidos o inusualmente dóciles. A menudo sufrirán parálisis, generalmente de cara, garganta y cuello, lo que se manifiesta por expresiones faciales anormales, babeo e incapacidad para tragar. La parálisis puede afectar al cuerpo; en primer lugar, a las patas traseras extendiéndose después rápidamente a todo el cuerpo, con coma y muerte subsecuentes.

Las sospechas de la enfermedad pueden basarse en los signos clínicos, no obstante, se requieren pruebas de laboratorio para confirmar el diagnóstico. Las muestras tomadas de animales muertos deben enviarse a laboratorios oficiales para el diagnóstico. Pueden consultarse las recomendaciones de la OIE en el Código Sanitario para los Animales Terrestres de la OIE y en el Manual de Pruebas de Diagnóstico y Vacunas para los Animales Terrestres de la OIE.

## Diagnóstico

Desde un punto de vista clínico, un historial de exposición a un animal rabioso junto a la presencia de manifestaciones clínicas compatibles con la enfermedad orientan hacia el diagnóstico simple y presuntivo de rabia. El problema se suscita cuando no existe evidencia de exposición previa, lo que obliga a realizar un diagnóstico diferencial con otros cuadros neurológicos parecidos. Debido a que el diagnóstico laboratorial de la rabia no es posible hasta pasada la primera o segunda semana de la enfermedad, el diagnóstico clínico presuntivo es importante.

A nivel laboratorial, el diagnóstico asertivo de rabia se puede establecer mediante diversas técnicas, entre las que desglosamos:

- Detección de antígeno viral a nivel encefálico mediante tinción fluorescente.

- Observación a nivel histopatológico de los típicos cuerpos de inclusión viral intracitoplasmáticos (corpúsculos de Negri) (Figura 5). El problema con esta técnica es la existencia de numerosos falsos negativos (baja sensibilidad), ya que en muchos casos no es posible observar estos cuerpos de inclusión.

- PCR. Muy útil. En saliva se puede detectar precozmente cinco días después del desarrollo del cuadro clínico. Otras técnicas mejoradas, como la amplificación de secuencias de ácidos nucleicos del virus en saliva, el sedimento urinario o LCR, pueden llegar a acortar el tiempo de detección a dos o tres días después del inicio de la enfermedad. En algunos trabajos se ha confirmado incluso la detección del virus en la saliva mediante esta técnica un día después de la aparición de los síntomas.

- Cultivo y aislamiento viral en células de neuroblastoma murino. Es una técnica confirmatoria.

- Diagnóstico *in vivo* mediante biopsia cerebral o biopsia de piel de la nuca para la detección de antígeno viral en nervios que rodean al folículo piloso (solo en humanos).

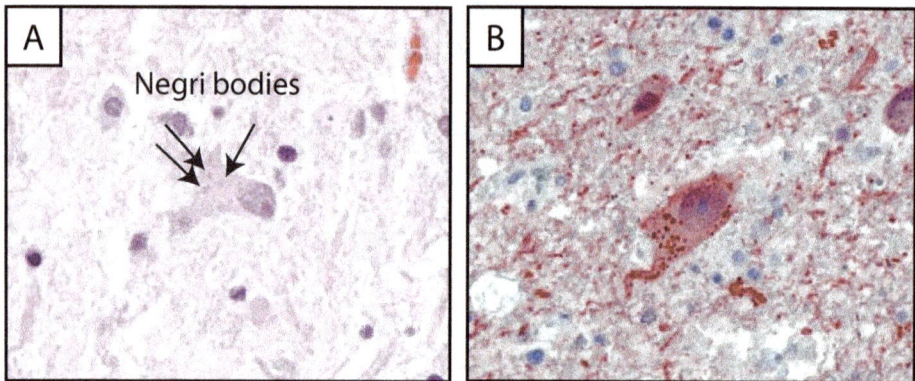

**Figura 5**
Rabia: histopatología cerebral

Fuente: CDC

## Control

En los países donde la enfermedad es endémica, se aplican medidas para tratar y reducir el riesgo de infección en las poblaciones susceptibles (animales salvajes, animales vagabundos y domésticos), para así crear una barrera entre la fuente animal de la enfermedad y los humanos. Estas medidas comprenden los siguientes aspectos: (i) vigilancia y notificación de casos sospechosos de rabia en los animales; (ii) programas de vacunación de los animales domésticos; (iii) investigación sobre vacunas y mecanismos eficaces de administración para poblaciones específicas; (iv) programas de control de la rabia en los animales salvajes, vacunación incluida (captura/vacunación/liberación o suministro de vacunas orales); (v) programas de control poblacional y de vacunación de las poblaciones de animales vagabundos.

Los programas de control de la rabia representan un reto financiero mayor para numerosos países. No obstante, el coste de la vacunación de los perros sigue siendo mínimo en comparación con los costes actuales de un tratamiento postexposición de urgencia en las personas mordidas. Tan solo un 10 % de los costes de tratamiento bastaría para reducir considerablemente e incluso eliminar la rabia canina.

La vacunación de los perros es el método de elección para controlar y eliminar la rabia en el mundo. Por motivos éticos, ecológicos y económicos, el sacrificio de los animales vectores potenciales no debe ser considerado como método prioritario de control y erradicación de esta enfermedad. Todas las campañas que han tenido éxito en la erradicación de la enfermedad han combinado el control y la reducción de las poblaciones de perros errantes y la vacunación generalizada de los perros que tienen dueño. La realización de las campañas de vacunación pretende conseguir una cobertura de alrededor del 70 % de la población canina existente en zonas donde la rabia es endémica, confiriendo así una inmunidad de «colectivo» efectiva y un beneficio directo sobre la salud pública.

En la fauna silvestre, los cebos de vacunas orales han dado excelentes resultados con ciertas especies animales (zorro, mapache, mofeta) y ha sido una solución eficaz para controlar, incluso erradicar la rabia del zorro en Europa Occidental (Suiza, 1999; Francia, 2000; Bélgica y Luxemburgo, 2001; República Checa, 2004).

En referencia a la rabia en los quirópteros, la bibliografía recoge más de seiscientas agresiones por murciélagos insectívoros en Europa desde 1985 hasta la fecha, siendo algunas de ellas de carácter mortal. En cualquier caso, la gravedad del proceso va a depender fundamentalmente del lugar y del tipo de mordedura y de la rapidez del tratamiento instaurado, siendo la única enfermedad donde existe un protocolo de tratamiento postinfección para el control de la enfermedad en el hombre.

### Profilaxis médica: vacunación antirrábica animal

No debemos olvidar que «la vacuna es el método más eficaz y seguro para proteger de la rabia al animal y a quienes conviven con él». Por ello, es muy importante continuar con el esfuerzo de vacunar a nuestros perros, gatos y hurones anualmente. No solo es importante e imprescindible vacunar de rabia, sino también establecer un protocolo de vacunación que tenga en cuenta las particularidades médicas y epidemiológicas de la población animal del país en cuestión.

En los últimos años, hemos constatado una verdadera revolución en las estrategias de lucha, sobre todo, en el campo de la profilaxis médica: (i) diseño de vacunas inactivadas a partir de virus obtenidos en cultivos celulares; (ii) candidatos vacunales de alto poder inmunizante a partir de fracciones mínimas del virus (ingeniería genética y de anticuerpos monoclonales).

Existen tres tipos de vacunas de la rabia:

1. *Vacunas con virus vivo modificado.* Se destinan principalmente a la vacunación de animales de fauna silvestre para inmunización oral (zorros en Canadá y Europa, perros mapaches, también llamados Tanuki en Finlandia). Son todas seguras y derivadas de la cepa SAD (Street Alabama Dufferin).

2. *Vacunas recombinantes vectorizadas.* Especialmente seguras. Solo llevan la glicoproteína G del virus, expresada en un vector viral poxvirus (virus vaccinia o canarypox) o adenovirus. Para inmunización oral.

3. *Vacunas inactivadas.* Son las que se emplean actualmente para la vacunación en masa de perros y gatos. Fáciles de manejar y seguras.

Debemos hacer hincapié en que la vacunación de la rabia «debería ser obligatoria» en todo el territorio nacional, con un protocolo de vacunación uniforme en todo el país. Como ya se ha demostrado con otras muchas enfermedades víricas, los virus no conocen de fronteras. Llegar a un porcentaje de inmunización menor del 70 % no solo es un riesgo para la comunidad autónoma que decide no vacunar, sino que influye de forma notable en la inmunidad de población (inmunidad de «rebaño») del resto del España. Por lo tanto, no solo se vacuna para la protección de la comunidad en particular sino para la protección de todo el territorio nacional. Existen riesgos añadidos como es que en vacaciones mucha gente viaja con sus mascotas no vacunadas a zonas donde el riesgo se multiplica. Esto conlleva además un problema legal, como es el que los propietarios de estos animales no vacunados se expongan a una sanción administrativa por parte de la comunidad de destino vacacional, que sí tiene implantada como obligatoria la vacunación antirrábica. Además, hemos de pensar que estas comunidades que no obligan a la vacunación se sitúan geográficamente muy cerca de países que no están exentos de rabia (Francia, Portugal y, muy especialmente, Marruecos), por lo que todo el territorio español debe ser considerado de riesgo.

En las campañas de vacunación en masa, el Comité de Expertos de la OMS en rabia recomienda que se practique «anualmente» la inmunización primaria de todos los perros comprendidos entre tres meses y un año. Los perros deberán revacunarse de acuerdo con la duración de la inmunidad que confiere el tipo de vacuna empleada.

Los gatos pueden vacunarse con una vacuna inactivada o de virus vivo modificado, con excepción de la cepa LEP Flury, que puede resultar dañina para estos animales. La edad recomendada para la vacunación es la misma que para los perros, y la revacunación debe ser anual hasta que se disponga de información más exhaustiva sobre la duración de la inmunidad en estos animales.

Existe una gran controversia en referencia a las revacunaciones anuales, ya que hay numerosos trabajos científicos que citan periodos de inmunidad frente a la rabia que oscilan entre escasos meses a más de cinco años de persistencia de anticuerpos neutralizantes en alto título en muchos animales. Evidentemente, la duración de la inmunidad en cada animal va a depender de múltiples factores, entre los que podemos resaltar: (i) edad, sexo y raza; (ii) enfermedades de base (neoplasias, alergias, endocrinopatías); (iii) administración de fármacos inmunosupresores (corticoides, ciclosporina, azatioprina); (iv) malnutrición; (v) estrés. Así, existen publicaciones confirmando que las razas pequeñas presentan unos niveles de seroconversión (tanto a nivel de título como de tiempo de duración de estos altos títulos) mayores y mejores que las razas grandes, produciéndose en estas un mayor número de «fallos vacunales». Igualmente, se ha comprobado que los animales menores de un año vacunados de rabia presentan un nivel de respuesta muy inferior a los adultos, lo que nos plantea la necesidad de aplicaciones vacunales *booster* en los primeros y posibilidad de revacunaciones más tardías en los últimos.

Por otro lado, tal y como hemos comentado anteriormente, otro factor a considerar es la frecuencia en nuestro país de poblaciones de perros y gatos inmunocomprometidos. Muchos son los animales sometidos a tratamientos inmunosupresores por diversas patologías (alergias, enfermedades autoinmunes, etc.), a los que hay que sumar un largo etcétera de animales sometidos a cirugías, con enfermedades crónicas o infecciones inmunosupresoras (Leishmania, Ehrlichia, FIV, FeLV, etc.). Este hecho, propicia que la probabilidad de fallo vacunal en la primovacunación se encuentre incrementada y que la duración de la inmunidad sea de posible escasa duración.

Este escenario implica que probablemente habrá animales que lleguen y superen con creces la expectativa de la vacuna, y habrá otros muchos que no lleguen a protegerse con un nivel suficiente de inmunidad.

Por todo ello, creemos conveniente y necesario llevar a cabo una política de uso racional de las vacunas, en particular de la rabia. En esta enfermedad infecciosa, a diferencia de otras, tenemos la gran suerte de poder predecir un nivel de protección asociado a un título de anticuerpos neutralizantes. Es por ello que una opción profiláctica racional pasaría por la instauración de un programa de primovacunación frente a la rabia que comenzara a las doce semanas de vida, con revacunación anual (protocolo recomendado por la World Small Animal Veterinary Association [WSAVA]), y las siguientes revacunaciones pautadas cada año, cada dos años o incluso cada tres, dependiendo del título que conserve el animal en cada una de las revisiones anuales efectuadas en la clínica para seguimiento del programa vacunal. Voces a favor de esta práctica están emergiendo desde el estamento científico, ya que diversos estudios (algunos de ellos realizados en Reino Unido y Francia) han demostrado la alta variabilidad de respuesta frente a la vacuna en los animales, lo que reclama la práctica racional del estudio serológico del animal previa a la revacunación anual. Realizar un programa de vacunación racional basado en estos supuestos elevaría el coste de estos estudios, lo que en muchos casos y países sería un problema.

Por todo ello, se aconseja la práctica sistemática de la revacunación anual ya que, aun siendo una práctica carente de fundamento científico en un alto porcentaje de los animales, es económicamente y desde un punto de vista sanitario la opción más indicada y recomendable.

Además, queremos resaltar el hecho de que algunos laboratorios fabricantes de estas vacunas señalan una duración de inmunidad estimada de dos años, sin necesidad de revacunación anual, sin embargo, los comentarios realizados y las razones esgrimidas anteriormente invalidan dichas afirmaciones para el total de los animales.

En nuestro país aparecen esporádicamente casos localizados en las ciudades autónomas de Ceuta y Melilla (Boletines Epidemiológicos, Instituto de Salud Carlos III). La cercanía geográfica con el norte de Marruecos, país con rabia endémica, junto al movimiento de animales no vacunados que contactan con perros de aquellas zonas, explica la aparición de estos casos. Ante esta situación, la Organización Mundial de la Salud recomendó el 25 de julio de 1996, en su sede social de Ginebra (Suiza), que España no dejara de vacunar a los perros y gatos bajo ningún concepto.

Por otra parte, y de mayor impacto y actualidad, no podemos olvidar el riesgo de entrada o comercio ilegal en nuestro país de animales menores de tres meses sin vacunar, procedentes de países UE y terceros; esta práctica, cada vez más habitual, constituye un riesgo sanitario de primer orden, lo que justifica aún más la implementación de un programa preventivo frente a rabia que incluya la revacunación anual.

## Prevención de la rabia frente a Lyssavirus distintos al genotipo I (especie viral canina o virus clásico)

Aunque se ha descrito un nivel de inmunidad cruzada entre los distintos virus que pueden producir la rabia, actualmente existe controversia. Los estudios efectuados hasta el momento parecen demostrar que dicha inmunidad cruzada es posible entre especies pertenecientes al mismo filogrupo, por lo tanto genética y antigénicamente «emparentadas», pero no entre *Lyssavirus* más «distantes». Así, la vacunación frente a la rabia con la especie viral canina parece conferir protección frente a la infección por *Lyssavirus* europeos y australianos (virus de rabia quiróptera), pero no frente a algunos *Lyssavirus* africanos (especialmente al virus Mokola) y asiáticos.

### Duración de la inmunidad

En perros y gatos con algunas vacunas se reporta una duración de la inmunidad de 1-3 años. Al igual que en humanos, el título a partir del cual se considera que el animal está bien inmunizado y protegido es de 0,5 UI/ml. Dichos títulos no se alcanzan hasta pasados, al menos, cuatro semanas después de la administración de la vacuna en el protocolo de primovacunación.

### Reacciones adversas

Algunos animales expuestos a la infección y vacunados posteriormente pueden morir debido al desarrollo de una respuesta inmunopatológica grave. Este tipo de reacciones puede estar mediada por anticuerpos, células T citotóxicas o ambas.

### Conservación

Las vacunas convencionales, tanto inactivadas como atenuadas, necesitan mantenerse durante su almacenamiento y transporte a temperaturas de refrigeración alrededor de los 4-6 °C. Estos requerimientos impiden que en algunas ocasiones las vacunas se mantengan en buen estado antes de su utilización, sobre todo en el caso de países del tercer mundo o en zonas poco desarrolladas, haciéndolas menos efectivas.

La rabia, que se transmite por mordeduras de un perro infectado, es un gran problema de salud pública en África y solo la atención rápida y la vacunación pueden salvar una vida. Una de las grandes dificultades es poder transportar la vacuna contra la rabia y hacerla que funcione soportando las altas temperaturas del continente. El gobierno de Tanzania, en colaboración con la Universidad Estatal de Washington, está a punto de implementar una estrategia de entrega descentralizada que utilizará a los oficiales de campo de ganado para entregar vacunas a las aldeas y un «refrigerador» hecho de arcilla. El «refrigerador», llamado *Zeepot*, es económico y práctico, y permite mantener las temperaturas por debajo de los 25 °C en el interior, incluso cuando el exterior está a más de 37 °C.

## 6.3 La rabia humana: el paradigma de las zoonosis

La rabia es considerada como una de las zoonosis más importantes en el mundo. Todo caso de mordedura por un animal doméstico o salvaje debe investigarse. Los animales salvajes que padecen rabia pierden el miedo natural a los seres humanos, con lo que aumenta el riesgo de contactos. Los signos clínicos en los animales, tales como salivación excesiva, dificultad para respirar o tragar, pueden representar un riesgo de infección desconocido para el hombre al examinar clínicamente el interior del hocico de los perros y del ganado en busca de un cuerpo extraño, o si intenta administrar la medicación con las manos desnudas.

Entre el 37 y el 57 % de las personas no vacunadas expuestas a perros rabiosos desarrollan la enfermedad. El riesgo de padecerla está asociado íntimamente a factores como la cantidad de virus presente en la saliva del animal rabioso, la localización de la mordedura y la gravedad de la exposición (número y grado de lesión de la mordedura).

La incidencia de rabia sintomática en personas no vacunadas y expuestas a virus de quirópteros, aunque desconocida, debe ser baja, como lo sugiere la alta tasa de seropositividad en personas sanas pobladores de la Amazonía, donde la exposición a la rabia del murciélago vampiro es común.

El tiempo de incubación va desde los 5-6 días hasta varios años, siendo más frecuente el desarrollo de los signos clínicos entre los 20-60 días después del contagio. Este tiempo de incubación está en parte influenciado por el lugar de exposición y tiende a ser más corto cuando el virus entra por lugares más cercanos a la cabeza/cerebro. La velocidad de propagación axonal es más rápida en el ser humano (15-100 mm/día) que en el ratón (8-20 mm/día).

Al igual que en los animales, las personas infectadas pueden desarrollar una forma furiosa de la enfermedad (65-70 %) o una forma paralítica, más común en personas expuestas a murciélagos rabiosos.

En los humanos, los primeros signos pueden incluir fiebre, cefaleas, anorexia, fatiga y vómitos, y en un 50-80 % de los casos, parestesias en el sitio de la mordida o en zonas cercanas. A medida que progresa la enfermedad, pueden presentarse otros síntomas como confusión, depresión, somnolencia, agitación o parálisis de la cara, la garganta y el cuello. En muchos pacientes se da tanto hidrofobia como fotofobia y más raramente aerofobia (fobia a las corrientes de aire). La parálisis progresiva suele conducir a la muerte.

La tasa de mortalidad una vez manifestada la enfermedad es de un 100 %, a pesar de todas las medidas de tratamiento. En 2004, una paciente de quince años a la que se aplicó por primera vez un protocolo de coma inducido (protocolo Milwaukee), que incluía la administración de ketamina, midazolam, ribavirina y amantadina, logró sobrevivir a la enfermedad sin apenas secuelas neurológicas. Desde entonces, han sido cuarenta los pacientes tratados con este protocolo, habiendo sobrevivido al menos cinco. La mayoría de los supervivientes eran jóvenes que desarrollaron una respuesta inmunitaria potente frente al virus, con producción de un alto título de anticuerpos neutralizantes en los estadios tempranos de la enfermedad.

Las personas que están en contacto con animales por su profesión, como los veterinarios y los encargados del control y contacto/seguimiento de la fauna silvestre, deben considerar «medidas de prevención» para evitar cualquier contaminación por la saliva, las glándulas salivales, el tejido nervioso de animales infectados y, en ciertos casos, protegerse mediante la vacunación. Si una persona sufre una mordedura de un carnívoro doméstico o salvaje, el médico deberá establecer de inmediato una profilaxis postexposición que incluye el lavado local de la herida con agua y jabón y posterior aplicación de antisépticos (alcohol 70°, soluciones yodadas, amonio cuaternario 1 %); además, nunca se debe suturar la herida. Finalmente, debe administrarse suero antirrábico (20 UI/kg, origen humano; 40 UI/kg, origen equino) junto a la primera dosis de vacuna, haciendo igualmente cobertura antimicrobiana de amplio espectro.

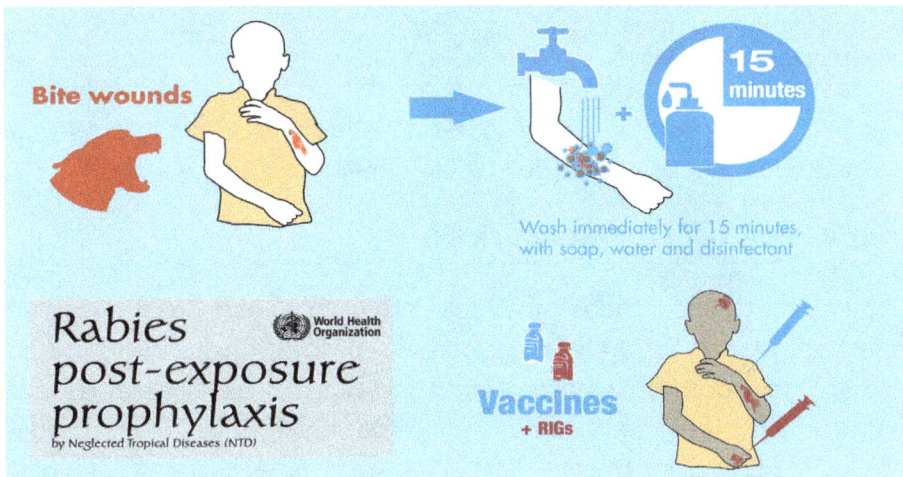

**Figura 6**
Esquema de profilaxis postexposición tras mordedura canina

Fuente: OMS

## 6.4 Vacunación antirrábica en humanos

### Inmunología de la vacunación antirrábica

La protección que confiere la vacuna está basada en la producción de anticuerpos neutralizantes, lo que requiere de la participación de los linfocitos T (respuesta humoral T dependiente), que son inducidos por las vacunas inactivadas. La vacuna produce linfocitos B de memoria que parecen persistir a lo largo de la vida del individuo vacunado, y que pueden ser reactivadas diez o más años después. La respuesta Th1 con activación de células citotóxicas CD8+ no son activadas por la vacuna ni contribuyen a la protección frente a la enfermedad, más bien lo contrario.

En cuanto a la vía de administración, se ha comprobado que la administración intradérmica genera una mejor respuesta de anticuerpos neutralizantes, con menos carga antigénica que la vía intramuscular y esta, a su vez, mejor que la subcutánea. Por lo tanto, en pacientes inmunosuprimidos o que estén tomando fármacos inmunosupresores (corticoides, cloroquina, etcétera) se recomienda utilizar la vía intradérmica o intramuscular antes que la subcutánea.

### Inmunización pasiva

El antisuero solo no es capaz de prevenir la rabia y no está recomendado su uso, excepto en combinación con la vacuna. Si este es administrado antes de la vacuna, puede interferir con la inmunización activa.

### Inmunización activa

A diferencia del resto de las vacunas, donde la vacunación postexposición se ha demostrado inútil, en el caso de la rabia constituye una excepción.

### Inmunización activa preexposición

Algunos estudios realizados en Australia sobre 1500 personas vacunadas han demostrado que solo un 0,48 % no alcanza el nivel de protección, estimado en 0,5 UI/ml. Las vacunas más aconsejadas son aquellas provenientes de cultivos celulares, más concretamente la HDCV (Hamster Kidney Cell Culture Vaccine) y la PCECV (Purified Chick Embryo Cell Culture Vaccine). Actualmente, el protocolo preexposición según los CDC se basa en la administración de tres dosis de la vacuna en los días 0, 7, 21 o 28. La dosis usual es de 1 ml y se administra vía intramuscular. Otros protocolos aceptados actualmente (OMS) están reflejados en la Tabla 3.

## Tabla 3
### Resumen de las principales pautas de vacunación antirrábica preexposición

| Nº de dosis | Vía de administración | Dosificación | Inmunoglobulina antirrábica | Días de administración |
|---|---|---|---|---|
| 4 | Itradérmica bilateral | 0,1 UI | No | 0 y 7 |
| 2 | Intramuscular unilateral | Vial completo | No | 0 y 7 |

## *Inmunización activa postexposición*

En EEUU hasta 2009, las indicaciones para la postexposición recomendaban la administración de suero hiperinmune antirrábico (inmunoglobulinas) en el día 0, y la vacuna en el día 0 (junto al suero), 3, 7, 14 y 28, es decir, un total de cinco dosis de vacunas. En Europa, se recomendaba hasta una sexta dosis a los noventa días. Debido en parte a problemas de abastecimiento de estas vacunas en EEUU, fue adoptado un régimen de vacunación con cuatro dosis en los días 0, 3, 7 y 14. Los estudios epidemiológicos y clínicos parecen demostrar que tanto una quinta como una sexta dosis no elevan sustancialmente el título de anticuerpos neutralizantes comparado con las cuatro dosis, por lo que se justifica este último esquema de inmunización más corto. Actualmente, la OMS recoge las siguientes indicaciones y protocolos de profilaxis postexposición (Tablas 4 y 5).

## Tabla 4
### Resumen de las principales pautas de vacunación antirrábica posexposición

| Vacunación | Nº de dosis | Vía de administración | Dosificación | Inmunoglobulina antirrábica | Días de administración |
|---|---|---|---|---|---|
| Sí (preexposición o posexposición) pauta acelerada | 2 | Intradérmica unilateral | 0,1 UI 0 y 3 | No | 0 y 3 |
| | 2 | Intramuscular unilateral | Vial completo | No | 0 y 3 |
| | 4 | Intradérmica cuatro lados (deltoides, muslos o áreas supraescapulares) | 0,1 UI | No | 0 |
| No, pauta completa | 6 | Intradérmica bilateral | 0,1 UI | | 0, 3 y 7 |
| | 4 | Intramuscular unilateral | Vial completo | Solo en exposiciones de categoría III | 0, 3, 7 y entre 14 y 28 |
| | 4 | Intradérmica bilateral dos primeras dosis y unilateral las dos siguientes | 0,1 UI | | 0, 7 y 21 |

## Tabla 5
Profilaxis posexposición recomendada por la OMS

| Tipo de contacto con un animal rabioso | Medidas profilácticas posexposición |
|---|---|
| Tipo I: tocar o alimentar animales, lamedura sobre piel intacta. | Ninguna. |
| Tipo II: mordisco en piel expuesta, arañazo o erosiones leves, sin sangrado. | Vacunación y tratamiento local de la herida, de inmediato. |
| Tipo III: morderuras o arañazos transdérmicos (uno o más), lameduras en piel lesionada, contaminación de mucosas con saliva por lamedura, contacto con murciélagos. | Rápida vacunación y administración de inmunoglobulina antirrábica, tratamiento local de la herida. |

## Duración de la inmunidad

Los anticuerpos neutralizantes no siempre permanecen en alto título durante largos periodos de tiempo. En muchos individuos vacunados de rabia, el título experimenta una «caída» de entre 1 y 3,5 UI/ml al año de la vacunación. A los dos años, entre el 15 y el 20% de las personas vacunadas pueden caer por debajo del título de protección de 0,5 UI/ml. Sin embargo, aunque estos títulos bajen, la persistencia en el tiempo de los anticuerpos en suero se puede mantener hasta catorce años después de la vacunación, siendo suficiente restaurar un nivel de protección (con dos dosis *booster* en los días 0 y 3) en el 100 % de los individuos.

## Vacunación en inmunodeprimidos

La eficacia de la vacuna puede verse comprometida por diversos estados de inmunodepresión o fases vitales que comportan cambios de respuesta inmunitaria:

- **Pacientes HIV positivos.** La vacuna de la rabia se ha demostrado segura y generalmente efectiva en estos pacientes. Sin embargo, aquellos que tengan recuentos de linfocitos T CD4+ menores de 300 células/ml presentan una mayor tasa de fallos de eficacia, ya que pueden producir una menor cantidad de anticuerpos neutralizantes.

- **Pacientes en tratamiento con antimaláricos.** Actualmente, sabemos que algunos fármacos antimaláricos, como la cloroquina, pueden interferir con las células dendríticas (células presentadoras de antígeno), induciendo estados de inmunodepresión que pueden afectar a la eficacia de las vacunas, en general, y a las de rabia, en particular.

- **Personas que reciben terapia inmunosupresora.** En todos los casos, estas personas después de ser vacunadas deberían someterse a monitorización para comprobar la seroconversión a título protectivo. Los diabéticos se han de someter a las mismas indicaciones que estos pacientes.

- **Niños malnutridos.** No parece existir problemas en estos niños, que parecen responder bien a las vacunas antirrábicas procedentes de cultivo celular.

- **Mujeres gestantes.** Al igual que en el caso anterior, parecen no existir problemas en cuanto a la eficacia de la vacuna, no existiendo igualmente riesgo de daño embrionario/fetal.

## 6.5 Perspectivas de futuro

Hay que recordar que más del 60 % de los patógenos descritos hasta la fecha se transmiten entre animales y personas, considerándose ciento setenta y cinco en fase emergente. Las enfermedades de origen animal a las que el hombre es sensible (rabia, leptospirosis, salmonelosis, influenza aviar, fiebre del Valle del Rift o brucelosis) representan riesgos mundiales para la salud pública. Otras enfermedades de transmisión persona a persona circulan en animales o tienen un reservorio animal identificado y pueden causar graves crisis sanitarias, como ha quedado de manifiesto con las recientes epidemias de la enfermedad por el virus del Ébola. Estos riesgos se acentúan con la globalización y el cambio climático y de comportamientos humanos, lo que multiplica las oportunidades para que los patógenos colonicen nuevos territorios y evolucionen bajo nuevas formas.

La desaparición de las fronteras internas entre los Estados miembros de la Unión Europea, el creciente desplazamiento de personas y animales de compañía entre países y las recientes crisis migratorias desde países de Oriente Medio o países africanos que implican movimientos de personas y, en muchos  casos, de mascotas, incrementa el riesgo de difusión de las enfermedades infecciosas de origen animal y otras patologías transmisibles al hombre como la rabia.

A continuación, y como corolario a este capítulo, queremos resaltar a modo de conclusiones los aspectos más relevantes que a nuestro juicio deben ser considerados en la lucha integral contra la rabia:

- Se debe mantener la alerta sanitaria con adecuados programas de control en la población de animales domésticos mediante la identificación y vacunación obligatoria periódica, exigiendo asimismo que la entrada de animales a partir de países endémicos se produzca con las máximas garantías sanitarias (puestos de inspección fronteriza, control de pasaporte, prueba de anticuerpos neutralizantes). Además, son de crucial importancia los sistemas de vigilancia en la población de quirópteros, ya que en determinadas circunstancias pueden contagiar a los animales silvestres o domésticos.

- La identificación animal obligatoria se hace imprescindible, ya que de otra manera no se puede controlar el porcentaje de vacunación, siendo además una exigencia del Reglamento Europeo 576/2013. Este reglamento establece en su ANEXO III los requisitos de validez de la vacunación antirrábica, indicando en el punto 2 d) que la fecha de administración de la vacuna no puede preceder a la fecha de aplicación del transponder de identificación.

- Aunque la mayoría de los productos vacunales frente a la rabia especifica una inmunidad de 1-3 años, en general, las vacunas inactivadas no alcanzan ni de lejos el 100 % esa protección, por lo que parte de la población canina quedaría parcialmente expuesta. Este hecho, unido al potencial riesgo de fallo vacunal en el hospedador, justifica reducir ese margen a la anualidad, asegurando además de esta forma una periodicidad reglada en las revisiones de los animales y favoreciendo así un mejor control sanitario preventivo de las mascotas (reducción de infecciones/infestaciones y de otras patologías detectadas en los chequeos clínicos anuales).

- Un protocolo vacunal «a la carta» sería posible siguiendo una primovacunación que comenzara a las doce semanas de vida con revacunación anual, estableciendo los periodos de tiempo para las siguientes revacunaciones en base al título de anticuerpos que presente el animal en los controles anuales. Debido a que la puesta en práctica de este protocolo podría suponer un elevado coste y un mal seguimiento, se recomienda la práctica de la revacunación anual obligatoria en todos los casos.

- Hay que establecer especial alerta en el comercio ilegal de animales menores de tres meses sin vacunar procedentes de países UE y terceros; lo que constituye un riesgo sanitario de primer orden que justifica aún más la implementación de un programa preventivo frente a rabia que incluya la revacunación anual.

- No hay que olvidar que en nuestro país aparecen casos de rabia esporádicamente, localizados principalmente en ciudades como Ceuta y Melilla. La cercanía geográfica con el norte de Marruecos, país con rabia endémica, junto al movimiento de animales no vacunados que contactan con perros de aquellas zonas, explica la aparición de estos casos. Ante esta situación, conviene recordar que la Organización Mundial de la Salud recomendó el 25 de julio de 1996, en su sede social de Ginebra (Suiza), que España no dejara de vacunar a los perros y gatos bajo ningún concepto, aconsejándose la revacunación anual.

- Además de la aparición de un caso/brote de rabia en animales, no debe olvidarse su carácter zoonósico; la rabia es una enfermedad indefectiblemente mortal para los humanos, que justifica un programa integral de vigilancia y control en los animales: «Sanidad Animal al servicio de la Salud Pública». Para conseguir una inmunidad de colectivo con repercusión directa en la prevención de la enfermedad humana, se necesita al menos una cobertura vacunal del 70 % de los animales. Países como España que dejan de vacunar en alguna de sus áreas geográficas o CCAA corren el riesgo de disminuir significativamente este porcentaje de protección colectiva, asumiendo de forma innecesaria un incremento del riesgo que atañe a la salud pública.

- En España existen diferentes pautas de vacunación antirrábica en función de la comunidad autónoma, lo que obedece más a criterios políticos que sanitarios. Toda la argumentación científica aportada en este capítulo nos lleva a recomendar la vacunación obligatoria de perros y gatos con carácter anual en todo el territorio nacional.

## Bibliografía

- Astorga, R.J. La rabia: aspectos zoonósicos y política sanitaria. *Información Veterinaria*. N° 237. Pp. 37-45. Julio/agosto, 2002.
- Burr P. Serological testing-an alternative to boosters? *Vet Microbiol*. 2006 Oct 5; 117 (1): 39-42. Epub 2006 Apr 18.
- Código Sanitario para los Animales Terrestres de la OIE. www.oie.int/es/ normasinternacionales/codigo-terrestre/ acceso-en-línea/.
- Conferencia de la OMS/OIE sobre Rabia (Ginebra. 11-12 diciembre de 2015). http://www.oie.int/esp/RABIES2015/index.html
- Declaración de foco de rabia canina en Toledo. Centro de Coordinación de Alertas y Emergencias Sanitarias. Ministerio de Sanidad, Servicios Sociales e Igualdad. 25/06/2013.
- Day, M.J., Horzinek, M.C., Schultzand, R.D., and Squires. R.A. 2016. Directrices para la vacunación de perros y gatos. *Journal of Small Animal Practice*, Vol 57, enero 2016. © 2016 WSAVA.
- Fariñas, F., Astorga, R.J. Informes técnicos sobre vacunación frente a rabia. Colegios de Veterinarios de Zaragoza (2016), País Vasco (2017) y Navarra (2018).
- Fariñas, F., Astorga, R.J. 2019. Rabia, En: Zoonosis transmitidas por animales de compañía: una guía de consulta para el profesional sanitario. Pp. 165-172. Zaragoza (España). Editorial Amazing Books.
- Ficha técnica de la OIE: www.oie.int/es/sanidadanimal-en-el-mundo/ fichas-técnicas/.
- Kennedy LJ, Lunt M, Barnes A, McElhinney L, Fooks AR, Baxter DN, Ollier WE. Factors influencing the antibody response of dogs vaccinated against rabies. *Vaccine*. 2007 Dec 12; 25 (51): 8500-7. Epub 2007 Oct 26.

- Lakshmanan N, Gore TC, Duncan KL, Coyne MJ, Lum MA, Sterner FJ. Three-year rabies duration of immunity in dogs following vaccination with a core combination vaccine against canine distemper virus, canine adenovirus type-1, canine parvovirus, and rabies virus. *Vet Ther.* 2006 Fall; 7 (3): 223-31.

- Ley 8/2003, de 24 de abril, de Sanidad Animal.

- Ley 11/2003, de 24 de noviembre, de Protección de los Animales.

- Manual de las Pruebas de Diagnóstico y de las Vacunas para los Animales Terrestres de la OIE: www.oie.int/es/normasinternacionales/manual-terrestre/acceso-en-línea/

- Orden de 19 de abril de 2010, por la que se establecen los tratamientos obligatorios de los animales de compañía, los datos para su identificación en la venta y los métodos de sacrificio de en la Comunidad Autónoma de Andalucía. Consejería de Agricultura y Pesca (BOJA n° 81 de 28/04/2010).

- Pérez de Diego, A.C., M. Vigo, J. Monsalve, A. Escudero. The One Health approach for the management of an imported case of rabies in mainland Spain in 2013. *EuroSurveillance* 2015. 20 (6): 1-5. http://www.eurosurveillance.org/ViewArticle.aspx?ArticleId=21033.oie.int/es/sanidadanimal-en-el-mundo/ portal-sobre-la-rabia/.

- Protocolo de actuación tras mordedura de animales. Vacunación antirrábica: consideraciones generales. Vacunación pre- y post-exposición: Agencia Sanitaria Costa del sol. Consejería de salud.

- Reglamento de ejecución (UE) N° 577/2013 de la Comisión de 28 de junio de 2013, relativo a los modelos de documentos de identificación para los desplazamientos sin ánimo comercial de perros, gatos y hurones, la elaboración de listas de terceros países y territorios y los requisitos lingüísticos, de formato y de configuración de las declaraciones por las que se certifique el cumplimiento de determinadas condiciones establecidas en el Reglamento (UE) N° 576/2013 del Parlamento Europeo y del Consejo.

- Vega García, S. 2011. La rabia y los veterinarios, En: La veterinaria a través de los tiempos. Pp.: 256-257. Grupo Asis Biomedia S.L. ISBN: 978-84-92569-65-6.

- Web portal de la OIE sobre la rabia: www.oie.int/es/sanidadanimal-en-el-mundo/ portal-sobre-la-rabia/.

- Web de la OMS sobre la rabia: http://www.who.int/rabies/en/.

- ZERO BY 30. The Global Strategic Plan to end human deaths from dog-mediated rabies by 2030. World Health Organization (WHO) / Food and Agriculture Organization of the United Nations (FAO) / World Organization for Animal Health (OIE) / Global Alliance for Rabies Control. Geneva, 2018.

# CAPÍTULO 7

## GRIPE

Iván Sanz Muñoz, Raúl Ortiz de Lejarazu Leonardo

### 7.1 Antecedentes

#### Calentamiento global, cambio climático y salud pública

La Convención Marco de las Naciones Unidas sobre el cambio climático ha definido este como un «cambio en el clima atribuible directa o indirectamente a la actividad humana, que altera la composición de la atmosfera mundial y que se suma a la variabilidad climática natural observada durante periodos de tiempo comparables»[1]. El cambio climático es un tema de actualidad del que la consecuencia más directa que podemos medir y observar es el aumento paulatino de la temperatura media. Este calentamiento global está ya cambiando la fisionomía de la Tierra a través de la desertización, los fenómenos meteorológicos extremos, los cambios en el uso del suelo, la disminución de la biodiversidad y el deshielo. Pero son solo algunas de las consecuencias de un clima cambiante que repercute directa o indirectamente no solo en las actividades humanas, sino también en el medioambiente y su delicado equilibrio natural. Muchas de estas consecuencias afectan directamente a la salud de las personas.

El calentamiento global tiene relevancia en el ámbito de la salud pública y, de forma particular, en las enfermedades infecciosas. Uno de los ejemplos que ilustra sus consecuencias es la aparición en zonas templadas de enfermedades que tienen típicamente una distribución tropical y subtropical, ya que el aumento de las temperaturas permite la adaptación de los vectores transmisores de algunos virus transmitidos por artrópodos (Arbovirus). Así lo atestiguan los casos autóctonos de dengue diagnosticados en España y Francia en el año 2018[2], o de Chikunguña en el sureste de Francia en 2017[3]. Estos casos han sucedido debido a que el vector, el mosquito *Aedes albopictus*, ha logrado establecerse en ciertos países mediterráneos a causa de que las temperaturas favorables que ahora se registran en estas zonas permiten su ciclo biológico.

Las infecciones respiratorias son otras de las enfermedades que se ven afectadas por los cambios climatológicos. Algunos estudios han demostrado que las oscilaciones térmicas entre días consecutivos, incluso, la diferencia de temperatura entre el día y la noche, afectan directamente a la incidencia de neumonía bacteriana y vírica, sobre todo, en los niños y las personas más mayores[4,5]. Esto es preocupante porque, debido al cambio climático, se espera que estas diferencias de temperatura sean más amplias en el futuro[6].

## La gripe, un virus epidémico de recurrencia anual

La gripe es una de las infecciones que puede verse afectada por el cambio climático. Los virus estacionales de gripe humana se caracterizan por «nunca faltar a su cita anual». Es una enfermedad respiratoria estacional que circula en forma de epidemias en los países de clima templado, estando circunscritas a los meses más fríos del año, tanto en el hemisferio norte como en el hemisferio sur. La circulación de los virus gripales durante las epidemias está caracterizada por un comienzo abrupto de casos, que asciende en número hasta alcanzar el pico epidémico en cuatro o cinco semanas, descendiendo después a niveles no epidémicos, que perduran durante el resto del año. Sin embargo, la gripe se comporta de forma diferente en los países con clima tropical y subtropical, mostrando un bajo pero constante número de casos durante todo el año, sin mostrar picos epidémicos claros o estando ligados a la estación de lluvias, pudiendo asemejarse en estas zonas a una enfermedad endémica.

La recurrencia de las epidemias gripales está relacionada con la biología del virus. Los virus de la gripe pertenecen a la familia *Orthomyxoviridae*, existiendo cuatro géneros o «tipos», A, B, C y D. Los B son exclusivamente humanos, mientras que algunos subtipos de A causan epidemias en humanos y otros muchos subtipos presentan reservorios salvajes muy amplios, la mayoría de ellos en aves acuáticas salvajes. Los C y D no causan prácticamente casos en humanos y su relevancia clínica es menor. Todos los virus de la gripe tienen un ARN de cadena simple y polaridad negativa, y presentan ocho genes segmentados diferentes que codifican diez proteínas estructurales y no estructurales.

Una de sus principales características es la gran variabilidad genética y antigénica, causada por la existencia de una ARN polimerasa que presenta poca fiabilidad en la duplicación del material genético, que además no posee la capacidad de corregir los errores introducidos. Esto provoca una alta tasa de mutación en los virus gripales (aproximadamente, una mutación por cada ciclo de replicación viral), haciendo que varíen constantemente por un mecanismo denominado deriva antigénica, que da lugar a las variantes menores del virus. Esta variabilidad constante, que sucede con mayor intensidad en las dos glicoproteínas de superficie, hemaglutinina (HA) y neuraminidasa (NA), las más expuestas al sistema inmune del huésped, provoca que los virus gripales que circulan en una epidemia sean ligeramente diferentes a los que circularon en la anterior, debido a la acumulación de estas mutaciones puntuales. Esta deriva antigénica diluye paulatinamente la inmunidad de la población humana, permitiendo que el virus se comporte de forma epidémica año tras año.

Este no es el único mecanismo mediante el cual los virus de la gripe evolucionan, ya que su genoma segmentado permite la reorganización génica entre varios virus gripales diferentes. Cuando suceden infecciones simultaneas procedentes de diferentes animales en un solo huésped, frecuentemente, el cerdo, puede suceder que la nueva progenie viral tenga una mezcla de los ocho genes de los virus parentales, dando lugar a un nuevo virus con una nueva constelación genética, que si es viable podrá seguir la cadena de transmisión (Figura 1). Este proceso

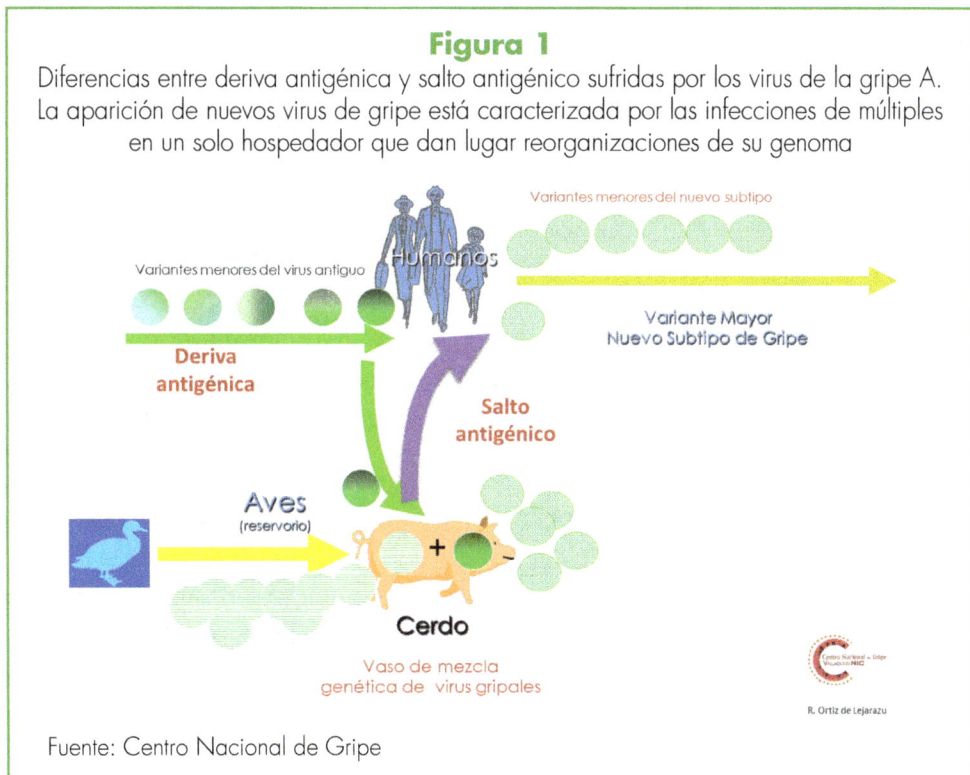

**Figura 1**

Diferencias entre deriva antigénica y salto antigénico sufridas por los virus de la gripe A. La aparición de nuevos virus de gripe está caracterizada por las infecciones de múltiples en un solo hospedador que dan lugar reorganizaciones de su genoma

Variantes menores del nuevo subtipo

Variantes menores del virus antiguo

Humanos

Variante Mayor
Nuevo Subtipo de Gripe

**Deriva antigénica**

**Salto antigénico**

Aves
(reservorio)

**+**

**Cerdo**

Vaso de mezcla
genética de virus gripales

R. Ortiz de Lejarazu

Fuente: Centro Nacional de Gripe

se denomina salto antigénico y es el mecanismo productor de las pandemias de gripe. La aparición de un virus nuevo frente al cual la humanidad nunca ha tenido contacto puede, bajo las condiciones adecuadas, producir una pandemia, como la reciente de gripe porcina del año 2009 o la conocida como gripe española en 1918. El salto antigénico es exclusivo de virus de gripe A, ya que gran parte de ellos tienen reservorios naturales en animales salvajes, por lo que la infección simultánea de virus animales y humanos puede dar lugar a virus nuevos de carácter pandémico. Esto no puede suceder en virus de gripe B, debido a que su reservorio es exclusivamente humano y no existen subtipos de HA ni NA que pueden dar lugar a reorganizaciones genéticas.

## 7.2 Situación actual

## Las epidemias de gripe y su relación con el clima

La gripe se transmite fundamentalmente a través de gotas y aerosoles (vía aérea) desde personas infectadas a personas sanas, aunque el virus también puede permanecer viable entre ocho y doce horas sobre superficies porosas, y cuarenta y ocho horas en superficies no porosas (transmisión por fómites). Dadas estas formas de transmisión, las condiciones climáticas son fundamentales para la dispersión de la gripe, siendo la temperatura y la humedad del aire dos de los factores más relevantes. Estos dos factores delimitan las condiciones idóneas para que se produzcan las epidemias anuales, ya que la transmisión del virus es muy eficiente a temperaturas bajas en torno a los 5 °C y limitada a temperaturas cercanas a los 30 °C. La humedad, tanto absoluta como relativa, también afecta en gran medida a la transmisión. Humedades relativas bajas, en torno al 20-35 %, favorecen la transmisión del virus[7], mientras que humedades relativas más elevadas limitan en gran medida su dispersión, sucediendo de forma similar con la humedad absoluta. La luz solar también es un factor importante, ya que la radiación ultravioleta es capaz de destruir el virus.

Existen varios factores que impactan directamente en la transmisión de los virus de la gripe, en la intensidad de la circulación de estos, en el comienzo de las epidemias y en el momento en el que se alcanza el pico epidémico. Algunos de estos factores son la inmunidad previa del huésped, el tipo y subtipo de gripe circulante mayoritario y, por supuesto, el clima. En los países con clima templado en los que existe una clara estacionalidad con un invierno meteorológico marcado, la circulación de la gripe sucede en forma de epidemias anuales. Sin embargo, en países con climas tropicales y subtropicales, donde no existe un periodo delimitado de frío, circula sin causar picos epidémicos claros ni mostrando una estacionalidad definida[8] o ligada en algunos casos a la estación lluviosa.

En los países templados, durante los meses invernales se dan las mejores condiciones ambientales para que sucedan las epidemias gripales. En el exterior, la temperatura media del aire es más baja en invierno, al igual que la humedad absoluta. Sin embargo, la humedad relativa es más alta en esta época del año, ya que, a menor temperatura, la humedad absoluta del aire también es menor, lo que favorece que este se sature de humedad con mayor facilidad. Por otra parte, los lugares resguardados e instituciones (hogares, lugares de ocio, centros comerciales, hospitales, etc.) mantienen durante el invierno condiciones de bienestar, tanto en temperatura como en humedad, por lo que durante esta época del año el ser humano se expone a condiciones cambiantes cuando pasa de un ambiente al otro, lo que parece ser ideal para su transmisión[7]. Estas condiciones no se dan en países con climas tropicales ni subtropicales, lo que explica la circulación en forma de enfermedad endémica en estas regiones.

En un estudio realizado en Chile se observó un patrón latitudinal en el comienzo de la pandemia de gripe de 2009, comenzando más tempranamente en las zonas más meridionales de este país, que son las más frías, y más tarde en las más septentrionales, que son más cálidas y húmedas, demostrando que el clima de las diferentes regiones de un mismo país regula de alguna forma el comienzo de la circulación de la gripe y de las pandemias y epidemias[9]. Estas diferencias no parecen observarse de la misma manera en países con mucha menor distancia entre las latitudes más septentrionales y meridionales como España, donde a pesar de que según la clasificación de *Köppen* existen diez regiones climáticas diferentes en toda la geografía peninsular, no parece mostrar patrones claros que diferencien el comienzo de la epidemia y el pico epidémico, dependiendo de las diferentes regiones[10]. Cabría esperar que en el interior peninsular, que presenta durante el invierno temperaturas mínimas medias y absolutas más bajas y menor humedad absoluta con respecto a las zonas de costa, tenga una mayor incidencia de gripe, un comienzo más temprano de la epidemia y una mayor duración. Sin embargo, en un estudio realizado en España no se encontró esta asociación, siendo curiosamente las zonas con mayor pluviometría donde sí se observó un comienzo ligeramente más temprano de la epidemia y una incidencia mayor, estando probablemente relacionado con el hacinamiento dentro de espacios cerrados debido a la lluvia[11].

En un estudio realizado entre 1996 y 2016 se observó que el pico epidémico de la gripe en países europeos había cambiado durante esos veinte años, siguiendo un patrón longitudinal y no latitudinal. Durante esas dos décadas, se ha observado que el pico epidémico tendía a suceder de media 2,8 días más tarde en cada temporada gripal en los países europeos más occidentales, y 3,5 días más pronto en los países más orientales[12]. No se conocen con detalle cuáles son las causas climáticas que pueden estar detrás de estas modificaciones en los patrones epidémicos, pero sí su relevancia en las campañas de vacunación frente a la gripe.

La vacunación es la forma más efectiva de evitar la infección. En el hemisferio norte, las campañas de vacunación generalmente comienzan en octubre, anticipándose al menos un mes y medio al periodo en el que se espera que circule la gripe en forma de epidemia. Esto se debe a que se requiere de al menos dos o tres semanas para alcanzar la máxima protección serológica tras la vacunación. Dicha seroprotección disminuye con el tiempo (seroevanescencia), por lo que es necesario hacer coincidir la máxima seroprotección con el pico epidémico para hacer más efectiva la vacunación. El comportamiento anómalo de las epidemias con respecto a las necesidades de vacunación fue especialmente relevante en Australia durante la epidemia gripal del año 2019. El comienzo de dicha epidemia se adelantó tres meses con respecto a los años anteriores, comenzando durante el verano austral y alcanzándose el pico epidémico durante el mes de julio de 2019, momento en el que generalmente comienzan a repuntar los casos de gripe en ese país[13]. No se conocen las causas que han provocado este comienzo tan temprano de la temporada gripal en el continente austral en el año 2019, no habiéndose detectado hasta el momento ninguna circunstancia climática excepcional o factores relacionados con el virus que expliquen esta situación. Esta anomalía puede ser especialmente lesiva para las poblaciones de riesgo que necesitan vacunarse anualmente, ya que el comienzo excesivamente temprano de las epidemias impide que pueda realizarse una vacunación programada y efectiva.

El clima juega también un papel indirecto importante en la relación entre el ser humano y los virus de la gripe. Durante los meses cálidos es habitual realizar actividades al aire libre, mientras que en los meses fríos es más frecuente pasar tiempo en espacios cerrados debido a las condiciones climáticas del exterior. Esto beneficia la transmisión de los virus de la gripe entre las personas, ya que el hacinamiento favorece el contacto entre individuos. De hecho, según algunos estudios realizados con animales que conviven en una misma jaula, la temperatura y la humedad (tanto absoluta como relativa) no son factores relevantes para la transmisión de la gripe cuando dos individuos cohabitan[14,15]. En estas condiciones, el contacto directo entre los animales o de estos con los fómites es el factor más eficaz para la transmisión del virus, independientemente de la temperatura y la humedad. Así, por tanto, la mayor densidad poblacional, el mayor tamaño de las ciudades y la presencia de sistemas de transporte masivos, entre otros factores, influyen directamente en la transmisión de los virus de la gripe, de forma que aumentando las posibilidades de contacto entre las personas se incrementa también la probabilidad de contagio[16]. En lugares rurales con poca población o con poca densidad poblacional, las oportunidades del virus para transmitirse de persona a persona son menores que en un entorno más urbano. Al contrario que en la transmisión en espacios cerrados, en la supervivencia de los virus gripales fuera del huésped desempeña un papel preponderante las condiciones climáticas, ya que de ellas depende fundamentalmente la resistencia del virus en el ambiente (Figura 2).

## Figura 2

Factores meteorológicos que condicionan la transmisión de la gripe durante el invierno. En el exterior, la temperatura y humedad absoluta baja fomentan la transmisión de la gripe a través de gotas, aerosoles y fómites, mientras que en el interior de las casas, centros comerciales, hospitales y otras instituciones, la transmisión de la gripe entre personas está favorecida por las posibilidades de contacto directo.

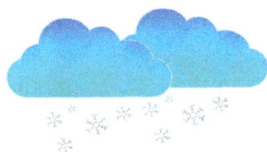

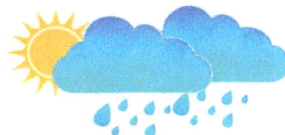

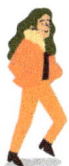

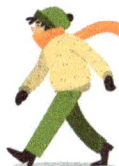

**Condiciones exteriores en invierno**
- Temperaturas bajas (<10°C)
- Humedad absoluta baja
- Humedad relativa alta

**Estas condiciones favorecen la transmisión de la gripe a través de gotas y aerosoles (vía aérea) y por fómites**

**Condiciones interiores en invierno**
- Temperaturas confortables (19°C-25°C)
- Humedad absoluta media o alta
- Humedad relativa baja

**Estas condiciones favorecen la transmisión de la gripe a través del contacto directo entre personas**

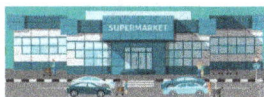

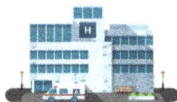

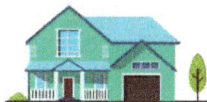

Fuente: Centro Nacional de Gripe

Las condiciones climáticas también están relacionadas directamente con la susceptibilidad del ser humano a la gripe. Diversos estudios han demostrado que, a través de la respiración, la temperatura ambiental baja reduce la temperatura del epitelio nasofaríngeo, lo que parece ser suficiente para reducir las defensas localmente a través de la disminución del movimiento mucociliar, o de la actividad fagocítica de las células del sistema inmune en la superficie de las mucosas. Esto favorece la aparición de un entorno idóneo para la infección por virus de la gripe y otros microorganismos[17]. Por el contrario, el aumento de la temperatura de estos tejidos mediante la fiebre favorece el aclaramiento del virus. Dado que las temperaturas bajas prolongadas ocurren en los periodos invernales, la predisposición del huésped a la gripe (y otras infecciones respiratorias) debido a este factor está también ligada al comienzo de las epidemias. Por otro lado, las temperaturas ambientales elevadas por un tiempo prolongado son perjudiciales para elaborar una respuesta inmune coordinada y efectiva. Un estudio demostró que tras la infección con virus gripales en ratones mantenidos a temperaturas de 36 °C, la respuesta del sistema inmune era deficiente y la secreción de citoquinas proinflamatorias y la migración de células dendríticas a los nódulos linfáticos estaba disminuida[18]. Esta disminución estaba relacionada con la menor ingesta de alimento de los ratones a temperaturas ambientales altas, lo que parece producir un fenómeno de autofagia en el tejido pulmonar que afecta directamente a la capacidad del sistema inmune de luchar contra la infección. Las consecuencias tanto de las bajas como de las altas temperaturas son similares, una disminución de la capacidad del huésped de luchar contra la infección que prolonga la duración de la misma, dando más oportunidades a los virus de la gripe para transmitirse a otros huéspedes susceptibles o de fijar mutaciones que le sean ventajosas, por ejemplo, las que inducen resistencias a fármacos antivirales.

La susceptibilidad del huésped humano es otro de los factores importantes para la circulación del virus. Los virus de la gripe humana circulan de forma anual debido a que la deriva antigénica que experimentan les sirve para escapar al reconocimiento del sistema inmune humano. Cuando un virus de la gripe infecta a una persona, esta genera una inmunidad de por vida de forma muy específica frente a la cepa que le ha infectado. Debido a la deriva antigénica, estos virus seguirán evolucionando y se transformarán con el tiempo en nuevas cepas, que no serán reconocidas tan eficazmente por el sistema inmune de un huésped previamente infectado, haciendo que el tiempo transforme a esa persona de inmune a susceptible. En la intensidad de la circulación y en la duración de las epidemias está muy implicado el número de personas susceptibles que existen antes del periodo de circulación del virus. A mayor número de personas susceptibles (no protegidas inmunológicamente), la intensidad de la epidemia será mayor y de mayor duración. Algunos estudios han demostrado, además, la relación del clima con la susceptibilidad del huésped. Estos trabajos han mostrado que tras inviernos inusualmente cálidos, es frecuente la aparición en el invierno siguiente de epidemias más virulentas y duraderas que las habituales[19]. La explicación es que durante un invierno cálido la trasmisión de la gripe es menor o está más limitada, lo que implica una menor tasa de individuos afectados y, por tanto, se inmuniza menos porcentaje de población que en una epidemia normal. Esto provoca que en la temporada siguiente exista una bolsa de individuos susceptibles mayor, lo que permite que el virus infecte a un elevado porcentaje de la población debido al descenso en la inmunidad de grupo.

En resumen, el comportamiento de la gripe en relación con el clima y la dinámica del ser humano es complejo y multifactorial, dificultando en gran medida la previsión o la realización de modelos predictivos útiles. La estacionalidad de los virus de la gripe en forma de epidemias circunscritas a los meses invernales responde a múltiples factores, siendo los más importantes la temperatura y la humedad absoluta y relativa, así como la disponibilidad de individuos susceptibles que no estén protegidos previamente al comienzo de la circulación del virus. Sin embargo, no se conoce con exactitud cómo estos factores afectan al comienzo de la epidemia y a su intensidad, haciendo difícil modelizar la circulación de la gripe teniendo en cuenta los futuros cambios climatológicos.

## Las pandemias de gripe y su relación con el clima

Las pandemias de gripe son consecuencia de la aparición de un nuevo virus gripal frente al cual el ser humano tiene nula o escasa inmunidad. El riesgo de una pandemia puede suceder a través de la aparición de un virus nuevo por los fenómenos de reorganización genética antes comentados o, también, por la introducción de un virus de gripe animal que logre adaptarse al ser humano. Durante los siglos XX y XXI, la humanidad ha sufrido cuatro pandemias fruto de la reorganización genética, desde el año 1918 con la Gripe Española; el año 1952, con la gripe asiática; en 1968, con la gripe de Hong Kong, y más recientemente, en 2009, con la gripe porcina. Pero también ha habido múltiples amenazas en el ser humano por virus de gripe de origen animal que han causado casos en humanos sin necesitar fenómenos de la reorganización genética, fundamentalmente, virus de las aves.

La transmisión de este tipo de virus gripales de origen animal al ser humano está limitada por el tipo de receptores que necesitan para reconocer e infectar a las células de cada especie. En los virus gripales humanos, la hemaglutinina viral debe reconocer específicamente los receptores N-Acetil Neuramínico en posición $\alpha$-2,6 que se encuentran fundamentalmente en el epitelio respiratorio superior, mientras que los virus aviares deben reconocer el enlace en posición $\alpha$-2,3, localizado en el epitelio digestivo de las aves. A pesar de esta limitación biológica, durante los últimos treinta años han sucedido varios brotes de diversa importancia en el ser humano causados por virus aviares, sobre todo, en el Sureste asiático, fundamentalmente por los subtipos A(H5N1), A(H7N9) y A(H9N2), los cuales han mostrado tasas de mortalidad elevadas (entre el 30 y el 60 % según el subtipo).

La gripe tiene un reservorio animal muy extenso, fundamentado sobre todo en las aves acuáticas salvajes migratorias de los órdenes *Anseriformes* (patos, gansos y cisnes) y *Charadriiformes* (gaviotas y albatros). El sistema inmunitario de las aves es menos sofisticado que el del ser humano, ya que presenta una memoria inmunológica menos desarrollada que la de nuestra especie. La infección por virus aviares no produce inmunidad a largo plazo en las aves, lo que permite que un virus gripal pueda mantenerse durante mucho tiempo en un ave, incluso de forma asintomática, pudiendo ser transmitido a otras aves de su especie o incluso de otros animales con los que conviva, facilitando fenómenos de reordenamiento genético por infecciones dobles. En este aspecto tienen mucha relevancia las rutas migratorias Norte-Sur de las aves. Las aves migratorias pasan el verano en latitudes septentrionales para nidificar, mientras que durante el invierno descienden a latitudes meridionales que son más cálidas. En las zonas septentrionales del globo, muchas de las rutas migratorias se solapan creando zonas más o menos extensas, donde las aves que realizan una de esas rutas conviven con otras que realizan otras, siendo un enclave perfecto para la mezcla de virus gripales que tenga diferentes orígenes (Figura 3).

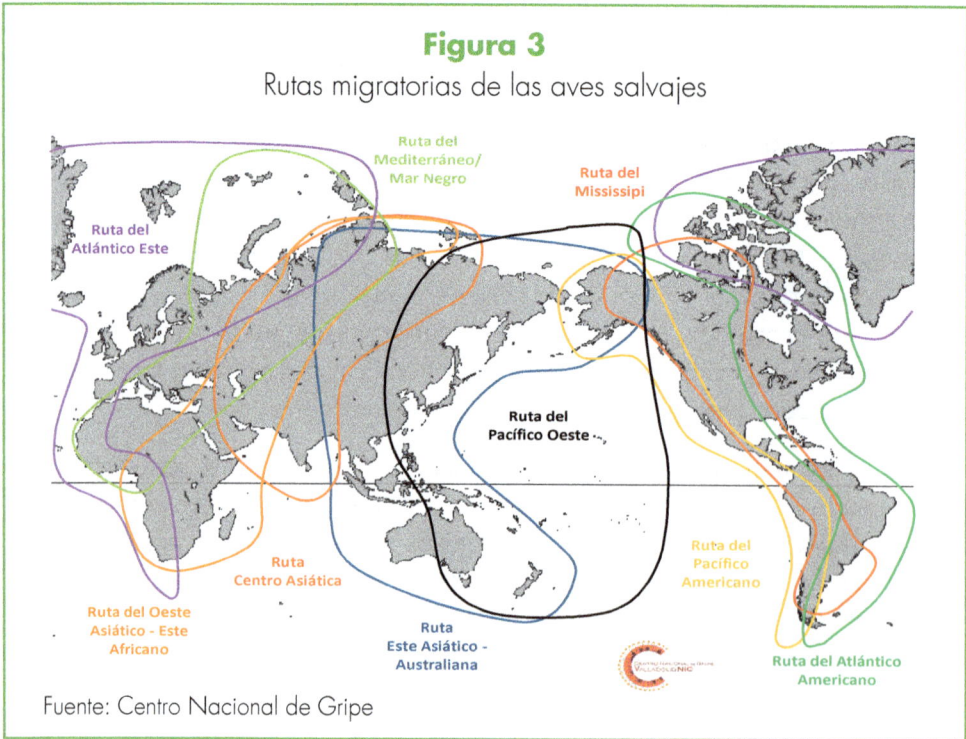

## Figura 3
### Rutas migratorias de las aves salvajes

Fuente: Centro Nacional de Gripe

Diversos análisis filogenéticos han demostrado que virus aviares aislados en «puntos calientes» de convivencia entre aves migratorias, como el Puente de Beringia (estrecho de Bering), tienen relación con otros identificados en Europa, como el subtipo A(H5N8) que causó casos en aves domésticas y salvajes en 2017, o en el Sureste asiático, como los subtipos A(H7N9) y A(H9N2) [20]. Esto significa que la dispersión de un virus originario de uno de estos puntos calientes es capaz de dispersarse a nivel mundial a través de este tipo de animales, lo que supone un riesgo continuo para el ser humano.

Las condiciones climáticas de las zonas septentrionales determinan el periodo en el que las aves migratorias están en contacto y conviven unas con otras, por tanto, en el que puede suceder intercambio de virus entre especies e individuos. Las aves necesitan de periodos cálidos para reproducirse en las regiones árticas, por consiguiente, la extensión de los periodos cálidos favorece un mayor intercambio de virus entre especies aviares, con el consiguiente riesgo de aparición de nuevos virus con potencial pandémico para el ser humano. La aparición de una primavera temprana y calurosa acelera la migración, mientras que si es tardía y fría, la retrasa. Si existen temperaturas más elevadas, la cría y convivencia empezará antes, dando más oportunidades para la mezcla de virus procedentes de distintos orígenes y durante más tiempo. La duración más prolongada del verano o de un otoño inusualmente cálido puede retrasar también la migración de las aves, incluso, como en algunas especies, directamente no realizarla[20].

Sin embargo, la relación del clima con el riesgo de aparición de un virus pandémico no solo está relacionado con el comportamiento de las aves. Diversos estudios han demostrado que en zonas árticas los virus mantienen su viabilidad mejor en aguas dulces con temperaturas bajas que en aguas más cálidas, y mucho menos en agua salada. Las temperaturas bajas del agua (4 °C) favorecen el mantenimiento de los virus con respecto a temperaturas medias (20 °C) o altas (37 °C). El pH también parece afectar esta viabilidad, ya que el agua ligeramente ácida (pH 5) conserva peor los virus que el agua algo básica (pH 7)[20]. La supervivencia de los virus aviares en la superficie de las aves o en sus heces depende también de la temperatura exterior, ya que en las heces los virus son infecciosos al menos 35 días a 4 °C y durante siete días a 37 °C, y en las plumas 15 días a 20 °C y hasta seis meses a 4 °C [21]. Estas formas de transmisión han de tenerse también muy en cuenta porque las aves están en contacto directo entre ellas y con sus heces de forma continua.

La transmisión de virus aviares con potencial pandémico desde las aves salvajes al ser humano es muy infrecuente. Nótese que el contacto del ser humano con estas aves se da en casos restringidos, fundamentalmente con fines de conservación de especies y cinegéticos. Sin embargo, las aves salvajes sí tienen contactos más frecuentemente con las aves de corral, y estas a su vez con la población humana por su cuidado, alimentación, sacrificio y venta. En países en desarrollo y en aquellos con ingresos bajos y medios, la carne de ave es uno de los aportes proteicos más accesibles, por lo que su contacto con estos animales es habitual. En los mercados tradicionales de China es frecuente ver puestos de venta de aves de corral vivas y muertas, que pueden haber estado en contacto con aves salvajes u otras aves de corral infectadas por virus de gripe aviar, lo que supone un riesgo continuo para el ser humano.

El uso del suelo en el Sureste asiático está sufriendo cambios muy rápidos en relación con el calentamiento global. Los brotes de virus aviares están asociados a cambios en el uso del suelo a través del incremento de la densidad de aves domésticas, la pérdida de zonas rurales y agroganaderas, los cambios producidos por la deforestación para plantar maíz y por la adecuación de zonas extensivas para alimentación de patos. En el año 2000 se revisaron muchas de las alteraciones agrícolas impulsadas por el cambio climático y sus adaptaciones, como el cambio en los rendimientos del arroz debido al aumento de la temperatura o los cambios de patrones de tierras agrícolas transformadas debido a alteraciones en la pluviometría[22]. Un análisis por satélite reveló el incremento del cultivo de arroz en el Noreste de China debido al incremento de las temperaturas. Todos estos cambios son susceptibles de incrementar el contacto entre las aves salvajes y las aves de corral, aumentando la probabilidad de que las primeras puedan transmitir virus aviares nuevos a las segundas.

Por último, no hay que olvidar que el calentamiento global puede provocar el deshielo de zonas que llevan durante mucho tiempo congeladas. Algunos científicos sugieren que el deshielo causado por las altas temperaturas podría suponer la reemergencia de virus de gripe antiguos que hayan quedado preservados en el permafrost o en zonas glaciares, lo que podría suponer un problema si el ser humano se expone a ellos o si las aves acceden a esos reservorios y propician el reordenamiento genético entre virus actuales y antiguos.

## 7.3 Perspectivas de futuro y opinión científica. Posibles escenarios de transmisión de virus de la gripe y calentamiento global

Como en el caso de la mayoría de las enfermedades infecciosas, en la gripe la modelización de un posible escenario en el que exista un calentamiento global y sus consecuencias sobre las epidemias y pandemias gripales es compleja, ya que existen determinantes de los que no se conoce con exactitud cuál puede ser su implicación. Sin embargo, haciendo un reduccionismo y centrándose únicamente en la elevación progresiva de las temperaturas medias, mínimas y máximas, se puede hacer una aproximación de las consecuencias de este calentamiento global para la circulación de la gripe.

En un escenario de calentamiento global en el que las temperaturas invernales cada vez sean más suaves en los países templados, se presentan varias opciones que están influenciadas por los factores que se han comentado a lo largo de este capítulo. En primer lugar, la elevación de las temperaturas medias durante el invierno podría reducir la transmisibilidad de los virus de la gripe y su supervivencia en distintas superficies, retrasando el comienzo de la epidemia, la incidencia en su pico máximo y su duración. Este aumento en la temperatura conllevaría además un aumento paralelo de la humedad absoluta, lo que también disminuiría la eficacia de la transmisibilidad del virus. En este escenario de temperaturas más suaves durante el invierno es probable que el comportamiento de las poblaciones humanas tendiera a realizarse más frecuentemente en el exterior, evitando en mayor o menor medida el hacinamiento en espacios cerrados. Siguiendo con este razonamiento, en este escenario simplificado cabría esperar una reducción de la incidencia de la gripe durante el invierno, la disminución de la gravedad de las epidemias gripales y la duración de las mismas. Este comportamiento sería progresivo a medida que sigue aumentando la temperatura global, pudiendo llegar a un escenario en el que en los países templados se observara una «desestacionalización» o «tropicalización» del comportamiento de la gripe, lo que llevaría a que esta se pudiera comportar en forma de brotes durante todo el año sin seguir un patrón epidémico definido, o mostrar una circulación poco intensa pero constante.

Esta disminución en la incidencia y duración de las epidemias gripales puede parecer, a priori, ventajosa. Sin embargo, las consecuencias de este cambio de patrón son múltiples. En primer lugar, si la gripe es capaz de circular durante todo el año obligaría a reformular los sistemas de vigilancia epidemiológica de la gripe, haciendo necesario aumentar los esfuerzos de vigilancia y extendiéndolos todo el año y no solo durante los periodos de vigilancia epidémica. En segundo lugar, si la gripe no circula mayoritariamente durante un periodo determinado por la epidemia anual (invierno), será imposible programar las campañas de vacunación para hacerlas coincidir con el máximo pico de acción de este virus. Esto podría conllevar una inmunización deficiente de la población, que se expondrá al virus sin, probablemente, tener el máximo nivel de protección posible, lo que será perjudicial sobre todo para los colectivos de alto riesgo como las personas mayores de sesenta y cinco años, mujeres embarazadas y pacientes con enfermedades crónicas.

Lejos de obedecer a que los valores ascendentes de temperaturas y humedades absolutas y relativas disminuyen la incidencia de la gripe, algunas publicaciones científicas han demostrado un curioso efecto paradójico que obliga a incluir más factores en esa hipotética fórmula que anticipe el comportamiento futuro de la gripe. Según algunos estudios, los inviernos inusualmente cálidos producen epidemias más cortas y con menor incidencia, pero como consecuencia producen en un 72 % de los casos que la siguiente epidemia sea más grave y comience más tempranamente, independientemente de las temperaturas que se registren durante esta[6]. Esto se observó, entre otras temporadas, en el invierno de 2011-2012 en Estados unidos, que fue el cuarto más cálido desde que existen registros y le siguió una epidemia (temporada 2012-2013) que comenzó inusualmente pronto y fue muy intensa[19] (Figura 4).

---

### Figura 4

Gráfico del número de muestras positivas de gripe procesadas por subtipo durante las temporadas 2011-2012, 2012-2013 y 2013-2014, en el que se puede observar que la temporada 2011-2012 tuvo una circulación gripal poco intensa debido a un invierno inusualmente cálido y cómo repercutió en una epidemia más intensa durante la temporada 2012-2013, debido a la gran bolsa de individuos susceptibles disponible.

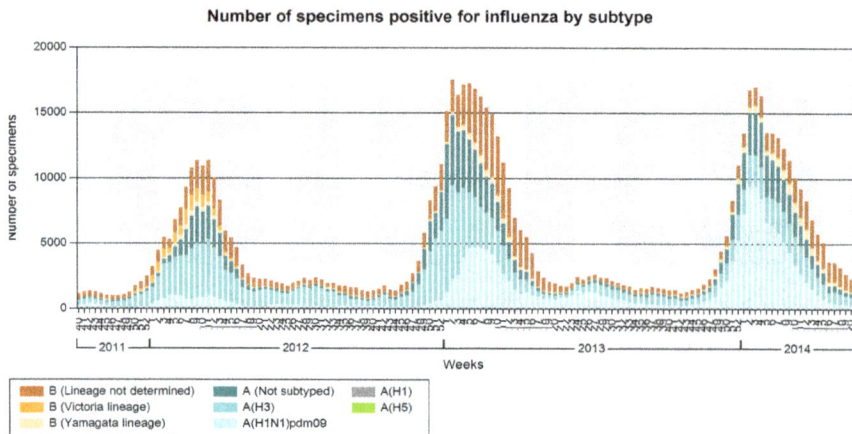

Fuente: *Global Influenza Surveillance Network*, Organización Mundial de la Salud

---

Una de las probables explicaciones a este fenómeno es que durante los inviernos cálidos la transmisión de la gripe es menos eficiente y provoca una menor incidencia en la población. Esto provoca que la inmunidad poblacional o de grupo disminuya, ya que la protección frente al virus decae con el tiempo si no se vuelve a entrar en contacto con él por exposiciones naturales o mediante la vacunación. El principal limitante de la dispersión del virus es la inmunidad que existe en la población frente a él, y tras una epidemia corta o poco intensa existirá una bolsa de individuos susceptibles más grande que en una temporada habitual, lo que dará lugar a un caldo de cultivo perfecto para que la siguiente epidemia sea más intensa. Por tanto, si bien el aumento de las temperaturas puede provocar una aparente disminución de la circulación de la gripe, e incluso una desestacionalización, la experiencia científica muestra que la consecuencia es la aparición de epidemias más intensas y graves, que supongan una mayor afectación de las personas más vulnerables. Para paliar estos efectos negativos del calentamiento global relacionados con la gripe, es necesario y urgente el diseño de una vacuna universal que sea capaz de proteger frente a todos los tipos y subtipos de gripe existentes y que ofrezca una protección que dure más allá del mismo año.

Por otra parte, en el caso de los virus de gripe que puedan tener potencial pandémico, en un escenario de calentamiento global lo esperable es el aumento de las temperaturas, sobre todo en zonas septentrionales como el Ártico, que son, como se ha comentado anteriormente, las zonas de anidamiento de las aves salvajes migratorias. Un escenario de calentamiento global influirá directamente sobre el periodo migratorio y de anidamiento de estas aves, haciendo que progresivamente migren más tempranamente a zonas septentrionales y que alarguen cada vez más tiempo el periodo de estancia en estas zonas antes de su regreso. Esto supone el aumento del periodo de nidificación y de estancia, por tanto, también aumentará el periodo en el que unas aves conviven con otras, incrementando las posibilidades de que virus aviares de diferente origen puedan circular entre diferentes especies que realizan distintas rutas migratorias, y facilitando que además sucedan fenómenos de reorganización genética entre diferentes virus. La consecuencia del calentamiento global en este aspecto es clara, una suerte de ruleta rusa o juego de azar en la que, cuantas más apuestas haga la naturaleza, más posibilidades existen de que aparezca el virus premiado con la «combinación genética ganadora».

En resumen, según los datos científicos existentes, si el cambio climático continúa como un proceso gradual, influirá en algunas zonas con la aparición de epidemias de gripe más graves e intensas, alternándose con otras de menor intensidad, pudiéndose llegar a un escenario en el que la circulación de los virus gripales suceda durante todo el año, tendiendo hacia una desestacionalización en su circulación. Por otra parte, el aumento de la temperatura global incrementará las posibilidades de que aparezcan nuevos virus de carácter pandémico debido al mayor tiempo de estancia de las aves salvajes migratorias en zonas donde pueden suceder intercambios de virus entre diferentes especies aviares, o con otros procedentes de la descongelación de ambientes que conservan virus de gripe antiguos.

## Bibliografía

1. Intergovernmental Panel on Climate Change. Climate Change 2013. The Physical Science Basis [Internet]. 2013 [citado 14 de agosto de 2019]. Disponible en: https://archive.ipcc.ch/report/ar5/wg1/index_es.shtml

2. ECDC. Local transmission of dengue fever in France and Spain – 2018 [Internet]. 2018 [citado 14 de agosto de 2019]. Disponible en: https://ecdc.europa.eu/en/publications-data/rapid-risk-assessment-local-transmission-dengue-fever-france-and-spain

3. OMS. Preparación y respuesta ante emergenicas. Chikungunya – Francia [Internet]. 2017 [citado 14 de agosto de 2019]. Disponible en: https://www.who.int/csr/don/25-august-2017-chikungunya-france/es/

4. Xu Z, Etzel RA, Su H, Huang C, Guo Y, Tong S. Impact of ambient temperature on children's health: a systematic review. Environ Res. 2012;117:120-31.

5. Xu Z, Hu W, Tong S. Temperature variability and childhood pneumonia: an ecological study. Environ Health Glob Access Sci Source. 2014;13:51.

6. Mirsaeidi M, Motahari H, Taghizadeh Khamesi M, Sharifi A, Campos M, Schraufnagel DE. Climate Change and Respiratory Infections. Ann Am Thorac Soc. 2016;13:1223-30.

7. Lowen AC, Steel J. Roles of humidity and temperature in shaping influenza seasonality. J Virol. 2014;88:7692-5.

8. Hirve S, Newman LP, Paget J, Azziz-Baumgartner E, Fitzner J, Bhat N, et al. Influenza Seasonality in the Tropics and Subtropics – When to Vaccinate? PLoS ONE. 2016;11.

9. Chowell G, Towers S, Viboud C, Fuentes R, Sotomayor V, Simonsen L, et al. The influence of climatic conditions on the transmission dynamics of the 2009 A/H1N1 influenza pandemic in Chile. BMC Infect Dis. 2012;12:298.

10. Gomez-Barroso D, León-Gómez I, Delgado-Sanz C, Larrauri A. Climatic Factors and Influenza Transmission, Spain, 2010–2015. Int J Environ Res Public Health. 2017;14.

11. Fdez-Arroyabe P. Influenza epidemics and Spanish climatic domains. Health (N Y). 2012;4:941-5.

12. Caini S, Schellevis F, El-Guerche Séblain C, Paget J. Important changes in the timing of influenza epidemics in the WHO European Region over the past 20 years: virological surveillance 1996 to 2016. Euro Surveill Bull Eur Sur Mal Transm Eur Commun Dis Bull. 2018;23.

13. Department of Health. Australian Government. Australian Influenza Surveillance Report. N°7, 2019. 15 to 28 July 2019.

14. Pica N, Chou Y-Y, Bouvier NM, Palese P. Transmission of influenza B viruses in the guinea pig. J Virol. 2012;86:4279-87.

15. Lowen AC, Steel J, Mubareka S, Palese P. High temperature (30 degrees C) blocks aerosol but not contact transmission of influenza virus. J Virol. 2008;82:5650-2.

16. Dalziel BD, Kissler S, Gog JR, Viboud C, Bjørnstad ON, Metcalf CJE, et al. Urbanization and humidity shape the intensity of influenza epidemics in U.S. cities. Science. 2018;362:75-9.

17. Eccles R. An explanation for the seasonality of acute upper respiratory tract viral infections. Acta Otolaryngol (Stockh). 2002;122:183-91.

18. Moriyama M, Ichinohe T. High ambient temperature dampens adaptive immune responses to influenza A virus infection. PNAS. 2019;116:3118-25.

19. Towers S, Chowell G, Hameed R, Jastrebski M, Khan M, Meeks J, et al. Climate change and influenza: the likelihood of early and severe influenza seasons following warmer than average winters. PLoS Curr. 2013;5.

20. Morin CW, Stoner-Duncan B, Winker K, Scotch M, Hess JJ, Meschke JS, et al. Avian influenza virus ecology and evolution through a climatic lens. Environ Int. 2018;119:241-9.

21. Kandeel A, Manoncourt S, Kareem EA el, Ahmed A-NM, El-Refaie S, Essmat H, et al. Zoonotic Transmission of Avian Influenza Virus (H5N1), Egypt, 2006–2009. Emerg Infect Dis. 2010;16:1101-7.

22. Murdiyarso D. Adaptation to Climatic Variability and Change: Asian Perspectives on Agriculture and Food Security. Environ Monit Assess. 2000;61:123-31.

# CAPÍTULO 8

## BIOGEOGRAFÍA DEL ÉBOLA

Santiago Vega García, María José Álvarez Pasquín,
María Jesús Menchón Mateo, Mª Paz Sánchez-Seco Fariñas,
Ana Negredo Antón

La enfermedad por el virus Ébola (EVE) es una enfermedad grave, a menudo mortal, en el ser humano. El virus es transmitido al ser humano por animales salvajes y se propaga en las poblaciones humanas por transmisión de persona a persona.

Se desconoce cómo se mantiene el virus Ébola en la naturaleza, aunque existen indicios que apuntan a los murciélagos como los animales reservorios del virus en el entorno silvestre. El virus Ébola se introduce en la población humana por contacto estrecho con animales infectados, principalmente primates no humanos, murciélagos y antílopes muertos o enfermos encontrados en la selva o por actividades relacionadas con la caza de estos animales.

Posteriormente, el virus se propaga en la comunidad mediante la transmisión de persona a persona, por contacto directo con órganos o fluidos de personas infectadas o por contacto con materiales contaminados por dichos fluidos. La infección del personal sanitario al tratar a pacientes con EVE ha sido frecuente cuando ha habido contacto estrecho y no se han tomado estrictamente las precauciones para el control de la infección. Las ceremonias de inhumación que implican contacto directo con el cadáver también son una fuente común de nuevas cadenas de transmisión.

Los pacientes son contagiosos mientras el virus esté presente en la sangre y fluidos corporales hasta varias semanas después de haber superado la enfermedad. Se ha documentado la transmisión sexual meses después de haber recuperado la salud.

Los brotes de EVE tienen una tasa de letalidad que es de aproximadamente del 50 %, pero se han alcanzado tasas de letalidad del 25 % al 90 %, en función de la especie causante del episodio infeccioso. Se han descrito cuatro especies patógenas de *Ebolavirus*: *Zaire, Sudán, Costa de Marfil y Bundibugyo*, y se ha identificado una quinta especie, *Reston Ebolavirus*, que hasta el momento no ha causado enfermedad en humanos, por lo que se la considera una especie no patógena. La intensa búsqueda por desvelar el animal que actúa como reservorio de los *Ebolavirus* ha conseguido detectar una sexta especie de *Ebolavirus* en murciélagos insectívoros de Sierra Leona, la especie Bombali, no asociada todavía a casos de enfermedad.

El diagnóstico de laboratorio es imprescindible como medida rápida para la identificación de los casos, que permite establecer medidas de contención alrededor del caso índice para evitar la aparición de casos secundarios. La participación de la comunidad es fundamental para el éxito del control de los brotes. Un efectivo control de los brotes depende de la aplicación de diferentes intervenciones, como la atención a los casos, las prácticas de control y prevención de la infección, la vigilancia y el rastreo de los casos y contactos, los entierros en condiciones de seguridad o la movilización social.

El tratamiento de soporte con reposición hidroelectrolítica y el tratamiento sintomático mejoran la supervivencia. Todavía no hay opciones terapéuticas aprobadas que neutralicen el virus de forma demostrada, pero están en fase de desarrollo diversas formas de hemoterapia, inmunoterapia y farmacoterapia[1].

Las especies del virus Ébola patógenas para los seres humanos se extienden a lo largo de 23 países de África central y occidental y desde que se identificó el virus Ébola en 1976 hasta la actualidad la población se ha incrementado en estas zonas, así como la conectividad entre ellas y con el resto de los continentes, lo que predice cambios en la dinámica de la transmisión secundaria de la enfermedad.

## Antecedente

### Descubrimiento del virus y brotes

El virus Ébola es de origen africano, a excepción de la especie *Reston Ebolavirus*, y ha causado brotes de enfermedad en humanos en África Subsahariana en zonas de selva y sabana (Figura 1), además, se han detectado casos esporádicos de EVE en Estados Unidos y en Europa en viajeros procedentes de África que han causado casos secundarios de transmisión fuera de este continente y han ocurrido accidentes de laboratorio, como el que tuvo lugar en Alemania en 2009[2].

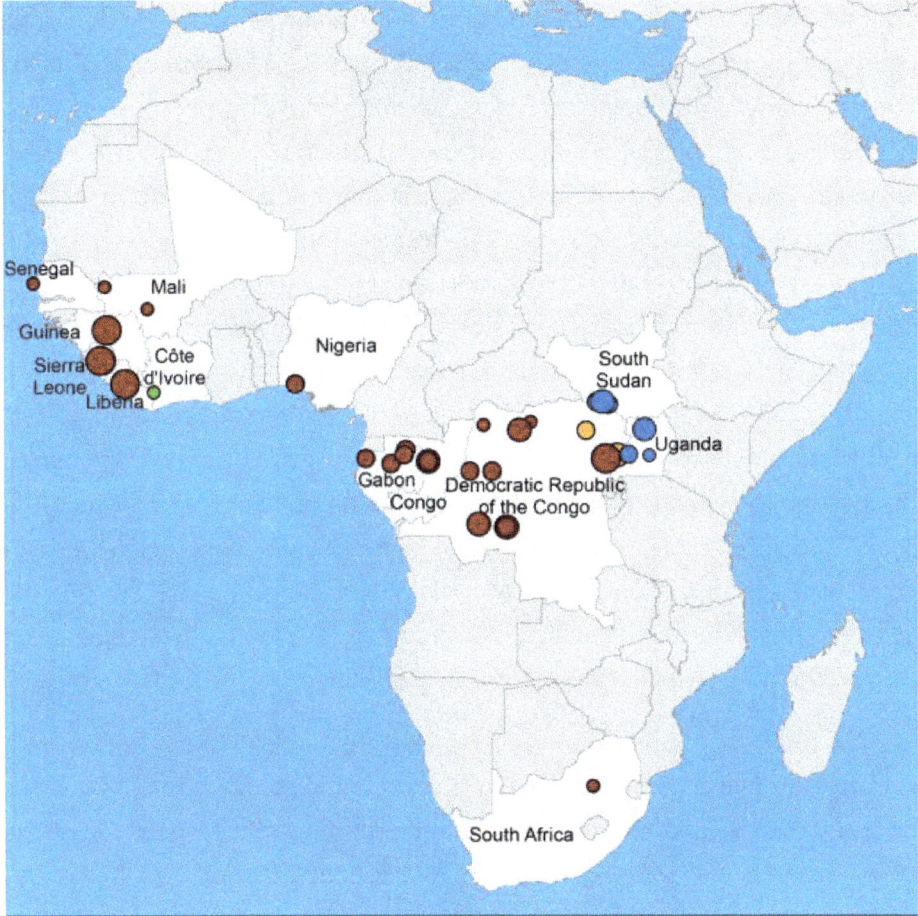

**Figura 1**
Mapa de la distribución de los brotes de Ébola en África por especie
y número de casos desde 1976

**Species**

- Zaire ebolavirus
- Sudan ebolavirus
- Taï Forest ebolavirus
- Bundibugyo ebolavirus

**Number of Cases**

- 1 - 10
- 11 - 100
- 101 - 425
- Greater than 425

0   250   500                1,000 Miles

Fuente: https://www.cdc.gov/vhf/ebola/history/distribution-map.html?CDC_AA_
refVal=https%3A%2F%2Fwww.cdc.gov%2Fvhf%2Febola%2Foutbreaks%2Fhist
ory%2Fdistribution-map.html

La EVE es una enfermedad grave, a menudo mortal en el ser humano. El virus se detectó por vez primera en 1976 en dos brotes simultáneos ocurridos en Nzara y Maridi (hoy Sudán del Sur) y Yambuku (República Democrática del Congo, RDC). La aldea de Yambuku donde se produjo el brote está situada cerca del río Ébola, que da nombre al virus. Años antes se había tenido contacto en Europa con un virus muy similar, el virus Marburg. La sintomatología de las epidemias por el virus Ébola se caracterizó en estos brotes por cuadros muy severos de fiebre hemorrágica y se alcanzaron tasas de mortalidad del 50-80 %, que acabó con la vida de 400 personas. El desconocimiento de la existencia de un nuevo virus letal dio lugar a la rápida propagación de la enfermedad que se vio favorecida por el uso compartido de agujas y jeringuillas de pacientes infectados, y la ausencia de barreras de contención, lo que procuró una intensa transmisión entre pacientes y personal sanitario (CDC, 2014). Desde entonces hasta 2014, el virus Ébola había causado alrededor de una veintena de brotes en África (Tabla 1), con un total de afectados de 2500 aproximadamente, el brote con mayor número de víctimas tuvo lugar en Yambuku en 1976 con 280 fallecidos, pero en diciembre de 2013 se inició una Epidemia de EVE en África Occidental, que la Organización Mundial de la Salud (OMS) declaró como una Emergencia de Salud Pública de importancia Internacional, que produjo más de 28.000 casos de enfermedad con alrededor de 12.000 muertes, y se mantuvo activo hasta junio de 2016.

El brote de EVE de 2013-2016 en África occidental ha sido el más extenso y complejo desde que se descubrió el virus. El número de casos de enfermedad y fallecidos superó al que se había alcanzado en los casi 40 años de epidemias de EVE. Además, se extendió a diferentes países; empezó en una zona fronteriza de Guinea Conakry, con gran movimiento de población, y en 3 meses se propagó a los países colindantes, Sierra Leona y Liberia. A través de viajeros infectados y personal sanitario expatriado, se extendió a otros 7 países, alcanzando Europa y América del Norte, causando una situación de alerta sanitaria internacional. La investigación sobre el origen del brote identificó a un niño de una aldea de Guinea Conakry como el caso índice y se asoció como factor de riesgo de infección por *Ebolavirus* el haber estado en contacto con murciélagos. Sin embargo, los otros niños del entorno no se infectaron[3].

En mayo de 2018 se inició una nueva epidemia de EVE, que sigue activa en octubre de 2019 y con una cifra de casos 2831 y con 2006 fallecidos a 30 de agosto de 2019, por el momento no ha podido ser contenida, entre otros factores porque la zona afectada es muy inestable en cuanto a seguridad y está marcada por una prolongada crisis humanitaria que ha dificultado el control de los contactos y también ha sido declarada Emergencia de Salud Pública de Importancia Internacional por la OMS[4], por lo que se hace un llamamiento a la comunidad internacional a que aumente los esfuerzos en su cooperación para poder controlar la epidemia de EVE en la RDC.

El virus Ébola es un virus zoonótico que también causa enfermedad en animales, como en los primates no humanos, en los que se desarrolla una fiebre hemorrágica letal. En zona endémica, es factor de riesgo para adquirir la infección a partir del ciclo natural del virus, entrar en contacto con animales salvajes muertos, monos y antílopes, principalmente, y a los que se considera hospedadores finales, encontrados en la selva, así como cohabitar en espacios cerrados con una alta densidad de murciélagos. Se desconoce el animal que actúa como reservorio de los *Ebolavirus* en la naturaleza, aunque la detección de RNA y anticuerpos en murciélagos sanos, frugívoros del continente africano apunta a este mamífero como principal candidato[5]. Se ha buscado intensamente el animal que pueda actuar como reservorio con resultados negativos y se ha intentado el cultivo del virus en animales, sin embargo, ninguno puede sostener una infección por el virus Ébola sin resultar fatal, a excepción de algunas especies de murciélagos[6]. Los únicos hallazgos en otros animales han consistido en la detección de anticuerpos de *Ebolavirus* en perros en el entorno de brotes ocurridos en Gabón y Liberia[7,8] y, por otra parte, la especie *Reston Ebolavirus* se ha detectado en primates no humanos procedentes de Filipinas, y en cerdos de Filipinas y China, entre los que causó casos de enfermedad en los animales pero no en los seres humanos[9,10,11].

Conocemos distintas piezas del puzle que componen el ciclo biológico de los *Ebolavirus*, pero desconocemos cómo están unidas. Desvelar cómo se mantienen los *Ebolavirus* en la naturaleza permitiría reducir el contacto de los seres humanos con el reservorio y con ello la aparición de brotes de enfermedad.

## Tabla 1
### Brotes del virus del Ébola por especie y tamaño, desde 1976

| País | Ciudad | Casos | Muertes | Especies | Año |
|---|---|---|---|---|---|
| Rep. Dem. del Congo, Uganda | Múltiple | Ongoing | 2006 | Zaire Ebolavirus | 2018-2019 |
| Rep. Dem. del Congo | Bikoro | 54 | 33 | Zaire Ebolavirus | 2018 |
| Rep. Dem. del Congo | Likati | 8 | 4 | Zaire Ebolavirus | 2017 |
| Rep. Dem. del Congo | Múltiple, Provincia de Ecuador | 66 | 49 | Zaire Ebolavirus | 2014 |
| Múltiples países | Múltiple | 28652 | 11325 | Zaire Ebolavirus | 2014-2016 |
| Uganda | Luwero District | 6* | 3* | Sudan Ebolavirus | 2012 |
| Rep. Dem. del Congo | Isiro Health Zone | 36* | 13* | Bundibugyo Ebolavirus | 2012 |
| Uganda | Kibaale District | 11* | 4* | Sudan Ebolavirus | 2012 |
| Uganda | Luwero District | 1 | 1 | Sudan Ebolavirus | 2011 |
| Rep. Dem. del Congo | Luebo | 32 | 15 | Zaire Ebolavirus | 2008 |
| Uganda | Bundibugyo | 149 | 37 | Bundibugyo Ebolavirus | 2007 |
| Rep. Dem. del Congo | Luebo | 264 | 187 | Zaire Ebolavirus | 2007 |
| Sudán del Sur | Yambio | 17 | 7 | Sudan Ebolavirus | 2004 |
| República del Congo | Mbomo | 35 | 29 | Zaire Ebolavirus | 2003 |
| República del Congo | Mbomo | 143 | 128 | Zaire Ebolavirus | 2002 |
| República del Congo | No especificada | 57 | 43 | Zaire Ebolavirus | 2001 |
| Gabón | Libreville | 65 | 53 | Zaire Ebolavirus | 2001 |
| Uganda | Gulu | 425 | 224 | Sudan Ebolavirus | 2000 |
| Sudáfrica | Johanesburgo | 2 | 1 | Zaire Ebolavirus | 1996 |
| Gabón | Booue | 60 | 45 | Zaire Ebolavirus | 1996 |
| Gabón | Mayibout | 37 | 21 | Zaire Ebolavirus | 1996 |
| Rep. Dem. del Congo | Kikwit | 315 | 250 | Zaire Ebolavirus | 1995 |
| Costa de Marfil | Tai Forest | 1 | 0 | Taï Forest Ebolavirus | 1994 |
| Gabón | Mekouka | 52 | 31 | Zaire Ebolavirus | 1994 |
| Sudán del Sur | Nzara | 34 | 22 | Sudan Ebolavirus | 1979 |
| Rep. Dem. del Congo | Tandala | 1 | 1 | Zaire Ebolavirus | 1977 |
| Sudán del Sur | Nzara | 284 | 151 | Sudan Ebolavirus | 1976 |
| Rep. Dem. del Congo | Yambuku | 318 | 280 | Zaire Ebolavirus | 1976 |

*Solo se reflejan casos confirmados en laboratorio.

# Tabla 2

| AÑO | ESPECIE DE EBOLAVIRUS | ESPECIE ANIMAL | SITUACIÓN | DIAGNÓSTICO | TRANSMISIÓN AL HOMBRE | REFERENCIA |
|---|---|---|---|---|---|---|
| 1989 | RESTV | Mono | Introducido por primer vez en EEUU a través de monos infectados importados de Filipinas | Aislamiento del virus | No se identificó transmisión al hombre | Miranda *et al.*, 2002, CDC |
| 1990 | RESTV | Mono | RESTV vuelve a ser introducido en EEUU a través de monos infectados desde Filipinas | Aislamiento del virus | 4 humanos desarrollan anticuerpos pero no enferman | Miranda *et al.*, 2002, CDC |
| 1989-1990 | RESTV | Mono | Monos infectados en un centro de reproducción Filipinas | ELISA | 3 trabajadores desarrollaron anticuerpos pero no enferman | Miranda *et al.*, 2002, CDC |
| 1992 | RESTV | Mono | Monos infectados llegan a Italia desde Filipinas | Serología | No se identificó transmisión al hombre | Miranda *et al.*, 2002, CDC |
| 1994 | TAFV | Chimpancé | Necropsia de un chimpancé hallado muerto en Taï Forest | Serología | Transmisión a una persona que desarrolla la enfermedad | Formenty *et al.*, 1999 |
| 1996 | EBOV | Chimpancé | Chimpancé infectado en Gabón | PCR | El consumo de un chimpancé muerto causó la enfermedad en 19 personas | Lahm *et al.*, 2007, CDC |
| 1996 | RESTV | Mono | Monos infectados llegan a EEUU de Filipinas | ELISA IgG y ELISA Ag de captura | No se identificó transmisión al hombre | Miranda *et al.*, 2002, CDC |
| 1996 | RESTV | Mono | Monos infectados en un centro de reproducción en Filipinas | Serología / PCR | No se identificó transmisión al hombre | Miranda *et al.*, 2002, CDC |
| 2001-2002 | EBOV | Perro | Perros seroprevalentes en Gabón | ELISA IgG | No se identificó la transmisión al hombre | Allela *et al.*, 2005 |
| 2001-2005 | EBOV | Murciélago de la fruta | Estudio serológico en 679 murciélagos | ELISA IgG | La identificación de murciélagos infectados se asocia directamente con el brote de ebolavirus en el hombre | Leroy *et al.*, 2005 |
| 2008 | RESTV | Cerdo doméstico | Cerdos infectados en granjas en Filipinas | PCR | 6 trabajadores de la granja desarrollan anticuerpos pero no enfermaron | Miranda *et al.*, 2011 |
| 2011 | RESTV | Cerdo doméstico | Cerdos infectados en granjas en China | PCR | No se identificó la transmisión al hombre | Yangyang Pan *et al.*, 2014 |

Fuente: https://www.colvema.org/Index.asp

## Tabla 3
Cronología de la detección del virus Ébola en animales

| año | Especie de Ebolavirus | Especie Animal, n° de ejemplares | Método de detección | Transmisión al hombre | referencia |
|---|---|---|---|---|---|
| 2001-2005 | EBOV | Murciélagos frugívoros, 679 | RNA ELISA,IgG | Estudio de vigilancia en Gabón y Rep. del Congo | Leroy et al. 2005[5] |
| 2003 - 2006 | EBOV | Murciélagos frugívoros, 1390 | ELISA,IgG | Estudio de vigilancia en Gabón y Rep. del Congo | Pourrut et al. 2007[12] |
| 2003 - 2008 | EBOV | Murciélagos frugívoros e insectívoros 2147 | ELISA, | Estudio de vigilancia en Gabón y Rep. del Congo | Pourrut et al. 2009[13] |
| 2008 | EBOV | Murciélagos frugívoros 262 | ELISA, IgG | Estudio vigilancia en Gana | Hayman et al. 2012[14] |
| 2008 - 2009 | REBOV | Murciélagos frugívoro, 141 | ELISA, IgG | Estudio de vigilancia en Filipinas | Taniguchi et al. 2011[15] |
| 2006 - 2009 | Ebolavirus | Murciélagos frugívoros e insectívoros, 843 | ELISA, IgG | Estudio de vigilancia en China | Yuan et al. 2012[16] |
| 2010 - 2011 | Ebolavirus | Murciélagos frugívoros, 276 | ELISA, IgG | Estudio de vigilancia en Bangladés | Olival et al. 2013[17] |
| 2010 | REBOV | Murciélagos frugívoros e insectívoros, 464 | RNA, ELISA IgG | Estudio de vigilancia en Filipinas | Jayme et al. 2015[18] |
| 2018 | Bombali | Murciélagos frugívoros | RNA, ELISA IgG | Estudio de vigilancia en Sierra Leona | Goldstein et al. 2018[19] |

## Ebolavirus

Tras su descubrimiento, el virus Ébola se clasificó en una nueva familia taxonómica, *Filoviridae (filovirus)*, reflejando así la morfología inusual de filamento que presentan los viriones[20] (Figura 2).

El género *Ebolavirus* es, junto con los géneros *Marburgvirus* y *Cuevavirus*, uno de los tres miembros de la familia *Filoviridae (filovirus)*. El genoma del virus Ébola consta de una única molécula de ARN monocatenario de polaridad negativa, de aproximadamente 19 kb. En ella se encuentran codificadas 7 proteínas estructurales y dos no estructurales. Se ha identificado un total de seis especies dentro del género *Ebolavirus*, se trata de las especies *Bundibugyo Ebolavirus* (BDBV), *Sudán Ebolavirus* (SUDV) y *Zaire Ebolavirus* (EBOV) que son altamente patógenas para el hombre y son las responsables de los grandes brotes en África con una tasa de mortalidad del 25, 50 y 70-90 %, respectivamente. Se ha detectado la especie *Tai Forest Ebolavirus* (TAFV) en una científica que se infectó durante la necropsia de un chimpancé en Costa de Marfil en 1994 y recientemente se ha detectado la especie *Bombali Ebolavirus* en murciélagos insectívoros de Sierra Leona[19]. La especie *Reston Ebolavirus* (REBOV) es la única especie de Ebolavirus no patógena para humanos y su origen es asiático. REBOV ha causado fiebre hemorrágica en primates no humanos y se ha detectado junto al virus del síndrome respiratorio y reproductivo porcino (PRRS, en sus siglas en inglés) en cerdos enfermos en Filipinas y China, en estos episodios se han detectado anticuerpos en las personas que había manipulado los animales enfermos, pero las personas no padecieron la enfermedad.

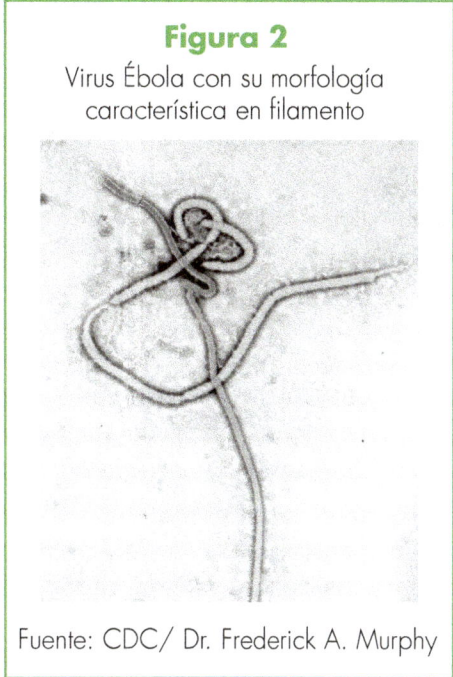

**Figura 2**

Virus Ébola con su morfología característica en filamento

Fuente: CDC/ Dr. Frederick A. Murphy

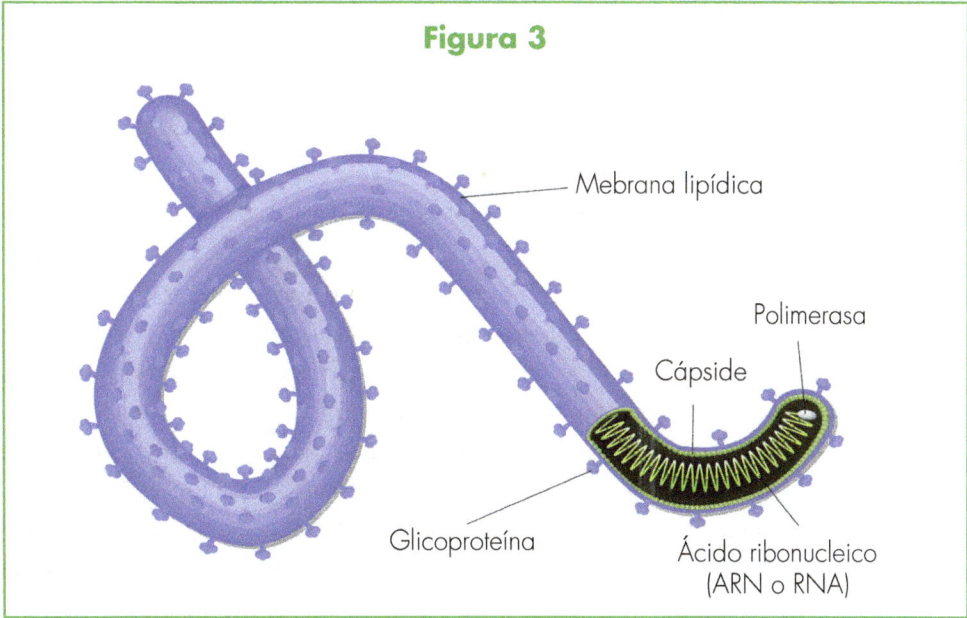

**Figura 3**

Mebrana lipídica

Polimerasa

Cápside

Glicoproteína

Ácido ribonucleico (ARN o RNA)

## Patogenia

Los *Ebolavirus* son agentes altamente patógenos clasificados dentro del Nivel 4 de la clasificación de los virus según su riesgo biológico, por lo que su manipulación en el laboratorio requiere niveles de contención 4 de bioseguridad. Su curso letal —fiebre aguda, deficiencia en la coagulación y shock— y la ausencia de tratamiento y vacuna eficaz por el momento hacen de esta enfermedad una de las principales amenazas sanitarias en la actualidad.

La fatalidad de la enfermedad se asocia con una elevada viremia y una respuesta antiviral inadecuada, mientras que la supervivencia se debe a una respuesta inmune humoral y celular temprana y fuerte. El virus Ébola tiene la capacidad de introducirse en las células del hospedador gracias a sus glicoproteínas, GP, embebidas en la membrana. Los principales lugares de replicación del virus *in vivo* son monocitos y macrófagos, seguidos por las células endoteliales (en fases más avanzadas de la enfermedad) y los hepatocitos. El virus Ébola infecta las células fagocitarias, consiguiendo retrasar la respuesta inmune e invadir eficazmente el organismo del huésped, viajando desde los nódulos linfáticos regionales a la sangre y diseminándose por hígado, bazo y riñones. Los estudios demuestran que los macrófagos infectados producen citoquinas proinflamatorias. Las células dendríticas infectadas también contribuyen a la secreción de mediadores proinflamatorios, pero no consiguen iniciar respuestas específicas frente al antígeno. Se provoca así un gran proceso inflamatorio que cursa con vasodilatación, aumento de la permeabilidad vascular y coagulación intravascular diseminada. Esta respuesta está directamente relacionada con la hemorragia interna y externa, característica del cuadro clínico de la enfermedad en su fase más avanzada. Los principales hallazgos histopatológicos son la necrosis de los órganos, incluyendo el hígado, el bazo, los riñones, el tracto gastrointestinal y el endocardio.

### Síntomas de la enfermedad

La enfermedad clínicamente se caracteriza por la aparición súbita de fiebre, debilidad intensa y dolores musculares, de cabeza y de garganta, lo cual va seguido de vómitos, diarrea, todo ello sintomatología inespecífica que aparece al inicio de la enfermedad y que se va haciendo más relevante según avanza la infección, cuando aparecen erupciones cutáneas, que pueden ir acompañadas de disfunción renal y hepática y, en algunos casos, hemorragias internas y externas, que procuran ya un pronóstico grave. Los resultados de laboratorio muestran disminución del número de leucocitos y plaquetas, así como elevación de las enzimas hepáticas.

## Transmisión

La EVE es una compleja zoonosis altamente virulenta para el hombre. La transmisión de las especies patógenas para el hombre (EBOV, SUDV, TAFV y BUNV) y las infecciones en gorilas (*Gorila gorila*), chimpancés (*Pan troglodytes*) murciélagos (*Chiroptera* spp., principalmente frugívoros) y antílopes (*Cephalophus* spp.) ha sido documentada en un total de 51 ocasiones, todas ellas en África. Los mapas actuales de distribución de dichas especies predicen un nicho de transmisión zoonósica de 23 países a lo largo de África Central y Occidental, con una población en riesgo de 22 millones de habitantes. El cerdo doméstico también puede sufrir la enfermedad por el virus Ébola e infectar al hombre. Sin embargo, este hecho solo ha ocurrido en Filipinas y China a partir de la especie RESTV, no patógena para el hombre. La transmisión entre el hombre y el perro es aún una cuestión sin resolver; si bien se han detectado anticuerpos frente a la especie del virus Ébola más letal para el hombre (EBOV), en perros no ha sido aún detectada la excreción del virus a partir de este animal.

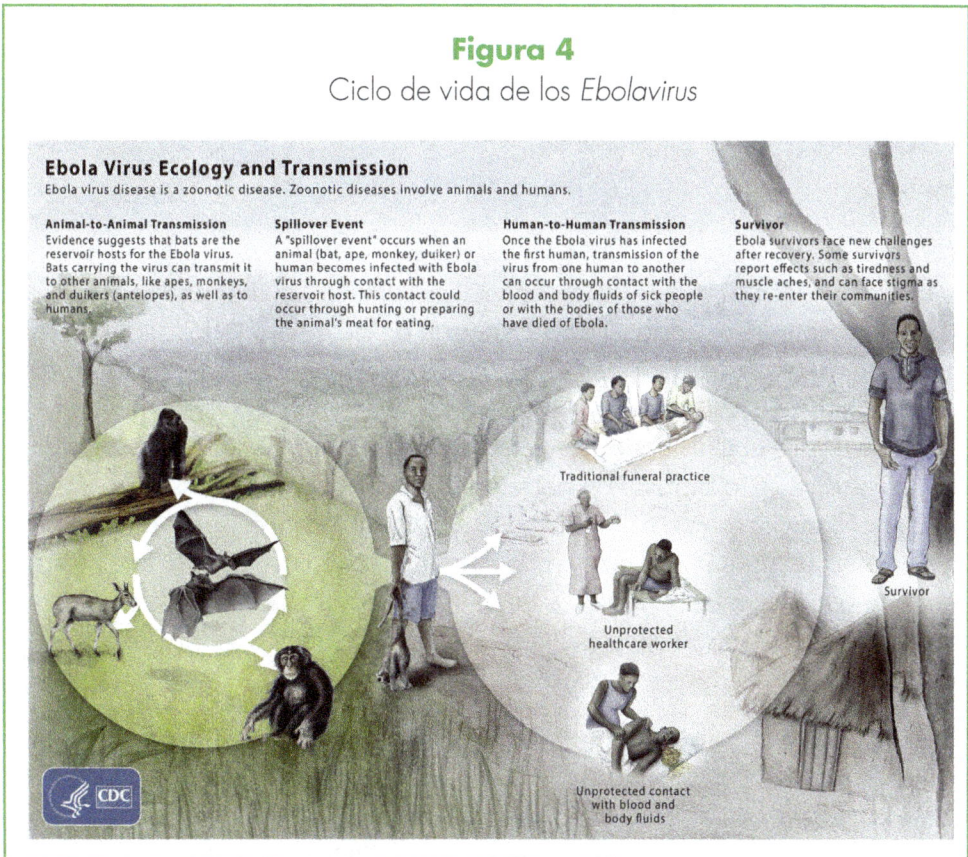

### Figura 4
Ciclo de vida de los *Ebolavirus*

**Ebola Virus Ecology and Transmission**
Ebola virus disease is a zoonotic disease. Zoonotic diseases involve animals and humans.

**Animal-to-Animal Transmission**
Evidence suggests that bats are the reservoir hosts for the Ebola virus. Bats carrying the virus can transmit it to other animals, like apes, monkeys, and duikers (antelopes), as well as to humans.

**Spillover Event**
A "spillover event" occurs when an animal (bat, ape, monkey, duiker) or human becomes infected with Ebola virus through contact with the reservoir host. This contact could occur through hunting or preparing the animal's meat for eating.

**Human-to-Human Transmission**
Once the Ebola virus has infected the first human, transmission of the virus from one human to another can occur through contact with the blood and body fluids of sick people or with the bodies of those who have died of Ebola.

**Survivor**
Ebola survivors face new challenges after recovery. Some survivors report effects such as tiredness and muscle aches, and can face stigma as they re-enter their communities.

Traditional funeral practice

Survivor

Unprotected healthcare worker

Unprotected contact with blood and body fluids

CDC

**Figura 4 (continuación)**
Ciclo de vida de los *Ebolavirus*

**Enzootic Cycle**

New evidence strongly implicates bats as the reservoir hosts for ebolaviruses, though the means of local enzootic maintainance and transmission of the virus within bat populations remain unknown.

**Ebolaviruses:**
Ebola virus (formerly Zaire virus)
Sudan virus
Taï Forest virus
Bundibugyo virus
Reston virus (non-human)

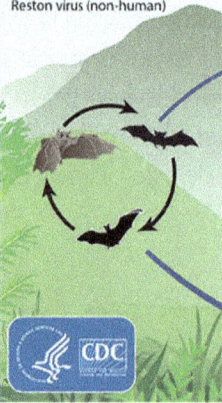

**Epizootic Cycle**

Epizootics caused by ebolaviruses appear sporadically, producing high mortality among non-human primates and duikers and may precede human outbreaks. Epidemics caused by ebolaviruses produce acute disease among humans, with the exception of Reston virus which does not produce detectable disease in humans. Little is known about how the virus first passes to humans, triggering waves of human-to-human transmission, and an epidemic.

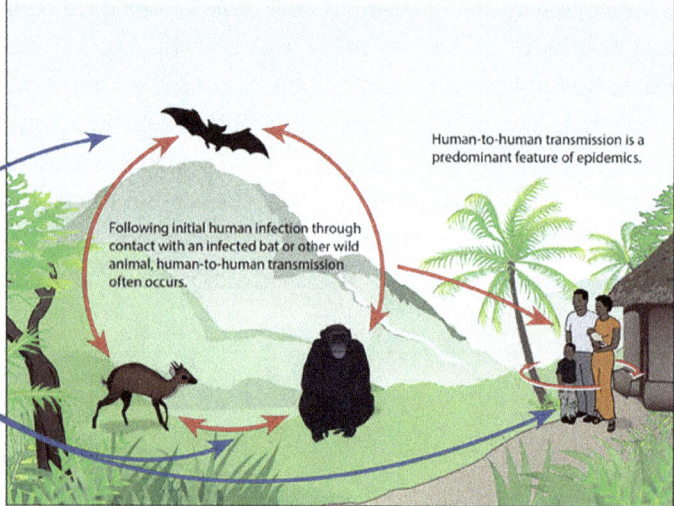

Human-to-human transmission is a predominant feature of epidemics.

Following initial human infection through contact with an infected bat or other wild animal, human-to-human transmission often occurs.

Fuente: CDC

La introducción del virus en la población humana se debe al contacto con órganos, sangre, secreciones u otros fluidos de animales infectados. Una vez introducido el virus en la población se propaga rápidamente por contacto directo entre personas, que se contagian directamente a través de fluidos corporales infectados o por materiales contaminados. El hombre actúa como hospedador final, permitiendo únicamente la transmisión del virus entre personas y no existen evidencias de que puedan dar lugar a la reintroducción del virus en los reservorios. El virus Ébola no se transmite ni por el aire ni por el agua, ni en general por la comida, a pesar de que sí han ocurrido casos de infección por manipular carne fresca contaminada o por la caza de murciélagos infectados. Tampoco se ha demostrado la transmisión del virus por mosquitos u otros vectores.

El periodo de incubación asintomático (intervalo desde la infección hasta la aparición de los síntomas) oscila entre 2 y 21 días. La excreción de partículas virales comienza con los primeros síntomas (fundamentalmente fiebre) y la transmisión puede continuar hasta después de la muerte, momento en que la carga viral es muy elevada (se han documentado contagios en rituales fúnebres que implican un contacto estrecho con el fallecido). Los pacientes son contagiosos mientras el virus esté presente en la sangre y las secreciones. Las personas no son contagiosas hasta que aparecen los síntomas.

Persistencia del virus en personas que se están recuperando de la enfermedad por el virus Ébola: se sabe que en algunas personas que se han recuperado de la EVE, el virus persiste en zonas del organismo menos accesibles al sistema inmunitario, como el semen, el humor acuoso o el sistema nervioso central[21]. En mujeres infectadas durante el embarazo, el virus persiste en la placenta, el líquido amniótico y el feto, mientras que en mujeres infectadas durante la lactancia puede persistir en la leche materna. En un pequeño porcentaje de supervivientes, algunos líquidos corporales pueden seguir dando positivo para el virus detectando su genoma durante periodos de hasta 9 meses[22].

Aunque raros, ha habido casos de enfermedad recidivante sintomática por aumento de la replicación del virus en pacientes que se han recuperado de la EVE. Todavía no se conocen bien las causas de este fenómeno[21].

## Diagnóstico

Dada la dificultad de un diagnóstico clínico para identificar un caso de EVE en el inicio de las manifestaciones clínicas de la enfermedad, el diagnóstico de laboratorio es una herramienta imprescindible para detectar los casos, lo que permite aportar un manejo adecuado del paciente y establecer medidas de contención a su alrededor y con ello evitar la transmisión de la enfermedad y la aparición de casos secundarios. Así, una de las causas que favoreció la expansión del brote de EVE de 2013-2016 en África Occidental estuvo relacionada con la falta de sospecha clínica de EVE ante una sintomatología tan inespecífica, por ser una zona en la que previamente no había referencia de circulación estable del virus Ébola y en la que estaba ocurriendo de forma simultánea un brote de paludismo y habían ocurrido epidemias de cólera en años previos.

La experiencia nos dice que más de la mitad de los casos con sospecha de EVE se tratan en realidad de casos de malaria, sin embargo, la detección de malaria no excluye el diagnóstico de EVE[23]. El diagnóstico diferencial con malaria debe realizarse ante la sospecha de un caso de EVE procedente de zona endémica, para que el paciente con malaria pueda ser tratado de forma adecuada. Descartar otros virus productores de fiebres hemorrágicas que circulen en la zona afectada, como el virus Lassa y el virus de la fiebre hemorrágica de

Crimea Congo vendrá a continuación para poder retirar las medidas de aislamiento del caso sospechoso ante un resultado negativo. La detección de otras etiologías bacterianas y de virus transmitido por vector, como el virus de fiebre amarilla o los virus dengue, se realizarán después, ya en condiciones de manejo hospitalario más comunes.

Para el diagnóstico de EVE se han desarrollado métodos directos basados en la detección de la partícula viral o de alguno de sus componentes (genoma, proteínas) y métodos indirectos que buscan detectar los anticuerpos en respuesta a la infección (Tabla 4). Dado que la respuesta de anticuerpos puede retrasarse, incluso no aparecer en los pacientes graves o con pronóstico fatal, se recurre a la utilización de los métodos directos para el diagnóstico de la EVE en su fase aguda para evitar resultados falsos negativos.

El método de diagnóstico de elección es la detección de genoma viral mediante la reacción en cadena de la polimerasa (RT-PCR, en sus siglas en inglés), por la rapidez y sensibilidad que ofrece el ensayo, si bien requiere de personal entrenado y una infraestructura adecuada, no siempre disponible en zona endémica. En el brote actual (2019) de EVE en la República Democrática del Congo se está empleando una técnica rápida de PCR que está acortando los tiempos del diagnóstico[24]. En estas zonas sería de gran utilidad la detección de antígeno en los puntos de cuidado que aportaría un rápido diagnóstico y reduciría el riesgo de exposición para el personal sanitario, con esta intención se están desarrollando métodos inmunocromatográficos, basados en la detección de las proteínas de expresión temprana y abundante durante el ciclo infectivo como son la VP40 y la nucleoproteína[25].

### Tabla 4
Métodos diagnósticos para confirmar la infección por virus del Ébola

| |
| --- |
| • Prueba de inmunoadsorción enzimática (ELISA). |
| • Pruebas de detección de antígenos. |
| • Prueba de seroneutralización. |
| • Reacción en cadena de la polimerasa con transcriptasa inversa (RT-PCR). |
| • Microscopía electrónica. |
| • Aislamiento del virus mediante cultivo celular. |

Se recomienda firmemente el uso de pruebas diagnósticas que hayan sido objeto de evaluaciones independientes e internacionales. Las pruebas actualmente recomendadas por la OMS son:

- Para el diagnóstico sistemático, las pruebas de detección de genoma viral automatizadas o semiautomatizadas.

- Las pruebas rápidas de detección de antígenos en zonas remotas en las que no estén disponibles la detección de genoma viral. Estas pruebas se recomiendan para el cribado en las actividades de vigilancia, pero los casos reactivos deben confirmarse mediante detección del RNA.

La muestra de elección para el diagnóstico es la sangre y su obtención exige la intervención de personal correctamente protegido. En el caso de pacientes fallecidos o en los que no sea posible la obtención de muestras de sangre, se recomienda el empleo de saliva como muestra para el diagnóstico.

Las muestras recogidas de los pacientes suponen un riesgo biológico, y las pruebas tienen que ser realizadas en condiciones adecuadas de contención biológica. Se trata de un virus de riesgo biológico 4, la máxima clasificación de riesgo de un microrganismo, de manera que no se puede trabajar si no es en condiciones extremas de seguridad cuando se maneje virus vivo, lo que significa trabajar en laboratorios de nivel 4 de contención. Solo se admite trabajar en condiciones inferiores de seguridad, nivel 3 de bioseguridad, o con cabinas de clase III (conocidas como «cabinas de guantes»), cuando se realicen pruebas diagnósticas que supongan una mínima manipulación de la muestra, como el tratamiento químico o por calor de la muestra para inactivar el virus que pueda contener.

## Presente

### Nuevos filovirus

Conocer el ciclo natural de los *Ebolavirus* facilitaría poder establecer medidas de control para evitar su introducción en la población humana. Muchas especies de animales vertebrados e invertebrados así como especies vegetales han sido objeto de estudio en la búsqueda de *Ebolavirus*, pero solo los murciélagos han mostrado evidencias de infección aguda o presencia de anticuerpos para que sean valorados como los animales que puedan actuar como reservorios naturales. Recientemente se ha detectado un nuevo *Ebolavirus*, el virus Bombali[19], en dos especies de murciélagos que se alimentan de insectos en vez de fruta, y una especie de las especies, *Mops condilurus*, está ampliamente distribuida en África con hallazgos del virus también en Kenia[26] y Guinea[27], y fue la especie de murciélago que se relacionó con el origen de la epidemia de EVE en África Occidental entre 2013 a 2016.

La intensa búsqueda de *Ebolavirus* en estos mamíferos ha revelado la presencia de virus relacionados genéticamente en regiones geográficas tan distantes como Europa y China. Se ha detectado el *virus Lloviu* (LLOV) en murciélagos insectívoros en Europa Occidental y Central[28,29]. Se detectó RNA del LLOV en cadáveres de murciélagos, lo que en un primer momento indujo a pensar que el virus estuviera relacionado con la mortalidad, sin embargo, estudios recientes han mostrado altos valores de seroprevalencia frente al LLOV en murciélagos sanos[30]. Además, se ha detectado otro virus genéticamente relacionado con los *filovirus* en murciélagos sanos frugívoros en China, el virus *Mengla*[31]. Estos descubrimientos hablan de la gran variabilidad genética que muestran los filovirus y la amplia distribución geográfica que pueden ocupar, así como de las numerosas especies de murciélagos susceptibles de ser infectadas por los filovirus, alguna de ellas en contacto con poblaciones humanas por sus hábitos alimenticios o su hábitat. Se hace necesario aumentar el conocimiento del ciclo biológico para desvelar cómo se mantienen en la naturaleza y poder establecer medidas de control que reduzcan el contacto del virus con las poblaciones humanas.

## Brote actual de EVE

### Brote de EVE en la República Democrática del Congo en 2018-2019

El Director General de la Organización Mundial de la Salud (OMS), Dr. Tedros Adhanom Ghebreyesus, declaró el 17 de julio de 2019 que el brote de enfermedad EVE en la RDC constituye una emergencia de salud pública de importancia internacional[32]. Desde la declaración del brote el 1 de agosto de 2018 ha habido 2831 (2737 confirmados, 94 probables), incluyendo 1891 fallecimientos (1797 confirmados, 94 probables), con afectación de nuevas áreas, norte y sur de Kivu a mediados de agosto 2019.

### Algunos determinantes sociales de la expansión y medidas de control

El Ébola se transmite de madre a hijo, de marido a mujer, de paciente a cuidador, de los restos mortales de una víctima a un pariente en duelo. La enfermedad interrumpe las actividades más comunes de la vida diaria, perjudica a las empresas locales, impide que los niños vayan a la escuela y afecta tanto a los servicios de salud esenciales como a los servicios normales. Se trata principalmente de una crisis de la salud, pero también tiene consecuencias muy graves sobre la forma en que las personas cuidan de sus familias, consideran a sus vecinos e interactúan dentro de la comunidad.

## Figura 5

Geographical distribution of confirmed and probable cases of Ebola virus disease, Democratic Republic of the Congo and Uganda as of 17 August 2019

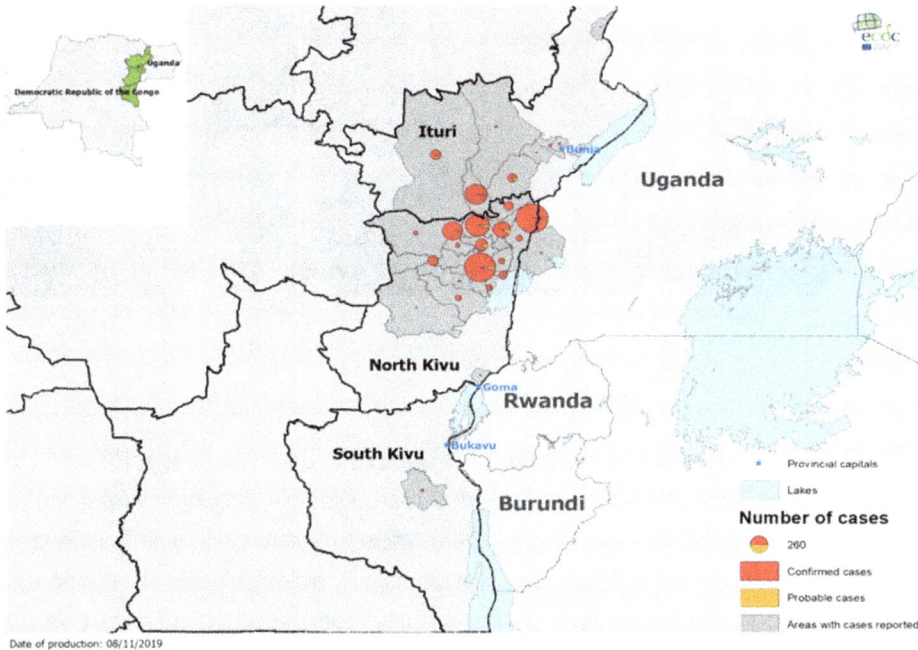

Date of production: 08/11/2019

Fuente: https://www.ecdc.europa.eu/en/all-topics-z/ebola-and-marburg-fevers/threats-and-outbreaks/ebola-outbreak-DRC-geographical-distribution

Los obstáculos para detener la transmisión de la enfermedad son de hecho considerables. Pero ninguno de ellos es insuperable. Las Naciones Unidas y sus asociados siguen intensificando la respuesta en apoyo del Gobierno y fortaleciendo aún más la acción conjunta. Las Naciones Unidas están trabajando a fin de crear las condiciones necesarias para poner en marcha las intervenciones de salud pública que su organismo de salud promueve, incluidas la seguridad, la logística, la movilización política y comunitaria, así como medidas para abordar las preocupaciones de las comunidades afectadas[33].

La resistencia social es una barrera importante para controlar la enfermedad, por lo que invita a explorar las creencias de la comunidad en torno al Ébola y sus orígenes[34]. Los cambios en los comportamientos relacionados con el duelo y el entierro, junto con la adopción de prácticas de entierro seguras, fueron fundamentales para controlar el brote en Sierra Leona[35].

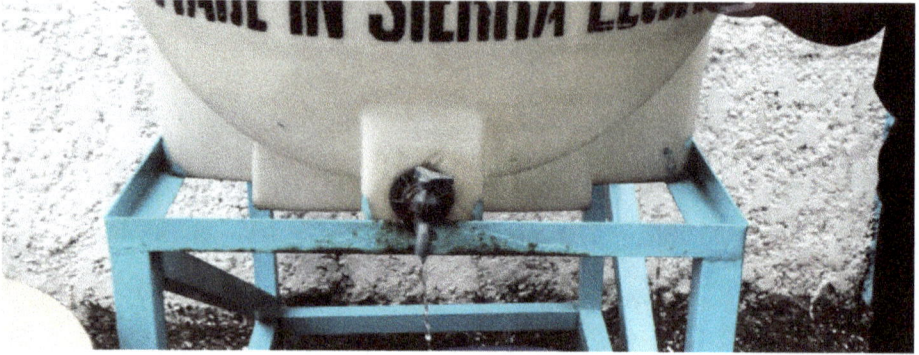

**Figura 6**

Higiene de manos para controlar la epidemia de Ébola en Sierra Leona

Fuente: http://www.vacunas.org/blogs/sierraleona/higiene-de-manos-para-contro-lar-la-epidemia/

La provisión de agua y saneamiento desempeña un papel esencial en la protección de la salud humana durante todos los brotes de enfermedades, incluido el brote actual de EVE. Las prácticas adecuadas y puestas en práctica de agua, saneamiento e higiene (WASH, por sus siglas en inglés: Water, Sanitation and Hygiene), tanto en entornos de atención médica como en la comunidad, ayudan a prevenir la transmisión de EVE de humanos[36].

Aunque el riesgo de transmisión de la EVE en los aviones es bajo, este medio de transporte permitiría diseminar la infección a zonas libres de circulación del virus muy alejadas del foco infeccioso a través de un viajero infectado; así, la OMS insta a los países a elaborar protocolos para la prevención y control de casos de enfermedad, así como que aporten información a los ciudadanos que vayan a viajar a zonas afectadas por la EVE acerca del brote y de las medidas para reducir el riesgo de exposición. En nuestro país, la detección y respuesta a situaciones de alerta por EVE en frontera se mantiene activada en los puntos de entrada a través de Sanidad Exterior y el viajero puede recibir información y recomendaciones sobre las zonas de riesgo a través de los Centros de Vacunación Internacional y servicios consulares.

Por otro lado, la OMS hace una serie de recomendaciones a los países acerca del control del brote actual y la prevención de su ulterior propagación. En la Tabla 5 se incluyen las recomendaciones a nivel internacional y en la Tabla 6, las recomendaciones para evitar la transmisión sexual a partir de los pacientes que hayan padecido EVE:

## Tabla 5
### Recomendaciones a nivel internacional

| |
|---|
| • Que no se prohíban los viajes ni el comercio internacionales. |
| • Que los países se preparen para detectar, investigar y tratar los casos de EVE, y en particular aseguren el acceso a un laboratorio cualificado para identificar el virus Ébola y, cuando proceda, la capacidad para identificar y atender a los viajeros procedentes de zonas infectadas por el virus que lleguen a los aeropuertos internacionales o grandes pasos fronterizos terrestres con fiebre de origen desconocido y otros síntomas[37]. |

## Tabla 6
### Recomendaciones para evitar la transmisión sexual del virus Ébola

| |
|---|
| • Todos los supervivientes de EVE y sus parejas sexuales deberían recibir asesoramiento con el fin de adoptar prácticas sexuales seguras, hasta que su semen arroje resultados negativos en dos pruebas de detección del virus. Se debería proporcionar preservativos a estas personas. |
| • A los hombres que hayan superado la enfermedad se les debería ofrecer la posibilidad de someterse a una prueba de detección del virus en el semen 3 meses después del inicio de los síntomas y, posteriormente, a aquellos que den positivo, todos los meses hasta que sus muestras de semen den negativo en dos RT-PCR, con un intervalo de una semana entre ellas. |
| • Los supervivientes y sus parejas sexuales deberían:<br>  - Abstenerse de mantener cualquier tipo de relación sexual.<br>  - Adoptar prácticas sexuales seguras, en particular, el uso correcto y sistemático de preservativos, hasta que su semen haya arrojado resultados negativos en 2 pruebas de detección del virus. |
| • Una vez que den negativo para el virus, los supervivientes pueden reiniciar su actividad sexual normal sin temor a transmitir el virus Ébola. |
| • Todos los supervivientes y sus parejas y familiares deben ser tratados con respeto, dignidad y compasión[38]. |

## Futuro

El futuro viene pormenorizado por tres aspectos: el desarrollo de vacunas, que está en marcha con resultados esperanzadores; la aparición de nuevos fármacos específicos además de los tratamientos de soporte y, lo que es muy importante, las medidas para la prevención y el control de la enfermedad, que siempre es capaz de saltar fronteras y saltar océanos, como hemos podido comprobar fehacientemente. Para ello, los planes de los países para el control, la contención y el tratamiento son de suma importancia, siempre protocolizados y bajo el paraguas de normativas internacionales.

## Vacunas

Los candidatos a la vacuna contra el virus Ébola se están evaluando actualmente en ensayos clínicos de fase I a III realizados en África, la UE y los Estados Unidos. Aunque el desarrollo preclínico de las vacunas candidatas abarca diferentes plataformas, incluidas las partículas virales inactivadas, las vacunas de ADN, los vectores virales recombinantes y las partículas similares a virus (VLP), los candidatos a vacunas más avanzados se basan en vectores virales diseñados para servir como plataformas de administración de antígenos, que codifican la longitud total de la glicoproteína de superficie del virus Ébola. El candidato vacunal más avanzado en estos estudios se trata de la vacuna denominada rVSV-ZEBOV y está basada en el vector recombinante del virus de la estomatitis vesicular competente en replicación (rVSV) que expresa la glicoproteína de superficie de la especie *Zaire Ebolavirus*. Este candidato demostró ser seguro y altamente protector contra la enfermedad cuando se probó en adultos > 18 años de edad que participaron en un ensayo clínico de fase III en Guinea Conakry durante el brote de EVE en África Occidental. Se trató de un ensayo clínico a gran escala (11.841 sujetos) realizado por la OMS junto con el Ministerio de Salud de Guinea, *Médecins sans Frontieres* y el Instituto de Salud Pública de Noruega, y contó con la colaboración de otras asociaciones internacionales. Se eligió un protocolo de vacunación «en anillo», administrando la vacuna a los contactos de los contactos de las personas afectadas, en el que algunos «anillos» fueron vacunados poco después de la detección de un caso, y los demás «anillos», al cabo de tres semanas. Con ello se consiguen crear anillos de seguridad que protegen de la exposición al virus y previenen la aparición de nuevas cadenas de transmisión. En el grupo de vacunación inmediata, no hubo casos de enfermedad por el virus Ébola con aparición de síntomas al menos 10 días después de la aleatorización. Esta vacuna se encuentra en fase muy avanzada para ser licenciada y ha sido autorizada para uso compasivo en el brote actual de EVE en RDC, como ya había ocurrido en los brotes de EVE de 2013 a 2016 en África occidental y de RDC en 2018, habiéndose alcanzado cifras de administración superiores a 200.000 personas[39]. En el brote de EVE en RDC de 2019, además, se ha autorizado el empleo de una segunda vacuna experimental que se administra en forma de dos dosis en un intervalo de 56 días y se proporcionará a la población de riesgo en zonas donde no hay transmisión activa de EVE, con la finalidad de extender el área de protección[24]; se trata de una vacuna experimental denominada Ad26.ZEBOV/ MVA-BN, que utiliza dos vectores virales para la expresión de proteínas de las especies de *Ebolavirus* Zaire, Sudan y Tai forest así como del virus *Marburg* en una formulación polivalente[40].

Además, se han autorizado dos vacunas contra el virus Ébola fuera de la UE y los Estados Unidos: la vacuna Ad5-EBOV producida por CanSinoBio y autorizada en China en 2017 y una vacuna denominada GamEvac-Combi que expresa la misma glicoproteína de la especie *Zaire Ebolavirus* en dos vectores, VSV y Adenovirus 5 (Ad5) producidos por el Centro Federal de Epidemiología y Microbiología de Gamaleya y autorizado su uso en Rusia en 2017[41].

## Tratamiento

Respecto al tratamiento de la EVE, el tratamiento de soporte basado fundamentalmente en la reposición hidroelectrolítica, rehidratación con líquidos orales o intravenosos, y el tratamiento de determinados síntomas mejoran la supervivencia. En algunos casos, en las llamadas «presentaciones coléricas» de la enfermedad, ha sido necesario administrar diariamente más de 10 L[42] y se ha visto que el éxito depende de la instauración temprana de la misma.

Todavía no hay ningún tratamiento de eficacia demostrada, pero se están evaluando diversas formas de hemoterapia, inmunoterapia y farmacoterapia. Durante el actual brote de EVE en la RDC (2019), se han realizado ensayos clínicos con 4 formulaciones, 3 de ellas basadas en inmunoterapia, ZMapp, REG-EB3 y mAb114, y la cuarta se trata del antiviral remdesivir. Dos de ellas, REG-EB3 y mAb114, han demostrado ser más efectivas en el tratamiento de la EVE, según anunció en agosto 2019 la Organización Mundial de la Salud. Ante los mejores resultados de supervivencia observados con estos fármacos y por razones éticas, la Junta de Monitoreo de Datos y Seguridad, un organismo independiente que ha estado revisando los datos provisionales de seguridad y eficacia, recomendó suspender el estudio y aleatorizar a todos los futuros pacientes para recibir REGN-EB3 o mAb114, los medicamentos que parecen más eficaces, en lo que se considera una extensión del estudio[43].

## Plan de contingencia

Resulta imprescindible tener previsto un plan de contingencia frente a esta letal enfermedad en todos aquellos países que, estando distantes geográficamente de las zonas endémicas (como es el caso de España), puedan ser susceptibles de sufrir algún brote con motivo de que se diagnostique algún caso importado o bien de que sea repatriado voluntariamente tras la autorización correspondiente para su atención médica en territorio nacional.

En el supuesto de presentarse esta situación, resultaría de vital importancia que exista una buena coordinación entre todas las administraciones involucradas, que los procedimientos de actuación estén consensuados y el mecanismo de actuación esté bien engrasado, de forma que la respuesta sea todo lo rápida y coordinada que esta delicada situación, desde el punto de vista de la bioseguridad, requiere.

Para ello, será necesario concretar conjuntamente los medios de intervención humanos y materiales que se requieren para acometer con rapidez y eficacia la respuesta, así como evaluar los distintos supuestos que pueden presentarse y los procedimientos de actuación más adecuados para cada uno de ellos.

En este sentido, la realización periódica de simulacros y ejercicios donde participen todos los actores implicados, intentando dotarlos del mayor realismo posible, puede resultar una experiencia muy enriquecedora que permitiría a cada uno conocer los medios con los que cuentan los demás, identificar carencias, necesidades de todo tipo y posibilidades de mejora, y unificar criterios y medios a emplear. Además, el hecho de fomentar el acercamiento y el ambiente de equipo que se crea al trabajar periódicamente de forma conjunta las distintas administraciones implicadas permitirá una respuesta más eficaz en caso de presentarse una emergencia real de este tipo.

La OMS establece un manual como guía de referencia para todos los países. El objetivo de este documento es describir las medidas de preparación, prevención y control que se han implementado con éxito durante epidemias anteriores. Estas medidas deben implementarse durante las siguientes 4 fases: preparación previa a la epidemia; alerta: identificar, investigar, evaluar riesgos; respuesta a brotes y operaciones de contención y evaluación post-epidemia.

## Prevención y control

Un buen control de los brotes depende de la aplicación de diferentes intervenciones, como la atención a los casos, la vigilancia y el rastreo, los entierros en condiciones de seguridad o la movilización social. La participación de la comunidad es fundamental para el éxito del control de los brotes. La sensibilización sobre los factores de riesgo de la infección por el virus Ébola y sobre las medidas de protección (incluida la vacunación) constituye un medio eficaz para reducir la transmisión en el ser humano. Los mensajes destinados a reducir los riesgos deben centrarse en los siguientes aspectos:

- **Reducir el riesgo de transmisión de animales salvajes al ser humano** a consecuencia del contacto con murciélagos o monos o simios infectados y del consumo de su carne cruda. Deben utilizarse guantes y otras prendas protectoras apropiadas para manipular animales. Sus productos (sangre y carne) deben estar bien cocidos antes de consumirlos.

- **Reducir el riesgo de transmisión de persona a persona** en la comunidad a consecuencia del contacto directo o estrecho con pacientes infectados, especialmente con sus líquidos corporales. Hay que evitar el contacto físico estrecho con pacientes con EVE y utilizar guantes y equipo de protección personal adecuado para atender a los enfermos en el hogar. Es necesario lavarse las manos con regularidad tras visitar a enfermos en el hospital, así como después de cuidar a enfermos en el hogar.

- **Reducir el riesgo de posible transmisión sexual.** Teniendo en cuenta nuevos análisis de las investigaciones en curso y las consideraciones de su Grupo Consultivo sobre la Respuesta a la EVE, la OMS recomienda que los varones que sobrevivan a esta enfermedad tengan prácticas sexuales e higiénicas seguras durante los 12 meses siguientes al inicio de los síntomas o hasta que sus muestras de semen den dos veces negativo para el virus Ébola (Tabla 6). Se debe evitar el contacto con líquidos corporales y se recomienda el lavado con agua y jabón. La OMS no recomienda el aislamiento de los pacientes convalecientes de ambos sexos una vez que sus muestras de sangre hayan dado negativo para el virus Ébola.

- **Medidas de contención de los brotes.** Entre ellas se encuentran la inhumación rápida y segura de los cadáveres infectados, la identificación de las personas que puedan haber estado en contacto con alguien infectado por el virus y su observación durante 21 días. También son importantes la separación de los enfermos y de las personas sanas para evitar una mayor propagación y el mantenimiento de una buena higiene y de la limpieza del entorno.

## *Control de la infección en centros de atención médica*

Los profesionales sanitarios deben observar en todo momento las precauciones habituales en todos los pacientes, independientemente de su diagnóstico. Entre ellas se encuentra la higiene básica de las manos, la higiene respiratoria, el uso de equipos de protección personal (en función del riesgo de salpicaduras u otras formas de contacto con materiales infectados) y prácticas de inyección e inhumación seguras.

Los trabajadores sanitarios que atienden a los pacientes con infección presunta o confirmada por el virus Ébola deben aplicar, además de las precauciones generales, otras medidas de control de las infecciones para evitar cualquier exposición a la sangre o líquidos corporales del paciente y el contacto directo sin protección con el entorno posiblemente contaminado. Cuando tengan contacto estrecho (menos de 1 metro) con pacientes con EVE, los profesionales sanitarios deben protegerse la cara (con máscara o mascarilla médica y gafas) y usar bata limpia, aunque no estéril, de mangas largas y guantes (estériles para algunos procedimientos).

Quienes trabajan en el laboratorio también corren riesgo. Las muestras tomadas a efectos de diagnóstico de personas o animales con infección presunta o confirmada por el virus Ébola deben ser manipuladas por personal especializado y procesarse en laboratorios adecuadamente equipados.

En nuestro medio cobra vital importancia las recomendaciones del ECDC, que pone a disposición un tutorial de formación para los profesionales sanitarios. Dada la posibilidad de viajes internacionales, la emigración y circulación de refugiados, voluntarios y turismo de toda clase, los sanitarios, desde la atención primaria a la especializada, deben estar formados para la eventualidad de un caso de estas características[44].

## *Respuesta de la OMS*

- El objetivo de la OMS es prevenir los brotes de EVE mediante el mantenimiento de la vigilancia de la enfermedad y la prestación de apoyo a los países en riesgo para que elaboren planes de preparación. El siguiente documento ofrece orientaciones generales para el control de los brotes de las enfermedades por los virus Ébola y Marburg.

- Control de los brotes de las enfermedades por los virus del Ébola y de Marburgo, en inglés[45].

- En España existen documentos del Ministerio de Sanidad y Servicios sociales que sirvieron de apoyo y que son la medida conocida y disponible en la actualidad para los profesionales sanitarios. Además, a partir de la epidemia de EVE de 2013 a 2016 se crearon en España 7 unidades de aislamiento de alto nivel (UAAN) repartidas por el territorio nacional, situadas en Guipúzcoa, Sevilla, Tenerife, Valencia, Barcelona y Madrid. Su misión es proporcionar un alto grado de especialización y entrenamiento del personal sanitario, así como dar la mejor atención posible al paciente con infección confirmada, en condiciones de bioseguridad que impidan la transmisión de la enfermedad.

Cuando se detecta un brote, la OMS responde prestando apoyo en diversos ámbitos: vigilancia, participación de la comunidad, atención a los casos, servicios de laboratorio, rastreo de los contactos, control de la infección, logística y capacitación y asistencia a la seguridad de las prácticas de inhumación.

## Conclusiones

Podemos, por tanto, concluir que la enfermedad por el virus Ébola es una enfermedad reemergente cuya aparición ha dado lugar a una gran crisis mundial en la salud pública. Su alta letalidad y la ausencia de una vacuna contrastada han puesto en jaque a las autoridades científicas que deben responder con la máxima rapidez ante la situación de alarma social que origina.

Numerosos estudios apuntan que los murciélagos frugívoros son los posibles reservorios naturales de la especie *Zaire Ebolavirus* (EBOV), por tanto, responsables de la reaparición del virus Ébola en la actualidad. Otras especies salvajes, tales como los primates, son susceptibles a la infección por el virus Ébola y en ocasiones anteriores a las epidemias en la población humana, han coincidido con la aparición de estos animales muertos en los alrededores de las aldeas africanas. Si bien, el papel que juegan los animales domésticos está aún por determinar y el número de muestras estudiadas hasta la fecha no es suficiente[8], sí es muy probable la importancia de su rol en el ciclo del virus habiéndose detectado anticuerpos en perros (especie EBOV) y aislado virus en cerdos domésticos (especie RESTV). Por ello, bajo las medidas de bioseguridad exigidas, es necesario continuar el estudio de los animales domésticos y definir su función en las epidemias de EVE.

Concluimos que en este tipo de crisis sanitarias debe primar la coordinación entre las administraciones involucradas, existiendo un comité de crisis donde estén representados los gestores de salud pública y animal, científicos, cuerpos de seguridad y atención sanitaria, y estableciéndose una política adecuada y eficaz de comunicación, aspecto este último en el que se debe mejorar. Afortunadamente, la aparición de vacunas preventivas y fármacos para su tratamiento está abriendo una puerta a la esperanza inexistente hasta hace muy poco tiempo.

**Figura 7**

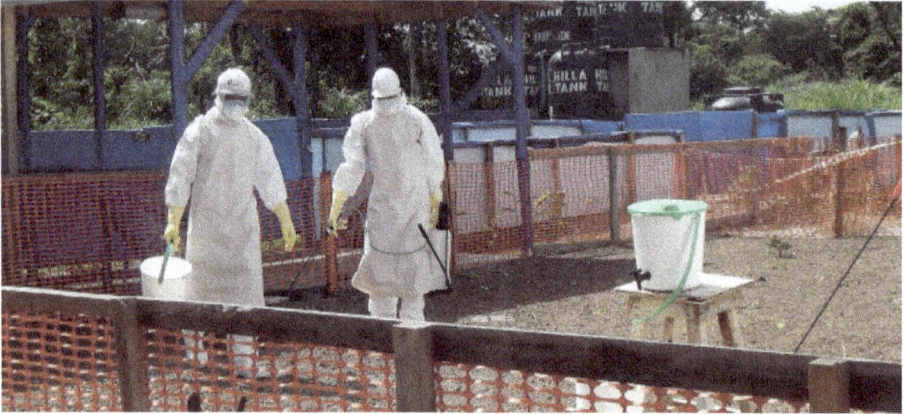

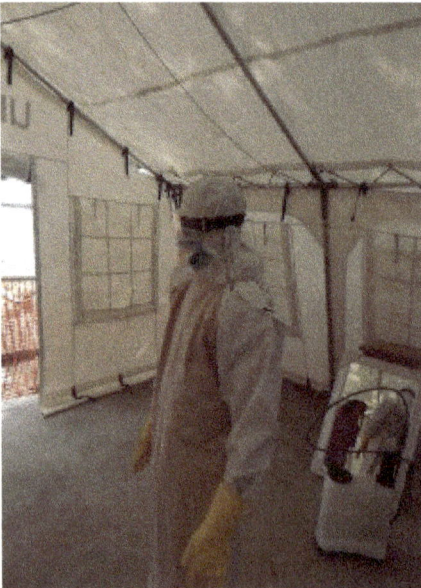

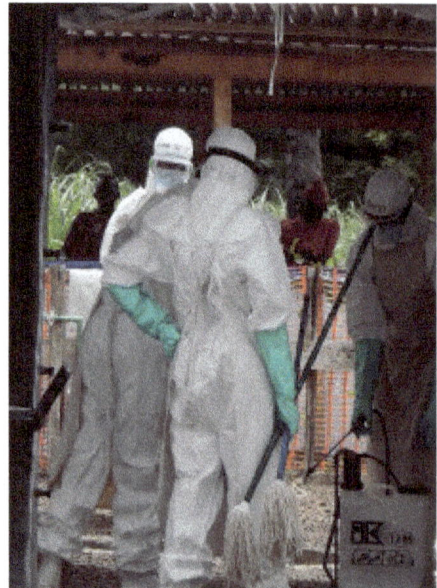

Fuente: http://www.vacunas.org/blogs/sierraleona/el-sistema-de-salud-ante-la-epide-mia-de-ebola/

**Figura 8**

Fuente: http://www.vacunas.org/blogs/sierraleona/el-sistema-de-salud-ante-la-epide-mia-de-ebola/

**Figura 9**

# ÉBOLA

El brote de la enfermedad por el virus del Ébola de 2014 es el más grave registrado hasta el momento, en términos de casos y muertes.

## TRANSMISIÓN

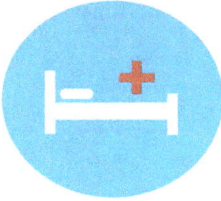

Una persona puede infectar a otros sólo cuando aparecen los síntomas de la enfermedad

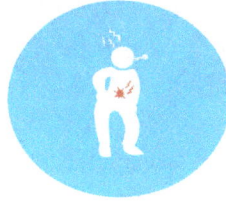

Las personas que no tienen síntomas como fiebre, dolor de cabeza, dolor abdominal, o hemorragia, no son contagiosas

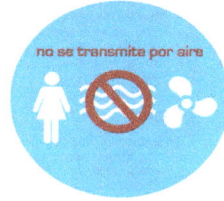

no se transmite por aire

El ébola no se transmite por el aire ni tampoco por la picadura de un mosquito

### Sólo se puede infectar con ébola:

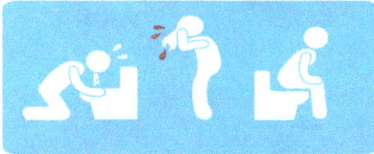

A través del contacto directo con los fluidos corporales–especialmente la sangre, las heces o el vómito–de una persona que está enferma de ébola. Tocar el cuerpo de una persona que murió de ébola también puede resultar en una infección

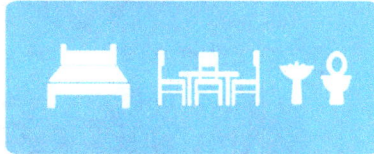

A través del contacto con superficies u objetos contaminados. El riesgo de transmisión se puede reducir con una limpieza y desinfección adecuadas

## SÍNTOMAS

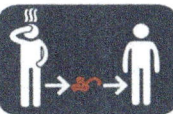

El ébola sólo se puede transmitir a otros cuando empiezan los síntomas

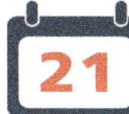

**21**

El intervalo de tiempo desde la infección hasta la aparición de los síntomas varía entre **2 y 21 días**, pero el promedio es de 8 a 10 días

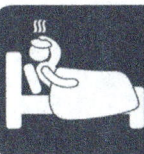

**Síntomas iniciales:**
Fiebre
Dolor de cabeza intenso
Dolor muscular y en articulaciones
Debilidad intensa
Dolor de garganta

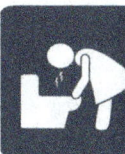

**Síntomas avanzados:**
Diarrea
Vómitos
Dolor de estómago
Sangrado inexplicable
o hematomas

Fuente: https://www.who.int/csr/disease/ebola/infografia-ebola-es.pdf

## Figura 9 (Continuación)

### TRATAMIENTO

Si las personas con síntomas llegan al hospital al comienzo de la enfermedad, mejoran sus posibilidades de sobrevivir y se reduce la probabilidad de contagiar a otros

La recuperación del ébola depende de la respuesta inmunológica del paciente y de rápidos cuidados clínicos de soporte

Las personas que se recuperan de una infección por ébola, desarrollan anticuerpos que los protegen de una reinfección con la misma cepa del virus

El inicio temprano de la atención clínica de soporte –incluida la hidratación para permitir al sistema inmunológico combatir al virus– puede ayudar a aumentar la posibilidad del paciente de sobrevivir

Existen varios tratamientos experimentales en estudio para tratar la enfermedad por el virus del Ébola, pero aún no están disponibles

### LO QUE DEBEN SABER LOS TRABAJADORES DE LA SALUD

**Evaluación de pacientes por posibilidad de tener ébola**

La sospecha de que un individuo pueda estar afectado por la enfermedad del virus del Ébola depende de los factores que se enumeran aquí. Cualquier paciente que tenga la siguiente combinación de factores, debe ser aislado inmediatamente:

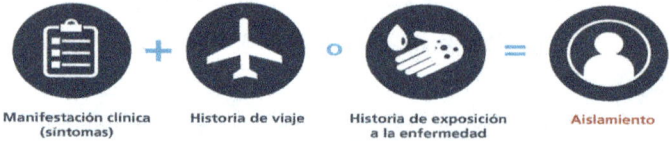

Manifestación clínica (síntomas) + Historia de viaje o Historia de exposición a la enfermedad = Aislamiento

Es esencial aplicar medidas rigurosas de control de infecciones para evitar una mayor propagación de la enfermedad

Aislamiento del paciente

Acceso y uso correcto de los equipos de protección personal por parte de los trabajadores de la salud y procedimientos de desinfección

Búsqueda de contactos

Implementación coordinada de medidas de salud pública de manera proporcional a los riesgos

Educación a la comunidad con información clara, transparente y actualizada

Organización Panamericana de la Salud

Organización Mundial de la Salud
OFICINA REGIONAL PARA LAS Américas

www.paho.org/ebola
twitter.com/opsoms
facebook.com/pahowho
flickr.com/pahowho
youtube.com/pahopin

Fuente: https://www.who.int/csr/disease/ebola/infografia-ebola-es.pdf

## Otros recursos

- La descontaminación, clave para prevenir la propagación del ébola. http://www.rtve.es/alacarta/videos/especiales-informativos/descontaminacion-clave-para-prevenir-propagacion-del-ebola-congo/4961467/
- MSF desde dentro: centro de tratamiento de Ébola de Mangina. https://www.msf.es/actualidad/republica-democratica-del-congo/msf-dentro-centro-tratamiento-ebola-mangina
- Epidemiología en Sierra Leona. Por el Dr. César Velasco. http://www.vacunas.org/blogs/sierraleona/
- Water: an indispensable ally in the fight against Ebola.
- https://www.unicef.org/drcongo/en/stories/water-indispensable-ally-fight-against-ebola
- Vision 2030: The resilience of water supply and sanitation in the face of climate change. Summary and policy implications https://www.who.int/water_sanitation_health/publications/9789241598422/en/
- Cáceres VM, Goodell J, Shaffner J, et al. Centers for Disease Control and Prevention's Temporary Epidemiology Field Assignee program: Supporting state and local preparedness in the wake of Ebola. SAGE Open Med. 2019;7:2050312119850726. Published 2019 May 16. doi:10.1177/2050312119850726 Los Center of Disease Control and Prevention (CDC) aportan un documento donde se resume y pormenoriza su contribución al control de la enfermedad en el brote en África 2014-2016. https://www.ncbi.nlm.nih.gov/pmc/articles/PMC6537056/

## Bibliografía

1.  OMS. Virus del Ébola Último acceso 22 de agosto 2019 https://www.who.int/es/news-room/fact-sheets/detail/ebola-virus-disease.

2.  Günther S, Feldmann H, Geisbert TW, Hensley LE, Rollin PE, Nichol ST, Ströher U, Artsob H, Peters CJ, Ksiazek TG, Becker S, ter Meulen J, Olschläger S, Schmidt-Chanasit J, Sudeck H, Burchard GD, Schmiedel S. Management of accidental exposure to Ebola virus in the biosafety level 4 laboratory, Hamburg, Germany. J Infect Dis. 2011 Nov;204 Suppl 3:S785-90.

3.  Baize S, Pannetier D, Oestereich L, Rieger T, Koivogui L, Magassouba N, Soropogui B, Sow MS, Keïta S, De Clerck H, Tiffany A, Dominguez G, Loua M, Traoré A, Kolié M, Malano ER, Heleze E, Bocquin A, Mély S, Raoul H, Caro V, Cadar D, Gabriel M, Pahlmann M, Tappe D, Schmidt-Chanasit J, Impouma B, Diallo AK, Formenty P, Van Herp M, Günther S. Emergence of Zaire Ebola virus disease in Guinea. N Engl J Med. 2014 Oct 9;371(15):1418-25.

4.  WHO 2019. https://www.who.int/news-room/detail/17-07-2019-ebola-outbreak-in-the-democratic-republic-of-the-congo-declared-a-public-health-emergency-of-international-concern

5.  Leroy EM, Kumulungui B, Pourrut X, Rouquet P, Hassanin A, Yaba P, Délicat A, Paweska JT, Gonzalez JP, Swanepoel R.Fruit bats as reservoirs of Ebola virus.Nature. 2005 Dec 1;438(7068):575-6.

6.  Swanepoel R, Leman PA, Burt FJ, Zachariades NA, Braack LE, Ksiazek TG, Rollin PE, Zaki SR, Peters CJ. Experimental inoculation of plants and animals with Ebola virus. Emerg Infect Dis. 1996; 2:321–325.

7.  Allela L1, Boury O, Pouillot R, Délicat A, Yaba P, Kumulungui B, Rouquet P, Gonzalez JP, Leroy EM. Ebola virus antibody prevalence in dogs and human risk. Emerg Infect Dis. 2005 Mar;11(3):385-90.

8.  Haun BK, Kamara V, Dweh AS, Garalde-Machida K, Forkay SSE, Takaaze M, Namekar M, Wong TAS, Bell-Gam Woto AER, Humphreys P, Weeks OI, Fallah MP, Berestecky JM, Nerurkar VR, Lehrer AT. Serological evidence of Ebola virus exposure in dogs from affected communities in Liberia: A preliminary report. PLoS Negl Trop Dis. 2019 Jul 22;13(7):e0007614. doi: 10.1371/journal.pntd.0007614. eCollection 2019 Jul.

9.  Miranda ME, Ksiazek TG, Retuya TJ, Khan AS, Sanchez A, Fulhorst CF, Rollin PE, Calaor AB, Manalo DL, Roces MC, Dayrit MM, Peters CJ. Epidemiology of Ebola (subtype Reston) virus in the Philippines, 1996. J Infect Dis. 1999; 179:S115–S119.

10. Barrette RW, Metwally SA, Rowland JM, Xu L, Zaki SR, Nichol ST, Rollin PE, Towner JS, Shieh WJ, Batten B, Sealy TK, Carrillo C, Moran KE, Bracht AJ, Mayr GA, Sirios-Cruz M, Catbagan DP, Lautner EA, Ksiazek TG, White WR, McIntosh MT. Discovery of swine as a host for the Reston Ebolavirus. Science. 2009 Jul 10;325(5937):204-6.

11. Pan Y, Zhang W, Cui L, Hua X, Wang M, Zeng Q. Reston virus in domestic pigs in China. Arch Virol. 2014 May;159(5):1129-32.

12. Pourrut X, Délicat A, Rollin PE, Ksiazek TG, Gonzalez JP, Leroy EM. Spatial and temporal patterns of Zaire Ebolavirus antibody prevalence in the possible reservoir bat species. J Infect Dis. 2007 Nov 15;196 Suppl 2:S176-8.

13. Pourrut X, Souris M, Towner JS, Rollin PE, Nichol ST, Gonzalez JP, Leroy E. Large serological survey showing cocirculation of Ebola and Marburg viruses in Gabonese bat populations, and a high seroprevalence of both viruses in Rousettus aegyptiacus. BMC Infect Dis. 2009 Sep 28;9:159.

14. Hayman DT, Yu M, Crameri G, Wang LF, Suu-Ire R, Wood JL, Cunningham AA. Ebola virus antibodies in fruit bats, Ghana, West Africa. Emerg Infect Dis. 2012 Jul;18(7):1207-9.

15. Taniguchi S, Watanabe S, Masangkay JS, Omatsu T, Ikegami T, Alviola P, Ueda N, Iha K, Fujii H, Ishii Y, Mizutani T, Fukushi S, Saijo M, Kurane I, Kyuwa S, Akashi H, Yoshikawa Y, Morikawa S. Reston Ebolavirus antibodies in bats, the Philippines. Emerg Infect Dis. 2011 Aug;17(8):1559-60.

16. Yuan J, Zhang Y, Li J, Zhang Y, Wang LF, Shi Z. Serological evidence of Ebolavirus infection in bats, China. Virol J. 2012 Oct 13;9:236.

17. Olival KJ, Islam A, Yu M, Anthony SJ, Epstein JH, Khan SA, Khan SU, Crameri G, Wang LF, Lipkin WI, Luby SP, Daszak P. Ebola virus antibodies in fruit bats, Bangladesh. Emerg Infect Dis. 2013 Feb;19(2):270-3.

18. Jayme SI, Field HE, de Jong C, Olival KJ, Marsh G, Tagtag AM, Hughes T, Bucad AC, Barr J, Azul RR, Retes LM, Foord A, Yu M, Cruz MS, Santos IJ, Lim TM, Benigno CC, Epstein JH, Wang LF, Daszak P, Newman SH. Molecular evidence of Ebola Reston virus infection in Philippine bats. Virol J. 2015 Jul 17;12:107.

19. Goldstein T, Anthony SJ, Gbakima A, Bird BH, Bangura J, Tremeau-Bravard A, et al. The discovery of Bombali virus adds further support for bats as hosts of Ebolaviruses. Nat Microbiol. 2018;3:1084–9.

20. Kiley et al., 1982. Filoviridae: a taxonomic home for Marburg and Ebola viruses? Intervirology 18: 24-32.

21. Subissi L, Keita M, Mesfin S, Rezza G, Diallo B, Van Gucht S, Musa EO, Yoti Z, Keita S, Djingarey MH, Diallo AB, Fall IS. Ebola Virus Transmission Caused by Persistently Infected Survivors of the 2014-2016 Outbreak in West Africa. J Infect Dis. 2018 Nov 22;218(suppl_5):S287-S291.

22. Thorson A, Formenty P, Lofthouse C, Broutet N. Systematic review of the literature on viral persistence and sexual transmission from recovered Ebola survivors: evidence and recommendations. BMJ Open. 2016 Jan 7;6(1):e008859.

23. Mora-Rillo M, Arsuaga M, Ramírez-Olivencia G, de la Calle F, Borobia AM, Sánchez-Seco P, Lago M, Figueira JC, Fernández-Puntero B, Viejo A, Negredo A, Nuñez C, Flores E, Carcas AJ, Jiménez-Yuste V, Lasala F, García-de-Lorenzo A, Arnalich F, Arribas JR; La Paz-Carlos III University Hospital Isolation Unit. Acute respiratory distress syndrome after convalescent plasma use: treatment of a patient with Ebola virus disease contracted in Madrid, Spain. Lancet Respir Med. 2015 Jul;3(7):554-62.

24. WHO external situation report, n 62, 2019.

25. Makiala S, Mukadi D, De Weggheleire A, Muramatsu S, Kato D5, Inano K, Gondaira F, Kajihara M, Yoshida R, Changula K, Mweene A, Mbala-Kingebeni P, Muyembe-Tamfum JJ, Masumu J, Ahuka S, Takada A Clinical Evaluation of QuickNaviTM-Ebola in the 2018 Outbreak of Ebola Virus Disease in the Democratic Republic of the Congo. Viruses. 2019 Jun 28;11(7). pii: E589. do

26. Forbes KM, Webala PW, Jääskeläinen AJ, Abdurahman S, Ogola J, Masika MM, Kivistö I, Alburkat H, Plyusnin I, Levanov L, Korhonen EM, Huhtamo E, Mwaengo D, Smura T, Mirazimi A, Anzala O, Vapalahti O, Sironen T. Bombali Virus in Mops condylurus Bat, Kenya. Emerg Infect Dis. 2019 May;25(5).

27. Karan LS, Makenov MT, Korneev MG, Sacko N, Boumbaly S, Yakovlev SA, Kourouma K, Bayandin RB, Gladysheva AV, Shipovalov AV, Yurganova IA, Grigorieva YE, Fedorova MV, Scherbakova SA, Kutyrev VV, Agafonov AP, Maksyutov RA, Shipulin GA, Maleev VV, Boiro M, Akimkin VG, Popova AY. Bombali Virus in Mops condylurus Bats, Guinea. Emerg Infect Dis. 2019 Sep;25(9).

28. Negredo A, Palacios G, Vázquez-Morón S, González F, Dopazo H, Molero F, Juste J, Quetglas J, Savji N, de la Cruz Martínez M, Herrera JE, Pizarro M, Hutchison SK, Echevarría JE, Lipkin WI, Tenorio A. Discovery of an Ebolavirus-like filovirus in europe. PLoS Pathog. 2011 Oct;7(10):e1002304.

29. Kemenesi G, Kurucz K, Dallos B, Zana B, Földes F, Boldogh S, Görföl T, Carroll MW, Jakab F. Re-emergence of Lloviu virus in Miniopterus schreibersii bats, Hungary, 2016. Emerg Microbes Infect. 2018 Apr 18;7(1):66.

30. Ramírez de Arellano E, Sanchez-Lockhart M, Perteguer MJ, Bartlett M, Ortiz M, Campioli P, Hernández A, Gonzalez J, Garcia K, Ramos M, Jiménez-Clavero MÁ, Tenorio A, Sánchez-Seco MP, González F, Echevarría JE, Palacios G, Negredo A. First Evidence of Antibodies Against Lloviu Virus in Schreiber's Bent-Winged Insectivorous Bats Demonstrate a Wide Circulation of the Virus in Spain.Viruses. 2019 Apr 19;11(4).

31. Yang XL, Tan CW, Anderson DE, Jiang RD, Li B, Zhang W, Zhu Y, Lim XF, Zhou P, Liu XL, Guan W, Zhang L, Li SY, Zhang YZ, Wang LF, Shi ZL. Characterization of a filovirus (Měnglà virus) from Rousettus bats in China. Nat Microbiol. 2019 Mar;4(3):390-395.

32. OMS. Declaración del brote de Ébola en la República Democrática del Congo como emergencia de salud pública de importancia internacional. Último acceso 22 de agosto 2019  Disponible en: https://www.who.int/es/news-room/detail/17-07-2019-ebola-outbreak-in-the-democratic-republic-of-the-congo-declared-a-public-health-emergency-of-international-concern

33. OMS. Declaración del brote de Ébola en la República Democrática del Congo como emergencia de salud pública de importancia internacional. Último acceso 22 de agosto 2019  Disponible en: https://www.who.int/es/news-room/detail/17-07-2019-ebola-outbreak-in-the-democratic-republic-of-the-congo-declared-a-public-health-emergency-of-international-concern  int/es/news-room/detail/31-07-2019-at-1-year-mark-we-mourn-the-lives-lost-and-call-for-solidarity

34. Kasereka MC1, Hawkes MT 'The cat that kills people:' community beliefs about Ebola origins and implications for disease control in Eastern Democratic Republic of the Congo. Pathog Glob Health. 2019 Aug 6:1-9. doi: 10.1080/20477724.2019.1650227.

35. Baseler L., Chertow D, et. Al. The Pathogenesis of Ebola Virus Disease. Annu. Rev. Pathol. Mech. Dis. 2017. 12:387–418.

36. https://www.who.int/water_sanitation_health/emergencies/ebola-emergencies/en/

37. https://www.who.int/es/news-room/detail/14-08-2014-who-air-travel-is-low-risk-for-ebola-transmission

38. https://www.who.int/es/news-room/fact-sheets/detail/ebola-virus-disease

39. Ehrhardt SA, Zehner M, Krähling V, Cohen-Dvashi H, Kreer C, Elad N, Gruell H, Ercanoglu MS, Schommers P, Gieselmann L, Eggeling R, Dahlke C, Wolf T, Pfeifer N, Addo MM, Diskin R, Becker S and Klein F. Polyclonal and convergent antibody response to Ebola virus vaccine rVSV-ZEBOV. Nat Med. 2019 Oct 7.

40. Callendret B, Vellinga J, Wunderlich K, Rodriguez A, Steigerwald R, Dirmeier U, Cheminay C, Volkmann A, Brasel T, Carrion R, Giavedoni LD, Patterson JL, Mire CE, Geisbert TW, Hooper JW, Weijtens M, Hartkoorn-Pasma J, Custers J, Grazia Pau M, Schuitemaker H, Zahn R. A prophylactic multivalent vaccine against different filovirus species is immunogenic and provides protection from lethal infections with Ebolavirus and Marburgvirus species in non-human primates. PLoS One. 2018 Feb 20;13(2):e0192312.

41. «travel-is-low-risk-for-ebola-transmission» https://www.who.int/es/news-room/detail/14-08-2014-who-air-travel-is-low-risk-for-ebola-transmission marburg-fevers/prevention-and-control/treatment-vaccines» https://ecdc.europa.eu/en/ebola-and-marburg-fevers/prevention-and-control/treatment-vaccines

42. Kreuels B, Addo MM, Schmiedel S. Severe Ebola virus infection complicated by gram-negative septicemia. N Engl J Med. 2015 Apr 2;372(14):1377.

43. ECDC Ebola treatment trial: two drugs identified as more effective. Último acceso 22 de agosto 2019Disponible en: https://ecdc.europa.eu/en/news-events/ebola-treatment-trial-two-drugs-identified-more-effective Centers for Disease Control and Prevention (CDC), 2014 (acceso a la página web http://www.cdc.gov/vhf/ebola/).

44. ECDC. Tutorial on the safe use of personal protective equipment. https://www.ecdc.europa.eu/en/publications-data/tutorial-safe-use-personal-protective-equipment

45. WHO. Ebola and Marburg virus disease epidemics: preparedness, alert, control, and evaluation. Consultado en septiembre 2019. Accesible en: https://www.who.int/csr/resources/publications/ebola/manual_EVD/en/

# CAPÍTULO 9

## LA EXPLOSIÓN DE LOS FITOPATÓGENOS

Ignacio Belda Aguilar, Cátia Pinto, Alberto Acedo Bécares

## 9.1 Introducción

Las plantas están natural y estrechamente unidas a los microorganismos, que en su interacción pueden ser beneficiosos o patógenos. El equilibrio de estas interacciones entre plantas y microbios es de suma importancia para mantener la salud de la planta y garantizar el crecimiento, la productividad, la calidad y, en consecuencia, la seguridad alimentaria. Representando el 80 % de la dieta humana[1], la producción de cultivos constituye una demanda en continuo crecimiento.

El reino vegetal se ve afectado por constantes ataques de microorganismos patógenos, que pueden tener efectos nocivos. Al igual que los que afectan a los huéspedes humanos y animales, estos microorganismos pertenecen a diferentes taxones de hongos, bacterias o virus[2]. Entre ellos, los hongos y los oomicetos son los responsables de los mayores daños a las plantas y se encuentran entre los patógenos que se propagan rápidamente. El desarrollo y la propagación de una enfermedad en la planta está condicionado por la presencia de un patógeno virulento, una planta huésped susceptible y un ambiente y un tiempo propicios, que en conjunto se denominan triángulo de la enfermedad[3,4]. Por lo tanto, la falta de uno de estos factores resulta un fracaso para el desarrollo de la enfermedad.

Los patógenos de las plantas, o fitopatógenos, son los responsables de importantes decaimientos y enfermedades de las plantas y plantean serias amenazas para la salud de los ecosistemas y los cultivos agrícolas, comprometiendo su valor ecológico y comercial. Además, las enfermedades de las plantas pueden ser una gran amenaza para lograr la seguridad alimentaria mundial. De hecho, se estima que las enfermedades transmitidas por los alimentos pueden causar, directa o indirectamente, doscientas enfermedades humanas, afectando a alrededor de seiscientos millones de personas cada año, en particular, niños pequeños[5]. Por lo tanto, las enfermedades de las plantas pueden tener importantes impactos ecológicos, económicos y sociales.

En los últimos años, los cultivos agrícolas se han sometido a varios programas de selección y reproducción artificial para lograr una mejor calidad y seguridad alimentaria, incrementando, además, los rendimientos de producción. Sin embargo, la resistencia de las plantas a las enfermedades se ha visto seriamente comprometida. Considerando la importancia y el volumen agrícola mundial de cultivos específicos, los cereales (trigo, arroz, maíz), tubérculos (patata, yuca) y cultivos de hortalizas (frijoles secos, guisantes, lentejas, repollo) están en la base de la alimentación mundial y todos presentan susceptibilidades a varias enfermedades[2]. Aunque las enfermedades están muy extendidas en todo el mundo, tienden a causar efectos perjudiciales significativos en los países en vías de desarrollo, ya que los métodos actuales para predecir, monitorizar y mitigar oportunamente los escenarios de enfermedades de las plantas aún son escasos o muy limitados.

Históricamente, algunas de las enfermedades de las plantas marcaron claramente la sociedad humana causando escasez de alimentos y hambruna, provocando movimientos migratorios y muertes. Ejemplos pasados son la grave hambruna ocurrida en el siglo XIX en Irlanda, debido a la enfermedad del tizón tardío de la patata causada por *Phytophthora infestans*, un patógeno nativo de América Central que mató a más de un millón de personas y provocó la migración de aproximadamente un millón y medio; o la severa enfermedad causada por el hongo pardo (*Bipolaris oryzae*) en la India que causó la destrucción del 50 al 90 % de los cultivos de arroz y mató a más de dos millones de personas[1]. Otras enfermedades causadas por fitopatógenos que han dado lugar a graves problemas socioeconómicos son la rápida propagación de la roya negra o del tallo del trigo causada por una cepa altamente virulenta de *Puccinia graminis* f. sp. *tritici* en África y Medio Oriente[2]; el tizón de la castaña en los Estados Unidos a principios de 1900 causado por *Cryphonectria parasitica* y que afectaba a los castaños[6], o las devastaciones actuales de los campos de banana en la República Democrática del Congo, Ruanda o Tanzania por nuevas cepas patógenas del hongo *Fusarium* (*Fusarium oxysporum* f. sp. *cubense*[1]).

Más allá de los hongos patógenos, también algunas cepas de bacterias pertenecientes a los géneros *Pseudomonas* y *Xanthomonas* están asociadas a enfermedades de cultivos de importancia económica. *Pseudomonas syringae* se considera un arquetipo de patógeno de plantas, ya que está muy extendido y afecta a una amplia gama de cultivos, desde plantas leñosas (castaño de indias, avellanas) a cultivos de frutas (manzana, aceitunas, nectarina, albaricoque, kiwi, café) o verduras (tomate).

Hoy en día, la enfermedad de Pierce (*Xylella fastidiosa*) es una de las enfermedades bacterianas emergentes más importantes, que afecta a más de trescientas especies de plantas, entre las cuales destacan los olivos, la vid y los cítricos. Esta enfermedad bacteriana se introduce directamente en las plantas por insectos vectores que se alimentan de los tejidos del floema vegetal y, actualmente, no existen tratamientos o medidas de control disponibles. En Europa, *X. fastidiosa* está considerada como una enfermedad de cuarentena, por este motivo, se han aplicado estrictamente medidas para evitar su difusión[7].

En los últimos años, se ha experimentado un aumento significativo de la propagación de las enfermedades en las plantas, en particular, en América del Norte (EEUU), donde la producción agrícola se intensifica en gran medida. Un estudio reciente ha identificado que la fracción de la distribución potencial de enfermedades de las plantas (grado de saturación) ha alcanzado el 10 % en África; el 20 %, en Asia, y el 60 % en América del Norte[8]. Se estima que, si este incremento en los grados de saturación persiste, los principales países de América del Norte (EEUU), Europa (Reino Unido, España, Alemania, Italia, Francia) y Asia (Japón, India, China) tendrán una distribución de niveles de patógenos saturados en 2050[8].

Además, la propagación de enfermedades de las plantas a nuevas ubicaciones geográficas y entornos está aumentando. De hecho, las actividades humanas globales y el uso de los ecosistemas se han acelerado en los últimos doscientos años[9] y varios factores como la globalización, la intensificación masiva de la agricultura, la explotación y la competencia por los recursos ambientales (suelo y agua) han contribuido al cambio climático y a la intensificación de los peligros naturales. De hecho, la temperatura, la humedad, el descenso en la pluviometría y el aumento de las concentraciones de $CO_2$ impactan directamente en las comunidades microbianas asociadas a las plantas[10]. Estas condiciones pueden incluso suprimir ciertos patógenos o permitir que otros se desarrollen, y pueden contribuir a la evolución de nuevas cepas de patógenos más agresivas[8]. Además, se sabe que algunos microorganismos, en particular las bacterias, pueden intercambiar material genético que permita una mejor adaptación a los ambientes cambiantes.

Además de las enfermedades que afectan a la producción de cultivos agrícolas, otros patógenos pueden afectar a las semillas, los productos almacenados (enfermedades posteriores a la cosecha) y producir toxinas (como las micotoxinas) que afectan directamente a la seguridad alimentaria. En total, se estima que del 20 al 40 % de los cultivos anuales mundiales se pierden debido al estrés biótico[1]. Por lo tanto, los principales desafíos para superar la pérdida de cultivos debido a los ataques de patógenos de plantas consisten principalmente en una mejor comprensión de las interacciones planta-microorganismos-medioambiente y en el desarrollo de protocolos estandarizados de actuación con resultados más equitativos y sostenibles para preservar el ecosistema y, por lo tanto, para fomentar un equilibrio de los recursos microbianos y promover plantas más resistentes.

## 9.2 Situación actual: la importancia del cambio climático y la agricultura en el desarrollo de fitopatógenos

En la actualidad, los ecosistemas están experimentando cambios notables en sus patrones de biodiversidad y, por tanto, en su dinámica de funcionamiento a nivel global. Estos cambios se deben, principalmente, a los efectos del cambio climático y al uso antrópico del suelo. Todo ello pone en riesgo la sostenibilidad de los ecosistemas, tanto los naturales como los destinados a la agricultura, y con ellos la sostenibilidad global del sistema alimentario[11]. Se estima que entre un 20-40% de la producción mundial de los principales cultivos se pierde cada año debido a perturbaciones biológicas en el campo y en la postcosecha, de las que la aparición de enfermedades y podredumbres de las plantas, ocasionadas, sobre todo, por hongos fitopatógenos, es la principal responsable. Esto da lugar a una situación insostenible en el marco de una población mundial en crecimiento y con demandas cada vez mayores de recursos alimentarios. Por lo que está en juego la seguridad alimentaria de la humanidad[12].

Las distintas especies que conforman un ecosistema, tanto en la superficie como en las partes subterráneas del suelo, desempeñan un papel clave en la provisión de servicios al ecosistema, relacionados con la disponibilidad de nutrientes y de oxígeno en el suelo o la resistencia de las comunidades autóctonas ante la aparición de factores de estrés externos (cambios en el clima, aparición de especies alóctonas o desarrollo de patógenos, etc.). En un estado de equilibrio, la aparición de una especie fitopatógena en un ecosistema puede ser rápidamente disuadida por el conjunto de la comunidad biológica (en este punto es necesario mencionar los conceptos de la «teoría de la biodiversidad-estabilidad» y de la «vulnerabilidad» de los ecosistemas, que se abordan de forma excelente en los trabajos de Ives y Carpenter[13], y Metzger y colaboradores[14]). Sin embargo, ante cambios radicales como los que acontecen en la actualidad en aspectos medioambientales, los nichos ecológicos, que en estados anteriores de los ecosistemas se encontraban cubiertos, cambian y, con ellos, las especies y patrones de interacción que tienen cabida en el sistema. De esta manera, los ecosistemas microbianos que conforman tanto los suelos como la filosfera (comunidad biológica que se establece en la superficie de los tejidos vegetativos de las plantas) se encuentran en un estado vulnerable. Esta es una de las explicaciones que, desde de un punto de vista ecológico, trata de justificar el repunte observado en la incidencia y desarrollo de especies patógenas de plantas. Sin embargo, bajo la perspectiva de la interacción directa «planta-patógeno», cambios en las condiciones climáticas (temperatura y humedad) modifican tanto los mecanismos de inmunidad y defensa de la planta como los mecanismos de virulencia de los patógenos. Por ello, el efecto del cambio climático sobre el desarrollo de fitopatógenos es complejo y abarca desde niveles ecosistémicos a aspectos moleculares[9].

En el contexto de los ecosistemas, los patógenos tienen su papel dentro de las redes tróficas, ayudando a la transferencia de energía desde las plantas vía herbívoros, predadores y descomponedores, contribuyendo a servicios básicos del ecosistema, como el ciclado de nutrientes en el suelo. De esta manera, los patógenos son responsables de ciertas dinámicas en los ecosistemas, como la diversificación de las especies y las comunidades. Esto se interconecta con aspectos climáticos, dado que las perturbaciones ocasionadas por el cambio climático en el funcionamiento de los ecosistemas a través de cambios en el metabolismo de las plantas y las poblaciones microbianas de los suelos, como por ejemplo una modificación en el balance de carbono, pueden verse a su vez afectados por la alteración de las comunidades de plantas por la acción de los patógenos.

El impacto directo del cambio climático en la biología de los patógenos varía en cada caso con el tipo de agente causal y de planta afectada. Sin embargo, a nivel general y como se comentó anteriormente, los cambios en la composición de la atmósfera y en los parámetros climáticos básicos (temperatura, humedad y precipitaciones) alteran tanto la resistencia de las plantas como la virulencia de los patógenos. En concreto, concentraciones elevadas de $CO_2$ influyen en la patogenicidad, así como potencian el desarrollo y la supervivencia de los patógenos como saprófitos (organismos heterótrofos que obtienen su energía de la materia orgánica de otros organismos, muertos o en descomposición). Al mismo tiempo, el incremento en la temperatura y la concentración atmosférica de $CO_2$ incrementan la época de desarrollo vegetativo de las plantas y modifican la estructura del dosel vegetativo, y con ello la cantidad de tejido vegetal susceptible de infecciones[15]. Las plantas, a su vez, presentan mecanismos contrapuestos de protección en estas condiciones, por ejemplo, mediante la modificación de la microbiota que coloniza las raíces y la rizosfera de dichas plantas. Así, se ha demostrado un incremento, promovido por secreciones radiculares de las plantas, en las poblaciones de microorganismos beneficiosos para la planta (especies que mejoran el crecimiento vegetal, micorrizas, especies que inducen resistencia sistémica ante patógenos y microorganismos endófitos que incrementan la tolerancia de la planta al estrés causado tanto por factores bióticos [como la presencia de un patógeno] como abióticos). De esta forma, se pone de nuevo de manifiesto la necesidad de conocer la biodiversidad microbiana, particularmente de los suelos, y el efecto del cambio climático y los usos del suelo, dado que son el principal elemento de contención del desarrollo de los patógenos vegetales a nivel de ecosistema.

En resumen, existen dos opciones de los patógenos para sobrevivir en un contexto de cambio climático: evolucionar, desarrollando nuevas capacidades de supervivencia, o desplazarse hacia áreas geográficas que se adapten ahora a sus preferencias climáticas originales[16]. Los principales mecanismos por los cuales los patógenos de plantas se dispersan, pudiendo seguir los desplazamientos de las plantas a las que afectan (que también tienden a desplazarse hacia áreas con climas más adecuados), es vía dispersión en semillas o, sencillamente, a través de agentes físicos como el agua o el viento. Pero si bien las fuerzas de dispersión son las que favorecen principalmente, al menos a corto plazo, la supervivencia de los patógenos con la «persecución» geográfica de sus plantas huésped, es la evolución genética de los patógenos, y los mecanismos de transferencia horizontal de genes entre ellos, la que ha permitido, y permitirá aún con mayor fuerza, una aparición sin precedentes de la incidencia y virulencia de agentes fitopatógenos[15].

En este contexto, prácticas asociadas a la agricultura moderna, como lo son las grandes extensiones de monocultivo o el uso a nivel mundial de unas pocas variedades globalizadas de plantas (en detrimento de las variedades autóctonas de cada región, en ocasiones, menos productivas que las anteriormente mencionadas) definen un campo de juego ideal para la extensión rápida de los patógenos de cultivos. Desde una perspectiva evolutiva, los patógenos evolucionan continuamente para infectar variedades de plantas previamente resistentes y, por tanto, los enormes esfuerzos de la industria en desarrollar variedades resistentes a fitopatógenos actuales componen, en líneas generales, esfuerzos inmensos que son rápidamente aplacados por la aparición de nuevos patógenos o de nuevas estrategias de infección por parte de los ya existentes. Asimismo, y como ocurre en el campo de la salud humana y animal con el uso imprudente de los antibióticos, el uso de los fungicidas e insecticidas de forma irracional e incontrolada en el sector agrícola ha forzado la aparición de cepas de hongos patógenos resistentes a una gran diversidad de tratamientos usados en la agricultura (compuestos químicos principalmente de la familia de los azoles). La aparición de resistencias a antifúngicos se ha disparado en las últimas décadas. Este problema puede pasar de un impacto indirecto en los humanos, ya de gravedad considerable a través de la disminución en la cantidad y calidad de las cosechas, a un problema aún más grave por la transmisión a cepas clínicas de hongos de dichas resistencias a los tratamientos antifúngicos, dando lugar a un problema de dimensiones equivalentes ya existente con las resistencias a los antibióticos contra bacterias[17].

## 9.3 Estrategias futuras, basadas en lo aprendido, para una agricultura sostenible

Los diferentes modelos demográficos predicen una población que superará los nueve mil millones de personas en el mundo en no más de treinta años. Con este escenario, es evidente que la demanda de mundial de comida seguirá incrementándose, por lo tanto, una de las grandes incógnitas es: ¿cómo el cambio climático puede influir en incidencia y agresividad de las plagas y, por ende, en el suministro mundial de alimentos?[12].

Los datos generados a través de décadas de observación meteorológica han propiciado una mayor comprensión acerca del efecto que tiene el clima (precipitación, temperatura o humedad) sobre el desarrollo potencial de enfermedades en los principales cultivos. Este conocimiento ha favorecido que en los últimos años diferentes trabajos científicos sugieran que, en un contexto de cambio climático, las enfermedades de los cultivos serán más severas y frecuentes debido la propagación de patógenos a nuevas áreas geográficas donde se pueden aclimatar fácilmente.

Una mirada rápida al pasado nos permite encontrar qué plagas y enfermedades agresivas en los cultivos han sido reportadas desde la aparición de la agricultura hasta la historia más reciente de la humanidad, sin que un evento tan drástico como el cambio climático en el que nos encontramos inmersos haya sido el agente causal.

En la actualidad, aunque el aumento de hasta siete veces por encima de la media en la incidencia de nuevos patógenos, especialmente fúngicos, desde el año 2000 podría relacionarse con parámetros asociados al cambio climático, existe mucha incertidumbre al respecto, ya que los datos de dicha incidencia también se pueden atribuir a la mejora en los métodos de detección de plagas y enfermedades o las prácticas agrícolas[18]. Algunos ejemplos son la aplicación de nuevas tecnologías de análisis biológicos del suelo o la sensorización del campo mediante imágenes por satélite e incluso drones. Esta «agricultura 4.0» ha permitido desarrollar modelos de diagnóstico y predicción basados en datos que habitualmente son utilizados para la toma de decisiones de manejo del cultivo, como cuándo fumigar, qué dosis aplicar y qué tipo de producto es el más indicado.

Sin embargo, el manejo agrario, en particular, el uso indiscriminado de fitosanitarios químicos de amplio espectro, la reducción de biodiversidad por el uso abusivo de monocultivos con variedades altamente productivas y el aumento del comercio internacional parecen ejercer una presión ecología mayor y más rápida sobre la expansión de patógenos y plagas que el efecto del cambio climático.

Por ejemplo, igual que el uso generalizado de antibióticos en salud humana y animal ha propiciado la aparición de superbacterias infecciosas más virulentas y resistentes a cualquier tratamiento antibiótico, especialmente en ambientes hiperhigienizados como los hospitales, el uso indiscriminado de plaguicidas químicos de amplio espectro ha propiciado el desarrollo de plagas a través de la eliminación de competidores naturales y la aparición de resistencias por adaptación[17]. Sin embargo, aunque el uso abusivo de antibióticos ha demostrado ser muy eficaz en cuanto a la mejora de la esperanza de vida humana a corto plazo, los datos macroeconómicos de los plaguicidas muestran que, aunque la inversión anual en este tipo de productos está elevada, solo en EEUU más de 15,2 billones de dólares, entre un el 20-40 % de la producción, se pierde debido a enfermedades y plagas de los cultivos[1].

El control químico de plagas es y ha sido uno de los pilares en los que se sustenta el Manejo Integrado de Plagas y es innegable su aportación en términos de facilitar el trabajo agrícola y de oportunidad de desarrollo de mercado. Sin embargo, su uso generalizado, la falta de regulación durante años y las altas dosis han supuesto un grave problema de contaminación y dispersión. Datos de la FAO-WHO y la FDA indican que algunos de los principios activos, como los compuestos orgánicos utilizados en los pesticidas, son persistentes y están presentes en todo tipo de ambiente, especialmente en la cadena alimentaria, lo que supone un grave riesgo de salud pública.

## Figura 1
Marco conceptual para la aplicación de una visión ecológica en la gestión sostenible de agro-ecosistemas

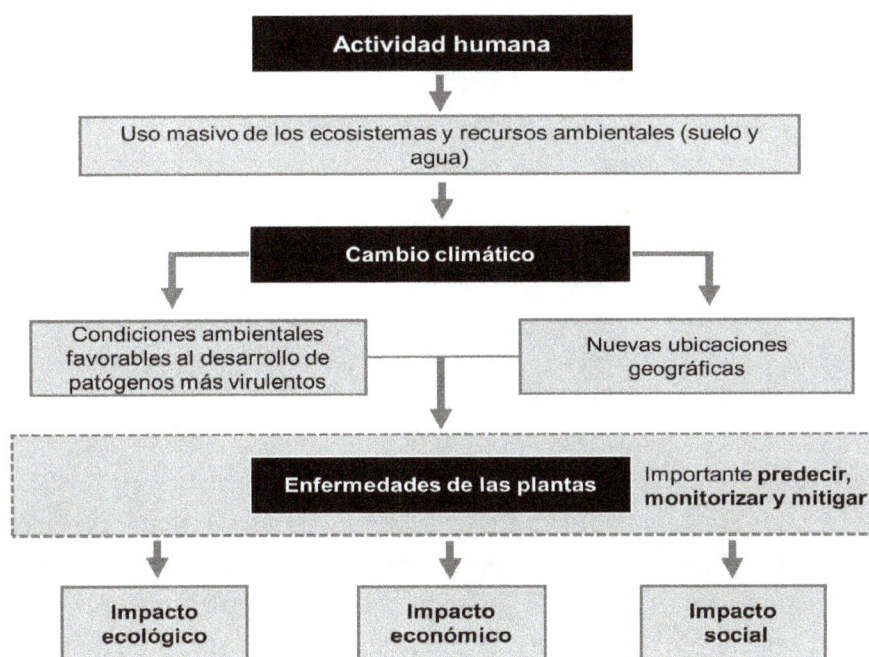

**Actividad humana**

Uso masivo de los ecosistemas y recursos ambientales (suelo y agua)

**Cambio climático**

Condiciones ambientales favorables al desarrollo de patógenos más virulentos

Nuevas ubicaciones geográficas

**Enfermedades de las plantas** — Importante **predecir, monitorizar y mitigar**

Impacto ecológico

Impacto económico

Impacto social

Fuente: Ignacio Belda, Cátia Pinto, Alberto Acedo

En los últimos veinticinco años, factores como el desarrollo de la biotecnología, la conciencia ecológica y, especialmente, los riesgos para la salud humana y el medioambiente asociado a los fitosanitarios químicos han permitido el desarrollo de métodos biológicos de control de plagas y enfermedades. El control biológico de plagas y enfermedades se asienta sobre tres pilares principales: bajo coste, ecológico y manejo sostenible. Al igual que en el ámbito de la salud humana y animal, los productos de control biológico podrían dividirse en dos grandes grupos: probióticos y prebióticos.

De forma muy general, los productos probióticos englobarían a todos los que en su composición aporten microorganismos biológicamente activos, que bien pueden constar de una sola especie o de un consorcio de microorganismos. Independientemente del agente biológico (baterías, hongos, virus), el modo de acción de los probióticos hay que entenderlo desde el punto de vista puramente ecológico, de las interacciones de este con las especies del medio: mutualismo, protocooperación, neutralismo, competición, amensalismo, parasitismo o depredación. Estos biopesticidas están demostrando ser una forma efectiva y segura de manejo bajo presión baja o moderada de enfermedades de cultivos. Los microorganismos que son considerados ideales para su uso como agentes de biocontrol son aquellos que son capaces de crecer y desarrollarse en la rizosfera (para enfermedades que se desarrollan en el suelo) o en la filosfera (para las que se desarrollan en las partes aéreas de la planta), bien realizando una acción antagonista con los propios patógenos bien estimulando las propias defensas de la planta. Generalmente, sus modos de acción pasan por la secreción de antibióticos, compuestos orgánicos volátiles, toxinas o enzimas líticas de degradación de pared celular como beta-glucanasas, beta-xilanasas o pectin-metilestarasas, entre otras. Algunos de los géneros más usados a nivel comercial incluyen especies de bacterias como *Bacillus*, *Pseudomonas*, *Erwinia* o *Streptomyces* u hongos como *Trichoderma*. Sin embargo, esta aproximación no está exenta discusión, sobre todo, en cuanto a los rangos físico-químicos de supervivencia y acción de las especies aisladas y producidas, por ejemplo, determinadas cepas *Bacillus* tienen su óptimo nivel de crecimiento a una temperatura o pH determinado y pueden ser inertes o inviables en condiciones diferentes a las que fueron aislados. Además, se desconoce el efecto ecológico de la introducción de nuevas cepas en ambientes donde nunca antes han estado presentes. Países como México o Brasil han desarrollado una regulación muy restrictiva en cuanto a la importación de productos biológicos cuyo principio activo no haya sido aislado en su país, a modo de proteccionismo natural y económico.

En cuanto a los prebióticos, estos deben considerarse solo sustancias o extractos naturales, generalmente de origen biológico, que poseen un efecto elicitor en la planta o bien promueven el crecimiento y desarrollo de agentes de biocontrol que ya se encuentran de forma nativa en la rizosfera, incluso, en las superficies de la planta. Esta aproximación trata de replicar el complejo lenguaje químico entre la planta y su microbioma asociado. La planta, a través de sus exudados radiculares, atrae de forma específica a especies microbianas de su interés. Por ejemplo, cuando las leguminosas se sienten atacadas por especies de hongos como *Pythium ultimum*, *Gaeumannomyces graminis* o *Fusarium oxysporum*, liberan malato, succinato y fumarato, que se ha demostrado que fomentan la atracción, crecimiento y desarrollo específico de la especie bacteriana *Pseudomonas fluorescens*, principal agente biológico de estos patógenos. Por otro lado, los propios microorganismos se comunican con la planta y son capaces de excretar compuestos similares a fitohormonas que inducen mecanismos de inmunidad o resistencia a enfermedades. En este apartado, habría que incluir algunas innovaciones recientes para el control vírico, como moléculas de ARN de interferencia que bloquean la replicación de las partículas virales.

Dentro del control biológico de enfermedades y plagas también cabría destacar que una de las formas más eficaces de llevarlo a cabo es mediante la selección de variedades de plantas resistentes con una buena adaptación a diferentes regiones climáticas. Esta estrategia está muy extendida en muchos cultivos y es más barata en relación con el coste de los pesticidas. Sin embargo, su selección o cruce tradicional para conseguir la estabilidad de la

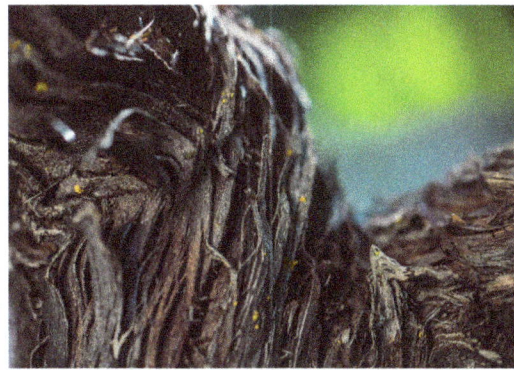

**Figura 2**
Detalle de tronco de vid afectado por yesca

Fuente: Ignacio Belda, Cátia Pinto, Alberto Acedo

resistencia en una variedad puede llevar años de investigación y, por otro lado, las plantas modificadas genéticamente, en función del cultivo, pueden presentar ciertos problemas de aceptación (injustificados) por parte de los consumidores, además de enfrentarse a una regulación compleja. En la bibliografía, existen ejemplos de éxito en el uso de esta estrategia, como la supresión de la enfermedad conocida como roya del tallo por el uso de plantas resistentes a *Puccinia graminis*, pero también casos de perdida de resistencia debido a mutaciones de los patógenos o eventos de recombinación sexual y asexual de las variedades, como ha ocurrido con el mildiu en la vid. Actualmente, la estrategia de desarrollo de plantas resistentes vuelve a tomar relevancia con la aparición de tecnologías de edición genética como CRISPR/Cas9.

Claramente, la aproximación biológica del control de plagas y enfermedades de los cultivos es un área en gran parte sin explotar que merece grandes esfuerzos de investigación, ya que promete mejorar los rendimientos de los cultivos y abordar la seguridad alimentaria de una manera sostenible y respetuosa con el medioambiente.

# Bibliografía

1. FAO. Plant health and food security. 2017. Accessed on 06/09/2019. http://www.fao.org/3/a-i7829e.pdf

2. Fletcher J, Luster D, Bostock R, Burans J, Cardwell K, Gottwald T, McDaniel L, Royer M, Smith K. Emerging infectious plant disease. In: Scheld W., Grayson M., Hughes J. (eds). Emerging infections. Washington DC: ASM Press; 2010. pp 337-366

3. Francl L. The disease triangle: a plant pathological paradigm revisited. The Plant Health Inst. 2011; doi: 10.1094/PHI-T-2001-0517-01

4. Grulke N.E. The nexus of host and pathogen phenology: Understanding the disease triangle with climate change. New Phytol. 2011; 189:8–11.

5. FAO. The future of food and agriculture – Trends and challenges. 2017. Rome

6. Anagnostakis S. Chestnut blight: the classical problem of an introduced pathogen. Mycologia. 1987; 79: 23-37.

7. EFSA, PLH Panel (EFSA Panel on Plant Health). Scientific opinion on the risks to plant health posed by *Xylella fastidiosa* in the EU territory, with the identification and evaluation of risk reduction options. EFSA J. 2015; 13:3989

8. Bebber D, Holmes T, Gurr S. The global spread of crop pests and pathogens. Global Ecol Biogeogr. 2014; 23:1398-1407.

9. Vélasquez A, Castroverde C, He S. Plant-pathogen warfare under changing climate conditions. Curr Biol. 2018; 28:R619-R634.

10. Das T, Majumdar M, Devi R, Rajesh T. Climate change impacts on plant diseases. SAARC J Agri. 2016; 14:200-209.

11. Wheeler T, von Braun J. Climate Change Impacts on Global Food Security. Science. 2013; 341(6145):508-513.

12. Willet, W. et al. Food in the Anthropocene: the EAT–Lancet Commission on healthy diets from sustainable food systems. The Lancet. 2019; 393(10170):447-492.

13. Ives A.R, Carpenter S.R. Stability and Diversity of Ecosystems. Science. 2007; 317(5834):58-62.

14. Metzger M.J, Rounsevell M.D.A, Acosta-Michlik L, Leemans R, Schröter D. The vulnerability of ecosystem services to land use change. Agr Ecosyst Environ. 2006; 114(1):69-85.

15. Chakraborty S. Migrate or evolve: options for plant pathogens under climate change. Glob Change Biol. 2013; 19(7):1985–2000.

16. Pautasso M, Dehnen-Schmutz K, Holdenrieder O, Pietravalle S, Salama N, Jeger MJ, Lange E, Hehl-Lange S. Plant health and global change – some implications for landscape management. Biol Rev. 2010; 85: 729-755.

17. Fisher M.C, Hawkins N.J, Sanglard D, Gurr S.J. Worldwide emergence of resistance to antifungal drugs challenges human health and food security. Science. 2018; 360(6390):739-742.

18. Chakraborty S, Newton A.C. Climate change, plant diseases and food security: an overview. Plant Pathol. 2011; 60:2-14.

# CAPÍTULO 10

## EL PROBLEMA DE LA RESISTENCIA ANTIBIÓTICA

María del Carmen Simón Valencia, Carmelo Ortega Rodríguez

### 10.1 Antecedentes

La resistencia a los antimicrobianos (por sus siglas en inglés, AMR) representa una amenaza en la prevención y tratamiento de infecciones causadas por bacterias, parásitos, virus y hongos. En particular, la resistencia a los antibióticos (por sus siglas en inglés, AR) desarrollada por las bacterias supone una de las mayores amenazas para la salud mundial, la seguridad alimentaria y el desarrollo. Las infecciones incontroladas son una amenaza a la vida de las personas y los animales, se transmiten con rapidez, aumenta la estancia hospitalaria, incrementa el gasto sanitario, dificulta la realización de intervenciones quirúrgicas sin complicaciones o compromete la salud de las personas con inmunodeficiencia natural o adquirida. Como ejemplo, en el año 2016, la Organización Mundial de la Salud (OMS) evaluó en 490.000 las personas que padecían tuberculosis multirresistente a los antibióticos, además de complicarse el tratamiento de la inmunodeficiencia vírica humana (VIH) o la malaria.

La OMS define la «resistencia a los antibióticos» como la perdida de actividad, total o parcial, de un antibiótico que anteriormente era capaz de destruir o inhibir el crecimiento de una determinada bacteria.

La mayoría de los antibióticos tienen su origen en la naturaleza. Las bacterias existen en el planeta desde hace unos 3500 millones de años y han tenido que desarrollar mecanismos de defensa frente a biomoléculas producidas por otros microorganismos de su entorno que podrían destruirlas (generalmente, hongos y otras bacterias, mayoritariamente los *Streptomyces* del suelo). En 1989, este fenómeno se denominó *antibiosis* para describir cómo un «organismo vivo mata a otro para asegurar su propia existencia». Hay evidencia de presencia de genes de resistencia a beta-lactámicos, tetraciclina y vancomicina en el ADN de bacterias de premafrost con más de 30.000 años o en bacterias de una cueva cerrada a la superficie cuatro millones de años antes o genes de resistencia a beta-lactámicos y glucopéptidos en la microbiota intestinal de la momia Ótzi de 5300 años. El microorganismo al que van dirigidas estas biomoléculas desarrolla métodos de evadir su destrucción, que es lo que se conoce como resistencia a los antimicrobianos o a los antibióticos.

Numerosas bacterias del suelo poseen una amplia gama de genes y determinantes genéticos de la resistencia, es el *resistoma*, que está presente tanto en bacterias comensales, medioambientales como patógenas y sirven de reservorio para su transmisión horizontal, si bien, algunas especies de bacterias patógenas humanas y animales carecen de esos determinantes.

Las bacterias saprofitas del suelo que producen biomoléculas con actividad antibiótica parecen beneficiarse en su adaptación evolutiva, mientras que las bacterias del entorno en el que se encuentran estas biomoléculas se ven afectadas en su fisiología, sin inhibir su crecimiento, pero sí la ratio de evolución adaptativa, actuando como moléculas señal de que influyen en la expresión génica. La concentración de estas biomoléculas con actividad antibiótica es baja y no ejercen la presión suficiente como para inducir la resistencia en los niveles que conocemos actualmente.

Por ejemplo, las bacterias que poseen genes determinantes de la resistencia a *carbapenems*, que se consideran implicados en el mecanismo conocido como *quórum-sensing* por el que una colonia se coordina en su crecimiento y expresión genética, e incluso intervienen en el desarrollo de biofilm, que es un ecosistema formado por microorganismos de diferentes especies, presentes tanto en superficies orgánicas como en estratos externos, en el que desarrollan una matriz adhesiva que las protege y mantiene unidas e interconectadas formando complejas comunidades con beneficios para su supervivencia.

La resistencia desarrollada por las bacterias comensales del suelo se transmite verticalmente durante su replicación, pero también se ha comprobado la transmisión horizontal hacia especies patógenas que comparten un determinado entorno. En un ecosistema sin presión antimicrobiana externa, las especies bacterianas con y sin resistencia coexisten en equilibrio. En consecuencia, la resistencia a antibióticos, tal y como la conocemos en la actualidad, ha surgido por el uso masivo de los antibióticos. La *presión selectiva* se entiende como la condición que permite que sobrevivan y proliferen los microorganismos patógenos o comensales, con resistencia innata, con mutaciones o con genes de resistencia adquiridos. El medioambiente actúa como un elemento clave que favorece el mantenimiento y dispersión de la resistencia entre las personas y los animales. En el concepto **Una salud**, el medioambiente es el componente central, no solo por contener un amplio resistoma natural, sino también por contener bacterias resistentes a antibióticos (ARBs) y genes de resistencia (ARGs) procedentes de residuos humanos y animales que volverán a las personas a través de los vegetales y los productos animales a través del agua de superficie y subterráneas, agua reciclada y aerosoles (Figura 1).

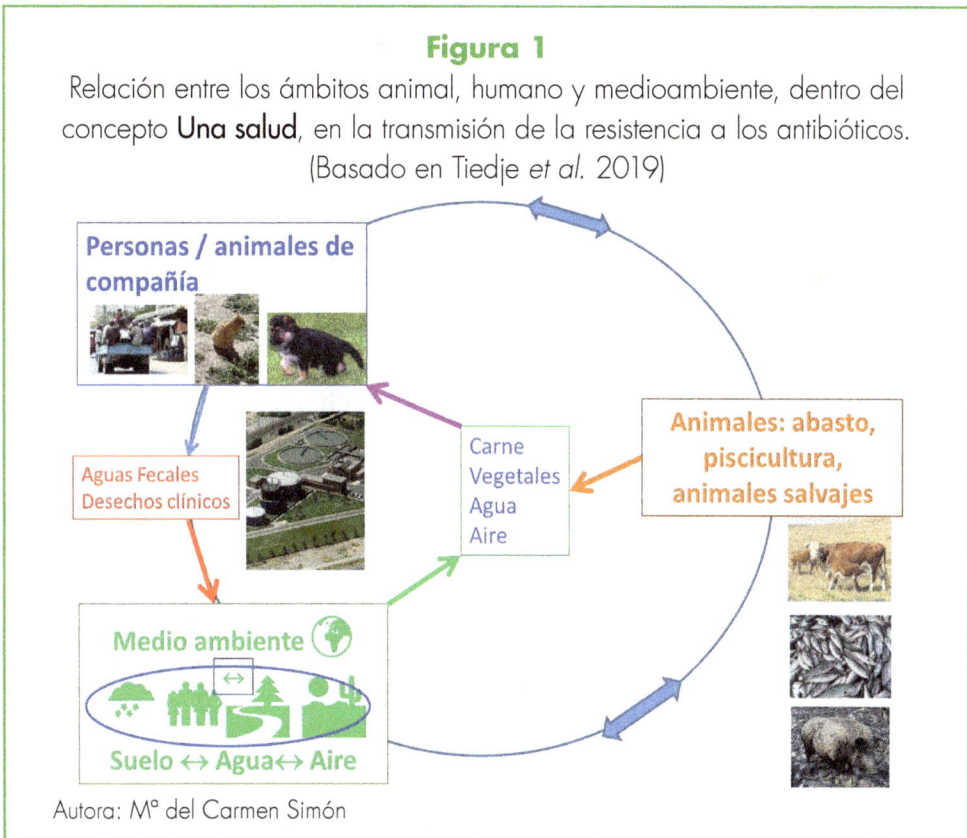

**Figura 1**

Relación entre los ámbitos animal, humano y medioambiente, dentro del concepto **Una salud**, en la transmisión de la resistencia a los antibióticos. (Basado en Tiedje *et al.* 2019)

Autora: Mª del Carmen Simón

Curiosamente, los primeros productos empleados en el tratamiento de infecciones humanas fueron de naturaleza sintética (Tabla 1). Es el caso de la arsfenamina, un compuesto orgánico con un 32 % del arsénico, obtenido por Paul Ehrlich en

## Tabla 1
Años del descubrimiento o producción del primero de los antibióticos de una determinada clase (basado en datos de Duran *et al.*, 2019)

| Año* | Antibiótico | Naturaleza | Clase |
|---|---|---|---|
| 1909 | Arsfenamina (ARS) | Sintético | Arsenicales |
| 1934 | Arsfenoxido (derivado de ARS) | Sintético | Arsenicales |
| 1930 | Sulfonilamida | Sintético | Prontosil |
| 1936 | Pirazinamida | Sintético | Antituberculosa |
| 1953 | Nitrofurantoina | Sintético | Nitrofuranos |
| 1961 | Sulfametoxazol | Sintético | Sulfonamidas |
| 1967 | Ac. Nalidíxico | Sintético | Quinololnas |
| 1968 | Trimethoprim-Sulfametoxazol | Sintético combinada | Sulfonamida |
| 1987 | Linezolid | Sintético | Oxazolidonas |
| 1997 | Telitromicina | Semisintético | Ketólidos |
| 1928 | Penicilina (PEN) | *Penicillium notatum* | Penicilinas-lábiles |
| 1940 | Penicilina (Comercialización) | *Penicillium crysogenum* | |
| 1930 | Gramicidina D | *Bacillus brevis* | Polipéptido |
| 1940 | Actinomicina | *Streptomyces spp* | Polipéptido |
| 1943 | Estreptomicina | *S. griseus* | ABinoglucósido |
| 1948 | Cefalosporina | *Cephalosporium acremonium* | β-lactámico |
| 1949 | Neomicina | *S. fradiae* | Aminoglucósido |
| 1942 | Fumigacina (no se usa) | *Aspergillus fumigatus* | Ácido hevólico |
| 1943 | Clavacina (no se usa) | *Aspergillus clavatus* | Lactona (tóxica) |
| 1946 | Cloranfenicol | *S. venezuelae* | Fenicoles |
| 1947 | Polimixina | *Paenibacillus polimixa* | Polipéptidos |
| 1948 | Clortetraciclina | *S. aureofaciens* | Tetraciclinas |
| 1951 | Eritromicina | *S. erythraeus* | Macrólido |
| 1953 | Vancomicina | *Amycolatopsis orientalis* | Glycopéptido |
| 1953 | Estreptogramina B | *S. Graminofaciens* | Estreptograminas |
| 1957 | Rifampicina | *S. mediterranei* | RifABicinas |
| 1960 | Metronidazol | *Streptomyces spp.* semisintética | Nitroimidazoles |
| 1962 | Ácido Fusídico | *Fusidium coccineum* | Esteroides |
| 1963 | Lincomicina | *S. lincolnensis* | Lincosamidas |
| 1969 | Fosfomicina | *S. fradiae* | Fosfomicina |
| 1971 | Mupirocin | *Pseudomonas fluorescens* | Ácido Carboxílico |
| 1976 | Carbapenem | *S. cattleya* | Penems |
| 1986 | Daptomicina | *S. roseosporus* | Lipopéptido |

(*) año de descubrimiento / producción; S.: *Streptomyces*

1909 (Salvarsan), que posteriormente se modificó y comercializó en 1911 como Mapharsen® utilizado en el tratamiento de la sífilis.

En 1930, se descubrió la sulfonilamida sintética (sulfamidocrisoidina, llamada Prontosil® cuando se comercializó en 1935). Mientras que el primer antibiótico natural fue descubierto por Alexander Fleming en 1928 (comercializado en 1943) y se denominó penicilina, por ser una biomolécula producida por el hongo *Penicillium notatum*.

En 1930, René Dubos descubrió una enzima derivada de *Bacillus* del suelo capaz de romper polisacáridos de la cápsula del *Streptococcus pneumoniae* tipo III, con la que trató la peritonitis neumocócica en el ratón y, diez años más tarde, aisló el oligopéptido *gramicidina* a partir de *B. brevis* que actuaba frente a bacterias gram positivas.

A partir de estos primeros avances, se inició la era antibiótica gracias, en gran medida, al método sistemático desarrollado por Selman Waksman para detectar biomoléculas de bacterias del suelo (especialmente *Streptomyces* spp.), que eran antagonistas entre bacterias. Él mismo descubrió la actinomicina, estreptomicina (antituberculosis, que cambió radicalmente su tratamiento), neomicina, fumigacina (de *Aspergillus fumigatus*; tóxico) y clavacina (de *A. clavatus*; tóxico), todos ellos en los años 40. El uso de antibióticos se extendió al campo veterinario y a la agricultura, prácticamente de forma incontrolada, mientras la resistencia a los antibióticos iba desarrollándose a gran velocidad en todos los ámbitos y a nivel mundial.

La resistencia resultante del uso de antibióticos en el ámbito humano, animal y de la agricultura favorece la selección y el crecimiento de bacterias que ya poseían genes de resistencia, por mutación en bacterias que anteriormente no lo eran o porque adquieren genes de resistencia. Esto conlleva que tanto las bacterias comensales naturalmente resistentes como las patógenas aumenten allí donde los antibióticos se utilizan.

Como ejemplo, en el microbioma intestinal humano, formado por una amplia gama de microorganismos comensales que se establece de forma temprana en los recién nacidos, a la par, el resistoma se establece en los primeros meses de vida a partir de sus madres o por contacto con otras fuentes externas.

Existen tres mecanismos primarios con los que las bacterias desarrollan resistencia a los antibióticos (Tabla 2).

## Tabla 2
### Ejemplos de modos de Resistencia (basada en Cag 2016; Frieri 2017)

**I. La disminución de la entrada**

| Antibióticos | Modo de acción | Bacterias implicadas | Resistencia desarrollada |
|---|---|---|---|
| Fluoroquinolonas y Macrólidos | Hidrofóbicos: atraviesan la membrana celular de bacterias Gram (-) | Gram (-) com membrana celular lipídica | Regulación del eflujo al exterior por porinas y bombas de eflujo a varios tipos de antibióticos (multirresistencia) |
| β-lactámico | Hidrofílicos, atraviesan la membrana por porinas | Principalmente Gram (-) | |

**II. La alteración de la diana**

| | | | |
|---|---|---|---|
| β-lactámicos | Inactivan las PBP (proteínas de unión a la penicilina), en particular la PBP2 | *Staphylococcus* spp. | Desarrollan una enzima similar (PBP2a) con baja afinidad por los β-lactámicos, e incluso, restauran las PBPs alteradas |
| Macrólidos | Actúa en genes ribosomales Unión reversible a la unidad 50S del rARN | Diferentes especies | Metilación de los genes diana para impedir su unión |
| Quinolonas y Fluoroquinolonas | Actúa sobre la ADN-girasa y Topoisomerasa IV alterando la replicación | Diferentes especies | Protección de la diana por sustitución de varios aminoácidos. Suele vehicularse en plásmidos con genes de resistencia a otros antibióticos, (ej.: bacterias con β-lactamasas de Espectro Extendido; BLEEs) |
| Polimixinas | Alteran la permeabilidad de la membrana externa por fijación en la porción catiónica (polipéptido) a la porción aniónica (lípido A) de la membrana externa de Gramnegativos | Gram (-): *Acinetobacter* | Modificación de la composición del lípido A |

**III. Desarrollo de enzimas modificadoras de antibióticos (ABEs)**

| | | | |
|---|---|---|---|
| Aminoglucósidos y Tetraciclinas | Inhiben la síntesis proteica mediante la unión irreversible a la subunidad 30S ribosomal | Diferentes especies | Desarrollan enzimas que imitan a las dianas. Codificados en elementos genéticos móviles (MGEs) |
| β-lactámicos | Inhiben la síntesis del peptidoglicano en el paso final de la transpeptidación | Diferentes especies, principalmente Gram (-), *Acinetobacter*, *Klebsiella* | Desarrollo de β-lactamasas A a D: Clase A (Serina β-lactABasa), generalmente de amplio espectro para cefalosporinas de 3ª generación y carbapenemasas Clase B son metalo- β-lactamasas (MBLs), activadas con iones zinc. Alta capacidad hidrolítica sobre carbapenems. Insertados en plásmidos, favorecen la pan-resistencia |
| | | *Enterobacter cloacae* | Clase C, como la enzima AmpC. Codificada en genes reguladores del cromosoma, es inducible por exposición al antibiótico (cefotaxime, ceftazidime, etc.) |
| | | *Pseudomonas aeruginosa* | Clase D (OXA), hidrolizan a la oxacilina y cloxacilina. (oxacilinasas) y OXA-carbapenemasas, débiles |

1. La disminución de la entrada del antibiótico, ya sea reduciendo la absorción o aumentando la expulsión o simultaneando ambas.

2. La alteración de la diana, ya sea protegiéndola o mediante su modificación o sobreproducción (Tabla 2). Por ejemplo, la modificación de la composición lipídica (lípido A), de la membrana por mutación espontánea (resistencia a la polimixina en el *Acinetobacter* spp.) se está expandiendo entre las *Enterobacteriaceae*.

3. Desarrollo de enzimas modificadoras de antibióticos (AMEs).

Como ejemplo, las β-lactamasas, que son bien conocidas y causan un gran impacto en los centros de salud humana y en el ámbito animal. Numerosos microorganismos elaboran β-lactamasas, especialmente, las bacterias gram negativas, y se clasifican de la A la D (Tabla 2):

- La clase A (serina β-lactamasas), la mayoría son de amplio espectro para las cefalosporinas de tercera generación (BLEEs). Surgen a partir de precursores de espectro reducido TEM y SHV por la sustitución de uno o más aminoácidos. TEM y CTX-M se codifican en un elemento móvil y tienden a diseminarse entre las *Enterobacteriaceae*, mientras que otras (VEB y PER) tienden a diseminarse entre *Acinetobacter* y *Pseudomonas*. Y las *carbapenemasas* (clase A) habitualmente encontradas en especies de *Klebsiella* o KPC. Sin embargo, son susceptibles a los inhibidores de las β-lactamasas (clavulanato, sulbactam y tazobaztam).

- La clase B son metalo-β-lactamasas (MBLs), que se activan con iones zinc.

- La clase C, como la enzima AmpC de *Enterobacter clocae*, es intrínseca e inducible en algunas especies por exposición y sobreexposición al substrato (como cefotaxima y ceftazidima), provocando fallos en el tratamiento. También son importantes la de naturaleza adquirida y plasmídica, como es el caso de CMY-2 en *E. coli*.

- La clase D (OXA) hidrolizan a la oxacilina y cloxacilina (oxacilinasas) y son substratos débiles a moderados de los inhibidores de las β-lactamasas. Los genes que las codifican se unen, principalmente, a una secuencia de inserción o se localizan en un integrón como un gen cassette. Son más localizadas geográficamente y más frecuentes en *Pseudomonas aeruginosa*. Las OXA carbapenemasas tienen especificidad a diferentes substratos, pero normalmente son carbapenemasas débiles que simultanean con otros mecanismos de resistencia.

## Desarrollo y diseminación de la resistencia

Ante una situación de estrés sobre una bacteria, la mutación espontánea es el mecanismo clave para su supervivencia. La presión antibiótica es un factor de estrés que selecciona bacterias que muestran desequilibrio en los mecanismos de reparación del ADN. De hecho, las bacterias que mutan tienen una ratio de mutación hasta 1000 veces superior a las de las bacterias salvajes, junto a una mayor facilidad para acumular puntos de mutación y desarrollar mecanismos complejos de resistencia sin apenas coste en su fisiología.

La forma más sencilla de diseminación de la resistencia entre microorganismos está mediada por elementos genéticos móviles (por sus siglas en inglés, MGEs).

Los MGEs, formados por Secuencias de Inserción (SIs), integrones y transposones, se diseminan posteriormente mediante plásmidos. Junto a los Elementos Integrativos Conjugativos (ICEs), responsables de transferir genes de AR (por sus siglas en inglés) entre los plásmidos y el cromosoma bacteriano, intercambian amplios segmentos de ADN.

Las SIs no son genes de resistencia sino fracciones de ADN de uno o dos genes que codifican para una transposasa, con actividad recombinasa. Las SIs actúan en un locus específico y llevan el gen de resistencia y sus promotores durante la transposición. Estas SIs extienden los genes de forma selectiva entre las bacterias.

El *transposón* está formado por SIs y genes de resistencia. Puede contener complejos reagrupamientos del ADN y acumular varios genes de resistencia, dando lugar a resistencia a múltiples antibióticos (por sus siglas en inglés, MDR).

El *integrón* son unidades movilizables, generalmente localizadas en proximidad de secuencias promotoras. Lleva una integrasa y un promotor de secuencia. Puede portar múltiples determinantes de resistencia simultáneamente.

El *plásmido* reúne a los tres elementos mencionados, son muy frecuentes en las bacterias y son el mecanismo principal de la transmisión horizontal de la resistencia a numerosos antibióticos, incluso a todos. Se extienden a los microorganismos compatibles y pueden portar también genes de virulencia.

Las bacterias también obtienen material genético a partir de elementos integrativos conjugativos (por sus siglas en inglés, ICEs), que transfieren genes de resistencia entre los plásmidos y el cromosoma bacteriano intercambiando grandes segmentos de ADN por transformación, transducción, conjugación y transposición (Figura 2).

**Figura 2**
Transmisión horizontal de material genético entre microrganismos.
Basado en Holmes *et al.*, 2016

**Transducción:**

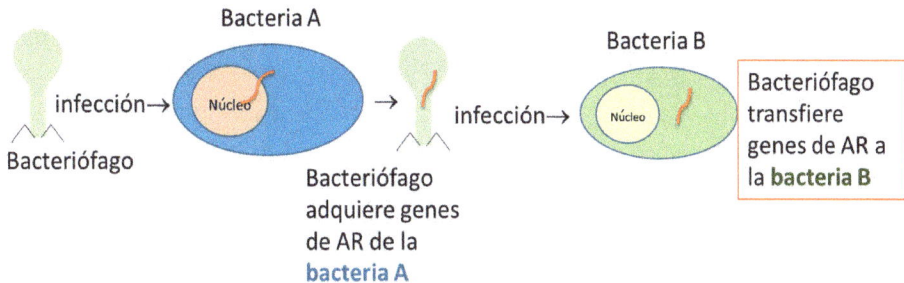

Bacteria A

infección→ Núcleo

Bacteriófago

Bacteriófago adquiere genes de AR de la **bacteria A**

Bacteria B

infección→ Núcleo

Bacteriófago transfiere genes de AR a la **bacteria B**

**Transformación:**

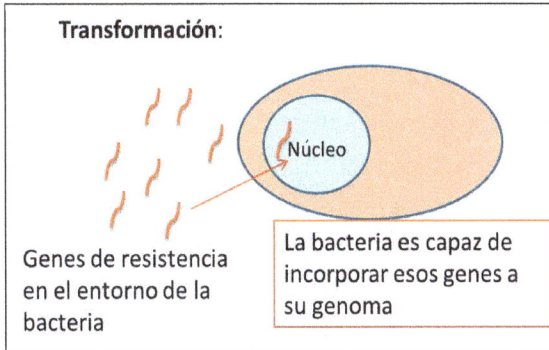

Núcleo

Genes de resistencia en el entorno de la bacteria

La bacteria es capaz de incorporar esos genes a su genoma

**Conjugación**

Núcleo

Núcleo

Plásmidos con genes de AR transferidos a través de los pili sexuales entre bacterias

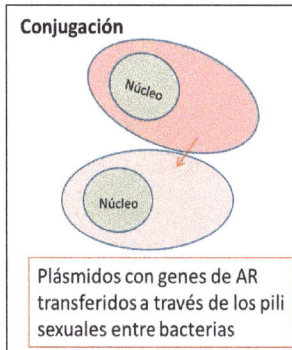

Autora: Mª del Carmen Simón

- *Transformación*: algunas bacterias adquieren genes de resistencia que se encuentran en el medio.

- *Transducción*: por medio de virus bacteriófagos. El ADN que habían captado en una bacteria, la transfieren a otra durante la infección. En un 77 % de muestras de heces humanas se han encontrado fagos con genes de AR.

- *Conjugación*: es el principal mecanismo de transferencia de genes de resistencia. Esos genes se transfieren de bacteria a bacteria a través de los pili sexuales.

- *Transposición*: los genes de resistencia pasarán de una bacteria a otra mediante transposones.

A consecuencia de la transmisión de genes de resistencia, se puede llegar a producir bacterias con resistencia a múltiples antimicrobianos o extremadamente resistentes (*extensively drug-resistance* o XDR: resistencia adquirida a alguno de los antibióticos de todas las clases menos a uno o dos) o incluso con panresistencia (*pan-drug resistance* o PDR: resistencia adquirida a todos los antibióticos).

## 10.2 Situación actual

En el año 2014, la OMS junto a diferentes estados miembros y colaboradores presentaron el primer informe en el que se establecía la magnitud adquirida por la resistencia bacteriana en el mundo, remarcando el estado alarmante de la situación. Por ejemplo, en algunos países, la infección por *Klebsiella pneumoniae*, habitualmente tratada con *carbapenems*, y las infecciones urinarias tratadas con fluoroquinolonas no eran efectivos en más del 50 % de los casos. En el año 2015, la OMS declaraba la resistencia a los antibióticos como «Amenaza Global de la Salud Humana».

La lucha frente a este problema requería la armonización entre todos los efectores en sus diferentes áreas: humana, veterinaria, agrícola y otras profesiones relacionadas. Esta necesidad enlazaba con el concepto **Una salud** que desde 2008 ya se había constituido en la **One Health Initiative**. Los principales organismos internacionales (OMS; OIE: Organización Mundial para la Salud Animal y la FAO: Organización de las Naciones Unidas para la Alimentación y la Agricultura), que en 2010 habían formado la Alianza tripartita para luchar frente a las amenazas más graves de la salud humana y animal, consideraron la resistencia a los antibióticos con carácter prioritario para desarrollar medidas de control a nivel local, regional y nacional.

En los hospitales europeos, el 30-40 % de pacientes hospitalizados reciben antibióticos, y es superior en la comunidad. Aproximadamente, un 50 % de los antibióticos usados en el ámbito humano no son necesarios. En el *Informe científico conjunto europeo* sobre el consumo de antibióticos y la aparición de la resistencia en bacterias de interés humano y en animales de producción, realizado en los años 2013 a 2015, con la participación de veintiocho países, en dieciocho se redujo más el consumo de antibióticos en los animales que en las personas. El análisis estadístico de los datos dio resultados variables en el ámbito humano y animal como se aprecia en la Tabla 3.

## Tabla 3

Relación del consumo de antibióticos en el ámbito humano y animal y la resistencia a los mismos en microrganismos de interés sanitario en 28 países europeos (basado en el informe científico conjunto de ECDC, EFSA y EMA, 2017)

| Antibiótico | Agente evaluado | Ámbito Humano | Ámbito Animal | Tipo de análisis |
|---|---|---|---|---|
| Fluoroquinolonas | E. coli | Sí AB-C ⇒ AB-R | Sí AB-C ⇒ AB-R | Univariable |
| Cefalosporinas 3ªG y 4ªG | E. coli | Sí AB-C ⇒ AB-R | No | Univariable |
| Tetraciclinas | E. coli | No | Sí AB-C ⇒ AB-R | Univariable |
| Polimixinas | E. coli | No | Sí AB-C ⇒ AB-R | Univariable |
| Carbapenems | K. pneumoniae | Sí AB-C ⇒ AB-R | No | Univariable |
| Polimixinas | K pneumoniae | Sí AB-C ⇒ AB-R | No | Univariable |
| Macrólidos | Campylobacter coli | Sí AB-C ⇒ AB-R | Sí AB-C ⇒ AB-R | Univariable |
| Fluoroquinolonas | E. coli | Sí AB-C ⇒ AB-R | No | Multivariable |
| Cefalosporinas 3ªG y 4ªG | E. coli | Sí AB-C ⇒ AB-R | No | Multivariable |
| Fluorouinolonas | Salmonella spp* | Sí AB-R ⇐ Sí AB-C | | Multivariable |
| Fluorouinolonas | Campylobacter coli | Sí AB-R ⇐ Sí AB-C | | Multivariable |

Abreviaturas: AB-C: consumo de antimicrobianos; AB-R: Resistencia a antimicrobianos; ECDC: European Center for the Diseases Control; EFSA: European Food Safety Agency; EMA: European Medicine Agency; *E. coli: Escherichia coli*; K.: *Klebsiella*.

Lectura: las columnas de ámbito Humano y Animal expresan la detección de asociación, los signos ⇒ o ⇐ indican el sentido en el que ocurre la asociación. Si se indica «No» es que no se han detectado asociaciones estadísticamente significativas. «Sí» indica que ha habido asociación. En las dos últimas filas, la asociación se ha detectado entre el consumo de antibióticos en el ámbito animal y la detección de resistencia en el ámbito humano.

## La transmisión de la resistencia a antibióticos entre las personas

En la comunidad, la transmisión feco-oral, con fallos en la sanidad e higiene, especialmente con enterobacterias, y el intercambio sexual (caso de *Neisseria gonorrhoeae*) diseminan clones resistentes.

En los centros de salud es más evidente. La epidemiología de los brotes se determina mediante la secuenciación del genoma para detectar los focos de transmisión. Así, los *Staphylococcus aureus* resistentes a meticilina (SARM) se transmiten fácilmente en las manos del personal sanitario, también con el flujo y movimiento de los pacientes y en el entorno del edificio, en y entre los centros de salud. La incapacidad para identificar rápidamente a los organismos resistentes facilita su diseminación.

La adquisición de enterobacterias portadoras de BLEEs en el microbioma humano también se relaciona con viajes a zonas geográficas como el sur y el este asiático.

## El papel de los animales y el medioambiente en la transmisión de la resistencia

El uso de los antibióticos como promotores del crecimiento en las granjas de animales y la transmisión de bacterias resistentes se conoce desde los años 60. Esta actividad se prohibió en Europa en el año 2006, pero sigue existiendo en numerosos países. En los Estados Unidos, en 2010, se consumieron trece millones de kilogramos de antibióticos para animales, mayoritariamente como promotores del crecimiento, desde el 2017 se prohibió este uso de los antibióticos.

La resistencia antimicrobiana puede alcanzar a patógenos zoonósicos, como algunos serotipos de *Salmonella* y *Campylobacter* spp. Las bacterias y los MGEs persisten en la piel, las heces u otras excreciones y secreciones. El intercambio de microorganismos entre los ecosistemas humano y animal ocurre tanto con bacterias comensales como con patógenos oportunistas tales como *E. coli*, *Enterococcus* spp. y *S. aureus*. La cadena alimentaria puede ser fuente de genes BLEEs y AmpC en plásmidos y clones de *E. coli*.

Incluso los SARM se han clasificado por su origen como procedentes de la comunidad (CA-SARM), del hospital (HA-SARM) y de los animales de abasto (LA-SARM). La colonización con LA-SARM en la piel y los tejidos blandos se ha

asociado al uso del estiércol de los animales de abasto como abono de cultivos, lo que implica al medioambiente (Figura 1).

Existen cepas de origen animal que se han establecido en hospitales humanos, como se observó en el análisis del genoma de 51 cepas de *E. faecium* aislados en hospital.

El uso de metales en la agricultura (como el cobre, usado como bactericida y fungicida), e incluso la existencia natural de metales en ciertas áreas geográficas, pueden seleccionar la resistencia.

La importancia de las aguas residuales y el proceso de depuración en la transmisión medioambiente-humanos es evidente. El origen de antimicrobianos y sus metabolitos en ellas también se debe a la contaminación de la industria farmacéutica. Se aíslan numerosos microorganismos potencialmente patógenos y resistentes de las aguas antes de ser tratadas y después de su tratamiento.

## 10.3 Perspectivas de futuro

### Medidas propuestas en la lucha frente a la resistencia a los antimicrobianos

Tal y como la OMS presenta la situación, el mundo se dirige hacia una era postantibiótica en la que las infecciones comunes pueden volver a matar. En el año 2015, se estableció el *Plan global de acción frente a la Resistencia a Antimicrobianos*, con los *objetivos* de:

1. *Mejorar la comunicación efectiva, la educación y la preparación para advertir y hacer comprender la situación*: son medidas nacionales estructuradas de forma piramidal con recomendaciones para la población en general.

2. *Reforzar el conocimiento y evidencia de la resistencia, por medio de la vigilancia e investigación*: estudio de costes *vs.* efectividad y beneficios. Los países pueden unirse al sistema de vigilancia global (GLASS), que realizarán el seguimiento de una serie de bacterias de interés humano a través de un laboratorio nacional de referencia y un centro de coordinación nacional.

Se dirige a las profesiones y sectores implicados, las organizaciones gubernamentales o particulares, la industria y la educación superior que generarán conocimiento y lo trasladarán a la práctica.

El ECDC estableció un marco de seguimiento de la AMR que podía ser la base de desarrollo de un programa estratégico mundial de investigación.

3. *Reducir la incidencia de las infecciones mediante el saneamiento, higiene y medidas de prevención* (especialmente en los centros de salud).

Elaborando guías de manejo sanitario, alentando la vacunación frente a infecciones bacterianas o víricas que se confunden con bacterianas; también en el ámbito animal para impedir el uso de antibióticos de forma preventiva en los rebaños o como estimulantes del crecimiento.

4. *Optimizar el uso de antimicrobianos en la salud humana y animal.*

Los antibióticos se consumen en exceso y va en aumento. La OIE ha confeccionado una base de datos para conocer el uso de antibióticos en los animales, pero faltan datos sobre los seres humanos en consultas médicas y en países de bajos ingresos. Entre los años 2010 y 2014, se dobló el consumo de algunos antibióticos para tratar infecciones de bacterias resistentes. El gasto a la seguridad social significa unos 1500 millones de euros por año. En algunos países europeos desciende el consumo (Dinamarca, Estonia, Finlandia, Luxemburgo, España y Suecia).

Se debe reforzar una reglamentación sobre la distribución, calidad y uso de los antimicrobianos e invertir en investigación y desarrollo para conseguir métodos de diagnóstico rápido y efectivos de bajo coste en medicina humana y animal y que se puedan integrar fácilmente en la práctica clínica. La prescripción fundamentada debería ser norma asistencial.

5. *Preparar argumentos económicos a favor de una inversión sostenible que tenga en cuenta las necesidades de todos los países y aumentar la inversión en nuevos medicamentos, medios de diagnóstico, vacunas y otras intervenciones.*

Todo el plan se desarrolla dentro del concepto **Una salud** coordinando numerosos sectores, incluyendo la medicina humana y animal, agricultura, finanzas, medioambiente y teniendo consumidores bien informados.

Es necesario evaluar la carga económica y socioeconómica y comparar el coste de no hacer nada con el de actuar. Los nuevos productos deben regirse por un marco de salud pública, deben conservar su eficacia y longevidad. Se debe asignar un precio y volumen de ventas para garantizar el acceso equitativo y asequible a nuevos medicamentos, diagnósticos, vacunas y otros productos de investigación y desarrollo en todos los países. Sin olvidar su aplicabilidad y asequibilidad para países de ingresos medios y bajos.

## Control de la administración de antibióticos

Se desarrollan principalmente en centros de salud o en la comunidad y se persigue disminuir la presencia, diseminación y transmisión de microorganismos resistentes. En general, se trata de programas de optimización del uso de antibióticos (PROA, en España) y han sido positivos. Se suelen aplicar basándose en programas informáticos que asesoran sobre la dosis adecuada a cada paciente, o basados en la farmacocinética (antibióticos bactericidas dependientes de la dosis, del tiempo, etc.). Administrar la dosis óptima y el tiempo adecuado evita el desarrollo de resistencia; es preferible alta dosis en tiempo corto, y diversificar los antibióticos. Sin embargo, la evidencia clínica de los resultados no siempre es clara.

Se necesita explorar nuevos sistemas para hospitales y sus unidades. En general, parecen reducir las infecciones por agentes resistentes. Los programas informáticos proporcionan una guía de uso terapéutico y empírico de los antibióticos en función de los patrones de resistencia individual e institucional y puede funcionar. Dan información sobre la dosificación en función de factores como la funcionalidad renal o reacciones adversas. Disminuye el uso profiláctico de antibióticos, las reacciones adversas y mantiene la susceptibilidad de importantes bacterias gram negativas.

Los programas de prescripción suelen ser efectivos frente a infecciones nosocomiales y resistentes. En general, aumenta la seguridad y disminuye la duración del tratamiento y la estancia. Los beneficios se perciben en el estado clínico, efectos adversos, coste y ratio de resistencia bacteriana. En cualquier caso, todas las intervenciones mejoran si paralelamente se mejora el control de las infecciones.

## Descubrimiento de antimicrobianos. Métodos para descubrirlos

El método sistematizado de Selman Waksman para detectar el antagonismo entre bacterias en cultivo sintético sigue vigente. Se busca la inhibición provocada por la cepa de estudio (*cepa test*), cultivada en proximidad con la cepa indicadora. Se realiza en medios sólidos y líquidos por diferentes métodos (Figuras 3 y 4).

Otro método consiste en estudiar si hay actividad antimicrobiana en compuestos ya existentes. En las bases de datos se pueden encontrar millones de compuestos y potencialmente podría haber antibióticos. El rendimiento es bajo.

Otra alternativa es sintetizar nuevas moléculas o mejorar las existentes. La síntesis de nuevas moléculas parte de un diseño empírico de acuerdo con unas reglas (como las de Lipinski), de buena absorción, sin toxicidad y activa frente a un agente determinado. De más de diez millones de moléculas sintetizadas, solo han llegado al mercado unas pocas como antituberculosas.

---

## Figura 3

### Métodos de detección de bacterias con actividad antibiótica de Selma Waskman

1) En **medio sólido,** sintético (Agar sangre u otros específicos)

**CI**: Cepa indicadora conocida y sin actividad antibiótica

**CT**: Cepa para testar si tiene actividad antibiótica

**I.   Estrías cruzadas:**

Siembra la **CT** en una **estría del diámetro** de la placa

Incubación

Siembra de la **CI** en una **estría transversal a CT**

Incubación

**Halo sin crecimiento en la CI ⟹ molécula inhibidora**

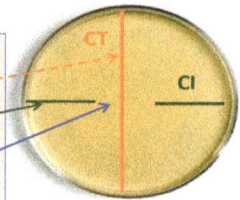

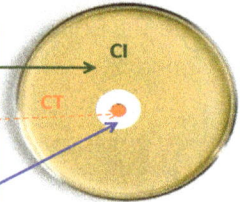

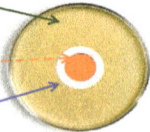

**II. Goteo sobre cultivo por inundación**

Siembra de la **CI** por **inundación** de la placa

Incubación

Dejar caer **gota** del cultivo líquido de la **CT en el centro**

Incubación

**Halo sin crecimiento alrededor de la gota**

**⟹ molécula inhibidora**

**III a.  Siembra en inundación con pocillo de difusión**

Siembra de la **CI** por **inundación** de la placa

Incubación

y **rellenar** con sobrenadante de caldo de cultivo de **CT**

Incubación (Tª ambiente o 4 ºC)

**Halo sin crecimiento alrededor del pocillo⟹ molécula inhibidora**

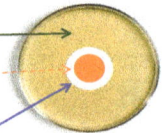

**III b.  Siembra en inundación con pocillo de difusión**

Siembra de la **CI** por **inundación** de la placa

Incubación

Siembra de la **CT** por **inundación** de otra placa

Incubación

**Extracción de medio crecido** del tamaño del pocillo

Hacer **pocillo** en el cultivo

**Rellenar** el pocillo con el medio crecido de **CT**

Incubación

molécula inhibidora

Autora: Mª del Carmen Simón

**Figura 4**

Métodos de detección de bacterias con actividad antibiótica de Selma Waskman

1) En **medio líquido**

**CI**: Cepa indicadora conocida y sin actividad antibiótica

**CT**: Cepa para testar si tiene actividad antibiótica

**I.** **Cocultivo** con membrana de filtración de 0,22 μ **(MF)**:

En **tubo dividido en dos** por la **MF**

La **CT** y la **CI** se inoculan **una en cada mitad** separada

**Incubación**

Si la **CT** libera moléculas inhibidora(**MI**)

⇒ **difunde** por la membrana y **reduce** la cantidad de **CI**

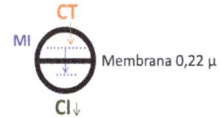

CT

MI

Membrana 0,22 μ

CI↓

**II. Método del sobrenadante**

Cultivo de la **CT** en tubo + **Incubación** + Centrifugado

**Sobrenadante con MI**

Cultivo de la **CI** en tubo + **Incubación** ⇒ **reduce** la cantidad de **CI**

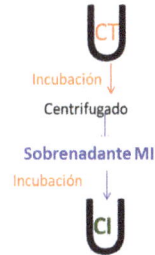

CT

Incubación

Centrifugado

Sobrenadante MI

Incubación

CI

Autora: Mª del Carmen Simón

La modificación de moléculas existentes es más rentable, así se ha obtenido el cefiderocol a partir de cefalosporinas. El inconveniente es que puede desarrollar resistencia, como ocurre en la molécula original.

El análisis del genoma es una posibilidad esperanzadora pero laboriosa. Existen miles de genomas de procariotas en las bases de datos que han permitido generar miles de «agrupamientos de genes de biosíntesis» (BGCs). Es posible detectar una secuencia posible, basada en el modo de acción, la función esperada, incluso, la ecología. La linchemicina es una bacteriocina sintetizada por el *Bacillus licheniformis*, descubierta basándose en el modo de acción esperado por su genoma. Buscaron en la base de datos los genes lanM que están relacionados con la biosíntesis de lantibióticos y, posteriormente, se identificaron bacteriocinas codificadas en los BGCs mediante algoritmos bioinformáticos, con herramientas como BAGEL, anti-SMASH y PRISM. Predecir la estructura química y actividad biológica de una secuencia de BGC es un desafío.

## Alternativas a los antibióticos

En la Tabla 4 se observan posibles alternativas a los actuales antibióticos. Es posible que el tratamiento de algunas infecciones requiera el uso de varias terapias simultáneamente y no siempre se impide el uso de antibióticos. Todas las alternativas deben ser estudiadas y mejoradas.

### Tabla 4
Principales alternativas a los antibióticos

| Estrategia | Ventajas vs. Antibióticos | Desventajas posibles |
|---|---|---|
| Bacteriófagos | Autorreplicación<br>Selectivo para cepas bacterianas<br>Modificable por ingeniería genética | Inmunogenicidad<br>Farmacocinética<br>Libera endotoxinas bacterianas<br>Mala preparación implica fallos en la liberación de endotoxinas y sustancias pirogénicas<br>Desarrollo de resistencia |
| Lisinas | Modificable por ingeniería genética<br>Selectivo para algunas cepas bacterianas<br>Baja tendencia a desarrollar resistencia | Producción<br>No hay suficiente conocimiento |
| CRISPR/Cas9 | Puede ser manejada para diferentes aplicaciones antimicrobianas<br>Lo contrario al uso de antibióticos<br>Selectivo para algunas cepas bacterianas | Producción a gran escala es cara<br>Toxicidad |
| Péptidos antimicrobianos | No tiende a inducir resistencia<br>Dependiendo de la aplicación que se le dé, tiene amplio espectro | Producción a gran escala es cara<br>Susceptible a proteólisis<br>Toxicidad |
| Bacteriocinas | Selectivo para algunas cepas bacterianas<br>Resiste el calor y radiaciones UV | Producción a gran escala es cara<br>Susceptible a proteólisis |
| SMAMPs | Fácil de sintetizar<br>No tiende a inducir resistencia<br>Dependiendo de la aplicación que se le dé, tiene amplio espectro | Toxicidad, labilidad a proteasas<br>Vía de Administración<br>Coste de manufactura |
| Péptidos IDR | Actúan modulando el sistema inmune<br>No produce resistencia pues no tiene actividad antibacteriana directa | Producción a gran escala es cara<br>Susceptible a proteólisis |
| Probióticos | Disponibilidad fácil | Principal uso en infecciones intestinales |
| Anticuerpos | Selectivo para algunas cepas bacterianas<br>No alteran la microflora | Alto coste de producción<br>Corta vida |

*Bacteriófagos*: con el fin de lisar bacterias patógenas sin alterar a las comensales.

Las lisinas de bacteriófagos (endolisinas) o de bacterias (exolisinas y autolisinas) pueden hidrolizar el peptidoglicano de la pared bacteriana. Está en estudio frente a infecciones, profilaxis o la industria alimentaria. Mediante ingeniería genética se modifican según las necesidades. Son buena alternativa a los antibióticos.

Sistema CRISPR/Cas9: «Repeticiones palindrómicas cortas agrupadas y regularmente interespaciadas» son nucleasas capaces de hacer diana en los genes de resistencia de las bacterias.

Péptidos antimicrobianos (AMPss) son parte de la defensa inmune innata de los organismos. Su acción depende de su estructura y parámetros biofísicos. Son prometedores como antimicrobianos, antiprotistas, insecticida, espermicida, inmunomoduladores y anticáncer.

Bacteriocinas, pequeños AMPs sintetizados en los ribosomas, suelen ser activos frente a importantes patógenos resistentes a antimicrobianos. Su diana es la membrana celular y pueden formar poros. Pueden ser selectivas para algunas bacterias (*C. difficile*) (Tabla 5).

## Tabla 5

Ejemplos de Bacteriocinas en estudio y su potencial antimicrobiano
(basado en Duran *et al.* 2019)

| Bacteriocina | Bacterias frente a las que actúan | Uso actual o potencial |
|---|---|---|
| Lacticina 3147 | Gram (+): ej. SARM y Enterococcus VAN-R | No |
| Nisina (del Lacrococcus lactis) | Gram (+) *L. monocytogenes*, SARM y *Streptococcus penumoniae* | Conservación alimentos En Veterinaria: prevención de mamitis bovina (Wipe Out®) |
| HPA3P^HIS derivada de Nisina, manipulada por **nanoingeniería** | Amplía el espectro a Gram (-) | Muy efectiva frente a *Vibrio vulnificus* en modelo ratón |
| Texiobactina | S. aureus M. tuberculosis | Inestables, no se usa en medicina humana |

**Tabla 5** (continuación)
Ejemplos de Bacteriocinas en estudio y su potencial antimicrobiano
(basado en Duran *et al.* 2019)

| Gramicidina | Amplio espectro. Combinada con Polimixina B (Polysporin®) | Ungüento tópico. Prevención de infecciones asociadas al catéter en diálisis peritoneal |
| --- | --- | --- |
| | Tópica Intranasal | Erradicación colonización SARM. Menos efectiva que la Mupirocina |
| Temporina (LL-37 ) | Gram(+) y (-) y Antiparasitario | Quimiotáctico, Uso en úlceras venosas de la pierna |
| **Pexiganan,** manipulada por **nanoingeniería** | *Helicobacter pilory* | Mayor vida media en estómago= menos dosis (modelo ratón) |

**SARM:** Staphylococcus aureus Resistente a Meticilina

SMAMPs (AMPs sintéticos miméticos) son similares a los naturales.

Péptidos IDR (péptidos reguladores de la defensa innata) no son antibacterianos pero sí antiendotoxinas e inmunomodoladores. Estudiados en ratones con infecciones bacterianas graves y con malaria.

Anticuerpos para infecciones bacterianas intratables. Frente a la bacteria o frente a sus toxinas y los factores de virulencia. En estudio frente a estafilococos, *P. aeruginosa*, *B. anthracis* y *C. difficile*, entre otros.

## Otras propuestas

*Inactivadores de antibióticos*: los antibióticos alteran el microbioma intestinal y favorecen el desarrollo de cepas patógenas. La ribaxamasa es una Beta-lactamasa obtenida por ingeniería genética que degrada a los antibióticos Beta-lactámicos. Se administran por vía oral cuando el tratamiento con betalactámicos es por vía intravenosa. En fase de estudio para prevenir infecciones por *C. difficile*.

*Probióticos*: forma parte de la microbiota intestinal de los mamíferos. Son una fuente de metabolismo energético y función inmune. El tratamiento con antibióticos puede alterar el equilibrio de la microbiota, favorece el crecimiento de las bacterias resistentes e infecciones secundarias como la colitis por *C. difficile*. Probióticos como *Lactobacillus* y *Bifidobacterium* y *Saccharomyces boulardii* pueden restaurar la microbiota normal que expulsará a las cepas patógenas.

*Terapia de trasplante fecal* (TTF): se introduce microbioma procedente de un donante sano en un intestino enfermo tanto para controlar infecciones como disbiosis gastrointestinal.

*Bacterias predadoras*: las bacterias predadoras como el *Bdellovibrio* y organismos similares (BALOs) son δ-proteobacterias que solo se multiplican entrando en gram negativas patógenas a las que lisan y degradan.

*Oligonucleótidos antibacterianos*: son secuencias de nucleótidos complementarias a los mARN que pueden silenciar genes de resistencia.

## Las perspectivas de futuro desde el punto de vista de Una salud

Se necesita comprender mejor qué prácticas específicas representan un riesgo para la AMR en el suelo, agua, aire y la sanidad humana.

Se debe conocer lo que realmente ocurre en agricultura y piscicultura.

Se necesita comprender el destino e impacto de los contaminantes químicos y microbianos que llegan al suelo y agua y su variación con el clima, particularmente en temperaturas y lluvias extremas.

Es importante conocer qué cambios en las prácticas de producción animal pueden reducir el uso de antimicrobianos. La prohibición del uso de antibióticos como promotores del crecimiento debe acompañarse con cambios en los sistemas de producción que disminuyan las enfermedades y mantengan los beneficios de los granjeros. La vacunación es una práctica económica viable. Todas las alternativas deben tener un coste competitivo que permita sustituir a los antibióticos.

Así mismo, se debe conocer de forma objetiva y cuantitativa los riesgos que suponen las ARBs en el medioambiente. Sin estos datos, no se pueden establecer los límites aceptables tanto de ARBs como de ARGs en aguas y lodos residuales o en el estiércol usado en agricultura.

El descenso de disponibilidad de agua potable y la degradación del suelo conllevará la reutilización de agua, aguas residuales y estiércol, lo que aumentará las ARBs y ARGs en el suelo.

El movimiento de personas entre los países de bajos y altos recursos contribuirá a la transmisión de resistencias de las regiones con sistemas sanitarios deficientes. Mejorar el saneamiento e higiene en los países pobres debe ser una prioridad global.

Es prioritario el establecimiento de infraestructuras de asesoramiento del riesgo, desarrollo e implementación de la vigilancia, definición de buenas prácticas de economía circular, asegurar el saneamiento adecuado para reducir la carga de AR y su transmisión global.

Desde el punto de vista de **Una salud,** la salud humana es el foco central, ya que los ARGs a múltiples antibióticos son prevalentes en importantes patógenos. Así, veterinarios, médicos, profesionales de sanidad alimentaria, operadores de tratamiento de aguas, expertos en medioambiente, etc., están obligados a trabajar juntos. Todos los países deben tener una política adecuada para combatir la AMR apropiada a cada país. Es tiempo de llevar a cabo de forma efectiva y monitorizada todos estos planes y validar la eficacia en el desarrollo y diseminación de la AMR.

## *Bibliografía*

- Alós JL (2015) Resistencia bacteriana a los antibióticos: una crisis global. Enf Inf Antimicrobial Clin. 33: 692-699. http://dx.doi.org/10.1016/j.eimc.2014.10.004
- Blanco P, Hernando-Amado S, Reales-Calderón JA, Corona F, Lira F, Alcalde-Rico M et al. (2016) Bacterial Multidrug Efflux Pumps: Much More Than Antibiotic Resistance Determinants. Microorganisms. 4: 14. https://doi.org/10.3390/microorganisms4010014

- Cag Y, Caskurlu H, Fan Y, Cao B, Vahaboglu H (2016) Resistance mechanisms. Ann Transl Med. 4: 326. doi: 10.21037/atm.2016.09.14

- D'Costa VM, King CE, Kalan L, Morar M, Sung WW, et al. (2011) Antibiotic resistance is ancient. Nature 477: 457-461

- Duran GA, Raoult D, Dubourg G (2019) Antibiotic discovery: history, methods and perspectives. J Antimicrb Agents 53: 371–382. https://doi.org/10.1016/j.ijantimicag.2018.11.010

- Frieri M, Kumar K, Boutin A (2017) Antibiotic resistance. Review. J Infect Public Health. 10: 369-378. http://dx.doi.org/10.1016/j.jiph.2016.08.007

- Ghosh Ch, Sarkar P, Issa R, Haldar J (2019) Alternatives to Conventional Antibiotics in the Era of Antimicrobial Resistance. Trends in Microbiology, 27: 323-338 https://doi.org/10.1016/j.tim.2018.12.010

- Holmes AL, Moore LSP, Sundsfjord A, Steinbakk M, Regmi S, Karkey A, et al (2016) Antimicrobials: access and sustainable effectiveness 2. Understanding the mechanisms and drivers of antimicrobial Resistance. 387, January 9, www.thelancet.com

- Lewis K (2013). Platforms for antibiotic discovery. Nat Rev Drug Discov 12: 371–387. doi: 10.1038/nrd3975

- Moore AM, Patel S, Forsberg KJ, Wang B, Bentley G, Razia Y et al (2013) Pediatric fecal microbiota harbor diverse and novel antibiotic resistance genes. PLoS ONE; 8:e78822.

- Rice LB (2018) Antibiotics stewardshihp. Med Clin N Am 102: 805–818. https://doi.org/10.1016/j.mcna.2018.04.004

- Tiedje J M, Wang F, Manaia C M, Virta M, Sheng H J, Ma L P, et al (2019) Antibiotic resistance genes in the human-impacted environment: A One Health perspective. *Pedosphere.* **29** (3): 273–282

- Torres M. D.T., Sothiselvam S, Lu TK, et al. (2018) Peptide Design Principles for Antimicrobial Applications, Journal of Molecular Biology, https://doi.org/10.1016/j.jmb.2018.12.015

## Páginas web

- CDC: Antimicrobial resistance solutions. Factsheet: https://www.cdc.gov/drugresistance/solutions-initiative/index.html

- ECDC: programa estratégico mundial de investigación (https://www.cdc.gov/drugresistance/solutions-initiative/index.html; https://ec.europa.eu/health/amr/sites/amr/files/amr_factsheet_en.pdf

- ECDC/EFSA/EMA second joint report on the integrated analysis of the consumption of antimicrobial agents and occurrence of antimicrobial resistance in bacteria from humans and food-producing animals (2017). Joint Interagency Antimicrobial Consumption and Resistance Analysis (JIACRA). Report European Centre for Disease Prevention and Control (ECDC), European Food Safety Authority (EFSA) and European Medicines Agency (EMA): www.efsa.europa.eu/efsajournal

- GLASS: Global antimicrobial resistance surveillance system; https://www.who.int/antimicrobial-resistance/global-action-plan/surveillance/GLASS-infographic-(web).pdf?ua=1

- OIE: https://ec.europa.eu/health/amr/sites/amr/files/amr_factsheet_en.pdf

- https://oie-antimicrobial.com/es/servicios-veterinarios/

- OHI: http://onehealthinitiative.com/

- OMS: https://www.who.int/antimicrobial-resistance/es/

- Plan global de acción frente a la Resistencia a Antimicrobianos https://www.who.int/antimicrobial-resistance/publications/global-action-plan/es/

- Campañas de información: https://www.who.int/campaigns/world-antibiotic-awareness-week/2017/infographics/antibiotics-misuse-es.jpg?ua=1

# CAPÍTULO 11

## VACUNAS ONE HEALTH

Fernando Fariñas Guerrero, Rafael J. Astorga Márquez

### 11.1 Introducción

El concepto **Una salud** viene desarrollándose desde que Hipócrates, en el año 400 a. C., hiciera referencia a que la salud de las personas podría verse afectada por el ambiente y las aguas contaminadas. Desde antaño, las enfermedades humanas y animales han ido de la mano. Otros ejemplos que podemos encontrar en la historia son las bases de la vacunación frente a la rabia y la viruela de la mano de Louis Pasteur y Edward Jenner, respectivamente.

Hay que recordar que más del 60 % de los patógenos descritos hasta la fecha se transmiten entre animales y personas, considerándose ciento setenta y cinco en fase emergente (Figura 1). Las enfermedades de origen animal a las que el hombre es sensible (por ejemplo, rabia, influenza aviar, fiebre del Valle del Rift, tuberculosis, leptospirosis, salmonelosis, brucelosis, etcétera) representan riesgos mundiales para la salud pública. Otras enfermedades de transmisión persona a persona circulan en animales o tienen un reservorio animal identificado y pueden causar graves crisis sanitarias, como ha quedado de manifiesto con las recientes epidemias de la enfermedad por el virus del Ébola. Estos riesgos se acentúan con la globalización, el cambio climático y con los comportamientos humanos, lo que multiplica las oportunidades para que los patógenos colonicen nuevos territorios y evolucionen bajo nuevas formas.

## Figura 1

### Importancia de las zoonosis en los seres humanos

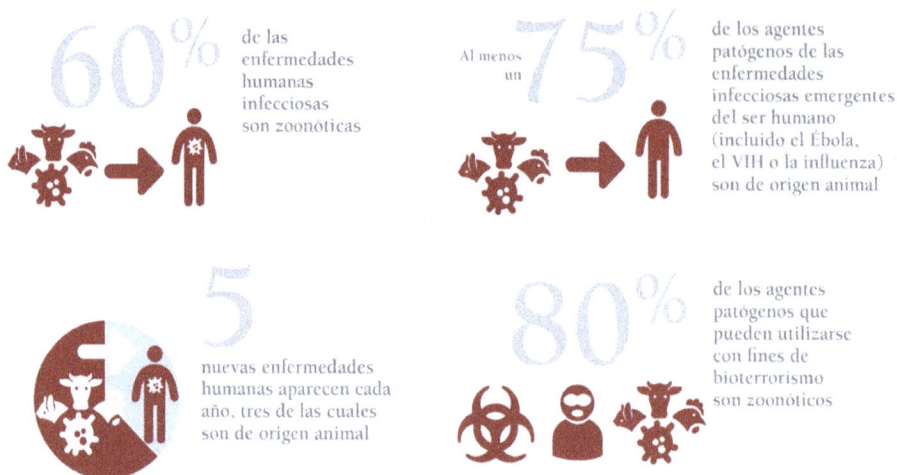

**60%** de las enfermedades humanas infecciosas son zoonóticas

Al menos un **75%** de los agentes patógenos de las enfermedades infecciosas emergentes del ser humano (incluido el Ébola, el VIH o la influenza) son de origen animal

**5** nuevas enfermedades humanas aparecen cada año, tres de las cuales son de origen animal

**80%** de los agentes patógenos que pueden utilizarse con fines de bioterrorismo son zoonóticos

Fuente: http://www.oie.int/es/para-los-periodistas/una-sola-salud/

El concepto **Un mundo, una salud** fue creado por la Sociedad Internacional para la Conservación de la Fauna Salvaje, que en 2004 reunió a expertos de todo el mundo para deliberar sobre los problemas planteados por la circulación de las enfermedades entre los seres humanos, las especies domésticas y la fauna silvestre. Las conclusiones de este simposio se conocen como Los doce principios de Manhattan, que aboga por la lucha frente a estas enfermedades respetando el medioambiente y la biodiversidad.

A partir de aquí, el concepto **One Health (Una salud)** comienza a reforzarse en Estados Unidos cuando, en 2007, la Asociación Americana de Medicina Veterinaria (AVMA) junto con la Asociación Médica Americana reconocen la íntima relación e interacción entre la medicina veterinaria y la medicina humana. Posteriormente, en 2010, se amplía este reconocimiento a nivel mundial a través de la interfaz OMS-OIE-FAO, estableciéndose la relación entre seguridad alimentaria, salud pública y bienestar animal.

Más recientemente, en octubre de 2017, la OIE, la FAO y la OMS presentaron un documento estratégico de su alianza tripartita, reafirmando su compromiso de brindar un liderazgo colaborativo y multisectorial frente a los actuales desafíos sanitarios. Se extenderá el ámbito de su colaboración con el fin de ampliar el enfoque **Una salud**, reconociendo la interconexión entre la salud humana, la sanidad animal y el medioambiente.

Como corolario al concepto **One Health** queremos resaltar que el control de todos los patógenos zoonósicos (transmisibles del animal al hombre y viceversa) en su origen animal es la solución más eficaz y económica para proteger al hombre. Por consiguiente, la protección de la salud pública debe orientarse hacia la elaboración de estrategias mundiales de prevención y control de patógenos, coordinadas en la interfaz animal-hombre-ecosistema y aplicables a nivel mundial, regional y nacional mediante la implementación de políticas adecuadas. Como ejemplo de estas políticas queremos resaltar la estrategia actual de los países que están trabajando para lograr que en 2030 no haya ninguna muerte humana por rabia, e intensificando su respuesta para relegar esta enfermedad a los libros de historia (estrategia ZERO by 30).

*Y en todas estas estrategias, la profilaxis médica o vacunación masiva de poblaciones animales supone uno de los aspectos de mayor relevancia.*

## 11.2 Epidemiología de las zoonosis

Las enfermedades zoonóticas son un grupo de enfermedades infecciosas que se transmiten de forma natural de los animales a los seres humanos. El mayor riesgo de transmisión se produce en la interfaz entre el ser humano y los animales a través de la exposición directa o indirecta a los animales, los productos derivados y su entorno medioambiental (Tabla 1).

### Tabla 1
Lista de zoonosis importantes a nivel mundial según la OMS

| | |
|---|---|
| Anthrax | Leishmaniosis |
| Avian and other zoonotic influenza | Leptospirosis |
| Botulism | Middle East Respiratory Syndrome Coronavirus (MERS-CoV) |
| Brucellosis | Plague |
| *Campylobacter* | Rabies |
| Chagas disease | *Salmonella* (non typhoidal) |
| Chikungunya | Severe Acute Respiratory Syndrome (SARS) |
| Dengue | Spongiform encephalopathies |

## Tabla 1 (continuación)
Lista de zoonosis importantes a nivel mundial según la OMS

| | |
|---|---|
| E. coli | Streptococcus suis |
| Echinococcosis | Taeniasis/cysticercosis |
| Encephalitis | Variant Creutzfeldt-Jakob disease |
| Foodborne trematode infections | Zika virus |
| Japanese encephalitis | Zoonotic Tuberculosis |
| **Haemorrhagic fevers** | |
| Haemorrhagic fevers, Viral | Ebola virus disease |
| Crimean-Congo haemorrhagic fever (CCHF) | Lassa fever |
| Dengue/dengue haemorrhagic fever | Marburg virus disease |
| Rift Valley fever | |

Fuente: https://amazingbooks.es/guia-zoonosis-animales-compañia

La Organización Mundial de la Salud (OMS) colabora con entidades asociadas de distintos sectores para evaluar y reducir los riesgos de transmisión de zoonosis al ser humano, a través del consumo de productos de origen animal a través de recomendaciones dirigidas a los Estados miembros y a la población acerca del modo de reducir esos riesgos en la cadena alimentaria. La creciente globalización de los intercambios comerciales de productos alimentarios hace que aumente el riesgo de que puedan distribuirse rápidamente por todo el planeta alimentos contaminados.

Se estima que cada año las enfermedades diarreicas de transmisión alimentaria o hídrica se cobran la vida de 2,2 millones de personas, en su mayoría niños. La diarrea es el síntoma agudo más frecuente de las enfermedades de transmisión alimentaria; otras consecuencias graves son la insuficiencia renal y hepática, los trastornos cerebrales y neurales, la artritis reactiva y, por supuesto, el cáncer.

La OMS ayuda a los Estados miembros a dotarse de la capacidad necesaria para prevenir, detectar y gestionar los riesgos de origen alimentario. Entre las actividades realizadas por la Organización figuran la producción de datos de referencia y de datos sobre las tendencias relativas a las enfermedades de transmisión alimentaria y la prestación de asistencia para poner en marcha infraestructuras adecuadas (por ejemplo, laboratorios).

La mayoría de las enfermedades emergentes aparecidas en los últimos tiempos son de origen animal y, en su mayoría, potencialmente zoonóticas (Figura 2). Por lo tanto, es preciso que las autoridades competentes en sanidad animal y la salud pública las consideren de manera coordinada. Los países miembros de la Organización Mundial de Sanidad Animal (OIE) se han manifestado claramente en favor del fortalecimiento del papel que desempeña la Organización ante las dificultades que plantean esas zoonosis. En realidad, las enfermedades emergentes y reemergentes zoonóticas se convertirán, progresivamente, en el motivo importante de las solicitudes de actuación que deberán atender los servicios veterinarios y, por lo tanto, tendrán consecuencias en las alianzas profesionales, recursos y programas futuros. Por ello, será necesario que las tres organizaciones más implicadas en estos problemas —la OIE, la Organización de las Naciones Unidas para la Agricultura y la Alimentación (FAO) y la Organización Mundial de la Salud (OMS)— establezcan acciones de cooperación y puedan seguir desempeñando su papel de vínculos de alcance internacional.

## Figura 2

Ejemplos de zoonosis emergentes: etiología, año de descripción y reservorio animal

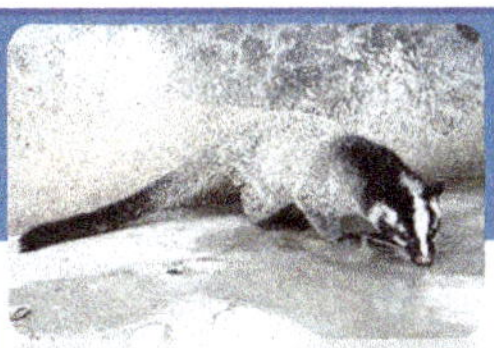

**ZOONOSIS EMERGENTES**

| ENFERMEDAD DE LYME | *Borrelia burgdorferi* (Old Lyme, Connecticut, 1975) | Ciervos/ratón campo (garrapatas) |
|---|---|---|
| SALMONELOSIS | *S.* Typhimurium DT 104 (Reino Unido, 1988) | Bovino, aves, ovejas, cerdos, mascotas |
| VIRUS HENDRA | Paramyxovirus (Australia, 1994) | Caballos |
| VIRUS NIPAH | Paramyxovirus (Malasia, 1998) | Cerdos |
| VIRUS INFLUENZA | H5N1 / H5N8 / H7N9 | Aves |
| SARS | Coronavirus (China, 2002) | Civetas |

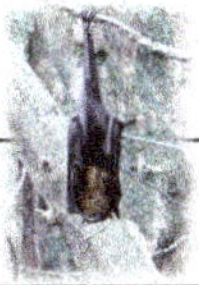

Fuente: Adaptado de OMS, grupo de trabajo en zoonosis emergentes

Debemos resaltar que la lucha frente a las zoonosis comienza por la eliminación del agente patógeno en su fuente animal de infección. Este hecho confiere un papel destacado, tanto en el plano nacional como internacional, a los Servicios Veterinarios Oficiales (SVO).

La OIE ya participa plenamente en la lucha internacional contra las zoonosis emergentes y reemergentes actuales, como la influenza aviar y la rabia, a la que aporta su competencia especializada. El papel de la Organización, su sistema de información que garantiza la transparencia, su red de Laboratorios de Referencia y sus expertos de reputación internacional fueron decisivos durante la reciente crisis de influenza aviar en el Sudeste de Asia. Los países miembros afectados por la enfermedad no solo se beneficiaron de las prestaciones de diagnóstico (formación y suministro de reactivos de laboratorio) y vigilancia, sino también del asesoramiento sobre las políticas generales relativas al fortalecimiento de los servicios veterinarios y a los métodos de lucha contra las enfermedades animales, incluido el recurso a la vacunación en algunas circunstancias.

La OIE también colabora estrechamente con organizaciones regionales e internacionales en el control de la utilización de agentes patógenos zoonóticos con fines terroristas. Además de ser parte en distintas convenciones internacionales, la Organización ha publicado directrices para los países miembros sobre la mejor manera de enfrentarse a este problema potencial. El fortalecimiento de la vigilancia, la creación de redes de veterinarios rurales, la detección precoz, la alarma y respuesta rápidas, la mejora de las capacidades de diagnóstico y otros recursos de los servicios veterinarios, así como la adopción de nuevas legislaciones que atribuyan capacidades adecuadas a las administraciones veterinarias y sus asociados, proporcionarán los cimientos de una mejor prevención del bioterrorismo.

En referencia a las zoonosis, el informe anual sobre *Tendencias y fuentes de zoonosis* de la Agencia Europea de Seguridad Alimentaria y el Centro Europeo para el Control de Enfermedades (EFSA y ECDC, 2018) confirma que *Campylobacter* spp. y *Salmonella* spp. son los dos agentes patógenos más importantes responsables de la mayoría de las zoonosis en Europa (Figura 3) y *por ende* en España (Tabla 2, datos OIE). La severidad de estas zoonosis fue analizada con los datos de hospitalización a partir de los casos notificados (Tabla 3). Según estos datos, la listeriosis fue la zoonosis más grave con el índice más alto de hospitalización y mortalidad, seguida de la infección por el flavivirus de la encefalitis del Nilo (West Nile).

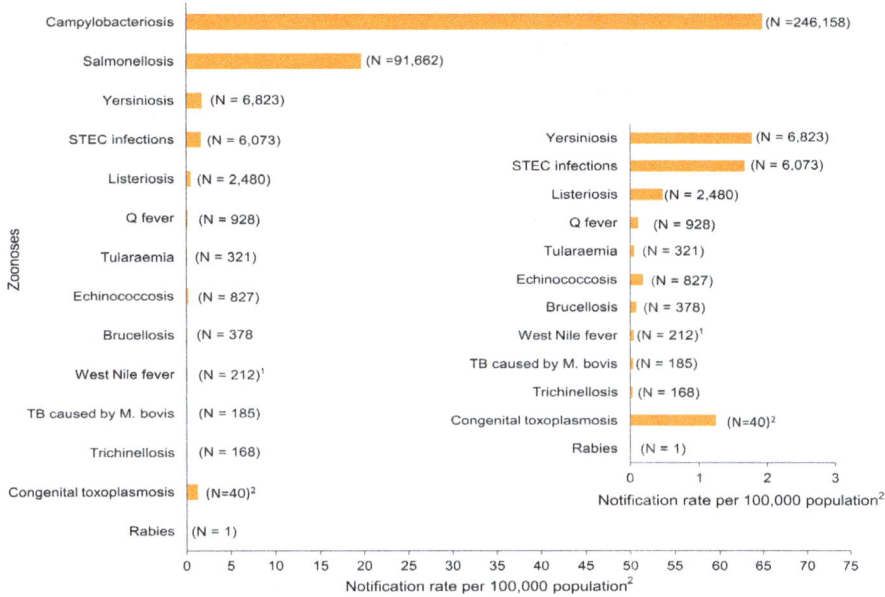

**Figura 3**

Principales zoonosis notificadas en Europa

Note: Total number of confirmed cases is indicated in parenthesis at the end of each bar.
[1]Exception: West Nile fever where total number of cases were used.
[2]Exception: congenital toxoplasmosis notification rate per 100,000 live births.

Fuente: EFSA y ECDC, 2018

**Tabla 2**

Zoonosis notificadas en España (datos OIE, 2018)

| Enfermedad | Casos notificados | Mortalidad |
|---|---|---|
| Brucelosis | 33 | 0 |
| Campilobacteriosis | 19.525 | 2 |
| Carbunco bacteridiano | 2 | 0 |
| Equinococosis/hidatidosis | 49 | 1 |
| Fiebre hemorrágica | 1 | 1 |
| Fiebre Q | 395 | 5 |
| Leishmaniasis | 208 | 4 |
| Leptospirosis | 64 | 0 |
| Salmonelosis (*S. enteritidis*, *S. typhimurium*) | 15.602 | 6 |
| Toxoplasmosis | 1 | 0 |
| Triquinelosis | 1 | 0 |
| Tuberculosis bovina | 29 | 2 |

Fuente: http://www.oie.int/wahis_2/wah/health_v7_es.php
Nota: se han eliminado de esta tabla aquellas zoonosis sin casos notificados y mortalidad

## Tabla 3

Datos de hospitalización y mortalidad causadas por zoonosis en la UE, 2017

| Disease | Number of confirmed[a] Human cases | Hospitalisation | | | | Deaths | | | |
|---|---|---|---|---|---|---|---|---|---|
| | | Status available (%) | Number of reporting MSb | Reported hospitalised cases | Proportion hospitalised (%) | Outcome available (%) | Number of reporting MSb | Reported Deaths | Case Fatality (%) |
| Campylobacteriosis | 246,158 | 27.6 | 17 | 20,810 | 30.5 | 72.8 | 16 | 45 | 0.04 |
| Salmonellosis | 91,662 | 43.1 | 14 | 16,796 | 42.5 | 67.8 | 17 | 156 | 0.25 |
| Yersiniosis | 6,823 | 27.1 | 14 | 616 | 33.4 | 65.5 | 15 | 3 | 0.07 |
| STEC infections | 6,073 | 41.0 | 18 | 933 | 37.5 | 66.1 | 21 | 20 | 0.50 |
| Listeriosis | 2,480 | 40.4 | 16 | 988 | 98.6 | 65.8 | 18 | 225 | 13.8 |
| Q-fever | 928 | NAc | NA | NA | NA | 56.0 | 10 | 7 | 1.35 |
| Echinococcosis | 827 | 31.2 | 14 | 140 | 54.3 | 30.1 | 14 | 1 | 0.40 |
| Brucellosis | 378 | 45.8 | 10 | 104 | 60.1 | 33.9 | 10 | 1 | 0.78 |
| Tularaemia | 321 | 38.3 | 9 | 76 | 61.8 | 51.1 | 9 | 1 | 0.6 |
| West Nile fever a | 212 | 72.2 | 8 | 134 | 87.6 | 98.6 | 9 | 25 | 12.0 |
| Trichinellosis | 168 | 44.6 | 9 | 56 | 74.7 | 40.5 | 9 | 0 | 0.0 |
| Congenital toxoplasmosis | 40 | 57.9 | 3 | 18 | NA | 63.2 | 3 | 0 | 0.0 |
| Rabies | 1 | NAc | NA | NA | NA | 0.0 | 0 | NA | NA |

a Exception: West Nile fever where total number of cases were included. b Not all countries observed cases for all diseases.
c NA: Not applicable as the information is not collected for this disease.
Fuente: EFSA y ECDC, 2018

Con relación al origen alimentario de estas zoonosis, en la Unión Europea en 2017 se han descrito un total de 5079 brotes (FBO, Food-Borne Outbreaks), incluidos los de transmisión a través del agua. Del total de estos brotes, 1241 fueros causados por *Salmonella* spp., que dieron lugar a 2227 hospitalizaciones y once fallecimientos registrados (EFSA y ECDC, 2018). En general, se estima que el número de afectados por brotes alimentarios puede ser mucho mayor, ya que hay casos en los que no se realiza un diagnóstico final o una vinculación directa con el alimento (origen desconocido). Además de suponer un peligro para la salud, los brotes de enfermedades originados por alimentos generan grandes pérdidas económicas, debido, entre otras causas, a las repercusiones comerciales que sufre la industria de los alimentos involucrados. Según los datos recogidos en este informe anual, la *Salmonella* spp. fue la principal responsable de estos brotes, asociados en su mayoría al consumo de huevos y ovoproductos (36,8 %) (Figura 4).

# Figura 4

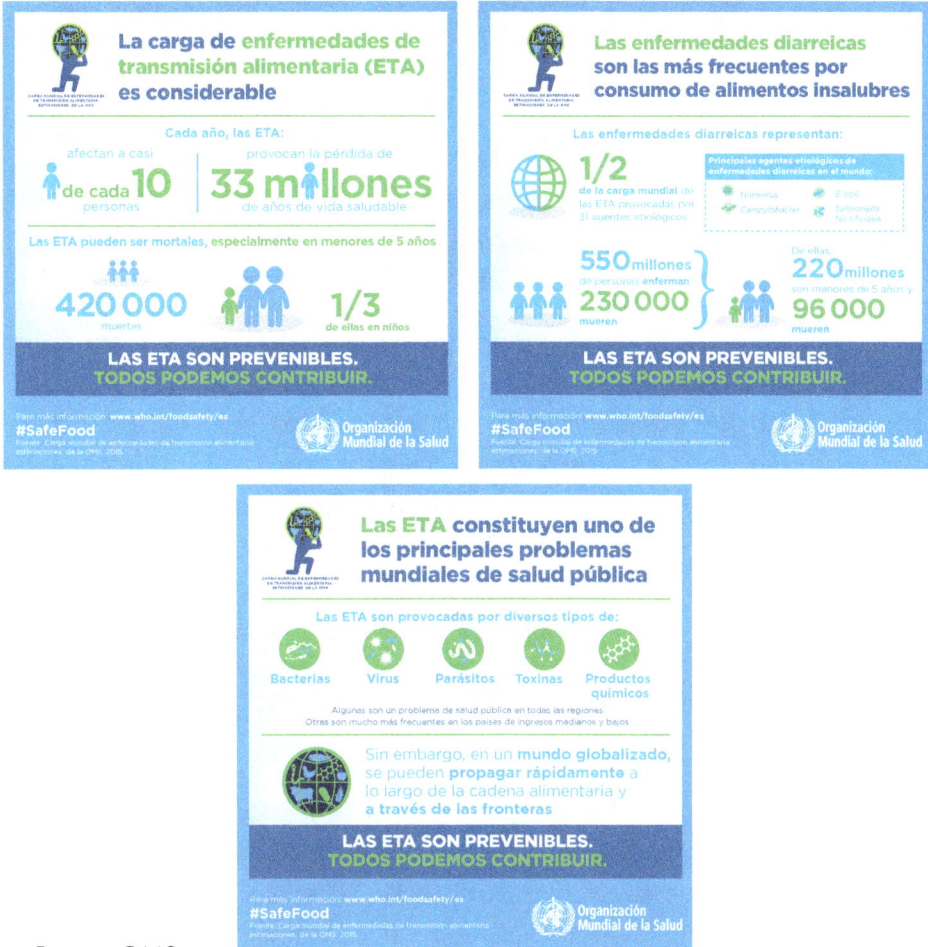

Fuente: OMS

## 11.3 Vacunas y prevención de las zoonosis

La vacunación frente a cualquier enfermedad es la estrategia costo-efectiva más rentable disponible actualmente. Desafortunadamente, esto resulta mucho más complejo cuando tenemos que hacer frente a una enfermedad emergente o reemergente, particularmente, cuando hablamos de zoonosis. Por ejemplo, para la prevención de la encefalitis por virus Nipah se ha desarrollado una vacuna que es capaz de prevenir la infección en los cerdos, sin embargo, en países como Bangladés, las personas se infectan bien directamente a partir del contacto directo con el reservorio animal principal (murciélago de la fruta) o sus secreciones o bien de persona a persona. Esto significa que, aunque podamos proteger a los cerdos, el efecto que pueda tener en la prevención de la enfermedad humana va a ser mínimo o inexistente.

Los animales pueden ser vacunados no para su propia protección, sino sobre todo para la prevención de la enfermedad en humanos. Un buen ejemplo ha sido la vacunación oral frente a la rabia terrestre en animales silvestres. Otro ejemplo podría ser la vacunación frente a *Escherichia coli* H7:O157, aprobada en EEUU para la vacunación del ganado bovino y que previene la toxiinfección alimentaria en humanos.

Ante cualquier emergencia que pueda ocurrir en el ámbito de la sanidad animal, pueden concurrir dos vías sanitarias: (i) el sacrificio en masa o *stamping out*; (ii) la vacunación de todos los animales. Lamentablemente, no siempre disponemos de vacunas para todas las enfermedades. En estos casos, solo podemos aplicar la primera opción en caso de un brote de enfermedad o detección de casos positivos: es decir, el sacrificio sanitario de la cabaña bajo control oficial de los Servicios Veterinarios Oficiales (SVO), en el marco de los planes de nacionales de erradicación de enfermedades animales (PNEEA) o planes de vigilancia en poblaciones específicas, así como la gestión y el procesado de cadáveres en plantas de transformación (SANDACH) (por ejemplo, brucelosis, tuberculosis, salmonelosis).

Cuando nos enfrentamos a una enfermedad infecciosa producida por un agente infeccioso y varios serotipos con poca o nula protección cruzada entre ellos, aunque tengamos a la población animal o humana previamente vacunada, siempre pueden emerger nuevos serotipos que puedan hacer enfermar a esta población previamente vacunada. Es el caso de la gripe aviar por virus H5N1 altamente patogénico, donde podremos optar por el sacrificio en masa o la vacunación, dependiendo de la situación.

Hay otras situaciones donde la vacunación puede ser la única opción razonable, como es el caso de una enfermedad transmitida por vectores artrópodos. Dentro de estas, tenemos infecciones causadas por un solo serotipo, como por ejemplo el virus de la encefalitis del Nilo (West Nile), y otras causadas por múltiples serotipos, como puede ser el virus de la lengua azul (BTV-1, BTV-2, BTV-4, BTV-8). En EEUU, el virus West Nile se ha diseminado de forma muy importante a lo largo y ancho de todo el país, haciéndose endémica y produciendo numerosos casos en humanos y caballos. La opción más razonable desde los primeros brotes ha sido la vacunación de ejemplares equinos con vacuna inactivada; el reservorio de este flavivirus lo constituyen algunas especies de aves silvestres y la infección es transmitida a través de mosquitos. Por ello, no existe otra forma de prevenir la infección más que la vacunación, sin tener que producir un efecto negativo a nivel medioambiental, como podría ser el sacrificio de los reservorios (tarea imposible) o el control químico/biológico de los mosquitos.

En los países desarrollados, en parte como resultado de la sobreproducción, existe una preocupación pública por la seguridad alimentaria. La sociedad está preocupada por las infecciones que puedan adquirir a través de los alimentos, así como la presencia de productos químicos o residuos de fármacos, provenientes de los tratamientos administrados a los animales de producción. Esta preocupación se ha incrementado en los últimos tiempos de forma más significativa, si cabe, por el hecho de que se puedan transmitir bacterias resistentes a los antibióticos a través del consumo de estos productos. En este sentido, algunas vacunas animales han logrado resolver algunos de estos problemas. Ejemplo de ello lo tenemos en las vacunas disponibles frente a la salmonelosis en aves reproductoras y ponedoras frente a los principales serotipos zoonósicos (Enteritidis, Typhimurium, cepas mo-nofásicas mST, Virchow, Infantis); estas vacunas han reducido considerablemente la prevalencia de *Salmonella* en la cadena alimentaria avícola (huevos, carne de pollo y pavo).

## 11.4 Vacunación y prevención de resistencia a antibióticos

La aparición de la resistencia bacteriana a los antibióticos generalmente ocurre poco después de la introducción clínica de nuevos antibióticos y, en general, se ha confirmado que este hecho ocurre sobre todo en las regiones que tienen un alto consumo per cápita de estos fármacos, aunque también es evidente en países donde el consumo de fármacos antibacterianos per cápita es bajo.

La OMS recomienda que las industrias agropecuaria, acuícola y alimentaria dejen de utilizar sistemáticamente antibióticos para estimular el crecimiento y prevenir enfermedades en animales sanos. Las nuevas recomendaciones de la OMS tienen como finalidad preservar la eficacia de los antibióticos importantes para la medicina humana, reduciendo su uso innecesario en animales. En algunos países, aproximadamente el 80 % del consumo total de antibióticos de importancia médica implica al sector animal, principalmente, para estimular el crecimiento en animales sanos.

A nivel mundial, se estima que anualmente mueren 700.000 personas a causa de infecciones producidas por bacterias resistentes, aunque es más que seguro de que se trate de una cifra infraestimada. Algunos estudios predicen que si no hacemos algo frente esta escalada ascendente, para el año 2050 se podrían perder diez millones de vidas al año, una cifra bastante por encima de los 8,2 millones de muertes anuales que produce actualmente el cáncer. Las principales causas que han dado lugar a este problema han sido las siguientes (Figuras 5 y 6): (i) el uso inadecuado de los antibióticos en la práctica médica; (ii) las prescripciones para tratar infecciones bacterianas menores o infecciones virales; (iii) el uso generalizado e incontrolado de antibióticos en producción animal.

## Figuras 5 y 6
### Divulgación de la OMS sobre resistencia antimicrobiana

Fuentes: https://studylib.es/doc/1180922/resistencia-a-los-antibi%C3%B3ticos-causas-pdf-4.68mb
https://studylib.es/doc/1180924/resistencia-a-los-antibi%C3%B3ticos-%C2%BFqu%C3%A9-puede-hacer%3F-pdf-4....

Por todo ello, la resistencia a los antimicrobianos (RAM) constituye un gran problema de salud pública a nivel global. Organizaciones internacionales como la OMS o la OIE, entre otros, han propiciado una acción mundial para luchar contra este problema y los Gobiernos de muchos países están desarrollando programas para la prevención de la resistencia antibiótica (por ejemplo, el Programa PRAN, España).

A fecha de hoy, se están discutiendo muchas soluciones potenciales para tratar de atajar este problema, como el aumento de la inversión en investigación, el desarrollo de nuevos antibióticos y la reducción del uso de antibióticos en producción animal.

Históricamente, las vacunas han sido bastante olvidadas en este sentido. Sin embargo, pueden ser una herramienta fundamental para reducir la resistencia a los antimicrobianos. Se ha demostrado que, por ejemplo, vacunar a las personas frente al neumococo (responsable de neumonías, meningitis, sepsis, infecciones del tracto respiratorios superior, etc.) puede evitar la administración de once millones de dosis de antibióticos al año a nivel mundial. Vacunando de gripe se puede reducir el consumo de antibióticos (Figura 7). Por lo tanto, la vacunación es una de las armas que actualmente más potencial tiene a la hora de luchar frente a este problema de las resistencias frente a los antimicrobianos.

### Figura 7
Impacto de la vacunación en la reducción del uso de antibióticos desde 1910 a 2010

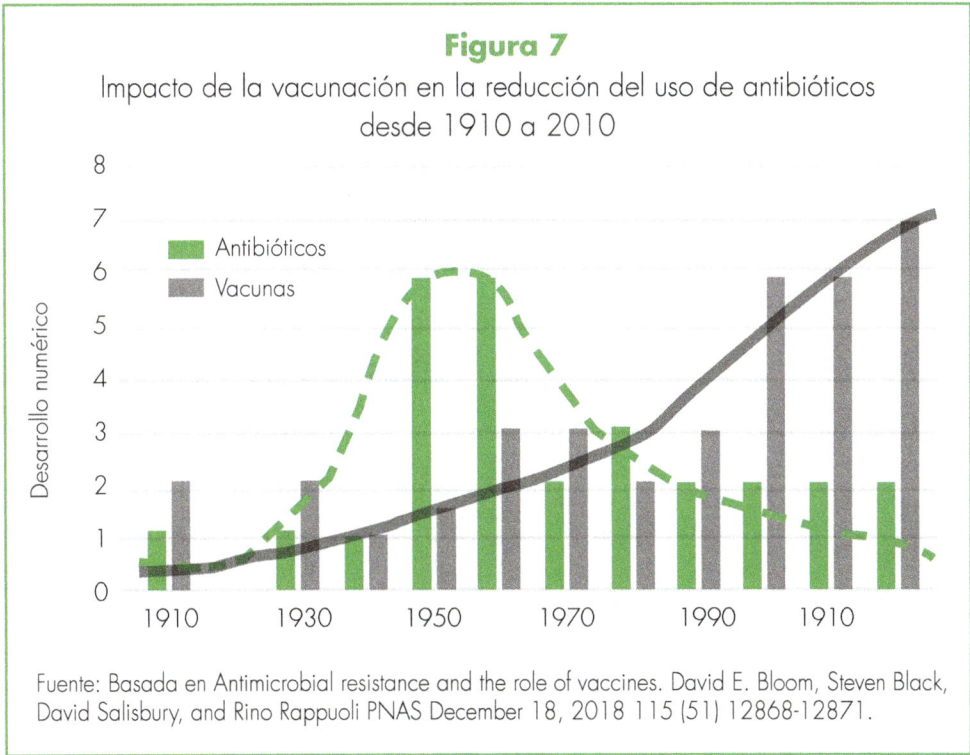

Fuente: Basada en Antimicrobial resistance and the role of vaccines. David E. Bloom, Steven Black, David Salisbury, and Rino Rappuoli PNAS December 18, 2018 115 (51) 12868-12871.

Una población no inmunizada frente a un patógeno es susceptible de infectarse y de propagar la infección al resto de la población susceptible. A más enfermos, más usos de antibióticos para tratar o prevenir infecciones bacterianas. Por el contrario, si un gran número de personas o animales se encuentra inmunizada frente a un patógeno (cobertura vacunal < 70 % población humana o animal), se previene la enfermedad y su diseminación, dando como resultado un menor uso y sobreabuso de antibióticos, lo que va a redundar en un menor desarrollo de resistencia a los antibióticos.

Ejemplos que demuestran el beneficio que confiere la vacunación en la lucha frente a la resistencia antimicrobiana son la implantación de vacunas conjugadas frente a *Haemophilus influenzae* tipo b (Hib), la cual ha mostrado no solo una alta eficacia en la prevención de la enfermedad invasiva en lactantes inmunizados, sino también una reducción significativa de la resistencia antibiótica y de las cepas positivas a β-lactamasa. Lo mismo ha ocurrido con las vacunas conjugadas frente a *Streptococcus pneumoniae* (neumococo), donde hace unos años atrás cepas resistentes a la penicilina y otros antibióticos se propagaron por todo el mundo. La implantación de programas de vacunación frente al neumococo ha producido un gran impacto, ya que gracias a ellas se ha reducido considerablemente el uso de antibióticos y la prevalencia de cepas resistentes (Figura 8).

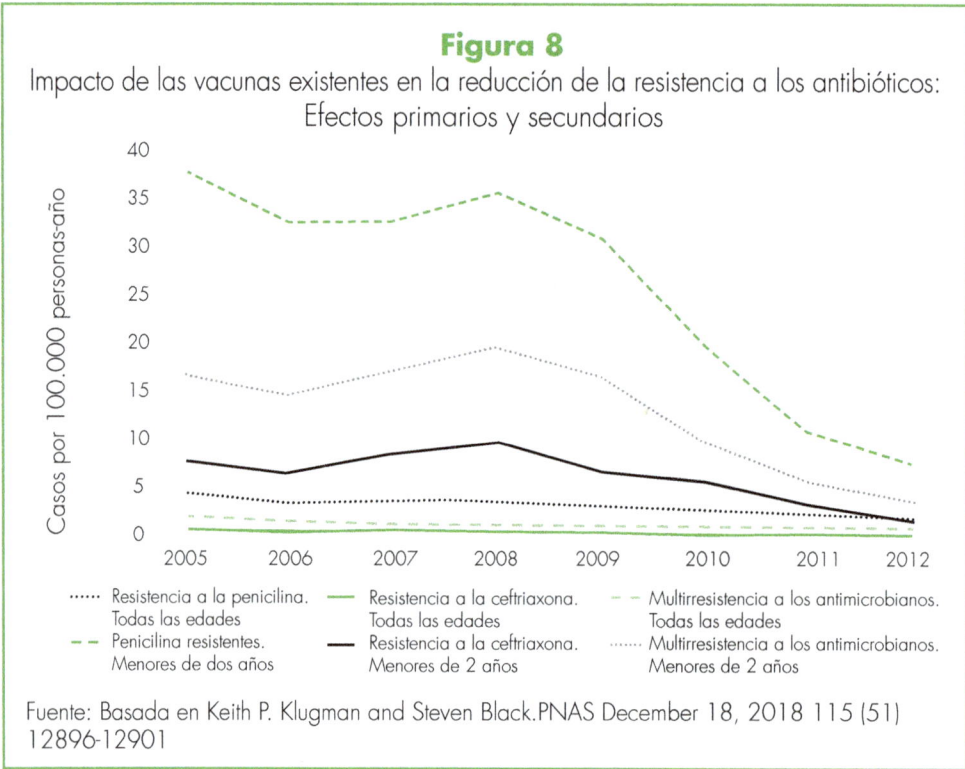

**Figura 8**

Impacto de las vacunas existentes en la reducción de la resistencia a los antibióticos: Efectos primarios y secundarios

Eje Y: Casos por 100.000 personas-año

...... Resistencia a la penicilina. Todas las edades
— Resistencia a la ceftriaxona. Todas las edades
– – Multirresistencia a los antimicrobianos. Todas las edades
– – Penicilina resistentes. Menores de dos años
— Resistencia a la ceftriaxona. Menores de 2 años
...... Multirresistencia a los antimicrobianos. Menores de 2 años

Fuente: Basada en Keith P. Klugman and Steven Black. PNAS December 18, 2018 115 (51) 12896-12901

Finalmente, el mejor de los ejemplos lo proporciona la vacunación frente a la gripe, ya que estas vacunas no solo previenen la infección/enfermedad, sino también la posibilidad de que se instauren infecciones bacterianas secundarias (neumonía, infecciones bacterianas del tracto respiratorio superior, etcétera), que obliguen a la prescripción y toma de antibióticos. Hoy sabemos que la vacunación frente a la gripe puede significar una disminución de casi el 65 % en el uso de antibióticos.

## 11.5 Vacunas humanas para la prevención de zoonosis

Actualmente, son varias las vacunas que se aplican en medicina humana para la prevención de enfermedades zoonóticas, siendo las más importantes las que desglosamos a continuación.

### Rabia

Actualmente, disponemos de una amplia variedad de vacunas frente a esta enfermedad en humanos, siendo las vacunas obtenidas a partir de cultivos celulares las más utilizadas y recomendadas por organismos de salud internacional como la OMS. Se trata de vacunas inactivadas/muertas, a diferencia de las vacunas más antiguas, conocidas como de primera generación, obtenidas a partir de tejido nervioso infectado con el virus atenuado por múltiples pases. Aunque esta vacuna se sigue utilizando en países con renta baja, se ha recomendado el cese de su producción, ya que son poco inmunógenas y, sobre todo, tienen un bajo perfil de seguridad.

### Fiebre amarilla

Las vacunas comercializadas contienen la cepa viral atenuada 17D, obtenida mediante cultivo en huevos embrionados, teniendo un alto perfil de seguridad y efectividad. Se recomienda administrar la vacuna a individuos de más de nueve meses de edad y que viajen o vivan en zonas de riesgo (áreas de Latinoamérica y África). En alguno de estos países se exige el certificado de vacunación (cartilla amarilla) como requisito para entrar. La vacuna se administra mediante una única inyección subcutánea profunda o intramuscular, generando protección de por vida.

### Encefalitis japonesa

Causada por un flavivirus transmitido por la picadura del mosquito *Culex,* la encefalitis japonesa es la principal causa de encefalitis en muchos países asiáticos, en los que anualmente se registran alrededor de 68.000 casos. El 75 % de estos casos ocurren en niños con edades comprendidas entre los 0 y 14 años. Existen diferentes vacunas para esta enfermedad, siendo dos las más utilizadas. La primera se trata de una vacuna viva atenuada que contiene la cepa SA 14-14-2. La otra es una inactivada con adyuvante de hidróxido de aluminio. La vacunación está recomendada a personas que viajen a zonas endémicas y que planeen estar más de un mes durante la temporada de mayor transmisión y actividad del mosquito, o en aquellas personas que, aunque la visita sea más corta, vayan a realizar actividades en zonas rurales o agrícolas.

## Encefalitis centroeuropea

Causada igualmente por un flavivirus, la encefalitis europea es una enfermedad infecciosa transmitida por garrapatas. Existen tres subtipos de virus: el occidental o europeo, el siberiano y el de Extremo Oriente. Es una enfermedad endémica de los países del cinturón forestal euroasiático, encontrándose la mayor parte de los casos concentrados en los antiguos países de la URSS, los Balcanes, Polonia, República Checa, Eslovaquia, antigua Yugoslavia, Hungría, Alemania, Suiza y Austria. Actualmente, existen cuatro vacunas inactivadas frente a esta enfermedad. Todas ellas presentan un alto perfil de seguridad y eficacia.

## Gripe

La gripe causa epidemias anuales en todo el mundo de tres a cinco millones de infecciones graves, produciendo la muerte de entre 290.000 y 650.000 personas al año. Debido a los continuos cambios genéticos (recombinaciones) que se producen entre los virus de la gripe, la OMS dispone de un sistema de vigilancia de estos virus

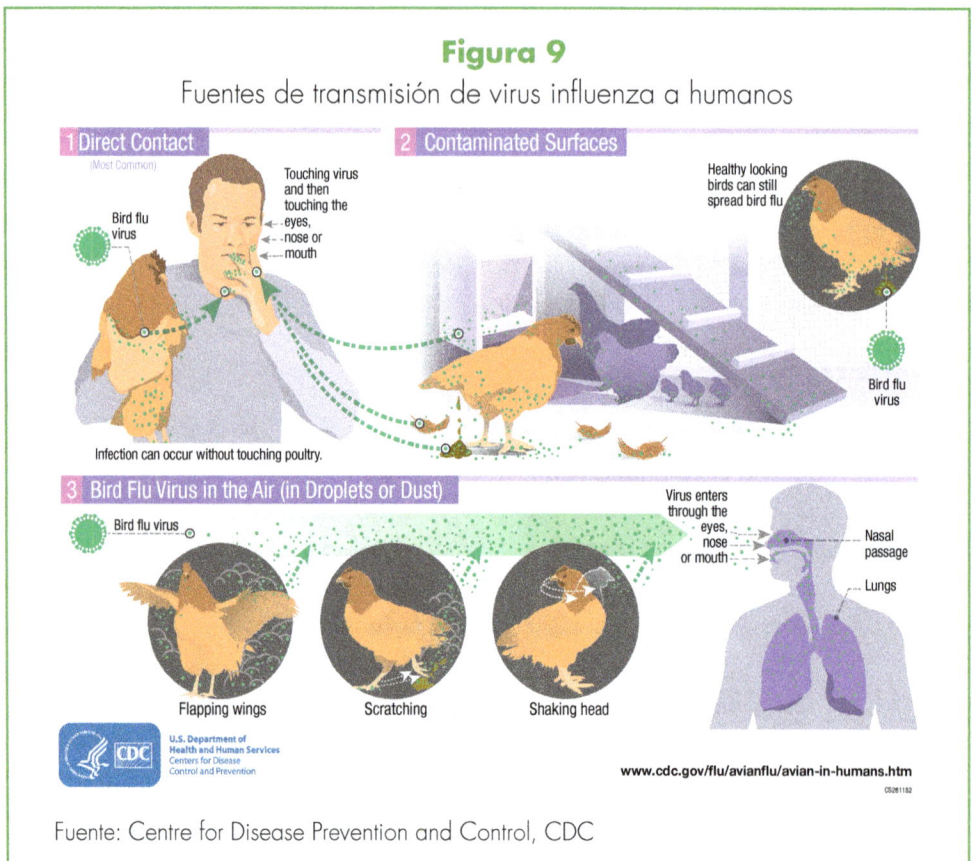

**Figura 9**

Fuentes de transmisión de virus influenza a humanos

Fuente: Centre for Disease Prevention and Control, CDC

a nivel mundial, emitiéndose de forma anual recomendaciones sobre las cepas que deberían estar incluidas en las vacunas del año en curso. En el mercado existen tanto vacunas inactivadas (las más utilizadas y producidas en huevos embrionados o en cultivo celular), como vacunas atenuadas. Existen preparados comerciales «trivalentes», que incorporan dos cepas del tipo A (subtipos H3N2 y H1N1) y una del tipo B (por ejemplo, cepa Victoria), o «tetravalentes» con dos del tipo A (subtipos H3N2 y H1N1) y dos del tipo B (por ejemplo, cepas Victoria y Yamagata). La efectividad de estas vacunas va a depender de la concordancia entre las cepas escogidas para la vacuna y las cepas circulantes, existiendo otros factores que intervienen en la efectividad, como son la edad de la persona vacunada y la existencia o no de enfermedades de base. En personas jóvenes y sanas, la efectividad de la vacuna alcanza un nivel de protección del 70-80 %, siendo este nivel de protección menor en los ancianos, aunque según datos de la OMS en este grupo de población se reducen en torno a un 60 % las complicaciones y un 80 % las muertes por gripe.

## *Ébola*

Esta terrible enfermedad infecciosa se introduce en la población humana a través del contacto estrecho con animales infectados o sus secreciones, sangre y órganos. Los chimpancés, gorilas, murciélagos, antílopes y puercoespines infectados pueden transmitir la infección/enfermedad, discutiéndose actualmente el posible papel transmisor del cerdo (…). El uso de vacunas es uno de los principales enfoques para el control de la infección por el virus del Ébola. Son varios los ensayos clínicos que se han realizado hasta la fecha con distintos prototipos, siendo fundamentalmente dos las vacunas ensayadas y más prometedoras:

- *Vacuna cAd3ZEBOV.* Se emplea un adenovirus de chimpancé (adenovirus 3), al que se manipula genéticamente para que exprese la glucoproteína de virus Ébola Zaire.

- *Vacuna rVSV-ZEBOV.* Se utiliza un virus recombinante de la estomatitis vesicular del cerdo al que se le hace expresar la glucoproteína del virus Ébola Zaire.

Ambas vacunas presentan un alto perfil de seguridad y eficacia. La vacuna *rVSV-ZEBOV* es la que cuenta con resultados iniciales favorables, habiéndose demostrado en los ensayos en fase III una eficacia del 100 %. Esta vacuna se está empleando actualmente en África para el control de un brote de la enfermedad que está azotando la República Democrática del Congo desde agosto de 2018. Hasta que la vacuna reciba la aprobación regulatoria, la organización no gubernamental Médicos sin Fronteras se ha comprometido a llevar a cabo una estrategia de vacunación en anillo, es decir, vacunar a aquellas personas que hayan estado en contacto con los casos confirmados (primer anillo) y a los contactos de los contactos (segundo anillo).

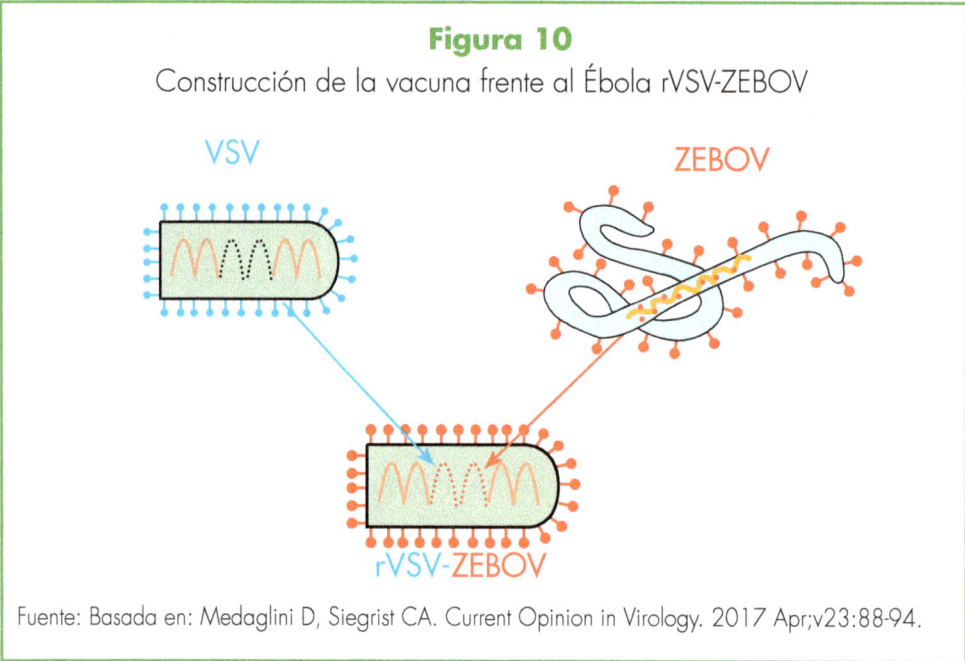

**Figura 10**

Construcción de la vacuna frente al Ébola rVSV-ZEBOV

Fuente: Basada en: Medaglini D, Siegrist CA. Current Opinion in Virology. 2017 Apr;v23:88-94.

## Carbunco bacteridiano

Enfermedad zoonótica producida por *Bacillus anthracis*. Aunque el carbunco bacteridiano tiene una incidencia extremadamente baja en países desarrollados, en los más pobres es ciertamente frecuente, pudiendo producir brotes que afectan a numerosas personas. El brote epidémico más grave ocurrido en tiempos modernos fue en Zimbabue donde, entre 1979 y 1985, se reportaron más de 10.000 casos. Existe una vacuna acelular adsorbida frente el carbunco bacteridiano (AVA, por sus siglas en inglés) que no está disponible para el público en general. La vacuna ha sido aprobada por la Administración de Alimentos y Medicamentos (FDA) de los Estados Unidos para dos situaciones diferentes. Por un lado, para su uso en adultos que pudieran estar en riesgo de entrar en contacto con el carbunco bacteridiano debido a su actividad profesional (veterinarios, técnicos de laboratorio, militares, etcétera). El esquema de vacunación se basa en la administración de cinco dosis de la vacuna durante un periodo de dieciocho meses, seguido de refuerzos anuales. Otra situación es en casos de emergencia después de una posible exposición, como un ataque bioterrorista. Si esto llegara a suceder, las personas expuestas recibirían tres dosis de la vacuna en un periodo de cuatro semanas, más un tratamiento de sesenta días con antibióticos.

## 11.6 Otras vacunas

### Vacunas frente a zoonosis bacterianas

Se han desarrollado vacunas frente a otras enfermedades infecciosas zoonóticas, como la enfermedad de Lyme o la peste bubónica, entre otras. La primera y única vacuna aprobada contra la enfermedad de Lyme, conocida como LYMErix, fue aprobada en 1998 y retirada en 2002 debido, entre otras causas, al miedo que despertaban las posibles reacciones adversas, que eran muy frecuentes. La vacuna era capaz de estimular la producción de anticuerpos que atacaban a *Borrelia burgdorferi* en el intestino de la garrapata, mientras esta se alimentaba de la sangre del hospedador humano. Según distintos estudios, tenía una efectividad del 78 %. Actualmente, no hay vacunas disponibles para la enfermedad de Lyme y es muy poco probable que haya alguna aprobada en un futuro inmediato.

Según la OMS, en la primera década del siglo XXI se reportaron 21.725 casos de peste bubónica en humanos, de los cuales 1612 acabaron en muerte. Solo entre 2010 y 2015 ha habido 3248 casos con 584 muertes a causa de esta enfermedad. En algunos países como Madagascar la peste es endémica. En cuanto a la vacuna frente a *Yersinia pestis*, agente etiológico de la peste bubónica, actualmente, la vacuna no está aconsejada por la OMS, excepto para personas de alto riesgo.

### Vacunas frente a zoonosis víricas

Dengvaxia (CYD-TDV) es la primera vacuna contra el dengue que ha recibido la autorización de comercialización. Se trata de una vacuna recombinante tetravalente con virus vivos que se administra con una pauta de tres dosis a intervalos de seis meses (al inicio, a los seis y a los doce meses). La eficacia de la vacuna contra el dengue grave es del 79,1 %. La eficacia de la vacuna varió según el serotipo, siendo mayor contra los serotipos 3 y 4 (71,6 y 76,9 %, respectivamente) que frente a los serotipos 1 y 2 (54,7 y 43,0 %). La eficacia de la vacuna también varió según la edad en el momento de la vacunación y el estado serológico inicial (es decir, la exposición anterior o no al virus antes de la vacunación). Tomando los datos de todos los participantes de nueve años o más en ambos ensayos (edades incluidas en la autorización actual), la eficacia de la vacuna fue del 65,6 % y en los menores de nueve años, del 44 %.

La empresa farmacéutica que produce la vacuna (Sanofi Pasteur) ha propuesto una actualización de la ficha técnica de su vacuna Dengvaxia© frente al dengue, a raíz de que un nuevo estudio mostrase que la eficacia de la vacuna varía si el individuo ha sufrido una infección por dengue con anterioridad. El laboratorio propone una actualización en la ficha que solicite a los profesionales de la salud evaluar la probabilidad de una infección previa por dengue en una persona antes de ser vacunada, solo recomendándose esta cuando los beneficios potenciales superen los riesgos potenciales (en países con una gran carga de la enfermedad). En las personas que no han sido infectadas previamente por el virus del dengue, no se recomienda la vacunación.

Otras enfermedades víricas zoonóticas como la producida por el virus del Zika, que emergió en 2015 de forma repentina y afectó a más de 86 países, no cuenta actualmente con ninguna vacuna aprobada. Sin embargo, científicos españoles del Consejo Superior de Investigaciones Científicas (CSIC) han logrado desarrollar una nueva vacuna contra este virus, que se transmite principalmente mediante la picadura de mosquitos del género *Aedes* y su infección puede causar graves trastornos neurológicos, como el síndrome de Guillain-Barré y microcefalia. La nueva vacuna llamada MVA-ZIKV se ha desarrollado siguiendo la misma estrategia utilizada previamente por los autores para vacunas frente a enfermedades como el Ébola, la fiebre Chikungunya, la hepatitis C y el VIH/SIDA. Mediante técnicas de ingeniería genética, los genes prM y E del virus del Zika se hacen expresar en un vector poxviral, denominado virus vaccinia Ankara modificado o MV. Al menos en un modelo experimental murino, una sola dosis de esta vacuna es capaz de controlar la infección por el virus. Actualmente, existen otros candidatos vacunales que en breve comenzarán los ensayos clínicos (...).

## 11.7 Vacunación y protección de la familia

Existe un número considerable de hogares en nuestro país donde viven mascotas, usualmente mantenidas dentro de las casas y viviendo en contacto estrecho con sus dueños. Incluso, aunque una persona no tenga mascotas, puede tener contacto con la de su vecino o por lo menos con sus excretas. A pesar de los evidentes y consabidos beneficios que conlleva el tener una mascota, también entraña un riesgo para la salud de sus dueños, lo cual ha sido demostrado en numerosos estudios.

Las zoonosis procedentes de los pequeños animales pueden surgir de la forma más insospechada y acarrear graves consecuencias. El nuevo estilo de vida y la interdependencia entre personas y animales de compañía, así como los numerosos factores que condicionan esa relación, se han combinado para crear un terreno propicio a la aparición de patógenos zoonósicos.

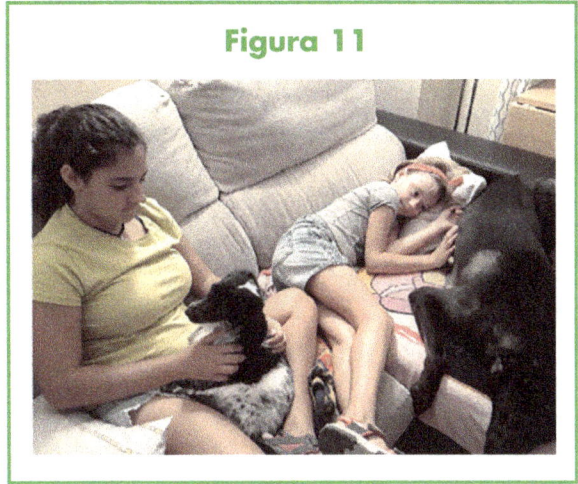

**Figura 11**

Las personas pasan cada día más tiempo en el trabajo por la necesidad de costear vivienda y bienes de consumo, y sus relaciones interpersonales disminuyen al mermar su tiempo de ocio. Como resultado, se dificulta en gran medida el desarrollo de la sociabilización, factor muy importante para nosotros, que compensamos introduciendo en nuestras viviendas, cada vez con mayor frecuencia, estos animales de compañía, fundamentalmente perros y gatos.

Al ir ocupando las mascotas un lugar en la familia igual al del resto de personas, se genera una serie de acontecimientos que implican de forma clara un problema de salud pública, que evidenciamos de forma objetiva ante el creciente número de denuncias registradas en los ayuntamientos de los distintos municipios: ruidos molestos, heces en vía la pública, vertidos de orina de una casa a otra, malos olores, mordeduras, etc. En los últimos años, se ha comprobado un incremento de este tipo de denuncias, que son la cúspide del verdadero problema que se presenta en nuestras ciudades.

En muchos países, es frecuente tener una mascota en casa. En España, hasta el 40 % de los hogares tienen mascotas. Vacunar a estos animales que conviven con nosotros puede evitar la transmisión de enfermedades infecciosas zoonóticas al resto de la familia. Enfermedades tan importantes y graves como la rabia o la leptospirosis, controlables inmunológicamente en nuestros perros y gatos, son una herramienta de prevención a la salud pública, en general, y a las familias, en particular. Hay que recordar que el 99 % de los casos de rabia en humanos se produce por mordedura de perros.

En general, los niños pequeños y las personas con algún tipo de inmunodeficiencia o inmunocompromiso son las que presentan mayor riesgo de padecer enfermedades transmitidas por mascotas. La población infantil es la más susceptible debido a su inmadurez inmunológica y al escaso desarrollo de hábitos higiénicos. De aquí se deriva que el veterinario clínico sea una pieza clave en la prevención y control de estas enfermedades potencialmente transmisibles al hombre. Es donde el veterinario adquiere su papel de garante de la salud pública desde su labor en la clínica diaria.

A continuación, realizamos un breve resumen de las zoonosis más relevantes relacionadas con los animales de compañía: rabia, leptospirosis, leishmaniosis y bordetelosis.

## Rabia

La vacunación de los perros es el método de elección para controlar y eliminar la rabia en el mundo. Por motivos éticos, ecológicos y económicos, el sacrificio de los animales vectores potenciales no debe ser considerado como método prioritario de control y erradicación de esta enfermedad (…). Todas las campañas que han tenido éxito en la erradicación de la enfermedad han combinado el control y la reducción de las poblaciones de perros errantes y la vacunación generalizada de los perros que poseen propietario. La realización de las campañas de vacunación pretende conseguir una cobertura de alrededor del 70 % de la población canina existente en las zonas donde la rabia es endémica, confiriendo así una inmunidad de «colectivo» efectiva y un beneficio directo sobre la salud pública.

## Leptospirosis

La leptospirosis humana está considerada como la zoonosis bacteriana más frecuente en el mundo. Actualmente, se notifican en torno a 1,03 millones de casos al año, con un total de 58.900 muertes. Los países del Sudeste asiático, Sudamérica, Caribe y Oceanía son los que presentan una mayor incidencia y prevalencia, aunque se considera que en estos lugares existe una infraestimación de las cifras, debido a que muchos casos no se diagnostican por falta de acceso a recursos diagnósticos e incluso de atención médica. En Europa, la cifra de afectados alcanza más de 1500 personas al año (datos del Centro Europeo de Control de Enfermedades, ECDC), cifra que ha sido duplicada con respecto a años anteriores. Desde hace ya unos años, la situación epidemiológica de la leptospirosis canina y humana en Europa y EEUU está cambiando, debido básicamente al incremento del número de casos que se están diagnosticando, primariamente, en perros y, secundariamente, en humanos. Estos nuevos casos se deben fundamentalmente a la emergencia de nuevos serovares (Bratislava, Grippotyphosa, Copenhageni, Autumnali, Pomona) que están afectando no solo a perros no vacunados, sino también a perros vacunados con vacunas «clásicas» que incluyen solo dos serovares (vacunas L2). Por ello, actualmente en los protocolos de vacunación canina se recomienda administrar vacunas L4 que incluyan estos nuevos serogrupos, además de los clásicos (*Icterohaemorrhagiae* y *Canicola*).

## Leishmaniosis

En medicina humana la leishmaniosis se considera, junto a la infección por HIV, tuberculosis y malaria, como una de las enfermedades infecciosas más importantes a nivel mundial. Es endémica en ochenta y ocho países, con tasas de prevalencia que rondan los 12.000.000 de personas afectadas y una tasa de incidencia anual de 1,5-2 millones de nuevos casos. De todas estas infecciones causadas por el parásito, unas 500.000 son leishmaniosis viscerales (el 90 % de las cuales se reparten en países como la India, Nepal, Bangladés, Sudán y Brasil). Además de Asia, Oriente Medio, África, Centroamérica y Sudamérica, la cuenca mediterránea es considerada un importante foco endémico de infección.

Con el objetivo de comprobar si la infección canina supone un riesgo importante para la infección humana en una misma zona, área, región o país, se han realizado diversos estudios encaminados a determinar esta relación. Dichos estudios concluyen que el incremento de prevalencia en la población canina repercute en un incremento de la prevalencia de infección en la población humana, dependiendo estas infecciones humanas de factores como las condiciones socioeconómicas (por ejemplo, pobreza, malnutrición, indigencia, hacinamiento, mala higiene) y de otros como la densidad y número de perros infectados. Estos estudios se han realizado en Irán y Brasil, países donde la eliminación sistemática de perros seropositivos e infectados no ha mostrado un impacto positivo en la disminución de las tasas de infección en humanos. Aunque la asociación infección canina/infección humana es un tema que se somete a continuos debates, la experiencia demuestra que la instauración de medidas preventivas de la infección en los perros (por ejemplo, collares, pipetas, control de la exposición ambiental, etcétera) tiene un impacto muy positivo en la prevención de infecciones en humanos. Otras medidas preventivas, como el uso de vacunas frente a la enfermedad canina y su relación con la disminución de la prevalencia de casos humanos, están siendo objeto de estudio en la actualidad. En este sentido, diversas investigaciones realizadas en Brasil han demostrado que la vacunación masiva de perros está asociada con una reducción significativa de la prevalencia de leishmaniosis humana.

## Bordetelosis

La infección por *Bordetella bronchiseptica* en humanos produce tanto infecciones de vías respiratorias altas como bajas. Dichas infecciones pueden ir desde sinusitis a bronquitis, neumonías y, menos frecuentemente, infecciones más graves, como la neumonía necrotizante o la bacteriemia, estas últimas asociadas especialmente a individuos inmunocomprometidos. Se han descrito cuadros respiratorios similares a la tos ferina con esta especie.

La vacunación frente a bordetelosis debe ir dirigida a la prevención de la enfermedad en los animales y también, muy especialmente, para prevenir la transmisión de esta infección a personas inmunocomprometidas que convivan con perros y gatos. Varios estudios en modelos animales han demostrado que la vacunación frente a la tos ferina (*Bordetella pertussis*) produce un cierto nivel de protección cruzada frente a la infección por *Bordetella bronchiseptica*.

## Bibliografía

- Bloom D.E, Black S, Salisbury R, Rappuolid R. Antimicrobial resistance and the role of vaccines. *PNAS*. December 18, 2018, vol. 115, no. 51, 12868–71.

- Fariñas Guerrero, F., y Astorga Márquez, R. J. 2019. Zoonosis transmitidas por animales de compañía. Una guía de consulta para el profesional sanitario. Zaragoza (España). Editorial Amazing Books. ISBN: 978-84-17403-32-4. 388 pp.

- Hampton L.M, Farley M.M, Schaffner W, et al. Prevention of Antibiotic-Nonsusceptible *Streptococcus pneumoniae* With Conjugate Vaccines. *J Infect Dis* 2012;205:401–11.

- https://www.who.int/foodsafety/areas_work/zoonose/es/

- http://www.oie.int/wahis_2/wah/health_v7_es.php

- Plotkin's Vaccines. 2018. 7th edition. Elsevier. ISBN: 9780323357616.

- The European Union summary report on antimicrobial resistance in zoonotic and indicator bacteria from humans, animals and food in 2017. EFSA Journal 2019; 17 (2): 5598.

- The European Union summary report on trends and sources of zoonoses, zoonotic agents and food-borne outbreaks in 2017. EFSA Journal 2018; 16 (12): 5500.

# MÓDULO 3

EXPANSIÓN DE VECTORES QUE TRANSMITEN ENFERMEDADES

## CONTENIDOS

- **Capítulo 12.1.** Introducción.
  *Javier Lucientes Curdi*

- **Capítulo 12.2.** Dengue.
  *Manuel Linares Rufo*

- **Capítulo 12.3.** Virus Zika.
  *Manuel Linares Rufo*

- **Capítulo 12.4.** Chikunguña.
  *Manuel Linares Rufo*

- **Capítulo 12.5.** Fiebre amarilla.
  *Ana María Fernández Sánchez,*
  *Mª Concepción Mediavilla Gradolph*

- **Capítulo 12.6.** Fiebre del Valle del Rift.
  *Santiago Vega García, Clara Marín Orenga*

- **Capítulo 12.7.** Fiebre del Oeste del Nilo.
  *Santiago Vega García, Clara Marín Orenga,*
  *Rafael J. Astorga Márquez*

- **Capítulo 12.8.** Malaria.
  *Ana María Fernández Sánchez,*
  *Mª Concepción Mediavilla Gradolph*

- **Capítulo 12.9** Leishmaniasis.
  *Javier Lucientes Curdi*

- Capítulo 13. Garrapatas, patógenos, Salud Pública y clima.
  *Agustín Estrada Peña y Natalia Fernández-Ruiz*

- Capítulo 14. Enfermedades de impacto económico.

  - 14.1 Peste porcina africana
    *José Manuel Sánchez-Vizcaíno Rodríguez,*
    *Estefanía Cadenas-Fernández, Cristina Jurado Díaz*

  - 14.2 Lengua azul. Fiebre catarral ovina.
    *Rafael J. Astorga Márquez, Santiago Vega García,*
    *Clara Marín Orenga*

# Presentación del módulo

La emergencia o reemergencia de enfermedades transmitidas por vectores ha aumentado en los últimos 30 años a un ritmo antes desconocido. Esta emergencia es el resultado de la confluencia de factores medioambientales, ecológicos, sociales, económicos y políticos que facilitan la interacción del agente infeccioso, los vectores y el ser humano. Tal como escribió Paul Reiter en 2001: «La historia natural de las enfermedades transmitidas por mosquitos es compleja, y la interacción con el clima, la ecología, la biología de los vectores y muchos otros factores desafían todo análisis simplista».

Las enfermedades transmitidas por mosquitos del género *Aedes* (dengue, chikunguña y Zika) se consideran un problema de salud pública mundial por la capacidad de emerger allí donde el vector está presente y afectar en poco tiempo a un alto porcentaje de población. Recientemente, la agrupación de casos de microcefalia y otros trastornos neurológicos notificados en algunas zonas afectadas por el virus del Zika han llevado a la declaración de este evento, por parte de la directora general de la Organización Mundial de la Salud, como emergencia de salud pública de importancia internacional.

La presencia de otras enfermedades transmitidas por vectores es un hecho en España. Esporádicamente se confirman casos de fiebre por el virus del Nilo Occidental, en la que actúan como vectores mosquitos del género *Culex*, muy extendidos en el territorio nacional. La leishmaniasis, transmitida por flebótomos, es endémica en determinadas áreas del país y recientemente ha tenido lugar un importante brote en la Comunidad de Madrid, donde se ha descrito un cambio de reservorio. En el norte del país se detectan casos de borreliosis transmitidas por garrapatas.

Históricamente, el desplazamiento de las enfermedades infecciosas estaba asociado al movimiento de personas y mercancías. En el siglo XIV, la peste llegó por la ruta de la seda; en el siglo XIX, imperaba el transporte marítimo, y, en la actualidad, los desplazamientos se realizan por vía aérea en horas. A lo largo del tiempo, el periodo de incubación de las enfermedades transmitidas por vectores no ha variado y sigue siendo de unos días, lo que implica que personas infectadas en una zona endémica pueden introducir estos patógenos en países lejanos y, si se dan las condiciones, emerger una nueva enfermedad.

Los cambios ecológicos asociados al uso de la tierra (de agrícola a industrial), los nuevos modelos de urbanización, los movimientos de población del medio rural a la periferia de los grandes centros urbanos, junto con el cambio climático, son factores que favorecen la expansión de los vectores y crean las condiciones idóneas para la emergencia de nuevas enfermedades.

Desde los años 1980, con el aumento del comercio internacional y acompañando a las mercancías, los vectores se han desplazado y han alcanzado lugares nuevos. Este es el caso del mosquito *Aedes albopictus*, también llamado mosquito tigre, una especie zoofílica originaria de las selvas asiáticas y vector competente en la transmisión de virus como el del dengue, el de la fiebre amarilla, el del Nilo Occidental, el chikunguña y el

Zika. A comienzos del siglo XX, este vector solamente había sido identificado en Asia y en algunas islas del Índico y del Pacífico. A partir de la década de 1980, comienza a extenderse. En Europa, se identificó por primera vez en Albania en 1979; en 1985, llegó a los Estados Unidos, y, en 1986, a Brasil. Actualmente es considerado como el mosquito más invasivo en el mundo. Como vehículo para sus desplazamientos iniciales se han descrito los neumáticos usados y la planta conocida como «bambú de la suerte». En los últimos 30 años se ha establecido en los cinco continentes y se ha adaptado al medio urbano. Estudios recientes han encontrado que la sangre con que se alimentan sus hembras procede fundamentalmente de humanos.

En Europa se ha detectado en 20 países, aunque no en todos se ha establecido. En España fue detectado por primera vez en 2004 en las proximidades de Barcelona; desde entonces ha colonizado la costa mediterránea hasta Cádiz, incluidas las Islas Baleares. También, se ha detectado ya en las provincias de Guipúzcoa y Huesca.

En otras ocasiones, el virus se ha adaptado a reservorios locales y a los vectores dominantes para amplificar su transmisión. Este es el caso de la enfermedad por virus del Nilo Occidental en los Estados Unidos, donde se detectó por primera vez en 1999 en Nueva York y, actualmente, supone la principal causa de encefalitis por *arbovirus*. En Europa, aunque no se ha dado el mismo patrón de difusión que en los Estados Unidos, supone también un problema de salud pública con una expansión de las áreas afectadas y un aumento de los casos desde 2010. En España, donde el vector está ampliamente distribuido, existe una circulación establecida del virus del Nilo Occidental en algunas áreas principalmente de la zona suroeste de Andalucía.

Un aspecto importante de estos virus es que al llegar a nuevos territorios y encontrarse nuevos entornos, vectores y reservorios, son capaces de desarrollar mutaciones adaptativas para garantizar su supervivencia. En este sentido, tanto el chikunguña como el virus del Nilo Occidental se adaptaron rápidamente para mejorar la transmisión tras introducirse en nuevas localizaciones.

En España, tenemos los elementos que hacen posible la transmisión de estas enfermedades, vectores competentes, una población mayoritariamente susceptible y las condiciones ambientales y culturales que faciliten su encuentro. La complejidad que condiciona la evolución natural supone un reto para la salud pública, ya que la adopción de medidas eficaces para su prevención y control requiere información sobre la presencia de factores facilitadores en cada lugar, es decir, entender qué ocurre alrededor, qué factores están presentes y cómo interactúan. En los últimos años, se han identificado factores fundamentales que facilitan o crean las condiciones necesarias para que aparezca una nueva enfermedad y es importante evaluar su presencia.

La lectura de este módulo no nos dejará indiferentes ante la trasmisión de enfermedades a través de vectores. Probablemente algo de inquietud asentará en nuestras cabezas, pero es el conocimiento a través del estudio y la investigación lo que nos permitirá estar preparados y neutralizar una realidad como la que se va desgranando con cada uno de los capítulos del módulo.

# CAPÍTULO 12

## ARBOVIRUS Y PARÁSITOS TRANSMITIDOS POR MOSQUITOS Y OTROS DÍPTEROS HEMATÓFAGOS

### *12.1 Introducción*

Javier Lucientes Curdi

Los dípteros hematófagos son un amplio grupo de insectos que necesitan la sangre de los animales vertebrados para realizar la puesta de huevos y como fuente de alimentación. No son los únicos, pues otros muchos artrópodos como las pulgas, los chinches o las garrapatas también se aprovechan de ese recurso.

Como su nombre indica, son insectos que solo tienen dos alas funcionales, siendo un grupo muy heterogéneo en el que la mayoría no tiene ningún interés sanitario, pero dentro de ellos se encuentran varias familias cuyas hembras necesitan ingerir sangre para que se produzca la maduración y desarrollo de los huevos. Algunas de estas familias se encuentran en España y son responsables de importantes pérdidas en nuestra calidad de vida, por las molestias que causan y por su capacidad para transmitir enfermedades.

Los artrópodos que tienen la capacidad de poder transmitir patógenos se les denominan vectores, pero el hecho de alimentarse de sangre no implica que necesariamente puedan transmitir enfermedades. De todos los dípteros hematófagos presentes en España hay tres familias diferentes que podemos destacar por su interés como vectores, los mosquitos verdaderos (familia *Culicidae*), los flebótomos (familia *Psychodidae*, subfamilia *Phlebotominae*) y los jejenes (familia *Ceratopogonidae*).

Los mosquitos y los flebótomos son dípteros responsables de la transmisión de patógenos de gran impacto en la salud humana. Los mosquitos son vectores de enfermedades como la malaria, que causa la muerte de más de 450.000 personas y cerca 250 millones enferman cada año por este parásito. Igualmente son los responsables de la transmisión de un importante número de virus que afecta a la especie humana como el dengue, la fiebre amarilla, la encefalitis japonesa o el chikunguña. Así como algunas enfermedades compartidas que pueden afectar tanto a personas como a los animales, destacando por ser enfermedades emergentes en nuestro entorno mediterráneo la fiebre del Nilo Occidental y la fiebre del Valle del Rift, ambas de gran impacto económico y sanitario. Por otra parte, los flebótomos son los transmisores de un conjunto de enfermedades conocidas como leishmaniasis, que afecta cada año a cerca de un millón de personas (WHO 2019). También están implicados en la transmisión de virus que origina encefalitis como el virus Toscana, ampliamente repartido por España. Los jejenes son los responsables de la transmisión de un grupo de enfermedades víricas importantes, sobre todo, en ganadería como la lengua azul y la peste equina africana, con una morbilidad del 100 % de los rebaños afectados y mortalidades que pueden alcanzar el 70 %, dependiendo de la cepa del virus. Provoca además un gran impacto económico pues se prohíbe las exportaciones de animales de los países afectados.

Estos tres grupos están muy diferenciados tanto en su morfología como en su biología y costumbres.

## Principales características morfológicas

Los mosquitos, los flebótomos y los jejenes son pequeños dípteros muy emparentados entre sí, ya que pertenecen al suborden *Nematocera*, pero tienen unas particularidades vitales muy diferentes, pues aunque los adultos de todos los grupos son aéreos, los mosquitos desarrollan todo su ciclo larvario en medio acuático, mientras que los jejenes lo hacen en el barro y los flebótomos, en ambiente terrestre.

Morfológicamente, también son muy diferentes. Vamos a ver con cierto detalle estas distintas peculiaridades que nos ayudan a diferenciarlos. Los mosquitos verdaderos pertenecen a la Familia *Culicidae*. Son 63 las especies que encontramos en España y se encuadran en dos subfamilias, *Anophelinae* y *Culicinae*, que incluyen ocho géneros diferentes. Algunos de ellos carecen de interés sanitario por no transmitir enfermedades, pero pueden ser causas de importantes molestias por picaduras cuando son muy abundantes. En la primera subfamilia tenemos el género *Anopheles*, importante por transmitir la malaria humana, y en la subfamilia

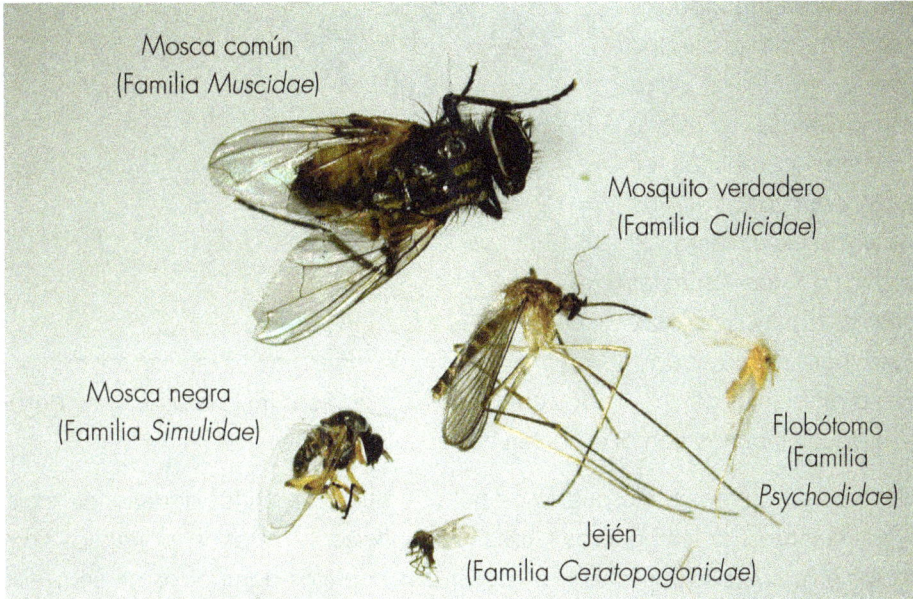

**Figura 1**

Tamaño y morfología general de las principales especies de insectos que tienen interés en salud pública

Mosca común
(Familia *Muscidae*)

Mosquito verdadero
(Familia *Culicidae*)

Mosca negra
(Familia *Simulidae*)

Flobótomo
(Familia *Psychodidae*)

Jején
(Familia *Ceratopogonidae*)

Autor: Javier Lucientes Curdi

*Culicinae* se encuentran géneros tan abundantes como *Culex, Aedes* y *Ochlerotatus*, directamente implicados en la transmisión de virus y de parásitos.

Morfológicamente, son insectos de pequeño tamaño. Las especies que tenemos en España miden entre medio y un poco más de un centímetro de longitud. Se diferencian bien por sus largas patas con un tórax ligeramente abultado donde se insertan las dos alas, que en reposo dejan plegadas sobre el dorso. En la cabeza destacan dos antenas, muy plumosas en los machos, y lo más llamativo y característico es el largo aparato bucal con el que pueden perforar la piel. Su color varía desde un negro azabache con franjas y mancha blancas o amarillentas hasta tonos marrón claro con manchas más oscuras.

Los mosquitos adultos, tanto los machos como las hembras, se alimentan de sustancias azucaradas que toman de plantas, pero además las hembras necesitan ingerir sangre para la maduración y puesta de los huevos. Por esto su papel es tan importante como vehiculadores de enfermedades a personas y animales.

Presentan una metamorfosis completa con huevos, larvas, pupas y adultos o imagos. Mientras los mosquitos adultos son alados y aéreos, las otras fases no presentan ni alas ni patas y son acuáticas. La puesta de huevos la realizan en aguas estancadas o de muy poco movimiento. La mayoría de las especies prefieren aguas limpias y dulces, pero las hay adaptadas a ambientes contaminados con materia orgánica, incluso alguna se desarrolla en aguas marinas con alto contenido en sales.

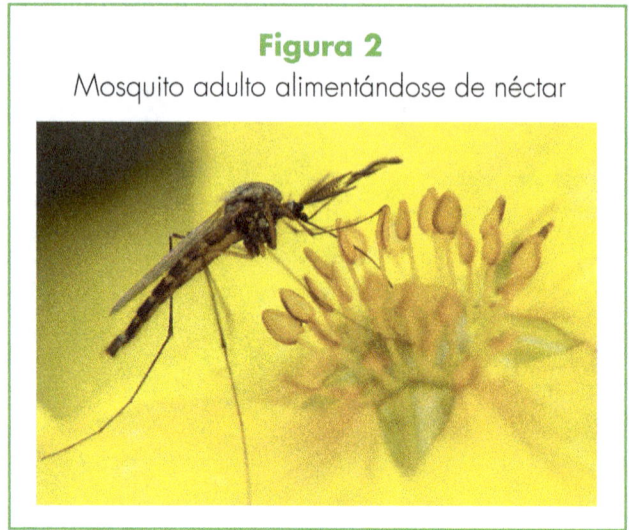

**Figura 2**
Mosquito adulto alimentándose de néctar

La manera de realizar la puesta de huevos difiere según los géneros de mosquitos. Las hembras de los géneros *Culex* y *Anopheles*, entre otros, ponen los huevos directamente sobre la superficie del agua. Los primeros agrupados en unas estructuras que se llaman navetas, mientras que los segundos los depositan aislados, de ellos, eclosionaran las larvas que pasan directamente al agua estancada donde han sido depositados. La conducta de los géneros *Aedes* y *Ochlerotatus* es muy diferente y generalmente ponen los huevos sobre superficies húmedas, no sobre el agua. Suelen ponerlos en cualquier tipo de sustrato, tanto natural como artificial, por encima del nivel del agua, o en aquellos lugares que han permanecido inundados recientemente. Estos huevos pueden permanecer viables incluso más de un año, esperando que un nuevo episodio de lluvias, o bien por riego en el caso de ambientes humanizados, los cubra de agua y, si el fotoperiodo y la temperatura son los adecuados, entonces las larvas eclosionan y se desarrollan en estos nuevos hábitats acuáticos.

De los huevos eclosionan unas formas que recibe el nombre de larvas y son muy diferentes del insecto adulto. Su morfología es una clara adaptación a estos hábitats acuáticos. Carecen de las alas y patas de los adultos. Su cuerpo es alargado con una cabeza anterior quitinosa, tienen dos ojos y dos pequeñas antenas, pero su aparato bucal no tiene las piezas perforantes de los mosquitos adultos sino unas mandíbulas que le permite captar pequeños microorganismos como algas, protozoos, invertebrados o incluso raspar las superficies vegetales

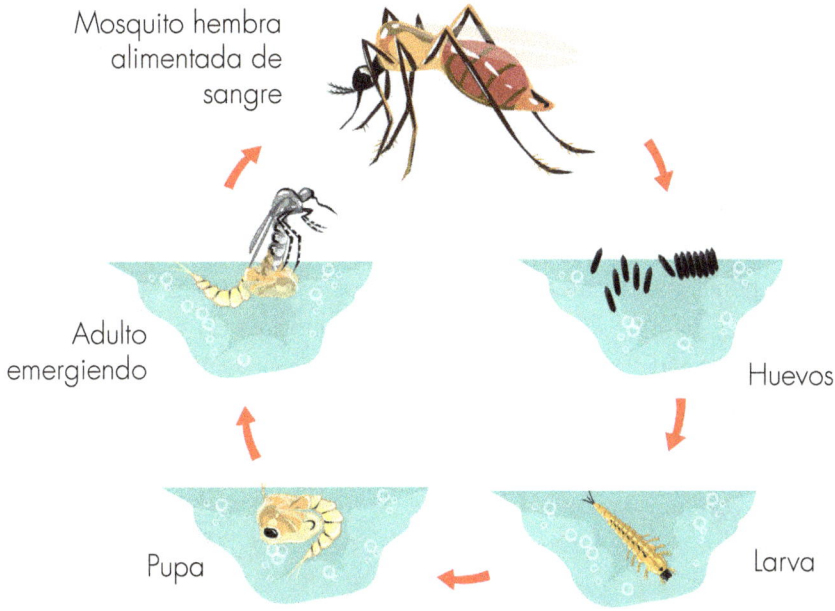

**Figura 3**

Ciclo de la vida del mosquito

Mosquito hembra alimentada de sangre

Adulto emergiendo

Huevos

Pupa

Larva

alimentándose de detritus. Tienen un tórax grueso y un abdomen formado por diez segmentos, estando los tres últimos muy modificados pues poseen una estructura de gran interés taxonómico que es el sifón respiratorio. En la mayoría de las especies de los *Culicinae* es alargado y de forma tubular. Necesitan respirar aire, por eso la presencia en su noveno segmento de ese tubo o sifón por el que toman aire subiendo a la superficie del agua adoptando una posición como suspendidos con la cabeza hacia abajo. Son fáciles de identificar en sus hábitats de cría pues están continuamente subiendo a respirar y sumergiéndose para buscar alimento o protegerse en caso de que detecten algún tipo de peligro. En los *Anophelinae*, el sifón respiratorio es rudimentario y suele permanecer horizontalmente en la superficie del agua.

En estado larvario tienen que realizar hasta tres mudas de crecimiento para completar su desarrollo. Una vez alcanzado el cuarto estadio para transformarse en mosquito adulto tienen que pasar una fase de reestructuración de sus tejidos, adquiriendo una morfología muy diferente que se denomina pupa. Tienen una parte anterior muy voluminosa, el cefalotórax, en cuyo dorso poseen dos estructuras respiratorias o trompetas y un abdomen afilado con dos grandes aletas posteriores que le sirven para nadar y sumergirse de forma muy rápida. En esta fase, no se alimentan y si no detectan ningún peligro, permanecen quietas respirando bajo la superficie del agua.

La duración de este ciclo va a depender de la especie de mosquito, pero fundamentalmente de la temperatura del agua. Si la temperatura es adecuada, el desarrollo de la larva se produce de cinco a siete días y la pupa en dos a tres días, de tal manera en condiciones óptimas en siete a diez días después de la puesta de huevos tendremos mosquitos adultos. Los más rápidos en desarrollarse son los machos y los primeros en eclosionar. A las 24 o 48 horas posteriores, aparecen las hembras. Los machos de mosquitos, que se alimentan solo de azúcares de plantas, permanecen muy cerca de los lugares de cría, de tal manera que se facilita la fecundación de las hembras cuando emergen pues luego estas se tienen que dispersar en busca de un hospedador adecuado a los que tomar sangre.

Los jejenes son muy pequeños pues miden entre 1 y 3 mm de longitud. Tienen unas patas muy reducidas y también pliegan las alas cuando están en reposo. Recuerdan a pequeñas moscas y son difíciles de detectar en reposo por su tamaño y sus colores oscuros o neutros. Tienen un aparato bucal corto de una longitud similar a la de la cabeza. Sus piezas bucales son como pequeños cuchillos con el borde afilado o serrado, con el

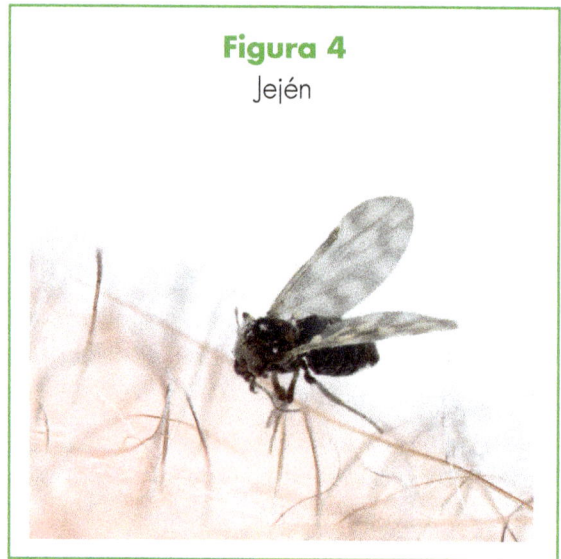

**Figura 4**
Jején

que cortan la piel y los pequeños vasos superficiales, produciendo una herida donde se forma una gotita de sangre, desde donde la ingieren. Son muy molestos porque se producen eclosiones masivas y aunque su picadura no es muy dolorosa, la presencia de una gran cantidad volando por la cara y picando en las partes expuestas del cuerpo produce situaciones agobiantes. En los équidos, la saliva que inoculan provoca una reacción alérgica muy potente con un prurito exacerbado y alopecias y heridas por el rascado.

La familia *Ceratopoginae* en España tiene descritas 193 especies. De todas ellas, el género *Culicoides* es el que tiene más interés con 51 especies, casi todas ellas hematófagas. Su ciclo biológico se desarrolla en el barro. Las larvas son cilíndricas formadas por trece segmentos con una cabeza quitinosa con manchas oculares. Poseen como piezas bucales mandíbulas y maxilas, alimentándose de microorganismos, incluso suelen ser depredadoras de nematodos y otros invertebrados. Son muy móviles y tienen movimiento típico serpentiforme. La pupa es de color marrón alargada con un engrosamiento en el que se detecta el tórax y las alas del adulto, con dos protuberancias torácicas respiratorias. No se alimentan y apenas se mueven.

Los flebótomos presentes en España son menos diversificados, con solo trece especies reconocidas pertenecientes a dos géneros, *Sergentomyia* y *Phlebotomus*, dentro de una sola subfamilia, la Phlebotominae. Las especies de *Sergentomyia* se alimentan preferentemente sobre reptiles, aunque recientemente se ha demostrado que pueden picar ocasionalmente a mamíferos. Es el género *Phlebotomus* el que posee en nuestro entorno varias especies implicadas en la transmisión de patógenos en el hombre y otros animales.

Los flebótomos tienen un tamaño también mucho más pequeño que los mosquitos, pues miden entre 2 y 4 mm de longitud. Su color es de un gris amarillento claro y son muy pilosos. También tienen patas largas con un tórax abultado, algo giboso en el que se insertan dos alas de forma lanceolada, que en reposo dejan siempre abiertas y levantadas sobre el dorso, lo que les da un aspecto característico que sirve para identificarlos a simple vista. En la cabeza tienen dos largas antenas y de la que resaltan unos redondeados ojos oscuros. Su aparato bucal está formado por piezas cortas más o menos de igual longitud que la cabeza con el que hacen pequeñas heridas en la piel cortando tejidos y vasos sanguíneos superficiales, dando lugar a un pequeño charco de sangre del que se alimentan directamente. Machos y hembras se diferencian bien ya que los machos poseen

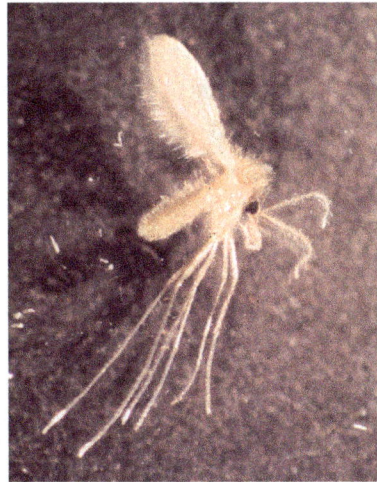

**Figura 5**
Flebótomo

Autor: Javier Lucientes Curdi

en los últimos segmentos abdominales una amplia genitalia externa en forma de pinza para sujetar a la hembra, mientras que estas tienen el extremo posterior redondeado.

El ciclo de los flebótomos es en esencia similar al de los mosquitos y jejenes, pero varían sustancialmente en cuanto a su morfología y hábitat. Presentan las mismas fases, pero su hábitat larvario es siempre en tierra. Por eso, su morfología difiere de estos. La puesta de los huevos la realiza de forma aislada y normalmente agrupados en lugares apropiados. Estos lugares son terrestres y buscan zonas con abundante materia orgánica en descomposición, normalmente vegetal, que mantenga un cierto grado de humedad. Los hábitats de cría son muy variados y dependen de cada ambiente. Puede poner los huevos en zonas con vegetación al pie de las plantas cerca de las raíces, al pie de arbustos y árboles, o en grietas del suelo. También se han descrito como hábitats de cría las madrigueras, incluso dentro de las construcciones humanas, sobre todo, en sótanos, leñeras, cobertizos y en gallineros o corrales, donde se encuentren animales.

Las larvas son alargadas con una cabeza quitinosa dotada de un aparato bucal de tipo masticador con fuertes mandíbulas. Se alimentan de materia vegetal en descomposición. No hay una clara diferenciación en su cuerpo que es cilíndrico, alargado y formado por doce segmentos. Lo más característico es la presencia de uno o dos pares de largas sedas oscuras en el último segmento. También realizan tres mudas hasta alcanzar su desarrollo completo y la fase de pupa es en este caso inmóvil. Se desprenden de la cutícula del cuarto estadio larvario que al secarse forma una estructura con la que se anclan al sustrato. La forma de la pupa es como una funda que resalta el cuerpo del estado adulto que se está formando en su interior. El ciclo es mucho más largo que el de los mosquitos. En condiciones óptimas de laboratorio, el periodo de tiempo desde la puesta de huevos hasta la eclosión de los adultos es superior a los 40 días.

## *Bioecología aplicada de mosquitos, jejenes y flebótomos*

De su biología destacaremos algunos aspectos que están más relacionados con su papel de vectores de enfermedades.

Todos son en general dípteros de costumbres crepusculares y nocturnas, aunque algunas especies de mosquitos, como el mosquito tigre (*Aedes albopictus*), es preferentemente diurno. Los días de cielos cubiertos o en ambientes protegidos del sol, como arboledas y zonas de vegetación densa o en cobertizos, pueden picar también durante el día.

Solo las hembras necesitan alimentarse de sangre y para ello tienen que desplazarse de sus lugares de cría buscando hospedadores apropiados. La mayoría de las especies son oportunistas, es decir, se alimentan de los animales que detectan primero, pero las hay que tienen preferencias muy marcadas, por ejemplo, para alimentarse de reptiles y anfibios, o prefieren alimentarse sobre aves antes que en mamíferos. La mayoría de las especies tanto de mosquitos y jejenes como de flebótomos se desplazan a distancias muy cortas, de pocos centenares de metros, sobre todo, los que viven en los ambientes urbanos, pero algunas especies de mosquitos como el *Ochlerotatus caspius* o el *Aedes vexans,* que suelen criar en marismas, pueden desplazarse hasta casi 20 km para buscar una presa sobre la que alimentarse. Ampliando de forma importante la zona de molestias y de transmisión de enfermedades.

Los jejenes tienen un comportamiento que favorece su dispersión a grandes distancias y es que suelen formar enjambres para realizar la cópula. Estos se elevan bastantes metros por encima del suelo, y así pueden ser desplazados por el viento incluso cientos de kilómetros. Un ejemplo de este comportamiento es el de la especie *Culicoides imicola,* que es el principal vector de la lengua azul y de la peste equina africana. Ejemplares infectados por estos virus son arrastrados por el viento desde el norte de Marruecos o Argelia hasta Andalucía e Islas Baleares y han sido los responsables de la introducción de estas enfermedades en nuestro país repetidas veces.

La mayoría de las especies presentan lo que se llama concordancia gonotrófica, es decir, de cada ingesta de sangre que realizan solo hacen una puesta de huevos. Pero hay especies como *Aedes aegypti* o *Phlebotomus papatasi* que pueden picar repetidas veces alimentándose de varios hospedadores antes de hacer una ingesta completa de sangre y hacer la puesta, incrementando el riesgo de diseminar las enfermedades.

La supervivencia en época invernal presenta diferentes estrategias según los grupos que les permiten pasar los periodos fríos e iniciar de nuevo su actividad en los meses más cálidos. En la mayoría de las especies, tanto de mosquitos como jejenes o de flebótomos, los adultos mueren debido a las bajas temperaturas, pasando los inviernos en forma de huevo o, sobre todo, en estado de larva. El encontrarse protegidos en sus hábitats larvarios les permite sobrevivir mejor a las bajas temperaturas. En esta época tienen su metabolismo enlentecido o incluso parado, en estado de diapausa invernal, hasta que estímulos hormonales desencadenados por el aumento de la temperatura y de las horas luz ambiental les permita activarlo y continuar con su desarrollo.

En algunas especies, como el mosquito común *Culex pipiens* o el mosquito transmisor de la malaria *Anopheles maculipennis*, cuando bajan las temperaturas, las hembras recién eclosionadas pasan el invierno ocultas entre la vegetación más densa, en oquedades de los árboles o dentro de las construcciones humanas, como sótanos, establos, cobertizos o cualquier sitio que les protege de las bajas temperaturas. Durante este periodo invernal, si algunos días se produce un incremento de temperaturas pueden entrar en actividad, alimentarse de sangre sobre un hospedador y, sin necesidad de poner huevos, regresan a sus lugares de reposo hasta que las temperaturas son las adecuadas para empezar su ciclo de vida normal.

Los mosquitos, jejenes y flebótomos ocupan gran parte de los diferentes hábitats de la tierra, evitando las zonas más frías que son adversas a los artrópodos. Las que más interés tienen en nuestro continente son las especies asociadas a ambientes urbanos, porque son las responsables de las molestias y las que están principalmente implicadas en las transmisiones de patógenos a las personas. El ambiente urbano tiene interés para estos insectos porque les ofrece una gran cantidad y variedad de hábitats donde criar, además de una abundancia de potenciales fuentes de alimento donde conseguir sangre (personas, mascotas), junto con ausencia de predadores y competidores que facilitan su supervivencia. Muchos de ellos también tienen una fuerte atracción por la luz, denominado fototropismo positivo, que facilita la endofagia o entrada dentro de las habitaciones humanas para alimentarse. En este orden de cosas son los mosquitos y los flebótomos los más importantes, pues los jejenes en nuestro clima solo tienen interés veterinario.

Los mosquitos y flebótomos son animales ectotérmicos, es decir, su metabolismo no es capaz de generar una temperatura corporal constante, lo que les obliga a depender de la temperatura ambiente para todas las facetas de su vida. No todas las especies responden de igual manera a una temperatura determinada, pues algunas están capacitadas para tener actividad a temperaturas más bajas que otras, y en general a temperaturas por debajo de 0 °C solo sobreviven pocos días, pero temperaturas entre 1 y 8 °C les permite vivir por largos periodos de tiempo. Por encima de los 10 °C empiezan a tener actividad y normalmente solo a temperaturas por encima de los 15 °C empiezan a picar. También los ambientes muy calurosos le son adversos. Su metabolismo se acelera y envejecen de forma más rápida incluso por encima de los 40 °C mueren en pocas horas. Las temperaturas más favorables para desarrollar su actividad son las comprendidas entre los 20 y 35 °C.

## Impacto del cambio climático en los mosquitos y flebótomos

Es fácil comprender cómo el cambio climático puede influir de forma importante en todas las facetas de su vida al depender su metabolismo de forma tan directa de las temperaturas ambientales.

Es una evidencia cada vez más contrastada que las temperaturas medias se han incrementado en el último siglo y según los diferentes escenarios previstos, puede incrementarse todavía una media de 1,2 ºC en invierno y 2 ºC en verano cada 30 años. En los últimos 100 años, las temperaturas medias anuales a nivel europeo han ascendido del orden de un grado y medio, siendo más destacado el incremento de las temperaturas medias invernales.

Hay que tener en cuenta que los insectos se van adaptando a estos cambios progresivos y el efecto no es tan impactante e inmediato en su biología como cabría esperar, a pesar de ello, es cierto que en las últimas décadas se ha comprobado cómo este aumento de temperaturas está afectando a muchos de estos vectores y directamente a las enfermedades que transmiten.

Las bajas temperaturas, sobre todo invernales, han sido uno de los principales factores limitantes de las poblaciones de muchos artrópodos. En el momento actual, este aumento de temperaturas está incrementando el periodo de actividad de muchos vectores, no solo adelantando su inicio, sino sobre todo retrasándolo. En muchas zonas tenemos mosquitos y flebótomos volando hasta el mes de diciembre. En las localidades costeras, este fenómeno es más acusado y en algunas regiones del sur de España pueden estar activos incluso durante todo el año.

Este aumento del periodo de actividad presenta varios componentes a destacar, el primero es que tienen un periodo de cría más prolongado a lo largo del año, acortando además sus ciclos larvarios, lo que les permite tener más generaciones con un incremento en el número de ejemplares volando, sobre todo, a final de temporada. Esta persistencia en el tiempo aumenta el periodo de riesgo de transmisión de algunas enfermedades, porque las hembras que sobreviven al final de su temporada de actividad suelen ser las que han picado varias veces y la posibilidad de estar infectadas es mayor. Al estar en ambientes más calurosos, los mosquitos se desecan y compensan la falta de humedad aumentando las veces que pican.

Les ha permitido colonizar zonas que por su climatología eran inadecuadas para el desarrollo de su actividad. Por ejemplo, zonas más al norte de su área habitual de distribución y también las zonas de montaña. Hay muchos ejemplos que constatan esta realidad, como los flebótomos vectores de la leishmaniasis que han colonizado toda la cornisa cantábrica o zonas del Pirineo, apareciendo casos de leishmaniasis en zonas que tradicionalmente se consideraban indemnes de estos procesos por la ausencia de vectores.

Los patógenos que transmiten también son seres vivos e igualmente dependen de la temperatura para completar su desarrollo. Por eso, es de gran importancia el impacto del cambio climático en esa relación del vector con el patógeno que transmite.

En primer lugar, existe normalmente una gran especificidad en esta relación. Es decir, cada tipo de patógeno (parásitos, bacterias, virus) solo es transmitido por unas pocas y concretas especies de vectores. Por ejemplo, el protozoo *Plasmodium*, que produce la malaria en el hombre, solo puede ser transmitido por algunas especies de mosquitos del género *Anopheles*. O los protozoos del género *Leishmania* que en nuestra zona solo es transmitido por algunas especies de *Phlebotomus*. El hecho de que un artrópodo se alimente de sangre de una persona o de un animal enfermos no quiere decir que tenga que transmitir esa enfermedad. Solo las especies que estén capacitadas lo podrán hacer.

El ciclo de transmisión comienza cuando un vector apropiado ingiere sangre de hospedador enfermo. Junto con la sangre ingieren los agentes patógenos. Estos llegan al intestino medio del mosquito o de los flebótomos, que hace las funciones del estómago, y allí, si en las paredes del intestino encuentra los receptores adecuados, se produce la multiplicación del patógeno. En el caso de los virus por un proceso de fagocitación son captados por las células intestinales, en cuyo interior se multiplican para, posteriormente, por vía hemolinfática, diseminarse por todo su organismo multiplicándose activamente en diferentes estructuras hasta que llega a las glándulas salivares pasando a la saliva. Es lo que se denomina Periodo de Incubación Extrínseco. Cuando la hembra vuelva de nuevo a ingerir sangre, al lubrificar con la saliva las piezas bucales para producir la herida, inocularán las partículas víricas en el nuevo hospedador infectándolo.

Algo parecido ocurre con la *Leishmania* y los flebótomos. En este caso, el parásito desarrolla un largo flagelo que se adhiere a unos receptores específicos de la pared del insecto y comienza a multiplicarse. Si no encuentra esos receptores, no puede ni fijarse ni multiplicarse y es expulsado por las heces o destruido. Además, no todos los flebótomos poseen esos receptores, por lo que cada especie de *Leishmania* es muy específica de determinadas especies de *Phlebotomus*.

Los virus y diferentes parásitos son también seres vivos cuya multiplicación depende de las temperaturas en las que se encuentran. Por eso, si el medio de cultivo es un insecto, la temperatura exterior va a tener un papel determinante en la infección del vector y, por lo tanto, en su capacidad de transmisión. De forma similar a lo que le ocurre en el vector, el incremento de las temperaturas está favoreciendo una multiplicación más temprana del patógeno en el vector y, por lo tanto, adelantando los periodos de transmisión, y por lo mismo retrasándolo, ampliándose el periodo de máximo riego de transmisión considerablemente.

En algunas enfermedades pueden ser los propios insectos vectores los reservorios invernales de los patógenos. Este tipo de persistencia invernal se da más en algunos virus. Hay dos vías diferentes. Una, que no es la más frecuente, es que al diseminarse el virus en el cuerpo del vector algunas partículas víricas llegan al ovario y pasan a los huevos, de tal manera que las larvas que nacen de esos huevos ya están infectadas y cuando llegan a adultos, en el caso de las hembras, las partículas víricas han llegado a las glándulas salivares y con la primera ingesta de sangre pueden infectar al hospedador. Es decir, pasan el invierno dentro de los tejidos de las larvas. Lo más habitual, al menos en las especies de nuestro entorno europeo, es que las hembras activas a finales de otoño y primeros de invierno se infecte en la última ingesta de sangre, y si se produce un descenso de las temperaturas antes de hacer su segunda toma de sangre, estas hembras entren en estado de diapausa invernal. Si sobreviven el invierno, al llegar las temperaturas más cálidas y volver a iniciar su actividad, cuando vuelvan a picar, inocularán el virus iniciándose de nuevo el ciclo.

## Mosquitos invasores

Dentro de los mosquitos hay un grupo que ha sido capaz de colonizar casi todos los continentes menos la Antártida. Esta capacidad se ha visto ayudada por el proceso de globalización que está favoreciendo desplazar mercancías y personas en cuestión horas de una parte a otra del mundo. Junto con las mercancías, estamos diseminando algunas especies de mosquitos con gran capacidad invasora y que tienen capacidad de adaptarse a condiciones ambientales muy diferentes de las de sus hábitats originarios. A nivel mundial son muchas las especies que se han identificado fuera de sus áreas de dispersión originales, la mayoría de las veces no llegan a establecerse pero algunas con gran capacidad adaptativa llegan a instalarse y a reproducirse en esos nuevos ambientes.

En Europa son seis las especies de mosquitos invasores que se han adaptado a vivir en los ambientes climáticos y ecológicos que les ofrece nuestro entorno: *Aedes aegypti*, *Aedes albopictus*, *Aedes japonicus*, *Aedes koreicus*, *Aedes atropalpus* y *Aedes triseriatus*. Todos pertenecen al género *Aedes*, porque este género se caracteriza por realizar la puesta de huevos en ambientes húmedos, pero no directamente en el agua como la mayoría de los mosquitos. Además, estos huevos son muy resistentes a las condiciones de sequedad y les permite sobrevivir a sus embriones por largos periodos de tiempo, incluso varios años, esperando el momento oportuno que les cubra de agua y las condiciones ambientales sean las óptimas para desarrollarse. Estas cualidades les han permitido adaptarse de sus hábitats naturales a ambientes humanos y ocupar nichos de cría antrópicos. En el grupo de invasores que nos ocupa ha sido decisivo adaptarse a criar en los neumáticos que se dejan expuestos a la lluvia. Por su forma, con los bordes recurvados hacia dentro, siempre retienen agua en su interior y al evaporarse, las hembras depositan sus huevos en esa zona que ha estado inundada. Si vuelve a llover al quedar sumergidos entonces eclosionan. Por este método han sido capaces de colonizar gran parte del mundo. Por ejemplo, *Aedes albopictus*, el mosquito tigre, desde los bosques de Indonesia y Japón de donde es originario, se ha extendido por todos los continentes habitados.

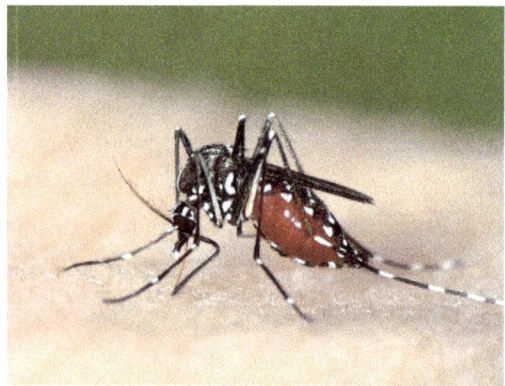

**Figura 6**
Mosquito tigre

Se conoce que los ejemplares españoles tienen su origen en poblaciones de Italia y Francia, y a su vez estos provienen de mosquito tigre de Estados Unidos, que proceden de poblaciones de Japón y de China. Todo, gracias al comercio de neumáticos usados. Se ha demostrado también que otras mercancías, sobre todo, de floristería, como el bambú de la suerte, han estado también implicadas en la introducción de estos mosquitos.

El interés que tienen estas especies invasoras es que algunas son los vectores de enfermedades consideradas tropicales, pero que a partir de ahora, al estar presentes en gran parte de nuestro país, pueden tener un importante impacto en la calidad de vida. En España tenemos dos especies invasoras introducidas que se encuentran en expansión, *Aedes albopictus* y *Aedes japonicus*. El mosquito tigre (*Aedes albopictus*) se detectó por vez primera en Cataluña en 2004, y en la actualidad ha colonizado toda la zona mediterránea, incluida las Islas Baleares, el País Vasco, Aragón y Extremadura. Se ha adaptado a criar en ambientes urbanos, por lo que causan muchas molestias al ser de costumbres diurnas. Además son vectores de enfermedades como el dengue, el chikunguña o el virus de Zika. *Aedes japonicus* prefiere ambientes más naturales y es un vector de la fiebre de Oeste del Nilo, entre otros. La presencia de estas especies y otras que pueden irrumpir en nuestro continente favorece el riesgo de la aparición de brotes de todas estas enfermedades. Desde 2007, cuando detectó el primer brote de chikunguña en Italia, se han venido declarando brotes normalmente de poco impacto sanitario de estas enfermedades. En España también hemos empezado a padecer casos puntuales de dengue en 2018 y 2019, todos ellos en la costa mediterránea.

En pocos años se ha implantado una nueva realidad y es que el cambio global está favoreciendo de forma muy rápida la expansión de muchas enfermedades que considerábamos imposible que pudieran darse en nuestros países. A pesar del desarrollo económico alcanzado, de mejorar de forma significativa nuestra calidad de vida y el confort de nuestras ciudades, no hemos sido capaces de impedir la difusión de las enfermedades vectoriales, sino que les estamos ofreciendo unas condiciones que les permite aumentar su impacto a nivel mundial. El futuro va a estar ligado a un mejor conocimiento de la realidad y optimización de los recursos, mejorando las vigilancias epidemiológica y vectorial para adelantarnos a las situaciones de riesgo o para dar una respuesta rápida en caso de necesitarse.

## 12.2 Dengue

### Antecedentes

El agente causal es un virus RNA de la familia de los *Flaviridae*. Se extiende desde los 30° de latitud norte a los 20° de latitud sur. Se estima que cada año se producen más de 390 millones de infecciones y aproximadamente 96 millones presentan sintomatología. Se trasmite por la picadura de los mosquitos *Aedes aegypti* y *Aedes albopictus* y tiene un período de incubación de tres a catorce días.

Se diagnostica por PCR, ELISA, serología o inmunocromatografía con tratamiento sintomático. Se debe evitar fármacos antiinflamatorios no esteroideos (AINE) y ácido acetil salicílico (AAS). La mejor prevención es evitar las picaduras de los mosquitos. Existe vacuna pero no se recomienda en todos los casos.

El dengue es una enfermedad febril causada por uno de los cuatro serotipos del virus (DENV) que se transmite por la picadura de mosquitos infectados (*Aedes aegypti* o *Aedes albopictus*).

La infección puede presentarse con una amplia gama de manifestaciones clínicas, desde asintomática, enfermedad febril leve *(break-bone fever)* o un síndrome potencialmente mortal. Son numerosos los factores tanto virales, del huésped como del vector que afectan a la gravedad de la enfermedad.

### Un poco de historia

Los primeros relatos históricos sobre el dengue (conocida popularmente como *fiebre quebrantahuesos*) mencionan la isla de Java, en 1779, y Filadelfia (EEUU), en 1780, como los primeros lugares donde se reconocieron brotes de la enfermedad. En el siglo pasado se produjeron grandes epidemias, coincidiendo con la intensificación del transporte comercial entre los puertos de la región del Caribe y el sur de los Estados Unidos con el resto del mundo. La etiología viral se estableció en la década de 1940.

Sin embargo, la crónica más antigua data de la *Enciclopedia China de síntomas de las enfermedades y remedios*, publicada por primera vez durante la dinastía Chin (265-420 d. C). Fue llamada *agua venenosa* pues pensaban que de algún modo estaba conectada con insectos voladores asociados al agua.

La etimología del término dengue podría provenir del suajili *ka-dinga pepo* que significa «ataque repentino» (calambre o estremecimiento) provocado por un «espíritu malo».

## *Clasificación*

En 1997, la Organización Mundial de la Salud (OMS) publicó un esquema de clasificación que describía tres categorías de infección sintomática por el virus:

- Fiebre del dengue.
- Fiebre hemorrágica del dengue.
- Síndrome de shock del dengue.

Sin embargo, la clasificación anterior subestimaba algunas formas de la enfermedad, lo que provocó que, en 2009, la OMS introdujese una clasificación revisada con el objetivo de facilitar el reconocimiento temprano de los signos de alarma y optimizar el triaje y manejo. La nueva clasificación consta de las siguientes categorías:

- **Dengue sin signos de alarma** (incluye: náuseas, vómitos, rash/erupción cutánea, dolor de cabeza, dolor ocular, dolores musculares o articulares, leucopenia, prueba de torniquete positiva).

- **Dengue con signos de alarma** (incluye: dolor abdominal, vómitos persistentes, presencia de ascitis o derrame pleural, sangrado de mucosas, letargo o inquietud, hepatomegalia > 2 cm y aumento del hematocrito junto con disminución rápida en el recuento de plaquetas).

- **Dengue grave** (incluye: disminución de plasma con shock y acumulación de líquido con dificultad respiratoria; sangrado severo [evaluado por el médico]) o afectación grave de órganos: aspartato aminotransferasa [AST] o alanina aminotransferasa [ALT] ≥1000 unidades/L junto a alteración de la conciencia e insuficiencia orgánica).

Esta última clasificación de 2009, a su vez, ha sido criticada por la falta de claridad en los criterios para el dengue severo y por oscurecer los distintos fenotipos de enfermedad dentro de cada categoría.

## Situación actual

El dengue se encuentra distribuido en todas las regiones donde existe el vector transmisor (desde los 30° de latitud norte a los 20° de latitud sur).

La enfermedad es endémica en más de cien países en regiones tropicales y subtropicales y causa 390 millones de infecciones al año en todo el mundo.

Las regiones más afectadas son el Caribe, América Central y del Sur, Hawái, Sudeste asiático, México, Australia, Pacífico Sur y África Central y Occidental (Figura 1).

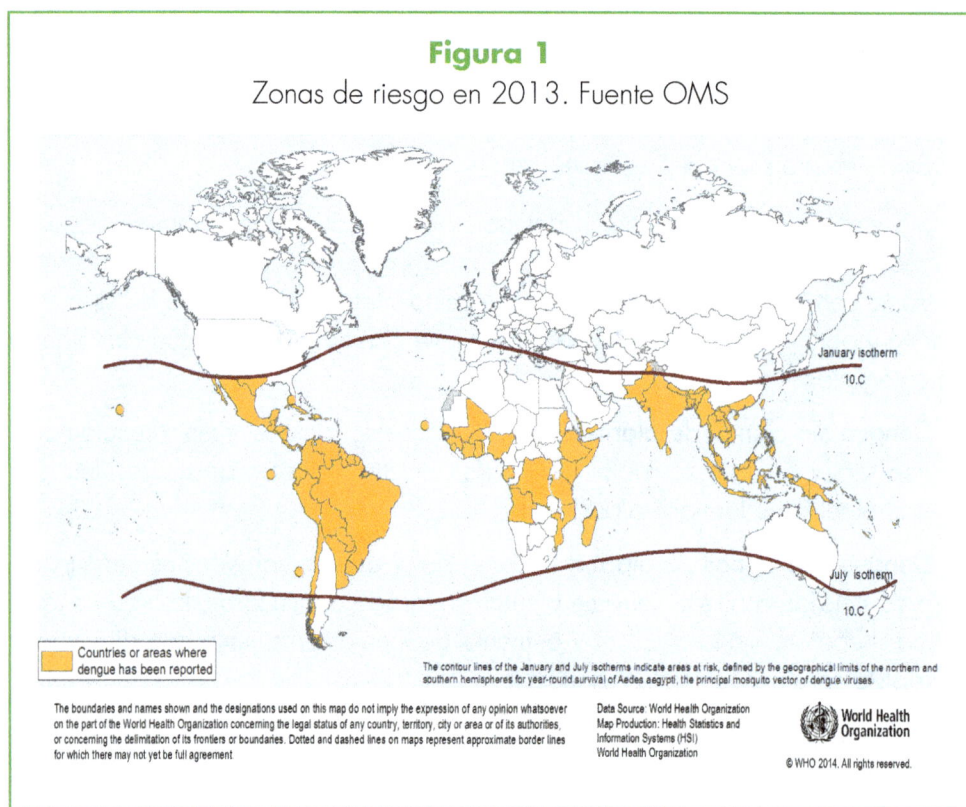

**Figura 1**
Zonas de riesgo en 2013. Fuente OMS

La transmisión ocurre por debajo de los 2000 metros, con mayor intensidad en la estación de lluvias, y es interrumpida por el clima frío.

## Situación en Europa

*Aedes albopictus* está presente en gran parte del sur de Europa (Figura 2). La mayoría de los casos de dengue reportados en la región han sido importados desde países endémicos. Sin embargo, la transmisión local del virus del dengue se ha documentado tanto en el sur de Francia como en Croacia desde 2010. En 2012, se informó de un brote de dengue en la isla de Madeira (Portugal), asociado con la presencia de *Aedes aegypti*; en 2018 y 2019, se han notificado los primeros casos autóctonos en España (Murcia y Barcelona).

**Ciclo biológico.** Se ha demostrado la transmisión entre mosquitos y primates en Asia y África. Sin embargo, no hay evidencia de que dicha transmisión sea un reservorio importante para la transmisión a humanos.

El período de incubación dentro del mosquito es de ocho a doce días. Después de este período, es capaz de transmitir el virus a los humanos. Una vez infectados, los mosquitos trasfieren el virus durante toda su vida y siguen siendo infecciosos.

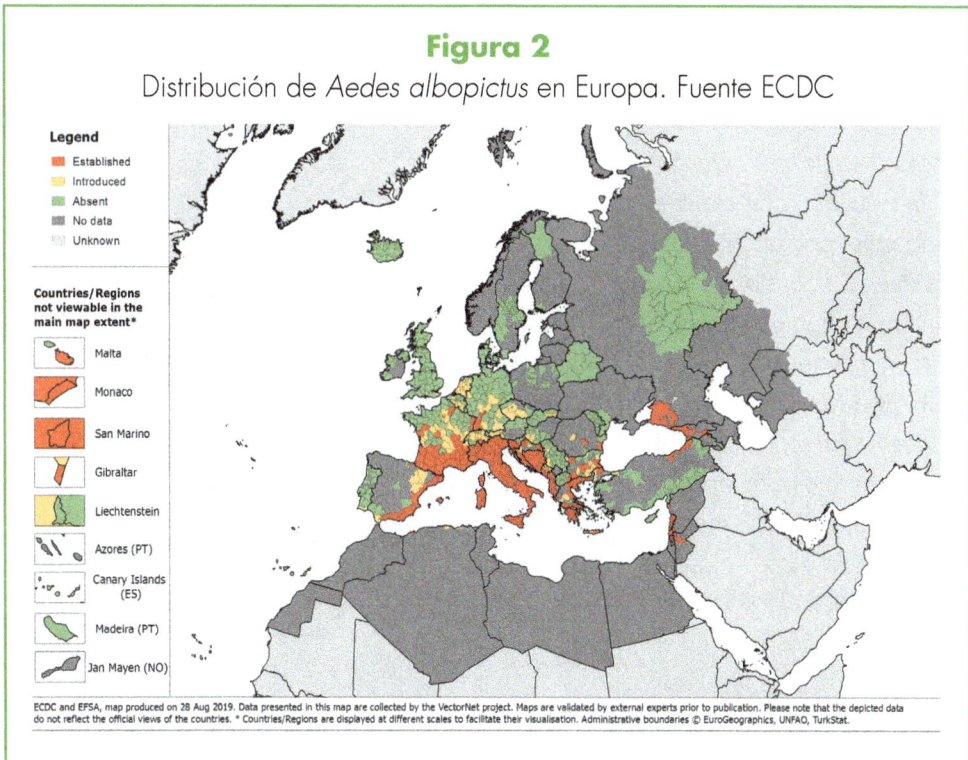

### Figura 2

Distribución de *Aedes albopictus* en Europa. Fuente ECDC

ECDC and EFSA, map produced on 28 Aug 2019. Data presented in this map are collected by the VectorNet project. Maps are validated by external experts prior to publication. Please note that the depicted data do not reflect the official views of the countries. * Countries/Regions are displayed at different scales to facilitate their visualisation. Administrative boundaries © EuroGeographics, UNFAO, TurkStat.

## Patrones de transmisión

La variación estacional en la transmisión del virus es común. La incidencia de infección varía de año en año, con una mayor transmisión en intervalos de tres a cuatro años. Un análisis matemático de datos de Tailandia sugirió que estos aumentos repentinos se originan en los principales centros urbanos. Sigue dos patrones generales (pero no mutuamente excluyentes), con diferentes implicaciones para el riesgo de enfermedad, tanto en la población local como en viajeros:

**Dengue epidémico:** ocurre cuando se introduce el virus en una región. Es un evento aislado que involucra a una sola cepa del virus. Si hay poblaciones suficientemente grandes de huéspedes susceptibles, la transmisión es explosiva, lo que lleva a una epidemia. La incidencia entre individuos susceptibles alcanza del 25 al 50 por ciento. La inmunidad colectiva, los cambios climáticos y los esfuerzos de control vectorial contribuyen a la finalización de la epidemia.

**Dengue hiperendémico:** circulan múltiples serotipos del virus en la misma área (Figura 3). Requiere la presencia durante todo el año de mosquitos competentes y una gran población o un movimiento constante de individuos hacia el área para mantener un grupo de individuos susceptibles. Implica la aparición de epidemias múltiples a una escala geográfica menor (aldeas, escuelas...). Estas áreas contribuyen a la mayoría de los casos a nivel mundial. Las zonas urbanas se ven particularmente afectadas.

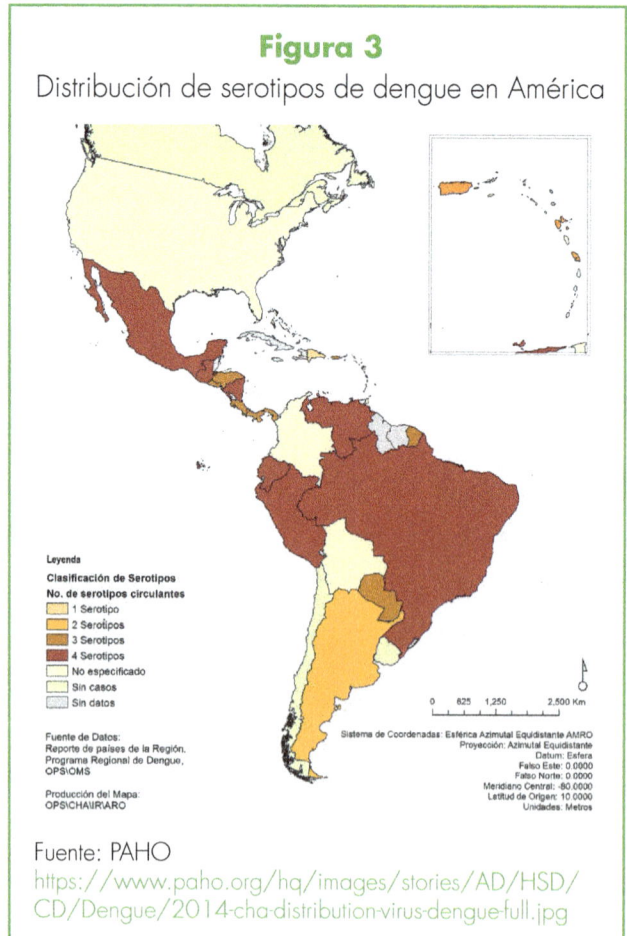

**Figura 3**

Distribución de serotipos de dengue en América

Leyenda

Clasificación de Serotipos

No. de serotipos circulantes

1 Serotipo
2 Serotipos
3 Serotipos
4 Serotipos
No especificado
Sin casos
Sin datos

Fuente de Datos:
Reporte de países de la Región.
Programa Regional de Dengue,
OPS\OMS

Producción del Mapa:
OPS\CHA\IR\ARO

0    625    1,250         2,500 Km

Sistema de Coordenadas: Esférica Azimutal Equidistante AMRO
Proyección: Azimutal Equidistante
Datum: Esfera
Falso Este: 0.0000
Falso Norte: 0.0000
Meridiano Central: -80.0000
Latitud de Origen: 10.0000
Unidades: Metros

Fuente: PAHO
https://www.paho.org/hq/images/stories/AD/HSD/CD/Dengue/2014-cha-distribution-virus-dengue-full.jpg

## Factores que influyen en la transmisión

La incidencia mundial ha aumentado en las últimas décadas, expandiéndose su distribución geográfica. Un problema de salud pública en gran medida resultado del comportamiento humano, incluido el crecimiento de la población, la mala planificación urbana con hacinamiento y saneamiento deficiente, mejora en los transportes que permiten un mayor movimiento de personas, mosquitos y virus y la falta de un control efectivo del mosquito.

La transmisión se ve reforzada por los siguientes factores:

- Aumento de la densidad del vector.
- Las temperaturas más cálidas, que aumentan el tiempo que un mosquito permanece infectado.
- Mayor movimiento de mosquitos y virus (transporte aéreo, terrestre y acuático).
- Mayor densidad de huéspedes susceptibles (hacinamiento).
- Mayor duración y magnitud de la viremia.

## Patogenia

Los virus pertenecen a la familia *Flaviviridae*, género *Flavivirus*. La replicación viral implica los siguientes pasos: fijación a la superficie celular, entrada celular, traducción de proteínas virales, replicación del genoma viral de ARN, formación de viriones por encapsidación y liberación celular.

La fuga de plasma, debido a un aumento en la permeabilidad capilar, es una característica fundamental del dengue grave. Parece deberse a la disfunción de las células endoteliales.

Tanto la respuesta inmune innata como adaptativa inducidas por la infección desempeñan un papel en la curación.

## Mecanismo de transmisión

Se transmite por la picadura de los mosquitos del género *Aedes (Stegomyia)* —*Aedes aegypti* y *Aedes albopictus*—. Estos mosquitos suelen picar durante el día, preferentemente por la mañana temprano y en el inicio de la noche. En las junglas del Sudeste asiático hay un ciclo de la enfermedad donde son los monos los que sirven de reservorio para el virus. No hay transmisión de persona a persona (no se ha descrito la vía sexual). Se ha notificado la transmisión nosocomial a través de hemoderivados y la vertical de madre a hijo. La lactancia materna se ha propuesto como una ruta de transmisión vertical. También ha sido descrita recientemente la vía sexual.

Hay cuatro tipos DENV estrechamente relacionados, pero serológicamente distintos del género *Flavivirus* (DENV-1, DENV-2, DENV-3 y DENV-4), existiendo una protección cruzada transitoria entre los cuatro tipos que se debilita y desaparece durante los meses posteriores a la infección; por lo tanto, las personas que viven en un área endémica donde circulen conjuntamente todos los serotipos corren el riesgo de infección con todos los tipos.

El mosquito puede transmitir el virus a varias personas dentro del hogar. Generalmente, las mujeres y los niños pequeños tienen un riesgo particularmente alto de infección.

## Clínica

Se estima que cada año se producen más de 390 millones de infecciones y aproximadamente 96 millones son clínicamente aparentes.

Las infecciones tienen mayor probabilidad de ser clínicamente aparentes en adultos; en niños, la mayoría de las infecciones son asintomáticas o mínimamente sintomáticas.

La enfermedad es conocida popularmente en África como *fiebre quebrantahuesos*, porque lo que destaca más en su sintomatología son los fuertes dolores musculares y articulares generalizados, además de la fiebre elevada, cefaleas, dolores retroorbitarios, faringitis, rinitis, tos y un rash macular transitorio que descama al desaparecer.

En casos raros, principalmente niños que ya habían sido infectados con anterioridad (aunque cada vez se observa más en viajeros), el cuadro banal se puede complicar con un cuadro hemorrágico generalizado (dengue hemorrágico) o un síndrome de shock hipovolémico, que presenta una mortalidad elevada (cerca del 40 %).

Las personas que experimentan una segunda infección por DENV con un serotipo diferente a la primera infección tienen un mayor riesgo de enfermedad grave.

**Período de incubación:** 3-14 días después de la picadura del mosquito infectado. Los síntomas generalmente se desarrollan entre el 4° y 7° día tras la picadura de un mosquito infectado.

**Fases de la infección:** una fase febril, una fase crítica y una fase de recuperación.

1. **Fase febril.** Se caracteriza por fiebre repentina de alto grado (≥ 38,5 °C) acompañada de dolor de cabeza (60-70 % de los casos), vómitos, mialgia, artralgia y una erupción macular transitoria en aproximadamente la mitad de los casos (típicamente en cara, tórax, abdomen o en las extremidades. Puede asociar prurito). La fase febril dura de tres a siete días, después, la mayoría de los pacientes se recupera sin complicaciones.

   Manifestaciones adicionales pueden incluir síntomas gastrointestinales (como anorexia, náuseas, vómitos, dolor abdominal y diarrea) y síntomas del tracto respiratorio (tos, dolor de garganta y congestión nasal).

   También se pueden observar manifestaciones hemorrágicas en la fase febril o fase crítica. La gravedad es variable. Las comorbilidades preexistentes del paciente pueden aumentar el riesgo de hemorragia.

   El examen físico del paciente puede demostrar inyección conjuntival, eritema faríngeo, linfadenopatía y hepatomegalia. Se puede observar hinchazón facial, petequias (en la piel o el paladar) y hematomas (particularmente en los sitios de punción venosa).

   Se ha descrito una curva de fiebre bifásica (*saddleback*) en aproximadamente el 5 % de los casos; en tales pacientes, la enfermedad febril aguda remite y luego reaparece aproximadamente uno o dos días después; la segunda fase febril dura uno o dos días.

2. **Fase crítica.** Dura de 24 a 48 horas, generalmente los días tres a siete de la infección. Una pequeña proporción de pacientes (típicamente niños y adultos jóvenes) desarrollan un síndrome de fuga vascular sistémica caracterizado por fuga de plasma, sangrado, shock y deterioro de órganos.

   Inicialmente, se puede mantener una circulación adecuada mediante compensación fisiológica, lo que resulta en un estrechamiento de la presión del pulso (presión sistólica menos presión diastólica ≤ 20 mmHg); el paciente puede verse bien y la presión sistólica puede ser normal o elevada. No obstante, se necesita una reanimación urgente y cuidadosa. Una vez que se desarrolla la hipotensión, la presión sistólica cae rápidamente y puede producirse un shock irreversible a pesar de los intentos agresivos de reanimación.

3. **Fase de convalecencia.** Generalmente dura de dos a cuatro días. En ella se resuelven las hemorragias y la fuga de plasma, los signos vitales se estabilizan y los líquidos acumulados se reabsorben. Puede aparecer una erupción eritematosa confluente con pequeñas islas de piel que puede durar de uno a cinco días.

Los adultos pueden mantener una intensa fatiga durante días o semanas después de la recuperación.

**Manifestaciones clínicas adicionales.** Pueden incluir insuficiencia hepática, afectación del sistema nervioso central, disfunción miocárdica, lesión renal aguda y otras.

El embarazo no parece aumentar la incidencia o la gravedad de la enfermedad.

## Diagnóstico

### Sospecha clínica

En pacientes con fiebre y manifestaciones clínicas típicas (cefalea, náuseas, vómitos, dolor retroorbitario, mialgias, artralgias, erupción cutánea, manifestaciones hemorrágicas, prueba de torniquete positivo, leucopenia) y exposición epidemiológica relevante (residencia o viaje dentro de las últimas dos semanas a un área con transmisión).

Se debe realizar una prueba de torniquete inflando un manguito de presión arterial en el brazo hasta la mitad entre las presiones sanguíneas sistólica y diastólica durante cinco minutos. La piel debajo del manguito se examina para detectar petequias uno o dos minutos después de desinflar el manguito. La presencia de diez o más petequias nuevas en un área de una pulgada cuadrada se considera una prueba positiva.

La detección de fugas de plasma incluye pruebas de imagen como la ecografía (tórax y abdomen) y la radiografía de tórax.

### Pruebas de laboratorio

Se establece a través de la detección de componentes virales en el suero o indirectamente a través de la serología.

La sensibilidad dependerá de la duración de la enfermedad en el paciente, así como cuándo se presenta el paciente para su evaluación. En los primeros días a través de la detección de ácidos nucleicos en suero (RT-PCR) o mediante la detección de la proteína no estructural del antígeno viral 1 (NS1).

Las técnicas de amplificación de ácidos nucleicos (RT-PCR) tienen alta especificidad, aunque son más laboriosas y de coste más elevado.

**Serología.** Tiene menor especificidad, pero es más accesible y menos costosa.

Detección del antígeno NS1 por ELISA o inmunocromatografía (tiene menos sensibilidad que el ELISA). También serología (detección de IgG o IgM mediante ELISA o inmunocromatografía, inhibición de la hemaglutinación). La inmunoglobulina IgM puede detectarse a los cuatro días tras el inicio de la enfermedad.

Hay que saber que las pruebas serológicas no son fiables para el diagnóstico de infección aguda en personas vacunadas contra el dengue en los últimos meses. Además, el diagnóstico serológico puede ser inválido en el contexto de una infección o vacunación reciente por un *flavivirus* relacionado antigénicamente, como el virus de la fiebre amarilla, el virus de la encefalitis japonesa o el virus del Zika.

**Cultivo celular.** Solo como herramienta en estudios de investigación.

La leucopenia y la trombocitopenia ($\leq$ 100,000 células/mm$^3$) pueden ser comunes en estos pacientes. Los niveles séricos de aspartato transaminasa (AST) están frecuentemente elevadas

**Diagnóstico diferencial.** Debe incluir:

- **Otras fiebres hemorrágicas virales:** virus del Ébola, virus de Marburg, virus Lassa, virus de la fiebre amarilla, la fiebre hemorrágica Crimea-Congo, hantavirus —fiebre hemorrágica con síndrome renal— y la fiebre severa con el síndrome de trombocitopenia —SFTSV—.

- **Así como:** chikunguña, virus del Zika, malaria, fiebre tifoidea, leptospirosis, parvovirus B19, infección aguda por el VIH, hepatitis virales, infecciones por rickettsias y sepsis debidas por bacteriemias.

## Tratamiento

Es puramente sintomático: analgésicos/antipiréticos e hidratación. Los casos graves de dengue hemorrágico o de shock hipovolémico necesitan tratamiento urgente en medio hospitalario (se ha ensayado el uso de corticoides sin resultados favorables). Se debe hacer reposición de líquidos en caso de shock (Ringer lactato o coloides-dextrano).

Se debe evitar la prescripción de AINEs y de AAS por el efecto antiagregante plaquetario y el riesgo potencial de síndrome de Reye (en niños)

## Prevención y control

En la mayoría de las regiones endémicas, la transmisión ocurre durante todo el año. Aunque el mayor riesgo tiende a ser estacional o durante brotes.

No existe quimioprofilaxis. De momento, existe una vacuna disponible para dengue (CYD-TDV (Dengvaxia©), aunque hay otras en fase de ensayo.

### En zonas endémicas

1. Control vectorial. Reducir la posibilidad de cría de mosquitos (eliminación de recipientes, zonas de agua estancada...). Control larvario con copépodos, control endosimbiótico de la bacteria *Wolbachia*, uso de insecticidas...

2. Medidas de protección personal.

3. Vacunación. CYD-TDV (Dengvaxia©). Solo debe recomendarse cuando los beneficios superen los riesgos potenciales (en países con una gran carga de la enfermedad). En las personas que no han sido infectadas previamente por el virus del dengue, no se recomienda la vacunación.

La mayor parte de las personas que viven en áreas de alta endemicidad para dengue ya han pasado la enfermedad cuando llegan a la adolescencia. Se estima que el 75 % de las infecciones pueden ser asintomáticas, por lo que la mayoría puede no saber que ha sufrido una infección por dengue en el pasado.

a) Personas que han tenido una infección por dengue en el pasado: la vacunación debería ofrecer una protección sólida y mantenida en el tiempo, reduciendo las hospitalizaciones por dengue grave.

b) Personas que desconocen si tuvieron una infección por dengue anterior a la vacunación: hay que tener en cuenta que los resultados globales de los estudios clínicos realizados en países con alta prevalencia de dengue han seguido mostrando tasas más bajas de hospitalizaciones y enfermedad grave, en aquellos que habían sido diagnosticados de dengue y vacunados en comparación con los que no habían sido vacunados. Antes de vacunarse, las personas deben consultar con su médico para tomar la decisión más apropiada.

c) Personas que no han tenido una infección previa por dengue: no se recomienda la vacunación. Es importante recordar que la vacuna en ningún caso causa dengue. Además, las infecciones graves son raras; se estima que solo una de cada ochocientas de todas las infecciones por dengue (incluidas las infecciones asintomáticas) podría conducir a una infección grave. El mayor riesgo identificado en relación con el nuevo estudio fue la identificación de dos casos de «dengue grave» entre mil personas no infectadas previamente y vacunadas en los cinco años de seguimiento. Hay que tener en cuenta que la definición de «dengue grave» utilizada en los ensayos clínicos fue más amplia que la definición que sigue la OMS: «La mejor prevención es evitar las picaduras de los mosquitos».

En viajeros (medidas de protección personal: uso de repelentes, ropa que limite la exposición corporal a las picaduras, evitar las horas de máxima actividad de los mosquitos...), las instalaciones turísticas de zonas endémicas presentan un riesgo menor que las áreas residenciales locales debido al aire acondicionado, menos zonas de agua estancada, el mantenimiento del terreno, elevación o la combinación de estos factores.

Viajeros con antecedentes de infección no es preciso que eviten las regiones endémicas. La forma grave de la enfermedad ocurre en un pequeño número de infecciones secundarias (2 a 4 %), por lo que el riesgo de dengue grave en los viajeros es muy bajo.

La vacuna CYD-TDV (Dengvaxia©) no está aprobada para viajeros que visiten áreas endémicas de dengue y no está disponible comercialmente en los Estados Unidos ni en Europa.

## Perspectivas futuras

Los efectos del cambio climático son una fuente importante de preocupación para el futuro. El aumento de la transmisión del virus se ha asociado con el fenómeno de El Niño/Oscilación del Sur. Los modelos matemáticos predicen que el aumento de las temperaturas globales ampliará aún más el rango de *Aedes aegypti* y del virus del dengue.

## Bibliografía y enlaces útiles

- Deen JL, Harris E, Wills B, et al. The WHO dengue classification and case definitions: time for a reassessment. Lancet 2006; 368:170.

- Bhatt S, Gething PW, Brady OJ, et al. The global distribution and burden of dengue. Nature 2013; 496:504.

- World Health Organization. Dengue: Guidelines for diagnosis, treatment, prevention and control, New edition. WHO: Geneva 2009.

- L'Azou M, Moureau A, Sarti E, et al. Symptomatic Dengue in Children in 10 Asian and Latin American Countries. N Engl J Med 2016; 374: 1155-66

- Bhatt S, Gething PW, Brady OJ, et al. The global distribution and burden of dengue.Nature 2013; 496: 504-7.

- Hadinegoro SR, Arredondo-Garcia JL, Capeding MR et al. Efficacy and long-term safety of a dengue vaccine in regions of endemic disease. N Engl J Med 2015;373(13):1195-206

- Dengue Map. https://www.healthmap.org/dengue/en/

- ¿Serotipo 5 de dengue? Vasilakis N: The Daemon in the Forest - Emergence of a New Dengue Serotype in Southeast Asia. Conference Abstract 0025R01, The Third International Conference on Dengue and Dengue Haemorrhagic Fever, 21-23 Oct 2013, Bangkok, Thailand.

- Dengue and Dengue Hemorrhagic Fever Information for Health Care Practitioners (CDC)

- Dengue - Factsheet for health professionals (ECDC)

- Guía de manejo en Atención Primaria de pacientes con Dengue, Chikungunya y Zika. Marzo 2016. Ministerio Sanidad España

# 12.3 Virus Zika

Manuel Linares Rufo

## Antecedentes

La enfermedad es provocada por un flavivirus (ARN monocaternario de polaridad positiva. Simetría icosaédrica. Presencia de envoltura) y se distribuye por África Central, Sudamérica, Asia y Caribe.

Se transmite, sobre todo, a través de la picadura de mosquitos del género *Aedes*. También por vía sexual. Solo una de cada cinco personas desarrolla síntomas, que son fiebre, erupción cutánea, conjuntivitis, dolores articulares y, en pocas ocasiones, síntomas neurológicos, como el síndrome de Guillain-Barré, caracterizado por parálisis muscular ascendente. Se ha demostrado la relación de la infección de mujeres embarazadas con el aumento de nacimientos de niños con microcefalia y abortos. De diagnóstico serológico/amplificación de ácidos nucleicos (PCR) y tratamiento sintomático. La única prevención es evitar la picadura del mosquito, pues aún no existe vacuna comercializada.

El virus del Zika es un flavivirus transmitido por mosquitos relacionados con otros de la familia *Flaviviridae*, como el del dengue, el de la fiebre amarilla o el del Nilo Occidental.

Aproximadamente, el 20 % de los pacientes infectados desarrollan manifestaciones clínicas, que incluyen fiebre de inicio súbito asociada a una erupción cutánea pruriginosa maculopapular, artralgias (sobre todo de pequeñas articulaciones de manos y pies) o conjuntivitis (no purulenta).

El virus tiene neurotropismo que se ha asociado a complicaciones neurológicas que incluyen microcefalia congénita (además de otros problemas de desarrollo entre bebés nacidos de mujeres infectadas durante el embarazo), síndrome de Guillain-Barré, mielitis y meningoencefalitis.

Puede ser considerado un patógeno emergente al extenderse fuera de África y Asia.

## Un poco de historia

El virus fue aislado por primera vez en 1947 de un mono *rhesus* en el bosque Zika (Uganda). Los primeros casos humanos se detectaron en 1952 en Uganda y Tanzania; y fue aislado por primera vez en seres humanos en 1968 en Nigeria.

## Situación actual

### Geografía

Se han producido varios brotes en África, Sudeste asiático y las islas del Pacífico (2007 y 2014). Y en la actualidad hay un brote en curso en las Américas, el Caribe y las islas del Pacífico.

El primer brote importante reconocido ocurrió en las islas Yap de Micronesia en 2007, donde más del 70 % de la población mayor de tres años se infectó. Otro gran brote ocurrió en la Polinesia Francesa en 2013 y 2014, afectando aproximadamente a dos tercios de la población.

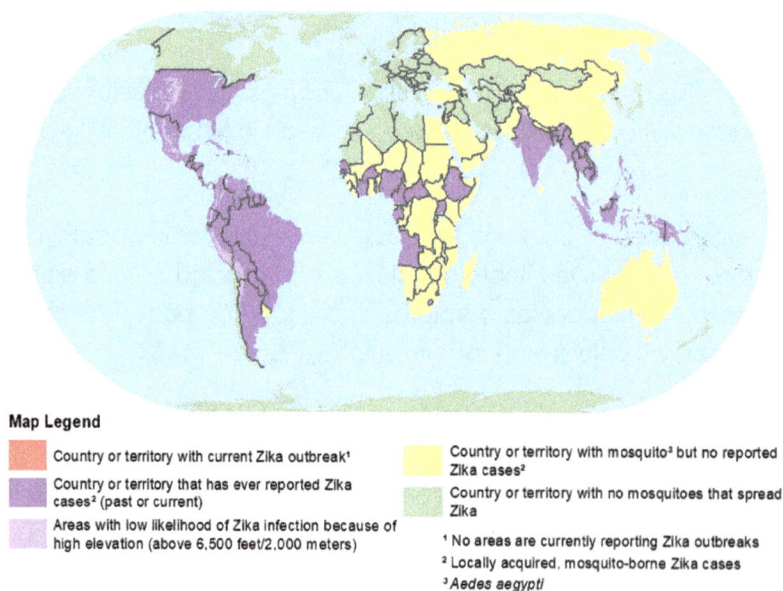

**Figura 1**
Áreas de riesgo de virus del Zika

**Map Legend**

Country or territory with current Zika outbreak[1]

Country or territory that has ever reported Zika cases[2] (past or current)

Areas with low likelihood of Zika infection because of high elevation (above 6,500 feet/2,000 meters)

Country or territory with mosquito[3] but no reported Zika cases[2]

Country or territory with no mosquitoes that spread Zika

[1] No areas are currently reporting Zika outbreaks
[2] Locally acquired, mosquito-borne Zika cases
[3] *Aedes aegypti*

Fuente: CDC. https://wwwnc.cdc.gov/travel/files/zika-areas-of-risk.pdf

Detectado por primera vez en América en febrero de 2014 en la Isla de Pascua (Chile) y, posteriormente, en Brasil en mayo de 2015. Los análisis moleculares sugieren que la introducción pudo ser anterior, finales de 2013 o principios de 2014.

Desde entonces y hasta el día de hoy su rápida extensión ha hecho poner en alerta a gran parte de los países sudamericanos por el incremento progresivo de casos autóctonos. En octubre de 2019, Francia acaba de notificar el primer caso autóctono de zika en Europa.

### Transmisión

El virus del Zika se puede transmitir a los humanos a través de:

- Picadura de un mosquito infectado. Es el principal modo de transmisión. Siendo los mosquitos *Aedes aegypti* (en regiones tropicales) y en menor medida el *Aedes albopictus* (en regiones templadas) vectores competentes de la enfermedad.

Se ha aislado en un gran número de especies en el género *Aedes*: *Aedes aegypti*, *Aedes africanus*, *Aedes apicoargenteus*, *Aedes furcifer*, *Aedes luteocephalus* y *Aedes vitattus*.

- Transmisión materno-fetal.

- Sexual (incluido el sexo vaginal, anal y oral).

- Transfusión de hemoderivados.

- Trasplante de órganos.

- Exposición de laboratorio.

La dinámica de eliminación del virus en los distintos líquidos corporales tiene una variación interpersonal. El ARN del virus se ha detectado en:

- Sangre: Por lo general se detecta en suero en no embarazadas durante aproximadamente dos semanas, aunque en sangre completa se ha descrito hasta ochenta y un días después. En embarazadas, se ha detectado hasta ciento siete días después del inicio de la enfermedad.

- Orina: generalmente, se elimina después de aproximadamente seis semanas, aunque se ha detectado hasta noventa y un días después del inicio de la enfermedad. El virus puede replicarse en la orina en el momento de la enfermedad sintomática.

- Saliva: detectado hasta noventa y un días después del inicio de la enfermedad. El virus puede replicarse en la saliva en el momento de la enfermedad sintomática.

- Lágrimas: se ha detectado hasta treinta días después del inicio de la enfermedad.

- Semen: se ha detectado hasta ciento ochenta y ocho días después del inicio de la enfermedad, incluso, cuando ya no se puede detectar en la sangre.

- Secreciones del tracto genital femenino. Se ha detectado hasta catorce días después de la infección.

- Líquido cefalorraquídeo.

- Líquido amniótico.

- Leche materna.

El ARN del virus persiste aproximadamente tres veces más en el suero de una mujer embarazada. Se ha atribuido a la replicación viral en la placenta o en el feto.

Se ha descrito la transmisión de persona a persona además de la transmisión sexual, sin embargo, este mecanismo aún es incierto. En los informes descritos, se produjo un contacto cercano mientras la carga viral del paciente índice era muy alta, y es posible que fuera a través de otros fluidos corporales (como el sudor o las lágrimas).

## Patogenia

Los huéspedes vertebrados del virus incluyen los monos y los seres humanos. La patogénesis del virus es la de infectar las células dendríticas cerca del sitio de la inoculación, luego, se extienden a los ganglios linfáticos y al torrente sanguíneo. La replicación se produce en el citoplasma celular. Se han encontrado antígenos del virus en los núcleos de células infectadas.

Tras la infección primaria se desarrolla inmunidad para la reinfección.

### Periodo de incubación

Desde la picadura del mosquito hasta que aparecen los síntomas, en el humano suele ser de dos a catorce días.

Las autopsias que se han realizado a niños muertos han corroborado la existencia del virus del Zika en sus tejidos y los análisis que se han realizado a madres embarazadas (muestras de líquido amniótico) han permitido confirmar que el virus estaba en el líquido, lo que confirma que el contagio de la madre embarazada al niño es probable.

## Clínica

La enfermedad suele ser leve. Los síntomas que solo ocurren entre el 20-25 % de las personas que se infectan se resuelven entre dos y siete días después. La enfermedad grave que requiere hospitalización es poco frecuente y las tasas de letalidad son bajas. Se ha sugerido que la infección previa por dengue puede proteger contra la infección sintomática por el virus del Zika.

### Síntomas y signos

En adultos, los síntomas más comunes son leves dolores de cabeza, erupción cutánea pruriginosa (pueden aparecer máculas y pápulas eritematosas en la cara, el tronco, las extremidades, las palmas y las plantas), fiebre (37,8 a 38,5 °C), malestar general, conjuntivitis y artralgias (dolores articulares, sobre todo, en las pequeñas articulaciones de las manos y los pies).

En algunos casos se ha descrito también la afectación gastrointestinal con dolor abdominal, diarrea o estreñimiento y vómitos y aftas orales. También, aisladamente, otras manifestaciones, como edema facial, petequias en el paladar, uveítis, problemas auditivos transitorios, miocarditis y pericarditis.

Las mujeres embarazadas con síntomas sugestivos de infección por el virus deben hacerse la prueba lo antes posible. Está indicada la ecografía fetal y amniocentesis en aquellas que presenten hallazgos sugestivos de síndrome congénito por el virus del Zika o resultados positivos o no concluyentes de pruebas de laboratorio, cuando esta información afecte a las decisiones sobre la interrupción del embarazo o el manejo continuo del embarazo y el parto.

## Niños

Infección intrauterina (transmisión vertical durante el embarazo).

- La transmisión vertical de la madre al feto durante el embarazo se ha asociado con secuelas graves. El mayor riesgo es cuando la infección acontece en el primer trimestre.

- Infección intraparto (transmisión vertical en el momento del parto).

- Infección posnatal (transmisión por picadura de mosquito). Las manifestaciones en lactantes y niños con infección posnatal son similares a los hallazgos observados en adultos con infección por el virus del Zika. La artralgia es difícil de detectar y puede manifestarse como irritabilidad, caminar con cojera, dificultad para moverse o negarse a mover una extremidad, dolor a la palpación o dolor con movimiento activo o pasivo de la articulación afectada. Hasta el momento, no se han observado complicaciones en el desarrollo en niños sanos con infección postnatal por el virus del Zika.

## Complicaciones

La infección se ha asociado con microcefalia congénita (circunferencia occipitofrontal dos desviaciones estándar por debajo de la media o menor que el tercer percentil, según las tablas de crecimiento estándar para sexo, edad y edad gestacional al nacer) y pérdidas fetales en mujeres infectadas durante el embarazo, así como complicaciones neurológicas.

Se ha asociado al síndrome de Guillain-Barré que se caracteriza por debilidad muscular y parálisis ascendente. Y aunque puede aparecer a cualquier edad, parece ser más común en adultos y en hombres.

También se ha asociado a otras complicaciones neurológicas tales como encefalitis, mielitis transversa, encefalomielitis, meningoencefalitis, polineuropatía desmielinizante inflamatoria crónica, isquemia cerebral, síntomas neuropsiquiátricos y cognitivos.

También se está estudiando el efecto del virus sobre la fertilidad. Algunos estudios han encontrado una disminución en el número de espermatozoides tras la infección.

Sobre la afectación ocular en neonatos de madres con la enfermedad, un reciente estudio ha encontrado daños maculares y perimaculares, así como lesiones en nervio óptico en la mayoría de los bebés estudiados.

Investigadores han sugerido que la artrogriposis, una deformidad de las articulaciones en los bebés recién nacidos, podría estar en relación con la infección por el virus del Zika.

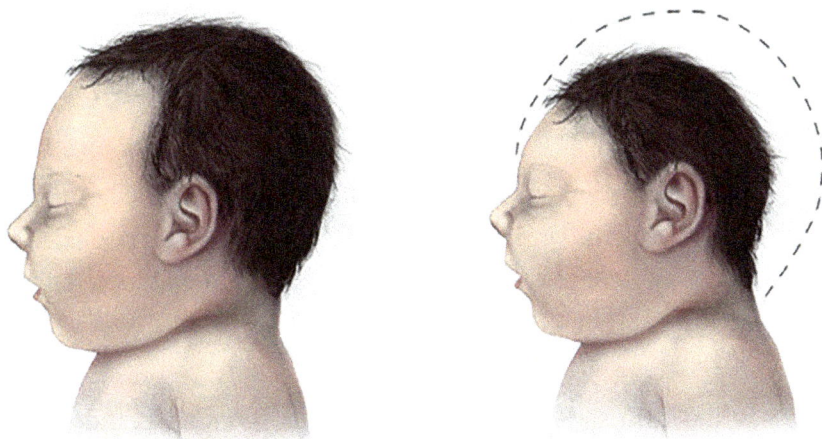

**Figura 2**
Microcefalia

Fuente: https://www.cdc.gov/ncbddd/birthdefects/microcephaly.html

## Diagnóstico

Debe sospecharse en individuos con manifestaciones clínicas típicas y exposición epidemiológica relevante (residencia o viaje a un área donde se ha informado la transmisión de la infección transmitida por mosquitos, o contacto sexual sin protección con una persona que cumple esos criterios).

Las pruebas diagnósticas incluyen PCR (rRT-PCR) en muestras de suero, orina o sangre completa de fase aguda, que detectan RNA viral y otras pruebas para detectar anticuerpos específicos en el suero (ELISA para detectar la inmunoglobulina IgM). Se ha descrito reactividad cruzada con otras viriasis por flavivirus, como el dengue, y también se puede observar en individuos que han sido vacunados contra la fiebre amarilla o la encefalitis japonesa.

Un resultado negativo de rRT-PCR en los primeros siete días no excluye la infección y deben completarse con pruebas serológicas (IgM y test de neutralización de anticuerpos en placa [PRNT]).

Las pruebas diagnósticas deberían incluir una muestra de suero de fase aguda, recogida tan pronto como sea posible después de la aparición de la enfermedad y una segunda muestra recogida dos a tres semanas después de la primera.

Se ha observado en algunos pacientes trombocitopenia, que puede atribuirse a un mecanismo inmunomediado.

## Diagnóstico diferencial

Deben incluirse otras causas virales como el dengue, el virus Chikunguña, parvovirus, rubéola y Ross River virus. Así como otras enfermedades que pueden provocar sintomatologías en ocasiones parecidas (malaria, estreptococo grupo A...).

## Tratamiento

No existe tratamiento específico, por lo que consiste en descansar y tratar los síntomas que aparezcan. Se recomiendan un consumo adecuado de líquidos para prevenir la deshidratación y la administración de paracetamol para aliviar la fiebre y el dolor.

Se debe evitar el ácido acetil salicílico y otros medicamentos antiinflamatorios no esteroideos (AINEs), hasta que se descarte la infección por dengue para reducir el riesgo de hemorragia. El ácido acetil salicílico no debe usarse en niños con enfermedad viral aguda debido a su asociación con el síndrome de Reye.

La Organización Mundial de la Salud (OMS) ha publicado una guía sobre el apoyo psicosocial para pacientes y familias afectadas por la infección por el virus del Zika y las complicaciones asociadas.

De momento, no existe una vacuna comercializada.

## Perspectivas futuras

## Prevención y control

Las medidas preventivas incluyen instaurar medidas de protección personal para prevenir las picaduras de mosquitos (cubrir la piel expuesta, usar repelentes de insectos, permanecer y dormir en bajo mosquitera o dormir en habitaciones con aire acondicionado), así como medidas medioambientales para eliminar y controlar los criaderos de mosquitos.

### Embarazo y viajes

Debido a la asociación entre la exposición al virus del Zika durante el embarazo y la microcefalia congénita, algunos organismos oficiales han aconsejado que las mujeres embarazadas eviten o consideren posponer viajar a áreas de menos de 2000 metros de altura donde la transmisión del virus por mosquito sea activa. Por encima de esa altura, la transmisión por mosquitos, de momento, es mínima.

La OMS no recomienda interrumpir la lactancia a causa del virus del Zika. Considera que los beneficios tanto para la madre como para el bebé que conlleva este tipo de alimentación superan con creces el posible riesgo de contagio a través de la leche materna.

### Transmisión sexual

En áreas de riesgo, aquellas personas con exposición al virus que tengan una pareja embarazada deben abstenerse de mantener relaciones sexuales sin protección durante el embarazo.

Fuera de áreas de riesgo, aquellas personas que hayan estado expuestas:

- Hombres (sintomáticos o no): deberían esperar al menos tres meses para tener sexo sin protección tras la desaparición de los síntomas (sintomático) o tras la exposición (asintomático).

- Mujeres (sintomáticas o no): deberían esperar al menos ocho semanas tras los síntomas (sintomáticas) o tras la exposición (asintomático).

### Donación de sangre/órganos

Se establece un periodo de seis meses para minimizar el riesgo de transmisión.

Se están desarrollando varias vacunas inactivadas candidatas para prevenir el virus del Zika con resultados esperanzadores, dado que inducen anticuerpos neutralizantes detectables en los ensayos de fase I. Los datos preliminares en modelos animales indican que los anticuerpos inducidos por la vacuna pueden prevenir la infección y la enfermedad *in vivo*.

### Frenar el avance de los mosquitos

Se debería reforzar la vigilancia epidemiológica frente a este virus, pero no solo en zonas endémicas. Las medidas de prevención y control del vector son fundamentales.

En unos años, probablemente no será necesario viajar a los trópicos para estar expuesto al Zika. Las especies de mosquitos que transmiten este virus y otras enfermedades tendrán al calentamiento global como aliado para que su hábitat crezca. Zonas que hasta ahora eran demasiado frías se convertirán en lugares templados donde podrán vivir al menos unos meses al año.

## Enlaces útiles

- Pan American Health Organization (PAHO)/WHO
- United States Centers for Disease Control and Prevention (CDC)
- European Centre for Disease Prevention and Control (ECDC)
- World Health Organization. Emergencies: The history of Zika virus. http://www.who.int/emergencies/zika-virus/timeline/en/

## Bibliografía

- Zika Virus and Birth Defects — Reviewing the Evidence for Causality. (NEJM. April 13, 2016DOI: 10.1056/NEJMsr1604338)
- Guía de manejo en atención primaria. Marzo 2016 (Ministerio de Sanidad España)
- Protocolo de actuación en embarazadas procedentes de zonas con transmisión autóctona de virus Zika. 15 febrero 2016 (Ministerio de Sanidad España)
- Informe de Evaluación Rápida del Riesgo de transmisión de enfermedad por el virus Zika en España. Enero 2016 (Ministerio de Sanidad España)
- Interim Guidelines for Pregnant Women During a Zika Virus Outbreak — United States, 2016 (CDC)
- Preguntas y respuestas sobre la enfermedad por el virus Zika. Diciembre 2015 (Ministerio de Sanidad, España)
- Epidémie de syndromes de Guillain-Barré durant l'épidémie de Zika en Polynésie française Nov 2013 – Fév 2014
- Zika Virus Associated with Microcephaly. NEJM February 10, 2016DOI: 10.1056/NEJMoa1600651
- Guillain-Barré Syndrome outbreak associated with Zika virus infection in French Polynesia: a case-control study. Cao-Lormeau, Van-Mai et al. The Lancet.

- Psychosocial support for pregnant women and for families with microcephaly and other neurological complications in the context of Zika virus. Fuente: OMS

- Protocolo de actuación ante donantes con sospecha de infección por virus Zika. Fuente: ONT y Ministerio de Sanidad

- Estimating risks of importation and local transmission of Zika virus infection. Fuente: Nah K, Mizumoto K, Miyamatsu Y, Yasuda Y, Kinoshita R, Nishiura H. (2016) Estimating risks of importation and local transmission of Zika virus infection. PeerJ 4:e1904

- Zika basics low literacy flipbook. Fuente: CDC (2016)

- Petersen LR, Jamieson DJ, Powers AM, Honein MA. Zika Virus. N Engl J Med 2016; 374:1552.

- Musso D, Gubler DJ. Zika Virus. Clin Microbiol Rev 2016; 29:487.

- Anderson KB, Thomas SJ, Endy TP. The Emergence of Zika Virus: A Narrative Review. Ann Intern Med 2016; 165:175.

- Focosi D, Maggi F, Pistello M. Zika Virus: Implications for Public Health. Clin Infect Dis 2016; 63:227.

- Baud D, Gubler DJ, Schaub B, et al. An update on Zika virus infection. Lancet 2017; 390:2099.

- Jansen CC, Beebe NW. The dengue vector Aedes aegypti: what comes next. Microbes Infect 2010; 12:272.

# 12.4 Chikunguña

Manuel Linares Rufo

## Antecedentes

El patógeno es un virus ARN del género *alphavirus*, familia *Togaviridae*. La distribución de la enfermedad se da en África, América, Asia y el subcontinente indio. En los últimos decenios, los vectores de la enfermedad se han propagado a Europa y las Américas. En estos momentos es una preocupación para la salud pública mundial.

El mecanismo de transmisión es a través de la picadura del mosquito hembra *Aedes* (*Aedes aegypti* y *Aedes albopictus*), que tienen su máxima actividad al principio de la mañana y al final de la tarde. Los síntomas son fiebre alta de aparición súbita, dolores musculares y articulares generalizados, erupción cutánea, náuseas, dolores de cabeza. Si hay complicaciones suelen ser oculares, cardiacas, neurológicas o digestivas; y el diagnóstico, en la fase aguda, primeros siete días tras el inicio de síntomas: PCR y detección de IgM. En la fase de convalecencia, a partir de los siete días del inicio de síntomas: detección de IgM e IgG.

El tratamiento es sintomático, fundamentalmente con analgésicos y antipiréticos para aliviar el dolor y bajar la temperatura.

La prevención se realiza con repelentes de insectos, mosquiteras, medidas higiénicas y programas de control vectorial. En la actualidad no existe vacuna comercializada contra este virus.

La fiebre de Chikunguña o artritis epidémica Chikunguña es una forma de fiebre viral causada por un *alphavirus* transmitido por la picadura del mosquito *Aedes* (*Aedes aegypti* y *Aedes albopictus*) siendo en estos momentos una preocupación mundial de salud pública.

El nombre es de origen Makonde (grupo étnico que vive en el sudeste de Tanzania y el norte de Mozambique) y significa «enfermedad del hombre encorvado o retorcido», debido al fuerte dolor articular que provoca la artritis que caracteriza la enfermedad.

Era percibida como una enfermedad tropical hasta que se produjo un brote en Italia en 2007. Los primeros casos adquiridos localmente en las Américas se notificaron en 2013 en islas del Caribe. Desde entonces, las infecciones por el virus se han extendido ampliamente en el Caribe y en las Américas.

## Un poco de historia

Fue descrita por primera vez por Robinson Marion, quien en 1955 publicó: *An Epidemic of Virus Disease in Southern Province, Tanganyika Territory, in 1952-53*. El virus del Chikunguña se relaciona estrechamente con el virus o'nyong-nyong.

## Situación actual

### Geografía

La enfermedad es endémica en ciertas regiones del oeste de África, donde algunas encuestas serológicas en humanos han identificado una seroprevalencia entre el 35-50 % de la población.

Se han producido brotes en África, Asia, Europa, islas del Índico y Pacífico, y posteriormente en las Américas.

La mayoría de los brotes ocurren durante la temporada de lluvias tropicales y disminuyen durante la estación seca. Sin embargo, se han producido brotes en África después de períodos de sequía, donde los contenedores y recipientes de agua sirven como sitios de reproducción de vectores.

Puede causar grandes brotes con altas tasas de ataque, afectando de un tercio a tres cuartos de la población en áreas donde circula el virus. Un brote en la isla Reunión entre 2005 y 2006 involucró aproximadamente a 266.000 personas (un 34 % de la población de la isla).

Los viajeros infectados pueden transmitir el virus a nuevas áreas en zonas con vectores competentes. Esto se ha descrito en muchos países asiáticos y europeos, así como en América y Australia.

Los primeros casos de transmisión local en los Estados Unidos continentales fueron en Florida en julio de 2014. La transmisión local se ha reportado ampliamente en Puerto Rico, donde las encuestas serológicas encontraron que casi el 25 % de los donantes de sangre habían sido infectados.

Entre 2014 y 2016, hubo casi 4000 casos de enfermedad por el virus entre los viajeros de los Estados Unidos. El 92 % se asociaron con viajes a las Américas (sobre todo a República Dominicana, Puerto Rico y Haití). El resto había viajado a Asia, África o el Pacífico Occidental.

## Figura 1
Países y territorios donde se han reportado casos de Chikunguña
(17 de septiembre de 2019) Fuente: CDC

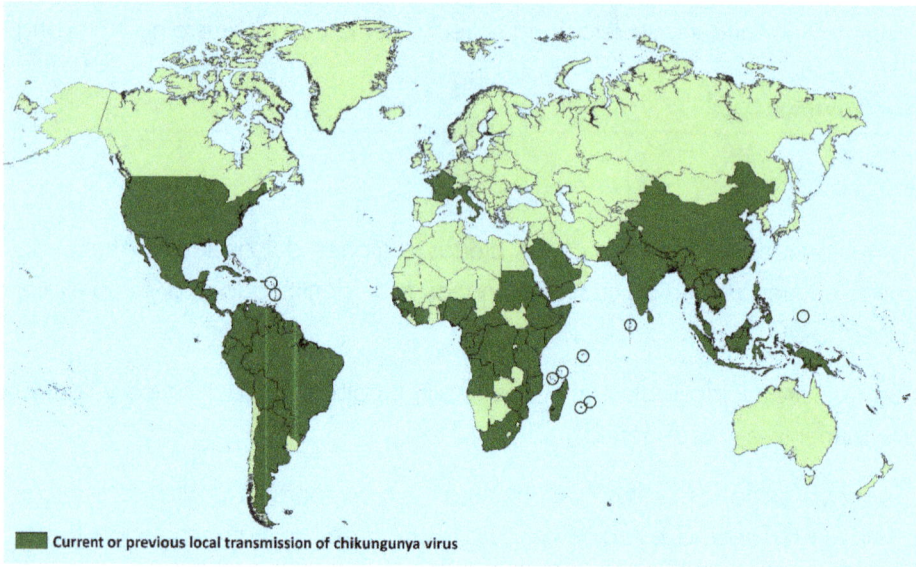

Current or previous local transmission of chikungunya virus

*Does not include countries or territories where only imported cases have been documented.

## Transmisión

El virus se transmite a través de la picadura de mosquitos y más raramente por transmisión materno-fetal o a través de productos sanguíneos (por ejemplo, transfusiones o pinchazos accidentales en personal sanitario). No se ha demostrado la transmisión directa entre humanos.

**Picadura del mosquito.** Los mosquitos obtienen el virus ingiriendo sangre de un humano infectado y lo transmiten a otras personas a través de la picadura, después de que el virus alcanza sus glándulas salivales.

*Aedes aegypti* está bien adaptado a entornos urbanos y está ampliamente distribuido en los trópicos y zonas subtropicales de todo el mundo. Prefiere el huésped humano y se reproduce fácilmente en macetas y en la basura. Un solo mosquito puede infectar a más de una persona, ya que esta especie puede alimentarse de otro huésped si se interrumpe su alimentación de sangre.

*Aedes albopictus* (conocido como el mosquito tigre asiático) puede sobrevivir en ambientes más templados que el *Aedes aegypti* y tiene una distribución potencial más amplia. Se ha considerado un vector relativamente ineficiente, ya que pica a gran variedad de especies animales, no contribuyendo a la transmisión del virus los huéspedes no susceptibles. Sin embargo, algunas poblaciones son más antropofílicas (es decir, que prefieren la sangre humana). Este mosquito es competente para transmitir arbovirosis como la fiebre amarilla, el virus del oeste del Nilo, la encefalitis japonesa o los virus de la encefalitis equina del este.

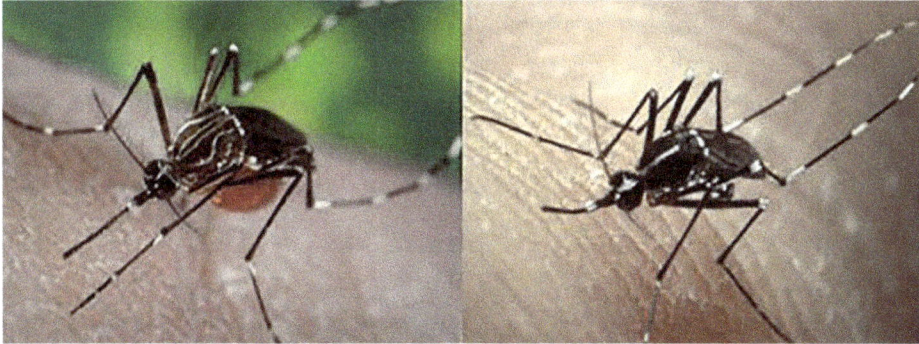

**Figura 2 y 3**
Mosquitos *Aedes*

Fuente: CDC. Flickr

El virus Chikunguña se ha encontrado en una serie de especies animales salvajes como ciertos monos, pero también en animales domésticos.

En humanos, la viremia puede exceder $10^9$ copias de ARN/ml de plasma; y puede estar presente antes del inicio de los síntomas. La viremia generalmente desaparece después de seis o siete días de enfermedad; sin embargo, se ha aislado el virus tras ocho días, pudiendo detectar sus productos genómicos hasta el día diecisiete de la enfermedad.

Investigaciones del Instituto Pasteur de París revelaron que el virus ha sufrido una mutación que lo ha hecho susceptible a ser trasmitido por el *Aedes albopictus*. Esta fue la causa de la plaga en el océano Índico y una amenaza en la costa mediterránea, tras un brote epidémico en Rávena (Italia), en septiembre de 2007, lo que ha motivado actuaciones urgentes de las autoridades sanitarias.

**Transmisión materno-fetal.** El riesgo es más alto cuando las mujeres embarazadas son sintomáticas durante el período intraparto (dos días antes del parto y dos días después del parto). Durante este período, la transmisión vertical ocurre en aproximadamente la mitad de los casos. En un estudio en treinta y nueve mujeres en el brote de Reunión con viremia en el momento del parto, la tasa de transmisión vertical fue del 49 %. El parto por cesárea no protegió contra la transmisión vertical.

El virus no se ha detectado en la leche materna y no se ha informado de su transmisión a través de la lactancia.

## Patogenia

El periodo de incubación de la enfermedad en el humano dura de cuatro a siete días (rango 1-14 días).

Los pacientes generalmente desarrollan viremia a los pocos días de la infección, y el virus invade y se replica directamente dentro de las articulaciones. Los modelos animales de la patogénesis sugieren que infecta directamente la sinovial y músculo, lo que conduce a la producción de citocinas y quimiocinas proinflamatorias y al reclutamiento de leucocitos. Se ha sugerido que los tratamientos dirigidos frente a monocitos, macrófagos y células T pueden limitar la gravedad de la enfermedad.

Por lo general, el virus se elimina de la circulación en cuestión de días y de las articulaciones en un par de semanas. Sin embargo, algunos estudios han documentado que el ácido nucleico viral persiste dentro de los tejidos durante semanas o meses en humanos, primates no humanos y ratones.

## Clínica

Puede afectar a personas de cualquier edad: bebés, niños, jóvenes, adultos y ancianos. Se consideran grupos de riesgo en los que puede generar cuadros más graves:

- Los recién nacidos de madres afectadas por Chikunguña una semana antes o durante el parto.
- Los niños menores de un año
- Los adultos mayores de sesenta y cinco años.
- Las personas con diabetes, hipertensión, insuficiencia renal crónica, enfermedades cardiovasculares, VIH-SIDA, tuberculosis o neoplasias.

La mayoría de las personas infectadas son sintomáticas; la seroconversión asintomática ocurre en menos del 15 % de los pacientes

La enfermedad empieza súbitamente con una fiebre elevada, a veces, superior a los 40 °C, que dura aproximadamente tres días. A esta fiebre le sigue un eritema y, durante cinco días, molestias muy dolorosas en las articulaciones.

**Artralgias.** Los dolores articulares pueden permanecer o reaparecer hasta varios meses después de la primera crisis. La artralgia es una característica destacada de la infección aguda sintomática y es el primer síntoma en aproximadamente el 70 % de los pacientes. Las poliartralgias están presentes en el 70 a 100 % de los pacientes. Suele ser bilateral y simétrica, e involucra con más frecuencia a las articulaciones distales. Puede haber rigidez matutina y signos radiológicos de una artritis inflamatoria.

**Manifestaciones cutáneas.** Presentes en el 40-75 % de los pacientes. Lo más común es una erupción macular o maculopapular que dura entre tres y siete días y que a menudo comienza en las extremidades y el tronco.

Puede haber manifestaciones atípicas como lesiones cutáneas ampollosas (niños), hiperpigmentación o condritis.

En los niños y jóvenes usualmente se resuelve en pocos días. En los adultos, los dolores pueden continuar algunas semanas e incluso años. Es la fase crónica de la enfermedad, con manifestaciones recurrentes de dolores articulares, pudiendo afectar a la calidad de vida. En casos excepcionales pueden aparecer formas atípicas y severas de la enfermedad, especialmente, en los grupos de riesgo mencionados anteriormente. En estas personas es fundamental el seguimiento médico estricto. Las personas que viven solas, sobre todo, ancianos, deben tener el apoyo de un familiar.

**Complicaciones.** Incluyen insuficiencia respiratoria, descompensación cardiovascular, miocarditis, hepatitis aguda, insuficiencia renal, hemorragias y afectación neurológica (meningoencefalitis, parálisis flácida aguda, síndrome de Guillain-Barré, mielitis, convulsiones). Ocurren durante la fase aguda de la infección y su probabilidad de aparición depende de la edad y las condiciones médicas subyacentes, incluida la diabetes.

**Embarazo.** Las mujeres embarazadas infectadas con el virus no tienen mayor riesgo de enfermedad atípica o grave. Aunque sí se ha asociado la infección materna con abortos espontáneos.

**Infección neonatal.** Podría incluir fiebre, anorexia, erupción cutánea y edemas periféricos. En casos graves también afectación neurológica.

## Diagnóstico

Debe sospecharse por la clínica (fiebre aguda y poliartralgias) y el contexto epidemiológico (epidemias o viajes a zonas endémicas donde se haya informado la transmisión). Las pruebas de laboratorio más comunes son inespecíficas e incluyen linfopenia y trombocitopenia transitoria. Las transaminasas hepáticas y la creatinina pueden estar elevadas.

El diagnóstico de certeza se realiza mediante la detección de ARN viral a través de la reacción en cadena de la polimerasa de transcripción inversa en tiempo real (RT-PCR), que tiene sensibilidad y especificidad elevada (100 y 98 %, respectivamente en los cinco primeros días de síntomas) o la serología del virus a través de ensayo de inmunoabsorción enzimática (ELISA) o inmunofluorescencia indirecta (IFA) en personas que lleven más de ocho días desde el inicio de los síntomas. Los anticuerpos tipo IgM están presentes a partir de los cinco días (rango de uno a doce días) desde el inicio de los síntomas y persisten hasta los tres meses. Los anticuerpos IgG comienzan a aparecer aproximadamente dos semanas después del inicio de los síntomas y persisten durante años.

El cultivo viral es una herramienta para la investigación. Su sensibilidad es alta en la infección temprana, aunque disminuye cinco días después del inicio de los síntomas. El aislamiento del virus permite la identificación de la cepa viral y puede ser importante para fines epidemiológicos.

En pacientes con síntomas articulares crónicos o persistentes y exposición epidemiológica relevante se debe descartar la infección con pruebas serológicas.

**Diagnóstico diferencial.** Dengue y virus del Zika. Ambos se transmiten por los mismos mosquitos vectores. Los virus pueden cocircular en una región geográfica y se han documentado coinfecciones.

Las artralgias, la fiebre alta, la erupción cutánea difusa y la ausencia de síntomas respiratorios pueden ayudar a distinguirlo de otras enfermedades. Deben descartarse afecciones crónicas asociadas con la artritis.

### Evolución y tratamiento

No existe tratamiento curativo. Se aplica exclusivamente un tratamiento sintomático. La enfermedad se autolimita en la mayoría de los casos, presentando una mortalidad del 0,4 % en menores de un año. Estando también aumentada en personas mayores con patologías concomitantes.

Los factores predictores de cronicidad estudiados han sido la edad > 40 años, la gravedad de la enfermedad aguda y la osteoartritis subyacente. Algunos estudios han informado sobre lesiones articulares progresivas.

Según los datos disponibles hasta el momento, la enfermedad aparecería solo una vez en la vida al desarrollar anticuerpos protectores.

## Perspectivas de futuro

### Prevención y control

La mejor medida preventiva es evitar la picadura del mosquito transmisor. Pueden ser de utilidad los repelentes de insectos, las prendas de vestir que cubran la mayor parte de las superficies expuestas a picaduras y las protecciones antimosquitos en ventanas y puertas. Las medidas para eliminar zonas con acúmulos permanentes de agua que permitan la reproducción de los mosquitos.

Cualquier recipiente que acumule agua remansada y limpia dentro de las casas y en patios, jardines, balcones, terrazas, etc. Las botellas, floreros, baldes, palanganas, bebederos de animales, tanques de agua, portamacetas, lonas o bolsas arrugadas, pueden ser potenciales criaderos del mosquito.

El desarrollo de una vacuna para la prevención de la infección está en marcha. Sin embargo, de momento no está comercializada estando en fase preclínica.

### Globalización y cambio climático

El virus Chikunguña puede propagarse geográficamente a través de viajes de individuos infectados entre regiones con estaciones o climas apropiados donde existan mosquitos competentes para perpetuar la transmisión local. Ningún punto del planeta distaría más de 36 horas de viaje en avión en la actualidad. Además, la diseminación de mosquitos puede ocurrir a través del transporte de sus larvas y huevos en barcos o avión a nuevas áreas con condiciones ambientales y climáticas adecuadas. Estamos ante un fenómeno de globalización de patógenos.

Por lo general, cuanto más cálida sea la temperatura y más corto el período de incubación extrínseco (el tiempo que transcurre desde que el mosquito se alimenta de un huésped virémico hasta que es capaz de diseminarlo), antes transmite el virus a un nuevo huésped. Ambas situaciones se ven favorecidas por el cambio climático y la universalización de los viajes.

En áreas templadas, con la bajada de temperaturas en invierno, los mosquitos pueden morir antes de completar el período de incubación extrínseca. Sin embargo, estamos ante una continua evolución genética. Ya se han reportado mutaciones en algunas cepas del virus Chikunguña capaces de acortar el período de incubación extrínseca, permitiendo que más mosquitos sobrevivan el tiempo suficiente para transmitir el virus.

## Bibliografía

- Weaver SC, Lecuit M. Chikungunya virus and the global spread of a mosquito-borne disease. N Engl J Med 2015; 372:1231.

- Jansen CC, Beebe NW. The dengue vector Aedes aegypti: what comes next. Microbes Infect 2010; 12:272.

- Morens DM, Fauci AS. Chikungunya at the door–déjà vu all over again? N Engl J Med 2014; 371:885.

- Burt FJ, Rolph MS, Rulli NE, et al. Chikungunya: a re-emerging virus. Lancet 2012; 379:662.

## Enlaces de interés

- Centers for Disease Control and Prevention. Is it Chikungunya or Dengue? https://www.cdc.gov/Chikungunya /pdfs/poster_chikv_denv_comparison_healthcare_providers.pdf

- Centers for Disease Control and Prevention. Chikungunya virus: Clinical Evaluation & Disease. https://www.cdc.gov/Chikungunya /hc/clinicalevaluation.html

- Centers for Disease Control and Prevention. Health Information for International Travel 2020: The Yellow Book. https://wwwnc.cdc.gov/travel/page/yellow-book-home (Último acceso 15 septiembre, 2019).

- Centers for Disease Control and Prevention. Health Information for International Travel 2018: The Yellow Book. https://wwwnc.cdc.gov/travel/page/yellow-book-home

- Centers for Disease Control and Prevention. Yellow Book: Infectious Diseases Related to Travel - Chikungunya. http://wwwnc.cdc.gov/travel/yellow-book/2016/infectious-diseases-related-to-travel/Chikungunya

# 12.5 Fiebre amarilla

Ana María Fernández Sánchez y
M.ª Concepción Mediavilla

## Introducción

La fiebre amarilla es una enfermedad infecciosa vírica aguda de tipo zoonótico incluida dentro de las fiebres hemorrágicas virales trasmitidas por mosquitos. El término «amarillo» alude a la ictericia que presentan algunos pacientes.

Se trata de una enfermedad de declaración obligatoria internacional y la presencia de un solo caso en nuestro país se considera como brote epidémico que debe ser reportado a la Organización Mundial de la Salud (OMS).

El virus causante de la enfermedad es endémico en las regiones tropicales de África, América Central y Sudamérica, provocando brotes a intervalos irregulares de tiempo a lo largo de la historia. Las grandes epidemias ocurren cuando el virus llega a zonas muy pobladas, con alta densidad de mosquitos y donde la población tiene poca o nula inmunidad por falta de vacunación.

Se cree que la fiebre amarilla se originó en África, siendo una enfermedad circulante entre primates. Se considera restringida geográficamente a los trópicos, pero se ha demostrado que puede ocurrir en latitudes que *a priori* están libres de la enfermedad.

La OMS expone que desde el comienzo de 1980 la incidencia de la fiebre amarilla ha aumentado de manera considerable, sobre todo, en África; se calcula que cada año se afectan alrededor de 200.000 personas, con una mortalidad que varía entre el 20 y 60 % según el país, siendo mayor en América. En África se encuentran el 90 % de los casos declarados, allí la fiebre amarilla es endémica en 32 naciones; cada año se registran nuevas epidemias en ciudades africanas que ponen de manifiesto un resurgimiento de la enfermedad, posiblemente debido a la disminución de la inmunidad en la población por una baja cobertura de la vacunación, la migración urbana, el cambio climático y la deforestación. En América, la fiebre amarilla es endémica de ciertas regiones selváticas de Brasil, Argentina, Paraguay, Bolivia, Colombia, Venezuela y Perú; cada año se reportan aproximadamente 150 casos de fiebre amarilla, principalmente de Colombia y Perú. En Asia no se han declarado casos, a pesar de que existen mosquitos capaces de transmitir la enfermedad.

**Figura 1**

Países donde la fiebre amarilla es endémica *(Serra-Valdés, 2017)*

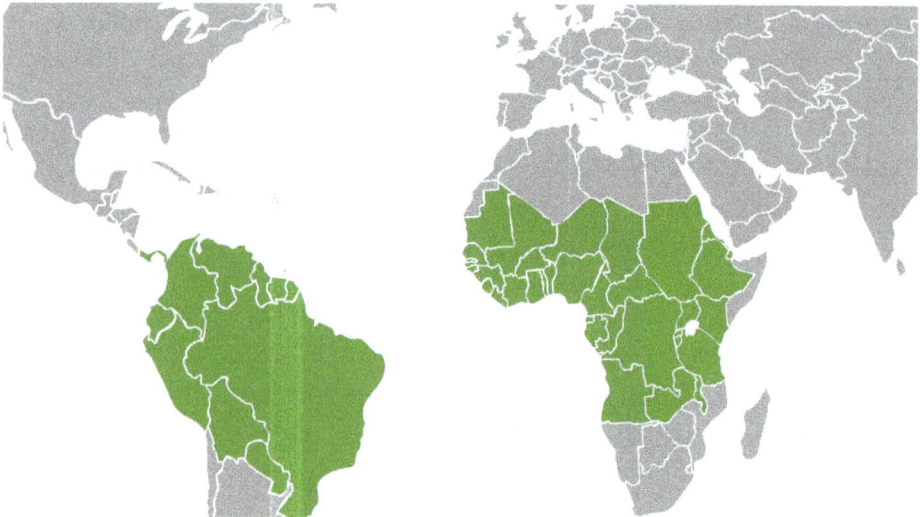

Autor: Chema Cebrián

La fiebre amarilla se puede prevenir con una vacuna que resulta ser muy eficaz, segura y asequible. Con una única dosis basta para inmunizar a un individuo y protegerle a largo plazo. No existe un tratamiento antivírico específico, pero si el tratamiento de apoyo en el hospital es el adecuado, aumenta la tasa de supervivencia.

La estrategia para eliminar las epidemias de fiebre amarilla (EYE) es una iniciativa muy importante y sin precedentes, participan más de 50 países en esta alianza, prestando ayuda a 40 países africanos en riesgo para prevenir, detectar y responder a los casos sospechosos y los brotes de fiebre amarilla.

### Fiebre amarilla en Europa

Las personas que viajan a países donde la enfermedad es endémica pueden importarla a zonas donde no hay fiebre amarilla. Para evitar esto, muchos países exigen un certificado de vacunación antes de expedir visados y permisos para ir y volver de las zonas endémicas.

Entre los siglos XVII y XIX, los casos importados causaron grandes brotes que trastornaron la economía y el desarrollo, en algunos casos provocando una alta mortalidad.

Cada año llegan a Europa más de 2,4 millones de viajeros desde destinos como Brasil. Concretamente en ese país, la fiebre amarilla es endémica en muchas regiones, además, desde 2016 el país está sufriendo el brote más importante desde hace décadas, con un recrudecimiento del mismo desde 2018 caracterizado por un aumento en el número de casos y en la expansión de las áreas geográficas afectadas.

Desde 1999 a 2017, se habían registrado solo 9 casos de fiebre amarilla importada en Europa. En 2018 según el informe de EuroSurveillance se han declarado 5 casos en viajeros europeos (1 en enero y 4 en febrero) en Francia, Holanda, Reino Unido, Rumanía y Suiza.

Según la evaluación del ECDC, el riesgo de extensión en Europa es muy bajo ya que el mosquito vector del virus de la fiebre amarilla (*Aedes aegypti*), no se encuentra asentado en Europa continental, tan solo en Madeira y en las Islas Canarias. Por otro lado, el invierno europeo, que coincide con la temporada estival en Brasil, no es una época propicia para el desarrollo de los mosquitos vectores. Y aunque al mosquito *Aedes albopictus* sí que está extendido en Europa y ha demostrado su capacidad para trasmitir la fiebre amarilla en el laboratorio, no lo ha hecho aún en la naturaleza.

## Descripción de la enfermedad

### Agente etiológico

El virus de la fiebre amarilla es un virus de pequeño tamaño (35-45 nm), presenta forma icosaédrica y pertenece a la familia *Flaviridae*, junto a otros virus como el virus del dengue. Se clasifica como arbovirus porque suele transmitirse a través de vectores artrópodos. Es un virus ARN de cadena simple que contiene 10.233

nucleótidos, patógeno intracelular que se replica en el citoplasma de las células infectadas. La cubierta consiste en una capa lipídica derivada de la célula infectada con dímeros de la proteína E, que es la responsable de las fases iniciales de la infección de las células, así como el principal objetivo de la respuesta inmune del huésped. Otras proteínas virales son NS1 y NS3, cuyos anticuerpos contribuyen a la inmunidad protectora y son objetivo de las células T citotóxicas.

**Figura 2**
Estructura del virus de la fiebre amarilla

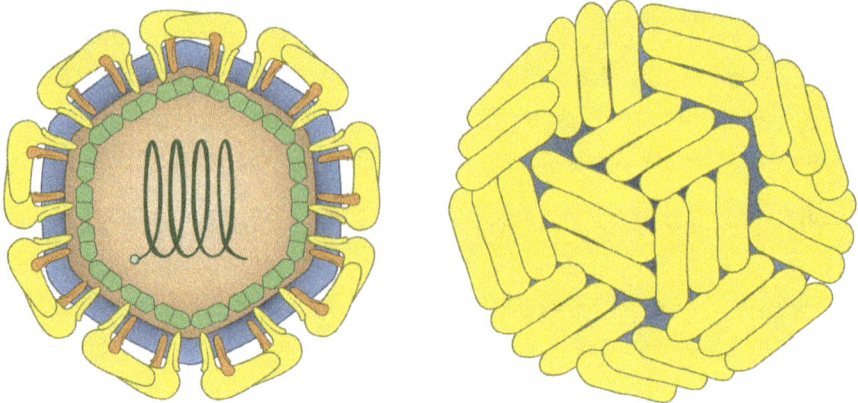

Autor: Chema Cebrián

Solo existe un serotipo de este virus; con técnicas de secuenciación molecular se pueden describir 7 genotipos, 5 circulantes en África y 2 en Sudamérica. Esta variación genética no se acompaña de diferencias antigénicas, por lo que una misma vacuna puede ser eficaz contra todos los genotipos.

El virus de la fiebre amarilla se puede inactivar mediante disolventes de lípidos (éter, cloroformo), por calentamiento a 56 °C durante 30 minutos y con luz ultravioleta.

La mayoría de los flavivirus están serológicamente interrelacionados y los anticuerpos frente a un virus pueden neutralizar a otro. Estos virus pueden crecer en una amplia variedad de insectos, garrapatas y células de vertebrados, y a temperaturas que abarcan la temperatura normal de sus huéspedes artrópodos, reptiles, mamíferos y aves.

## Epidemiología

La fiebre amarilla es una zoonosis mantenida en la naturaleza por primates y trasmitida por mosquitos de los géneros *Aedes* y *Haemagogus*. La relación entre la picadura del mosquito *Aedes aegypti* y la infección por fiebre amarilla fue propuesta por primera vez por el médico cubano Carlos Finley en 1881, demostrándose la transmisión poco después por el equipo médico de Walter Reed. Esta transmisión del virus a los humanos ocurre mediante la exposición de personas susceptibles a las picaduras de mosquitos infectados. Las diferentes especies de estos mosquitos viven en distintos hábitats (cerca de las viviendas, en los bosques o en ambos lugares), en base a lo que se describen tres tipos de ciclos:

- **Ciclo selvático:** en las selvas tropicales lluviosas, los monos son el principal reservorio del virus, los mosquitos salvajes les pican y transmiten el virus a otros monos. Las personas que se encuentren en la selva pueden ser picados de manera accidental y contraer la enfermedad. En África el vector más común en este ciclo es *Stegomya africanus*, mientras que en Sudamérica son mosquitos de los géneros *Haemagogus* y *Sabethes*. Este ciclo predomina en América.

- **Ciclo intermedio:** los mosquitos que viven en la selva y cerca de las casas infectan indistintamente a humanos y primates, originando así brotes en zonas rurales. Es el tipo de brote más frecuente en África. El vector más importante en este ciclo es *Stegomya simpsonii*.

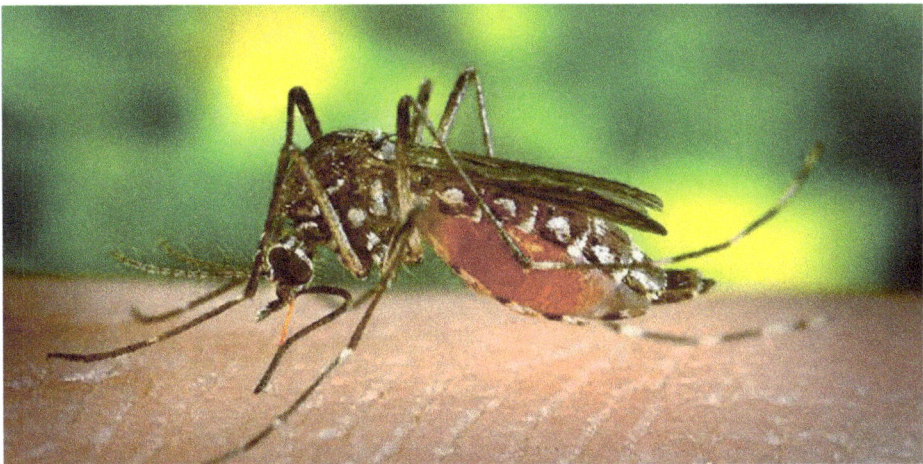

**Figura 3**
Mosquito *Aedes aegypti*

Fuente: CDC

- **Ciclo urbano:** en este ciclo, el huésped primario es el humano y suele relacionarse con el mosquito *Aedes aegypti*. Tiene lugar en forma de epidemias expansivas debidas a grandes movimientos de humanos o mosquitos infectados.

El periodo de incubación en *A. aegypti* es de 9 a 12 días, posteriormente, el mosquito permanece infectado de por vida y es capaz de trasmitir la enfermedad. Se ha descrito la transmisión transovárica en los mosquitos, factor que favorece la transmisión del virus a la descendencia.

### *Patogenia*

Tras la picadura, el virus inicia su replicación en el lugar del inóculo, propagándose hacia los ganglios linfáticos de la zona, hígado, bazo, médula ósea y miocardio, es muy raro que invada el cerebro; por ello podemos decir que el virus es viscerotrópico en lugar de neurotrópico. Se puede encontrar virus en sangre durante el periodo de incubación y en la fase inicial de la enfermedad, de manera que si un nuevo mosquito pica al individuo, se infectará con el virus y continuará el ciclo de transmisión si pica a un segundo individuo.

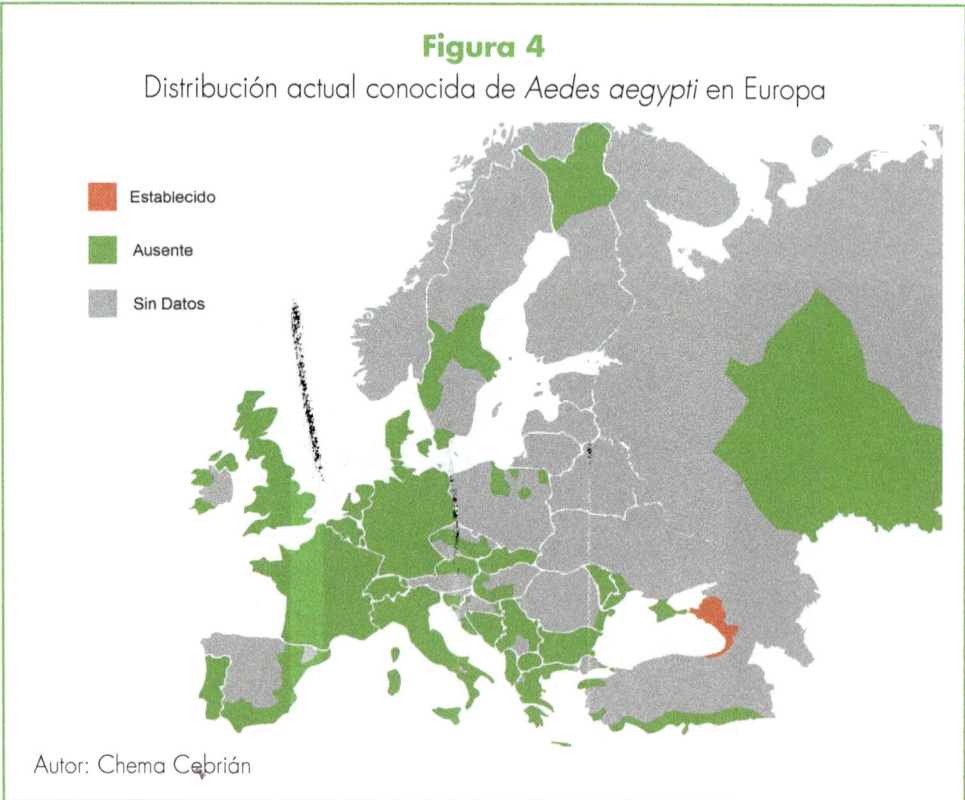

**Figura 4**
Distribución actual conocida de *Aedes aegypti* en Europa

Establecido

Ausente

Sin Datos

Autor: Chema Cebrián

Los mecanismos patogénicos específicos que intervienen en la fiebre amarilla humana siguen siendo poco conocidos.

## Signos clínicos

La infección por el virus de la fiebre amarilla puede producir cuadros muy variados que van desde la infección asintomática hasta el shock hemorrágico. En el humano, el periodo de incubación es de 3 a 6 días.

La presentación clínica se divide clásicamente en tres fases. Muchos casos permanecen asintomáticos como una infección subclínica, pero si aparecen síntomas, suelen ser inespecíficos y de inicio repentino. Los más frecuentes son: fiebre, escalofríos, astenia, malestar general, cefalea, ictericia, dolores musculares (sobre todo en la región lumbosacra), pérdida de apetito, náuseas y vómitos. En la exploración física, el paciente presenta sensación de enfermedad grave, hiperemia conjuntival y facial y bradicardia relativa respecto a la fiebre. En la analítica sanguínea puede aparecer neutropenia. Esta sería la primera fase o periodo de infección, en general, estos síntomas desaparecen tras 3-4 días con una recuperación completa.

El periodo de remisión dura entre 2 y 24 horas, desaparecen todos los síntomas iniciales.

Un pequeño porcentaje de pacientes (aproximadamente el 15-25 %) evolucionan y se agravan, pasando a una tercera fase o periodo de intoxicación. Se eleva la fiebre, aparecen vómitos y dolor epigástrico y fallan órganos como el hígado (ictericia) y los riñones. También puede haber hemorragias: petequias, equimosis, epistaxis y sangrado generalizado, debidas a una disminución de la síntesis de factores de coagulación y a una coagulopatía de consumo. El virus es muy raramente origen de una encefalitis. El 20-50 % de estos pacientes graves con enfermedad hepatorrenal evolucionan hacia un cuadro de hipotensión, acidosis, edema cerebral y coma, falleciendo en unos 7-10 días. El nivel de transaminasas es proporcional a la gravedad de la enfermedad. La letalidad es mayor en niños y personas de edad avanzada.

Los supervivientes entran en el periodo de convalecencia con un cuadro de debilidad que puede prolongarse durante semanas, pero se recuperarán completamente.

La infección natural por este virus va seguida de una respuesta inmunitaria rápida y confiere protección a largo plazo durante la vida de los supervivientes. Los anticuerpos IgM aparecen en sangre en la primera semana de enfermedad, alcanzando su máximo nivel durante la segunda semana, y disminuyen tras 1-2 meses. Tras la primera semana aparecen anticuerpos neutralizantes específicos, los principales mediadores de la protección persisten durante muchos años; se unen a las proteínas de la envoltura vírica e interfieren tanto en la fijación a la membrana de la célula huésped y en su penetración en el interior. En relación a proteínas no estructurales pero sí relacionadas con la envoltura, los anticuerpos específicos contra la proteína NS1 contribuyen a la protección inmunitaria mediante la lisis de las células infectadas, mientras que la proteína NS3 es un objetivo de las células T citotóxicas.

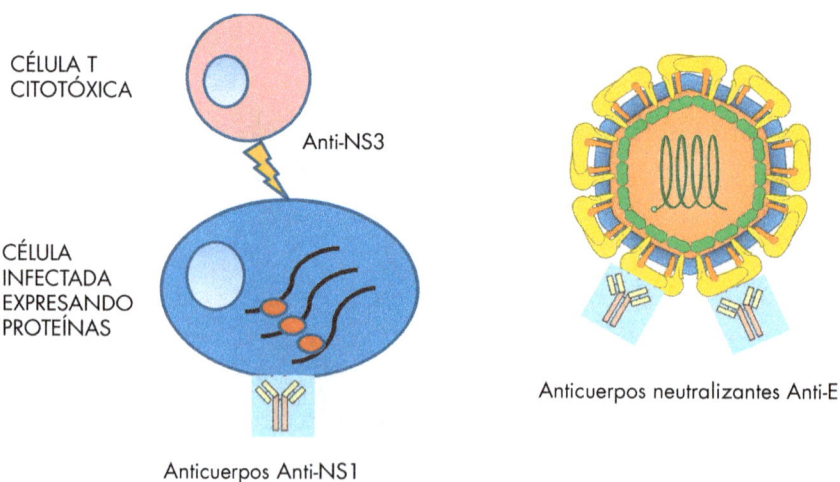

**Figura 5**

Estructura del virus y rol de sus proteínas en la respuesta inmune del huésped

CÉLULA T CITOTÓXICA

Anti-NS3

CÉLULA INFECTADA EXPRESANDO PROTEÍNAS

Anticuerpos neutralizantes Anti-E

Anticuerpos Anti-NS1

Autor: Chema Cebrián

Una infección previa por ciertos flavivirus, concretamente el virus del dengue, parece modular la expresión de la enfermedad y la gravedad de la fiebre amarilla. La detección de la presencia de anticuerpos neutralizantes es la única prueba útil para determinar la inmunidad frente a la fiebre amarilla.

Las madres inmunes les trasmiten los anticuerpos a sus hijos, que los irán perdiendo en los primeros 6 meses de vida, esto contribuye a que en las zonas endémicas las infecciones sean leves e inaparentes.

Todas las cepas del virus de la fiebre amarilla pertenecen a un solo tipo de antígeno, incluyendo aquellas aisladas en zonas rurales o urbanas en Sudamérica o en África.

## Diagnóstico

El diagnóstico de la fiebre amarilla es clínico y epidemiológico y se confirma por técnicas de laboratorio.

Es un diagnóstico difícil, sobre todo en las fases iniciales, ya que los cuadros clínicos leves son inespecíficos y los casos graves se pueden confundir con otras enfermedades infecciosas: paludismo grave, leptospirosis, hepatitis víricas, otras fiebres hemorrágicas, otras infecciones por flavivirus (como el dengue hemorrágico) e intoxicaciones.

Disponer de un sistema sensible de vigilancia de la fiebre amarilla basado en los casos y apoyado por servicios de diagnóstico de laboratorio es muy importante. Se recomienda una notificación puntual y la investigación de los pacientes con fiebre o ictericia, con o sin manifestaciones hemorrágicas.

La confirmación en el laboratorio puede conseguirse mediante el aislamiento del virus, del antígeno o del genoma vírico en tejidos, sangre u otros fluidos corporales, o bien mediante la demostración de la elevación de anticuerpos específicos en sueros obtenidos en la fase aguda y en la de convalecencia.

Una muestra de suero con IgM positiva en ausencia de vacunación reciente proporciona un diagnóstico presuntivo de fiebre amarilla. No hay que olvidar la posibilidad de reacciones cruzadas con otros flavivirus, por lo que se recomienda confirmar los casos en el laboratorio regional de referencia en la siguiente semana. En las fases iniciales se puede detectar el virus en la sangre mediante técnicas moleculares (reacción en cadena de la polimerasa con retrotranscriptasa), sobre todo, en muestra de sangre del primer mes desde la aparición de la enfermedad. En fases más avanzadas, hay que recurrir a la detección de anticuerpos mediante pruebas de ELISA o de neutralización por reducción de placa. En laboratorios muy especializados, se puede aislar el virus mediante inoculación intracerebral en ratones lactantes, inoculación intratorácica en mosquitos o inoculación en cultivos de células.

La OMS recomienda un uso amplio del método del papel de filtro para la recogida de muestras de sangre, ya que mejora la inocuidad del procedimiento y simplifica la obtención y el trasporte de las muestras. La sangre seca del papel de filtro permite realizar el análisis de la PCR y detectar la IgM específica del virus de la fiebre amarilla.

## Figura 6
### Fases de la infección por fiebre amarilla

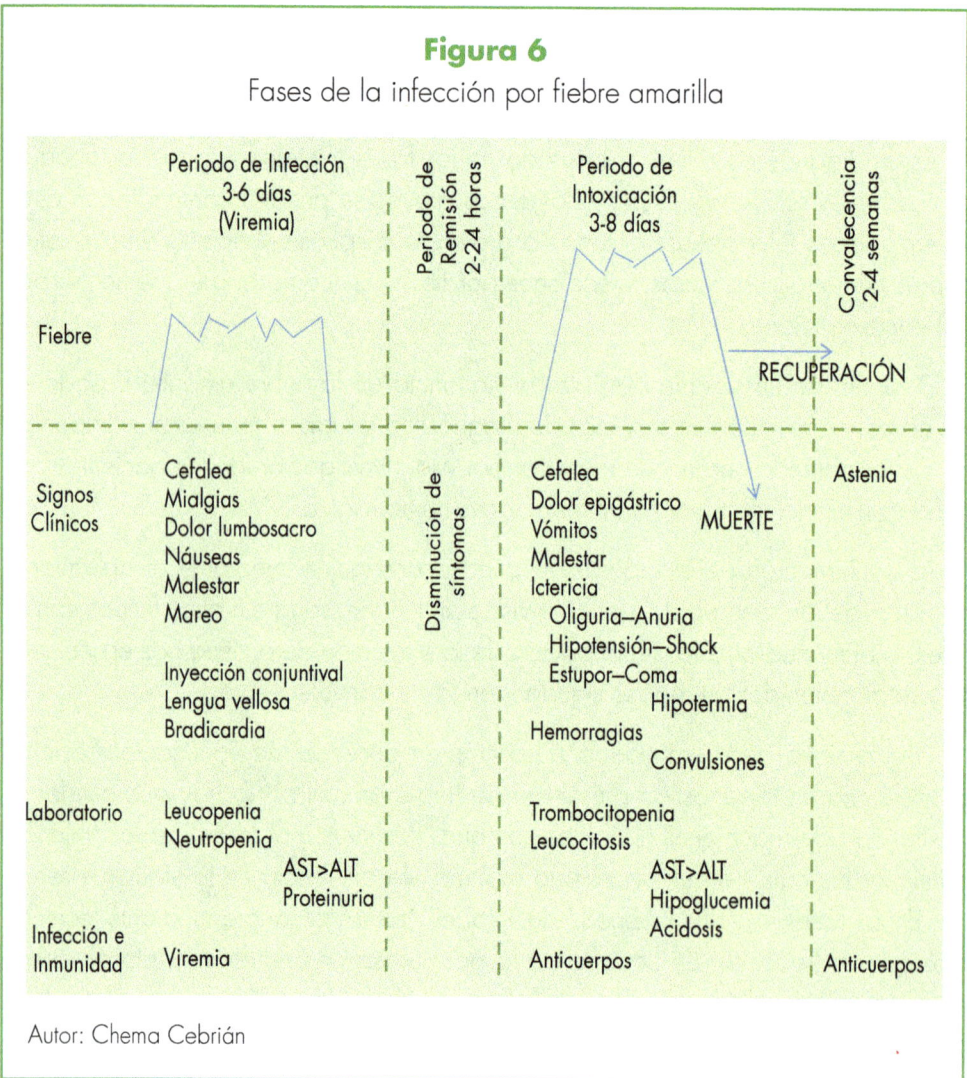

| | Periodo de Infección 3-6 días (Viremia) | Periodo de Remisión 2-24 horas | Periodo de Intoxicación 3-8 días | Convalecencia 2-4 semanas |
|---|---|---|---|---|
| Fiebre | | | | RECUPERACIÓN |
| Signos Clínicos | Cefalea Mialgias Dolor lumbosacro Náuseas Malestar Mareo | Disminución de síntomas | Cefalea Dolor epigástrico Vómitos Malestar Ictericia MUERTE | Astenia |
| | Inyección conjuntival Lengua vellosa Bradicardia | | Oliguria–Anuria Hipotensión–Shock Estupor–Coma Hipotermia Hemorragias Convulsiones | |
| Laboratorio | Leucopenia Neutropenia AST>ALT Proteinuria | | Trombocitopenia Leucocitosis AST>ALT Hipoglucemia Acidosis | |
| Infección e Inmunidad | Viremia | | Anticuerpos | Anticuerpos |

Autor: Chema Cebrián

## Figura 7

Pruebas de laboratorio útiles en pacientes con sospecha de fiebre amarilla

| Pruebas de Laboratorio | Hallazgos característicos |
|---|---|
| Biometría hemática | Leucopenia con neutropenia. Trompocitopenia |
| Examen de orina | Albuminuria (en el 90 % de los pacientes) |
| Tiempos de coagulación | Prolongación del tiempo de protrombina, disminución del fibrinógeno, aumento de dímeros D |
| Pruebas de función hepática | Elevación de aminotransferasas (ASTZALT) y bilirrubina (directa) |
| Bioquímica | Elevación de nitrógeno de urea y creatinina Hipoglucemia por depleción de reservas hepáticas Elevación del lactato |

Autor: Chema Cebrián

El examen postmortem, demostrando las lesiones típicas hepáticas, refuerza el diagnóstico. La patología de los pacientes fallecidos incluye características de fiebre hemorrágica con petequias en membranas mucosas, conjuntiva, piel y diferentes órganos. El virus tiene tropismo por el hígado, por lo que podemos encontrar hallazgos histopatológicos característicos: necrosis de hepatocitos que van confluyendo, agregados de material intracelular que forman estructuras ovoides eosinofílicas (cuerpos de Councilman), cambio graso de los hepatocitos, infiltrado inflamatorio en el hígado por células mononucleares en grado leve a moderado. Podemos encontrar necrosis y hemorragias en otras localizaciones: riñones, ganglios linfáticos y bazo, corazón y cerebro.

## Figura 8
Cuerpos de Councilman

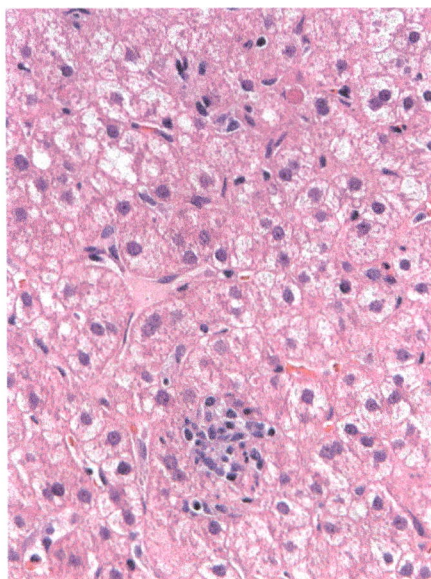

Fuente: Katarina Sedej, Nataša Toplak, Marina Praprotnik, Boštjan Luzar, Jernej Brecelj and Tadej Avčin

## Tratamiento

No existe un tratamiento antivírico específico para la fiebre amarilla, pero un buen tratamiento de apoyo en el hospital iniciado de manera precoz aumenta la tasa de supervivencia. Se incluye el tratamiento de la deshidratación con aporte de fluidos y descanso, el uso de antipiréticos para reducir la fiebre y la administración de medicación para disminuir los dolores generalizados, evitando aquellos fármacos que puedan incrementar el riesgo de sangrado (aspirina, ibuprofenos, naproxeno).

En los casos graves será necesario el ingreso hospitalario de los pacientes para un seguimiento más cercano y el tratamiento necesario de las insuficiencias hepática y renal. Las infecciones bacterianas asociadas pueden tratarse con antibióticos.

## Prevención

### Vacunación

La vacunación es la medida más importante para prevenir la fiebre amarilla. Los dos objetivos principales de la vacunación son impedir la propagación internacional de la enfermedad y proteger a los viajeros que puedan exponerse a la infección. Es muy importante que los brotes se identifiquen y controlen rápidamente mediante la inmunización, se debe vacunar a la mayoría de la población en riesgo (80 % o más).

Desde los años 60 se dispone de una vacuna segura y asequible, es una vacuna viva atenuada muy eficaz (17D). Tras un mes de la inmunización con una sola dosis se pueden observar niveles protectores de anticuerpos neutralizantes en el 99 % de los vacunados, protección que durará a muy largo plazo, probablemente sin necesidad de dosis de recuerdo. En nuestro país la vacuna solo está disponible en los centros de vacunación internacional autorizados por Sanidad Exterior, está considerada como medicamento de uso hospitalario.

La vacuna contra la fiebre amarilla 17D es la única del mercado. Se obtiene a partir de un virus de la fiebre amarilla de tipo salvaje (cepa Asibi) aislado en Ghana en 1927, atenuado mediante pases en serie en cultivo de tejidos de embriones de pollo. Este virus atenuado existe en formas de dos subcepas (17D-204 y 17DD), homólogas en un 99,9 % y no transmisibles por los mosquitos. Se administra como una única inyección subcutánea o intramuscular (0,5 ml/dosis). La vacuna liofilizada se debe conservar en condiciones de la cadena del frío (2-8 °C), protegida de la luz y sin congelarse; una vez reconstituida debe mantenerse en frío y ser administrada antes de 1 hora, con un plazo máximo de 6 horas.

Por lo general, es una vacuna bien tolerada y con pocos efectos secundarios. Pueden aparecer reacciones locales del tipo de dolor e inflamación en el lugar de la inyección. Otras reacciones leves pueden ser fiebre, cefalea, malestar general, mialgias y cansancio en el 20-25 % de los vacunados. Los casos de efectos adversos graves que presenta el uso de la vacuna son muy raros: menos de 0,21 casos por cada 10.000 dosis en regiones endémicas y 0,09- 0,4 casos por 10.000 dosis en poblaciones no expuestas al virus. Son casos de hipersensibilidad a los componentes de la vacuna, encefalitis vírica o insuficiencia de órganos. El riesgo aumenta en menores de 6 meses y mayores de 60 años y en pacientes con trastornos del timo o inmunodeprimidos, por lo que habrá que evaluar la relación riesgo-beneficio. El fallo multiorgánico se caracteriza por una respuesta inflamatoria generalizada con una alta replicación viral, que puede conducir a la muerte.

Las estrategias de vacunación son inmunización sistemática de lactantes, campañas de vacunación en masa para aumentar la cobertura en países en riesgo y vacunación de viajeros a zonas endémicas. Incluir la vacuna 17D en los programas de vacunación infantiles es cómodo, debiendo administrarse junto a la del sarampión a los 9-12 meses, con jeringuilla distinta y en lugar diferente. En caso de brote, la vacunación en masa no debe retrasarse, la aparición de una epidemia denotará una prevención insuficiente, que deberá reforzarse mejorando la inmunización entre otras tareas.

Se excluyen de la vacunación:

- Menores de 9 meses, excepto durante las epidemias (se deben vacunar los niños de 6-9 meses en zonas con alto riesgo de infección).

- Embarazadas, excepto durante los brotes de fiebre amarilla, por el alto el riesgo de infección.

- Individuos alérgicos a las proteínas del huevo.

- Personas con trastornos del timo o inmunodeficiencias graves.

## Figura 9

Situaciones de contraindicación y precaución para la administración de la vacuna

| CONTRAINDICACIONES | PRECAUCIONES |
|---|---|
| - Alergia a componentes de la vacuna | - Edad 6-8 años |
| - Edad < 6 años | - Edad >= 60 años |
| - Infección por VIH sintomática o linfocitos T CD4 <200/mm3 (o <15 % del total en niños menores de 6 años) | - Infección por VIH asintomática y linfocitos T CD4 200-499/mm3 (o 15-24 % del total en niños menores de 6 años) |
| - Enfermedades del timo asociadas a una función anormal de la inmunidad celular | - Embarazo |
| - Inmunodeficiencias primarias | - Lactancia |
| - Neoplasias malignas | |
| - Transplante | |
| - Terapias inmunosupresoras e inmunomoduladoras | |

Autor: Chema Cebrián

Todos los viajeros a zonas endémicas deben vacunarse, salvo que formen parte de un grupo de individuos excluidos. Existe una normativa internacional, el Reglamento Sanitario Internacional (RSI2005), que regula el control sanitario de los medios de transporte internacional con medidas diversas de inspección y control (como el empleo sistemático de insecticidas en aeronaves para prevenir la diseminación de los vectores), según el cual los países tienen derecho a exigir a los viajeros que presenten un certificado de vacunación contra la fiebre amarilla en los 10 años anteriores.

En 1988, el Grupo Técnico Mixto UNICEF/OMS sobre la Inmunización en África recomendó la inclusión de la vacuna 17D en el programa nacional de inmunización de los países con riesgo, pero la cobertura sigue siendo baja en la mayoría de los países africanos con riesgo y en América del Sur también varía según la zona. En la mayoría de los casos, la protección tras la primera dosis de vacuna parece ser de 30-35 años, y posiblemente dure para toda la vida, por ello se propone la vacunación con una dosis única. Para aclarar este tema, en marzo de 2003 la OMS realizó una consulta con expertos en fiebre amarilla y llegaron a la conclusión de que las pruebas sobre la inmunidad protectora más allá de los 10 años no bastaban para modificar la estrategia de vacunación aplicable a los viajeros internacionales, así que según el Reglamento Sanitario Internacional y el Certificado Internacional de Vacunación de la OMS, se necesita una dosis de refuerzo de la vacuna contra la fiebre amarilla cada 10 años.

## Figura 10

Países de África que requieren certificado de vacunación de fiebre amarilla

- Angola
- Burundi
- Camerún
- República Central Africana
- Chad
- República del Congo
- Costa de Marfil
- República Democrática del Congo
- Gabón
- Ghana
- Guinea-Bisáu
- Mali
- Níger
- Nigeria
- Sierra Leona
- Sudán del Sur
- Togo
- Uganda

Los mapas de riesgo de fiebre amarilla han variado a lo largo de su historia y actualmente son mapas de recomendación de vacunación en lugar de mapas de zonas de riesgo de la enfermedad en sí mismos.

## Figura 11

Áreas con riesgo de transmisión de fiebre amarilla en África

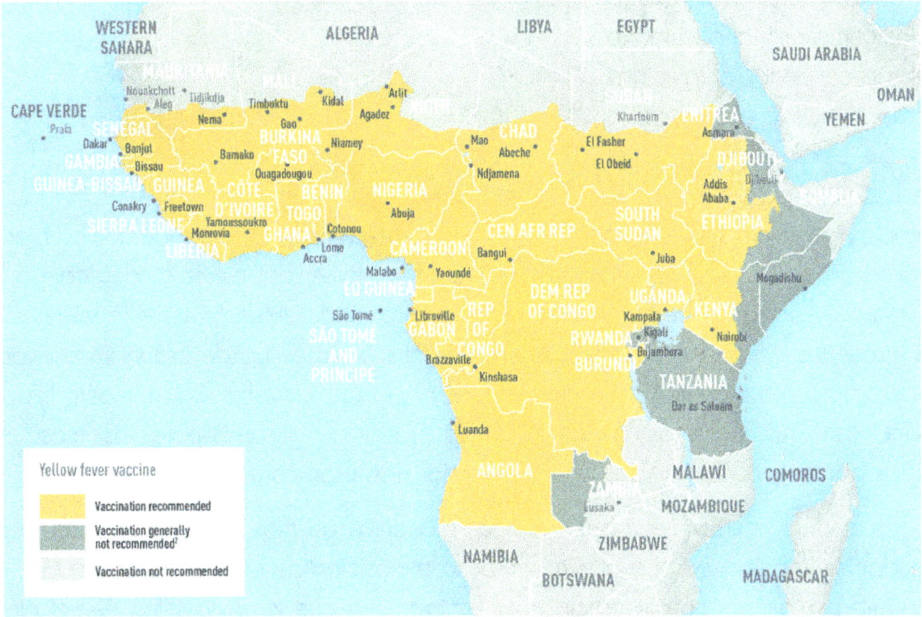

Fuente: CDC

## Control de mosquitos

La vigilancia y el control de los vectores son componentes de la prevención y el control de las enfermedades de transmisión vectorial, sobre todo, en situaciones epidémicas. Conocer la distribución de los mosquitos en un país permite priorizar zonas para reforzar la vigilancia y la realización de pruebas de detección de la enfermedad humana y considerar actividades de control de los vectores.

Existen opciones limitadas de insecticidas seguros y eficientes contra los vectores adultos, debido a la resistencia de esos vectores a los insecticidas comunes y al abandono del uso de ciertos plaguicidas por el alto costo económico o por sus efectos nocivos en el medioambiente. Como alternativas, surgen la gestión del medioambiente y el control biológico. La gestión ambiental implica alterar los sitios de reproducción de los vectores, por ejemplo, desecando los estanques y pantanos de forma permanente o limpiando repetidamente la vegetación de estanques y canales. El control biológico consiste en el uso de organismos vivos o sus productos para controlar insectos vectores y plagas; entre los organismos utilizados se incluyen virus, bacterias, protozoos, hongos, plantas, gusanos parásitos, mosquitos depredadores y peces. Ambos funcionan mejor si se usan combinados.

Las medidas personales para evitar las picaduras de mosquitos también son recomendables (repelentes, ropa que minimice la exposición de la piel). La utilidad de los mosquiteros tratados con insecticidas es limitada, ya que los mosquitos *Aedes* pican durante el día.

**Figura 12**

Áreas con riesgo de transmisión de fiebre amarilla en Sudamérica

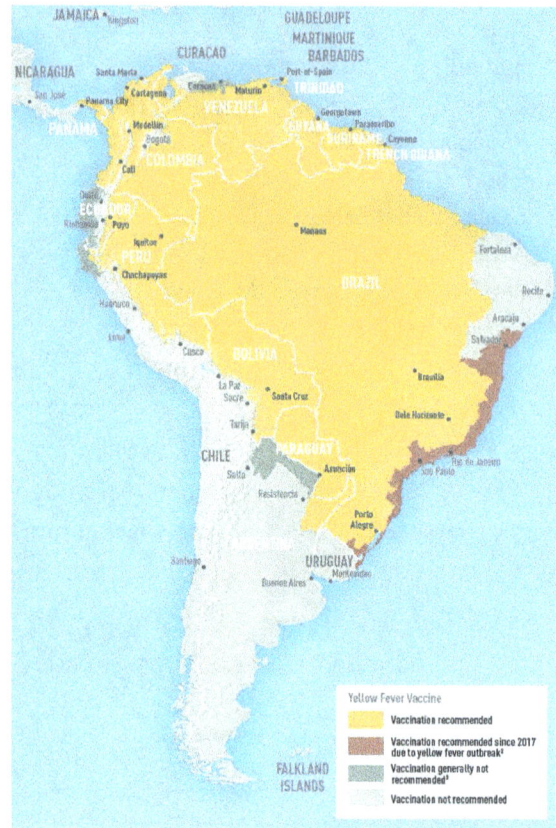

Fuente: CDC

Las campañas de control de los mosquitos han tenido éxito para eliminar *Aedes aegypti*, el vector de la fiebre amarilla urbana, en la mayor parte de América Central y Sudamérica.

## Perspectivas de futuro

Una detección rápida de la fiebre amarilla y una respuesta inmediata con campañas de vacunación son primordiales para controlar los brotes. A pesar de ello, la subnotificación existe y no es nada desdeñable, se estima que el número real de casos es de 10 a 50 veces mayor que el número de casos notificados.

La OMS recomienda que los países en riesgo dispongan de un laboratorio nacional en el que se puedan realizar análisis de sangre básicos para detectar la fiebre amarilla. Un caso confirmado debe considerarse como brote en una población no vacunada y debe ser investigado en cualquier contexto.

En 2016 hubo dos brotes de fiebre amarilla urbana relacionados entre sí en Angola y República Democrática del Congo, que originaron casos exportados a otros países, entre ellos China; quedó patente que es una grave amenaza mundial y que requiere nuevos planteamientos estratégicos. Como es el caso de la estrategia EYE: se creó para responder ante esta situación de aumento de brotes urbanos con riesgo de propagación internacional, un plan ambicioso e innovador para vacunar a casi 1000 millones de personas contra la fiebre amarilla en África de aquí a 2026. Está dirigida por la OMS, UNICEF y GAVI-Alianza para las Vacunas, apoya a 40 países con riesgo alto o moderado de enfermedad y participan más de 50 asociados, sobre todo, con los programas de inmunización sistemática y las campañas de vacunación (preventivas, de anticipación y reactivas) cuando y donde sea necesario.

La estrategia mundial EYE tiene tres objetivos estratégicos:

- Proteger a las poblaciones en riesgo.
- Prevenir la propagación internacional de la fiebre amarilla.
- Contener los brotes rápidamente.

Para poder desarrollar estos objetivos, son necesarias cinco competencias:

1. Vacunas asequibles y mercado de vacunas duradero.
2. Compromiso político en los ámbitos mundial, regional y nacional.

3. Gobernanza de alto nivel con alianzas duraderas.

4. Sinergias con otros programas de salud y otros sectores.

5. Investigación y desarrollo de mejores instrumentos y prácticas.

Además de recomendar actividades de vacunación, exige crear resiliencia en los centros urbanos, planificar la preparación urbana y reforzar la aplicación del Reglamento Sanitario Internacional.

## Bibliografía

- Amraoui F, Vazeille M, Failloux AB. French Aedes albopictus are able to transmit yellow fever virus. Euro Surveill. 2016; 21(39):30361.

- Documento de la OMS sobre la vacuna contra a la fiebre amarilla: https://www.who.int/immunization/PP_yellow_fever_SP.pdf

- European Centre for Disease Prevention and Control and European Food Safety Authority. Mosquito maps. Stockholm: ECDC; 2019. Available from: https://ecdc.europa.eu/en/disease-vectors/surveillance-and-disease-data/mosquito-maps

- Gossner C et al. Increased risk of yellow fever infections among unvaccinated European travellers due to ongoing outbreak in Brazil, July 2017 to March 2018. Euro Surveill. 2018; 23(11).

- Guarner J, Hale GL. Four human diseases with significant public health impact caused by mosquito-borne flaviviruses: West Nile, Zika, dengue and yellow fever. Seminars in Diagnostic Pathology. 2019 May; 36 (3):170–176.

- Makhani L et al. 2018 in review: five hot topics in tropical medicine. Tropical Diseases, Travel Medicine and Vaccines. 2019; 5(5) https://doi.org/10.1186/s40794-019-0082-z

- Monath TP, Vasconcelos PF. Yellow fever. J Clin Virol. 2015 Mar; 64:160-73.

- Serra-Valdés MA. Fiebre amarilla: vale la pena una revisión en el contexto epidemiológico actual. Medisur. 2017 feb; 15 (1):63-70.

- Valente-Acosta B, García-Acosta J. Fiebre amarilla: revisión concisa ante el actual escenario epidemiológico. Med Int Méx. 2017 sep;33(5):648-654.DOI: hps://doi.org/10.24245/mim.v33i5.1560

- Web de CDC (Centers for Disease Control and Prevention) sobre fiebre amarilla: https://www.cdc.gov/yellowfever/index.html

- Web de la OMS sobre Fiebre Amarilla: https://www.who.int/es/news-room/fact-sheets/detail/yellow-fever

# 12.6 Fiebre del Valle del Rift

Santiago Vega García, Clara Marín Orenga

## Antecedentes

### Datos y Cifras

- La fiebre del Valle del Rift es una zoonosis vírica que afecta principalmente a los animales, si bien también puede afectar al ser humano.

- La mayoría de las infecciones en el ser humano se deben al contacto con sangre u órganos de animales infectados.

- Asimismo, se han producido infecciones por picadura de mosquitos infectados.

- Hasta la fecha no se ha documentado la transmisión de persona a persona.

- El periodo de incubación (intervalo entre la infección y el inicio de los síntomas) oscila entre dos y seis días.

- Los brotes de fiebre del Valle del Rift en los animales se pueden prevenir mediante un programa continuo de vacunación.

### Importancia

La fiebre del Valle de Rift (FVR) es una zoonosis vírica, transmitida por artrópodos, que afecta principalmente a los animales (tales como búfalos, camellos, bovinos, cabras y ovejas), si bien también puede afectar al ser humano. Esta enfermedad produce importantes pérdidas económicas debido a los altos índices de mortalidad en los animales jóvenes y a los abortos en rumiantes gestantes. La enfermedad en los animales se caracteriza por fiebre, debilidad aguda, abortos y altas tasas de morbilidad y de mortalidad. La especie más afectada parece ser la ovina, donde los abortos suelen llegar a tasas de morbilidad del 100 %. La FVR es endémica en el África subsahariana. Las epidemias ocurren en esta región cuando las lluvias copiosas ocasionan la eclosión de los huevos del mosquito y hay presente gran cantidad de animales susceptibles.

Las epizootias de la FVR generalmente están acompañadas por enfermedad en humanos, causadas por la exposición por razones de trabajo, a sangre y tejidos de animales infectados, pero la transmisión por mosquitos puede causar epidemias. La forma más común de la enfermedad es una forma auto-limitante similar a la gripe; sin embargo, un pequeño porcentaje de pacientes sufre una forma mucho más grave de la enfermedad, generalmente consistente en la aparición de uno o más de los tres síndromes siguientes: enfermedad ocular (0,5-2 % de los casos), meningoencefalitis (menos del 1 %) o fiebre hemorrágica mortal (menos del 1 %).

La FVR se considera un desafío en el control global de las enfermedades zoonóticas, debido al elevado número de especies de vectores competentes en regiones libres de la enfermedad, a la intensificación del comercio internacional con animales vivos y a los efectos inciertos del cambio climático. La FVR se ha identificado como una arbovirosis prioritaria con potencial de emergencia en nuevos territorios, entre ellos los países europeos y de la cuenca mediterránea, donde se recomienda reforzar la vigilancia y las medidas de prevención. España, por su ubicación geográfica y sus condiciones medioambientales, es un enclave de especial interés dentro de Europa, por lo que se considera necesario realizar una evaluación del riesgo de introducción y persistencia de la FVR en nuestro país.

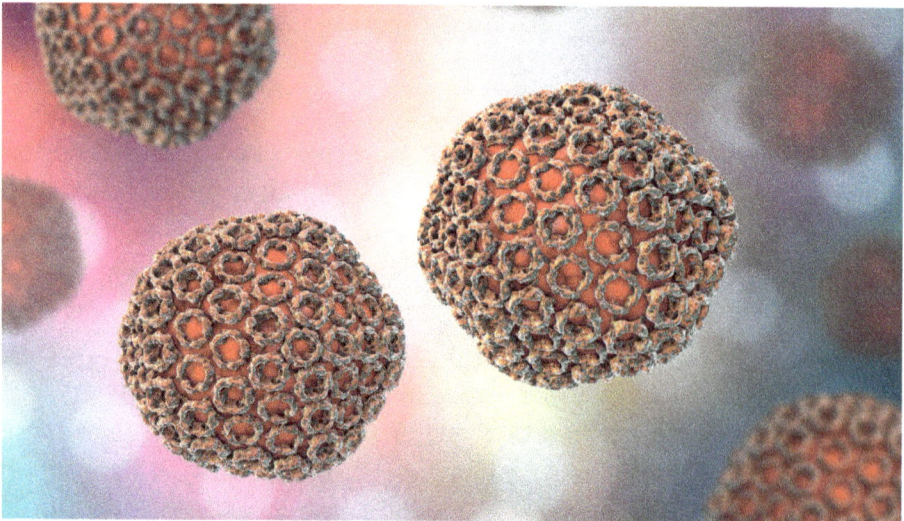

**Figura 1**
Imagen del virus de la fiebre del Valle del Rift

## Etiología

La FVR resulta de la infección por el virus de la fiebre del Valle de Rift (VFVR), un virus ARN del género *Phlebovirus*, familia *Bunyaviridae*. La enfermedad fue documentada por primera vez en un ganado en Kenia alrededor de 1915, pero el virus no fue aislado hasta 1931, cuando se identificó por primera vez durante una epizootia ovina en una granja del Valle del Rift (Kenia).

## Morbilidad y mortalidad

Las epidemias de FVR tienden a ocurrir a intervalos, cuando las lluvias copiosas ocasionan la eclosión de los huevos del mosquito y hay una población de animales susceptibles presente. Los brotes se caracterizan por numerosos abortos y alta mortalidad en neonatos. El ganado bovino autóctono puede padecer infecciones asintomáticas, mientras que la enfermedad más grave se observa en especies exóticas.

El índice de mortalidad puede ser muy alto en animales jóvenes, incluyendo terneros recién nacidos, gatitos y cachorros, con una disminución de la mortalidad en grupos de mayor edad. El índice de mortalidad en corderos recién nacidos es del 90 al 100 %, mientras que los índices de mortalidad en ovejas adultas pueden variar de un 5 a casi un 100 % en diferentes epidemias y diferentes granjas. Las muertes son más comunes en hembras gestantes que abortan. El índice de mortalidad estimado en terneros varía de un 10 % a un 70 %. Si bien ha abortado hasta un 85 % del ganado bovino en algunos brotes, el índice de abortos en ganado bovino es normalmente menor al 10 %. Los índices de aborto en los camellos pueden ser tan altos como en el ganado bovino.

Los humanos son altamente susceptibles a la FVR. La mayoría de los casos se desarrollan en veterinarios, personal de mataderos y otros que trabajan en contacto con muestras de sangre y tejidos de animales. Durante los brotes en animales, los mosquitos pueden propagar el virus a los humanos y causar epidemias. En Egipto, aparecieron aproximadamente 200.000 casos y 598 muertes durante una epidemia en 1977.

La mayoría de las personas con FVR se recupera espontáneamente en una semana. La enfermedad ocular se observa en aproximadamente un 0,5 y 2 % de los casos, y la meningoencefalitis y la fiebre hemorrágica en menos del 1 %. La tasa de letalidad por fiebre hemorrágica es de aproximadamente un 50 %.

Rara vez ocurren muertes en personas con enfermedad ocular o meningoencefalitis, pero entre 1 y 10 % de los pacientes con enfermedad ocular tienen algún grado de deficiencia visual permanente. La tasa de letalidad en general para todos los pacientes con FVR es menor del 1 %.

## Distribución geográfica

Desde 1931, se han notificado varios brotes en el África subsahariana. En 1997 se registró un brote de carácter explosivo en Egipto, país donde el VFVR se había introducido por vía del comercio de ganado a lo largo del sistema de riego del Nilo. En 1997-1998 se produjo un brote importante en Kenia, Somalia y Tanzania tras las grandes inundaciones causadas por el fenómeno de «El Niño».

Nuevamente a través del comercio de ganado infectado procedente del cuerno de África, el virus se propagó a Arabia Saudita y Yemen en septiembre de 2000. Estos primeros casos fuera del continente africano causaron preocupación por su posible propagación a otras zonas de Asia y a Europa.

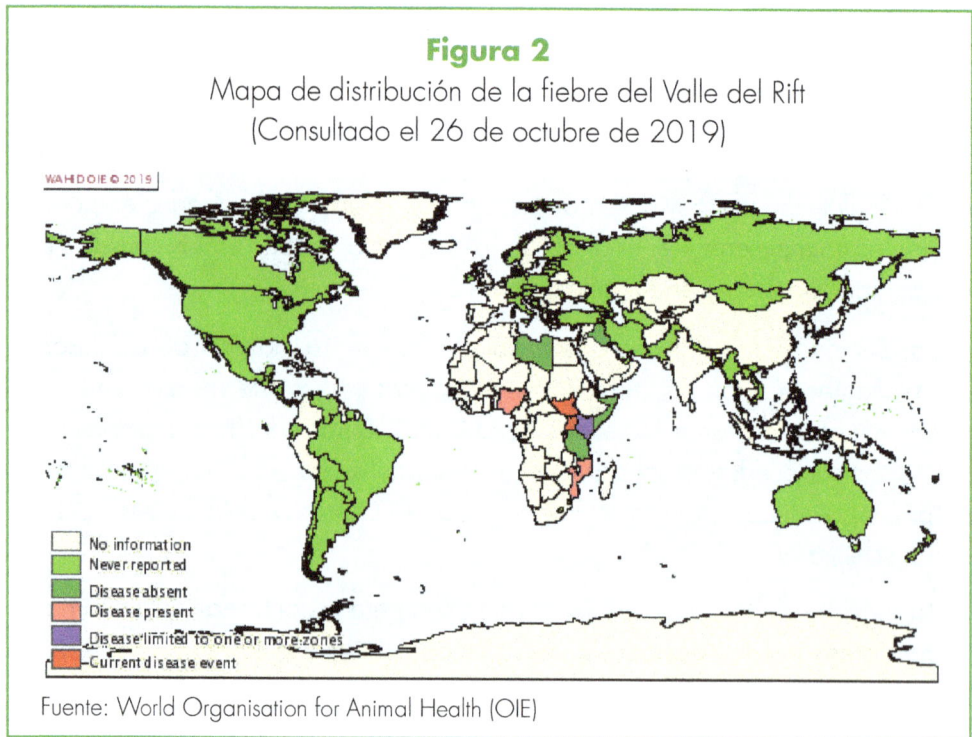

**Figura 2**
Mapa de distribución de la fiebre del Valle del Rift
(Consultado el 26 de octubre de 2019)

Fuente: World Organisation for Animal Health (OIE)

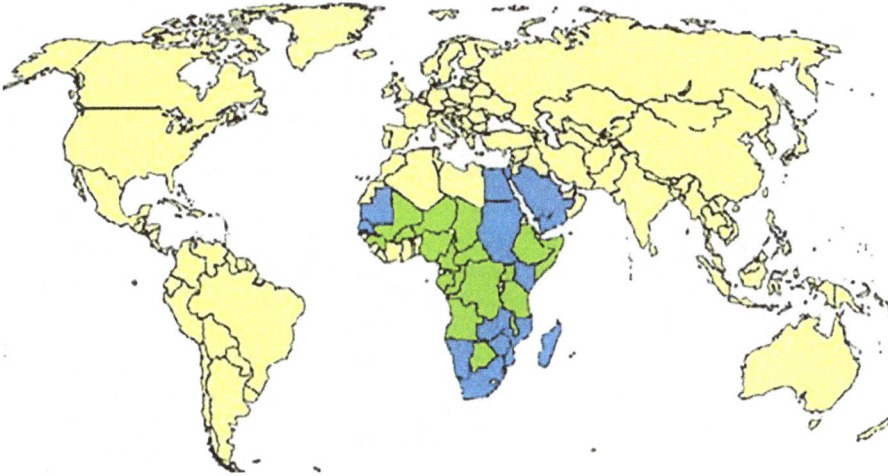

**Figura 3**
Distribución de la fiebre del Valle del Rift en África

En azul aparecen los países con incidencia endémica de la enfermedad y brotes sustanciales de FVR; en verde, los países en los que se conocen algunos casos de aislamiento periódico del virus o evidencia serológica del FVR.

Fuente: CDC.

## Brotes registrados desde 2000

Desde comienzos de 2019, se han producido las siguientes situaciones: dos focos se han resuelto, Chad y Kenia, y tres focos más, los de Ruanda, Sudán del Sur y Uganda, siguen sin resolverse, pero con la diferencia de que los de Sudán y Uganda están estables, no han ido a más, a diferencia del foco de Ruanda que sigue incontrolado.

**Mayotte (2019):** Mayotte es una isla situada al norte del canal de Mozambique y con estatus de departamento de ultramar francés, en la que han sido confirmados, desde comienzos de año hasta el 24 de junio de 2019, un total de 119 focos de FVR, afectando a 154 bovinos, 19 ovinos y 43 caprinos. Se ha considerado como vía de introducción del virus en la isla la importación ilegal de animales en preparación del «Eid al Adha» (Celebración del Sacrificio). La aparicion de focos de FVR está muy relacionada con las lluvias copiosas, circunstancia que favorece la eclosión de los huevos de los mosquitos, vectores del VFVR. Al terminar el periodo de lluvias en la zona, la aparicion de nuevos vectores se reducirá y por lo tanto la trasmision de la enfermedad.

En noviembre de 2018 se confirmó el primer caso humano y desde entonces hasta el 3 de junio de 2019 han sido notificados 137 casos, localizados principalmente en el centro y noroeste de la isla. La gran mayoría de los casos humanos no muestran signos de gravedad. Desde principios de abril, el número de casos nuevos es estable con un promedio de 4 casos por semana.

**Figura 4**

Mapa mundial focos FVR 2018 (hasta 27 de junio de 2019)

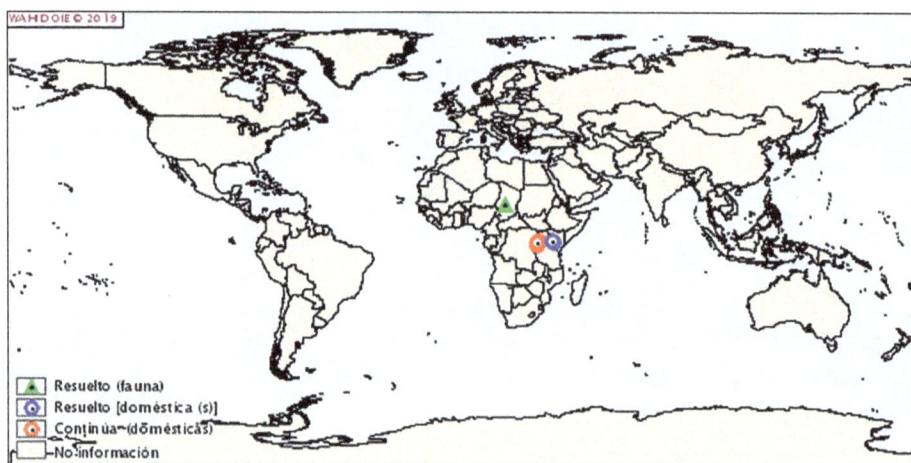

Fuente: Ministerio de Agricultura, Pesca y Alimentación.
https://www.mapa.gob.es/en/ganaderia/temas/sanidad-animal-higiene-ganadera/informe-fvr_2019-06-27_tcm38-111190.pdf

El 8 de junio de 2018, el Ministerio de Salud de Kenia confirmó un brote de FVR. El primer enfermo ingresó en un hospital en el condado de Wajir, en el noreste de Kenia, el 2 de junio, con fiebre, debilidad corporal y hemorragia en las encías y la boca, y falleció el mismo día. El paciente informó haber consumido carne de un animal enfermo. El 4 de junio, otros dos familiares fueron ingresados. Se tomaron muestras de sangre y se enviaron al Instituto de Investigación Médica de Kenia, una de estas fue confirmada como positiva al VFVR el 6 de junio. Hasta el 27 de junio, se notificaron un total de 90 casos humanos en los condados de Wajir (78 casos y 6 muertes), Marsabit (11 casos y 3 muertes) y Siaya (un caso y una muerte). Se informó de un alto número de muertes y abortos entre el ganado, incluidos camellos y cabras, en los condados de Garissa, Kadjiado, Kitui, Marsabit, Tana River y Wajir. Según los informes, las personas que viven en estos condados consumen carne de animales muertos y enfermos.

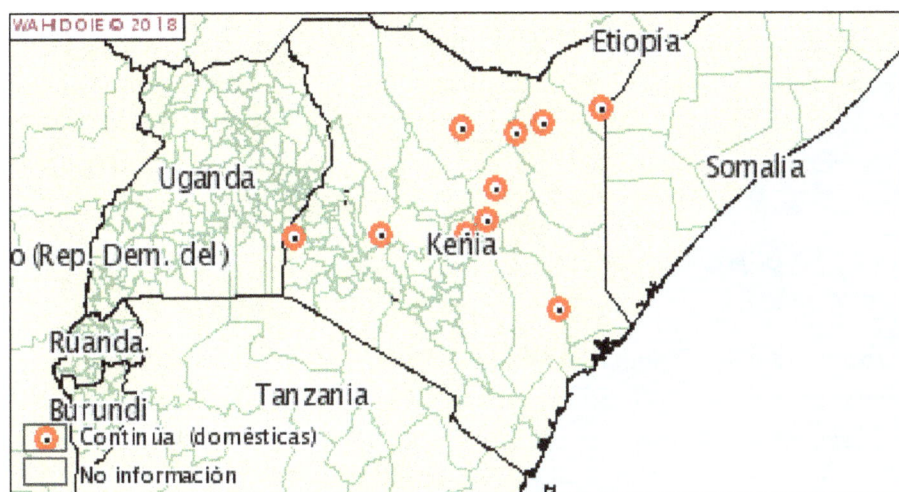

**Figura 5**
Mapa focos Kenia junio-julio 2018

Fuente: Ministerio de Agricultura, Pesca y Alimentación.
https://www.mapa.gob.es/en/ganaderia/temas/sanidad-animal-higiene-ganadera/informe-fvr_2019-06-27_tcm38-111190.pdf

**República del Níger (2016):** el 11 de octubre de 2016, el Ministerio de Salud notificó 105 casos sospechosos de FVR en personas de la región de Tahoua, de ellos 28 casos mortales.

**República de Mauritania (2012):** el Ministerio de Salud de Mauritania declaró un brote de FVR el 4 de octubre de 2012. Entre el 16 de septiembre (fecha de diagnóstico del primer caso) y el 13 de noviembre de ese año se notificaron 36 casos, 18 de ellos mortales, en seis regiones mauritanas.

**República de Sudáfrica (2010):** entre febrero y julio de 2010, el Gobierno de Sudáfrica notificó 237 casos confirmados de FVR en humano, 26 de ellos mortales, en nueve provincias del país.

**Madagascar (2008-2009):** entre diciembre de 2008 y mayo de 2009 el Ministerio de Salud de Madagascar notificó 236 casos sospechosos, siete de ellos mortales.

**Madagascar (2008):** el Ministerio de Salud de Madagascar notificó un brote de FVR el 17 de abril de 2008. Entre enero y junio de ese año se registraron 476 casos sospechosos en cuatro provincias, 19 de ellos mortales.

**Sudán (2007):** el 28 de octubre de 2008, el Ministerio Federal de Salud del Sudán notificó un brote de FVR. Entre noviembre de 2007 y enero de ese año se notificaron 738 casos en este país, 230 de ellos mortales.

**Kenia, Somalia y Tanzania (2006):** entre el 30 de noviembre de 2006 y el 12 de marzo de 2007, Kenia notificó 684 casos de FVR, 234 de ellos mortales. Entre el 19 de diciembre de 2006 y el 20 de febrero de 2007 se registraron 114 casos en Somalia, 51 de ellos mortales. En cuanto a Tanzania, entre el 13 de enero y el 3 de mayo de 2007 se registraron 264 casos, 109 de ellos mortales.

**Egipto (2003):** el Ministerio de Salud de Egipto notificó 148 casos de FVR, 27 de ellos mortales.

**Arabia Saudita y Yemen (2000):** el Ministerio de Salud de Arabia Saudita notificó 516 casos de FVR, 87 de ellos mortales. En 2000, el Ministerio de Salud Pública del Yemen notificó 1087 casos sospechosos, 121 de ellos mortales.

### Ecología de la FVR y los mosquitos vectores

La FVR es transmitida por mosquitos y a menudo es amplificada en hospedadores rumiantes. En regiones endémicas, los casos ocurren esporádicamente o en epidemias. El virus parece sobrevivir en los huevos secos del mosquito *Aedes*; las epidemias están asociadas con la eclosión de los huevos de estos mosquitos durante los años de lluvias copiosas e inundaciones localizadas.

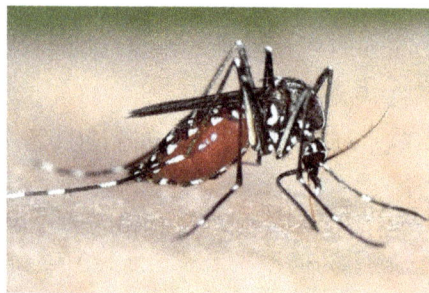

**Figura 6**
Mosquito *Aedes*

### Situación actual

En África, los brotes aparecen típicamente en las praderas de la sabana cada 5 o 15 años, y en regiones semiáridas cada 25 a 35 años. Una vez que se amplifica en los animales, el virus de la FVR también puede transmitirse por otros vectores, incluidas muchas especies de mosquitos, y posiblemente otros insectos picadores como garrapatas y jejenes. El virus se puede transmitir *in utero*, al feto. También se ha encontrado en el semen y en la leche cruda.

Los humanos no parecen infectarse por contacto casual con los huéspedes vivos, pero pueden infectarse por aerosoles o contacto directo con tejidos durante la temporada de partos, necropsia, faenado, procedimientos de laboratorio o la preparación de la carne para cocinar. La transmisión *in utero* a bebés fue descrita por primera vez en el 2006.

Tanto los animales como los humanos tienen el potencial de introducir la FVR a nuevas áreas, infectando a los mosquitos. Hay varias especies diferentes de mosquitos que pueden actuar como vectores del VFVR. La especie dominante como vector varía según la región, y cada especie puede desempeñar funciones diferentes en el mantenimiento de la transmisión del virus.

Las hembras también pueden transmitir el virus directamente a su descendencia a través de los huevos, produciendo así nuevas generaciones de mosquitos infectados.

Sin embargo, al analizar los brotes importantes de FVR se deben tener en cuenta dos situaciones distintas desde el plano ecológico. En las zonas donde se encuentran los focos principales, el virus persiste mediante la transmisión entre vectores y huéspedes y se mantiene por transmisión vertical a través de los mosquitos *Aedes*. Durante un brote importante en los focos primarios, la enfermedad puede propagarse a focos secundarios a causa del desplazamiento de ganado o, de forma pasiva, por vía de la dispersión de mosquitos, y se amplifica en los rumiantes no tratados previamente a través de la picadura de mosquitos presentes en la zona que son capaces de transmitirlo (*Culex*, *Anopheles* y *Mansonia*), que actúan como vectores mecánicos. Los sistemas de riego donde las poblaciones de mosquitos son abundantes durante largos periodos del año son lugares que favorecen mucho la transmisión secundaria de la enfermedad.

## Desinfección

En condiciones óptimas, el VFVR permanece viable en aerosoles por más de una hora a 25 °C. En un pH neutro o alcalino, mezclado con suero u otras proteínas, el virus puede sobrevivir durante 4 meses a 4 °C y 8 años por debajo de cero grados. Se destruye rápidamente con cambios de pH en cadáveres en descomposición y es susceptible a pH bajo ($\leq 6,2$), solventes y detergentes lípidos y a soluciones de sodio o hipoclorito de calcio con contenido de cloro residual mayor a 5.000 ppm.

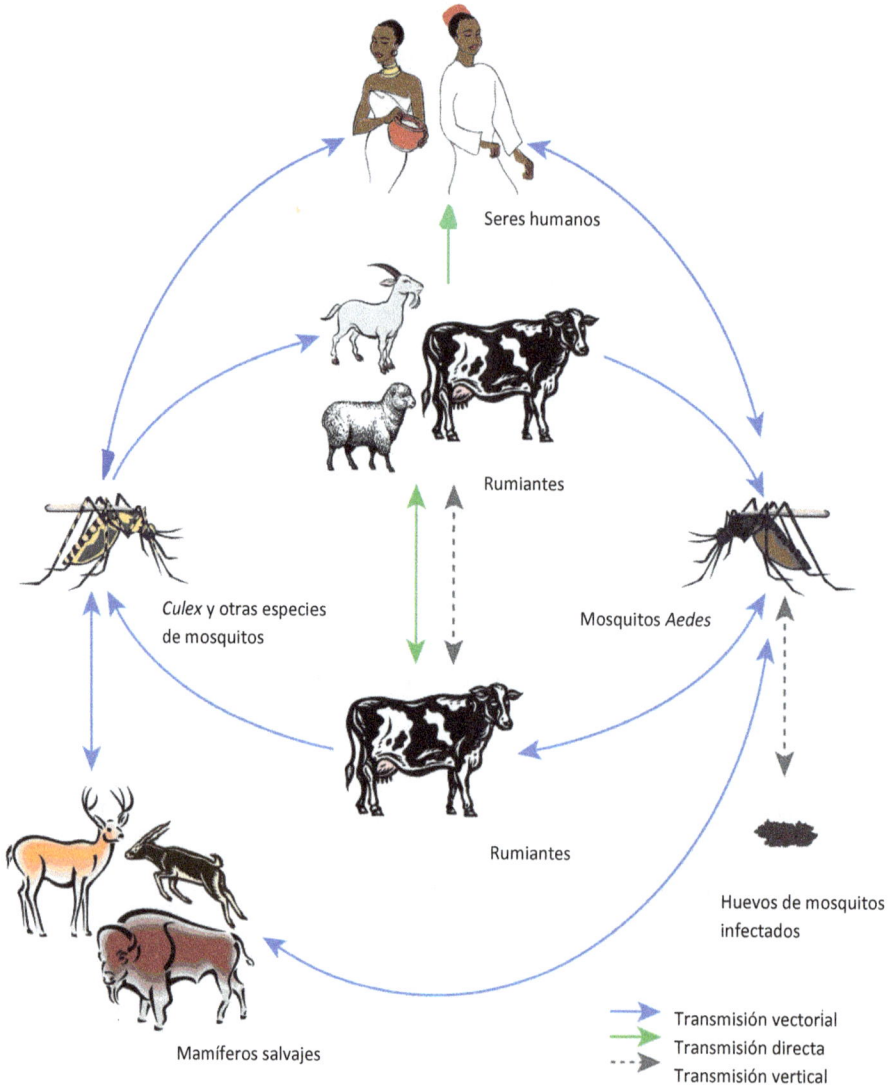

**Figura 7**
Ciclo del virus del Valle de Rift.
Balenghien *et al.* (2013)

Seres humanos

Rumiantes

*Culex* y otras especies de mosquitos

Mosquitos *Aedes*

Rumiantes

Huevos de mosquitos infectados

Mamíferos salvajes

Transmisión vectorial
Transmisión directa
Transmisión vertical

Fuente: Ministerio de Sanidad, Asuntos Sociales e Igualdad. Modificado de instituto Pasteur

https://www.pasteur.fr/fr/ip/easysite/pasteur/en/research/scientific-departments/virology/units-and-groups/laboratory-arboviruses-and-insects-vectors/research%29

https://www.mapa.gob.es/es/ganaderia/temas/sanidad-animal-higiene-ganadera/fvr_evaluaciondelriesgoparaespana_mayo2014_tcm30-111192.pdf

## Infecciones en humanos

### Período de incubación

En los humanos, el período de incubación es de 2 a 6 días. La infección con el VFVR por lo general tiene como resultado una infección asintomática o una enfermedad de leve a moderada, no mortal, similar a la gripe con fiebre y anormalidades hepáticas. Los síntomas de infecciones no complicadas pueden incluir fiebre, dolor de cabeza, debilidad generalizada, mareo, pérdida de peso, mialgia y dolor de espalda. Algunos pacientes padecen rigidez del cuello, fotofobia y vómitos. La mayoría de las personas se recuperan espontáneamente entre 2 días y una semana.

Las complicaciones como fiebre hemorrágica, meningoencefalitis o enfermedad ocular ocurren en un porcentaje bajo de pacientes. La **fiebre hemorrágica** usualmente se desarrolla de 2 a 4 días después de los síntomas iniciales. Los síntomas pueden incluir ictericia, hematemesis, heces negras, exantema purpúreo, petequias y sangrado de encías. La fiebre hemorrágica a menudo progresa en hemorragias francas, shock y muerte.

La **enfermedad ocular** y la **meningoencefalitis** por lo general se observan de 1 a 3 semanas después de los síntomas iniciales. La forma ocular se caracteriza por lesiones de la retina y puede resultar en algún grado de deficiencia visual permanente.

### Transmisibilidad

Los títulos del virus en humanos infectados son teóricamente altos como para infectar al mosquito e introducir la FVR a nuevas áreas. El virus se puede encontrar en la sangre y los tejidos. No hay evidencia de que los humanos se puedan infectar a partir del consumo de carne o productos animales cocinados, puesto que el VFVR es muy sensible al pH ácido y se inactiva rápidamente en el proceso de digestión de la carne. Además, solo está permitida la importación de carne fresca en la Unión Europea, y en España procedente de zonas en las que hasta la fecha no se ha evidenciado circulación del VFVR, como son algunas áreas concretas de Botsuana y de Suazilandia y los países del Magreb como Marruecos, Argelia o Túnez. La leche importada es pasteurizada y procede fundamentalmente de países europeos. Por ello, esta vía no se considera de riesgo de introducción de la FVR en España.

La mayoría de las infecciones humanas se deben al contacto directo o indirecto con sangre u órganos de animales infectados. La transmisión a través de la manipulación de tejidos animales se puede producir durante el sacrificio o el despiece, la asistencia al parto de los animales, la realización de procedimientos veterinarios o la eliminación de animales o fetos muertos. Por tanto, hay profesiones, como los pastores, granjeros, matarifes y veterinarios, que corren mayor riesgo de contraer la infección.

El virus infecta al ser humano por inoculación (por ejemplo, a través de una herida con un instrumento cortante contaminado o del contacto con una solución de continuidad de la piel) o por inhalación de aerosoles producidos durante el sacrificio de los animales infectados.

Algunos datos indican que el ser humano se puede infectar a través de la ingestión de leche no pasteurizada o no hervida de animales infectados.

- Asimismo, se han producido infecciones por picadura de mosquitos infectados, sobre todo de los géneros *Aedes* y *Culex*, y también es posible la transmisión por moscas hematófagas (que se alimentan de sangre).

- Hasta la fecha no se ha documentado la transmisión de persona a persona, y tampoco ha habido casos de transmisión al personal sanitario cuando se han tomado las precauciones básicas para el control de las infecciones.

- No se han notificado brotes de FVR en zonas urbanas.

### Tratamiento

No se dispone de un tratamiento específico, más que terapia de sostén; no obstante, la ribavirina ha resultado prometedora en ensayos clínicos en animales. También pueden resultar de utilidad el interferón, los inmunomoduladores y el plasma obtenido durante la fase de convalecencia. La mayoría de los casos de FVR son breves, relativamente leves y quizás no requieren tratamiento.

Puesto que la mayoría de los casos de FVR son relativamente leves y de corta duración, estos pacientes no necesitan tratamiento específico. En los casos más graves, lo más frecuente es un tratamiento sintomático general.

Se ha desarrollado una vacuna inactivada para uso humano cuya comercialización no está autorizada. Solo se ha utilizado de forma experimental para proteger al personal veterinario y de laboratorio con alto riesgo de exposición a la FVR. Se están investigando otras vacunas experimentales.

## Prevención

Se deben utilizar repelentes de mosquitos, camisetas y pantalones largos, telas mosquiteras y otras medidas de control de artrópodos para prevenir la transmisión por el mosquito y otros potenciales insectos vectores. Se deben evitar las actividades al aire libre, si es posible, durante los períodos pico de actividad del mosquito. Los insecticidas pueden ser útiles. Durante las epidemias, la vacunación de animales susceptibles puede evitar la amplificación del virus y proteger a las personas y a los animales.

Se deben tomar precauciones cada vez que pueda haber contacto con tejidos infecciosos o sangre de animales; las medidas recomendadas incluyen equipo de protección personal tal como indumentaria de protección, guantes y antiparras. Las muestras de tejido para diagnóstico deben ser procesadas por personal capacitado en laboratorios equipados apropiadamente.

Se recomienda tomar medidas universales para trabajadores de la salud que atienden pacientes con FVR confirmada o presunta. Se recomiendan medidas de prevención cuando se desarrollan tareas de enfermería con pacientes hospitalizados.

Se ha desarrollado una vacuna humana, pero tiene una disponibilidad limitada. Se están investigando otras vacunas adicionales.

### Figura 8
Protegerse contra los mosquitos es protegerse de la fiebre del Valle del Rift

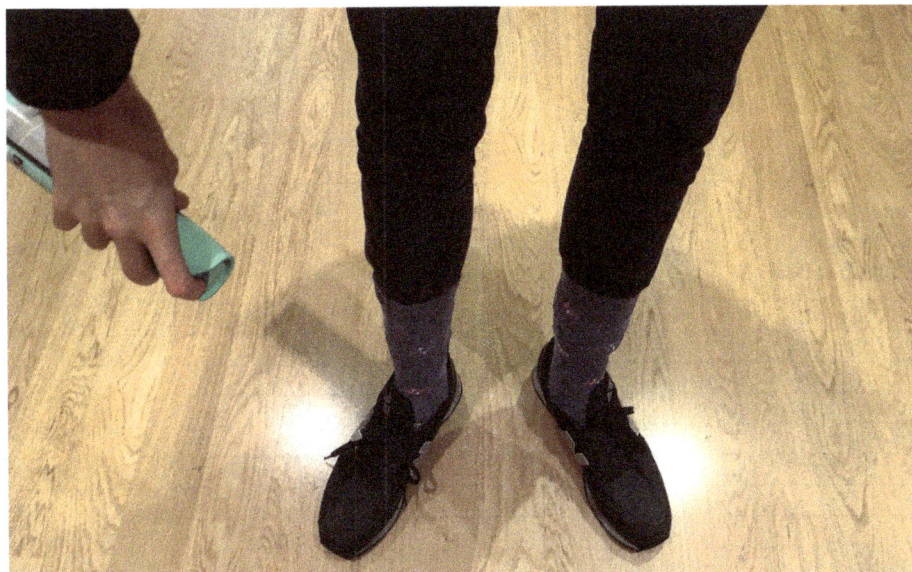

Fuente: JAB

## Infecciones en animales

El virus de la FVR puede infectar a muchas especies de animales y causar graves enfermedades a animales domésticos como la vaca, la oveja, la cabra o el camello. La oveja parece ser más vulnerable que la vaca o el camello. También se ha demostrado que la edad es otro importante factor en la vulnerabilidad de los animales a la forma grave de la enfermedad: el 90 % de los corderos infectados mueren, mientras que la mortalidad de las ovejas adultas puede ser tan solo del 10 %.

La tasa de abortos en las ovejas gestantes infectadas se acerca al 100 %. Los brotes de FVR en los animales se manifiestan frecuentemente por una ola de1 abortos inexplicados en el ganado, que puede ser la señal del inicio de una epidemia.

### Especies afectadas

La FVR puede afectar muchas especies de animales, incluidos ovejas, ganado bovino, cabras, búfalos, camellos y monos, así como ardillas grises y otros roedores. Los principales huéspedes amplificadores son las ovejas y el ganado bovino. Se puede observar viremia sin enfermedad grave en gatos adultos, perros, caballos y algunos monos, pero puede aparecer enfermedad grave en cachorros y gatitos recién nacidos. Los conejos, cerdos, cobayos, pollos y erizos no se convierten en virémicos.

### Tabla 1

Susceptibilidad de las especies animales al virus de la fiebre del Valle del Rift

| Extremadamente susceptibles. Mortalidad >70% | Altamente susceptibles. Mortalidad 10 - 70% | Moderadamente susceptibles. Mortalidad <10% | Resistentes. Infección inaparente | No susceptibles |
|---|---|---|---|---|
| Cordero | Oveja | Vacas/Bueyes | Camello | Ave |
| Cabrito | Ternero | Cabra | Caballo | Réptil |
| Cachorro de perro | Algunos roedores | Búfalo africano | Gato | Anfibio |
| Cachorro de gato | | Búfalo asiático | Perro | |
| Ratón | | Mono | Cerdo | |
| Rata | | | Burro | |
| | | | Conejo | |

Fuente: Ministerio de Sanidad, Asuntos Sociales e Igualdad.
https://www.mapa.gob.es/es/ganaderia/temas/sanidad-animal-higiene-ganadera/fvr_evaluaciondelriesgoparaespana_mayo2014_tcm30-111192.pdf

## Período de incubación

El período de incubación puede ser de hasta 3 días en las ovejas, ganado bovino, cabras y los perros. En corderos recién nacidos, es de 12 a 36 horas. Las infecciones experimentales se hacen evidentes después de 12 horas en corderos, terneros, cabritos y cachorros recién nacidos.

El virus de la FVR puede infectar a muchas especies de animales y causar enfermedades graves a animales domésticos como la vaca, la oveja, la cabra o el camello. La oveja parece ser más vulnerable que la vaca o el camello.

También se ha demostrado que la edad es otro factor importante en la vulnerabilidad de los animales a la forma grave de la enfermedad: el 90 % de los corderos infectados mueren, mientras que la mortalidad de las ovejas adultas puede ser tan solo del 10 %.

La tasa de abortos en las ovejas gestantes infectadas se acerca al 100 %. Los brotes de FVR en los animales se manifiestan frecuentemente por una ola de abortos inexplicados en el ganado, que puede ser la señal del inicio de una epidemia.

## Signos clínicos

Los signos clínicos varían con la edad, especie y la raza del animal. En las regiones endémicas, las epidemias de FVR pueden reconocerse por los altos índices de mortalidad en animales recién nacidos y abortos en adultos.

Los abortos son los signos más característicos en las ovejas y el ganado bovino. Otros síntomas que pueden aparecer en las ovejas adultas incluyen fiebre, debilidad, rinorrea mucopurulenta (a veces sanguinolenta), heces negras, diarrea hemorrágica o maloliente y vómitos. En el ganado bovino adulto, se han registrado fiebre, debilidad, salivación excesiva, diarrea fétida y disminución de la producción de leche. También se puede observar icteria, en particular en el ganado bovino.

En las cabras aparecen infecciones similares, pero más leves. Los camellos adultos no desarrollan otros síntomas más que abortos, pero los animales jóvenes pueden sufrir una enfermedad más grave.

## Transmisibilidad

Las infecciones en los animales son transmitidas típicamente por mosquitos y no por contacto directo; sin embargo, durante la parición, necropsia o faena, los virus de los tejidos pueden aerosolizarse o ingresar a la piel a través de excoriaciones. El virus de la FVR también se ha encontrado en la leche cruda y podría estar presente en el semen.

## Notificación a las autoridades

La fiebre del valle de Rift debe notificarse ante la Organización Mundial de Sanidad Animal (OIE). Los requisitos para la notificación de la enfermedad a las naciones miembro de la OIE y las pautas de importación/exportación pueden consultarse en el Código Sanitario para los Animales Terrestres de la OIE [http://www.oie.int/esp/normes/mcode/es_sommaire.htm].

## Manual práctico de operaciones

El Ministerio de Agricultura, Alimentación y Medio Ambiente de España, ha elaborado un manual práctico de operaciones en la lucha contra la Fiebre del Valle del Rift que sirve como guía de trabajo a los Servicios Veterinarios Oficiales para poder ofrecer una respuesta rápida y eficaz en caso de sospecha y de confirmación de un foco de FVR, así como para luchar contra los vectores de enfermedad, y debe utilizarse junto con el Plan Coordinado Estatal de Alerta Sanitaria Veterinaria, así como con la normativa vigente en materia de Sanidad y Bienestar Animal en nuestro país.

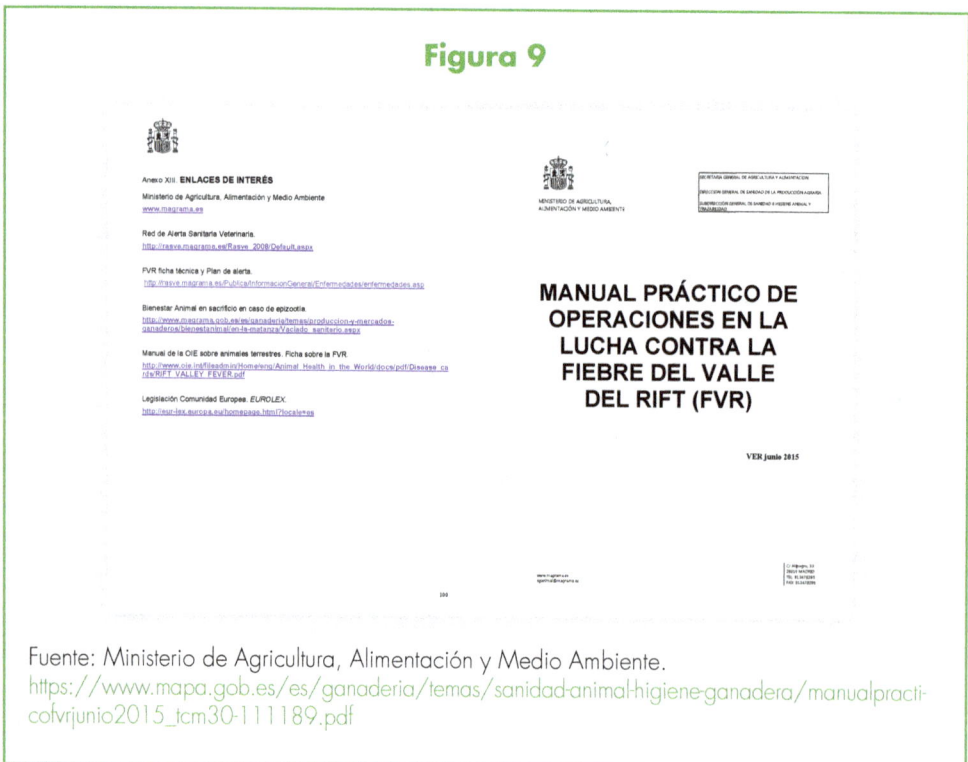

**Figura 9**

Fuente: Ministerio de Agricultura, Alimentación y Medio Ambiente.
https://www.mapa.gob.es/es/ganaderia/temas/sanidad-animal-higiene-ganadera/manualpracticofvrjunio2015_tcm30-111189.pdf

A su vez, el Ministerio ha puesto a disposición de estos Servicios Veterinarios la Guía de Campo, que es una versión resumida del manual práctico de operaciones, para que pueda servir de guía de consulta rápida.

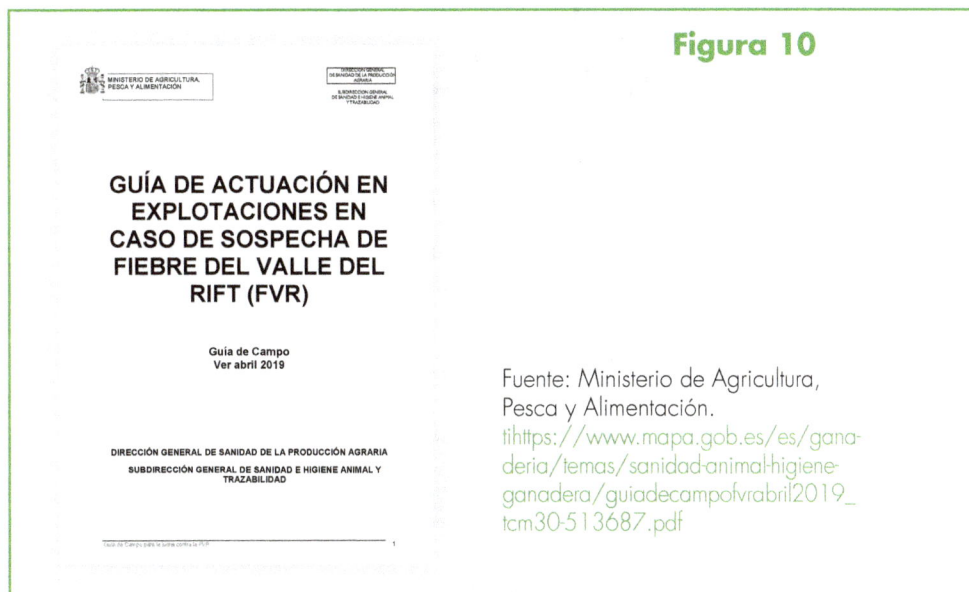

Los veterinarios que detecten un caso de fiebre del valle de Rift deben seguir las pautas nacionales y/o locales para la notificación y las pruebas de diagnóstico correspondientes.

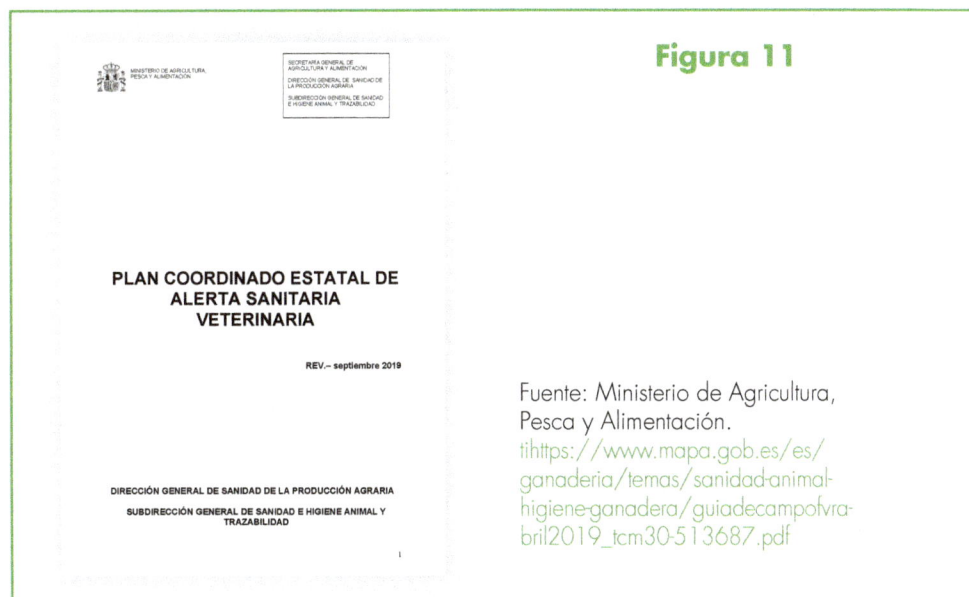

# Figura 12

## Enfermedades de Declaración Obligatoria

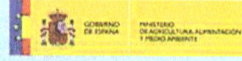

Enfermedades animales transmisibles que, por su impacto económico, social o su capacidad de transmitirse al hombre necesitan una intervención por parte de los servicios veterinarios oficiales

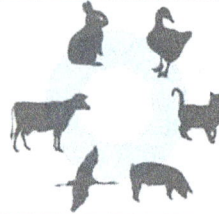

### ¿Qué enfermedades son?

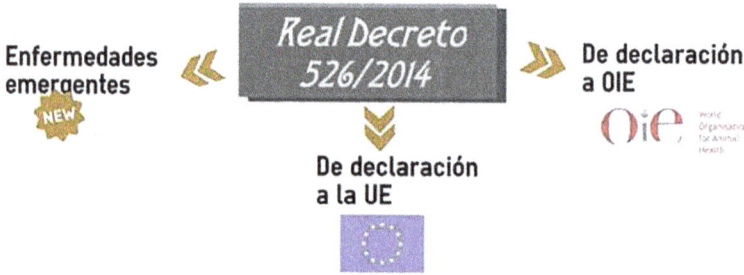

**Real Decreto 526/2014**

Enfermedades emergentes
NEW

De declaración a OIE

OiE — World Organisation for Animal Health

De declaración a la UE

### ¿Quién debe comunicar una sospecha?

### ¿A quién?

Cualquier persona que por su actividad profesional tenga conocimiento de ella

-Laboratorios privados de diagnóstico,
-Ganaderos
-Veterinarios privados
-Transportistas
-Guardas forestales
-Etc.

Veterinario privado ← Incremento de mortalidad

Servicios Veterinarios Oficiales de la Comunidad Autónoma

Confirmación

Sospecha clínica, epidemiológica o laboratorial

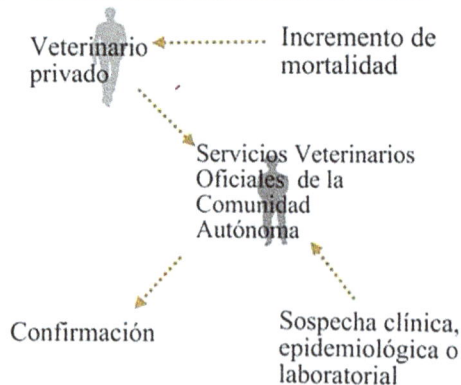

Fuente: Ministerio de Agricultura, Alimentación y Medio Ambiente.
Fuente: https://www.mapa.gob.es/es/ganaderia/temas/sanidad-animal-higiene-ganade-ra/plancoordinadoestatalalertasanitariaveterinariaseptiembre2019_2_tcm30-111067.pdf

# Perspectivas de futuro

## Prevención y control

### Control de la FVR en los animales

Los brotes de FVR en los animales pueden prevenirse mediante un programa continuo de vacunación. Se han desarrollado vacunas de uso veterinario, tanto con virus vivos atenuados como con virus inactivados. Solo se necesita una dosis de vacuna con virus vivos para obtener una inmunidad a largo plazo, pero la vacuna puede ocasionar abortos espontáneos cuando se administra a animales gestantes. La vacuna que contiene virus inactivados no tiene este efecto colateral, pero se necesitan varias dosis para obtener un efecto protector, lo cual puede resultar problemático en zonas endémicas.

Para prevenir epizootias es necesario inmunizar a los animales antes de que se declaren los brotes. No se debe vacunar a los animales una vez que ya se ha producido el brote, pues se corre el riesgo de intensificarlo. Durante las campañas de vacunación de los animales, el personal veterinario puede transmitir el virus de forma involuntaria a través del uso de viales multidosis y de la reutilización de agujas y jeringuillas. Si algunos animales de la cabaña ya están infectados y virémicos (aunque todavía no presenten signos evidentes de enfermedad), el virus puede transmitirse entre la cabaña, con la consiguiente amplificación del brote.

La restricción de movimientos del ganado o su prohibición pueden ser eficaces para retrasar la propagación del virus de las zonas infectadas a las no infectadas.

Como los brotes de FVR en los animales son anteriores a los casos humanos, el establecimiento de un sistema de vigilancia activa para detectar nuevos casos en los animales es esencial para alertar tempranamente a las autoridades de salud pública veterinaria y humana.

### Educación sanitaria y reducción del riesgo

Durante los brotes de FVR, el contacto estrecho con los animales y, en particular, con sus líquidos corporales, sea de forma directa o a través de aerosoles, es el factor de riesgo más importante de infección por el VFVR. La única forma de reducir las infecciones y las muertes humanas consiste en concienciar a la población acerca de los factores de riesgo de la infección y de las medidas de protección para evitar las picaduras de mosquitos.

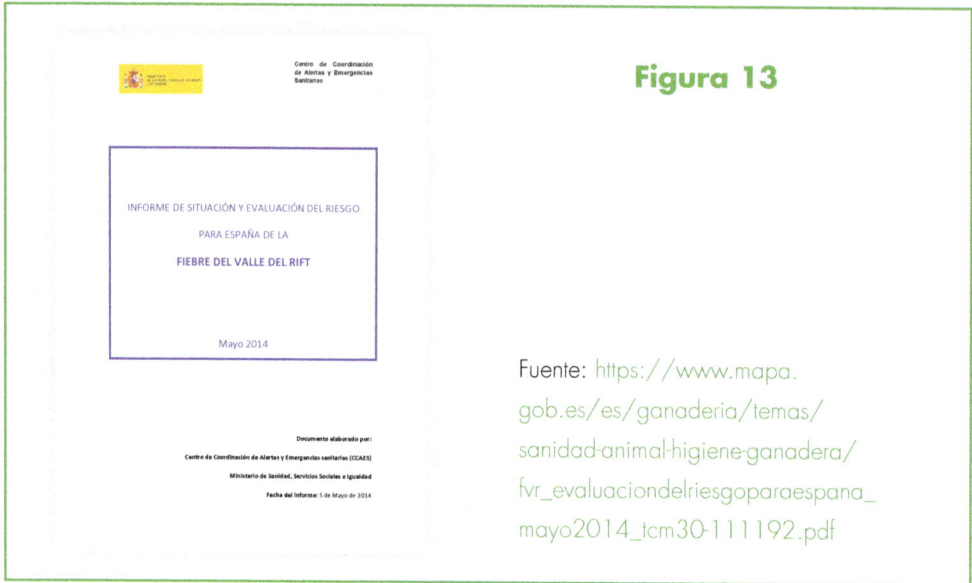

Los mensajes de salud pública destinados a reducir el riesgo deben centrarse en:

- Reducir el riesgo de transmisión de los animales al ser humano a consecuencia de las prácticas poco seguras de cría y sacrificio de animales. Es preciso lavarse debidamente las manos y utilizar guantes y otras prendas adecuadas de protección individual al sacrificar animales o manipular animales enfermos o sus tejidos.

- Reducir el riesgo de transmisión de los animales al ser humano a consecuencia del consumo de sangre fresca, leche cruda o tejidos animales no cocinados. En las zonas epizoóticas se deben cocinar bien todos los productos animales (sangre, carne y leche) antes de su consumo.

- Adoptar medidas de protección personal y comunitaria contra las picaduras de los mosquitos utilizando mosquiteros impregnados en insecticidas, repelentes de insectos, si los hay, y ropas de color claro (pantalones y camisas de manga larga), y evitando las actividades al aire libre durante las horas de máxima actividad hematófaga de las especies que actúan como vectores.

## Control de la infección en entornos sanitarios

Aunque no se han demostrado casos de transmisión de la FVR de persona a persona, sigue habiendo un riesgo teórico de transmisión del virus de los pacientes a los profesionales sanitarios a través del contacto con sangre o tejidos infectados. Los profesionales sanitarios que cuidan casos sospechosos o confirmados de FVR deben aplicar las precauciones básicas cuando manipulen muestras de los pacientes.

## Lucha antivectorial

Otras formas de controlar la propagación de FVR son el control de los vectores y la protección frente a sus picaduras.

La aplicación de larvicidas en los criaderos de mosquitos es la forma más eficaz de lucha antivectorial, siempre que los criaderos se puedan identificar claramente y su número y extensión sean limitados. Sin embargo, durante los periodos de inundación suelen ser demasiado grandes para que las medidas larvicidas resulten factibles.

## Previsión y modelos climáticos de la FVR

La previsión de las condiciones climáticas asociadas frecuentemente a un aumento del riesgo de brotes puede contribuir a mejorar el control de la enfermedad. En África, Arabia Saudita y el Yemen, los brotes de FVR se asocian estrechamente a los periodos en que las precipitaciones son superiores a la media. La respuesta de la vegetación al aumento de las lluvias puede detectarse y medirse fácilmente mediante imágenes satelitales. Además, los brotes de FVR en África Oriental se asocian estrechamente a las intensas lluvias que se producen durante la fase caliente del fenómeno El Niño/Oscilación del Sur.

Estos datos han permitido elaborar modelos de previsión y sistemas de alerta temprana contra la FVR basados en las imágenes por satélite y los datos de previsión del tiempo y del clima. Este tipo de sistemas de alerta temprana se pueden utilizar para activar la detección de casos animales en las fases iniciales de un brote, permitiendo así que las autoridades pongan en práctica medidas para evitar epidemias inminentes.

Recientemente se han descubierto nuevos factores que influyen en la propagación de la fiebre del Valle del Rift. Ahora, un consorcio de científicos de la Universidad de Cambridge y de la Universidad de Surrey, en Reino Unido, junto con el Instituto Internacional de Investigación Ganadera, han hallado nuevos factores que tienen un impacto en la propagación de esta enfermedad. Concretamente, una investigación publicada en la revista PNAS pone de relieve que las medidas de control sanitario por sí solas podrían ser ineficaces en la lucha a largo plazo contra esta enfermedad, ya que hay factores medioambientales que contribuyen a su propagación.

A diferencia de estudios previos, los investigadores examinaron el efecto de la estacionalidad y cuestionaron cómo el cambio estacional de los estanques de agua y la temperatura del aire afecta a la propagación de la fiebre. De esta forma, la propagación de la enfermedad aumenta si hay una gran cantidad de mosquitos infectados.

## Factores para controlar las poblaciones de mosquitos

Usando grabaciones de temperatura del aire de estaciones meteorológicas e imágenes satelitales, los investigadores pudieron monitorizar el crecimiento, la ubicación y la duración de la vida de las poblaciones de mosquitos en Kenia. Identificaron niveles promedio de áreas de agua y temperatura del aire que pueden llevar a la eliminación permanente de las poblaciones de mosquitos y la fiebre del Valle del Rift.

Según los investigadores, entender más sobre los mosquitos y sobre cómo su ecología está controlada por las áreas de agua y la temperatura es crucial para estimar la abundancia de mosquitos y evaluar cómo se propaga la enfermedad.

Este conocimiento puede ayudar así a informar a los responsables políticos sobre el riesgo de enfermedad en un área particular cuando deciden construir una nueva presa o cambiar los patrones de riego.

## Una amenaza impulsada por el cambio climático

Gianni Lo Iacono, profesor de bioestadística y epidemiología en la Facultad de Ciencias Veterinarias de la Universidad de Surrey, explica que «con el aumento de las temperaturas debido al cambio climático, los patrones de enfermedades transmitidas por vectores como la fiebre del Valle del Rift cambiarán y potencialmente se volverán una amenaza para la población en general».

Por ello, añade, los métodos temporales, como el uso de insecticidas, son útiles para eliminar las amenazas a corto plazo; sin embargo, el peligro aún persiste ya que las poblaciones de mosquitos se volverán a cultivar y una vez más se propagará la enfermedad. «Aprender más sobre las poblaciones y aplicar métodos, como diseñar cuidadosamente los patrones de riego, podría ayudar a reducir los mosquitos y la infección por la fiebre del Valle del Rift», indica.

## Control de la FVR en los humanos

Se ha desarrollado una vacuna inactivada para uso humano cuya comercialización no está autorizada. Solo se ha utilizado de forma experimental para proteger al personal veterinario y de laboratorio con alto riesgo de exposición a la FVR. Se están investigando otras vacunas experimentales.

Por lo general, se utilizan vacunas para proteger a los animales de la FVR en regiones endémicas. Durante las epidemias, la vacunación de animales susceptibles puede evitar la amplificación del virus y proteger a las personas y a los animales. Se dispone tanto de vacunas atenuadas como activadas. Las primeras producen mejor inmunidad; sin embargo, pueden ocurrir abortos y defectos de nacimiento, en animales preñados. Las vacunas de subunidades están en desarrollo.

Además, medidas de prevención menos utilizadas, incluyen controles de vectores, traslado del ganado a mayores altitudes y encierro del ganado en establos protegidos de insectos. Estos métodos de control son a menudo poco prácticos o inefectivos ya que se establecen demasiado tarde. El traslado de animales de áreas endémicas a regiones libres de FVR puede ocasionar epidemias.

Recientemente se ha desarrollado una vacuna frente al virus de la Fiebre del Valle del Rift (VFVR) que ha demostrado segura para su aplicación en ovejas y cabras gestantes.

El desarrollo de una vacuna eficaz frente a esta enfermedad es crucial, tanto para la salud animal como humana. Por ello, investigadores de varias instituciones (The Jenner Institute, Wageningen University Research, Biovacc Consulting Ltd, KEMRI-Wellcome Trust y The Pirbright Institute) han realizado estudios para determinar si la aplicación de la vacuna ChAdOx1 RVF, desarrollada por *The Jenner Institute*, es segura para cabras y ovejas gestantes.

El estudio, publicado en npj Vaccines demuestra que los animales inmunizados con una dosis única de la vacuna ChAdOx1 RVF y expuestos a una cepa virulenta del virus permanecen sanos y no sufren problemas durante la gestación.

La protección fue más fuerte en ovejas que en cabras, a pesar de los niveles similares de respuesta inmunitaria, lo que sugiere que los mecanismos de protección frente a FVR difieren entre especies.

Los resultados del estudio demuestran que la vacuna ChAdOx1 RVF genera una rápida respuesta inmunitaria y permite diferenciar entre animales infectados y vacunados. Estas propiedades hacen que la vacuna sea adecuada para aplicarse en casos de brotes y podría limitar la circulación del virus entre animales y personas. Este trabajo también ayudará a progresar en el desarrollo de la vacuna para uso humano, que podría ser la primera en ser utilizada contra una enfermedad humana y animal.

Bryan Charleston, director de *The Pirbright Institute* señala que «*esta nueva vacuna es un ejemplo excelente del enfoque One Health en la que múltiples campos de investigación confluyen para proporcionar soluciones que beneficien simultáneamente a los animales, a las personas y al ecosistema*».

La nueva vacuna es un excelente ejemplo del enfoque «One Health», donde múltiples disciplinas de investigación trabajan juntas para proporcionar soluciones que beneficien simultáneamente a los animales, los humanos y los ecosistemas.

## Conclusiones

En base a la revisión de la literatura y a la evaluación cualitativa del riesgo realizada, se considera que el riesgo actual de introducción de la FVR en España es muy bajo, si bien aumentaría considerablemente en el caso de que se detectara circulación viral en los países del norte de África más próximos a España, especialmente en Marruecos. En este escenario hipotético el mayor riesgo procedería del desplazamiento de vectores infectados mediados por el viento, debido a la cercanía geográfica; no se podría sin embargo descartar el riesgo de introducción por movimientos ilegales de animales, fundamentalmente con motivo de la Festividad del Sacrificio.

### Tabla 2

Vías plausibles y riesgo de introducción del VFVR en España

| | Escenario 1 (actual): sin evidencia de circulación viral en los países del Norte de África | Escenario 2 (potencial): evidencia de circulación viral en los países del Norte de África |
|---|---|---|
| **Introducción a partir de huéspedes virémicos** | | |
| Rumiantes domésticos | Bajo | Bajo |
| Rumiantes no domésticos | Despreciable | Extremadamente bajo |
| Seres humanos | Extremadamente bajo | Bajo |
| **Introducción a partir de vectores infectados** | | |
| Desplazamiento mediado por el viento | Muy bajo | Medio |
| Transporte mecánico | Muy bajo | Bajo |

Fuente: Ministerio de Sanidad Asuntos Sociales e Igualdad.
https://www.mapa.gob.es/es/ganaderia/temas/sanidad-animal-higiene-ganadera/fvr_evaluaciondelriesgoparaespana_mayo2014_tcm30-111192.pdf

Las condiciones ambientales presentes en España parecen ser apropiadas para el establecimiento del VFVR, en caso de que llegara a introducirse. Existen potenciales vectores ampliamente difundidos por la geografía española, incluyendo la presencia de mosquitos del género *Aedes*, en los que se ha demostrado transmisión transovárica y que podrían jugar un papel clave en el ciclo de amplificación en zonas inundables, y mosquitos del género *Culex*, los cuales podrían adquirir más relevancia en el mantenimiento del ciclo en zonas permanentemente irrigadas. La gran cantidad de humedales y de zonas inundables, así como las amplias zonas y largos periodos del año de elevadas temperaturas, favorecerían también la transmisión. Las elevadas densidades de cabaña ganadera en nuestro país garantizan la presencia de huéspedes susceptibles. Factores como el cambio climático podrían aumentar la vulnerabilidad de nuestro territorio a la introducción y persistencia.

Andalucía y las ciudades autónomas de Ceuta y Melilla, por su ubicación geográfica, se consideran las zonas de España de mayor riesgo de introducción del VFVR. En ellas, las temperaturas favorables para la actividad vectorial se mantienen durante periodos del año especialmente largos. Además, en Andalucía son abundantes las explotaciones ganaderas con potenciales huéspedes susceptibles y las zonas irrigadas son numerosas.

La coincidencia en el tiempo de la introducción del patógeno y de las condiciones ambientales óptimas para su transmisión sería necesaria para el establecimiento de la FVR en España. Esta coincidencia sería, sin embargo, plausible. Un mayor riesgo de introducción podría estar condicionado por la coincidencia de periodos de la época de frecuentes brotes epidémicos en las zonas endémicas para la FVR y la celebración de la Festividad musulmana del Sacrificio, en la que se intensifican los movimientos de animales en el continente africano y se incrementa el riesgo de este tipo de movimientos en Melilla. Estos factores podrían, a su vez, coincidir con el periodo en el que las temperaturas son aún suficientemente cálidas en el sur de España y se mantiene la actividad vectorial.

En el sector animal, el impacto que tendría la introducción de la FVR sería elevado en cuanto a las restricciones al movimiento de animales y a la comercialización de sus productos. Ante la completa susceptibilidad de los huéspedes por la ausencia de circulación viral previa, se esperaría también una importante morbimortalidad en el ganado expuesto al virus. Respecto a la afectación humana, los trabajadores del sector ganadero serían un grupo clave de mayor riesgo de exposición en el que habría que reforzar la adopción de las medidas de bioseguridad. La transmisión vectorial podría adquirir también relevancia, sobre todo en poblaciones cercanas a áreas con elevadas densidades ganaderas y de vectores.

## Recomendaciones

1. Reforzar la preparación ante arbovirosis emergentes en España, incluyendo la FVR, mediante las siguientes acciones:

   - Desarrollar un Plan Nacional integral de preparación y respuesta frente a arbovirosis que incluya a todos los actores implicados y en el que se refuerce la coordinación a nivel local, autonómico y nacional entre los sectores de salud humana, animal y ambiental, bajo el enfoque **One Health**.

   - Fomentar la evaluación del riesgo a nivel local, como herramienta para facilitar la preparación y la toma de decisiones.

   - Fomentar la investigación para sustentar la evaluación del riesgo, centrándose en mejorar el conocimiento de los parámetros ambientales y entomológicos que podrían facilitar una potencial transmisión y en el desarrollo de modelos predictivos que permitan la priorización de áreas de mayor riesgo.

2. Mantener y reforzar la vigilancia y control en las áreas de mayor riesgo de introducción de FVR, mediante las siguientes acciones:

   - Mantener los esfuerzos de vigilancia y control, así como de intercambio de información, con los países mediterráneos (fundamentalmente los del Magreb), a través de las redes existentes.

   - Mantener la vigilancia animal establecida en el Programa Nacional de Vigilancia frente a la fiebre del Valle del Rift del MAGRAMA.

   - Establecer vigilancia entomológica en las áreas de mayor riesgo de introducción de la FVR, como Ceuta y Melilla.

   - Evaluar y garantizar el cumplimiento de las regulaciones en cuanto a las restricciones a los desplazamientos de animales vivos.

   - Evaluar las prácticas de desinsectación de embarcaciones y aeronaves procedentes de zonas donde hay transmisión de arbovirosis con riesgo potencial de introducción y mantenimiento en España.

3. Promover la comunicación del riesgo en las áreas de mayor riesgo de introducción, mediante las siguientes acciones:

   - Promover el conocimiento de la FVR y fomentar el uso de las medidas rutinarias de bioseguridad entre los sectores de alto riesgo ocupación (ganadero, veterinario, matarifes).

- Difundir el protocolo de vigilancia humana de fiebres hemorrágicas víricas, entre las que se incluye la FVR, el cual forma parte de los protocolos de enfermedades de declaración obligatoria aprobados recientemente, para fomentar la capacidad de detección y notificación precoz.

4. Promover las medidas de protección frente a mosquitos en la población española de las áreas de mayor riesgo de introducción y transmisión de arbovirosis.

## Recursos de internet

- Centers for Disease Control and Prevention (CDC) Health Topics.
  http://www.cdc.gov/az.do.

- Manual for the Recognition of Exotic Diseases of Livestock
  http://www.spc.int/rahs/.

- Medical Microbiology
  http://www.gsbs.utmb.edu/microbook.

- OIE International Animal Health Code
  http://www.oie.int/eng/normes/mcode/A_summry.htm.

- Preparation of Rift Valley Fever Contingency Plans. FAO Animal Health Manual No. 15.
  http://www.fao.org/DOCREP/005/Y4140E/y4140e00.htm#TopOfPage.

- The Merck Veterinary Manual.
  http://www.merckvetmanual.com/mvm/index.jsp.

- United States Animal Health Association. Foreign Animal Diseases.
  http://www.vet.uga.edu/vpp/gray_book02/fad/index.php.

- World Health Organization (WHO). Rift Valley Fever Fact Sheet.
  http://www.who.int/inf-fs/en/fact207.html.

- World Organization for Animal Health (OIE). Manual of Diagnostic Tests and Vaccines for Terrestrial Animals.
  http://www.oie.int/eng/normes/mmanual/a_summry.htm.

## Bibliografía

- Brès P. (1981). – Prevention of the spread of Rift Valley fever from the African continent. Contributions to Epidemiology and Biostatics, 3:178-190.

- Centers for Disease Control and Prevention (CDC). Rift Valley fever [online]. CDC; 2004 Aug. Available at: http://www.cdc.gov/ncidod/dvrd/spb/mnpages/dispages/rvf.htm.

- De La Rocque S. & Formenty P. (2014) - Applying the One Health principles: a trans-sectoral coordination framework for preventing and responding to Rift Valley fever outbreaks. Rev. sci. tech. Off. int. Epiz., 33, 555–567.

- Garner G, Saville P, Fediaevsky A. Manual for the recognition of exotic diseases of livestock: A reference guide for animal health staff [online]. Food and Agriculture Organization of the United Nations [FAO]; 2004. Rift Valley fever. Available at: http://www.spc.int/rahs/Manual/Multiple_Species/RVF.HTM.

- Kahn CM, Line S, editors. The Merck veterinary manual [online]. Whitehouse Station, NJ: Merck and Co; 2003. Rift Valley fever. Available at: http://www.merckvetmanual.com/mvm/index.jsp?cfile=htm/bc/56200.htm.

- Shope RE. *Bunyaviruses* [online]. In Baron S, editor. Medical microbiology. 4th ed. New York: Churchill Living-stone; 1996. Available at: http://www.gsbs.utmb.edu/microbook/ch056.htm.

- Spickler A.R. & Roth J.A. – Technical Fact Sheets. Iowa State University, College of Veterinary Medicine: http://www.cfsph.iastate.edu/DiseaseInfo/factsheets.htm.

- Stedman, A., Wright, D., Wichgers Schreur, P., Clark, M., Hill, A., & Gilbert, S. et al. (2019). Safety and efficacy of ChAdOx1 RVF vaccine against Rift Valley fever in pregnant sheep and goats. Npj Vaccines, 4(1). doi: 10.1038/s41541-019-0138-0 https://www.nature.com/articles/s41541-019-0138-0.pdf.

- United States Animal Health Association [USAHA]. Foreign animal diseases [online]. Richmond, VA: USAHA; 1998. Rift valley fever. Available at:
- http://www.vet.uga.edu/vpp/gray_book02/fad/rvf.php.

- World Health Organization (WHO). Rift Valley fever [online]. WHO information fact sheet no. 207. WHO; 2000. Available at: http://www.who.int/inffs/en/fact207.html.

- World Organization for Animal Health (OIE). Manual of diagnostic tests and vaccines 2004 [online]. Paris: OIE; 2004. Rift Valley fever [online]. Available at: http://www.oie.int/eng/normes/mmanual/A_00031.htm.

- World Organisation for Animal Health (2018). –Terrestrial Animals Health Code. OIE, Paris.

- World Organisation for Animal Health (2019). – Online World Animal Health Information Database (WAHID). https://www.oie.int/wahis_2/public/wahid.php/Wahidhome/Home.

# 12.7 Fiebre del Oeste del Nilo

Santiago Vega García, Clara Marín Orenga,
Rafael J. Astorga Márquez

## Antecedentes

El virus de la encefalitis del Nilo (WNV) se describió por primera vez en 1999, en Nueva York, extendiéndose posteriormente a cuarenta y ocho estados y causando la peor epidemia de los últimos años. Como consecuencia del brote, varios miles de personas se vieron afectadas en diversas zonas del país. Casi paralelamente, tras más de veinte años de ausencia en Europa, el virus West Nile reapareció en 1996 en Rumanía, extendiéndose por Europa del Este (Chequia 1997, Rusia 1999), el sur de Francia, en los departamentos de Bouches-de-Rhône (2000) y Gard (2004), y más recientemente en el norte de Italia (2008) y Grecia (2010). Sin embargo, teniendo en consideración la localización geográfica, ha sido más alarmante para nuestro país la aparición de casos en países de la cuenca mediterránea, como el brote francés de octubre de 2006 de cinco casos en caballos en el departamento de los Pirineos Orientales, apareciendo animales afectados en la localidad de Perpiñán, situada a tan solo cincuenta kilómetros de la frontera. Por otro lado, hay que reseñar los casos aparecidos en Kenitra, al norte de Marruecos, en 1996, en 2003 y en agosto de 2010.

A la vista de estos acontecimientos, en España, desde el año 2001, se vienen realizando estudios en el marco de las actuaciones llevadas a cabo por la red EVITAR de investigación, constituida por diversos grupos de trabajo de carácter multidisciplinar, y que ha estado investigando sobre diversas enfermedades transmitidas por roedores y artrópodos, entre ellas el West Nile. En relación con esta enfermedad, los estudios se han centrado en el Parque Nacional de Doñana y en el delta del Ebro. Para ello, se han tomado muestras a un gran número de aves, tanto migratorias como residentes, resultando tasas de prevalencia variables según la especie, destacando el papel de la focha común (34 %).

El virus del Nilo Occidental (West Nile virus) se detectó por primera vez en España en una población de fochas en Doñana. Ese mismo año, fue diagnosticado de forma retrospectiva por un equipo del Hospital de Bellvitge en Barcelona, el primer caso en humanos de la enfermedad neuroinvasiva por el virus del Nilo Occidental, en una paciente con diagnóstico de meningitis, en septiembre de 2004, que había pasado las vacaciones en Valverde de Leganés (Badajoz). Ese verano, un ciudadano francés enfermó tras pasar las vacaciones en Doñana, aunque vivía en la Camarga francesa, una zona donde también circulaba el virus.

## Figura 1
### Brotes de virus del Nilo Occidental en humanos y caballos
### (Europa y región Mediterránea)

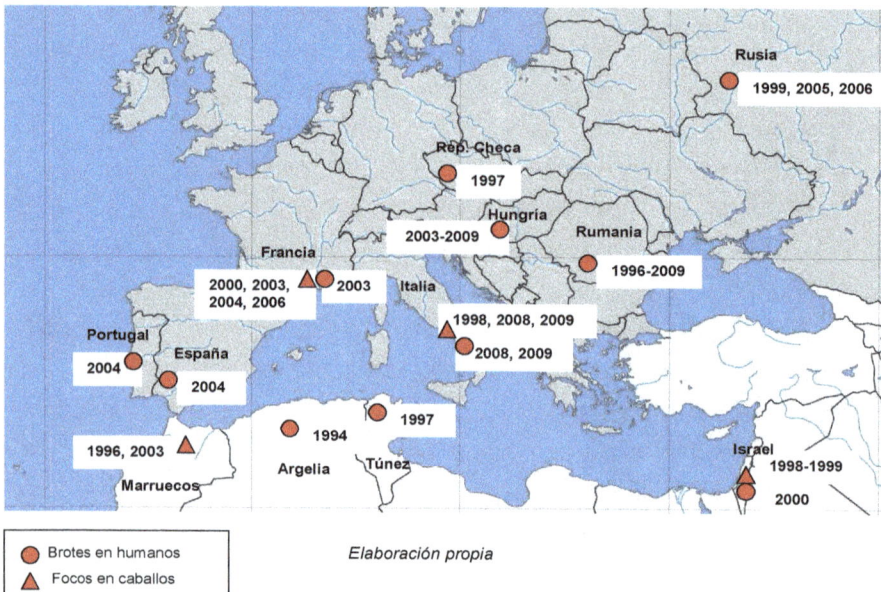

Elaboración propia

Brotes en humanos
Focos en caballos

Fuente: Ministerio de Sanidad, Servicios Sociales e Igualdad
https://www.mscbs.gob.es/profesionales/saludPublica/ccayes/analisisituacion/doc/
Evaluacion_de_riesgo-VNO-2017.pdf

## Cronología de fiebre del Nilo Occidental/West Nile (FNO/WN) en équidos en España (periodo 2010-2019)

Durante el mes de agosto de 2010, las autoridades veterinarias de Marruecos notificaron la detección de varios focos en équidos con sintomatología clínica. Pocas semanas más tarde, se detectarían dos focos de WN en sendas explotaciones de Jerez de la Frontera; la confirmación se realizó por el Laboratorio Central de

Veterinaria (LCV) de Algete mediante ELISA-IgM y RT-PCR (10/09/2010, fecha de confirmación). En resumen, en 2010 se registraron en España un total de treinta y seis focos localizados en las provincias de Cádiz (30), Sevilla (5) y Málaga (1); cuarenta y cinco caballos mostraron sintomatología clínica y nueve murieron. En 2011, el primer foco de FNO aparece el 12 de septiembre y afecta a una explotación de treinta y un ejemplares de equinos en Barbate (Comarca de La Janda, Cádiz); siete animales muestran signos clínicos sin mortalidad; las pruebas laboratoriales ELISA-IgM confirman la infección. Tras esta confirmación, aparecen nuevos focos: Barbate (1), Conil (2), Vejer de la Frontera (1), en los que solo se registra un animal muerto. En 2012, los cuatro focos de WN afectaron a las localidades de Jerez de la Frontera, El Puerto de Santa María y Tarifa (Cádiz), en los meses de enero, octubre y noviembre, respectivamente, sin mortalidad de caballos. En 2013, se registran treinta y cinco focos de FNO en explotaciones de las provincias de Sevilla y Huelva durante los meses de agosto, septiembre y octubre; treinta y siete ejemplares mostraron sintomatología y cuatro de ellos fallecieron. En 2014, se declararon ocho focos distribuidos en las provincias de Sevilla, Cádiz y Huelva, con un total de doce caballos afectados y dos fallecidos. El año 2015, registró diecisiete focos con un fallecido. En resumen, en el periodo 2010-2015 se registraron ciento cinco focos de West Nile y dieciséis ejemplares equinos fallecieron.

En 2016, hubo un repunte con un total de setenta y tres focos distribuidos en las provincias de Cádiz, Sevilla, Huelva Córdoba, Cáceres, Badajoz y Ávila. En 2017, se registran nueve focos en équidos y, en 2018, se declararon un total de siete focos distribuidos por Andalucía, Extremadura y Cataluña (...). Finalmente, en 2019, y hasta la fecha, no existe notificación de casos registrados.

## Tabla 1
Distribución de focos en équidos (periodo 2010-2017)

| Año | Focos | Animales susceptibles | Animales afectados | Animales muertos o sacrificados |
|---|---|---|---|---|
| 2010 | 36 | 1001 | 37 | 9 |
| 2011 | 5 | 44 | 11 | 1 |
| 2012 | 4 | 291 | 4 | 0 |
| 2013 | 35 | 287 | 37 | 4 |
| 2014 | 8 | 144 | 12 | 2 |
| 2015 | 17 | 288 | 19 | 1 |
| 2016 | 73 | 817 | 79 | 13 |
| 2017(hasta 28/11) | 9 | 126 | 9 | 4 |
| TOTAL | 187 | 2998 | 208 | 34 |

Fuente: https://www.mapa.gob.es/es/ganaderia/temas/sanidad-animal-higiene-ganadera/informewnnov17_tcm30-435293.pdf

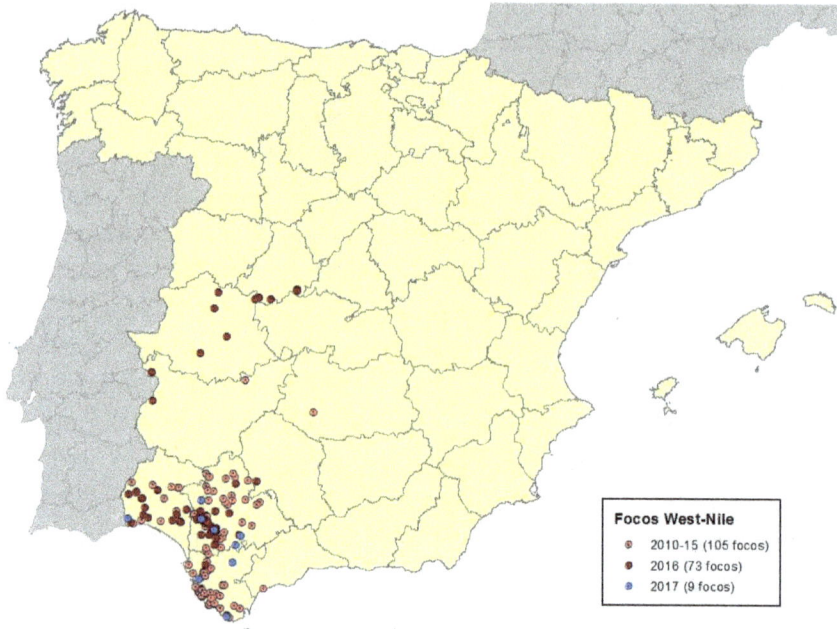

**Figura 2**

Informe epidemiológico de la fiebre del nilo occidental (FNO) en España (noviembre 2017)

**Focos West-Nile**
- 2010-15 (105 focos)
- 2016 (73 focos)
- 2017 (9 focos)

Fuente: Ministerio de Agricultura y Pesca, Alimentación y Medio Ambiente
https://www.mapa.gob.es/es/ganaderia/temas/sanidad-animal-higiene-ganadera/
informewnnov17_tcm30-435293.pdf

El 13 de noviembre de 2017 se realiza la primera detección del virus del Nilo Occidental en un ave rapaz en Cataluña, concretamente en un azor (*Accipiter gentilis*) encontrada en el término municipal de Alguaire, en la comarca de Segrià, Lleida. El azor lo encontraron deshidratado, apático, con bajo peso y posteriormente aparecieron los signos nerviosos, por los que se tuvo que sacrificar. El día 11 de octubre se recibió en el IRTA-CReSA la muestra de cerebro de este azor y se detectó por técnicas de biología molecular que había elevadas concentraciones de virus del Nilo Occidental en la muestra. Se procedió al envío al LCV de Algete para su confirmación, mientras que en el CReSA se procedía al diseño de las zonas de especial vigilancia en torno al punto donde se encontró el ave muerta y del Centro de Fauna de Vallcalent. En ese caso, se pudo determinar el linaje del virus siendo linaje 2.

El 17 de octubre de 2018, el IRTA-CReSA detecta por primera vez, en Cataluña, la circulación del virus del Nilo Occidental en un caballo procedente de Vilanova i la Geltrú (comarca del Garraf). El caballo era un macho castrado de la raza hannoveriana que participaba en la disciplina de doma clásica. El caballo presentó signos clínicos compatibles con la fiebre del Nilo Occidental (ataxia, parálisis-paresia, incoordinación, movimientos anormales, afectación de los nervios craneales, fasciculaciones musculares y debilidad). Dichos signos clínicos empezaron el pasado día 1 de octubre y posteriormente fue ingresado en el Hospital Clínico Veterinario de la Universidad Autónoma de Barcelona. El hospital envió al CReSA tanto una muestra de sangre, extraída el día 6 de octubre, como una muestra de líquido cefalorraquídeo, extraída el día 8 de octubre.

En el CReSA se realizó la prueba de diagnóstico de ELISA para la detección de IgMs frente al virus del Nilo Occidental, resultando positiva, y se realizó una RT-PCR para la detección del genoma del virus, resultando negativa. Se procedió al envío de las muestras al LCV de Algete para su confirmación, mientras que el CReSA procedía al diseño de las zonas de especial vigilancia en torno al punto donde reside el caballo. Este diseño se transmitió inmediatamente al Departament d'Agricultura, Ramaderia, Pesca, Alimentació i Medi Natural (DARP) de la Generalitat de Catalunya, que es quien dictamina las medidas de control y prevención de la transmisión del virus de la zona, para poder determinar si hay o ha habido más transmisión vírica. Posteriormente, el LCV ha confirmado el diagnóstico obtenido en el CReSA. La negatividad encontrada en el líquido cefalorraquídeo probablemente sería como consecuencia de la clarificación del virus debido al sistema inmunológico del caballo, de hecho, el caballo se recuperó y se dio de alta del hospital.

Un caso sospechoso (caballo que muestre sintomatología nerviosa compatible con virus del Nilo Occidental) junto con un resultado positivo a IgM por ELISA se considera un caso confirmado, y al ser una enfermedad de declaración obligatoria por la Organización Mundial para la Salud Animal (OIE), a día 17 de octubre de 2018, el Ministerio de Agricultura y Pesca, Alimentación y Medio Ambiente notificó oficialmente el foco.

## Tabla 2

Actualización de focos equinos en España (año 2018)

| Foco | Tipo | Enfermedad | Fecha de confirmación | País | CCAA | Comarca | Municipio |
|------|------|-----------|----------------------|------|------|---------|-----------|
| 2018/9 | 1° | Fiebre del Nilo Occidental (West Nile) | 21/11/2018 | España | Cataluña | Garraf (Vilanova y la Geltru) | Vilanova i la Geltrú |
| 2018/8 | 1° | Fiebre del Nilo Occidental (West Nile) | 21/11/2018 | España | Cataluña | Garraf (Vilanova y la Geltru) | Vilanova i la Geltrú |
| 2018/7 | 1° | Fiebre del Nilo Occidental (West Nile) | 31/10/2018 | España | Andalucía | Sanlucar La Mayor (Poniente de Sevilla) | Aznalcázar |
| 2018/6 | 1° | Fiebre del Nilo Occidental (West Nile) | 23/10/2018 | España | Extremadura | Coria | Moraleja |
| 2018/5 | 1° | Fiebre del Nilo Occidental (West Nile) | 23/10/2018 | España | Andalucía | Sanlucar La Mayor (Poniente de Sevilla) | Coria del Río |
| 2018/4 | 1° | Fiebre del Nilo Occidental (West Nile) | 22/10/2018 | España | Extremadura | Caceres | Cáceres |
| 2018/3 | 1° | Fiebre del Nilo Occidental (West Nile) | 19/10/2018 | España | Andalucía | Valverde Del Camino (Andevalo Oriental) | Calañas |
| 2018/2 | 1° | Fiebre del Nilo Occidental (West Nile) | 16/10/2018 | España | Cataluña | Garraf (Vilanova y la Geltru) | Vilanova i la Geltrú |

Fuente: https://servicio.magrama.gob.es/rasve/Publico/Publico/BuscadorFocos.aspx

## Tabla 3

Focos declarados en 2019 de encefalitis del oeste del Nilo (west nile) en Andalucia

| Fecha de declaración de foco | Municipio de la explotación | Provincia | Número de caballos positivos |
|------------------------------|-----------------------------|-----------|------------------------------|
| 27/09/2019 | Pilas | Sevilla | 1 |
| 09/10/2019 | Almonte | Huelva | 1 |
| 23/10/2019 | Utrera | Sevilla | 1 |
| 25/10/2019 | Lepe | Huelva | 1 |

Fuente: https://www.juntadeandalucia.es/export/drupaljda/FOCOS_WEST_NILE_ANDALUCIA_28-10-2019.pdf

## Descripción de la enfermedad

La encefalitis del Oeste del Nilo es producida por un virus West Nile que afecta principalmente a aves, aunque también puede afectar a mamíferos, pudiendo causar enfermedad tanto en caballos (es de declaración obligatoria a la OIE) como en personas. Sin embargo, son las aves las que actúan como principal reservorio epidemiológico y a ellas se les atribuye un papel importante en la diseminación del virus de unos países a otros, siendo las zonas húmedas como deltas de ríos, zonas pantanosas o lagos con abundancia de aves migratorias y mosquitos, el hábitat óptimo para su propagación. Entre los factores que contribuyen a aumentar de forma clara el riesgo de diseminación de esta enfermedad cabe citar las mejores condiciones climáticas, la abundancia de vectores en contacto con aves y humanos y la presencia de aves migratorias infectadas. Dada la estratégica situación de España en relación con el paso de aves migratorias entre Europa y África, donde este virus es endémico, y la importancia de nuestros humedales como áreas de nidificación, nuestro país tiene un riesgo alto de aparición de brotes.

La encefalitis del Oeste del Nilo se presenta como una enfermedad emergente en las regiones templadas de Europa y de América del Norte. Se trata de una enfermedad infecciosa no contagiosa causada por un arbovirus incluido en la familia *Flaviviridae*, dentro del complejo antigénico de la encefalitis japonesa, que incluye los virus de la encefalitis de Saint Louis (SLE), el virus de la encefalitis japonesa o el virus del valle de Murray. El virus de West Nile circula en las zonas endémicas en un ciclo selvático que implica a aves salvajes y a mosquitos, siendo las zonas húmedas (deltas de ríos, zonas pantanosas o lagos) con abundancia de aves migratorias y mosquitos el hábitat óptimo para su propagación.

Se han descrito dos linajes fundamentales del virus que divergen en aproximadamente un 30 %.

El linaje 1 está distribuido ampliamente en Europa, África, Oriente Próximo, la India, Australia y América. La gran similitud entre los virus aislados en Kenia, Rumanía y Senegal evidencian que el virus se desplaza geográficamente a través de aves migratorias. El virus aislado en Nueva York en 1999 estaba estrechamente relacionado con cepas de linaje 1 que circulaban en Israel un año antes.

El linaje 2 se encontraba más restringido a África Subsahariana y Madagascar. Sin embargo, en el año 2004, se identificó en Hungría en un azor y en varias aves rapaces en el año 2005. En 2004, se detectó también en dos pacientes con enfermedad por virus del Nilo Occidental en Rusia, lo que supuso la primera evidencia de casos clínicos causados por virus del Nilo Occidental linaje 2 fuera de África. Este linaje se volvió a identificar en Rusia en brotes de enfermedad en humanos en 2007 y en 2010. Otros países de Europa en los que se ha identificado el virus del Nilo Occidental linaje 2 son Austria: (en 2008, en halcones salvajes y en un ave cautiva), Grecia (durante un importante brote de virus del Nilo Occidental en humanos en 2010), Rumanía (en un brote de humanos también en 2010) e Italia (en un paciente con infección por virus del Nilo Occidental, en el año 2011).

Tras los últimos brotes causados por el virus de linaje 2 en Grecia y Rusia en 2010, se considera que ambos linajes tienen similares características de patogenicidad en los humanos.

Como toda arbovirosis, el WNV se transmite por la picadura de un vector artrópodo, tratándose generalmente de mosquitos del género *Culex* (*C. pipiens* o *C. modestus* en Europa). El virus está presente en las glándulas salivares del mosquito e infecta a las aves cuando se alimenta. Una vez en el ave, el virus se multiplica entre uno y cuatro días posteriores a la picadura, pudiendo llegar la viremia a persistir alrededor de una semana, desarrollándose posteriormente inmunidad. Las aves son consideradas reservorio de la enfermedad, actuando normalmente como portadores sanos, desempeñando un papel muy importante en la diseminación del virus.

El mosquito infectado puede transmitir la enfermedad a mamíferos, entre ellos caballos o personas, que actúan como fondo de saco epidemiológico, ya que el virus carece de capacidad suficiente para replicarse en estos hospedadores, por lo que la viremia corta y escasa nunca es suficientemente intensa para que otro mosquito pueda infectarse y transmitir la enfermedad. Para que ocurra esta eventual transmisión a mamíferos, debe haber primero numerosos ciclos de transmisión entre aves y mosquitos, de forma que se multiplique el número de mosquitos infectados.

## Transmisión por picadura de mosquito

Se transmite por picadura de un mosquito infectado, estos se infectan cuando se alimentan a su vez de pájaros infectados. Los mosquitos infectados pueden propagar el virus del Nilo Occidental a los seres humanos y a otros animales. El virus se mantiene en un ciclo natural entre aves y mosquitos. El hombre es un huésped accidental que no desarrolla viremia suficiente como para transmitir el virus al mosquito en caso de ser picado. Los caballos son también huéspedes accidentales y los casos equinos pueden preceder a los humanos en caso de epidemias. Esta vía representa la causa de casi todas las infecciones humanas.

La circulación del virus del Nilo Occidental viene condicionada por la presencia de mosquitos. Aunque son muchas las especies de mosquitos capaces de mantener este ciclo, las especies *Culex* juegan el papel principal en la transmisión. Una vez

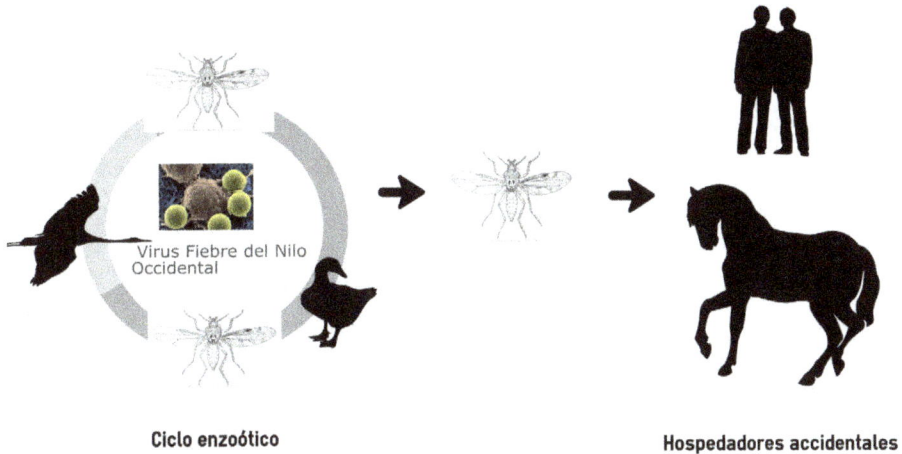

**Figura 3**

Ciclo de transmisión de la fiebre del Nilo Occidental

Virus Fiebre del Nilo Occidental

**Ciclo enzoótico**

**Hospedadores accidentales**

Fuente: Ministerio de Agricultura, Pesca y Alimentación
https://www.mapa.gob.es/es/ganaderia/temas/sanidad-animal-higiene-ganadera/sanidad-animal/enfermedades/fiebre-nilo-occidental/F_O_Nilo.aspx

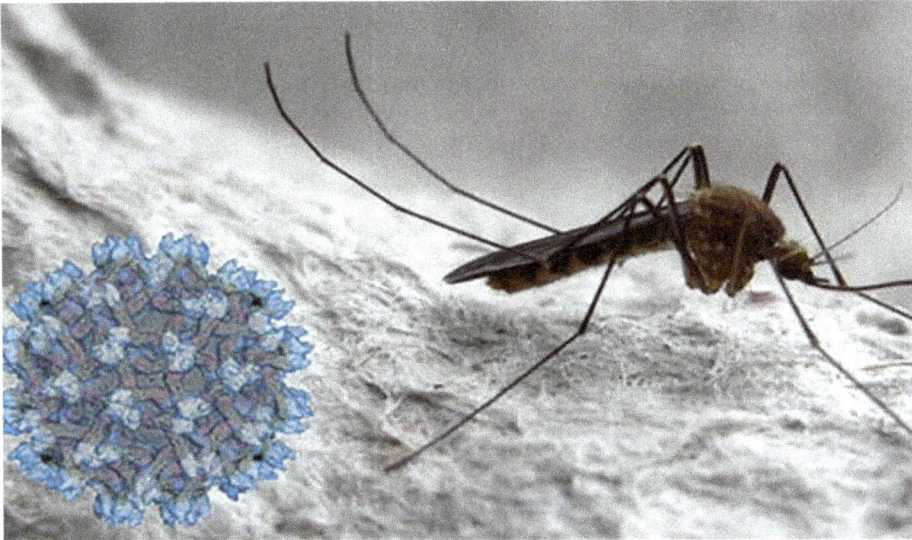

**Figura 4**

Mosquito *Culex pipiens* (mosquito común o trompetero)

Fuente: Universidad Nacional Autónoma de México
http://clinicadelviajero.com.mx/2015/07/17/fiebre-del-nilo-occidental/

que son infectivos, los mosquitos pueden inocular el virus durante toda su vida adulta. Prácticamente todas las especies de mosquitos que se alimenten de sangre de aves y de mamíferos podrían estar implicadas en la transmisión del virus del Nilo Occidental, pero solo aquellas más abundantes, ampliamente repartidas y con preferencias ornitófilas, serán las responsables de la diseminación del virus.

### Transmisión a través de transfusiones (plaquetas transfundidas, glóbulos rojos y plasma fresco congelado) y trasplantes (corazón, hígado, pulmón y riñón)

Actualmente, el aplazamiento o la prueba de posibles donantes se aplica a los donantes de sangre que salen de áreas con uno o más casos autóctonos del virus del Nilo Occidental humano. Según la Directiva 2014/110/UE de la Comisión, los posibles donantes de sangre deben aplazarse durante veintiocho días después de abandonar un área de riesgo adquirido localmente, a menos que el resultado de una prueba de ácido nucleico individual sea negativa. Desde 2003, las transfusiones de sangre de Estados Unidos se criban con el ARN para el virus del Nilo Occidental, por lo que la infección asociada a la transfusión es rara.

La transmisión por trasplante de órganos ha ocurrido a pesar de que los donantes tenían viremia indetectable, lo que sugiere el secuestro viral en órganos. Los donantes de órganos, tejidos y células que viven o regresan de un área afectada deben someterse, igualmente, a una prueba de infección por virus del Nilo Occidental.

### Transmisión transplacentaria y lactancia

Hay un caso documentado de posible transmisión transplacentaria tras una infección en el segundo trimestre, con un cuadro de coriorretinitis, lisencefalia y pérdida de sustancia blanca cerebral del feto. Sin embargo, en otro estudio, ninguno de los bebés nacidos vivos de setenta y una mujeres infectadas durante el embarazo tuvo malformaciones vinculadas a la infección ni evidencia de infección congénita por laboratorio.

El virus del Nilo Occidental no se transmite por contacto casual como tocar o besar a una persona infectada.

En caballos, el virus afecta principalmente al cerebro y al sistema nervioso periférico. Por ello, los síntomas incluyen cambios de conducta, hiperestesia, contracturas musculares, caídas o movimientos circulares. La enfermedad puede progresar y los animales manifestar convulsiones e incapacidad para permanecer de pie.

Aproximadamente, un tercio de los animales que se infectan mueren, recuperándose el resto.

En personas, la mayoría de los casos son «asintomáticos», aunque pueden llegar a presentar fiebre moderada, dolor de cabeza e inflamación ganglionar. En las personas de mayor edad pueden aparecer complicaciones como encefalitis o meningitis aséptica.

Aunque puede presentarse a cualquier edad, un estudio de seguimiento en personas con viremia en sangre para el virus sugirió que las más jóvenes eran más propensas a desarrollar la fiebre del Nilo Occidental. Sin embargo, tener una edad avanzada aumentaba considerablemente el riesgo de enfermedad neuroinvasiva, particularmente la de encefalitis. Los mayores de cincuenta años y las personas con inmunodeficiencia (por ejemplo, pacientes que han recibido trasplante de órgano solido) tienen mayor riesgo, si bien podrían incluirse otras patologías que producen inmunocompromiso, diabetes e hipertensión. Se han descrito también, aunque con muy poca frecuencia, cuadros fulminantes de miocarditis, pancreatitis y hepatitis.

La recuperación completa es la norma para los pacientes con fiebre del Nilo Occidental o meningitis, sin embargo, los síntomas iniciales, especialmente, la fatiga extrema, pueden prolongarse o ser un precipitante en la muerte de personas de edad avanzada o con condiciones médicas subyacentes.

Las secuelas de la encefalitis son variables y pueden no correlacionarse con la gravedad de la enfermedad inicial. Al igual que en otras infecciones virales neuroinvasivas, los pacientes infectados continúan manifestando síntomas y anomalías medibles en los exámenes neurológicos después de la infección. En relación con la recuperación, el tiempo observado es de alrededor de dos años, aunque un 40 % de los participantes en un estudio continuó presentando síntomas ocho años más tarde. Entre los casos no hospitalizados, después de la infección, se ha observado con una mayor frecuencia astenia, depresión e hipersomnia frente a los casos ingresados con afectación neurológica.

Según estudios de vigilancia epidemiológica durante un brote en Italia, el virus fue detectado en sangre hasta veinte días después del inicio de los síntomas; mientras que la persistencia de ARN en orina se ha encontrado hasta treinta y un días. A raíz de estos hallazgos, se postula la probable progresión a enfermedad renal crónica.

El impacto para la salud pública dependerá del escenario de transmisión a humanos y, por tanto, de la incidencia de la infección, pero condicionado por la presentación de la enfermedad. En este sentido, el impacto en términos de morbimortalidad se verá atenuado teniendo en cuenta que en torno al 80 % de los casos de infección humana por virus del Nilo Occidental son asintomáticos y menos del 1 % de los casos desarrollan enfermedad neuroinvasiva. Sin embargo, en escenarios de transmisión epidémica y endémica en los que se incrementa el número de casos, el impacto puede ser elevado.

En EEUU se ha estimado una media de cinco días de pérdida de productividad en los casos de enfermedad febril no complicada por virus del Nilo Occidental y una media de ocho días de hospitalización (con siete días de cuidados intensivos) para los casos de enfermedad neuroinvasiva, en los que además puede producirse incapacidad a largo plazo comparable a la derivada de la enfermedad cerebrovascular hemorrágica. Otros efectos de la transmisión del virus del Nilo Occidental a humanos serían los derivados de la necesidad de implementar medidas de control.

En España, el sistema de hemovigilancia estableció las medidas a tomar ante la aparición de casos de enfermedad en humanos, las cuales incluyen la exclusión de donantes de las zonas afectadas, la suspensión temporal de colectas y el establecimiento de técnicas de detección del virus en las donaciones procedentes de las áreas de riesgo.

El diagnóstico se basa en la detección de sintomatología nerviosa en équidos o en los hallazgos postmorten en aves. El diagnóstico de laboratorio se basará en pruebas de detección directa y pruebas serológicas. Para las primeras, las muestras a analizar serán LCR, cerebro, riñones o corazón; y la técnica a utilizar es RT-PCR. Para las pruebas serológicas, las muestras más adecuadas serán suero y LCR, indagando inmunoglobulinas IgM e IgG. La detección de IgM en el líquido cefalorraquídeo es el método más sensible en caso de que haya síndrome neurológico, aunque en los primeros días el resultado puede ser aún negativo, por lo que es conveniente repetir la toma de muestras transcurridos quince días (seroconversión). En cuanto a las técnicas disponibles, se puede utilizar el ELISA, cuya interpretación puede ser a veces difícil debido a reacciones cruzadas con otros flavivirus. Para evitarlo, se empleará la seroneutralización.

El tratamiento en équidos y humanos afectados clínicamente es de soporte, no existiendo un tratamiento específico. En casos con afectación severa, es precisa la hospitalización para recibir tratamiento de apoyo, incluyendo líquidos intravenosos, soporte respiratorio y vigilancia.

La prevención consiste en la utilización de medidas que minimicen el riesgo de exposición a posibles vectores en las zonas de alto riesgo: uso de repelentes o desinfectantes y evitar salidas al exterior en las horas de máxima actividad del vector.

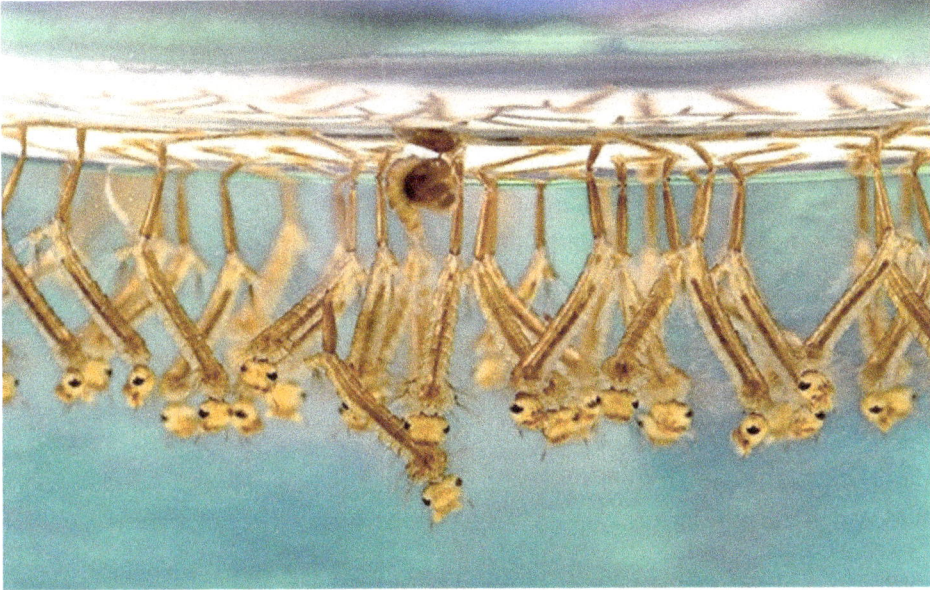

**Figura 5**

Larvas de mosquitos del género *Culex*

Fuente: James Gathany, CDC

El virus de la fiebre del Nilo Occidental se transmite a las personas principalmente por la picadura de mosquitos infectados tras haber picado a aves con este virus. Al no existir vacuna, las medidas de prevención genéricas son las habituales para protegerse de los mosquitos: usar repelentes, mosquiteros y ropas claras y de manga larga. Estas medidas están especialmente indicadas en ancianos y personas inmunocomprometidas que tienen un mayor riesgo a desarrollar la enfermedad neuroinvasiva del Nilo Occidental.

También, se recomienda no estar al aire libre en horas en que los mosquitos pican más (al amanecer y al anochecer) y descartar los recipientes donde se puede acumular agua y convertirse en criaderos de mosquitos.

En el caso de contacto con animales enfermos, se deben usar guantes y ropas protectoras cuando se manipulan, así como durante las operaciones de sacrificio de animales. Además, en las zonas afectadas por los brotes se deben implementar análisis adicionales para los donantes de sangre u órganos para evitar nuevos casos de infección.

Asimismo, las personas que se encuentren en las áreas afectadas, deben tomar medidas de protección personal contra las picaduras de mosquitos. Los médicos y los profesionales de la salud pública en las áreas afectadas, y también en las zonas aún no afectadas, pero con condiciones ambientales adecuadas para la propagación del virus, deben conocer la situación epidemiológica para garantizar una detección temprana.

También, es importante mantener la colaboración entre las autoridades locales, regionales y nacionales de salud pública y veterinaria para obtener una comprensión completa de la situación epidemiológica de virus del Nilo Occidental, evaluar el riesgo de transmisión a los seres humanos y, en consecuencia, desarrollar medidas de respuesta oportunas.

Los médicos deben incluir la fiebre del Nilo Occidental en el diagnóstico diferencial para las personas que han regresado de áreas afectadas.

Con relación a la profilaxis médica o vacunación, existe una para su uso en équidos que se ha utilizado en Estados Unidos y ha sido autorizada su comercialización en la Unión Europea (Decisión de UE del 21 de noviembre 2008). Es una vacuna inactivada y está indicada para la vacunación de los caballos de seis meses. La vacuna es Duvaxyn WNV (comercializada en España por Pfizer con el nombre de Duvaxyn ® WNV), aceptada por la Agencia Europea del Medicamento (EMEA) y la Comisión Europea (Dec. UE del 21 de noviembre de 2008). Se aplica la primera dosis a los seis meses y la segunda a las 3-5 semanas intramuscularmente, se recomienda la revacunación anual para mantener la inmunidad.

Esta vacuna posee como ventajas principales la gran eficacia (hasta un 94 %), pudiendo evitar la infección por el virus del Nilo Occidental en caballos y el posible cuadro clínico asociado; puede ser aplicada en todos los animales (incluidos potros, animales geriátricos, yeguas gestantes y lactantes) y es segura, ya que debido a su carácter inactivado no produce apenas reacciones secundarias, a excepción de algún síntoma leve. Potencia la inmunidad celular para poder crear una tasa de anticuerpos neutralizantes (IgG) eficiente y conseguir la eliminación del virus en el menor tiempo posible. Actualmente, se han vacunado más de 6000 caballos en España (el 80% en Andalucía, ya que ha sido la única comunidad afectada por el brote del virus del Nilo Occidental de este año).

Con respecto a una posible vacuna humana existen dos retos:

- A pesar de existir varios estudios en fase 1 y 2, con resultados preliminares prometedores, los ensayos de fase 3 no han sido llevados a cabo por el desconocido potencial de mercado de la vacuna y dificultades logísticas en la realización de un ensayo fase 3 de una enfermedad con brotes muy esporádicos y en áreas muy dispersas, por eso, parece que la vacunación universal no sería costo-efectiva.

- Los grupos de población de alto riesgo son ancianos o inmunocomprometidos. Esto complica el uso de vacunas de virus vivos atenuados que tendría riesgo en el contexto de un sistema inmunitario deteriorado.

## Política sanitaria frente a WNV: plan de vigilancia en España

### Justificación del Plan de Vigilancia

- Enfermedad emergente en el continente americano y reciente aparición de casos de WN en la cuenca mediterránea (en el año 2006 se detectaron cinco casos de caballos en los Pirineos Orientales y en la ciudad de Perpiñán, a 50 km de nuestra frontera).

- Aislamiento del virus en Marruecos en 1996 y 2003, país muy cercano geográficamente y, por lo tanto, de un gran peligro epidemiológico.

- Situación estratégica de España en relación con el paso de aves migratorias entre Europa y África, donde el virus es endémico, además de la importancia de nuestros humedales como áreas de nidificación.

- Enfermedad de carácter zoonósico. Hasta la fecha se han diagnosticado varios casos en nuestro país: (i) en 2004, un joven contrajo la infección en la provincia de Badajoz, siendo *a posteriori* confirmada clínicamente en Barcelona; (ii) en 2010, en el brote que afectó a la provincia de Cádiz, se detectaron dos casos humanos. Todos fueron resueltos tras hospitalización y tratamiento médico. En 2016, se notificaron tres casos relacionados con los cincuenta y cinco focos registrados en équidos. Finalmente, en mayo de 2017, el Servicio de Sanidad Animal de la Consejería de Agricultura (Junta de Andalucía) notificó que en la provincia de Sevilla se detectó un caso de WN en una persona. En ninguno de los casos registrados a lo largo de los años se han notificado fallecidos.

## Figura 6

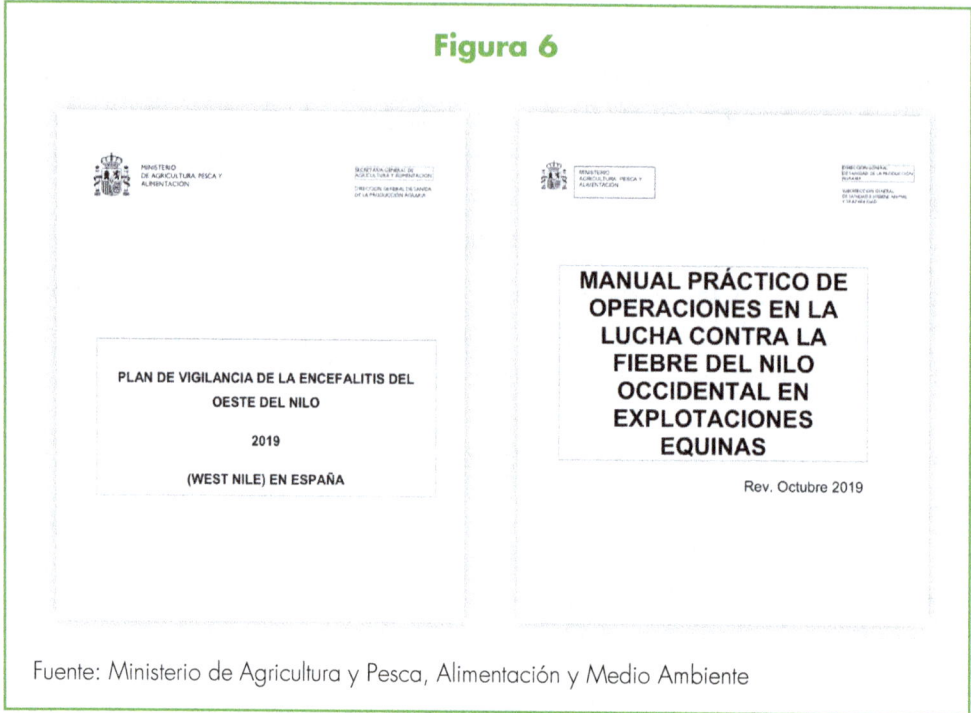

MINISTERIO
DE AGRICULTURA, PESCA Y
ALIMENTACIÓN

SECRETARÍA GENERAL DE
AGRICULTURA Y ALIMENTACIÓN
DIRECCIÓN GENERAL DE SANIDAD
DE LA PRODUCCIÓN AGRARIA

PLAN DE VIGILANCIA DE LA ENCEFALITIS DEL
OESTE DEL NILO

2019

(WEST NILE) EN ESPAÑA

MINISTERIO
AGRICULTURA, PESCA Y
ALIMENTACIÓN

DIRECCIÓN GENERAL
DE SANIDAD DE LA PRODUCCIÓN
AGRARIA

SUBDIRECCIÓN GENERAL
DE SANIDAD E HIGIENE ANIMAL
Y TRAZABILIDAD

**MANUAL PRÁCTICO DE
OPERACIONES EN LA
LUCHA CONTRA LA
FIEBRE DEL NILO
OCCIDENTAL EN
EXPLOTACIONES
EQUINAS**

Rev. Octubre 2019

Fuente: Ministerio de Agricultura y Pesca, Alimentación y Medio Ambiente

## Consideraciones para el diseño del Plan

- Los vectores de la enfermedad son mosquitos, generalmente del género *Culex*, por lo que el Plan de Vigilancia se debe centrar en zonas donde existan condiciones climáticas favorables para la supervivencia.

- Las aves actúan como principal reservorio epidemiológico, desempeñando el principal papel en la diseminación del virus de unos países a otros.

- Las zonas húmedas como deltas de ríos, zonas pantanosas o lagos con abundancia de aves migratorias y mosquitos son los hábitats óptimos para la propagación de la enfermedad y, por ello, son las zonas de riesgo a vigilar.

- Los équidos tienen un papel destacado como centinelas, ya que una alta exposición a la actividad del mosquito hace que estos animales tengan mayor probabilidad de ser infectados que las personas.

## Objetivos del Plan de Vigilancia

- Detectar la presencia de circulación vírica en una zona, de modo que se puedan identificar las áreas de riesgo en las que, y a partir de las cuales, se puede difundir la enfermedad.

- Disponer de información que permita:

  - (i) Valorar el riesgo de aparición de la enfermedad desde el punto de vista de la sanidad animal y de la salud pública, con el fin de dar una respuesta eficaz en tiempo y forma.

  - (ii) Valorar la necesidad de poner en marcha medidas de lucha específicas, así como programar en el tiempo las mismas.

### Vigilancia en aves

Se trata del medio más eficaz si se quiere detectar de forma rápida y precoz la presencia del WNV en un área. Deberá intensificarse en los meses de primavera a otoño, coincidiendo con la época de mayor actividad de los mosquitos adultos.

#### Vigilancia pasiva

El objetivo será detectar mortalidades anormalmente elevadas cuya causa aparente, tras la realización de la necropsia, no sea claramente atribuible a otras causas infecciosas o parasitarias, intoxicaciones o traumatismos (diagnóstico diferencial). Hay que considerar, dado el carácter migratorio de muchas de estas aves (por ejemplo, silvestres), el lugar donde aparecen muertas no necesariamente tiene que ser el mismo donde se han infectado, especialmente, después de la época de apareamiento; además, a largo plazo, este tipo de vigilancia puede perder parte de su eficacia, debido a fenómenos de selección natural de las aves más resistentes o la posibilidad de que el virus mute hacia formas menos virulentas.

#### Vigilancia activa

Este tipo de vigilancia se puede enfocar de dos maneras, basado en el uso de aves centinela o en el muestreo de aves silvestres, tomando muestras de sangre para la detección de anticuerpos:

- *Uso de aves centinela*

Se pueden emplear palomas o faisanes que, aunque no son tan susceptibles a la infección como las aves silvestres, presentan una baja mortalidad y, lo más importante, actúan como fondo de saco epidemiológico, no desarrollando una viremia suficiente como para que puedan infectar a nuevos vectores de la enfermedad. Las aves se mantendrán en jaulas, que contarán con un diseño respetuoso con el bienestar animal, repartiéndose por las zonas en las que se vaya a llevar a cabo la vigilancia.

- *Muestreo de aves silvestres*

Este tipo de vigilancia resulta muy eficaz tanto para detectar de manera rápida la circulación del virus en una determinada zona, como para hacer un seguimiento de la actividad, una vez detectada su presencia. En este caso, la vigilancia debería posibilitar la identificación de aquellos animales ya muestreados otros años, de manera que se pueda distinguir entre infecciones recientes o no. Para ello, serán de mayor utilidad aquellas especies con una tasa de reposición alta que faciliten una mayor proporción de aves no infectadas. La seroconversión en aves adultas sería indicativa de una infección reciente, aunque requiere de una recaptura frecuente.

## Vigilancia en mosquitos

La vigilancia a este nivel es una herramienta primaria para cuantificar la intensidad de la transmisión del virus en un área. Mediante el uso de trampas específicas, se pueden capturar mosquitos adultos y de este modo se puede detectar su presencia en un área, las distintas especies que están presentes, su periodo de actividad, estructura de edades, estado reproductivo y abundancia en la zona. Si las trampas están bien situadas, este tipo de vigilancia es muy útil para detectar circulación vírica, y con ello establecer los periodos de riesgo. Conviene resaltar que, en la epidemiología de esta enfermedad, el momento de mayor riesgo de transmisión a mamíferos (équidos y personas) se produce después de numerosos ciclos de infección aves/mosquito, momento en que la carga de mosquitos infectivos es elevada, en un entorno en que la circulación viral es intensa. Ese hipotético momento de mayor presencia de vector infectivo cabe situarlo a final del verano, principio de otoño.

## Vigilancia en équidos

Los caballos son susceptibles de padecer la enfermedad, pudiendo causar una mortalidad de hasta un tercio de los animales que se infectan, dependiendo de la virulencia de la cepa; a pesar de lo cual, actúan como fondo de saco epidemiológico, ya que la viremia que alcanza el virus es insuficiente para infectar mosquitos que piquen al animal y, por tanto, no puede haber transmisión de la enfermedad a partir de un caballo infectado. Sin embargo, desde un punto de vista epidemiológico, tienen gran valor como centinelas de la actividad vírica, especialmente, en aquellas zonas más alejadas de los humedales en las que sea más difícil encontrar aves silvestres.

## Vigilancia pasiva

Basada en el estudio de aquellos animales que presenten sintomatología compatible con la enfermedad. Para llevar a cabo este tipo de vigilancia es imprescindible contar con la sensibilización y colaboración de los propietarios de los animales y de los veterinarios clínicos.

## Vigilancia activa

Basada en la toma de muestras de aquellos animales localizados en áreas geográficas que se consideren de riesgo y en el empleo de centinelas.

## Desarrollo del Plan de Vigilancia

Como continuación a los estudios que se están llevando a cabo en España desde 2001, se profundizará en el desarrollo y ejecución de un plan de vigilancia ante la posibilidad de que el virus entre en nuestro territorio y poder establecer las medidas a adoptar para su control y erradicación. Este punto del documento recoge las medidas necesarias para la realización de un plan de vigilancia en España para la enfermedad West Nile.

## Duración del Plan

Dado el carácter estacional de la enfermedad, las fechas de ejecución coincidirán con la época de actividad del mosquito, normalmente comenzará en los meses de marzo-abril hasta finales de otoño. Este plan se prorrogará de modo automático anualmente.

## Zonas de ejecución del Plan

Se definirán zonas de mayor o menor riesgo, para lo que se tendrán en cuenta los siguientes criterios:

- Existencia de poblaciones importantes de aves silvestres migratorias.

- Existencia de vectores o de condiciones favorables para su supervivencia.

- Proximidad a zonas declaradas endémicas (continente africano).

- Existencia de focos declarados de West Nile en la proximidad geográfica.

- Datos de seroprevalencia detectados o de aislamientos previos.

Figura 7

**Figura 7**
Programa de vigilancia de fiebre del Nilo Occidental

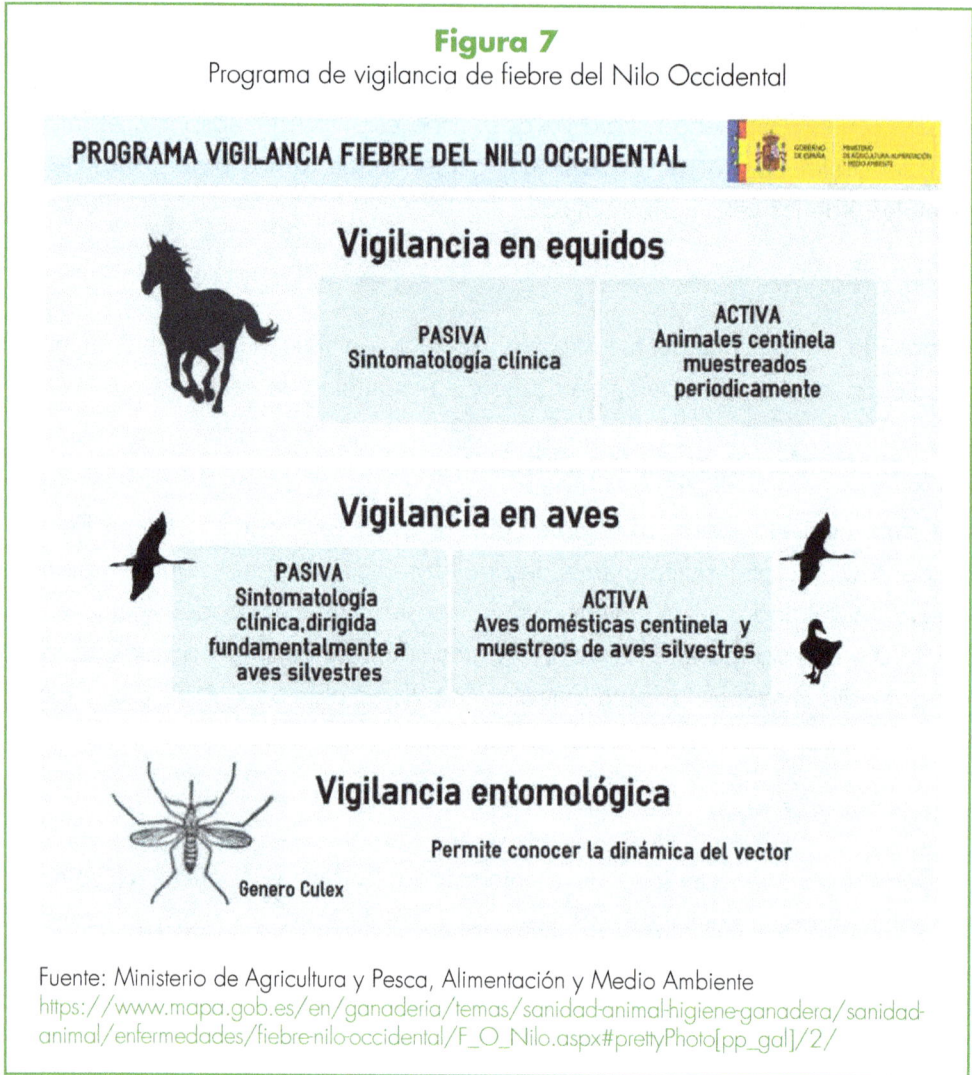

**PROGRAMA VIGILANCIA FIEBRE DEL NILO OCCIDENTAL**

**Vigilancia en equidos**

**PASIVA**
Sintomatología clínica

**ACTIVA**
Animales centinela
muestreados
periodicamente

**Vigilancia en aves**

**PASIVA**
Sintomatología
clínica,dirigida
fundamentalmente a
aves silvestres

**ACTIVA**
Aves domésticas centinela y
muestreos de aves silvestres

**Vigilancia entomológica**

**Permite conocer la dinámica del vector**

Genero Culex

Fuente: Ministerio de Agricultura y Pesca, Alimentación y Medio Ambiente
https://www.mapa.gob.es/en/ganaderia/temas/sanidad-animal-higiene-ganadera/sanidad-animal/enfermedades/fiebre-nilo-occidental/F_O_Nilo.aspx#prettyPhoto[pp_gal]/2/

Se definen cuatro zonas de actuación prioritarias:

- **Sur de España:** teniendo en cuenta la proximidad al continente africano, donde el virus es endémico, la detección de focos en 2010 en las provincias de Cádiz, Sevilla y Málaga y que es lugar obligado de paso de las aves migratorias. La vigilancia se centrará en el Parque Nacional de Doñana y en las provincias de Cádiz, Málaga y Sevilla, en las que se detectó circulación del virus en 2010.

- **Humedales de Cataluña:** ya que los casos detectados en Francia se sitúan especialmente cerca de la frontera con esta comunidad.

- **Humedales de la cuenca mediterránea**: situados en las comunidades de Valencia, Murcia y Baleares, considerando la importancia de esta zona como lugar de paso de las rutas migratorias, además de que las condiciones climáticas pueden favorecer la actividad y persistencia del vector.

- **Otras zonas** que las CCAA hayan considerado según sus propios criterios.

### Niveles de actuación y áreas de vigilancia

Las actuaciones se realizarán en dos niveles. Los resultados del plan determinarán la puesta en marcha de las actuaciones en el siguiente nivel.

- **Nivel 1:** centrada en la vigilancia en aves y entomológica. La detección de seroconversiones múltiples o aislamiento del virus determinará la puesta en marcha del siguiente nivel de actuación.

- **Nivel 2:** en el momento en que la vigilancia anterior determine la presencia de circulación viral en concentraciones elevadas en aves, así como poblaciones abundantes de mosquitos, se pondrá en marcha la vigilancia en équidos.

### Resumen de medidas de Política Sanitaria

Desde el inicio de la primera sospecha en explotaciones se procedió a implantar las siguientes medidas:

- Comunicación de la sospecha a las autoridades competentes (Sanidad Animal/Salud Pública).

- Censado de équidos presentes en las explotaciones afectadas.

- Investigación epidemiológica.

- Inspecciones clínicas: detección de síntomas compatibles con WN.

- Vigilancia de explotaciones equinas cercanas.

- Control de vectores: desinsectación de animales e instalaciones.

- Vigilancia en fauna silvestre.

- Vacunación voluntaria de caballos con vacuna inactivada autorizada por la UE.

## Anexo Código Zoosanitario de animales terrestres

- Dadas las características epidemiológicas del virus, se ha considerado que no está justificado el sacrificio de animales, salvo por razones de bienestar animal, ni la restricción de movimientos de animales, ni équidos ni aves, procedentes de las explotaciones afectadas.

- Finalmente, no se han adoptado medidas de restricción al movimiento de équidos desde la zona afectada debido a que estos, al igual que el hombre, se consideran epidemiológicamente como «fondo de saco», al no actuar como transmisores del virus por no desarrollar viremias con títulos lo suficientemente elevados como para poder transmitir el virus a otros animales.

*Capítulo 8.16 del Código sanitario para los animales terrestres de la Organización para la Sanidad Animal (OIE). Los Estados miembros no deben imponer restricciones al comercio de huéspedes finales como, por ejemplo, los caballos.*

## Actualización

Decía el magnífico poeta Gustavo Adolfo Bécquer en su Rima LIII:

*«Volverán las oscuras golondrinas / en tu balcón sus nidos a colgar, / y otra vez con el ala a sus cristales / jugando llamarán».*

Y al igual que las golondrinas de Bécquer, todos los años, coincidiendo con el final del verano y comienzo del otoño, llegan esas enfermedades infecciosas de los animales, algunas de ellas zoonóticas, que se transmiten por vectores, vectores que, como las golondrinas, gustan de la climatología propia de estas fechas para hacer su aparición.

Y el virus del Nilo Occidental es una de ellas, que sigue azotando el centro y sureste de Europa.

### Resumen de la situación en Europa (años 2018 y 2019)

En 2018, en la estación propia de transmisión del virus West Nile (junio-noviembre), se detectaron un gran número de casos comparado con años previos. En diciembre de 2018, se notificaron un total de 1503 casos humanos en la Unión Europea y países asociados: Italia (576), Grecia (311), Rumanía (277), Hungría (215), Croacia (53), Francia (27), Austria (20), Bulgaria (15), República Checa (5), Eslovenia (3) y Chipre (1). Asimismo, en los países vecinos se notificaron 580 casos humanos: Serbia (415), Israel (128), Turquía (23) y Kosovo (14).

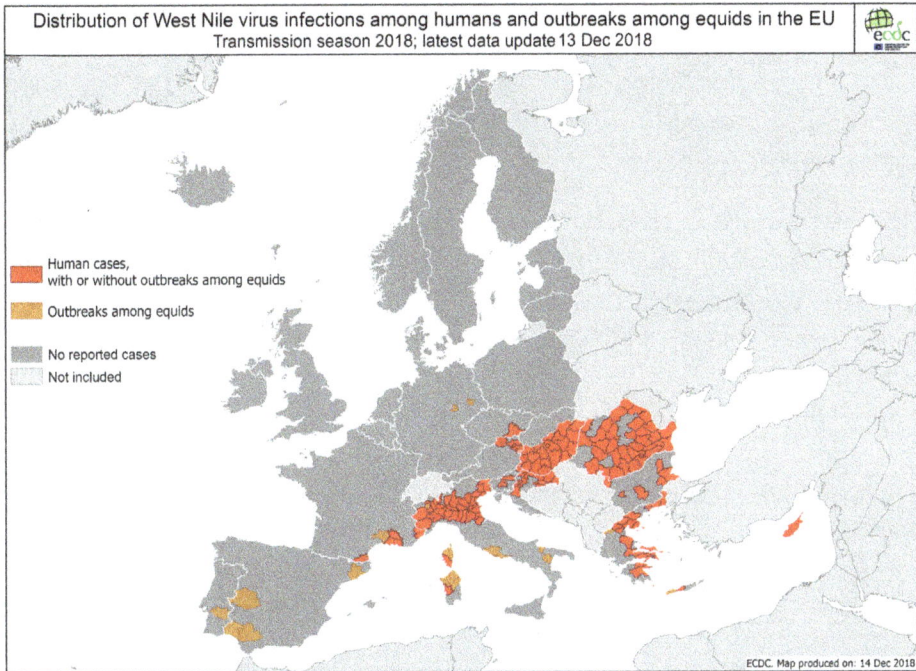

**Figura 8**

Focos humanos y equinos en Europa (año 2018)

Distribution of West Nile virus infections among humans and outbreaks among equids in the EU
Transmission season 2018; latest data update 13 Dec 2018

Human cases,
with or without outbreaks among equids

Outbreaks among equids

No reported cases

Not included

ECDC. Map produced on: 14 Dec 2018

Fuente: European Centre for Disease Prevention and Control
https://ecdc.europa.eu/en/west-nile-fever/surveillance-and-disease-data/disease-data-ecdc

Del total de casos confirmados, se produjeron 800 fallecidos a causa de la infección por el virus West Nile: Grecia (47), Italia (46), Rumanía (43), Serbia (35), Kosovo (3), Turquía (3), Bulgaria (2), República Checa (1) y Hungría (1).

Durante el mismo periodo estacional, se notificaron a través del Sistema de Notificación de Enfermedades Animales (en inglés, ADNS) del Centro de Control de Enfermedades Animales en Europa (en inglés, ECDC) un total de 285 brotes de fiebre del Nilo Occidental en équidos: 149 en Italia, 91 en Hungría, 15 en Grecia, 13 en Francia, 9 en España, 2 en Austria, Rumanía y Alemania, 1 en Eslovenia y Portugal. Este dato supone un 30 % de incremento en la prevalencia respecto al número de brotes en 2017.

Con respecto a 2019 y hasta el mes de septiembre, los Estados miembros y países vecinos han confirmado un total de 291 infecciones humanas: Grecia (171), Rumanía (33), Italia (24), Chipre (16), Hungría (15), Bulgaria (4), Austria (3), Francia (1), Eslovaquia (1), Serbia (13), Turquía (7) y Macedonia del Norte

(3). Hasta la fecha indicada, han sido notificados 27 fallecimientos a causa de la infección por el virus West Nile: Grecia (19), Rumanía (3), Italia (2), Chipre (1), Macedonia del Norte (1) y Serbia (1).

Por otra parte, y durante el periodo de máxima transmisión vectorial, se han descrito un total de 26 brotes en équidos distribuidos en Grecia (12), Alemania (4), Italia (4), Hungría (2), Francia (2) y Austria (2). Además, Alemania notificó 26 brotes entre aves (ADNS)

Las razones que explicarían que en España pese a la presencia del virus no haya habido casos humanos en 2018 y 2019 (hasta la fecha) es la dinámica compleja en la que el virus interacciona con las aves y los mosquitos, pudiendo «potencialmente» saltar a los humanos y caballos. Así, se ha observado que en

## Figura 9

Aunque la temporada de transmisión de la fiebre del Nilo no termina hasta noviembre, la cifra de afectados en Europa hasta el 16 de noviembre de 2018 (en rojo) fue muy superior a la de los últimos cinco años en su conjunto.

Datos del Centro Europeo para la Prevención y Control de Enfermedades (ECDC)

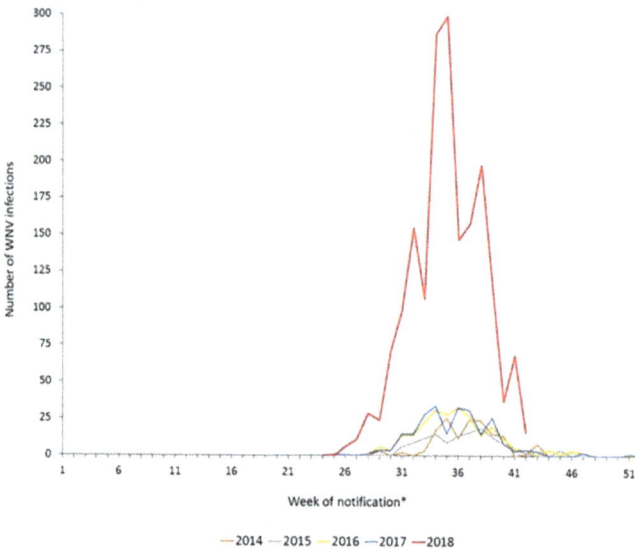

Number of WNV infections in EU/EEA and EU enlargement countries by epidemiological week of notification*, 2014-2018

Fuente: European Centre for Disease Prevention and Control
https://ecdc.europa.eu/en/west-nile-fever

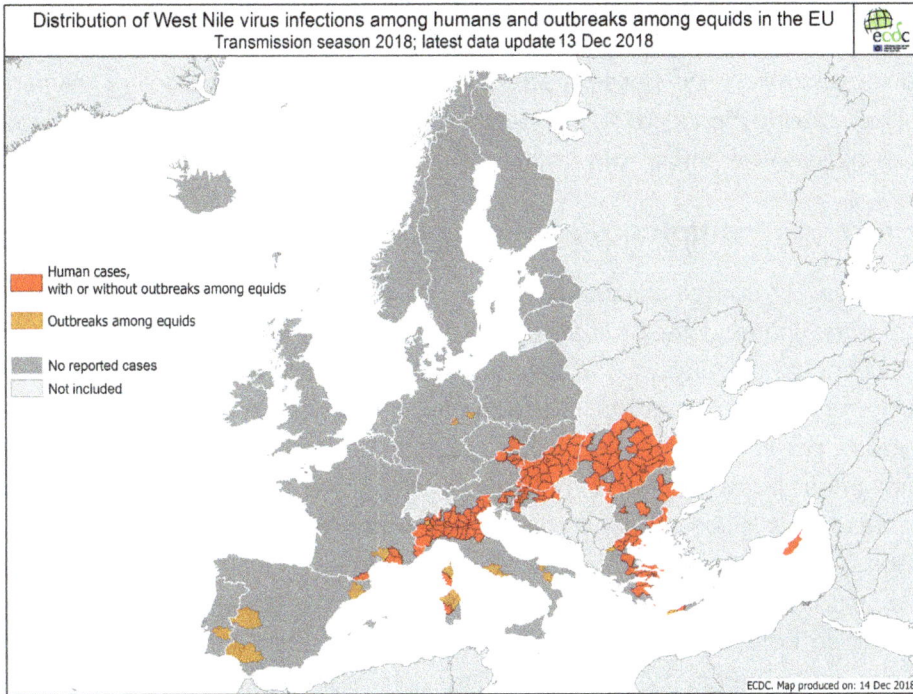

**Figura 10**

Actualización de focos humanos y equinos en Europa (año 2019)

Distribution of West Nile virus infections among humans and outbreaks among equids in the EU
Transmission season 2018; latest data update 13 Dec 2018

Human cases, with or without outbreaks among equids

Outbreaks among equids

No reported cases

Not included

ECDC. Map produced on: 14 Dec 2018

Fuente: European Centre for Disease Prevention and Control
https://ecdc.europa.eu/en/west-nile-fever/surveillance-and-disease-data/disease-data-ecdc

cada zona el virus tiende a proliferar entre unas aves mucho más que en otras. Si esas aves son comunes en zonas habitadas, el salto al hombre será muy fácil. Pero si su hábitat está en zonas más salvajes y deshabitadas, el virus puede circular en esas zonas abandonarlas.

En las comunidades autónomas en las que el virus está presente, como Andalucía, las medidas de control son constantes. Existe un sistema de notificación establecido con el Ministerio de Agricultura, Alimentación y Medio Ambiente que alerta cuando se registra un caso en caballos, tras lo que se establece en un radio de doce kilómetros un sistema de vigilancia activa en los centros de salud para detectar posibles encefalopatías inespecíficas. Si los casos son en humanos, la alerta se extiende a los centros de transfusión de sangre, que realizan pruebas específicas a los habitantes de esas zonas para descartar la presencia del virus, o se les conmina a no donar durante un periodo de tiempo.

## Cambio climático y fiebre del Nilo Occidental

Como todas las arbovirosis, la infección por el virus del Nilo Occidental se distribuye necesariamente en áreas donde las poblaciones de vectores competentes son los suficientemente abundantes. Los hábitats de los artrópodos dependen de una variedad de condiciones ambientales, incluyendo la temperatura, humedad y disponibilidad de agua. Como se ha mencionado anteriormente, el mosquito *Culex pipiens* es el vector más común del virus del Nilo Occidental en Europa.

### Factores ambientales. Cambio climático

En relación con el cambio climático, las temperaturas elevadas (30-32 °C) promueven una maduración más rápida del mosquito, una reducción del periodo de incubación del virus y un incremento en la replicación viral en el mosquito, lo cual incrementa la probabilidad de transmisión del virus. Temperaturas demasiado elevadas, por encima de los 35-40 °C, podrían resultar fatales para los mosquitos. Temperaturas bajas (14-18 °C) producen una disminución en la actividad metabólica de los mosquitos en el vuelo o los comportamientos alimentarios. Aunque la presencia invernal como adultos se ha constatado en España para *Culex pipiens*, *Culex modestus*, *Culex perexiguus* y *Culex theileri*, su papel vectorial durante el periodo de bajas temperaturas se considera limitado. Por tanto, las condiciones óptimas de temperatura para la presencia del *Culex pipiens* y la posible circulación del virus del Nilo Occidental se producen en España entre abril y octubre. Dependiendo de las zonas geográficas y si se dan las condiciones climáticas adecuadas (temperaturas altas y ausencia de lluvias importantes), este periodo podría extenderse hasta finales de noviembre. Aunque como hemos mencionado anteriormente, podría también existir una relación entre la tasa de precipitaciones y la abundancia de *Culex* spp., si bien esta asociación no está tan clara y podría estar más influenciada por otros factores locales, como la topografía, el tipo de suelo y la vegetación, los cuales pueden tener un impacto en la capacidad del suelo de crear aguas estancadas, el hábitat preferido de los mosquitos.

La presencia de hábitats acuáticos parece ser un factor influyente en la supervivencia y actividad vectorial. Las etapas del desarrollo de los mosquitos *Culex* spp. se producen en estos hábitats y su capacidad de vuelo está limitada a un área no superior a 7 km de las zonas acuáticas. Un estudio ha demostrado que los brotes de virus del Nilo Occidental que se notificaron entre 1999 y 2010 en Europa y los países mediterráneos se localizaron a una distancia media de 3,2 km de las zonas acuáticas.

**Figura 11**
Distribución de humedales en España

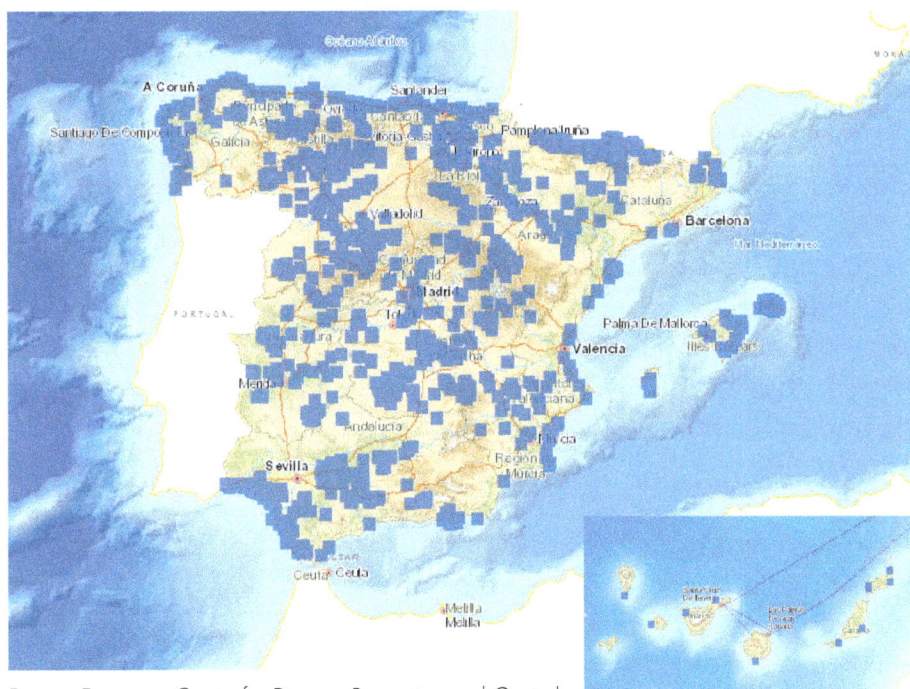

Fuente: European Centre for Disease Prevention and Control
https://sig.mapama.gob.es/geoportal/

En España, existe un amplio número de humedales que están distribuidos por todas las comunidades autónomas (CCAA). Sin embargo, aunque la asociación entre virus del Nilo Occidental y humedales parece clara, no se puede descartar la ocurrencia de transmisión de virus del Nilo Occidental en otro tipo de entornos; en Europa se han producido dos grandes brotes de infección por virus del Nilo Occidental en humanos en zonas urbanas, uno en Bucarest en 1996 y otro en Belgrado en 1999.

Las zonas de mayor riesgo de infección por virus del Nilo Occidental son, por tanto, aquellas en las que confluyen los distintos factores ecológicos: áreas cercanas a ecosistemas húmedos (humedales, deltas de río) con las condiciones climáticas que permiten una elevada densidad de mosquitos, con presencia de poblaciones de aves que mantienen el ciclo ave-mosquito y la posibilidad de interacción con poblaciones equinas y humanas susceptibles. La ubicación estratégica en las rutas migratorias de aves procedentes de zonas endémicas puede incrementar el riesgo debido a las posibles reintroducciones del virus a partir de las aves migratorias.

El cambio climático, por un lado, que facilita que muchas enfermedades salgan de sus nichos ecológicos con facilidad, y los procesos de globalización que hacen el mundo cada vez más pequeño, por el otro, se han convertido en aliados potenciales de este tipo de enfermedades.

Expertos apuntan a las condiciones climáticas como causa principal del repunte de casos y del temprano inicio de la temporada de transmisión, que normalmente tiene lugar de junio a noviembre. De hecho, especialistas en salud y cambio climático alertaron del peligro que el recalentamiento global representa para la salud pública en Europa, ya que una mayor temperatura puede propiciar la llegada de vectores tropicales que propaguen enfermedades poco comunes en esta región tradicionalmente más fría.

Según Jan Semenza, director de Evaluación de la Sección Científica del ECDC:

«A temperaturas más altas, los mosquitos se reproducen más rápido. Todo se acelera y se obtiene una mayor rotación, mayores poblaciones de mosquitos y un creciente potencial epidémico de virus. Todos estamos un poco desconcertados acerca de lo rápido con que pudieran venir estos cambios. Cada vez estamos viendo más y más de estos episodios climáticos extremos».

Según los resúmenes mensuales del *Copernicus Climate Change Services*, un sistema europeo que controla los desafíos ambientales y sociales asociados con los cambios climáticos inducidos por el hombre, la precipitación promedio observada en marzo de 2018 estuvo por encima del promedio del período 1981-2010 en muchas partes de Europa, especialmente en las zonas afectadas por el virus del Nilo. En abril de 2018, las temperaturas del aire en la superficie presentaron una marcada anomalía por encima del promedio, mientras que la precipitación fue casi normal. Las temperaturas en mayo de 2018 también fueron más altas que el promedio de 1981-2010 en las áreas afectadas por el virus del Nilo. Cabe destacar que la precipitación en Italia y los países a lo largo de la costa adriática fue muy superior al promedio en mayo. En junio de 2018 se produjeron precipitaciones muy por encima de la media en la mayor parte del sur de Europa, en particular, en los países a lo largo de la costa del Adriático, con inundaciones en varias regiones, incluso en Grecia y Rumanía.

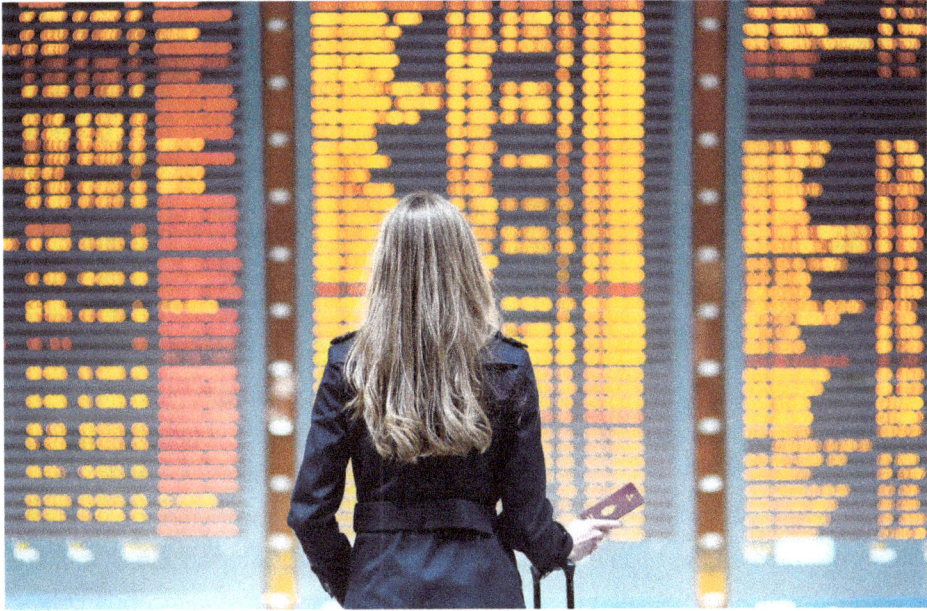

**Figura 12**

El aumento de viajes internacionales es otra de las causas por la que enfermedades de origen tropical, como la fiebre del Nilo, se expanden internacionalmente

Este patrón climático observado es indicativo de una temporada de primavera temprana en la parte sureste de Europa y podría haber sostenido condiciones ambientales que favorecen un rápido aumento de la población de vectores.

Según los expertos, esta nueva situación podría también aumentar el riesgo de transmisión en Europa de otras enfermedades transmitidas por mosquitos *Aedes* spp., como el dengue, Zika o Chikunguña.

Pero además de las condiciones climáticas, también hay otros factores como el aumento del turismo y de los viajes internacionales que pueden acercar enfermedades tropicales a zonas habitualmente libres de ellas.

«Lo que significa en términos de salud pública es que debemos preocuparnos más por la seguridad de la sangre. Si alguien regresa del extranjero a Europa y tiene un virus en la sangre, el mosquito puede picarle, tomar el patógeno y luego picar a alguien más», declaró Semenza.

Siguiendo un enfoque de **One Health,** los nuevos mapas apuntan a resaltar áreas, a nivel NUTS3 (Nomenclatura de las Unidades Territoriales Estadísticas); son una serie de demarcaciones territoriales utilizadas por la Unión Europea con fines estadísticos. Fueron creadas por la Oficina Europea de Estadística (Eurostat) para dar uniformidad en las estadísticas regionales europeas, donde el virus del Nilo Occidental está circulando en hospedadores incidentales. Un área afectada por virus del Nilo Occidental se define como un área en el tercer nivel de la Nomenclatura de Unidades Territoriales para Estadísticas (NUTS3), donde se ha confirmado al menos un caso humano de transmisión de fiebre del Nilo Occidental autóctona. Este conjunto de mapas tiene como objetivo informar mejor a los Estados miembros de la UE para la implementación de medidas preventivas.

## El papel de los vectores

Los mosquitos del género *Culex* se consideran los principales vectores del virus del Nilo Occidental, tanto en Europa como en América. Dentro de estos mosquitos, existen especies con acusadas preferencias de alimentarse de aves (ornitófilos), pero que también pican a mamíferos, tales como humanos y caballos. Algunos estudios en Norteamérica han sugerido que, tras un periodo a comienzos del verano (mayo-junio) en el que prevalece el ciclo mosquito-ave-mosquito que permitiría la amplificación del virus del Nilo Occidental, la incidencia de picaduras a mamíferos podría incrementarse cuando disminuyen las poblaciones de aves, lo que explicaría la mayor intensidad de las epidemias de virus del Nilo Occidental a finales del verano comienzos del otoño. Así, por ejemplo, se ha documentado un incremento en la alimentación de los *Culex pipiens* a partir de humanos de julio hasta octubre, coincidente con la disminución de la población de aves de la especie *Zorzal Robin*, el huésped preferido de los *Culex pipiens* en muchas zonas de Norteamérica debido a los movimientos dispersivos de estas aves tras su periodo de cría.

Esta situación también se ha observado con relación a la dispersión y disminución de la población de aves paseriformes migrantes. Los mosquitos del género *Culex* tienen una amplia distribución y se adaptan a una gran variedad de hábitats, tanto naturales como humanizados, lo que facilita la transmisión. Las hembras de este género pasan el invierno en estado de hibernación ocultas en zonas donde normalmente las temperaturas no son tan extremas, por ejemplo, en el interior de construcciones humanas, madrigueras, agujeros de árboles, alcantarillas o protegidas por vegetación muy densa como en los carrizales. Esta facilidad para pasar el invierno vivas hace que cuando las temperaturas aumentan entren en actividad y puedan alimentarse, incluso durante el invierno. El virus del Nilo Occidental se encuentra muy adaptado a estos mosquitos, estando documentado en algunas de sus especies una transmisión vertical transovárica, es decir, las hembras infectadas pueden pasar el virus a través de los huevos. Cuando eclosionan, las larvas de los mosquitos de estos huevos ya están infectados pudiendo transmitir el virus en su primera ingestión de sangre una vez alcanzada su fase adulta. Esta podría ser una forma de mantenimiento del virus en ambientes naturales.

En España, *Culex pipiens* puede considerarse el vector principal dada su amplia distribución y abundancia. En los sitios donde se han estudiado en profundidad las poblaciones de mosquitos (Gerona, Barcelona, Madrid, Salamanca, Huelva) esta

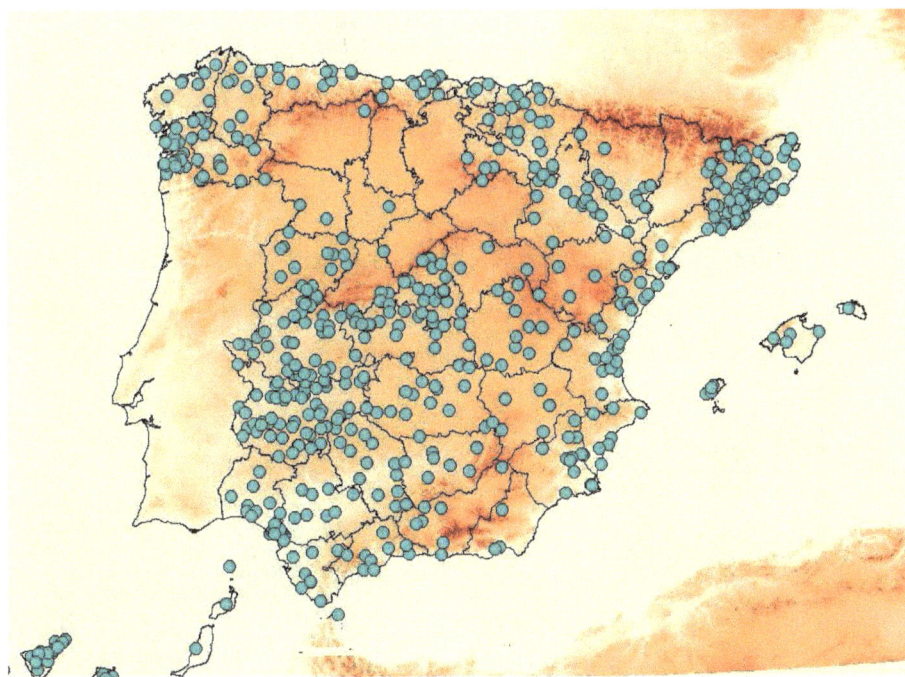

**Figura 13**

Distribución en España de los mosquitos *Culex pipiens*

Fuente: J. Lucientes, R. Estrada, S. Delacour
https://www.mscbs.gob.es/profesionales/saludPublica/ccayes/analisisituacion/doc/Evaluacion_de_riesgo-VNO-2017.pdf

especie se encuentra ampliamente distribuida, lo que nos lleva a pensar que ocurre lo mismo en las provincias donde no se ha estudiado con la misma profundidad. Ocupa todo tipo de hábitats, por lo que sería un buen vector no solo en ecosistemas naturales sino también en zonas humanizadas.

En zonas urbanizadas se ha adaptado a vivir incluso en aguas con altos niveles de contaminación. Es una especie altamente ornitófila, pero con carácter oportunista en cuanto a la alimentación y, debido a su facilidad para criar en ambientes antropógenos, puede actuar como vector puente que transmita el virus entre las aves y los seres humanos. Al pasar el invierno en diapausa (estado fisiológico de inactividad con factores desencadenantes y terminantes bien específicos. Se usa a menudo para sobrevivir condiciones ambientales desfavorables y predecibles, tales como temperaturas extremas, sequía o carencia de alimento), este mosquito podría estar implicado en el mantenimiento de un ciclo invernal de baja intensidad, pero suficiente para mantener un ciclo endémico. En la siguiente figura se muestra la distribución de los mosquitos *Culex pipiens* en España, según lo descrito en la bibliografía.

Las especies *Culex* (*Barraudius*) *modestus* y *Culex perexiguus* (= *univittatus*) aparecen como las mejor capacitadas para transmitir la enfermedad en ambientes naturales, pudiendo invadir las poblaciones que se encuentren en sus proximidades.

## Figura 14

Distribución en España de los mosquitos *Culex modestus* y *Culex perexiguus*

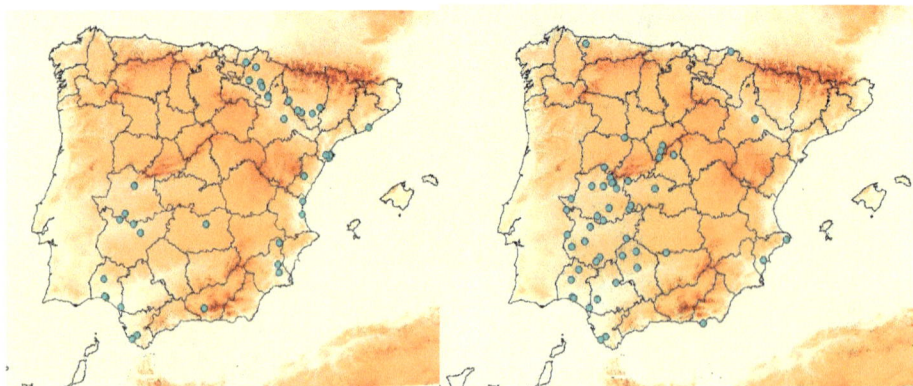

Fuente: J. Lucientes, R. Estrada, S. Delacour
https://www.mscbs.gob.es/profesionales/saludPublica/ccayes/analisisituacion/doc/Evaluacion_de_riesgo-VNO-2017.pdf

Sin embargo, su distribución en España parece estar muy localizada en algunos enclaves del interior y en la costa mediterránea en el caso de *Culex modestus*. En la especie *Culex perexiguus*, que en el sur de España parece ser más abundante en arrozales, también se ha comprobado la transmisión vertical transovárica del virus del Nilo Occidental.

Ambas especies se alimentan mayoritariamente de aves y podrían ser muy importantes para el mantenimiento del ciclo enzoótico.

Puesto que los principales vectores, es decir, las diversas especies del género *Culex*, hibernan en su forma adulta y está probada la transmisión transovárica, existe un riesgo elevado del mantenimiento del virus entre los mosquitos y las aves durante todo el año en condiciones naturales. Todo ello facilitaría la endemicidad en ciertos puntos de la geografía española.

**Figura 15**

Distribución de las principales especies de mosquitos
con capacidad vectorial

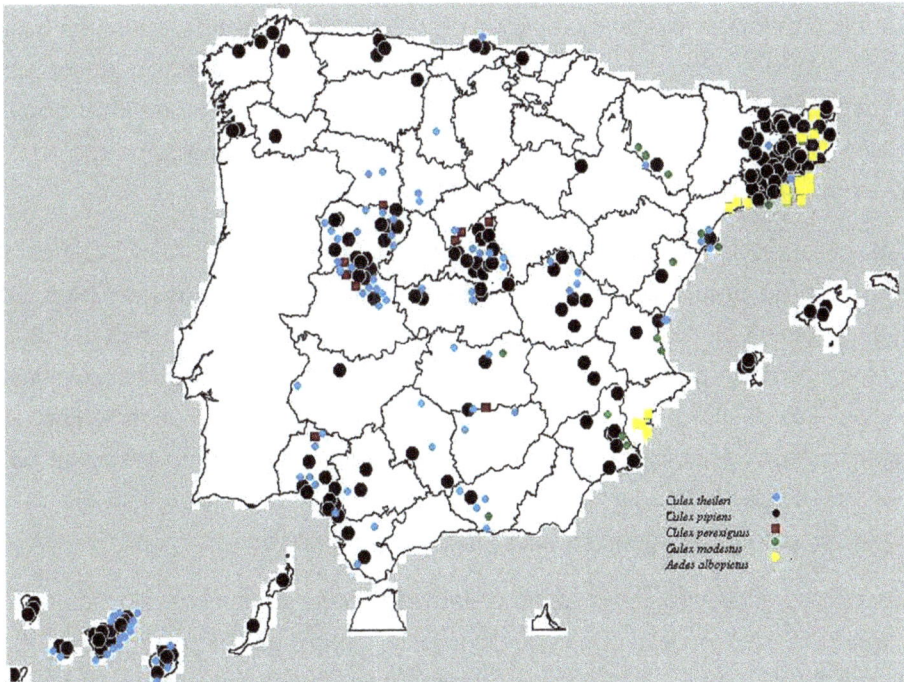

Fuente: Ministerio de Agricultura y Pesca, Alimentación y Medio Ambiente
https://www.mapa.gob.es/es/ganaderia/temas/sanidad-animal-higiene-ganadera/infor-
mewnnov17_tcm30-435293.pdf

Los mosquitos *Culex* son capaces de sobrevivir en el invierno a bajas temperaturas. En el bajo Guadalquivir se han encontrado hembras de *Culex pipiens*, *theileri* y *perexiguus* en todos los estadios gonotróficos desde noviembre a febrero. Sin embargo, el incremento de la temperatura produce un desarrollo más rápido del mosquito. La supervivencia es más elevada entre 20 y 30 °C, mientras que las temperaturas extremas, demasiado elevadas o bajas, pueden resultar fatales para estos mosquitos.

En general, la transmisión del virus del Nilo Occidental mediante estos vectores no es posible en isotermas inferiores a 20 °C en verano, por lo que en todo el país podría producirse transmisión, salvo en las zonas correspondientes a la cordillera Cantábrica, los montes de León, los Pirineos y algunas áreas del Sistema Central y del Sistema Ibérico en Burgos, Soria, Ávila, Segovia y Teruel.

## El papel de las aves como reservorio

Las aves son los huéspedes naturales del virus del Nilo Occidental y actúan como reservorios amplificadores. En España, existe una gran variedad de especies de aves que serían susceptibles a la infección. La mayoría de las especies desarrollan síntomas muy leves, aunque presentan altas viremias y generan inmunidad para toda la vida. Las especies de la familia *Corvidae* (cuervos, arrendajos y urracas) desarrollan enfermedad severa y presentan una alta mortalidad por virus del Nilo Occidental, lo cual puede hacer de ellas útiles centinelas para alertar de la presencia del virus en nuevas áreas de circulación viral.

Las aves pueden contribuir a la diseminación del virus del Nilo Occidental a corta y a larga distancia. La hipótesis de la introducción del virus del Nilo Occidental desde África a Europa y la cuenca mediterránea a partir de aves migratorias se ha avalado por diversos estudios filogenéticos de las cepas circulantes. El brote de virus del Nilo Occidental que ocurrió en el año 2000 en la región de la Camarga, Francia, característica por sus humedales y donde el virus no se había observado desde 1960, se ha asociado a una posible dispersión del virus a partir de aves migratorias procedentes del África subsahariana.

España se encuentra como etapa o destino de cría de muchas rutas migratorias de aves procedentes de áreas endémicas para el virus del Nilo Occidental. Estas aves pasan el invierno en África y se reproducen en España, siendo su recuento máximo durante los meses estivales. La mayoría pertenecen al orden *Passeriformes*, un orden que incluye una gran variedad de especies de aves (golondrinas, tordos), algunas de las cuales se han descrito como reservorios del virus del Nilo Occidental.

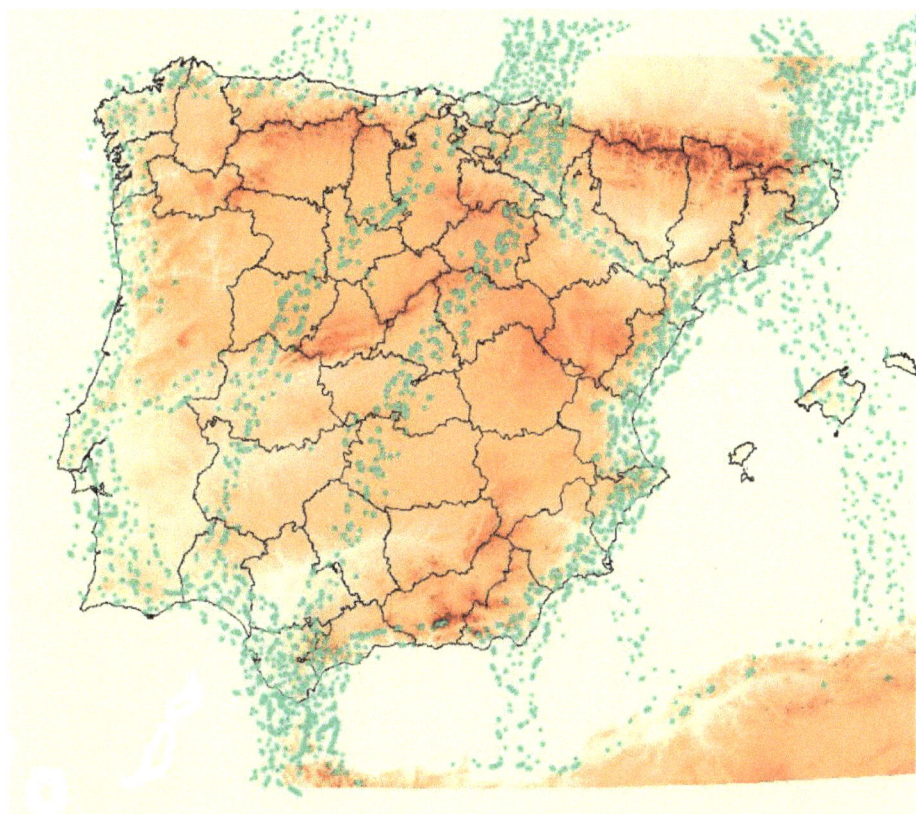

**Figura 16**
Principales rutas de migración de aves en España

Fuente: J. Lucientes. https://www.mscbs.gob.es/profesionales/saludPublica/ccayes/ana-lisisituacion/doc/Evaluacion_de_riesgo-VNO-2017.pdf

## Perspectivas de futuro

La fiebre por el virus del Nilo Occidental en Europa se considera una enfermedad emergente debido a la extensión en años recientes a nuevas áreas geográficas y poblaciones. Parte de este incremento puede deberse a un mayor conocimiento del virus y a avances en los sistemas de vigilancia y en la capacidad diagnóstica. Sin embargo, hay otros factores que se detallan a continuación que pueden estar asociados a esta situación y con un potencial impacto en la epidemiología de la enfermedad en España.

La península ibérica se encuentra entre las isotermas de 10 y 20 °C, quedando el norte y las regiones centrales entre 15 y 10 °C. Las regiones del sur se encontrarían por encima de la isoterma de 15 °C. El cambio climático, en la medida en que predice un aumento en la temperatura global, puede facilitar la presencia de vectores en todo el territorio peninsular. Los cambios en la temperatura, precipitaciones y humedad asociados al cambio climático modifican el hábitat de los mosquitos y pueden tener un importante impacto en la transmisión de las arbovirosis al incrementar la densidad de los vectores, su distribución geográfica y su periodo de actividad.

Las preferencias en la alimentación de los mosquitos pueden tener un impacto importante en la epidemiología del virus del Nilo Occidental. En EEUU algunos estudios sugieren que determinadas especies cambian sus preferencias de las aves hacia los mamíferos al final del verano, lo que puede intensificar las epidemias en humanos. En España se han puesto también de relieve las posibles diferencias en el riesgo de transmisión del virus del Nilo Occidental según las especies de mosquitos existentes, lo que conduciría a una importante heterogeneidad geográfica.

Cambios en la circulación del virus pueden tener también un impacto en la transmisión. En países cercanos de Europa como Grecia, Italia y Rumanía, hay constancia de la reciente identificación del virus de linaje 2, por lo que es presumible que circulen más variantes de las que circulaban con anterioridad.

Las modificaciones en la actividad o en la demografía humana, como pueden ser la urbanización de zonas rurales, pueden conducir a una mayor interacción de la población con el ciclo ave-mosquito y a una mayor probabilidad de infección.

Por todo ello, España reúne todas las condiciones que pueden favorecer la circulación del virus del Nilo Occidental: (i) gran variedad de posibles reservorios; (ii) etapa en las rutas migratorias de aves procedentes de áreas endémicas; (iii) proximidad a zonas endémicas como África y Oriente Próximo; (iv) diversidad de vectores ampliamente difundidos por la geografía española; (v) presencia del principal vector implicado en el ciclo de amplificación aviar (mosquitos del género *Culex*) en todo el territorio; y (vi) características ecológicas y climáticas favorables (amplias zonas y largos periodos del año de elevadas temperaturas, gran cantidad de humedales).

La probabilidad de infección en población humana viene determinada por la probabilidad de exposición a mosquitos infectados. El entorno ideal para que la transmisión a humanos se produzca sería el de proximidad geográfica entre poblaciones humanas y zonas donde interaccionan vectores con aves infectadas. Además, las temporadas ideales son aquellas de especial abundancia de mosquitos y en las que la densidad de aves disminuye, coincidiendo con el fin de la estación de cría y el inicio de la migración de otoño, lo que lleva a los mosquitos vectores, habitualmente ornitófilos, a alimentarse de forma oportunista de mamíferos (animales o humanos).

Los estudios sugieren que el virus del Nilo Occidental ha circulado en diversas zonas de España desde al menos la primera década de los años 2000. Por un lado, existe el riesgo de introducción o reintroducción del virus a partir de aves migratorias infectadas procedentes de zonas con circulación viral, incluyendo áreas del norte y centro de Europa donde hay constancia de circulación del virus del Nilo Occidental linaje 2. Por otro lado, las evidencias disponibles indican que podría existir una circulación establecida del virus del Nilo Occidental en algunas áreas de España, mantenida en un ciclo enzóotico entre las aves como hospedadores y los mosquitos vectores, de manera similar a la situación identificada en otros países de Europa. Hasta el momento, estas áreas parecen estar ubicadas fundamentalmente en Andalucía, principalmente en la provincia de Cádiz. La detección de aves residentes seropositivas para virus del Nilo Occidental, los estudios filogenéticos de los virus circulantes, las condiciones climáticas que permiten la actividad continuada de los mosquitos, la transmisión vertical transovárica del virus del Nilo Occidental y la capacidad del virus de sobrevivir al invierno en los mosquitos Culex pipiens y Culex perexiguus y la recurrencia de casos en equinos en la misma zona en años consecutivos, en la que también se identificaron dos casos en humanos en el año 2010, apoyan la hipótesis de la endemización de la infección.

Hasta el momento, solo se han identificado dos casos de enfermedad neuroinvasiva por virus del Nilo Occidental en humanos en el año 2010, y los estudios disponibles han encontrado bajas seroprevalencias de anticuerpos en población humana, en contraste con mayores porcentajes de seropositividad en determinadas poblaciones de aves y caballos. Esto sería consistente con que la circulación del virus del Nilo Occidental en España estuviera centrada fundamentalmente en determinadas zonas rurales cercanas a humedales y con abundantes poblaciones de aves. Los municipios de Andalucía donde se han identificado los casos en equinos en los últimos años reunirían esas características.

El escenario futuro más plausible es el del mantenimiento de la circulación del virus del Nilo Occidental en áreas donde se ha demostrado en años anteriores, con una posible extensión a otras áreas en las que se dan las condiciones ecológicas favorables. La aparición de casos humanos podría ser esporádica y limitada espacial y temporalmente, en función de diferentes factores como condiciones climáticas, densidad de vectores y proximidad de población humana susceptible. Sin embargo, no se puede descartar un escenario de transmisión epidémica con un mayor número de personas afectadas en determinadas áreas, sobre todo, si se establecen ciclos de circulación viral en las aves residentes de hábitats más próximos a las zonas pobladas. También hay que considerar la posibilidad de que el escenario reciente de transmisión en algunos países europeos cercanos (con un incremento en la notificación de casos y la identificación del linaje 2), llegara a producirse también en España, si es que los factores asociados a esta situación, aún poco claros, pudieran alcanzar a nuestro país.

En cuanto al potencial impacto, en términos de morbi-mortalidad, de la infección por virus del Nilo Occidental en humanos, es característico el que la mayoría de los casos son asintomáticos y, a pesar de que, según los estudios serológicos existentes, la susceptibilidad a la infección de la población española es muy elevada, la probabilidad de enfermedad neuroinvasora y muerte se considera baja.

## Recomendaciones para España

1. Abordar de forma integral y multidisciplinar la vigilancia y control de la circulación del virus del Nilo Occidental en España. Para ello se debe reforzar la coordinación a nivel local, autonómico y nacional entre los sectores de salud humana, animal y ambiental. Esta coordinación debería reflejarse y enmarcarse en un Plan Nacional integral de preparación y respuesta frente a arbovirosis que incluya a todos los actores implicados.

2. Consolidar la vigilancia epidemiológica de la fiebre del Nilo Occidental en humanos en España, en base al protocolo aprobado por la Ponencia de Vigilancia, el cual indica la obligatoriedad de la notificación inmediata e incluye la vigilancia activa en humanos cuando se detecte circulación viral, ya sea en equinos, aves o vectores o por detección del primer caso en humanos. En la Unión Europea, la fiebre por virus del Nilo Occidental es de declaración obligatoria a la Red de Vigilancia Europea desde diciembre de 2007.

3. Reforzar la vigilancia en aves, en el marco del Plan de vigilancia del Ministerio de Agricultura, para disponer de más información sobre las distintas especies de aves hospedadoras. La información sobre la participación de las aves

residentes en el ciclo de amplificación viral es de especial interés por su implicación en la endemización del virus.

4. Reforzar la vigilancia entomológica y la vigilancia en équidos, que ha demostrado su utilidad como signo centinela de circulación viral y de la posible aparición de casos en humanos.

5. Reforzar las actividades de control vectorial en las áreas prioritarias.

6. Garantizar la seguridad de la sangre ante la posible aparición de casos de infección por virus del Nilo Occidental en humanos en España, mediante la aplicación de las medidas acordadas en el año 2010 por el Comité Científico de Seguridad Transfusional. Asimismo, considerar la situación epidemiológica de las zonas de transmisión a humanos en otros países y mantener una actualización periódica de las zonas de exclusión de donantes.

7. Difundir el protocolo de vigilancia y de manejo de la enfermedad entre los médicos de atención primaria y especializada, fundamentalmente en las áreas donde se demuestra circulación viral, para favorecer el diagnóstico diferencial de fiebre por virus del Nilo Occidental. En las áreas de Andalucía donde se ha demostrado circulación viral a lo largo de los últimos años, es especialmente importante la difusión de información sobre esta enfermedad entre el personal sanitario en la temporada de transmisión.

8. Informar a la población a riesgo y promover medidas de protección individual frente a mosquitos en las áreas en las que se demuestre circulación viral.

## Bibliografía

- Bakonyi T, Jungbauer C, Aberle SW, Kolodziejek J, Dimmel K, Stiasny K, et al. Usutu virus infections among blood donors, Austria, July and August 2017 - Raising awareness for diagnostic challenges. Euro Surveill. 2017 Oct;22(41).

- Booth M. Climate Change and the Neglected Tropical Diseases. Adv Parasitol. 2018; 100:39-126.

- Brown, C. & Torres, A., Eds. (2008). - USAHA Foreign Animal Diseases, Seventh Edition. Committee of Foreign and Emerging Diseases of the US Animal Health Association. Boca Publications Group, Inc.

- Bunning, M.L., Bowen, R.A., Cropp, C.B., Sullivan, K.G., Davis, B.S., Komar, N., Godsey, M.S., Baker, D., Hettler, D.L., Holmes, D.A., Biggerstaff, B.J. y Mitchell, C.J. (2002). Experimental infection of horses with West Nile Virus. Emerging Infectious Diseases 12, 618-623.

- Calistri P, Giovannini A, Hubalek Z, Ionescu A, Monaco F, Savini G, et al. Epidemiología del Nilo Occidental en Europa y en la cuenca mediterránea. Open Virol. 2010; 4:29-37. https://doi.org/10.2174/1874357901004010029 PMID: 20517490

- Centers for Disease Control and Prevention. Laboratory-acquired West Nile virus infections-United States, 2002. MMWR Morb Mort Wkly Rep. 2002 Dec 20;51(50):1133-5.

- Dauphin, G. y Zientara, S. (2007). West Nile virus: Recent trends in diagnosis and vaccine development. Vaccine 25, 5563-5576.

- European Agency for the Evaluation of Medicinal Products. CPMP position statement on West Nile virus and plasma-derived medicinal products. London: European Agency for the Evaluation of Medicinal Products; 2003. Available from: http://www.ema.europa.eu/docs/en_GB/document_library/Position_statement/2009/09/WC500003789.pdf.

- European Directorate for the Quality of Medicines and HealthCare. Guide to the preparation, use and quality assurance of blood components, 19th Edition. Strasbourg: Council of Europe; 2017. Available from: https://www.edqm.eu/en/blood-transfusion-guide.

- García-Bocanegra I, Arenas-Montes A, Napp S, Jaén-Téllez JA, Fernández-Morente M, Fernández-Molera V, Arenas A. Seroprevalence and risk factors associated to West Nile virus in horses from Andalusia, Southern Spain. Vet Microbiol. 2012 Dec 7;160(3-4):341-6. doi: 10.1016/j.vetmic.2012.06.027. Epub 2012 Jun 26.

- García-Bocanegra I, Belkhiria J, Napp S, Cano-Terriza D, Jiménez-Ruiz S, Martínez-López B. Epidemiology and spatio-temporal analysis of West Nile virus in horses in Spain between 2010 and 2016. Transbound Emerg Dis. 2018 Apr;65(2):567-577. doi: 10.1111/tbed.12742. Epub 2017 Oct 16.

- García-Bocanegra I, Jaén-Téllez JA, Napp S, Arenas-Montes A, Fernández-Morente M, Fernández-Molera V, Arenas A. Monitoring of the West Nile virus epidemic in Spain between 2010 and 2011. Transbound Emerg Dis. 2012 Oct;59(5):448-55. doi: 10.1111/j.1865-1682.2011.01298.x. Epub 2011 Dec 30.

- García-Bocanegra I, Jaén-Téllez JA, Napp S, Arenas-Montes A, Fernández-Morente. M, Fernández-Molera V, Arenas A. West Nile fever outbreak in horses and humans, Spain, 2010. Emerg Infect Dis. 2011 Dec;17(12):2397-9. doi: 10.3201/eid1712.110651.

- Groen TA, L'Ambert G, Bellini R, Chaskopoulou A, Petric D, Zgomba M, et al. Ecología del virus del Nilo Occidental en cuatro países europeos: modelado empírico de la dinámica de abundancia de *Culex pipiens* en función del clima. Vectores de parasit. 2017; 10 (1): 524. https://doi.org/10.1186/s13071-017-2484-y  PMID: 29070056

- Hayes, E.B., Komar, N., Nasci, R.S., Montgomery, S.P., O'Leary, D.R. y Campbell, G.L. (2005). Epidemiology and transmission dynamics of West Nile Virus disease. Emerging Infectious Diseases 11, 1167-1173.

- https://ecdc.europa.eu/en/west-nile-virus-infection

- Ostlund, E.N., Crom, R.L., Pedersen, D.D., Johnson, D.J., Williams, W.O. y Schmitt B.J. (2001). Equine West Nile encephalitis, United States. Emerging Infectious Diseases 7, 665-669.

- Paz S, Malkinson D, Green MS, Tsioni G, Papa A, Danis K, et al. Las temperaturas permisivas de verano de la fiebre del Nilo occidental europeo 2010 aumentan. Más uno. 2013; 8 (2): e56398. https://doi.org/10.1371/journal.pone.0056398  PMID: 23431374

- Pervanidou D, Detsis M, Danis K, Mellou K, Papanikolaou E, Terzaki I, et al. West Nile virus outbreak in humans, Greece, 2012: third consecutive year of local transmission. Euro Surveill. 2014 Apr 3;19(13).

- Petersen LR, Brault AC, Nasci RS. West Nile Virus: Review of the Literature. JAMA. 2013 Jul 17;310(3):308-15.

- Plan de vigilancia de la Encefalitis del oeste del Nilo en España. 2019. MAPA.

- Rebollo B, Sarraseca J, Lecollinet S, Abouchoaib N, Alonso J, García-Bocanegra I, Sanz AJ, Venteo Á, Jiménez-Clavero MA. Monitoring Anti-NS1 Antibodies in West Nile Virus-Infected and Vaccinated Horses. Biomed Res Int. 2018 doi: 10.1155/2018/8309816. eCollection 2018.

- Saegerman C, Alba-Casals A, García-Bocanegra I, Dal Pozzo F, van Galen G. Clinical Sentinel Surveillance of Equine West Nile Fever, Spain. Transbound Emerg Dis. 2016 Apr;63(2):184-93. doi: 10.1111/tbed.12243. Epub 2014 Jun 5.

- Sambri V, Capobianchi M, Charrel R, Fyodorova M, Gaibani P, Gould E, et al. El virus del Nilo occidental en Europa: emergencia, epidemiología, diagnóstico, tratamiento y prevención. Clin Microbiol Infect. 2013; 19 (8):699-704. https://doi.org/10.1111/1469-0691.12211  PMID: 23594175

- Servicio de Cambio Climático de Copérnico. Resúmenes mensuales de precipitación, humedad relativa y humedad del suelo 2018. [Consultado el 31 de julio de 2018]. Disponible en: https://climate.copernicus.eu/monthly-summaries-precipitation-relative-humidity-and-soil-moisture

- Tran A, Sudre B, Paz S, Rossi M, Desbrosse A, Chevalier V, et al. Predictores ambientales del riesgo de fiebre del Nilo Occidental en Europa. Int J Health Geogr. 2014; 13 (1): 26. https://doi.org/10.1186/1476-072X-13-26  PMID: 24986363

- Vogels C, Göertz G, Pijlman G, Koenraadt C. Vector competence of northern and southern European Culex pipiens mosquitoes for West Nile virus across a gradient of temperatures. Med Vet Entomol. 2017 Dec;31(4):358-364.

- Vogels CB, Göertz GP, Pijlman GP, Koenraadt CJ. Vector competence of European mosquitoes for West Nile virus. Emerg Microbes Infect. 2017 Nov 8;6(11): e96.

- Vogels CBF, Göertz GP, Pijlman GP, Koenraadt CJM. Competencia de vectores de los mosquitos *Culex pipiens* del norte y sur de Europa para el virus del Nilo Occidental en un gradiente de temperaturas Med Vet Entomol. 2017; 31 (4): 358-64. https://doi.org/10.1111/mve.12251  PMID: 28752627

- Zehender G, Veo C, Ebranati E, Carta V, Rovida F, Percivalle E, et al. Reconstruyendo la reciente epidemia del linaje 2 del virus del Nilo occidental en Europa e Italia utilizando una filogeografía discreta y continua. Más uno. 2017; 12 (7): e0179679. https://doi.org/10.1371/journal.pone.0179679 PMID: 28678837

- Zehender G, Veo C, Ebranati E, Carta V, Rovida F, Percivalle E, et al. Reconstructing the recent West Nile virus lineage 2 epidemic in Europe and Italy using discrete and continuous phylogeography. PLoS One. 2017 Jul 5;12(7): e0179679.

- Zeller HG, Schuffenecker I. Virus del Nilo Occidental: una visión general de su propagación en Europa y la cuenca del Mediterráneo en contraste con su propagación en las Américas. Eur J Clin Microbiol Infect Dis. 2004; 23 (3): 147-56. https://doi.org/10.1007/s10096-003-1085-1  PMID: 14986160

# 12.8 Malaria

Ana María Fernández Sánchez,
María Concepción Mediavilla Gradolph

## Introducción

### Distribución de la enfermedad en el mundo

La malaria o el paludismo es una enfermedad potencialmente mortal causada por parásitos (*Plasmodium* spp.) que se transmite al ser humano por la picadura del mosquito hembra infectado del género *Anopheles*. Es una enfermedad prevenible y curable.

Según el informe de la OMS sobre el paludismo (noviembre de 2018), en 2017 hubo 219 millones de casos de paludismo con una mortalidad estimada de 435.000. África continúa soportando una parte desproporcionada de la carga mundial, declarando el 92 % de los casos y el 93 % de los fallecimientos, la mitad de los casos mundiales de paludismo se diagnostican en cinco países: Nigeria (25 %), República Democrática del Congo (11 %), Mozambique (5 %), la India (4 %) y Uganda (4 %).

Algunos grupos de la población que corren mayor riesgo de contraer la enfermedad y presentar mayor gravedad son los lactantes, los niños menores de cinco años, las embarazadas, los pacientes VIH/sida y los migrantes no inmunes de zonas endémicas. Los niños menores de cinco años representaron en 2017 el 61 % (266 000) de las muertes mundiales por paludismo.

*P. falciparum* es el parásito de la malaria más prevalente en África, representando el 99,7 % de los casos estimados en 2017, así como en el Sudeste Asiático (62,8 %), Mediterráneo Oriental (69 %) y Pacífico Occidental (71,9 %). *P. vivax* es el parásito predominante en América, representando el 74,1 % de los casos de malaria.

Desde el año 2000 se viene realizando una campaña mundial contra la malaria con aumento de la financiación e intervenciones a gran escala basadas en el control del vector (mosquiteras impregnadas con insecticidas, rociado residual domiciliario con insecticida, etcétera), diagnóstico y tratamiento precoz y profilaxis en las embarazadas. Con esta estrategia, se consiguió del año 2000 al 2015 una reducción de la incidencia de la malaria del 37 % a nivel mundial y un 40 % la infección por *P. falciparum*. Estimando una disminución de la mortalidad del 60 %.

---

### Figura 1

En el año 2000 existían 106 países y territorios con transmisión activa de la enfermedad, que en 2015 pasaron a ser 95. En 2015, fue el año en el que por primera vez Europa no declaró ningún caso autóctono de malaria

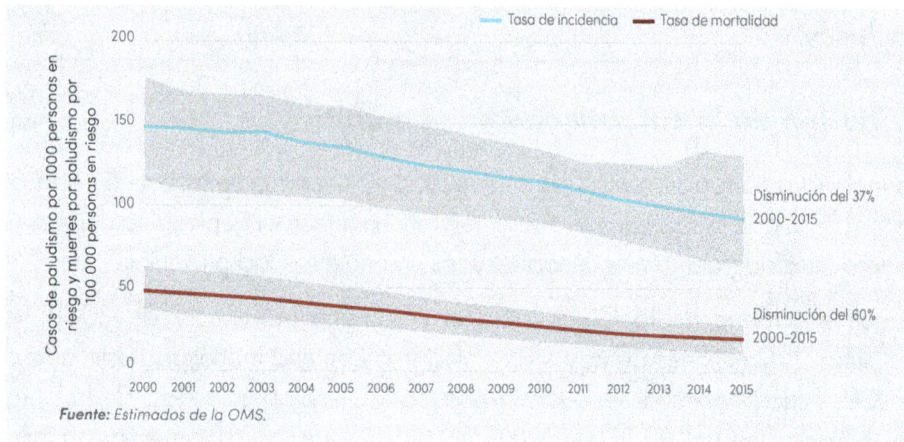

Fuente: Estimados de la OMS.

Fuente: OMS. https://apps.who.int/iris/bitstream/handle/10665/205559/WHO_HTM_GMP_2016.2_spa.pdf;jsessionid=B55466859302C8903EBA07F91FBB9807?sequence=1

---

### Figura 2

Países con transmisión activa de paludismo (2000-2015)

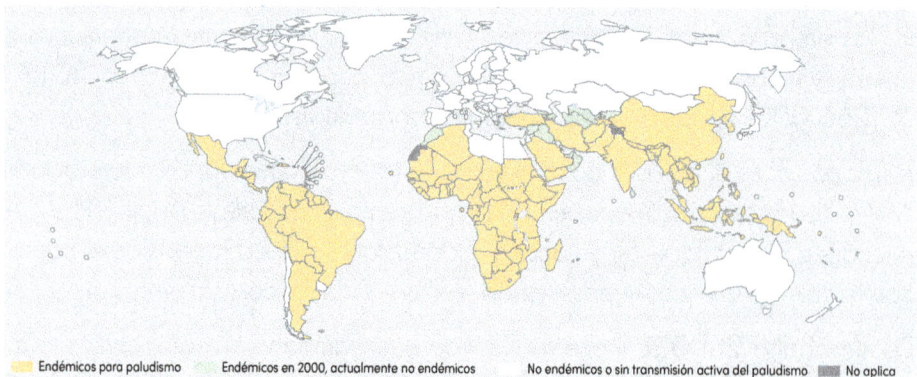

Endémicos para paludismo    Endémicos en 2000, actualmente no endémicos    No endémicos o sin transmisión activa del paludismo    No aplica

Fuente: OMS. https://apps.who.int/iris/bitstream/handle/10665/205559/WHO_HTM_GMP_2016.2_spa.pdf;jsessionid=B55466859302C8903EBA07F91FBB9807?sequence=1

Según estimaciones de la OMS, desde el año 2015 se viene produciendo un estancamiento en la reducción de los casos de malaria y de la mortalidad, produciéndose en 2017 un diagnóstico de 3,5 millones de casos más en África que en el año anterior. También, siguen existiendo avances prometedores en algunos países como la India, donde los casos disminuyeron 24 % respecto al año anterior; en Ruanda se registraron 430.000 casos menos en 2017 que en 2016, y en Etiopía y Pakistán registraron una disminución de casi 240.000 casos.

## Malaria en Europa

Durante el año 2017, se notificaron 8401 casos de malaria en Europa, de los cuales se confirmaron 8393 (99,9 %). Francia declaró el mayor número de casos, seguido por el Reino Unido y Alemania.

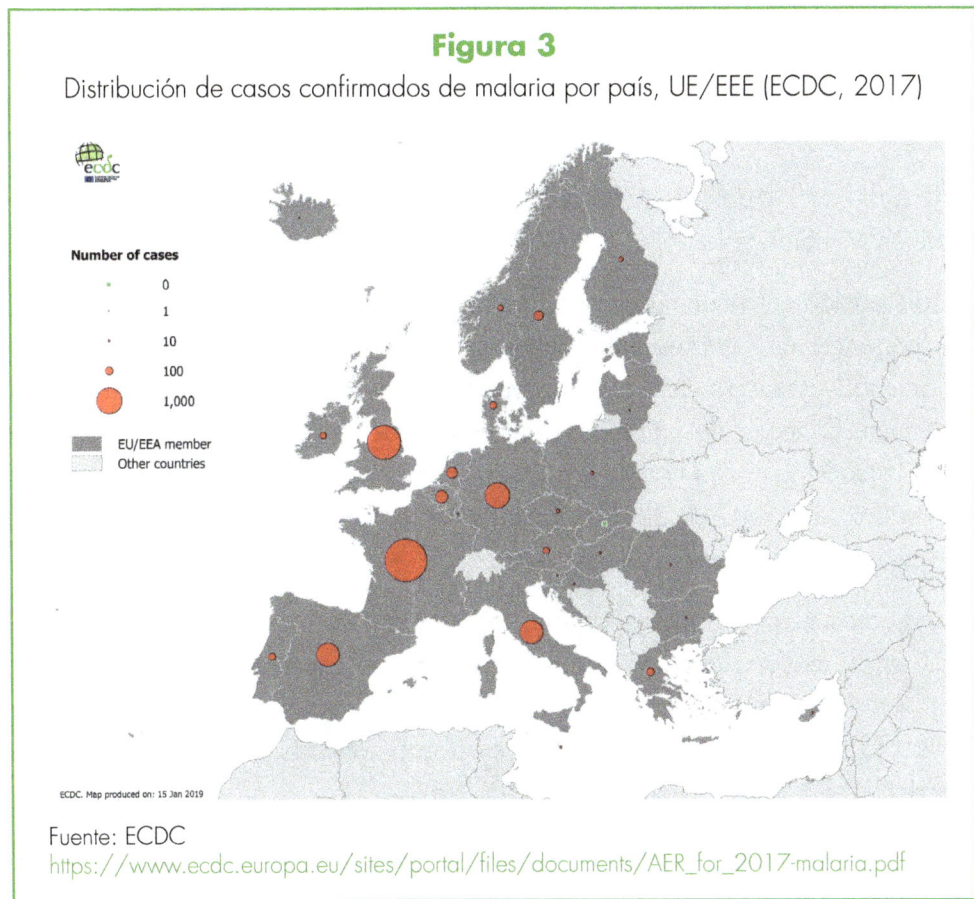

### Figura 3

Distribución de casos confirmados de malaria por país, UE/EEE (ECDC, 2017)

Fuente: ECDC
https://www.ecdc.europa.eu/sites/portal/files/documents/AER_for_2017-malaria.pdf

Casi todos los casos de malaria notificados en Europa en 2017 fueron importados. Los países que informaron el mayor número de casos tienen vínculos históricos, económicos, lingüísticos y culturales con áreas endémicas, particularmente en África Occidental. La estacionalidad y la distribución por edad de los casos en Europa probablemente reflejan patrones de viaje a países endémicos de malaria. La literatura reciente sugiere que una proporción sustancial de los casos importados en Europa ocurre entre inmigrantes recientes de países endémicos y migrantes más asentados y sus familias que han viajado para visitar amigos y familiares en países de origen que son endémicos para malaria.

Se informó también de un pequeño número (21) de casos esporádicos de malaria autóctona adquiridos en el hospital o por transmisión transmitida por vectores, pero no se confirmaron.

### Malaria en España

En España, la malaria se vigila a través de la Red Nacional de Vigilancia Epidemiológica (RENAVE). Siendo una enfermedad de declaración obligatoria desde 1944.

La erradicación del paludismo autóctono en España fue declarada por la Organización Mundial de la Salud en 1964.

La situación actual en nuestro país se define como «anofelismo sin paludismo», con presencia de vectores potenciales transmisores del parásito causante de la enfermedad y llegada de viajeros procedentes de áreas donde la infección es endémica. El riesgo de transmisión dependerá de la población de mosquitos y de su interacción con el hombre infectado. El tamaño de población de mosquitos dependerá, a su vez, de diversos factores ecológicos, como son la temperatura, las lluvias y los principales cultivos de la zona.

Los casos de paludismo no importados, desde 1964 a 2017, han sido escasos y en su mayoría relacionados con la asistencia sanitaria (transfusional [57], trasplantes [10], parenteral [7] o nosocomial/laboratorio [7] o por transmisión vertical [5]). Los casos de malaria de aeropuerto han sido anecdóticos y solo se han documentado dos introducidos por *P. vivax*.

Entre 2014 y 2017, se han notificado un total de 3005 casos de paludismo importado.

## Malaria e inmunidad

En los países con una alta frecuencia de inoculación de la malaria, la población presenta una inmunidad parcial a la enfermedad, disminuyendo los casos graves. La población adolescente y adulta presenta enfermedad asintomática con una baja parasitemia. La inmunidad se modifica en el embarazo y se pierde cuando las personas se mudan a zonas no endémicas. En cambio, en los niños, la malaria clínica se desarrolla con altas parasitemias que pueden progresar rápidamente a malaria severa.

Podemos distinguir dos tipos de inmunidad: inmunidad estable, cuando la población está continuamente expuesta a la inoculación de la malaria, e inmunidad adquirida, donde la transmisión de la malaria es intensa solo durante los 3 o 4 meses de la estación de lluvias y relativamente baja el resto del año.

Las áreas de transmisión se clasifican en función de la prevalencia de parasitemia por *P. falciparum* en niños de 2-9 años, siendo alta si es > 50 %; moderada cuando tiene cifras de 11-50 %, y bajas <10 %. En las áreas de transmisión alta, la prevalencia es máxima en los primeros años de la infancia. En las moderadas, en la infancia tardía y adolescencia, y en las bajas, la malaria ocurre a cualquier edad.

## Descripción de la enfermedad

### Etiología

La malaria es producida por el *Plasmodium*, parásito que pertenece al grupo *Apicomplexa* de protozoos que se caracteriza morfológicamente por la presencia de un complejo especializado de orgánulos apicales (micronemas, roptrias y gránulos densos) implicados en la invasión de la célula huésped.

El género *Plasmodium* posee un total de unas 127 especies y subespecies. Hay cuatro especies de *Plasmodium* que son clasificadas como parásitos de la malaria humana: *P. falciparum*, *P. vivax*, *P. ovale* y *P. malariae*. Últimamente, debido a la elevada frecuencia de infecciones causadas por *P. knowlesi* (patógeno natural de los macacos), se le considera el quinto parásito de la malaria humana. También, pueden ocurrir de manera poco frecuente infecciones por algunos parásitos de la malaria correspondientes a otros primates (*P. cynomolgi* y *P. simium*).

- *Plasmodium falciparum*: puede encontrarse en todo el mundo en áreas tropicales y subtropicales, sobre todo, en África. Es la más virulenta de todas las especies de malaria que afecta a humanos. Los merozoítos de *P. falciparum* pueden invadir todo tipo de eritrocitos, por lo que la infección por este tipo de especie genera unos niveles de parasitemia muy alta. En la mayoría de los infectados, la enfermedad suele remitir sin mayores complicaciones, pero en el 1-2 % de los infectados se desarrollan complicaciones graves.

- *Plasmodium vivax*: se encuentra sobre todo en Asia (en el Sudeste asiático es endémica) y en algunas zonas del norte de África y Latinoamérica. Los merozoítos de *P. vivax* invaden selectivamente los reticulocitos. Dado que estas células solo representan una proporción pequeña de la masa total de los eritrocitos, las parasitemias secundarias a infecciones por *P. vivax* suelen ser menos del 1 %.

- *Plasmodium ovale:* se encuentra principalmente en África (especialmente, en África Occidental) y en las islas del Pacífico Occidental. Es biológica y morfológicamente muy similar a *P. vivax*.

- *Plasmodium malariae*: presenta una amplia distribución geográfica. Afecta a humanos y animales salvajes como los chimpancés. Sus niveles de parasitemia son muy bajos debido a que los merozoítos solo pueden invadir eritrocitos ancianos. Los pacientes pueden sufrir una infección asintomática durante muchos años antes de desarrollar cuadros de fiebre, malestar y esplenomegalia.

- *Plasmodium knowlesi*: aunque esta especie afecta comúnmente a los monos del Sudeste asiático y de Sudamérica, también se ha visto que puede infectar al hombre. En Malasia existe un foco importante de malaria humana con tasas de letalidad elevadas. El *P. knowlesi* es indistinguible del *P. malariae* en los frotis de sangre y en la circulación aparece con formas inmaduras y maduras. Sin embargo, a diferencia de *P. malariae*, *P. knowlesi* se replica cada 24 horas ocasionando picos febriles diarios e hiperparasitemia que es potencialmente mortal.

### Ciclo biológico de Plasmodium spp.

Los parásitos de malaria presentan un ciclo biológico que involucra a dos hospedadores. Cuando los mosquitos *Anopheles* inyectan los esporozoítos de los *Plasmodium* al lecho vascular, estos invaden en primer lugar los hepatocitos para replicarse y diferenciarse en merozoítos. Todos los parásitos *P. falciparum* y *P. malarie* completan su ciclo vital en 1-2 semanas. La fase hepática de *P. vivax* y *P. ovale* puede permanecer en esta fase latente en forma de hipnozoítos en el hígado durante meses o años. Antes de dar lugar a recidivas de malaria, esta fase se llama esquizogonia exo-eritrocítica.

Cuando se rompen los hepatocitos infectados, los merozoítos se introducen en el torrente sanguíneo en donde invaden los eritrocitos comenzando la esquizogonia eritrocítica, dentro se forman en trofozoítos y más adelante, en esquizontes, a las 48 horas (*P. falciparum*, *P. vivax* y *P. ovale*) o a las 72 horas (*P. malarie*).

La rotura de cada esquizonte libera otros 24 a 32 merozoítos, cada uno de los cuales puede infectar a un nuevo eritrocito. Los ciclos de invasión y crecimiento en el interior de los eritrocitos dan lugar a una masa de parásitos que aumenta de manera exponencial, causando fiebre y dando lugar a procesos patológicos como perdida de eritrocitos (anemia) y secuestro en el lecho microvasculares (malaria cerebral). Algunos parásitos se pueden diferenciar en el estadio sexual (gametocitos). Los estadios parasitarios sanguíneos son los responsables de las manifestaciones clínicas de la enfermedad.

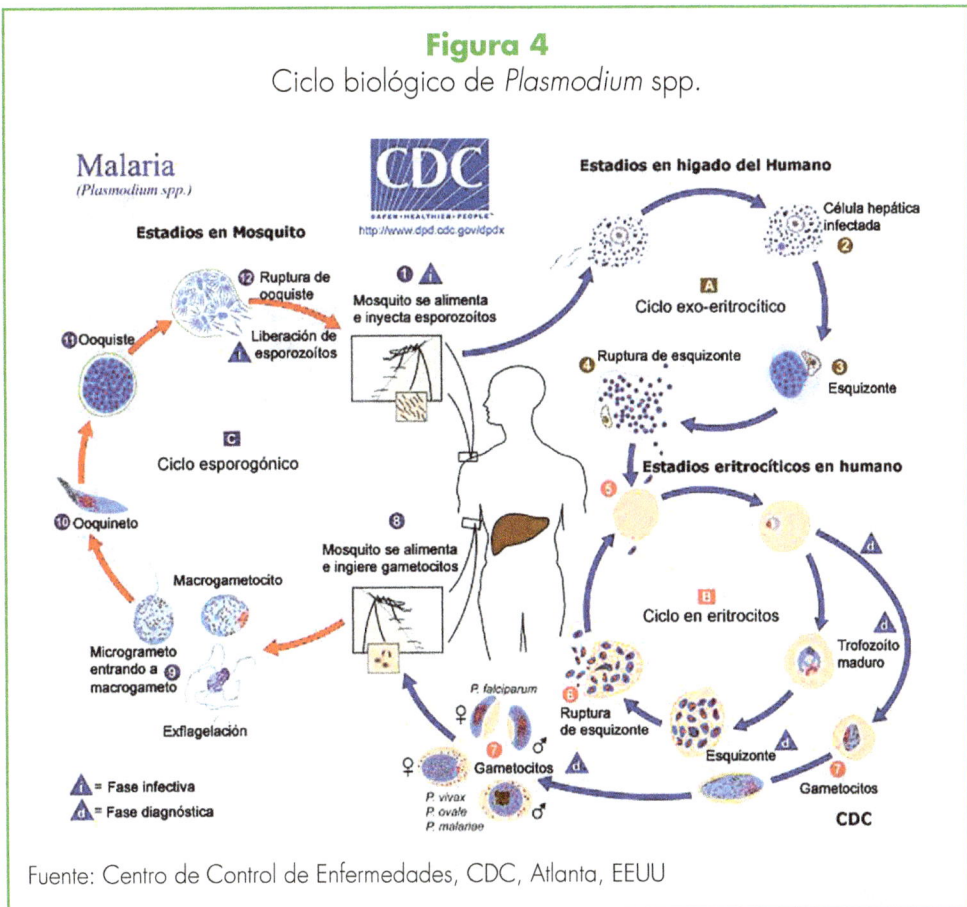

**Figura 4**
Ciclo biológico de *Plasmodium* spp.

Fuente: Centro de Control de Enfermedades, CDC, Atlanta, EEUU

Los gametocitos, machos (microgametocitos) y hembra (macrogametocitos), son ingeridos por el mosquito Anopheles *mientras se alimentan de la sangre*. La multiplicación de los parásitos en el mosquito se conoce como ciclo esporogónico. Mientras en el estómago del mosquito, los microgametos penetran el macrogameto generando cigotos. Los cigotos en turno se vuelven móviles y elongados (ooquinetos) invaden la pared del estómago del mosquito donde se desarrollan en oocistos. Los oocistos crecen, se rompen y liberan a los esporozoítos, que encuentran su camino a través de las glándulas salivales del mosquito. La inoculación de los esporozoítos en un nuevo hospedador humano perpetúa el ciclo biológico de la malaria.

**Figura 5**

Características morfológicas de las distintas fases del parásito

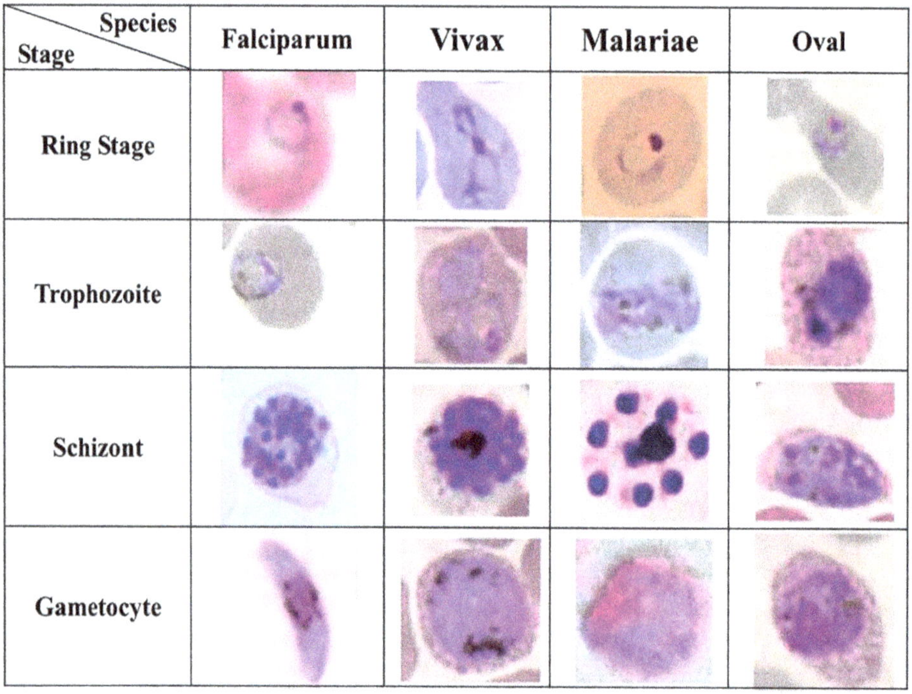

| Stage \ Species | Falciparum | Vivax | Malariae | Oval |
|---|---|---|---|---|
| Ring Stage | | | | |
| Trophozoite | | | | |
| Schizont | | | | |
| Gametocyte | | | | |

Adaptado de Centro de Control de Enfermedades, CDC, Atlanta, EEUU

## Epidemiología

La malaria se transmite de persona a persona por los mosquitos *Anopheles*. Es necesaria la existencia de vectores mosquito competentes, de un reservorio de personas infectadas y de las condiciones que hacen que estos factores estén en proximidad.

El complejo de especies *Anopheles gambiae* y *Anopheles funestus* transmiten la malaria y son un factor predominante en África subsahariana. En las zonas endémicas, la malaria se transmite predominantemente durante la estación de lluvias, generalmente ocurre en áreas donde las condiciones ambientales permiten la multiplicación de parásitos en el vector. La malaria en la actualidad suele estar restringida a zonas tropicales y subtropicales y altitudes inferiores a los 1500 m.

La malaria afecta típicamente a las regiones tropicales de África subsahariana, Asia, Oceanía y América Latina, pero su distribución cambia de manera continua. *P. falciparum* y *P. malariae* se encuentran en todo el mundo. *P. vivax* es infrecuente en la mayor parte de los países de África subsahariana, pero frecuente en otras zonas; *P. ovale* se observa en África y en algunas regiones de Asia y Oceanía y aparece a menudo en forma de infecciones mixtas con otras especies de *Plasmodium*. A pesar de que la mayor parte de las infecciones humanas por *P. knowlesi* se han observado en Borneo y en Malasia peninsular, también se han detectado casos en otras áreas del Sudeste Asiático, incluyendo Filipinas, Singapur, Tailandia y Birmania.

## Figura 6
### Países endémicos de malaria en África, Asia y Oceanía

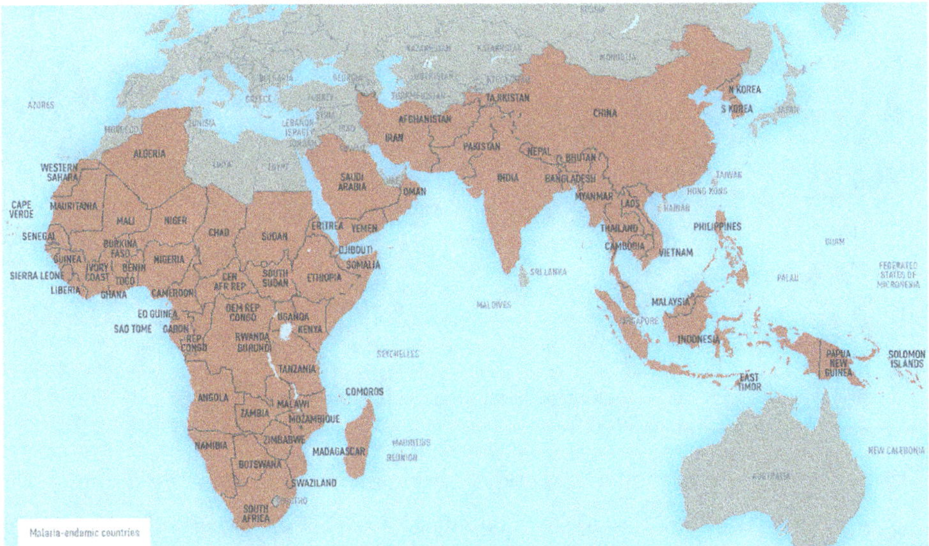

Fuente: Yellow book 2018 CDC Health Information for International

**Figura 7**
Países endémicos de malaria en América

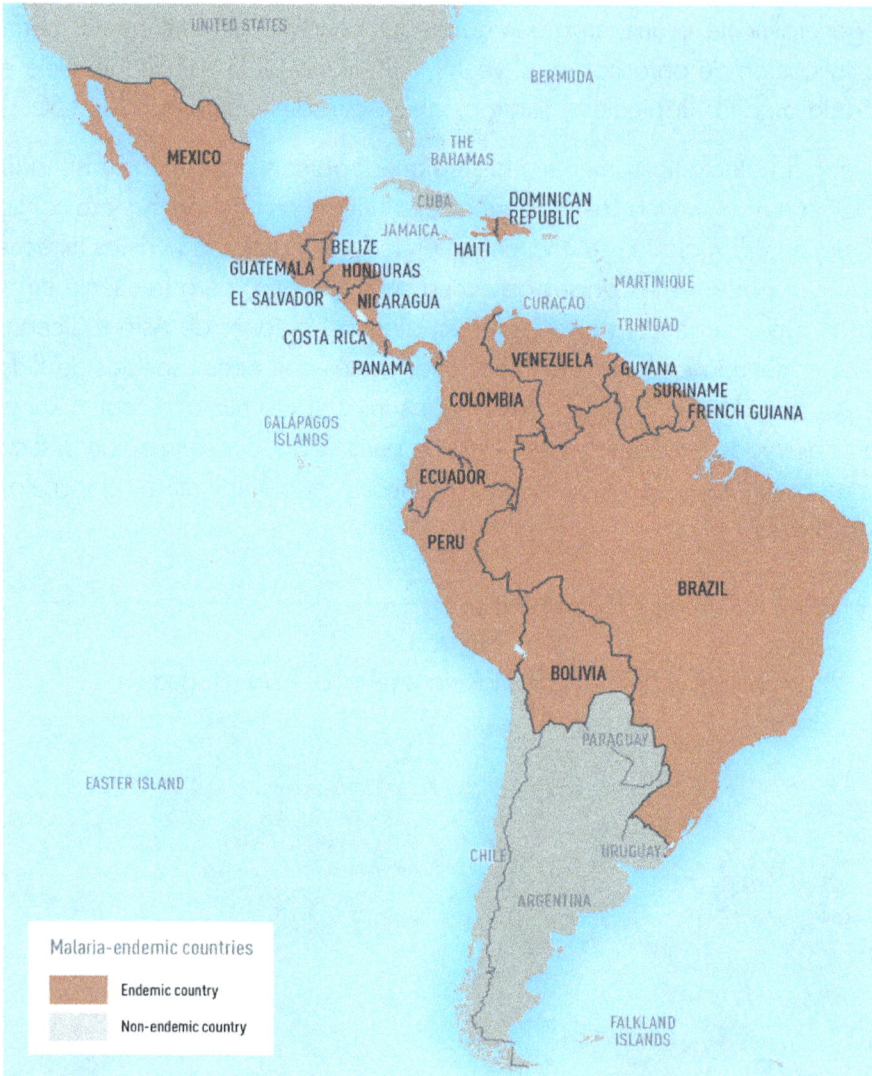

Malaria-endemic countries
- Endemic country
- Non-endemic country

Fuente: Yellow book 2018 CDC Health Information for International

Hay factores que pueden favorecer la aparición de epidemias de malaria como el desplazamiento de personas sin inmunidad hacia zonas endémicas (comerciantes itinerantes, trabajadores estacionales de la selva y personal militar), que exista una falta de cumplimiento de los programas implantados de control o por cambios climáticos como la aparición de lluvias excepcionalmente intensas. Las alteraciones del medioambiente realizadas por la mano del hombre (los embalses en los ríos, la desforestación) pueden dar lugar a un incremento en la transmisión de la malaria al crear nuevos hábitats para los mosquitos. La malaria también puede aparecer en áreas previamente libres de la enfermedad a consecuencia de la migración de poblaciones procedentes de zonas endémicas (trabajadores migrantes, personas desplazadas por desastres naturales o guerras civiles, reasentamiento de refugiados).

### Vector

El vector implicado en la transmisión de los parásitos del género *Plasmodium* es un díptero de la familia *Culicidae* y del género *Anopheles*. En el mundo hay más de 400 especies de *Anopheles*, pero solo treinta son vectores importantes del paludismo. Estos insectos sufren una metamorfosis completa en su ciclo biológico, que pasa por cuatro estadios: huevo, larva, pupa y adulto. Los tres primeros son acuáticos y el último, aéreo. La duración del ciclo varía dependiendo de la temperatura ambiental. En la fase adulta, la hembra puede actuar como vector pues es hematófaga. Las hembras pueden llegar a vivir de una a dos semanas en condiciones normales. La primera puesta de huevos de las hembras sucede a los 4-5 días de vida del mosquito y las sucesivas, cada 2-3 días, coincidiendo con la necesidad de picar para alimentarse. Una vez que el mosquito es infectado, permanece infectante toda la vida.

La intensidad de la transmisión está influenciada por varios factores, entre ellos la duración de la vida del mosquito, ya que cuanto más larga sea, más tiempo tiene el parásito para completar su ciclo vital dentro del vector y la afinidad del vector de picar a seres humanos antes que a otros animales. El complejo de especies *Anopheles gambiae* y *Anopheles funestus* transmiten la malaria con una eficacia notoria y constituyen los factores predominantes en África subsahariana, en donde las condiciones ambientales favorecen su intensa reproducción y la transmisión de los parásitos a un elevado número de personas. La humedad, la temperatura, la frecuencia e intensidad de las lluvias modifican el número y supervivencia de los mosquitos.

Aunque las infecciones transmitidas por vectores son más frecuentes cuando aumenta la abundancia de vectores, esta también puede ocurrir en situaciones de densidad baja o moderada de mosquitos, cuando tienen una alta competencia definida como la capacidad intrínseca del vector para infectarse con el microorganismo y que se replique en su interior y se transmita al huésped susceptible. Las especies del género *Anopheles* tienen una amplia distribución mundial.

**Figura 8**

Distribución mundial de los vectores dominantes del paludismo

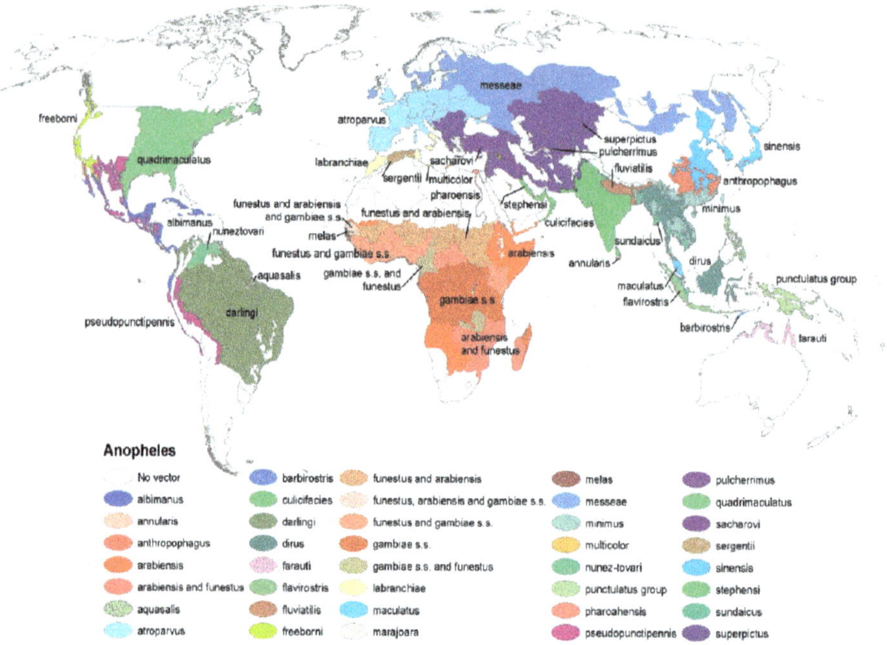

freeborni
quadrimaculatus
albimanus
nuneztovari
aquasalis
darlingi
pseudopunctipennis
atroparvus
labranchiae
sacharovi
sergentii
multicolor
pharoensis
funestus and arabiensis and gambiae s.s.
funestus and arabiensis
melas
funestus and gambiae s.s.
gambiae s.s. and funestus
gambiae s.s
arabiensis
arabiensis and funestus
messeae
superpictus
pulcherrimus
fluviatilis
stephensi
culicifacies
sundaicus
annularis
sinensis
anthropophagus
minimus
dirus
maculatus
flavirostris
barbirostris
punctulatus group
farauti
Anopheles
No vector
albimanus
annularis
anthropophagus
arabiensis
arabiensis and funestus
aquasalis
atroparvus
barbirostris
culicifacies
darlingi
dirus
farauti
flavirostris
fluviatilis
freeborni
funestus and arabiensis
funestus, arabiensis and gambiae s.s.
funestus and gambiae s.s.
gambiae s.s.
gambiae s.s. and funestus
labranchiae
maculatus
marajoara
melas
messeae
minimus
multicolor
nunez-tovari
punctulatus group
pharoahensis
pseudopunctipennis
pulcherrimus
quadrimaculatus
sacharovi
sergentii
sinensis
stephensi
sundaicus
superpictus

Fuente: CDC. Kiszewski A. *et al*, A global index representing the stability of malaria transmission 2004
https://commons.wikimedia.org/wiki/File:Anopheles-range-map.png

En España, el principal vector potencial del paludismo es *An. atroparvus* (especie perteneciente al complejo maculipennis), seguido a gran distancia de *An. maculipennis*, *An. subalpinus*, *An. melanoon* (las tres también pertenecientes al complejo maculipennis), *An. claviger*, *An. hyrcanus*, *An. plumbeus*, *An. sergentii* (solo en las Islas Canarias) y *An. superpictus* (en la península y en las Islas Canarias).

*An. atroparvus* es una especie endofílica, pica en el interior de las construcciones y es muy zoófila, con preferencias por animales domésticos. En condiciones de elevada densidad en los alrededores con asentamientos humanos y déficit de animales, se alimenta del humano. Sus criaderos suelen localizarse en zonas rurales, alejadas de los grandes núcleos urbanos y pica al anochecer y durante las primeras horas de la noche.

El aumento de las temperaturas acorta el desarrollo de las larvas y aumenta el número de crías. Además, el periodo extrínseco, tiempo desde que se infecta hasta que es infectante, también se reduce. Las picaduras también disminuyen notablemente si la humedad relativa es inferior al 52 % y no hay transmisión a altitudes superiores a los 3000 metros.

El *An. atroparvus* solo podría iniciar *a priori* ciclos de transmisión que implicaran a *P. vivax* y P. ovale, pero no debemos olvidar que el continuo contacto con cepas exóticas hospedadas en personas procedentes de países con alto riesgo, fundamentalmente inmigrantes y también turistas, puede culminar en la selección o adaptación de cepas de *P. falciparum* capaces de desarrollarse en él o en otros anofelinos.

## Figura 9
Distribución de *Anopheles atroparvus* en la península ibérica

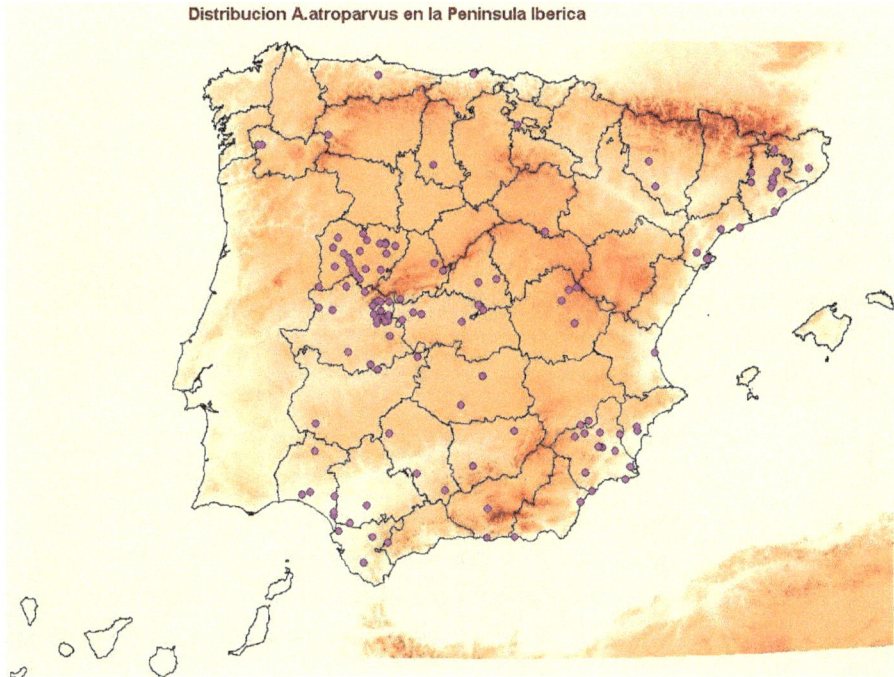

Distribucion A.atroparvus en la Peninsula Iberica

(Fuente: Delacour S., Melero-Alcibar R., Aranda C. et al. Detailed maps of the Geographical Distribution of the mosquitoes of Spain based on a literature review. Part II: Genus Anopheles. The 5th European Mosquito Control Association Workshop. Turin Italy [2009])

Existen otros tipos de transmisión de malaria menos frecuentes, entre ellos están:

- La malaria de los aeropuertos: ocurre cuando en el interior de los aviones llegan mosquitos infectados a una zona libre de malaria procedentes de un país endémico, que causan picaduras a los residentes de la zona. Como los mosquitos solo se desplazan a distancias cortas, las infecciones de los residentes de la zona tienen lugar generalmente en las proximidades de los aeropuertos. La fumigación con insecticidas de los aviones que parten de áreas endémicas reduce la incidencia de estos cuadros.

- La malaria también se puede adquirir a través de las agujas compartidas por los adictos a drogas por vía parenteral.

- En transfusiones de sangre y trasplante de órganos sólidos. Estos donantes de sangre y de órganos suelen ser personas asintomáticas que proceden de áreas endémicas y que muestran una parasitemia de bajo nivel.

- Transmisión vertical.

- Transmisión nosocomial o en laboratorios.

### Patogenia y signos clínicos

La malaria es una enfermedad febril aguda. El periodo de incubación corresponde al tiempo que necesitan los parásitos para evolucionar a través de la esquizogonia hepática y dar lugar a síntomas debido a su propagación en el torrente sanguíneo. En los episodios primarios, este período de incubación es de 8-25 días y su duración se ve influenciada por el estado inmunitario de la persona infectada, la cepa y la especie de *Plasmodium*, la cantidad de esporozoítos y los posibles efectos de una quimioprofilaxis, cuya eficacia solo haya sido parcial. Las recidivas a partir de los hipnozoítos latentes pueden aparecer meses o años después de las picaduras.

La presentación clínica suele ser inespecífica, siendo los síntomas clínicos más frecuentes fiebre, cefalea, artromialgias, náuseas y vómitos. También pueden aparecer otros síntomas como dolor abdominal, diarrea, tos y astenia. En casos graves puede producirse un rápido deterioro clínico con disnea, coma, crisis comiciales, ictericia, hemorragia, shock y muerte, si no se instaura el tratamiento adecuado. Esto hace que pueda confundirse con múltiples enfermedades víricas. Los pacientes que son semiinmunes (han padecido la malaria antes) pueden permanecer asintomáticos. Los pacientes no inmunes pueden presentar fiebres paroxísticas, caracterizadas por escalofríos seguidos de picos febriles de hasta 40 °C con sudoración profusa, fatiga extrema y sueño. Los episodios paroxísticos pueden durar varias horas y coincidir con la rotura de los esquizontes sanguíneos. Esto se asocia a elevaciones del factor de necrosis tisular. Dependiendo del tipo de *Plasmodium*, las fiebres pueden ser de 24, 48 (fiebres tercianas) y 72 horas (f. cuartanas).

En la exploración física, el dato más frecuente es la esplenomegalia, que aparece entre el 16 y el 33 % de los pacientes.

Las manifestaciones analíticas más frecuentes son también inespecíficas: trombocitopenia (80-85 %), anemia normocítica normocrómica (30 %) y leucopenia (22 %). Elevación de LDH, bilirrubina indirecta, hemoglobinuria y disminución de la haptoglobina. La presencia concomitante de leucocitosis (> 15.000/l), poco frecuente en los casos de malaria, puede alertar de la presencia de complicaciones o de coinfección bacteriana.

La malaria es una enfermedad potencialmente mortal y cualquier paciente puede presentar signos y síntomas de gravedad en un momento determinado. Los niños con enfermedad grave suelen manifestar uno o más de los siguientes síntomas: anemia grave, sufrimiento respiratorio relacionado con la acidosis metabólica, hipoglucemia o paludismo cerebral. En el adulto también es frecuente la afectación multiorgánica (renal, hepática y pulmonar). *P. falciparum* es el responsable de la mayoría de las malarias graves y muertes. Con menor frecuencia, pueden aparecer estas complicaciones en las infecciones por *P. vivax* y *P. knowlesi*, que tienen un ciclo eritrocitario más corto de 24 h. Excepcionalmente, *P. ovale* y *P. malariae* producen complicaciones graves.

Los criterios de gravedad son los siguientes:

### Tabla 1
Criterios de gravedad de la malaria importada

| Tipo | Criterios | Definición |
|---|---|---|
| Clínicos | Alteración del nivel de conciencia | Cualquier alteración del nivel de conciencia no explicable por otras causas (hipoglucemia, infección concomitante) |
| | Postración | Debilidad generalizada que le impide andar o sentarse sin ayuda |
| | Múltiples convulsiones | >2 crisis comiciales en 24h |
| | Insuficiencia respiratoria aguda | $PaO_2$<60mmHg ($FiO_2$ 21%), habitualmente causada por edema agudo de pulmón o síndrome de distrés respiratorio del adulto |
| | Shock | Presión arterial sistólica <70mmHg a pesar de adecuada reposición de volumen (<50mmHg en niños) |
| | Ictericia asociada a lesión de otro órgano diana | Ictericia clínica o valores de bilirrubina >2,5mg/dl |
| | Sangrado espontáneo | Presencia de sangrado espontáneo sin otra causa atribuible |

## Tabla 1 (continuación)

Criterios de gravedad de la malaria importada

| Tipo | Criterios | Definición |
|------|-----------|------------|
| Analíticos y radiológicos | Hipoglucemia | <2,2mmol/l o 40mg/dl |
| | Acidosis metabólica | pH<7,35 o bicarbonato <15mmol/l |
| | Anemia normocítica grave | Hb<5g/dl, Hto<15% |
| | Hemoglobinuria | Presencia de hemoglobina en orina |
| | Hiperlactacidemia | > 5mmol/l o >45mg/dl |
| | Insuficiencia renal aguda | Creatinina sérica >3mg/dl o >265µmol/l |
| | Edema agudo de pulmón o síndrome de distrés respiratorio agudo (radiológico) | Infiltrados alveolares bilaterales en radiografía de tórax |
| Parasitológicos | Hiperparasitemia | >2,5% en personas no inmunes[a] |

Modificada de WHO. https://apps.who.int/iris/bitstream/handle/10665/162441/9789241549127_eng.pdf;jsessionid=F68BAF9913D19432495BBE11B4D20C14?sequence=1

[a] Una cifra de parasitemia de más del 2,5% en pacientes no inmunes es un factor pronóstico para el desarrollo de malaria grave. En pacientes semi-inmunes las elevadas parasitemias se toleran mejor. Una cifra >20% es un factor de riesgo en cualquier paciente.

(Fuente: J. Muñoz et al./ Enferm Infecc Microbiol Clin. 2015;33(6): e1–e13. Diagnóstico y tratamiento de la malaria importada en España: recomendaciones del Grupo de Trabajo de Malaria de la Sociedad Española de Medicina Tropical y Salud Internacional. http://www.elsevier.es/eop/S0213-005X%2814%2900019-6.pdf)

Una cifra de parasitemia de más del 2,5 % en pacientes no inmunes es un factor de pronóstico para el desarrollo de malaria grave. En pacientes semiinmunes, las parasitemias más elevadas se toleran mejor. Una cifra > 20 % es un factor de riesgo en cualquier paciente.

Los grupos con más riesgo de sufrir una malaria grave son las mujeres embarazadas, los niños, los pacientes inmunodeprimidos como VIH con CD4 < 350/µl o viajeros no semiinmunes.

En mujeres embarazadas se produce malaria placentaria que causa morbilidad y mortalidad maternas, retraso del crecimiento intrauterino, parto prematuro, peso corporal bajo al nacimiento y aumento de la mortalidad del recién nacido.

### Diagnóstico

El diagnóstico de la malaria tiene que ser urgente, cuando tenemos un paciente sintomático procedente de una zona endémica debe realizarse las pruebas de malaria en menos de 3-4 horas, aunque no tenga en ese momento fiebre. Las personas semiinmunes pueden no presentar fiebre y tener otros síntomas o signos, como cefalea, lumbalgia, diarrea o esplenomegalia. Siendo consciente del peligro de la infección aguda por *P. falciparum*, debemos considerar a todos los viajeros que han visitado una zona endémica para la malaria durante los tres meses anteriores al inicio de un cuadro febril o de otros síntomas sugestivos enfermos de malaria, mientras no podamos demostrar otra etiología. Puede ser necesario extraer hasta tres muestras para descartar la infección, sobre todo, en pacientes que han recibido fármacos antipalúdicos, como profilaxis o tratamiento. Se recomienda la realización de frotis y gota gruesa a diario durante los primeros tres días, en el día siete (que tiene que ser negativa tras cualquier fármaco que se haya utilizado y tras cualquier grado de parasitemia inicial) y en el día veintiocho para detectar fracasos terapéuticos tardíos.

En el caso de paciente grave y alta sospecha clinicoepidemiológica se debe comenzar el tratamiento inmediatamente después de la extracción de pruebas.

El diagnóstico de la malaria se ha realizado desde su descubrimiento en 1880 mediante la observación de las distintas formas del parásito en el examen microscópico de sangre periférica teñidas con diversos colorantes. En el momento actual sigue siendo *gold standard* para el diagnóstico de malaria la gota gruesa, seguida de la extensión sanguínea. Sin embargo, la experiencia necesaria para ser buen microscopista y la dificultad que existe para observar parasitemias bajas han impulsado el desarrollo de nuevas técnicas más sencillas. Se puede utilizar un TRD como prueba inicial de cribado, pero no se recomienda sustituir la microscopia por el TRD, ya que este presenta un importante número de falsos negativos en casos de malaria no *falciparum*.

Es fundamental aportar al microbiólogo información sobre el origen geográfico del paciente ya que, por ejemplo, el *P. vivax* es raro en África Central y Occidental, siendo sustituido en esta área geográfica por el *P. ovale*. O el *P. knowlesi*, que puede confundirse con el *P. malariae* pero únicamente se encuentra en el sudeste asiático.

### *Diagnóstico microscópico*

*Gota gruesa*

El examen microscópico de la gota gruesa permite detectar densidades de hasta 5-20 parásitos/L (parasitemia del 0,0001 %), evaluar el estadio de los parásitos circulantes (trofozoitos, esquizontes, gametocitos), determinar la parasitemia y respuesta al tratamiento.

La gota gruesa es una técnica que requiere microbiólogos expertos en malaria y un estricto control de calidad. Varios estudios han demostrado la variabilidad de los resultados según el observador y la calidad de la tinción, incluso en pacientes con parasitemias relativamente elevadas.

*Frotis/extensión fina*

Esta técnica es 30 veces menos sensible, pero más específica que la gota gruesa, ya que permite identificar con más facilidad la especie infectante y las parasitaciones mixtas, al poder visualizar las modificaciones en la forma y tamaño del hematíe que el parásito produce, la presencia o ausencia de granulaciones en los hematíes parasitados y los plasmodios en sus diferentes fases evolutivas (trofozoito en anillo, trofozoito maduro, esquizonte inmaduro, esquizonte maduro, merozoítos y gametocitos). También nos sirve para monitorizar la respuesta al tratamiento. El diagnóstico de malaria no se debe excluir solamente con el resultado negativo del examen de un frotis de sangre periférica, ya que el volumen de sangre observado es 50 veces menor que con una gota gruesa.

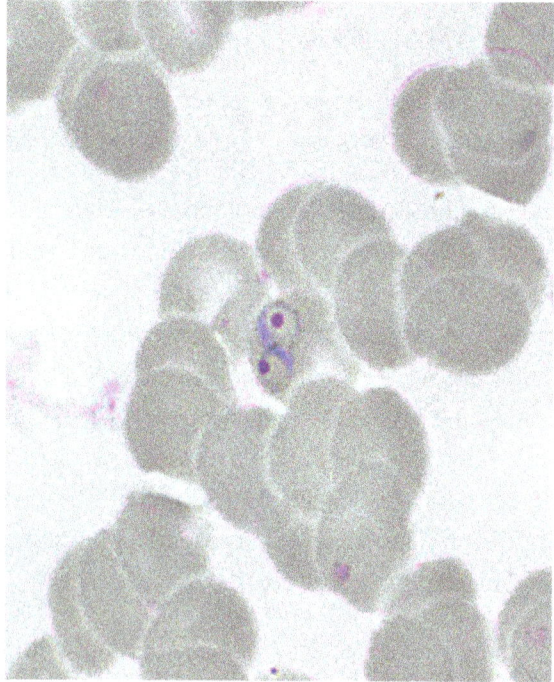

**Figura 10**

Fuente: CDC

Se recomienda cuantificar la parasitemia (porcentaje de hematíes parasitados) ya que nos indica la gravedad y nos aporta información para recomendaciones terapéuticas (ingreso o no del paciente, como el fármaco adecuado y vía de administración). Una cifra de parasitemia de más del 2,5 % en pacientes no inmunes es un factor pronóstico para el desarrollo de malaria grave. En la infección por *P. falciparum* una cifra de parasitemia baja no es sinónimo de bajo potencial de gravedad y la visualización de esquizontes de *P. falciparum* en el frotis o la gota gruesa es indicativo de una alta carga parasitaria, aunque la parasitemia en sangre periférica sea pequeña.

## Tests rápidos de detección de antígenos

Los tests de diagnóstico rápido (TDR) se basan en la detección rápida de antígenos parasitarios específicos de alguna especie o comunes a todas las especies de *Plasmodium* en sangre mediante técnicas inmunocromatográficas. Pueden detectar los siguientes antígenos: HPR-2 (proteína-2 rica en histidina) producida por *P. falciparum*, antígeno panmalarico: aldolasa o LDH, LDH específicas de *P. falciparum* (PfL- DH) y LDH especifica de *P. vivax*.

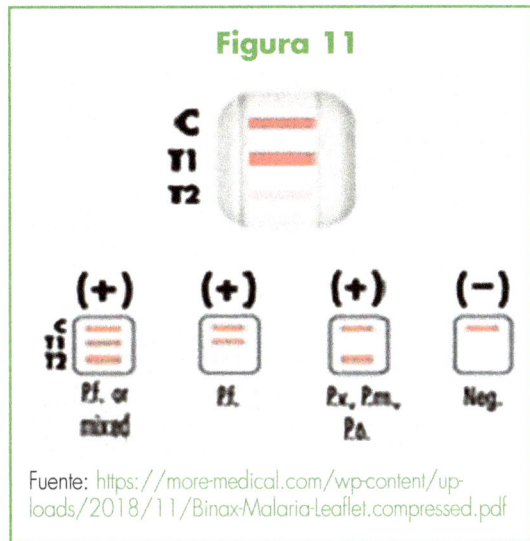

Figura 11

Fuente: https://more-medical.com/wp-content/uploads/2018/11/Binax-Malaria-Leaflet.compressed.pdf

Son técnicas sencillas y rápidas (< 20 min), no requieren experiencia. Detecta densidades 100 parásitos/L (parasitemia del 0,004 %). No sirven para diagnosticar infecciones mixtas, no cuantifica parasitemias. Pueden permanecer positivos hasta cuatro semanas después del tratamiento, por lo que no sirven para saber la respuesta al tratamiento. La persistencia del antígeno HRP-2 puede ser útil para confirmar un diagnóstico previo de malaria en pacientes tratados de forma empírica, en muestras de sangre extraídas hasta 14-28 días después de finalizar el tratamiento o de la resolución de los síntomas.

Los tests de última generación permiten la diferenciación de especie, discriminando adecuadamente entre una infección por *P. falciparum* o por *P. vivax*, pero no de las otras especies.

Se han descrito también falsos negativos en los TDR en pacientes con malaria *falciparum* con alta parasitemia, probablemente, debido a un fenómeno de «prozona».

Deben utilizarse en paralelo y no en lugar del examen microscópico de sangre periférica. Pero la situación en los países endémicos es muy distinta y actualmente los TRD se utilizan ampliamente como única técnica diagnóstica ante la imposibilidad en muchos casos de contar con microscopia experta.

Debido al secuestro placentario de los parásitos, en el diagnóstico de malaria en gestantes, los TRD que detectan HRP-2 son más sensibles que la microscopia.

### Pruebas de biología molecular

La PCR (multiplex o en tiempo real) es útil para confirmar la especie, en caso de parasitaciones mixtas, parasitemias submicroscópicas o en caso de sospecha de infección por *P. knowlesi*. La sensibilidad de las técnicas diagnósticas moleculares basadas en PCR (0,01 parásitos/L de sangre) es mayor que la microscopia o los métodos basados en la detección de antígeno.

### Técnicas serológicas

Las técnicas serológicas para la detección de anticuerpos antipalúdicos de IFI y ELISA no son útiles para el diagnóstico de malaria, solo sirven para realizar estudios de prevalencia en zonas endémicas o para confirmar el diagnóstico en viajeros no inmunes que sufrieron un proceso febril durante el viaje. Tienen baja sensibilidad y dan falsos negativos.

### Tratamiento

El tratamiento de la malaria tiene que ser administrado lo antes posible, ya que el retraso en el tratamiento es una de las principales causas de mortalidad.

### Tratamiento del paludismo no complicado

Para el tratamiento de las infecciones por *P. falciparum,* la OMS recomienda los combinados basados en la artemisinina. Estos combinan dos principios activos con diferentes mecanismos de acción y son los más eficaces en este momento. En zonas con baja transmisión se añadirá al tratamiento antipalúdico una dosis baja y única de primaquina a fin de reducir la transmisión de la infección. La artemisinina y sus derivados no deben administrarse como monoterapia oral, ya que eso promueve la aparición de resistencias.

Las infecciones por *P. vivax* deberían tratarse con cloroquina en zonas donde este medicamento mantenga su eficacia. En zonas donde se haya detectado resistencia a la cloroquina, las infecciones deberán tratarse con un tratamiento combinado basado en la artemisinina, a ser posible, uno donde el medicamento asociado tenga un período de semieliminación largo. Y se añadirá primaquina para prevenir las recidivas.

Las infecciones mixtas que incluyen *P. falciparum* deben recibir tratamiento activo contra esta especie. Si se identifican varios *Plasmodium*, todos sensibles a cloroquina, es razonable usar únicamente este fármaco. Si la infección mixta incluye *P. vivax* o *P. ovale*, hay que añadir primaquina.

### Tratamiento del paludismo grave

El paludismo grave se trata con artesunato inyectable (intramuscular o intravenoso) durante un mínimo de 24 horas, seguido de un tratamiento combinado basado en la artemisina, completo de tres días una vez que el paciente pueda tolerar la medicación oral. Cuando no se pueda administrar tratamiento parenteral, los menores de seis años con paludismo grave recibirán artesunato rectal antes de ser trasladados inmediatamente a un centro sanitario en el que puedan recibir toda la atención que necesitan.

La resistencia a los antipalúdicos es un problema recurrente. *P. falciparum* ha ido presentando resistencias a fármacos como la cloroquina y la sulfadoxina-pirimetamina. Y en algunas zonas ha comenzado a presentar resistencia a la artemisinina.

Para controlar y eliminar el paludismo es fundamental proteger la eficacia de los antipalúdicos. Se necesita una vigilancia periódica de la eficacia de los fármacos para fundamentar las políticas de tratamiento en los países donde el paludismo es endémico y para garantizar la detección precoz de la farmacorresistencia y la respuesta a la misma.

### Prevención

#### Evitar la picadura del vector

Para disminuir la transmisión de la malaria es fundamental luchar contra el vector. Se recomienda a todas las personas expuestas a contraer la enfermedad que se protejan mediante medidas eficaces contra el vector. La transmisión de la malaria ocurre sobre todo entre el anochecer y el amanecer, debido a los hábitos nocturnos del *Anopheles*, por lo que se recomienda en ese periodo permanecer en lugares cerrados y llevar ropa que cubra todo el cuerpo. Hay dos métodos de lucha contra los vectores que son eficaces: los mosquiteros tratados con insecticidas y la fumigación de interiores con insecticidas de acción residual.

Dormir bajo mosquiteros tratados con insecticidas puede reducir el contacto entre los mosquitos y los seres humanos al proporcionar una barrera física y un efecto insecticida. Cuando hay un uso generalizado de estos mosquiteros en una comunidad, la matanza a gran escala de los mosquitos puede proporcionar protección a toda la población. En 2017, cerca de la mitad de las personas en riesgo de contraer paludismo en África estaban protegidas por mosquiteros tratados con insecticidas, en comparación con el 29 % en 2010.

La transmisión del paludismo se reduce rápidamente al utilizar insecticidas de acción residual. Consiste en rociar el interior de las estructuras de las viviendas con un insecticida, normalmente, una o dos veces al año. Pero están apareciendo resistencias a los insecticidas entre los mosquitos *Anopheles*. Según el último *Informe mundial sobre el paludismo*, 68 países refirieron resistencia de los mosquitos al menos a una de las cinco clases de insecticidas de uso común en el período 2010-2017, y 57 de ellos refirieron resistencia a dos o más clases.

### Quimioprofilaxis

Los viajeros pueden tomar fármacos profilácticos que detienen la infección en su fase hemática y previenen así la enfermedad. La profilaxis dependerá fundamentalmente de las resistencias del área al que vayan a viajar.

En los países endémicos se realiza quimioprofilaxis a determinados grupos de riesgo. Para las embarazadas residentes en zonas donde la transmisión es moderada o alta, la OMS recomienda el tratamiento profiláctico intermitente con sulfadoxina-pirimetamina en cada consulta prenatal programada a partir del primer trimestre. Asimismo, se recomienda administrar tres dosis de tratamiento profiláctico intermitente con sulfadoxina-pirimetamina, junto con las vacunaciones sistemáticas, a los niños menores de doce meses residentes en zonas de África donde la transmisión es elevada.

### Vacunas

La vacuna RTS,S/AS01 (RTS,S) es la primera que ofrece una protección parcial contra el paludismo en niños pequeños. Actúa contra *P. falciparum*, el parásito palúdico más mortal a nivel mundial y el más frecuente en África. Entre los niños que recibieron cuatro dosis en ensayos clínicos a gran escala, la vacuna evitó aproximadamente cuatro de cada diez casos de paludismo durante un período de cuatro años. En vista de su potencial para la salud pública, los principales órganos asesores de la OMS para el paludismo y la inmunización han recomendado conjuntamente la introducción gradual de la vacuna en determinadas zonas del África subsahariana. La vacuna se introducirá en tres países piloto —Ghana, Kenia y Malaui— en 2019.

## Perspectivas de futuro

El panorama de la malaria ha sufrido un gran cambio debido fundamentalmente a un aumento en la financiación, intervenciones a gran escala, reducción de la carga de paludismo, al aumento del número de países que están eliminando o consideran eliminar el paludismo y al cambio de las recomendaciones políticas y las herramientas disponibles.

Todo esto lleva a presentar en la Asamblea Mundial de la Salud de mayo de 2015: «La Estrategia Técnica Mundial de la OMS contra la Malaria 2016-2030».

Los objetivos que se plantean son los siguientes:

- Reducir la tasa por mortalidad por paludismo en todo el mundo en comparación con las de 2015 (> 40 % [2020], > 75 % [2025] > 90 % [2030]).

- Reducir la incidencia de casos de paludismo en todo el mundo en comparación con la de 2015 (> 40 % [2020], > 75 % [2025],  > 90 % [2030]).

- Eliminar el paludismo en los países en los que siga habiendo transmisión en 2015.

- Evitar el restablecimiento del paludismo en todos los países exentos de la enfermedad.

Para conseguir estos objetivos se trabaja sobre varios pilares:

- Lograr el acceso universal a la prevención, el diagnóstico y el tratamiento del paludismo.

- Acelerar los esfuerzos hacia la eliminación y lograr estar libre de paludismo.

- Considerar la vigilancia del paludismo como una intervención básica.

El avance hacia un mundo sin malaria es un proceso continuo, no un conjunto de etapas independientes. Los países y las comunidades están situados en distintos puntos del camino hacia la eliminación de la malaria y su ritmo de avance será diferente y dependerá de la cuantía de las inversiones, los determinantes biológicos (relacionados con los grupos afectados, los parásitos y los vectores), los factores ambientales, la fortaleza de los sistemas de salud y las circunstancias sociales, demográficas, políticas y económicas.

## Cambio climático

Hay una clara asociación entre la transmisión de la malaria y el clima, los esfuerzos a largo plazo por controlar la malaria serán muy sensibles a los cambios climáticos mundiales. Se prevé que el cambio climático generará un aumento de la carga de malaria en varias regiones del mundo en las que la enfermedad es endémica, particularmente en las zonas montañosas tropicales densamente pobladas.

El aumento del desarrollo económico, la urbanización y la desforestación previsiblemente también producirán cambios en la dinámica de la transmisión; al mismo tiempo, el crecimiento de la población en las zonas donde la malaria plantea un riesgo elevado aumentará la necesidad de optimizar la cobertura de las intervenciones.

Con la globalización tiene lugar un aumento de viajeros, tanto turistas como migrantes, procedentes de áreas endémicas y un aumento del comercio aéreo, marítimo y terrestre a zonas donde existe el vector competente, estas circunstancias hacen que se introduzca el parásito esporádicamente en territorios donde está descrita la circulación del vector a través de casos importados e introducción de vectores. Todos estos factores podrían derivar en la aparición de casos autóctonos.

Para el control de la malaria es fundamental reforzar la vigilancia epidemiológica para detectar, investigar, diagnosticar y tratar de forma inmediata los casos que puedan aparecer. Reforzar las medidas de reducción del contacto entre la persona infectada y el vector.

## Conclusión

La malaria o paludismo es una enfermedad potencialmente mortal causada por parásitos (*Plasmodium* spp.) que se transmite al ser humano por la picadura del mosquito hembra infectado del género *Anopheles*. Es una enfermedad prevenible y curable.

La situación actual en nuestro país se define como «anofelismo sin paludismo», con presencia de vectores potenciales transmisores del parásito causante de la enfermedad y llegada de viajeros procedentes de áreas donde la infección es endémica. Entre 2014 y 2017, se han notificado un total de 3005 casos de paludismo importado.

Hay cuatro especies de *Plasmodium* que son clasificadas como parásitos de la malaria humana: *P. falciparum*, *P. vivax*, *P. ovale*, *P. malariae* y *P. knowlesi*.

Es una enfermedad febril aguda. Pero en la mayoría de los casos la presentación física es inespecífica. El periodo de incubación corresponde al tiempo que necesitan los parásitos para evolucionar a través de la esquizogonia hepática y dar lugar a síntomas debido a su propagación en el torrente sanguíneo. En los episodios primarios, este periodo de incubación es de 8-25 días.

El diagnóstico de malaria es urgente. En el momento actual sigue siendo *gold standard* la gota gruesa, seguida de la extensión sanguínea. Los test de diagnóstico rápido (TDR) se basan en la detección de antígenos parasitarios: son técnicas sencillas y rápidas (< 20 min), no requieren experiencia, no sirven para seguimiento de tratamiento y son menos sensibles que las anteriores. La biología molecular es muy sensible y específica, pero no nos da un diagnóstico urgente.

El tratamiento de la malaria tiene que ser administrado lo antes posible ya que el retraso en el tratamiento es una de las principales causas de mortalidad. La prevención se basa en la disminución del contacto con el mosquito (evitar salir al amanecer y atardecer, uso de mosquiteras impregnadas con insecticidas, la fumigación de interiores con insecticidas) y la quimioprofilaxis. La vacuna RTS,S es la primera que ofrece una protección parcial contra el paludismo en niños pequeños. Actúa contra *P. falciparum*, la vacuna evitó aproximadamente 4 de cada 10 casos de paludismo durante un período de 4 años.

Para el control de la malaria es fundamental reforzar la vigilancia epidemiológica para detectar, investigar, diagnosticar y tratar de forma inmediata los casos que puedan aparecer. Reforzar las medidas de reducción del contacto entre la persona infectada y el vector.

## Bibliografía

- European Centre for Disease Prevention and Control. Malaria. In: ECDC. Annual epidemiological report for 2017. Stockholm: ECDC; 2019.
- Guidelines for the treatment of malaria. Third edition. http://apps.who.int/iris/bitstream/10665/162441/1/9789241549127_eng.pdf https://www.cdc.gov/malaria/diagnosis_treatment/index.html
- Informe de situación y evaluación del riesgo para España de Paludismo, 2015 [Internet]. Disponible en: http://www.mscbs.gob.es/ profesionales/saludPublica/ccayes/analisisituacion/doc/ER paludismo 2015 FINAL.pdf

- Mandell, Douglas, and Bennett's. Principles and practice of Infectious Diseases. Seventh edition.

- Manson's Tropical Diseases, 23rd Edition.

- Ramirez-Olivencia G, Herrero MD, Subirats M, de Juanes JR, Pena JM, Puente S. Imported malaria in adults. Clinical, epidemiological and analytical features. Rev Clin Esp. 2012;212:1–9. http://www.revclinesp.es/en/paludismo-importado-adultos-perfil- clinico/articulo/S0014256511004528/

- Rojo-Marcos, G., J. Cuadros-González. Malaria y protozoos intestinales. Enferm Infecc Microbiol Clin. 2016;34(3):191–204.

- Torrús, D., *et al*. Diagnóstico microbiológico de la malaria importada *Enferm Infecc Microbiol Clin*. 2015;33(Supl 2):40-46.

- Venanzi Rullo, E., et al. Resistencia a los antimaláricos. Rev Esp Quimioter 2016;29(Suppl. 1): 72-75

- Venanzi, E., et al. Abordaje terapéutico actual de la malaria grave importada. Rev Esp Quimioter 2016;29(Suppl. 1): 66-71

- World Health Organization. World malaria report 2017.[internet]. Disponible en: https://www.who.int/malaria/publications/ world-malaria-report-2017/en/ www.who.int/malaria/maps/threats/

- Muñoz, J., et al./ Enferm Infecc Microbiol Clin. 2015;33(6):e1–e13. Diagnóstico y tratamiento de la malaria importada en España: recomendaciones del Grupo de Trabajo de Malaria de la Sociedad Española de Medicina Tropical y salud internacional. http://www.elsevier.es/eop/S0213-005X%2814%2900019-6.pdf

- Enfermedades del Viajero Transmitidas por Mosquitos – 2a Edición. http://cursos-semtsi.es

# 12.9 Leishmaniasis

Javier Lucientes Curdi

La leishmaniasis es un conjunto de enfermedades parasitarias producidas por protozoos flagelados del género *Leishmania* que cuenta con más de 20 especies patógenas diferentes. Afecta a la especie humana y a una amplia variedad de mamíferos. En el hombre, dependiendo del parásito y de su estado inmunitario, puede presentar cuadros clínicos que van desde la generalización, afectando a órganos internos y que puede llegar a ser mortal (leishmaniasis visceral), hasta lesiones cutáneas y mucocutáneas que sin ser tan graves pueden provocar importantes lesiones desfigurantes. Se trata de una enfermedad paradigma del concepto **One Health.**

Es una enfermedad de las denominadas olvidadas que se encuentra en todos los continentes, considerándose endémica en 98 países y siendo más frecuente en las zonas tropicales y subtropicales. Se estima que cada año se producen entre 700.000 y un millón de nuevos casos y entre 26.000 y 65.000 defunciones (OMS 2019). Seguramente son valores infravalorados, ya que es una enfermedad con elevada subdeclaración. La carga de morbilidad se calcula en 2.356.000 años de vida ajustados por discapacidad (AVAD)(OMS 2008).

Se trata de enfermedades transmitidas por vectores, en concreto, pequeños dípteros de la familia *Psychodidae* conocidos como flebótomos. Son tres los géneros implicados en esta transmisión: *Phlebotomus,* que se encuentra en el Viejo Mundo; *Sergentomyia,* fundamentalmente en África, y *Lutzomyia,* en el continente americano.

Entre los hospedadores vertebrados se incluyen distintos mamíferos dependiendo de la zona donde se produzca la infección. No parasita a las aves, y los reptiles tienen un género próximo, el *Sauroleishmania,* con especies propias de ellos. En nuestro entorno, la *Leishmania* parasita principalmente a los cánidos tanto domésticos, perros, como silvestres, lobos y zorros. También a los felinos, gatos y linces, y a todo tipo de mustélidos como tejones, comadrejas, meloncillos, garduñas, etc. Los lagomorfos, conejos y liebres, los roedores, rata de alcantarilla, ratones domésticos y de campo, y también al hombre. En la mayoría de ellos cursa de forma asintomática o no produce enfermedad, sin embargo, en los cánidos y en el hombre puede llegar a ser mortal. Se ha encontrado en Europa *Leishmania* incluso en úlceras en équidos y vacunos, pero no se ha estudiado su posible papel como reservorios.

Su ciclo evolutivo es típicamente indirecto. Los hospedadores infectados tienen los protozoos en la dermis de la piel en la forma denominada amastigote, que son las infectantes para los vectores. Cuando una hembra de flebótomo pica a uno de estos animales, con sus piezas bucales, realiza una pequeña herida en la piel donde acuden los macrófagos parasitados por el protozoo y leishmanias libres, siendo ingeridas junto con la sangre. Estas formas de amastigote una vez dentro del aparato digestivo del vector transforman su morfología, aumentando de tamaño a la vez que se alargan y, en la parte anterior, desarrollan un largo flagelo que les proporciona movilidad, denominándose promastigotes. Estos promastigotes necesitan

## Figura 1
### Ciclo de la vida de la Leishmaniasis

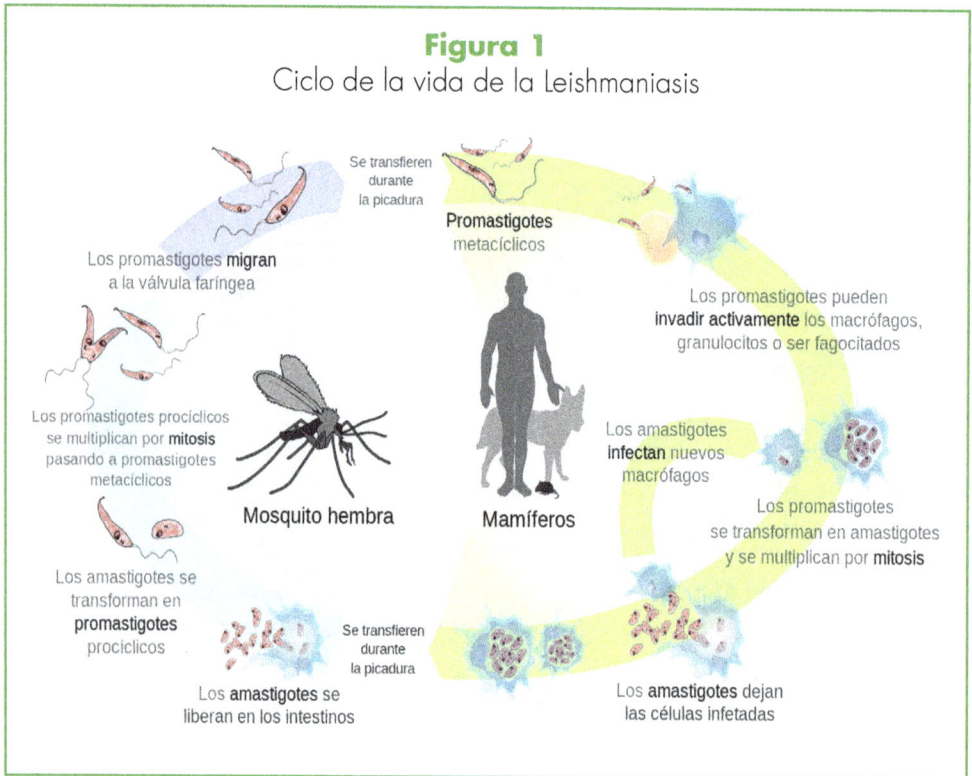

Se transfieren durante la picadura

**Promastigotes** metacíclicos

Los promastigotes **migran** a la válvula faríngea

Los promastigotes pueden **invadir activamente** los macrófagos, granulocitos o ser fagocitados

Los promastigotes procíclicos se multiplican por **mitosis** pasando a promastigotes metacíclicos

Los amastigotes **infectan** nuevos macrófagos

**Mosquito hembra**

**Mamíferos**

Los promastigotes se transforman en amastigotes y se multiplican por **mitosis**

Los amastigotes se transforman en **promastigotes** procíclicos

Se transfieren durante la picadura

Los **amastigotes** se liberan en los intestinos

Los **amastigotes** dejan las células infetadas

encontrar receptores específicos en la pared del intestino medio, o estómago, del flebótomo con el que se unen para comenzar su multiplicación. Presentan una gran especificidad para estos receptores, de tal manera que si no los encuentran no pueden replicarse. Si el vector es el adecuado, el parásito se multiplica activamente transformándose en una forma más pequeña que migra a las piezas bucales, los promastigotes metacíclicos, de tal manera que cuando la hembra de flebótomo vuelve a ingerir sangre, con la saliva deposita las leishmanias en las heridas que provoca en la piel. Estas son captadas principalmente por los macrófagos y células dendríticas de la piel y, una vez dentro de las vacuolas parasitóforas, adoptan la forma denominada amastigote, de pequeño tamaño, ovoide y sin flagelo. Dentro de los macrófagos y otras células del sistema retículo endotelial se multiplican activamente, rompen las células y, por vía linfática o sanguínea, se distribuyen por todo el organismo para infectar otros órganos como bazo, hígado, médula ósea, también se pueden detectar en cualquier otro tejido. Recientemente, se ha citado la transmisión materno-fetal y por heridas, consecuencia de mordeduras, pero son excepcionales. Destacar la gran especificidad de cada especie de *Leishmania* con especies concretas de flebótomos. Si no se encuentran estas, no puede existir transmisión ni enfermedad.

La leishmaniasis en España es una enfermedad considerada endémica causada por *Leishmania infantum*, y en el momento actual está presente prácticamente en todo el territorio peninsular e Islas Baleares. No se ha diagnosticado en las Islas Canarias seguramente por la ausencia de vectores adecuados. En nuestro entorno son dos las principales especies de flebótomos con capacidad para transmitir *Leishmania infantum*: *Phlebotomus perniciosus* y *Phlebotomus ariasi* distribuidos por toda la península y Baleares. Una tercera especie, *Phlebotomus langeroni,* se ha encontrado vinculada a la transmisión de un ciclo silvestre con el conejo de campo.

Este parásito, *Leishmania infantum*, es responsable de una enfermedad grave en los perros que puede afectar también a las personas. Se le conoce como leishmaniasis zoonótica canina y se incluye dentro de las leishmaniasis viscerales. En el perro presenta una prevalencia muy elevada y es el principal reservorio para los humanos. Pero el hombre, a pesar de estar parasitado por esta especie, no desempeña ningún papel como reservorio del parásito.

La presencia de síntomas y el cuadro clínico depende de la respuesta inmunitaria del hospedador. Es una confrontación entre el sistema inmune del hospedador y el parásito que invade las células de defensa del organismo. En humanos puede presentar un cuadro visceral, sobre todo en niños, personas de edad y en inmunocomprometidos, y unas formas cutáneas mucho más frecuentes y que no suelen ser declaradas porque son difíciles de identificar. Si están diagnosticadas a tiempo responden bien a los tratamientos. Recientemente, han adquirido especial relevancia la coinfección HIV-Leishmania que originan formas más severas difíciles de tratar. La eficacia de los tratamientos antirretrovirales en el momento actual está permitiendo mejorar la calidad y esperanza de vida de las personas afectadas.

El perro es el principal hospedador que padece la enfermedad, ya que suele estar altamente parasitado, presentando zonas con prevalencia del 63 al 80 % de la población, sin embargo la enfermedad clínica solo se manifiesta en un 13 % de los mismos. La permanencia en una zona de alta endemicidad durante varios años asegura que al cabo de su vida los animales son infectados. En el sur de Europa se calcula que pueden estar infectados 2,5 millones de perros. Otro animal doméstico por excelencia como es el gato presenta una enfermedad menos severa que el perro, pero también está altamente parasitado. Estudios realizados en focos

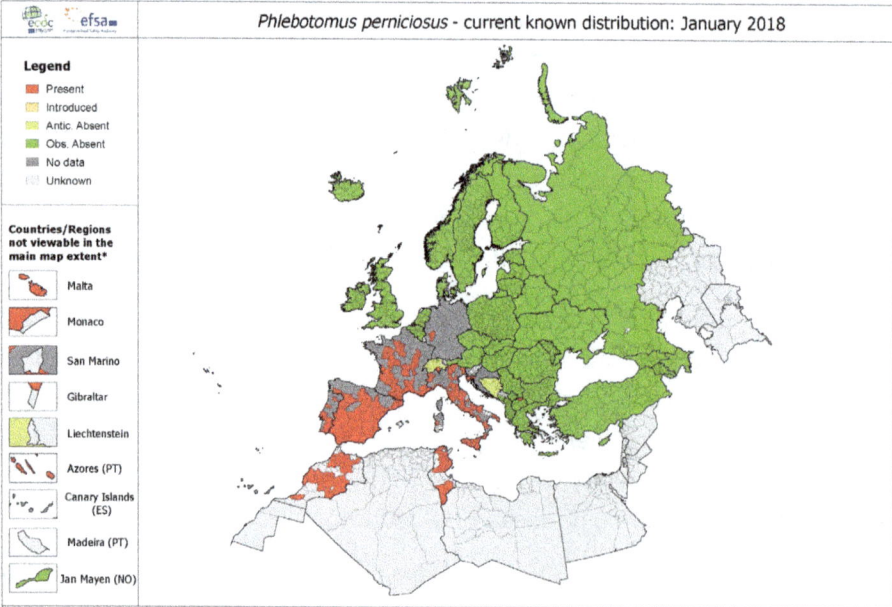

**Figura 2**

Mapa de distribución en Europa del *Phlebotomus perniciosus* (comúnmente conocido como flebótomo)

Fuente: ECDC

de sur de España, el 25,7 % de los gatos presentaban parasitemia; esto, unido a la alta seroprevalencia encontrada, indicaba que el 70 % de la población felina podría estar infectada por *Leishmania infantum*.

El periodo de incubación en el perro va a depender del tipo de respuesta inmunitaria de cada animal, y así hay animales que en pocos meses presentan un cuadro clínico polisintomático con afecciones viscerales y cutáneas muy llamativas, muriendo en poco tiempo si no se tratan, sin embargo, hay otros que pueden estar parasitados y son asintomáticos toda su vida. Hay evidencias que parecen indicar que esta susceptibilidad o resistencia puede tener una base genética.

La enfermedad en el hombre, por el contrario, presenta una prevalencia muy baja, nuestro sistema inmune reacciona de forma más activa y controla al parásito y la aparición de enfermedad. En España, la incidencia media anual es de 0,45 casos por 100.000 habitantes, con un coste de más de 1,1 millones de euros anuales para atención hospitalaria. Pero la parasitación como en los reservorios animales es igualmente elevada. En pruebas de intradermoreacción con el test de la Leishmania en personas ubicadas en focos endémicos de la enfermedad canina en España se ha comprobado que en individuos mayores de 14 años, más del 50 % de la población es positiva. Demostrando que existe una alta transmisión ligada al parasitismo en los reservorios domésticos.

Por lo que se conoce, muchos otros hospedadores que hemos citado anteriormente pueden estar muy parasitados y, sin embargo, no presentar ninguna sintomatología ni siquiera lesiones cutáneas. Será el caso de los lagomorfos, tanto el conejo como la liebre, que pueden ser altamente infectivos para los flebótomos, pero no presentan ni mortalidad, ni enfermedad, ni siquiera se les detecta lesiones dérmicas.

La leishmaniasis se está considerada una enfermedad emergente en casi todas las zonas del mundo. Varias son las causas, como el crecimiento, a veces desordenado, que concentra una población importante en las grandes ciudades sin unas mínimas instalaciones sanitarias y, en muchas ocasiones, en condiciones de pobreza. O la construcción de poblados en mitad de focos activos naturales, consecuencia de puesta en cultivo de grandes áreas selváticas o la construcción de nuevas infraestructuras. También es importante para la diseminación de la enfermedad la facilidad que tenemos en el momento actual para mover animales en poco tiempo de una parte del mundo a otra. Si a esto le unimos el impacto del cambio climático sobre los vectores, entendemos que existen un montón de factores para facilitar su expansión en todas las zonas donde existan vectores adecuados.

El cambio climático está favoreciendo la dispersión de la enfermedad y se diagnostica leishmaniasis donde no se reportaba, como consecuencia de una progresiva colonización de los vectores de estas zonas donde antes la climatología les era adversa o existían zonas de montaña que actuaban como barreras naturales. Hay que añadir el movimiento de perros infectados a estas nuevas zonas. Los últimos años se ha comprobado un aumento de la leishmaniasis canina en algunas provincias de Galicia y País

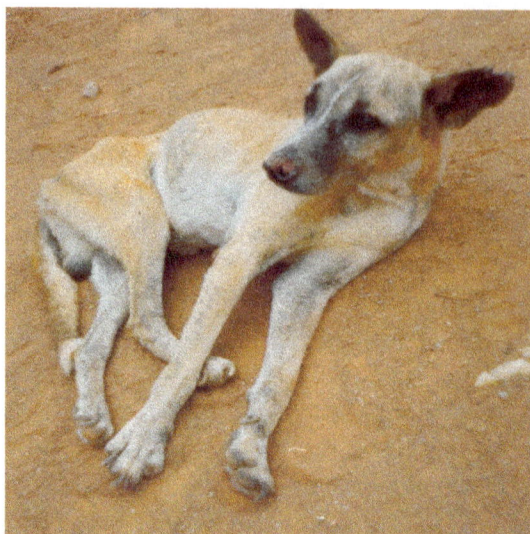

**Figura 3**
Perro infectado de leishmaniasis

Vasco como consecuencia de la presencia en toda la cornisa cantábrica de vectores apropiados, en algunos sitios todavía en bajas densidades, pero ya presentes. Lo mismo está ocurriendo en los Pirineos, donde los flebótomos están desplazándose en altitud favoreciendo la presencia de la enfermedad en perros en ambientes de montaña donde nunca la había existido.

¿Qué puede pasar en España? La leishmaniasis tradicionalmente era una enfermedad sobre todo rural. Sin embargo, en los últimos años se está convirtiendo en una enfermedad predominantemente urbana. Las ciudades están ofreciendo un ecosistema adecuado para desarrollar todo el ciclo de la enfermedad. En los últimos años, la estructura urbana está cambiando de forma importante. La mejora de la calidad de vida está incidiendo de forma directa no solo en la forma de construir sino también en el uso del espacio urbano. En los próximos veinte años, la mitad de la población de España va a estar concentrada en una docena de ciudades.

Quitando los centros históricos, las ciudades están creciendo predominantemente con urbanizaciones de casas aisladas o adosadas que suelen disponer de zonas ajardinadas. Igualmente, la necesidad de disponer de grandes espacios de recreo y esparcimiento está favoreciendo la creación de amplios parques públicos en medio de las zonas construidas.

Los flebótomos vectores se alimentan de materia orgánica en descomposición, normalmente hojarasca y restos vegetales, y necesitan un ambiente ligeramente húmedo, no aguas estancadas ni barros permanentes. Estas zonas son muy abundantes en las ciudades en jardines al pie de árboles, de arbustos o de hiedras. También se pueden encontrar en cualquier estructura donde se pueda acumular hojas o restos orgánicos como cobertizos, madrigueras de animales, sótanos, imbornales, alcantarillas o incluso en solares abandonados dentro de las ciudades. El perro y el gato son importantes reservorios y sus poblaciones están creciendo como animales de compañía. Se ha comprobado la prevalencia también elevada de *Leishmania* en la rata de alcantarilla, un 33,3 %, y también en las colonias de gatos de las ciudades.

Un ejemplo de lo que pudiera ocurrir en un futuro en otros puntos de España lo tenemos en el reciente foco de leishmaniasis humana en la Comunidad de Madrid. La zona suroeste de Madrid está en pleno desarrollo urbanístico con un conjunto de localidades cuya población asciende a cerca de 600.000 habitantes. Se crearon grandes parques formando un cinturón verde como pulmón de la zona, cruzado por importantes infraestructuras de ferrocarril y carreteras. Estas amplias superficies recuperadas a los espacios agrícolas, puestas en riego y con abundante vegetación es un lugar de ocio de los habitantes de las poblaciones circundantes. A mediados del año 2009 y hasta el año 2015, se habían diagnosticado 644 casos de humanos con una tasa de incidencia en ese periodo de 18,91 casos por 100.000 habitantes. Lo importante de ese foco es la nula implicación de los reservorios conocidos, perros y gatos, y se descubrió, como primicia mundial, que la liebre mediterránea y el conejo silvestre eran importantes reservorios del parásito.

Otro riesgo a vigilar es la posible aparición de casos de otras leishmanias menos graves, pero también de impacto en las personas, como son las leishmaniasis cutáneas por *Leishmania major* y *Leishmania tropica* propias del norte del continente africano y de Asia Menor. Ambos parásitos no se encuentran en España, pero se diagnostican en enfermos procedentes de estos países. Hay que tenerlo en cuenta pues muchas veces tardan en diagnosticarse y sí que tenemos otras especies de flebótomos que son los vectores adecuados. Si coinciden enfermos y vectores podemos tener focos de estas enfermedades. Ya se ha aislado en Portugal el parásito en roedores y en flebótomos autóctonos.

## Bibliografía

- CCAES (Centro de Coordinación de Alertas y Emergencias Sanitarias. Ministerio de Sanidad, Srvicios Sociales e Igualdad) (2012). Evaluación del Riesgo de Transmisión de Leishmania infantum en España. 26 pp.

- Campino L, Cortés S, Dionisios L, Neto L, Afonso MO, Maia C (2013) The first detection of *Leishmania major* in naturally infected *Sergentomyia minuta* in Portugal. Memorias Instituto Oswaldo Cruz 108(4):516-518.

- Dirección General de Salud Pública. Comunidad de Madrid.(2015). Leishmaniasis en la Comunidad de Madrid. Documentos técnicos de Salud Pública. 63 páginas.

- Galán-Puchades MT, Gómez-Samblás M, Suarez-Morán JM, Osuna A, Sanxis-Furió J, Pascual J, Bueno Marí R, Franco S, Peracho V, Montalvo T, Fudentes MV. (2019) Leishmaniasis in norway rats in sewers, Barcelona, Spain. Emerging Infectious Diseases 25: 1222-1224. https://dx.doi.org/10.3201/eid2506.181027

- Jiménez M, González E, Martín.Martín I, Hernández S, Molina R (2014) Could wild rabbits (Oryctolagus cuniculus) be reservoirs for Leishmania infantum in the focus de Madrid Spain? Veterinary Parasitology 202: 296-300

- Martín-Sánchez, J, Acedo C, Muñoz-Pérez M, Pesson B, Marchal O, Morillas-Márquez F (2007). Infection by *Leishmania infantum* in cats: Epidemiological study in Spain. Veterinary Parasitology 145 :267-273.

- Molina R, Jiménez MI, Cruz I, Iriso A, Martín Martín I, Sevillano O, Melero S, Bernal J (2012) The hare (Lepus granatensis) as potencial sylvatic reservoir of Leishmania infantum in Spain . Veterinary Parasitology 190: 268-271.

- Moral Gil L & Moya Benavent M (1998). ¿Qué ha sido de la Leishmaniosis? Anales Españoles de Pediatría 49 (1): 5-10.

- Moreno J & Alvar J (2002) Canine leishmaniasis: epidemiological risk and the experimental model. TRENDS in Parsitology Vol 18 (9): 399-405.

- World Health Organization (2008) Report of the Consultative meeting on Cutaneous Leishmaniasis. Geneva 2007

- World Health Organization (2019) Leishmaniasis. Notas descriptivas. 19 de Marzo de 2019. (https://www.who.int/es/news-room/fact-sheets/detail/leishmaniasis)

# CAPÍTULO 13

## GARRAPATAS, PATÓGENOS, SALUD PÚBLICA Y CLIMA

Agustín Estrada-Peña, Natalia Fernández-Ruiz

## 13.1 Las garrapatas: qué son y cómo viven

Un vector es un organismo que adquiere un patógeno de un vertebrado reservorio y lo transmite. Los reservorios no desarrollan un cuadro clínico, sino que permiten la reproducción y diseminación del agente infeccioso en sus tejidos, pudiendo volver a otro vector, en este caso, las garrapatas. Normalmente, los animales domésticos y los humanos desarrollan una sintomatología muy variada por estos agentes. Las garrapatas son los vectores que transmiten la mayor variedad de agentes patógenos a los humanos y a los animales. Estos artrópodos son parásitos que necesitan ingerir sangre para completar su ciclo vital. En la mayoría de los casos, tienen tres estadios de desarrollo que se conocen como larva, ninfa y adulto (macho o hembra), que se alimentan sobre diferentes hospedadores y que mudan al siguiente estadio (o ponen huevos en el caso de las hembras) tras el acopio de energía procedente de la sangre del hospedador. La cuestión resulta obvia: para que un agente patógeno pueda ser inoculado a nuevos reservorios, debe *persistir* en la población de garrapatas tras alcanzar un umbral mínimo de abundancia en la población de vectores y reservorios. Es decir, una vez que la garrapata ha adquirido el microorganismo, este debe ser capaz de permanecer tras la muda al siguiente estadio de la garrapata.

En las líneas anteriores no se señalan los delicados ajustes en la composición faunística de los vertebrados que pueden ser hospedadores de las garrapatas, ya que algunos pueden proporcionar la sangre necesaria para su alimentación, pero no ser reservorios, y otros tener ambas funciones. La composición *relativa* de diferentes especies de vertebrados en el entorno delineará el riesgo por patógenos, según las proporciones de reservorios y otros vertebrados. Ante una densidad alta de hospedadores no reservorios, las garrapatas se alimentarían sobre animales que no son capaces de permitir la circulación del patógeno. Si los reservorios son abundantes, muchas garrapatas se alimentarán de ellos y contribuirán a crear un foco activo de persistencia del patógeno. Cabe añadir aquí un comentario acerca del solapamiento de hábitat entre garrapatas y reservorios[1]. Se tiende a pensar que se trata de un proceso geográfico (presencia conjunta en la misma región), pero en realidad es un proceso relacionado con el nicho ambiental (Figura 1). Cada organismo tiene unos límites ambientales (por ejemplo, la temperatura y la humedad) que le permiten sobrevivir. La cantidad de nicho ambiental que comparten los reservorios y las garrapatas es una medida del punto en que ambos organismos pueden coincidir y tiene una extrapolación secundaria a un mapa geográfico. La complejidad del sistema aumenta exponencialmente en el caso en que existan varios vectores o reservorios (Figura 1).

Las garrapatas son muy sensibles a los cambios del clima. Tanto sus mudas como la puesta de huevos están reguladas por la temperatura. Un incremento de la temperatura acelera estas fases hasta un límite en que la mortalidad comienza a ser demasiado elevada por la pérdida de agua del artrópodo, debido a la evaporación. La mayor parte de las garrapatas se encaraman a su hospedador esperando pasivamente en la vegetación para encontrarlo. Se disponen a diferentes alturas entre la vegetación, según la temperatura y el contenido en agua del aire, lo que define su zona de confort climático. Si la humedad relativa es baja, las garrapatas tienden a esperar a sus hospedadores en las zonas de la vegetación próximas al suelo, que siempre están más húmedas. Esto hace que tengan mayor probabilidad de entrar en contacto con animales de pequeño tamaño, como roedores y aves, que merodean en esa zona de la vegetación. Esos vertebrados suelen ser los reservorios de la mayoría de patógenos transmitidos a los humanos. De esta forma, los cambios hacia un clima con una mayor temperatura y menor humedad favorecen la espera de las garrapatas en la parte baja de la vegetación, lo que podría provocar un aumento de la prevalencia de los patógenos en la población por alimentarse mayoritariamente sobre reservorios.

La alimentación de las garrapatas es un proceso singularmente complejo en el que intervienen literalmente centenares de proteínas producidas por su glándula salivar para asegurar el flujo constante de alimento[2]. A diferencia de los mosquitos, que ingieren sangre en segundos, las garrapatas tienen una alimentación que dura entre cuatro y diez días, aproximadamente. Durante todo este tiempo, deben intentar no

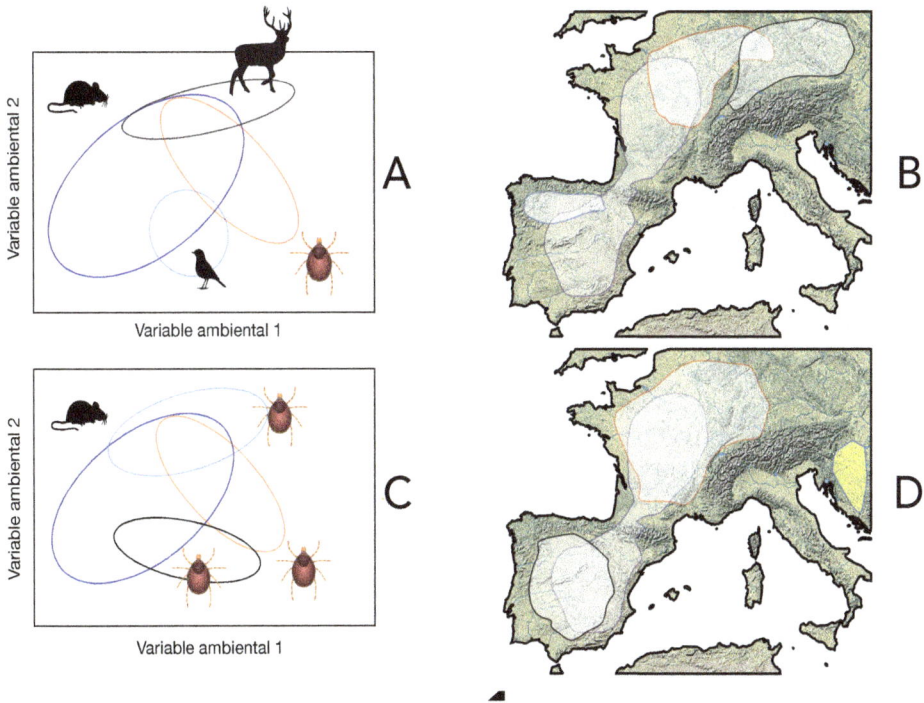

**Figura 1**

Cualquier organismo utiliza para su supervivencia un nicho ambiental. Esto también se aplica a los vectores, sus hospedadores y los reservorios de patógenos, que extienden sus poblaciones en ese nicho ambiental. A: Cuatro hipotéticas especies, incluyendo una garrapata, ocupan diferentes porciones del nicho ambiental, y solamente coexisten, con una probabilidad variable, en las zonas en las que sus preferencias ambientales se solapan. Esto produce zonas de solapamiento geográfico entre el vector y los reservorios que son muy variables. B: Un ejemplo hipotético de la proyección del nicho ambiental en A sobre el espacio geográfico; las zonas de distribución de vertebrados y vector pueden cambiar rápidamente en el tiempo, debido a las variaciones del clima local, y son de interpretación compleja. C: Las deducciones acerca de la circulación de patógenos son aún más complejas cuando hay implicadas varias especies de vectores. D: Esos vectores ocupan diferentes porciones del espacio geográfico y son las responsables de la transmisión local del patógeno en aquellas zonas en las que solapen su hábitat con el del reservorio.

Autores: Agustín Estrada-Peña, Natalia Fernández-Ruiz

ser «detectadas» por el sistema inmune del hospedador, por lo que activan una compleja maquinaría de evasión de la respuesta inmune, que también ayuda a la circulación de algunos patógenos[3]. Una garrapata no se nutre exclusivamente de sangre. Mientras se alimenta, la garrapata inocula a ciertos intervalos de tiempo una serie de enzimas líticas que rompen las células y forman una cavidad de alimentación. En esa cavidad se acumulan los restos de proteínas, la sangre y restos celulares, que son aspirados como alimento. Otras sustancias elaboradas en la glándula salivar se encargan de mantener un flujo de sangre continuo, de forma que los factores de coagulación del hospedador no cierren los vasos sanguíneos. El estudio de todos estos factores que intervienen en su alimentación revela una coevolución muy antigua entre los vertebrados y las garrapatas, sugiriendo un origen remoto. Hasta donde conocemos, cada respuesta inmune que ha evolucionado en los vertebrados contra alguna proteína de la garrapata ha sido contrarrestada mediante un mecanismo de evasión molecular por parte del artrópodo. Esa es la razón por la que, hasta la fecha, no existen vacunas a partir de antígenos de la glandular salivar: la respuesta inmune que se crearía ya tiene una respuesta evasiva.

Aquí se pretende resumir el conocimiento actual acerca de dos especies de garrapatas y dos importantes patógenos que transmiten a los humanos. Uno de ellos es el complejo sistema que se ha establecido entre una garrapata común en las zonas frescas y húmedas de Europa, *Ixodes ricinus*, y las bacterias del género *Borrelia*. El segundo se refiere a una garrapata propia de ámbitos mediterráneos, *Hyalomma marginatum*, y el virus de la fiebre hemorrágica de Crimea-Congo.

## *Bibliografía*

1. Estrada-Peña A, Ostfeld RS, Peterson AT, Poulin R, de la Fuente J. (2014). Effects of environmental change on zoonotic disease risk: an ecological primer. *Trends in parasitology, 30*(4), 205-214.

2. Flores-Ramírez, G., Sallay, B., Danchenko, M., Lakhneko, O., Špitalská, E., & Skultety, L. (2019). Comparative proteomics of the vector *Dermacentor reticulatus* revealed differentially regulated proteins associated with pathogen transmission in response to laboratory infection with *Rickettsia slovaca. Parasites & Vectors, 12*(1), 318.

3. Wei, N., Lin, Z., Xu, Z., Gong, H., Zhang, H., Zhou, Y., Zhou, J. (2019). Immunosuppressive effects of tick protein RHcyst-1 on murine bone marrow-derived dendritic cells. *Parasites & Vectors, 12*(1), 169.

## 13.2 Las garrapatas y la borreliosis de Lyme

### Antecedentes

Entre los numerosos patógenos que son trasmitidos por las garrapatas a los humanos destaca un grupo de bacterias que está recibiendo una atención especial debido al incremento de su incidencia, de su prevalencia en las garrapatas vectoras y de su expansión a territorios en los que eran desconocidas hasta hace unos años. Se trata de las bacterias del grupo *Borrelia burgdorferi* (también llamadas *sensu lato* o s.l. y que a partir de aquí se abreviará como Bb). Se trata de un complejo de especies; es común la referencia a ellas como «complejo» o simplemente «en sentido amplio» (*sensu lato*).

La existencia de estas bacterias como patógenos humanos se descubrió en el año 1979. Antes de esa fecha es obviamente imposible conocer su prevalencia y distribución. El interés hacia ellas es sanitario y zoonótico, porque producen una amplia variedad de cuadros clínicos en los humanos, muchas veces de difícil diagnóstico, y que se cree que pueden causar secuelas de por vida en algunos pacientes. El interés se centra también en encontrar una vacuna eficaz y económica. Además, los gastos derivados del tratamiento antibiótico suponen un alto presupuesto para los sistemas públicos de sanidad o, como en el caso de Estados Unidos, son inasumibles por los pacientes si no están incluidos en el seguro médico privado contratado. Este artículo se centra en la epidemiología de estas bacterias, no en la clínica, y la forma en la que la tendencia del clima puede cambiar la extensión actual del proceso. En suma, se trata de reconocer y explicar la forma en la que el cambio climático está afectando la transmisión de un patógeno de gravedad para la salud pública.

### Situación actual

*Qué es Borrelia burgdorferi s.l.*

Las bacterias del género *Borrelia* son espiroquetas, emparentadas lejanamente con bacterias como *Treponema* o *Leptospira*. Un estudio reciente acerca del perfil molecular de estas bacterias[3] sugiere que el género *Borrelia* pudo evolucionar a partir de una bacteria simbiótica en el intestino de los artrópodos, que tienen algunas peculiaridades bioquímicas propias de las espiroquetas patógenas, pero que han perdido literalmente centenares de funciones moleculares que, obviamente, obtienen del metabolismo de sus reservorios y vectores.

Existen dos grandes grupos de bacterias dentro del género *Borrelia*. Uno de ellos produce las llamadas fiebres recurrentes y está transmitido por garrapatas de la familia *Argasidae* y no tiene relación clínica ni epidemiológica con la borreliosis de Lyme. El segundo grupo contiene aproximadamente unas veinticinco especies y es el que conocemos como *Borrelia burgdorferi* s.l. Estas bacterias se transmiten exclusivamente por garrapatas del grupo *Ixodes ricinus*, formado por varias especies que comparten un tronco común[16]. El grupo *I. ricinus* está formado por unas dieciocho especies, todas ellas procedentes de un tronco filogenético que se dispersó antes de la separación de las masas de tierra, probablemente hace unos doscientos millones de años. La Figura 2 muestra la distribución general de las garrapatas de este grupo.

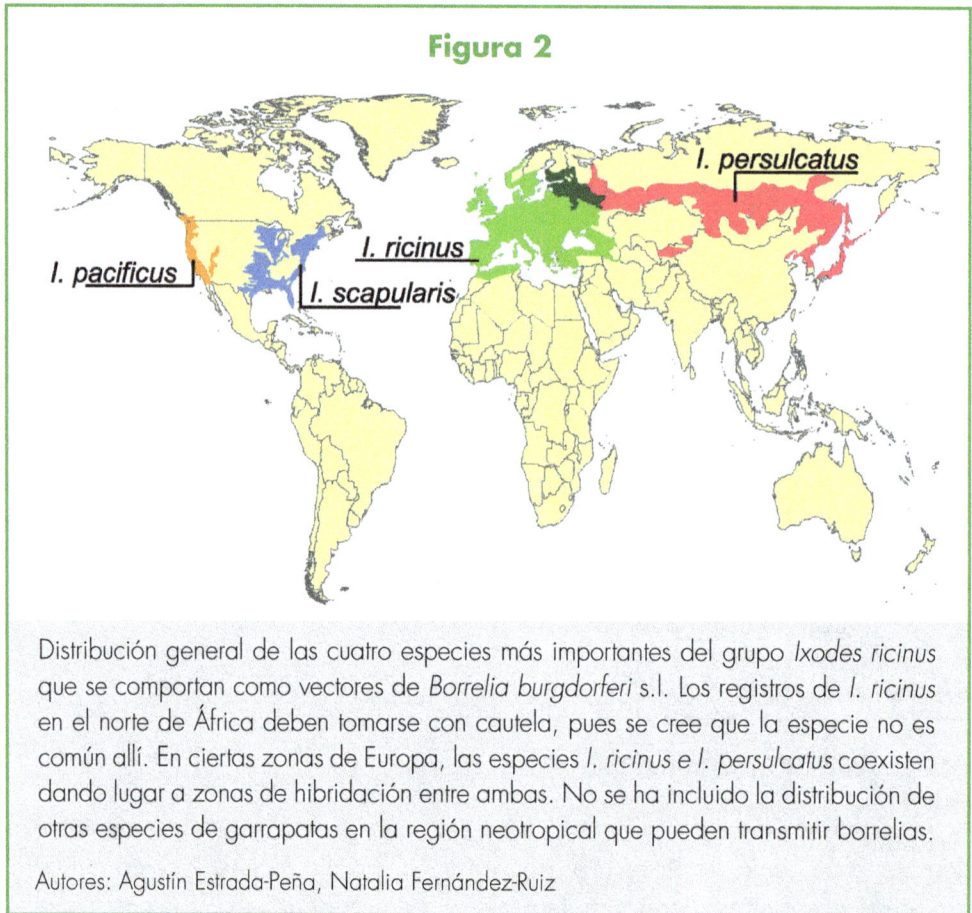

## Figura 2

Distribución general de las cuatro especies más importantes del grupo *Ixodes ricinus* que se comportan como vectores de *Borrelia burgdorferi* s.l. Los registros de *I. ricinus* en el norte de África deben tomarse con cautela, pues se cree que la especie no es común allí. En ciertas zonas de Europa, las especies *I. ricinus* e *I. persulcatus* coexisten dando lugar a zonas de hibridación entre ambas. No se ha incluido la distribución de otras especies de garrapatas en la región neotropical que pueden transmitir borrelias.

Autores: Agustín Estrada-Peña, Natalia Fernández-Ruiz

Hasta los inicios del siglo XXI, se creía que *Bb* no existía en el hemisferio sur, a pesar de que existen garrapatas del grupo *I. ricinus* en la región. Sin embargo, el hallazgo de *Borrelia chilensis* en zonas de Uruguay y Argentina[4], asociada a garrapatas del grupo *I. ricinus*, demuestra que se expandieron por el planeta antes de la separación de las masas de tierra y que ya estaban asociadas a las bacterias. Las hipótesis alternativas no pueden explicar esta codistribución conjunta. Un grupo diferente de *Borrelia*, del que se piensa que no tiene implicación clínica en humana, son las especies próximas a *Borrelia turcica*, que están asociadas a tortugas en Europa; un cuarto grupo que contiene especies aún sin la adecuada caracterización se ha encontrado en Australia. Estos grupos no están transmitidos por garrapatas del grupo *Ixodes ricinus*[6].

Es interesante destacar que cada especie de *Bb* está asociada a reservorios diferentes. Por ejemplo, *Borrelia garinii*, que es responsable de cuadros neurodegenerativos, se asocia con las aves, mientras que especies como *Borrelia bavariensis* o *Borrelia afzelii* están relacionadas con los roedores. Las implicaciones epidemiológicas de esta alta variedad de especies de patógenos, reservorios y vectores, que son diferentes según las diferentes regiones biogeográficas, hablan de interacciones complejas que pueden variar según la zona, el vector implicado y el clima.

## Los vectores: la diversidad y la ecología del grupo Ixodes ricinus

Como se ha indicado anteriormente, la evidencia apunta a que los únicos vectores de *Bb* son las garrapatas del grupo *I. ricinus*. Este grupo de garrapatas está conformado por unas dieciocho especies que no tienen una especial predilección por hospedadores concretos, sino que se alimentan sobre una gran variedad de vertebrados. Un estudio reciente[4] ha demostrado que esta variabilidad confiere aspectos únicos al mantenimiento de *Bb* en focos permanentes: diferentes especies de garrapatas pueden transmitir las bacterias en distintas regiones del planeta. La hipótesis actual es que esto confiere redundancia a la circulación del patógeno, ya que varias especies de reservorios refuerzan la circulación del patógeno; la misma especie puede colonizar territorios amplios dependiendo tan solo del clima que limita su distribución, ya que encuentra un amplio repertorio de vertebrados sobre los que alimentarse. Nunca se ha comprobado la relación filogenética entre los hospedadores que se comportan como reservorios de *Bb* y el grado de solapamiento de hábitat con el grupo *I. ricinus*, lo que indicaría una posible coevolución entre los vertebrados y diferentes poblaciones del vector.

La única especie conocida en Europa como vector de *Bb* es *I. ricinus*, mientras que *Ixodes persulcatus* lo hace desde Europa Oriental hasta el norte de Japón. *Ixodes scapularis* es el vector en la costa oriental de EEUU y Canadá, mientras que en la costa occidental lo es *Ixodes pacificus*. Se sospecha que la baja incidencia de la borreliosis de Lyme en el sur de EEUU, en donde existe *I. scapularis*, es debida a la baja tasa de contactos con los principales reservorios (roedores), que muestran una distribución más septentrional. Esto apoyaría la hipótesis de la existencia de una serie de reservorios principales o fundamentales para el mantenimiento de los focos de circulación del patógeno, mientras que otros vertebrados servirían solamente como hospedadores de la garrapata.

*Ixodes ricinus* tiene una elevada tolerancia térmica, pero precisa de una alta humedad relativa. El ciclo anual es extraordinariamente variable[5]. El ciclo puede durar varios años y siempre existe un solapamiento de diferentes generaciones de la garrapata. Las larvas de una generación coexisten y están activas simultáneamente con las ninfas que provienen de las larvas de la generación anterior y con los adultos de dos generaciones anteriores, mientras los estadios activos se alimentan sobre hospedadores muy diferentes (Figura 3).

El patrón más común del ciclo de *I. ricinus* se representa con el inicio de actividad en la primavera, con la consiguiente alimentación y muda y un descenso de la actividad en verano en zonas de temperaturas estivales por encima de unos 25 °C. Este descenso se produce porque los estadios que se han alimentado durante la primavera están efectuando la muda entre la vegetación. Los ejemplares sin alimentar se refugian de las condiciones adversas (baja humedad relativa) en la vegetación próxima al suelo. Normalmente, se produce otra fase de actividad en otoño, produciendo el clásico patrón anual de actividad bimodal. En lugares más frescos o húmedos, la actividad puede ser unimodal, sin interrupción de la misma en el verano. Tras el otoño, las garrapatas pasan el invierno en un estado similar a la hibernación.

Se piensa que la disminución del fotoperiodo conforme los días son más cortos en otoño sería el efecto que dispararía la entrada en hibernación de parte de la población, antes de que las temperaturas invernales sean demasiado bajas para permanecer activas[7]. Sin embargo, otra parte de la población de garrapatas no respondería a las señales del fotoperiodo y no hibernaría antes de intentar alimentarse. Aunque nunca se ha encontrado la regulación genética de este complejo sistema, se piensa que es una estrategia de la especie para que, con independencia de las condiciones ambientales invernales, una parte de la población sobreviva al invierno. Si el invierno fuera especialmente frío, es posible que las garrapatas que no hibernen con antelación no sobrevivan, mientras que si el invierno es tardío y templado, los ejemplares que no han hibernado pueden aún encontrar hospedador. Sin embargo, esas «decisiones» deben ser tomadas antes de que empiece el invierno, por lo que la programación genética de la garrapata podría «dividir»

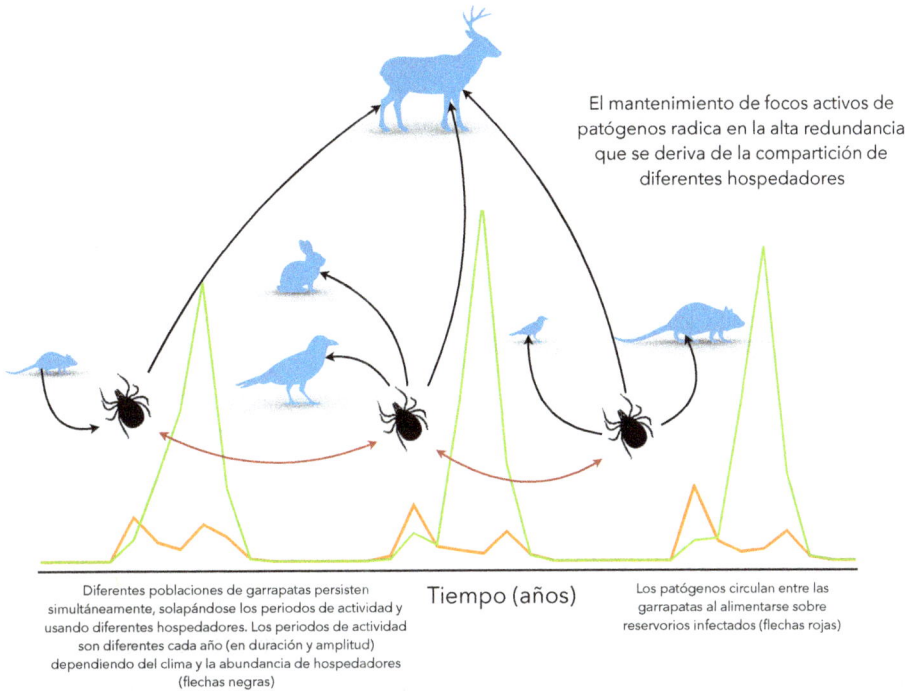

**Figura 3**

El mantenimiento de focos activos de patógenos radica en la alta redundancia que se deriva de la compartición de diferentes hospedadores

Diferentes poblaciones de garrapatas persisten simultáneamente, solapándose los periodos de actividad y usando diferentes hospedadores. Los periodos de actividad son diferentes cada año (en duración y amplitud) dependiendo del clima y la abundancia de hospedadores (flechas negras)

Tiempo (años)

Los patógenos circulan entre las garrapatas al alimentarse sobre reservorios infectados (flechas rojas)

La ilustración refleja el hipotético ciclo de una garrapata a través del tiempo (eje de abscisas, representado en una escala de tres años). En cada año, la proporción de los diferentes estadios de las garrapatas se puede solapar sobre los hospedadores de diferentes formas en el tiempo, dando lugar a patrones epidemiológicos de circulación de patógenos completamente distintos. El ejemplo ilustra un hipotético solapamiento en la actividad entre las larvas y las ninfas (amarillo y verde, respectivamente) que pueden compartir hospedadores y circular patógenos. Además, las poblaciones locales de vertebrados y reservorios pueden ser diferentes en composición faunística o abundancia, lo que genera una mayor variabilidad en la persistencia de focos activos de *Borrelia burgdorferi* s.l.

Autores: Agustín Estrada-Peña, Natalia Fernández-Ruiz

las poblaciones que responden de una forma u otra al fotoperiodo, asegurando la supervivencia de la población cualesquiera que sean las condiciones ambientales. El fenómeno de hibernación por el fotoperiodo puede ser inhibido por temperaturas anormalmente altas. Es decir, los inviernos particularmente cálidos permiten la supervivencia de ambas poblaciones de garrapatas, haciendo que su densidad en la primavera siguiente sea mayor.

## El efecto dilución

Se debe de considerar el hábitat de como una serie de «parcelas» conectadas por «corredores». Los animales habitan en las parcelas y se mueven a través de los corredores siguiendo unas normas básicas que están relacionadas con el tamaño de la parcela y la facilidad con que pueden moverse a través de los corredores. Los animales mayores habitarán principalmente las parcelas más grandes, porque suelen moverse en manadas que necesitan una cantidad considerable de recursos alimentarios. Los animales más pequeños ocuparán parcelas más pequeñas, o incluso un simple jardín, debido a que satisfacen sus necesidades de alimento. Todos los animales suelen escoger parcelas y corredores que estén bien protegidos por una vegetación que los oculte. En un hábitat natural no suele existir una gran fragmentación o parcelamiento del hábitat, excepto por accidentes naturales como ríos o cadenas montañosas. En otras palabras, el hábitat es un *continuum* de parcelas entre las que los animales se mueven libremente. Esto provoca unas proporciones armónicas de vertebrados reservorios en comparación con los vertebrados que no lo son: las parcelas grandes tendrán abundancia de grandes ungulados que mantendrán las poblaciones de garrapatas, que pueden ser más o menos abundantes pero que no estarán infectadas porque se alimentan sobre vertebrados que no son reservorios de *Bb*[11]. Las acciones humanas fragmentan el hábitat: tendidos eléctricos, carreteras, vías de tren, urbanizaciones, zonas artificiales de recreo. Todas ellas contribuyen a aumentar el número de parcelas pequeñas que están mal conectadas, impidiendo el tránsito de los animales (por ejemplo, una carretera). Los animales grandes tienden a abandonar estas parcelas pequeñas que nos les proporcionan cobijo ni alimento necesario. Sin embargo, tanto roedores como aves se mantienen en ellas porque el sustento es suficiente. En otras palabras, se produce un hábitat adecuado para que la mayor parte de las garrapatas se alimente sobre los reservorios de *Bb*. Es muy posible que la población total de garrapatas sea menor, ya que los adultos no tienen hospedadores adecuados para su sustento, pero un alto porcentaje de esas garrapatas se alimentará sobre reservorios de *Bb*. Esto dará lugar a un ciclo de retroalimentación en el que las garrapatas infectadas transmitirían el patógeno a nuevas generaciones de reservorios, los cuales a su vez infectarían a nuevas poblaciones de garrapatas[9].

Un hábitat en equilibro con la proporción natural de hospedadores y unos tamaños de parcelas adecuados provoca un «efecto dilución» porque la infección por *Bb* en las garrapatas disminuye. La alimentación de muchas garrapatas sobre hospedadores no reservorios impide la retro-alimentación de la infección entre vertebrados y vectores. Un hábitat fragmentado, en el que no existen grandes hospedadores, impide la existencia de dilución, aumenta la prevalencia del patógeno en las garrapatas y, por lo tanto, el riesgo para los humanos. La mayoría de los hábitats naturales de Europa están experimentando esta transformación (Figura 4).

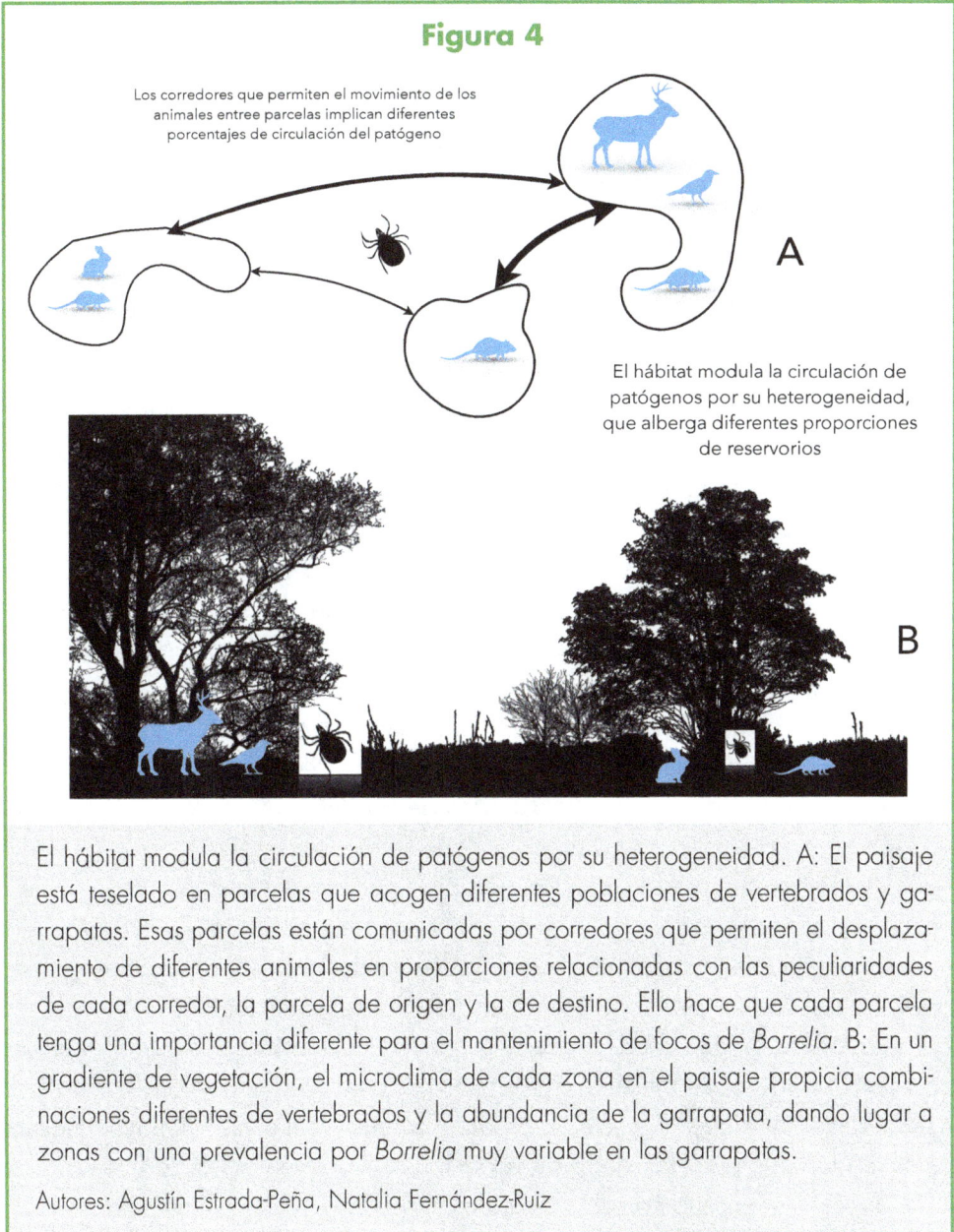

## Figura 4

Los corredores que permiten el movimiento de los animales entree parcelas implican diferentes porcentajes de circulación del patógeno

A

El hábitat modula la circulación de patógenos por su heterogeneidad, que alberga diferentes proporciones de reservorios

B

El hábitat modula la circulación de patógenos por su heterogeneidad. A: El paisaje está teselado en parcelas que acogen diferentes poblaciones de vertebrados y garrapatas. Esas parcelas están comunicadas por corredores que permiten el desplazamiento de diferentes animales en proporciones relacionadas con las peculiaridades de cada corredor, la parcela de origen y la de destino. Ello hace que cada parcela tenga una importancia diferente para el mantenimiento de focos de Borrelia. B: En un gradiente de vegetación, el microclima de cada zona en el paisaje propicia combinaciones diferentes de vertebrados y la abundancia de la garrapata, dando lugar a zonas con una prevalencia por Borrelia muy variable en las garrapatas.

Autores: Agustín Estrada-Peña, Natalia Fernández-Ruiz

## Perspectivas futuras: el clima, el hábitat, los hábitos humanos y la prevalencia de Bb en garrapatas

Los párrafos anteriores pretenden ser simples apuntes de la ecología de *I. ricinus*. La biología y ecología de *I. scapularis* en EEUU es prácticamente idéntica. Pretendemos abordar los cambios que se han venido observando en la incidencia de la enfermedad en humana y en la prevalencia de las bacterias en las garrapatas. Una obvia advertencia es que los datos están sesgados: las técnicas de biología molecular que han permitido una adecuada identificación de las bacterias se han perfeccionado solamente en los últimos años; el uso de series estadísticas de casos humanos se lleva a cabo de forma armonizada en EEUU, pero no existe en Europa. Los estudios de campo son escasos y el conocimiento empírico descansa en bastantes ocasiones en estudios estadísticos y modelos epidemiológicos.

La información estadística que se mantiene en EEUU indica un claro aumento del número de casos en las regiones de la Costa Este y de los Grandes Lagos. Aunque el Center for Disease Control de EEUU informa de unos 50.000 casos anuales, se piensa que estas cifras podrían ser unas seis veces superiores. Normalmente, un alto número de casos clínicos no entra en los informes estadísticos porque los pacientes no pueden acceder a la atención médica debido al sistema de sanidad que opera en el país. Los datos indican que este aumento es muy posiblemente debido al incremento de las garrapatas infectadas, y se piensa que la principal razón es el aumento de poblaciones del ciervo de cola blanca (*Odocoileus virginianus*), que es el principal hospedador de los adultos de *I. scapularis*. Este ciervo se reintrodujo en amplias regiones de la costa este de EEUU y ha encontrado un hábitat perfecto para su supervivencia. Por otro lado, los estudios moleculares de las bacterias indican que una población de garrapatas infectadas se trasladó, en algún momento de las décadas de 1940-1950, desde la Costa Este hasta la región de los Grandes Lagos, introduciendo la bacteria en la zona en la que también ha encontrado un hábitat apropiado para su circulación: la garrapata vectora es común y los reservorios, abundantes. La expansión de la infección, en estos casos, no puede atribuirse al cambio del clima. A estos hechos deben unirse las peculiares formas de urbanización en EEUU: las urbanizaciones humanas están aisladas, cerca de zonas boscosas donde los reservorios y las garrapatas son abundantes, incluso, se fomenta la atracción de las aves al jardín con comederos o bebederos artificiales. El cóctel se produce cuando se mezcla un mayor número de hospedadores para las garrapatas adultas (que ponen miles de huevos), los reservorios y un continuo contacto de los humanos con las zonas infectadas.

La situación es diferente en el sur de Canadá. Desde hace más de quince años se viene informando de una presencia creciente de *I. scapularis*, que es normalmente introducida por aves migratorias[15.] Hasta la década de 1990, esas garrapatas no podían sobrevivir el invierno de la zona debido a las bajas temperaturas[14]. Sin embargo, las informaciones existentes indican un claro aumento de la temperatura en otoño-invierno en la zona, favoreciendo la muda de los inmaduros que introducen las aves y su persistencia durante el invierno[13]. Los modelos basados en la tendencia del clima indican que *I. scapularis* podría ser cada vez más común en el sur de Canadá.

La expansión de los casos clínicos de la enfermedad y de la prevalencia de *Bb* en garrapatas en Europa no es diferente. *Ixodes ricinus* ha ascendido en latitud y en altitud en las pocas zonas de Europa en las que se ha monitorizado su distribución y abundancia. La garrapata se ha extendido en amplias zonas del centro de Suecia[8], una zona que no era adecuada para su supervivencia debido a sus fríos inviernos. En la década de 2010, *I. ricinus* había ascendido hasta aproximadamente los 65°N, cuando su distribución se limitaba a los 61°N hasta el inicio del siglo XXI. Los datos procedentes de Noruega[12] y Finlandia[10] confirman estos resultados. Los informes publicados apuntan a que los inviernos más cortos y suaves están provocando la ascensión hacia el norte de *Ixodes ricinus*. La situación se hace aún más compleja cuando se indica que en Suecia se han repoblado grandes aéreas con corzos que son excelentes hospedadores para los adultos de *Ixodes ricinus*. Aunque el clima de la región central de Suecia siga presentando un invierno demasiado frío para la supervivencia general de la población de garrapatas, estas tienen a su disposición una abundante fuente de hospedadores. Las poblaciones de garrapatas que se derivan de la alimentación sobre hospedadores tan abundantes hacen que, aunque exista una obvia mortalidad invernal, un número relativamente alto de garrapatas sobrevivirá hasta la primavera siguiente. De la misma forma, existen datos procedentes de los jardines públicos de la ciudad de Berlín[2] obtenidos en inviernos particularmente cálidos que indican la supervivencia y la actividad de la garrapata incluso en los meses tradicionalmente más fríos.

En Europa no existe una estadística armonizada que permita la comparación de la incidencia de la borreliosis de Lyme en humana a lo largo de un periodo de tiempo estadísticamente adecuado. Algunas regiones europeas informan del número de casos, el cual aumenta, pero es necesario hacer constar el «cambio de interés» en la declaración de esos casos. Mientras que hace veinte años la enfermedad no se diagnosticaba activamente, ahora es una prioridad en algunos países, por lo que el interés médico hacia el proceso puede hacer variar ese crecimiento de una forma artificial, que es imposible corregir al intentar analizar las series de datos.

Este capítulo ha intentado explicar que el riesgo en humana por *Bb* es una consecuencia directa del contacto entre humanos y garrapatas infectadas. La prevalencia en estas depende de las tasas de contacto entre la garrapata y los reservorios. La incidencia de la enfermedad aumentará cuando exista (i) un mayor número de garrapatas, (ii) una mayor proporción de reservorios en el mismo hábitat que las garrapatas, (iii) la prolongación de la época de actividad de las garrapatas o los reservorios, (iv) la proliferación de grandes mamíferos que alimenten a un alto número de adultos de garrapatas, aunque no sean reservorios y (v) los cambios en los hábitos sociales que impliquen un mayor contacto con zonas infectadas.

Existen muchas causas, no completamente correlacionadas, que pueden provocar los cambios indicados anteriormente. Una de las principales causas que se correlaciona con la dispersión de *I. ricinus* es la tendencia hacia otoños e inviernos cortos y más cálidos. Se produce una menor mortalidad de la garrapata y un adelanto de la época de actividad al ser la primavera más temprana. Este tipo de otoño-invierno también provoca que los reservorios (aves y roedores) tengan menor mortalidad durante el invierno, porque las temperaturas no son suficientemente bajas y porque su alimento continúa siendo abundante. Una temperatura más alta durante más tiempo provoca que el periodo fotosintético de la vegetación sea más largo, con una primavera temprana y un otoño tardío. La prolongación del periodo vegetativo implica una mayor abundancia de frutos o semillas, principal alimento para roedores o aves. Es decir, además de tener una mayor población de garrapatas activas antes en el tiempo, son capaces de encontrar un hospedador en menor tiempo, disminuyendo la mortalidad de la población de garrapatas. La cubierta vegetal más densa produce además una mayor humedad, que redunda positivamente en la supervivencia de las garrapatas. Se podría argüir que este tipo de clima implicaría un verano largo y seco. Sin embargo, esto aún no es así en grandes áreas de Europa Central y los Países Escandinavos. Aunque el verano es obviamente más cálido y seco, aún no ha superado el estándar de confort climático para la garrapata.

## Conclusiones

La tendencia del clima, las acciones humanas sobre el hábitat y la sobrepoblación de ciertos vertebrados está concluyentemente asociada a un mayor riesgo por borreliosis de Lyme. En todo el planeta, el aumento de la temperatura media permite la expansión de las garrapatas vectoras y los reservorios de la bacteria hacia latitudes septentrionales. La fragmentación del hábitat puede provocar focos locales de alta prevalencia sin un patrón geográfico claro. Sin embargo, los datos acerca del riesgo continúan siendo difusos debido a que la estadística se confecciona sobre los casos humanos (en aquellos países en que se recopilan) sin conocer realmente la prevalencia en garrapatas, que es el auténtico indicador de riesgo. Se hace necesario averiguar la forma en la que el cambio del clima altera las zonas de colonización de los vectores y los reservorios como soporte básico de información a la población acerca del riesgo por borreliosis, que, sin duda, será mayor en los próximos años en los países septentrionales.

## *Bibliografía*

1. Barbieri, A. M., Venzal, J. M., Marcili, A., Almeida, A. P., González, E. M., Labruna, M. B. (2013). *Borrelia burgdorferi* sensu lato infecting ticks of the *Ixodes ricinus* complex in Uruguay: first report for the Southern Hemisphere. *Vector-Borne and Zoonotic Diseases, 13*, 147-153.

2. Dautel, H., Kämmer, D., & Kahl, O. (2016). How an extreme weather spell in winter can influence vector tick abundance and tick-borne disease incidence. In Ecology and prevention of *Lyme borreliosis* (p. 362). Wageningen Academic Publishers.

3. Estrada-Peña, A., Cabezas-Cruz, A. (2019). Phyloproteomic and functional analyses do not support a split in the genus Borrelia (*phylum Spirochaetes*). *BMC evolutionary biology, 19*(1), 54.

4. Estrada-Peña, A., de La Fuente, J., Ostfeld, R. S., Cabezas-Cruz, A. (2015). Interactions between tick and transmitted pathogens evolved to minimise competition through nested and coherent networks. *Scientific reports, 5*, 10361.

5. Földvári, G. (2016). Life cycle and ecology of *Ixodes ricinus*: the roots of public health importance. In *Ecology and prevention of Lyme borreliosis* (p. 97). Wageningen Academic Publishers.

6. Gofton, A. W., Margos, G., Fingerle, V., Hepner, S., Loh, S. M., Ryan, U., Oskam, C. L. (2018). Genome-wide analysis of *Borrelia turcica* and 'Candidatus Borrelia tachyglossi' shows relapsing fever-like genomes with unique genomic links to Lyme disease Borrelia. *Infection, Genetics and Evolution, 66*, 72-81.

7. Gray, J. S., Kahl, O., Lane, R. S., Levin, M. L., Tsao, J. I. (2016). Diapause in ticks of the medically important *Ixodes ricinus* species complex. *Ticks and tick-borne diseases, 7*(5), 992-1003.

8. Jaenson, T. G., Lindgren, E. (2011). The range of *Ixodes ricinus* and the risk of contracting Lyme borreliosis will increase northwards when the vegetation period becomes longer. *Ticks and tick-borne diseases*, 2(1), 44-49.

9. Keesing, F., Holt, R. D., Ostfeld, R. S. (2006). Effects of species diversity on disease risk. *Ecology letters*, 9(4), 485-498.

10. Laaksonen, M., Sajanti, E., Sormunen, J. J., Penttinen, R., Hänninen, J., Ruohomäki, K., Klemola, T. (2017). Crowdsourcing-based nationwide tick collection reveals the distribution of *Ixodes ricinus* and *I. persulcatus* and associated pathogens in Finland. *Emerging microbes & infections*, 6(1), 1-7.

11. LoGiudice, K., Ostfeld, R. S., Schmidt, K. A., Keesing, F. (2003). The ecology of infectious disease: effects of host diversity and community composition on Lyme disease risk. *Proceedings of the National Academy of Sciences*, 100(2), 567-571.

12. Mysterud, A., Jore, S., Østerås, O., Viljugrein, H. (2017). Emergence of tick-borne diseases at northern latitudes in Europe: a comparative approach. *Scientific reports*, 7(1), 16316.

13. Nelder, M. P., Russell, C., Lindsay, L. R., Dhar, B., Patel, S. N., Johnson, S., Ralevski, F. (2014). Population-based passive tick surveillance and detection of expanding foci of blacklegged ticks *Ixodes scapularis* and the Lyme disease agent *Borrelia burgdorferi* in Ontario, Canada. PLoS One, 9(8), e105358.

14. Ogden, N. H., Maarouf, A., Barker, I. K., Bigras-Poulin, M., Lindsay, L. R., Morshed, M. G., Charron, D. F. (2006). Climate change and the potential for range expansion of the Lyme disease vector *Ixodes scapularis* in Canada. International journal for parasitology, 36: 63-70.

15. Ogden, N. H., Lindsay, L. R., Hanincová, K., Barker, I. K., Bigras-Poulin, M., Charron, D. F., Thompson, R. A. (2008). Role of migratory birds in introduction and range expansion of *Ixodes scapularis* ticks and of *Borrelia burgdorferi* and *Anaplasma phagocytophilum* in Canada. Applied and Environmental Microbiology, 74(6), 1780-1790.

16. Xu, G., Fang, Q. Q., Keirans, J. E., & Durden, L. A. (2003). Molecular phylogenetic analyses indicate that the *Ixodes ricinus* complex is a paraphyletic group. The Journal of parasitology, 452-457.

## 13.3 La fiebre hemorrágica de Crimea-Congo

### Antecedentes

La región mediterránea ha experimentado un claro ejemplo de colonización por las garrapatas del género *Hyalomma*. Se trata de un grupo de especies «modernas»: se supone que se separaron de otros grupos taxonómicos hace unos 50 millones de años, según los relojes basados en las secuencias de ADN[9]. Parece que estas garrapatas evolucionaron en África, extendiéndose a otras regiones siguiendo los movimientos de las grandes manadas de ungulados. Las garrapatas del género *Hyalomma* están adaptadas a climas extremos: pueden soportar temperaturas máximas de incluso 40 °C e inviernos por debajo de -10 °C. En la actualidad se encuentran en toda África, incluyendo zonas del Sahara en las que existan localmente hospedadores como los dromedarios, Asia Central y Oriental y la cuenca mediterránea. También son comunes en las estepas rusas.

*Hyalomma* es el vector de diversos patógenos, aunque su mayor interés se centra en su papel en el mantenimiento y transmisión a los humanos del virus de la fiebre hemorrágica de Crimea-Congo (FHCC). El conocimiento de este virus es todavía muy fragmentario debido a que se trata de un patógeno con el que se precisa trabajar bajo un nivel de bioseguridad 4, el máximo existente. La ausencia de estructuras de investigación y contención de nivel 4 en muchos países hace que la investigación sobre su epidemiología avance lentamente. Se considera que las garrapatas actúan como vectores y reservorios del virus porque la viremia en los vertebrados infectados es de tan solo unos pocos días[10]. La circulación del virus en sangre es la que infecta a nuevas garrapatas que se alimentan sobre los vertebrados mientras dura la viremia. Sin embargo, al ser tan corta, únicamente puede infectar a unas pocas garrapatas y no proporciona una explicación epidemiológica del mantenimiento de focos activos. Por ello, las garrapatas deben actuar como reservorios del virus, ya que es la única manera de explicar los focos activos: aquellos lugares en los que el virus circula entre las garrapatas, aunque no existan casos clínicos en humanos.

Además de la transmisión trans-estadial (entre los estadios del ciclo de la garrapata) y trans-ovárica del virus (de la hembra infectada a los huevos) parece existir un mecanismo, observado también en otros virus, que explicaría el hecho de que las garrapatas deban considerarse los reservorios: la transmisión por coalimentación. Las garrapatas no suelen alimentarse aisladamente sobre un hospedador, sino que se concentran en puntos concretos de su cuerpo (Figura 5). Debido al particular sistema de alimentación de las garrapatas, se forma una cavidad alimentaria que «comparten» incluso docenas de garrapatas, las cuales se nutren a partir de la misma cavidad de alimentación. Se ha demostrado que el virus puede ser inyectado desde la glándula salivar de una garrapata infectada en esta cavidad e infectar al resto de las garrapatas que se alimentan de ella sin necesidad del paso a la sangre del vertebrado[7]. Es decir, se trataría de una infección entre garrapatas sin existencia de viremia. Las implicaciones son obvias: un ungulado grande (oveja, ciervo) puede alimentar a docenas de garrapatas en una pequeña porción de su cuerpo, contribuyendo a amplificar la infección que pasaría al siguiente estadio o a los huevos. La viremia en el vertebrado provocaría una amplificación de la carga vírica y el paso a unas pocas garrapatas, mientras que la transmisión por coalimentación produciría muchas garrapatas infectadas con unos pocos virus. Se supone que la infección también se amplifica en las garrapatas.

## Figura 5

Imagen del parasitismo por *Hyalomma*, en estrecha agregación, en la oreja de un corzo (*Capreolus capreolus*)

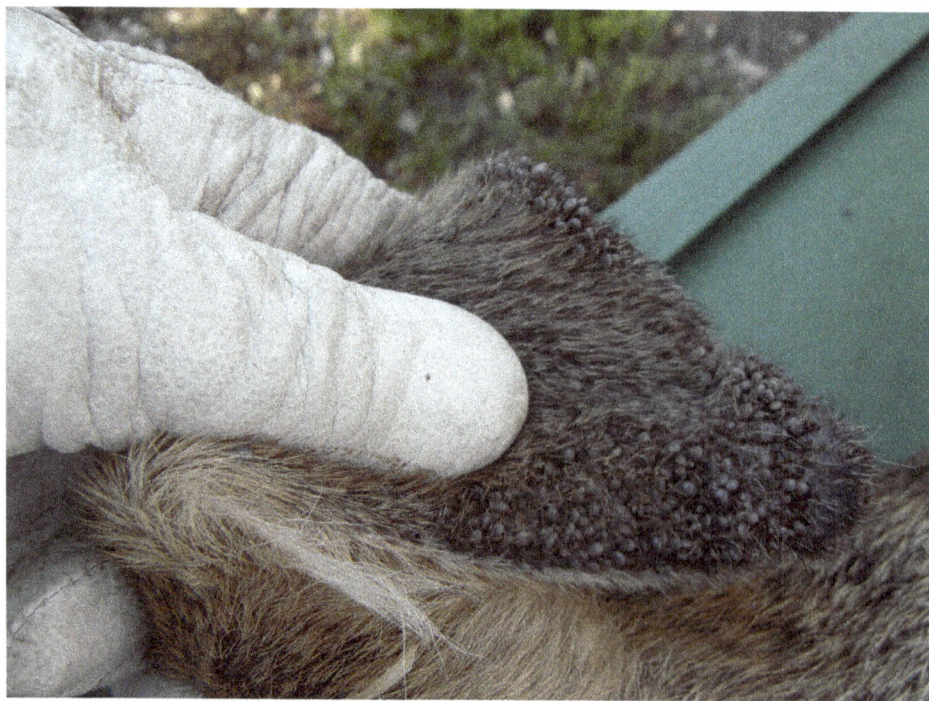

Autora: Cristina San José

## Estado actual

El virus de la FHCC es un *Orthonairovirus*, con tres segmentos de ARN que se recombinan entre cepas y que parece ser relativamente reciente: apenas unos 15.000 años desde que divergió de su linaje principal y se extendió por África y Asia, probablemente, siguiendo los movimientos de las tribus humanas y los ungulados domésticos. Esta teoría es difícil de evaluar, ya que apenas se dispone de unas pocas cepas de virus «puras» (aisladas de garrapatas), porque para su secuenciación molecular se amplifican previamente en vertebrados. Esto implica que algunas secuencias de su ARN, que podría ser clave para entender su adaptación a las garrapatas vectoras, se han podido perder rápidamente al pasar por el vertebrado en el que se replican[6]. Los tres segmentos del ARN del virus codifican varias proteínas. Una secuencia génica responde con sus mutaciones a las presiones de adaptación. Sin embargo, las secuencias génicas de estos segmentos evolucionan a diferentes velocidades, por lo que tienen diferente valor evolutivo. Uno de los segmentos de ARN codifica la glicoproteína de superficie del virus, es decir, su cubierta. En ella se encuentran los receptores del virus que le permiten unirse a las células intestinales de las garrapatas *Hyalomma*. El estudio de sus peculiaridades podría desentrañar si existen razones moleculares para una afinidad hacia las garrapatas del género *Hyalomma*. Tales estudios nunca se han llevado a cabo, aunque un metaanálisis ha sugerido que las razones de la asociación del virus con *Hyalomma* son puramente ecológicas. Dadas las condiciones ecológicas adecuadas, como puede ser la asociación a determinados grupos de hospedadores, otras garrapatas de géneros diferentes como *Rhipicephalus* y *Dermacentor* podrían permitir la circulación del virus[10]. Estos hechos están confirmados por escasos estudios de laboratorio[6] e implican que la asociación de las garrapatas con determinados vertebrados también podría tener un papel clave en el mantenimiento de los focos víricos.

El virus causa una enfermedad clínica grave exclusivamente en los humanos. Nunca se han observado manifestaciones clínicas en los vertebrados sobre los que se alimentan las garrapatas infectadas, ni siquiera en infecciones experimentales[11]. Este virus circula ampliamente en cualquier lugar en el que existan garrapatas del género *Hyalomma* (ver Figura 6 para un esquema de la distribución del virus y de *H. marginatum*) y actualmente se extiende por grandes zonas de África, Asia central y Europa mediterránea. Hasta aproximadamente el inicio del siglo XXI, Pakistán e Irak eran los países con mayor incidencia de casos clínicos en humana. A partir del año 2000 comenzó una epidemia en Turquía, cuyo origen ha sido muy discutido pero nunca demostrado. En este país se siguen registrando unos 2.000 casos anuales, con una mortalidad de alrededor del 15 %.

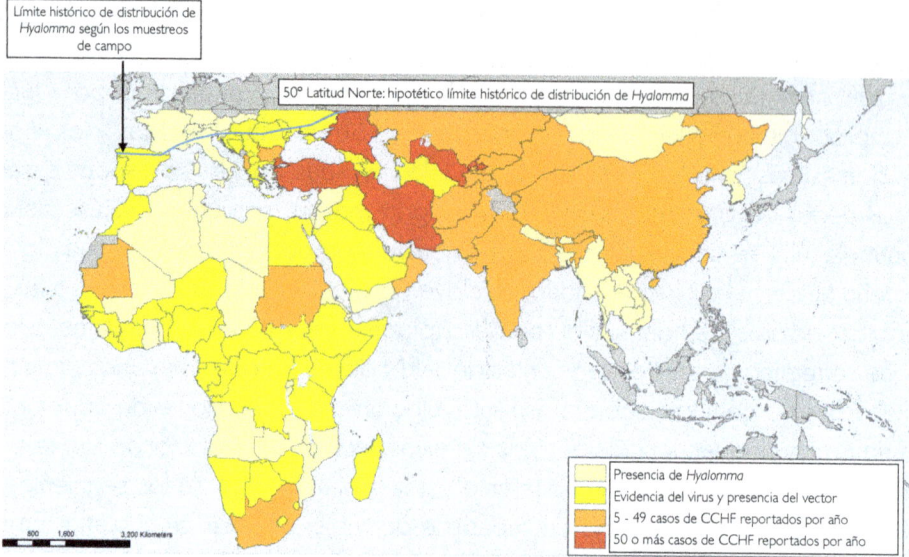

**Figura 6**

Límite histórico de distribución de *Hyalomma* según los muestreos de campo

50° Latitud Norte: hipotético límite histórico de distribución de *Hyalomma*

| | Presencia de *Hyalomma* |
| | Evidencia del virus y presencia del vector |
| | 5 - 49 casos de CCHF reportados por año |
| | 50 o más casos de CCHF reportados por año |

La distribución aproximada del virus de la fiebre hemorrágica de Crimea-Congo y del vector principal en Europa, *Hyalomma marginatum*. La imagen muestra las zonas en que solamente se ha detectado la presencia de *Hyalomma* pero sin informes del virus (muy probablemente por la ausencia de muestreos sistemáticos), junto con una clasificación de los países según el número de casos en humana que se comunican cada año. La zona superior del mapa muestra el límite hipotético de distribución de la garrapata vectora y el límite real (línea) de poblaciones permanentes, según muestreos de campo. Debe entenderse que la ausencia de casos en humana no significa la ausencia de focos del virus.

Autores: Agustín Estrada-Peña, Natalia Fernández-Ruiz

En la bibliografía científica existe una gran confusión acerca de las especies de *Hyalomma* que pueden transmitir el virus. La capacidad vectorial de cada especie debe confirmarse exclusivamente mediante estudios de laboratorio, en los que las garrapatas infectadas se alimenten sobre vertebrados libres del virus. Las técnicas de detección del ARN del virus en garrapatas capturadas mientras se alimentaban en los hospedadores ha dado lugar a un extraordinario aumento del número de «nuevos vectores»[6]. Esto es palmariamente falso, porque este tipo de detección impide saber si el virus estaba en la garrapata o si lo había adquirido con la sangre del vertebrado, incluso, si es capaz de seguir transmitiéndolo. Detectar un fragmento de ARN del virus no implica que esté completo, activo y preparado para ser transmitido. Se sabe que el virus circula entre los estadios inmaduros de las garrapatas (larvas y ninfas) que se alimentan en conejos y liebres, y que ingieren sangre de grandes ungulados en su forma adulta. Se desconoce cómo contribuye cada hospedador a la circulación del virus.

Las aves no permiten la viremia, lo que impediría la transmisión del virus a nuevas garrapatas que se alimenten sobre ellas. Esto es especialmente importante debido a que los inmaduros de *Hyalomma* se nutren habitualmente sobre aves de pequeño tamaño, que contribuyen a la diseminación de garrapatas que ya se habían infectado en alimentaciones previas. El papel de las aves se limita a transportar las garrapatas infectadas, a menudo entre continentes. Se reconoce además que los inmaduros de *Hyalomma* se pueden alimentar en grandes hospedadores como los ungulados silvestres, provocando una extraordinaria complejidad en los ciclos de transmisión del virus en garrapatas según el entorno.

Las garrapatas del género *Hyalomma* se restringen a regiones en las que el clima proporciona una acumulación suficiente de temperatura para permitir su desarrollo. Se hace preciso aquí hablar de un umbral de temperaturas, por debajo del cual el ciclo no puede completarse. En el género *Hyalomma* ese umbral se sitúa alrededor de una acumulación de unos 3.000 °C al año. Algunos estudios de campo demuestran que las garrapatas de este género tienen como límite ambiental un invierno severo (alrededor de -20 °C), que provocaría una alta mortalidad de los estadios que están mudando durante esa estación. Sin embargo, esta es una constatación empírica procedente de los crudos inviernos de la región de Crimea alrededor de los años 1950-1960. Jamás se ha comprobado en el laboratorio el efecto que las temperaturas muy bajas pueden tener sobre la supervivencia de *Hyalomma* y todos los datos de los que se dispone proceden de estudios fragmentarios en el campo. El punto de vista más factible es que, independientemente de que las bajas temperaturas invernales provoquen serias restricciones en el asentamiento de poblaciones permanentes de *Hyalomma*, debe existir un umbral de temperaturas acumuladas a lo largo del año que asegure su desarrollo en las regiones en las que existe de forma permanente.

Otra cuestión a considerar acerca de la presencia de *Hyalomma* en un territorio es la existencia de hospedadores apropiados en una densidad adecuada. Los estudios de campo indican que los inmaduros de la garrapata pueden nutrirse sobre una cierta variedad de vertebrados como conejos, liebres y aves pequeñas, aunque también se han encontrado sobre cuervos y ungulados. Sin embargo, los adultos necesitan la concurrencia de animales más grandes, como jabalíes, corzos, ciervos o ungulados domésticos, para poder completar su alimentación. La evidencia indica que *Hyalomma* no puede sobrevivir sin los hospedadores que precisan los adultos. El hecho de que los ungulados silvestres también pueden alimentar a un alto número de inmaduros de *Hyalomma* genera un extraordinario interés. Se supone que los focos en los que el virus circula se asociarían a tierras de cultivo abandonadas, colonizadas por matorral, y en las que los animales silvestres (como el jabalí) encuentran un adecuado refugio[3]. Sin embargo, no es posible generalizar: en tierras de cultivo bien mantenidas y utilizadas, los animales silvestres son escasos por la excesiva antropización, pero son comunes los ungulados domésticos que realizan el mismo papel. Estos datos vienen a ilustrar el hecho de que el virus puede circular en distintas zonas mediante diferentes mecanismos, y que son necesarios estudios de campo en cada lugar en el que se detecte el virus para poder concretar las pautas epidemiológicas que guían su circulación.

El último punto necesario para comprender la epidemiología de este proceso vírico son las aves. Como se ha comentado, las aves no permiten la reproducción del virus y son solamente portadoras de garrapatas. Además de los cortos movimientos que las aves pueden tener una vez asentadas en su territorio de cría o invernada, existen muchas especies de aves que son capaces de mantener a los inmaduros de *Hyalomma* mientras realizan largos movimientos migratorios entre África y Europa. Los inmaduros de esta garrapata parasitan a pequeñas aves que pasan largos periodos de tiempo en el suelo. Hasta el momento, se han señalado treinta y dos especies de aves migratorias como hospedadores de *Hyalomma*. Los movimientos migratorios de estas aves consisten en vuelos cortos, que les permiten viajar entre África y Europa en unas semanas, «recogiendo» garrapatas de los territorios africanos más próximos a Europa e introduciéndolas en el continente. Se calcula que la alimentación de las larvas y las ninfas de *Hyalomma* tarda unos veinte días. Este lapso de tiempo unido con los tiempos de vuelo de las aves podría, en teoría, permitir que las aves migratorias introduzcan garrapatas en Europa desde el Sahel. Teniendo en cuenta que la costa mediterránea europea también alberga poblaciones de *Hyalomma*, es posible que estas aves se detengan en esas zonas infestadas e introduzcan garrapatas hasta latitudes más septentrionales. Se supone que la supervivencia de la garrapata en esas zonas se vería muy limitada por las bajas temperaturas. De cualquier forma, se pretende transmitir la idea de que cada año, literalmente, millones de aves están introduciendo garrapatas potencialmente infectadas en Europa.

## Perspectivas futuras: los cambios climáticos y su influencia en la persistencia de focos de FHCC

La aparición de focos autóctonos de FHCC en España hizo pensar que la circulación del virus ya no era algo restringido a África o a Asia central. Pero esto no quiere decir que hasta ese momento no existieran focos autóctonos del virus en la cuenca mediterránea europea, sino que esa fue la primera vez que se buscó y se detectó el virus. El reloj molecular de la cepa encontrada en España indica que su divergencia molecular de las cepas más próximas comenzó hace unos 90 años. De nuevo, esto no significa que las cepas del virus circulen en Europa Occidental «solamente» desde hace noventa años, sino que esa cepa de virus en particular lo hace desde esa fecha. Teniendo en cuenta la alta capacidad de recombinación de las cepas del virus y la elevada tasa de sustitución de unas cepas por otras nuevas, es muy posible que las que ahora estamos detectando hayan reemplazado a otras. En la Cuenca Mediterránea existen todas las condiciones para que el virus circule, por lo que resulta pueril pensar que esta sea la primera vez que lo haga.

Sin embargo, existen sobradas razones para pensar que los focos van a ampliar su distribución en la región mediterránea y que *Hyalomma* va a colonizar las regiones septentrionales europeas. Existe un consenso acerca de que la tendencia del clima en Europa favorece el asentamiento de una garrapata que suele ser diseminada por las aves. *Hyalomma* ha sido introducida en Europa siempre que las aves han realizado sus vuelos migratorios, pero las inadecuadas condiciones climáticas impedían su desarrollo y la formación de focos de poblaciones permanentes. El primer hallazgo fue confirmado en el sur de Francia, en lo que parecía ser una zona inadecuada para su colonización[12]. Hasta el año 2019, se había señalado el hallazgo de adultos de *Hyalomma* en lugares tan lejanos de su área de distribución habitual como Reino Unido, Países Bajos, Alemania, Austria y Hungría[1,2,8]. El hecho de encontrar adultos que parecen haber mudado desde los inmaduros introducidos significa que los ejemplares transportados por las aves han conseguido terminar su ciclo, un proceso que está regulado por la temperatura de primavera y verano. Las predicciones acerca del aumento de la temperatura se correlacionan con un incremento del éxito reproductivo de *Hyalomma* en Europa central y septentrional. No obstante, nunca se ha comprobado si *Hyalomma* permanece en estos lugares de nueva detección tras el invierno, algo que es de capital importancia para poder hablar de poblaciones asentadas. Las estimaciones basadas en modelos[5] produjeron resultados subestimados, porque estaban basadas en la tendencia del clima entre los años 1900 y 2000: el calentamiento ha sido mucho mayor en el siglo XXI de lo que permitían pensar las simulaciones. Esto ha provocado que la colonización europea por *Hyalomma* debida exclusivamente al clima sea mayor de lo previsto.

En esta hipotética colonización por *Hyalomma*, un punto de interés es la densidad de los hospedadores para los adultos. Tras la entrada de nuevos inmaduros en una zona, y tras su muda, la densidad de los adultos debe ser lo bastante alta como para coincidir sobre un mismo hospedador y dar lugar a una nueva generación de garrapatas. Después, esas nuevas garrapatas inmaduras deben ser capaces de volver a alimentarse. Esto solo puede obtenerse mediante una densidad alta de garrapatas o por la alta densidad de vertebrados que favorezca el éxito de las garrapatas para encontrar un hospedador en poco tiempo. Por tanto, son varias las causas que pueden provocar ambos eventos, entre las que se encuentran: (i) el abandono de tierras de cultivo favoreciendo la proliferación de lepóridos, jabalíes, etc.; (ii) la concentración de animales domésticos sin adecuados tratamientos antiparasitarios; (iii) el transporte de animales de caza (ciervos, corzos) entre países sin las adecuadas medidas de control; (iv) la repoblación de ungulados silvestres en ausencia de predadores naturales, y (v) la proliferación de granjas cinegéticas, entre las que se intercambian animales que transportan garrapatas y que contribuyen a diseminar garrapatas infectadas entre zonas próximas.

Existen dos puntos que necesitan una atención urgente para conocer mejor la posibilidad de introducción de *Hyalomma* en zonas septentrionales. Uno de ellos es estimar realmente el porcentaje de aves con garrapatas que vuelan a Europa. La última vez que se obtuvieron estos datos se hizo solamente en el norte de África en la década de 1980, lo que indica claramente el escaso interés que existía sobre esta garrapata hasta la detección de casos autóctonos del virus en Europa. Esos datos podrían obtenerse con facilidad en los puntos de muestreo y anillamiento de aves que funcionan con regularidad en Europa. No se puede hablar de riesgo de introducción careciendo de unos datos básicos acerca de la capacidad real de introducción de *Hyalomma* por las aves. El segundo punto está relacionado con la tendencia climática. Los datos de los últimos veinte años apuntan a que las aves migratorias comienzan sus vuelos desde África cada vez más temprano en el año. Esto podría cambiar el solapamiento temporal entre las poblaciones de garrapatas y las de las aves que se detienen en el territorio en el que existe *Hyalomma*. Este ajuste temporal es necesario porque, independientemente del número de aves que se detengan en un territorio en el que existe *Hyalomma*, no es posible que sean parasitadas si las garrapatas no están activas. Por el contrario, las aves podrían comenzar sus vuelos en el momento de mayor actividad estacional de los inmaduros de la garrapata, aumentando de forma dramática la carga parasitaria con la que vuelan hacia Europa. Debido a que las garrapatas tienen una estricta regulación estacional por el clima, es necesario ahondar en estos detalles para verificar una completa evaluación del riesgo.

## Conclusiones

La FHCC necesita urgentemente una investigación exhaustiva, tanto a nivel epidemiológico (búsqueda activa de garrapatas infectadas) como laboratorial (conocimiento de los factores moleculares que interactúan con las garrapatas). La introducción continua de garrapatas infectadas es un hecho que puede permitir el asentamiento del virus en amplias áreas de Europa Central, debido a unas condiciones climáticas que tienden hacia el óptimo para la garrapata vectora junto con poblaciones adecuadas de hospedadores. Esta investigación no puede basarse exclusivamente en la incidencia de casos clínicos humanos, porque no indican las zonas en las que circula el virus. Los estudios deben basarse en muestreos de campo y en la detección del ARN del virus en las garrapatas. Otros estudios de laboratorio, a pesar de su alta complejidad, deben complementar los datos anteriores para conocer si es posible la transmisión entre la garrapata y diversos vertebrados. Mientras no se comprenda la epidemiología del virus es imposible plantear unas pautas de control activo y protección de la población humana.

## Bibliografía

1. Chitimia-Dobler, L., Schaper, S., Rieß, R., Bitterwolf, K., Frangoulidis, D., Bestehorn, M., Mackenstedt, U. (2019). Imported *Hyalomma* ticks in Germany in 2018. Parasites & vectors, 12, 134.

2. Duscher, G. G., Hodžić, A., Hufnagl, P., Wille-Piazzai, W., Schötta, A. M., Markowicz, M. A., Estrada-Peña, A. & Allerberger, F. (2018). Adult *Hyalomma marginatum* tick positive for *Rickettsia aeschlimannii* in Austria, October 2018. Eurosurveillance, 23.

3. Estrada-Peña, A., Vatansever, Z., Gargili, A., Ergönul, Ö. (2010). The trend towards habitat fragmentation is the key factor driving the spread of Crimean-Congo haemorrhagic fever. Epidemiology & Infection, 138, 1194-1203.

4.  Estrada-Peña, A., Palomar, A. M., Santibanez, P., Sanchez, N., Habela, M. A., Portillo, A., Oteo, J. A. (2012). Crimean-Congo hemorrhagic fever virus in ticks, Southwestern Europe, 2010. Emerging infectious diseases, 18, 179-

5.  Estrada-Peña, A., de la Fuente, J., Latapia, T., & Ortega, C. (2015). The impact of climate trends on a tick affecting public health: a retrospective modeling approach for *Hyalomma marginatum* (Ixodidae). PLoS One, 10, e0125760.

6.  Gargili, A., Estrada-Peña, A., Spengler, J. R., Lukashev, A., Nuttall, P. A., & Bente, D. A. (2017). The role of ticks in the maintenance and transmission of Crimean-Congo hemorrhagic fever virus: A review of published field and laboratory studies. Antiviral research, 144, 93-119.

7.  González, J.P., Camicas, J.L., Cornet, J.P., Faye, O., Wilson, M.L., (1992). Sexual and transovarian transmission of Crimean-Congo haemorrhagic fever virus in *Hyalomma truncatum* ticks. Research in Virology143 (1), 23e28. PMID: 1565850.

8.  Hansford, K. M., Carter, D., Gillingham, E. L., Hernandez-Triana, L. M., Chamberlain, J., Cull, B., Medlock, J. M. (2019). *Hyalomma rufipes* on an untraveled horse: Is this the first evidence of Hyalomma nymphs successfully moulting in the United Kingdom?. Ticks and tick-borne diseases, 10(3), 704-708.

9.  Mans, B. J., De Castro, M. H., Pienaar, R., De Klerk, D., Gaven, P., Genu, S., & Latif, A. A. (2016). Ancestral reconstruction of tick lineages. Ticks and tick-borne diseases, 7(4), 509-535.

10. Spengler, J. R., & Estrada-Peña, A. (2018). Host preferences support the prominent role of *Hyalomma* ticks in the ecology of Crimean-Congo hemorrhagic fever. PLoS neglected tropical diseases, 12(2), e0006248.

11. Spengler, J. R., Bergeron, E., & Rollin, P. E. (2016). Seroepidemiological studies of Crimean-Congo hemorrhagic fever virus in domestic and wild animals. PLoS neglected tropical diseases, 10(1), e0004210.

12. Vial, L., Stachurski, F., Leblond, A., Huber, K., Vourc'h, G., René-Martellet, M., Gély, M., Appelgreen, A., Estrada-Peña, A. (2016). Strong evidence for the presence of the tick Hyalomma marginatum Koch, 1844 in southern continental France. Ticks and Tick- borne Diseases, 7(6), 1162-1167.

# CAPÍTULO 14

## ENFERMEDADES DE IMPACTO ECONÓMICO

### 14.1 Peste porcina africana

José Manuel Sánchez-Vizcaíno Rodríguez,
Estefanía Cadenas-Fernández, Cristina Jurado Díaz

### Antecedentes

La peste porcina africana (PPA) se describió por primera vez en Kenia, en 1921, como una enfermedad caracterizada por un cuadro agudo hemorrágico generalizado con una letalidad cercana al 100 % en cerdos domésticos. Se trata de una enfermedad no zoonótica, con impacto limitado en salud pública, para la que no existe tratamiento ni vacuna. Sin embargo, la notificación de esta enfermedad da lugar a consecuencias socioeconómicas negativas, derivadas, principalmente, de las medidas de control impuestas, entre las que se incluye el sacrificio obligatorio de todos los animales susceptibles en las granjas afectadas. Del mismo modo, esta enfermedad genera un gran impacto en sanidad animal debido a las elevadas tasas de mortalidad producidas en zonas *naïve*. Ambos aspectos pueden dar lugar a problemas de abastecimiento en poblaciones en las que el cerdo es la fuente principal de proteína animal. Por todo ello, la PPA forma parte de la lista de enfermedades infecciosas de declaración obligatoria a la Organización Mundial de Sanidad Animal (OIE).

El agente causal de esta enfermedad es un virus ADN de gran tamaño y complejidad que codifica más de ciento cincuenta proteínas de infección, denominado virus de la PPA (VPPA), único representante de la familia *Asfarviridae*. Hasta la fecha, se han descrito veinticuatro genotipos distintos, todos ellos presentes en la zona sureste del continente africano. Solo dos genotipos se han identificado fuera de esta área; actualmente, el genotipo I se encuentra circulando por el oeste de África y el genotipo II protagoniza en el escenario actual de Eurasia. Esta distinción por genotipos no guarda relación con la virulencia de los aislados, si no que se trata de un método de secuenciación genómica empleado para distinguir aislados. Los hospedadores afectados son capaces de desarrollar una respuesta inmunitaria durante la infección, aunque esta no es capaz de neutralizar por completo al virus.

Desde su descubrimiento, la PPA permaneció endémica en el sur y este del continente africano, donde existen distintos ciclos epidemiológicos afectando a cerdos domésticos, suidos silvestres y garrapatas pertenecientes al complejo *Ornithodoros moubata*. La primera vez que la PPA se reportó fuera de África fue en 1957, en una granja de cerdos domésticos cercana a Lisboa (Portugal). Las investigaciones epidemiológicas desarrolladas atribuyeron la presencia del virus a la introducción y posterior alimentación de animales, con productos contaminados con un aislado del VPPA del genotipo I, procedentes de África. No obstante, este foco fue rápidamente controlado tras el sacrificio de más de 10.000 cerdos domésticos. En 1959, fue la primera vez que se reportó la PPA en el oeste de África, en concreto en Senegal, donde también se identificaron asilados del VPPA del genotipo I, por lo que se cree que dicha expansión del virus pudo deberse a las estrechas relaciones entre Senegal y Portugal.

Desafortunadamente, en 1960, el VPPA volvió a entrar en la península ibérica, extendiéndose por Portugal y España, donde la enfermedad permaneció de forma endémica durante aproximadamente treinta y cinco años. Este periodo de endemismo sirvió para realizar numerosos avances en el diagnóstico de la enfermedad, destacando el desarrollo de la técnica ELISA para la detección de anticuerpos, la cual sigue siendo una de las principales herramientas de diagnóstico serológico. También se consiguieron importantes avances en el ámbito epidemiológico, donde se pudo caracterizar el papel de las garrapatas blandas, en concreto, la especie *Ornithodoros erraticus*, en la transmisión del VPPA en la península.

Durante este periodo, otros países europeos y americanos se vieron afectados, Francia (1964), Italia (1967, 1969, 1993), Cerdeña (1978), Malta (1978), Brasil (1978), República Dominicana (1978), Haití (1978), Cuba

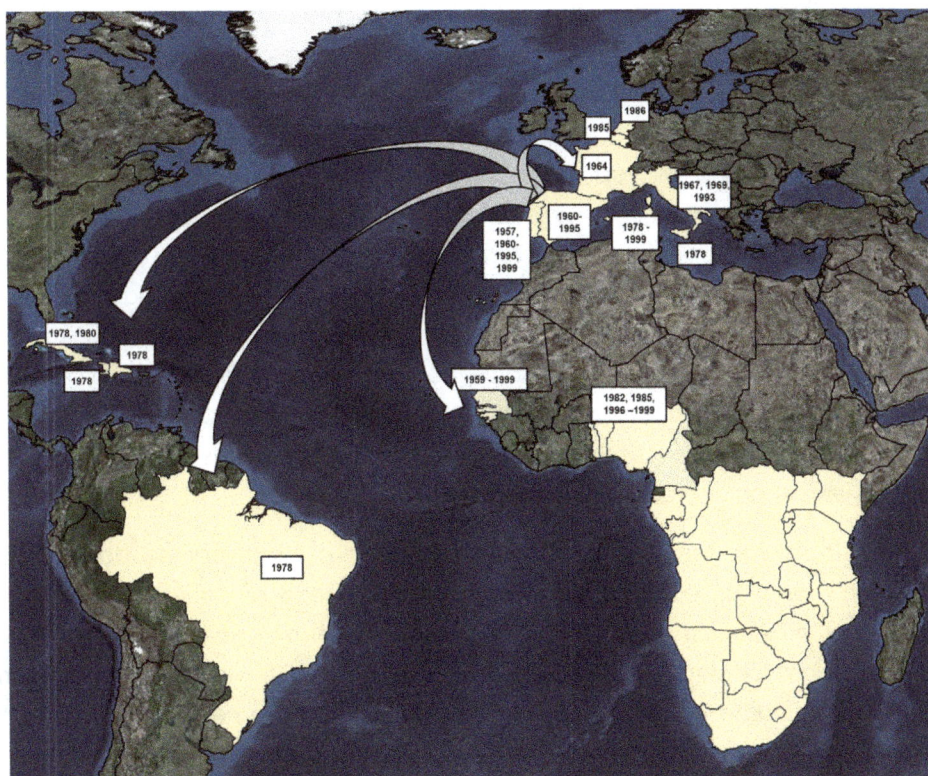

**Figura 1**

Países con notificaciones de peste porcina africana entre 1957 y 1999

Autores: José Manuel Sánchez-Vizcaíno Rodríguez, Estefanía Cadenas-Fernández, Cristina Jurado Díaz

(1978, 1980), Bélgica (1985) y Holanda (1986) (Figura 1). En todos ellos se consiguió erradicar con éxito esta enfermedad a excepción de la isla de la Cerdeña (Italia), donde la enfermedad es endémica desde 1978. Desde su introducción, han sido puestos en marcha numerosos planes de control y erradicación centrados en la mejora de las prácticas ganaderas del sector, el desarrollo de certificaciones sanitarias para granjas, la lucha contra la cría ilegal de cerdos domésticos en libertad y un eficiente control de los casos en jabalíes, entre otras medidas. Este esfuerzo desde las administraciones y el sector parece estar dando sus frutos tras un descenso considerable en las notificaciones de la enfermedad en cerdo doméstico y jabalí. Esta mejora no podría haberse producido sin una lucha coordinada contra las prácticas ilegales de crianza de cerdo doméstico en pastos comunales.

## Hospedadores

Los hospedadores del VPPA están representados por los suidos, tanto domésticos como silvestres, de cualquier edad y sexo. Los cerdos domésticos y los jabalíes euroasiáticos son los hospedadores susceptibles al desarrollo de la enfermedad en los que el cuadro clínico es muy similar. Dependiendo de la virulencia del aislado, pueden describirse cuadros hiperagudos o agudos —aislados altamente virulentos en poblaciones *naïve*, a cuadros subagudos o inaparentes—, aislados atenuados en poblaciones endémicas. La sintomatología clínica varía en función del cuadro clínico desarrollado, pudiendo observar fiebre, depresión, anorexia y lesiones de tipo hemorrágico en piel y órganos diana durante 4-5 días en los casos agudos, incluso, muertes súbitas sin lesiones aparentes en los casos hiperagudos. Los animales infectados que cursan con cuadros crónicos pueden sobrevivir durante varias semanas, incluso, algunos se recuperan y permanecen infectados subclínicamente durante un largo periodo de tiempo sin síntomas evidentes, más allá de fiebre transitoria y retraso en el crecimiento.

Los suidos silvestres del sureste africano, como el potamóquero de río (*Potamochoerus larvatus*), el facóquero común (*Phacochoerus africanus*) y el hilóquero (*Hylochoerus meinertzhageni*), son tolerantes al desarrollo de la enfermedad, ya que tienen la capacidad de mantener niveles muy bajos de virus en sangre que no son suficientes para el desarrollo de un cuadro clínico. De hecho, la mayoría de los facóqueros infectados presentan niveles de virus insuficientes para transmitirlo. El rol del hilóquero parece tener menor importancia en la epidemiología de la PPA, ya que se localiza en una zona del centro de África donde la presencia de cerdo doméstico no es habitual.

Además, las garrapatas del género *Ornithodoros* spp. actúan como vectores de la enfermedad siendo las especies implicadas en los escenarios históricos *O. moubata* en África y *O. erraticus* en la península ibérica (Figura 2). Estas garrapatas juegan un papel crítico en la epidemiología de la enfermedad, siendo capaces de amplificar considerablemente los niveles del virus y actuar como transmisores al resto de hospedadores. Las garrapatas del complejo *O. moubata* son capaces de transmitir el virus de forma transestádica y transovárica, mientras que la transmisión en *O. erraticus* es únicamente transestádica. Otro aspecto a destacar es la prolongada presencia del virus en estas garrapatas, actuando como un eficiente reservorio viral durante años. A todas estas características epidemiológicas se le suman particularidades biológicas de estos vectores, las cuales, convierten a este vector en uno de los factores más complicados de controlar.

## Figura 2
### Hospedadores al virus de la peste porcina africana

**Susceptibles a la enfermedad**

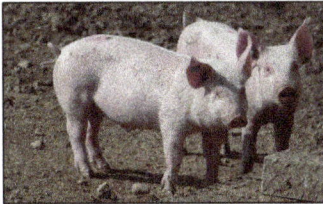

Cerdo doméstico

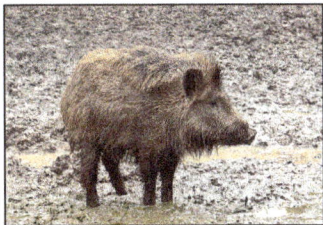

Jabalí euroasiático

**Tolerantes a la enfermedad**

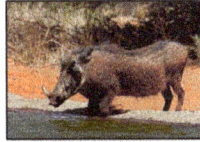

Facóquero común

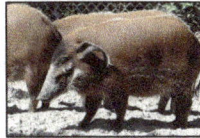

Potamóquero

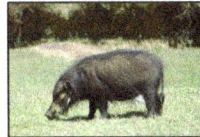

Hilóquero

**Vectores**

*Garrapatas del género Ornithodoros*

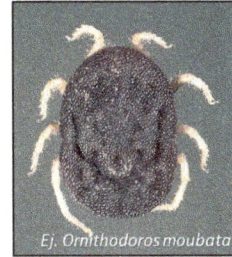

Ej. *Ornithodoros moubata*

## Situación epidemiológica actual

### África

La PPA está presente en gran parte de los países subsaharianos. A pesar de que la población porcina de África solo representa el 5 % de la mundial, esta se ha duplicado durante las últimas tres décadas, lo que ha dado lugar a un incremento en el número de notificaciones y regiones afectadas por PPA.

En África se describen dos escenarios epidemiológicos diferentes en función de los hospedadores involucrados. En el sur y este de África destaca un ciclo epidemiológico muy complejo, caracterizado por la presencia de suidos silvestres tolerantes al desarrollo de la enfermedad, cerdos domésticos y garrapatas del complejo *O. moubata*. La participación de este ciclo silvestre en el escenario epidemiológico hace extremadamente difícil su erradicación, de modo que solo se puede prevenir y controlar en las poblaciones de cerdo doméstico. Por otro lado, la situación en el oeste de África es diferente, debido a que el ciclo silvestre no está presente. En esta zona, el hospedador afectado es el cerdo doméstico.

Un estudio reciente sobre la situación de la PPA en África entre 1989 y 2017 sugiere que el papel de los suidos silvestres no es tan importante en comparación con el ciclo doméstico. Este se ve afectado por factores socioeconómicos que limitan la capacidad de los propietarios de cerdos domésticos para implementar las medidas de control necesarias para una mejor gestión de esta enfermedad.

### Europa

En 2007, la PPA vuelve a entrar en Europa, esta vez a través de Georgia, desde donde la enfermedad comienza su expansión hacia el norte afectando en ese mismo año a Armenia, Azerbaiyán y Rusia. Desde Rusia, la PPA ha alcanzado países como Ucrania (2012), Bielorrusia (2013), Estonia (2014), Letonia (2014), Lituania (2014) y Polonia (2014). Entre 2016 y 2019, otros ocho países han notificado la presencia de la enfermedad a la OIE, en concreto, Moldavia (2016), Rumanía (2017), República Checa (2017), Hungría (2018), Bulgaria (2018), Bélgica (2018), Eslovaquia (2019) y Serbia (2019) (Figura 3). Esta situación es de elevadísimo riesgo para países vecinos como Francia, Alemania y España, siendo estos dos últimos los mayores productores de porcino de la Unión Europea, por lo que la notificación de esta enfermedad podría conllevar cuantiosas pérdidas económicas.

### Figura 3

Notificaciones oficiales a la Organización Mundial de Sanidad Animal de peste porcina africana en Europa (2007-septiembre 2019).

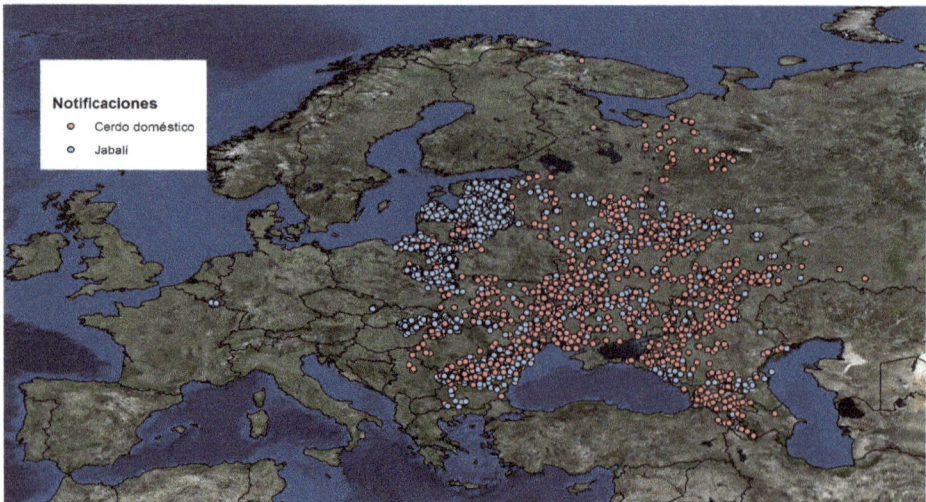

Autores: José Manuel Sánchez-Vizcaíno Rodríguez, Estefanía Cadenas-Fernández, Cristina Jurado Díaz

En el ciclo epidemiológico de Europa se han visto afectados tanto cerdos domésticos como jabalíes, estos últimos han demostrado tener un papel muy importante en la persistencia y circulación del VPPA en Europa. Una de las principales causas que median en el papel clave del jabalí es su elevada abundancia en el territorio europeo. Estas altas densidades condicionan aspectos como la tasa de contacto entre individuos, la cual a su vez determina la transmisibilidad de enfermedades infecciosas.

Como se ha mencionado anteriormente, cuando la PPA se encontraba endémica en España y Portugal, se observó un ciclo epidemiológico en el que también participaban las garrapatas de la especie *O. erraticus*. Sin embargo, la presencia de estas garrapatas en el resto de países afectados no ha sido demostrada. No obstante, la transmisión de la infección en el escenario europeo actual parece haberse producido por contacto directo e indirecto entre animales susceptibles y animales infectados (cerdos domésticos o jabalíes), alimentación de animales con carne o productos contaminados o mediante el contacto con vehículos y otros fómites contaminados con el VPPA.

Dentro del continente europeo se observan dos patrones epidemiológicos diferentes en función del tipo de hospedador afectado predominante. Por un lado, se encuentran los países afectados de la Unión Europea (con la excepción de Rumanía, Bulgaria y Eslovaquia), en donde más del 90 % de los casos notificados han sido atribuidos a jabalíes infectados por VPPA, con casos esporádicos en granjas de cerdos domésticos. Es interesante resaltar que un estudio basado en el análisis epidemiológico de Estonia ha relacionado temporal y espacialmente los brotes en cerdo doméstico con casos en jabalí, esto podría indicar la existencia de relación epidemiológica entre notificaciones. Por otro lado, en el este de Europa, incluyendo países como Rusia, Ucrania, Bielorrusia, Moldavia, Rumanía o Bulgaria, la PPA afecta mayoritariamente a granjas de cerdo doméstico y en menor medida a jabalíes. Uno de los factores que explica esta diferencia de patrones epidemiológicos en Europa es el tipo de sistema de producción. Los países europeos donde hay una mayor proporción de cerdos domésticos afectados tienen la característica de presentar mayor número de granjas familiares o de traspatio. Este tipo de sistema de producción suele presentar niveles de bioseguridad limitados, lo cual incrementa el riesgo de entrada y difusión del VPPA. Además, la alimentación de los cerdos con restos alimenticios se practica de forma frecuente en granjas de este tipo. Esta ha sido históricamente una de las principales vías de transmisión del VPPA y, actualmente, está prohibida en la Unión Europea.

## La isla de Cerdeña

La PPA ha estado presente en la isla de Cerdeña durante más de cuarenta años, siendo la región endémica donde la PPA ha permanecido durante más tiempo fuera del continente africano. Así, se han desarrollado varios estudios en los que se analizan los factores epidemiológicos que pudieran explicar el fracaso de los planes de erradicación de la isla. Dentro de los factores más importantes relacionados con el endemismo de la PPA, destacó 1) la falta de profesionalización del sector porcino, ya que en la isla de Cerdeña la mayor parte de la producción porcina está formada por granjas familiares con limitadas condiciones de bioseguridad; 2) la práctica tradicional de cría de cerdos en libertad, denominados *brado*; 3) la alta densidad de jabalíes.

La cría de animales de *brado* fue prohibida en 2012 debido a la falta de control veterinario sobre dichos animales, así como al riesgo que representaban en la transmisión de la PPA en la isla. Esta prohibición conllevaba la notificación oficial de avistamientos por parte de agentes forestales de la isla y posterior abatimiento de los animales. Sin embargo, al ser una práctica muy arraigada en la cultura sarda, la eliminación de estos animales y la finalización de dicha práctica ha supuesto numerosos esfuerzos por parte de las autoridades sardas. De hecho, no es hasta 2019 cuando se publican los primeros datos acerca de la situación sanitaria de estos animales. Tal y como los estudios científicos sugerían, estos animales han desempeñado un rol en la transmisión de la enfermedad, presentando niveles de prevalencia viral y serológica, incluso, mayores a los observados en cerdos domésticos de granjas registradas y en casos de jabalíes o jabalíes muestreados durante campañas de caza, dentro del programa de vigilancia de la enfermedad. Además, debido a las condiciones de libertad de estos animales, la probabilidad de contacto de cerdos de *brado* con otros hospedadores es elevada. De hecho, el contacto entre animales de *brado* y jabalíes ha sido demostrado mediante el empleo de cámaras de fototrampeo, donde se ha observado una frecuencia de interacción directa considerablemente mayor en relación a las obtenidas en otros estudios de interacción entre animales silvestres y domésticos en regiones mediterráneas (Figura 4).

**Figura 4**

Interacción directa entre jabalí y cerdos criados en libertad captada mediante fototrampeo en Cerdeña

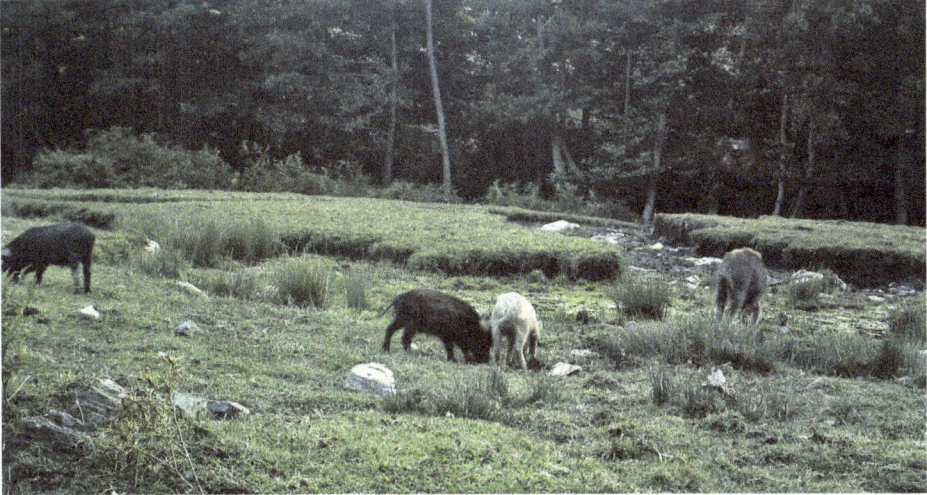

Autores: José Manuel Sánchez-Vizcaíno Rodríguez, Estefanía Cadenas-Fernández, Cristina Jurado Díaz

### Asia

La PPA no solo ha descrito una continua expansión por numerosos países de Europa desde 2007, sino que también ha logrado diseminarse por el continente asiático, siendo la primera vez que Asia se enfrenta a esta enfermedad. El primer brote de PPA reportado en Asia tuvo lugar en China, a principios de agosto de 2018, en una granja de cerdos domésticos localizada en la ciudad de Shenyang. Las posibles fuentes de infección que se barajaron tras la realización de encuestas epidemiológicas fueron la importación de lechones infectados procedentes de áreas infectadas y la alimentación de animales con restos alimenticios contaminados. Los estudios genéticos del aislado mostraron similitud con los circulantes en Rusia y la Unión Europea.

China es el principal productor de cerdo a nivel mundial, con más de 400 millones de cabezas en su censo, lo que supone cerca de la mitad de la población porcina mundial. El avance de la PPA por todo el territorio de China ha sido considerablemente rápido en comparación con otros escenarios epidemiológicos, en solo un año han notificado más de ciento cincuenta brotes detectados en treinta y dos provincias distintas, con más de un millón de animales sacrificados. Esto ha conllevado una reducción considerable de su producción interna y una subida de los precios de la carne de porcino, incluso, en el mercado internacional. Esta rápida difusión del VPPA se ha visto replicada en otros países asiáticos como Mongolia, Vietnam, Camboya, Hong Kong, Corea del Norte, Laos, Birmania, Filipinas y Corea del Sur, todos ellos han notificado la enfermedad en 2019 (Figura 5). Entre estos países, Vietnam ha sido el más afectado, informando de más de 6000 brotes en sesenta y dos provincias distintas, lo que ha conllevado el sacrificio de más de 4,5 millones de cerdos.

## Figura 5

Comparativa de las notificaciones de peste porcina africana en Asia de agosto de 2018 y septiembre de 2019

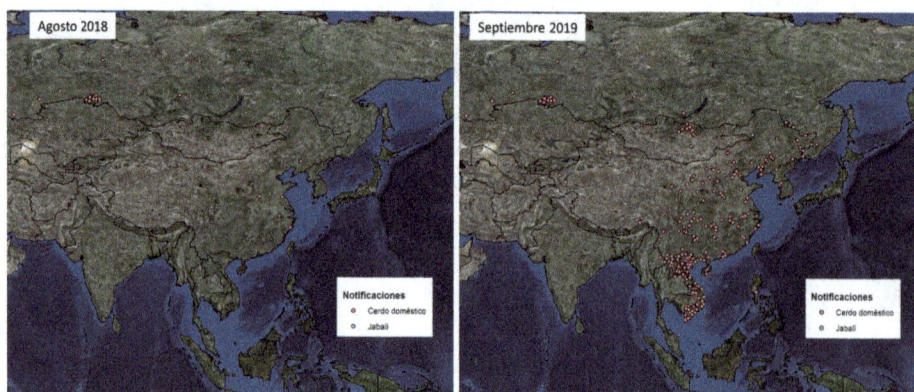

Autores: José Manuel Sánchez-Vizcaíno Rodríguez, Estefanía Cadenas-Fernández, Cristina Jurado Díaz

Otro aspecto a destacar en el continente asiático es la alta densidad estimada de jabalíes, que llega a ser incluso mayor que la de la Unión Europea. Este aspecto es de gran interés desde el punto de vista epidemiológico, ya que al igual que el escenario de Europa, el jabalí podría desempeñar un papel importante en la transmisión y endemismo de la PPA en Asia. Hasta el momento, solo se han reportado tres brotes en jabalíes, dos de ellos en la provincia de Jilin y otro en una granja de jabalíes de doscientos veintidós animales en la provincia de Inner Mongolia, ambas en China.

La notificación de brotes separados por cientos de kilómetros hace pensar que el transporte de animales infectados está facilitando la rápida difusión de la enfermedad. Por otro lado, en los aeropuertos de Corea del Sur, Japón, Tailandia,

Taiwán, Australia e Irlanda han sido detectados, en el equipaje de pasajeros provenientes de China, productos elaborados con carne de cerdo positivos al VPPA mediante PCR. Datos oficiales publicados por las autoridades sanitarias japonesas han informado acerca de la infectividad de estos productos. Por tanto, en el contexto actual de globalización es necesario incrementar las medidas de control y vigilancia, especialmente en puertos de entrada tales como aeropuertos o puertos.

## *Perspectivas de futuro*

Actualmente, nos encontramos en uno de los momentos más preocupantes en el sector porcino mundial desde el punto de vista de sanidad animal. La cifra total de cerdos domésticos sacrificados debido a la PPA durante 2019 es diez veces mayor a la de 2007 y cinco veces mayor a la de 2018 (Tabla 1). Así, los países afectados están sufriendo enormes pérdidas económicas debidas a las estrictas medidas sanitarias impuestas para el control de la enfermedad y a la imposición de barreras comerciales. Además, importantes países productores están expuestos a un elevadísimo riesgo de infección, lo que hace que la industria porcina mundial se interese por aquellas medidas que prevengan la entrada de la PPA.

## Tabla 1

Número total de cerdos domésticos sacrificados al año por causa de la peste porcina africana (Fuente: OIE y FAO)

| Año | Cerdos domésticos sacrificados |
|---|---|
| 2007 | 540.600 |
| 2008 | 46.700 |
| 2009 | 13.200 |
| 2010 | 348.300 |
| 2011 | 73.700 |
| 2012 | 195.600 |
| 2013 | 24.200 |
| 2014 | 39.200 |
| 2015 | 92.800 |
| 2016 | 259.800 |
| 2017 | 213.500 |
| 2018 | 894.000 |
| 2019 | 5.870.000 |

El control y erradicación de la PPA conlleva grandes dificultades debido al complejo ciclo doméstico-silvestre de ciertas regiones y a la falta de vacuna o tratamiento disponible para luchar contra el VPPA. En este sentido, solo disponemos de las medidas clásicas de control de cualquier enfermedad infecciosa, basadas en estrictas medidas sanitarias y de bioseguridad. Por lo tanto, para controlar un brote de PPA es necesario el sacrificio de todos los animales susceptibles, así como el cierre de las fronteras comerciales a nivel regional, nacional e internacional. Es crucial llevar a cabo una rápida detección de la enfermedad a fin de contener los brotes/casos detectados y evitar la difusión de la enfermedad a otras unidades epidemiológicas. Estas medidas implican un importante impacto económico al país afectado, no solo por las pérdidas económicas directas reflejadas en el sacrificio de los animales, sino también por las pérdidas indirectas derivadas del cierre al comercio o incluso la pérdida de confianza por parte de los consumidores.

Las medidas de bioseguridad de una explotación son claves para evitar la entrada del VPPA. Dentro de estas medidas es necesario prevenir y evitar el contacto de los animales con cualquier material del exterior, incluyendo personal, vehículos o materiales de trabajo. En cuanto al personal, es fundamental que no haya tenido contacto con animales de otras granjas ni que haya realizado actividades de caza durante los días previos a la entrada en la explotación. Será necesario realizar cambio de calzado y vestuario previo a la entrada en la explotación. Los vehículos y los materiales de trabajo siempre deben ser sometidos a procesos de limpieza y desinfección que garanticen la inactivación de cualquier agente infeccioso. Los animales de nueva adquisición deben provenir de granjas con certificaciones sanitarias en las que se garantice el adecuado estado sanitario de los animales. Además, se deberá realizar un proceso de aislamiento o cuarentena, a fin de evitar la entrada de cualquier agente infeccioso en la explotación de destino. La alimentación de los animales también es un aspecto muy importante, preferiblemente serán alimentados con piensos, en países donde esté permitido alimentar con restos alimenticios, estos deberán ser tratados térmicamente para inactivar el virus. Además, se evitará la introducción de comida por parte de los trabajadores de la explotación y esta nunca deberá ser introducida en las naves donde se encuentren los animales. Si se produce finalmente la entrada de la enfermedad, será necesario establecer medidas de control de forma diligente y eficiente.

La disponibilidad de una vacuna eficaz y segura frente al VPPA podría ser una herramienta de gran utilidad para contribuir al control de la enfermedad en un futuro próximo. El desarrollo de una vacuna frente a la PPA se ha visto dificultado a lo largo de la historia por la gran complejidad del virus, las lagunas de conocimiento existentes en relación a las interacciones entre virus y hospedador, la ausencia de una respuesta inmunitaria capaz de neutralizar por completo la infección y las dificultades técnicas existentes en relación a la producción de vacunas, en especial, debido a la falta de líneas celulares estables en las que puedan replicarse potenciales candidatos vacunales.

Los primeros estudios de vacunación frente al VPPA se remontan a los años 60 en la península ibérica con el uso de vacunas atenuadas. Estos estudios tuvieron como resultado la protección parcial de los animales frente a aislados altamente virulentos, sin embargo, los animales desarrollaban una forma crónica de la enfermedad causada por el virus vacunal. Estos resultados se han vuelto a observar a distintas escalas en estudios posteriores con otros aislados atenuados, como OURT88/3 o NH/P68. En vista a los problemas de seguridad observados en los prototipos vacunales basados en aislados atenuados, se realizaron otros estudios en los que se empleaban estrategias como es el empleo de vacunas inactivadas y vacunas de subunidades. Sin embargo, a pesar de los esfuerzos invertidos en el desarrollo de este tipo de vacunas, *a priori* más seguras que las atenuadas, todas las testadas mostraron bajos niveles de efectividad dado que los animales vacunados desarrollaron enfermedad cuando fueron desafiados con aislados virulentos del VPPA.

Un estudio muy reciente basado en un ensayo de vacunación oral de jabalíes con un aislado atenuado del VPPA procedente de Letonia, Lv17/WB/Rie1, ha alcanzado tasas de protección del 92 % en los animales vacunados (11/12 jabalíes) frente a un aislado altamente virulento de VPPA, actualmente, circulando por Europa, Arm07. Tras el proceso de vacunación, únicamente pudo detectarse un ligero aumento de la temperatura en ocho de los doce animales vacunados alrededor del día 10 postvacunación. Dicho estudio ha sido llevado a cabo por el centro VISAVET de la Universidad Complutense de Madrid en colaboración con el CISA-INIA. Estos resultados ofrecen una línea de investigación prometedora en la que es necesario continuar con ensayos adicionales en los que se verifique la seguridad de la vacuna y la estabilidad del aislado, y se caracterice la excreción del virus vacunal por parte de los animales vacunados.

En el contexto actual, es necesario adaptar los programas de control y erradicación a cada escenario. Así podrán mitigarse riesgos específicos de cada región consiguiendo con ello una mayor eficiencia en las medidas de control impuestas. Además, es necesario reforzar las medidas de prevención en escenarios libres a fin de evitar una mayor difusión de la enfermedad. Uno de los pilares a reforzar es realizar tareas de concienciación y formación a todos niveles a fin de evitar o reducir, en la medida de lo posible, prácticas de riesgo. Desde la academia, será necesario continuar con líneas de investigación encaminadas a la búsqueda de una vacuna eficaz y segura, así como estudios epidemiológicos encaminados a identificar factores de riesgo en los escenarios afectados o estudios de análisis de riesgo para identificar potenciales vías de introducción de la enfermedad en países libres. Así, aunando esfuerzos desde el sector, la administración, la academia y la población en general podrá lucharse de una forma más eficaz frente a la PPA.

## Bibliografía

- Sánchez-Vizcaíno JM, Arias M. African swine fever. In: Zimmerman JJ, editor. Diseases of swine. 10th ed. 2012. p. 396–404.

- Arias M, Jurado C, Gallardo C, Fernández-Pinero J, Sánchez-Vizcaíno JM. Gaps in African swine fever: Analysis and priorities. Transbound Emerg Dis. 2018; 65:235–47.

- OIE WAHIS. World Animal Health Information System [Internet]. 2019. Available from: http://www.oie.int/wahis_2/public/wahid.php/Diseaseinformation/reportarchive

- Arias M, Sánchez-Vizcaíno JM, Morilla A, Yoon K, Zimmerman JJ. African Swine Fever Eradication: The Spanish Model. Trends Emerg Viral Infect Swine. 2002; 133–9.

- Sánchez-Vizcaíno JM, Mur L, Gomez-Villamandos JC, Carrasco L. An Update on the Epidemiology and Pathology of African Swine Fever. J Comp Pathol. 2015; 152:9–21.

- Penrith M-L, Bastos ADS, Etter E, Beltrán-Alcrudo D. Epidemiology of African swine fever in Africa today: sylvatic cycle versus socio-economic imperatives. Transbound Emerg Dis. 2019.

- Nurmoja I, Mõtus K, Kristian M, Niine T, Schulz K, Depner K, et al. Epidemiological analysis of the 2015–2017 African swine fever outbreaks in Estonia. Prev Vet Med. 2018.

- Laddomada A, Rolesu S, Loi F, Cappai S, Oggiano A, Madrau MP, et al. Surveillance and control of African Swine Fever in free-ranging pigs in Sardinia. Transbound Emerg Dis. 2019; 1–6.

- Jurado C, Martínez-Avilés M, De La Torre A, Štukelj M, de Carvalho Ferreira HC, Cerioli M, et al. Relevant Measures to Prevent the Spread of African Swine Fever in the European Union Domestic Pig Sector. Front Vet Sci. 2018; 5:77.

- Barasona JA, Gallardo C, Cadenas-Fernández E, Jurado C, Rivera B, Rodríguez-Bertos A, et al. First Oral Vaccination of Eurasian Wild Boar Against African Swine Fever Virus Genotype II. Front Vet Sci. 2019; 6:137.

## 14.2 Lengua azul. Fiebre catarral ovina

Rafael J. Astorga Márquez, Santiago Vega García,
Clara Marín Orenga

### Antecedentes

La lengua azul fue descrita en Sudáfrica a principios del siglo XX y durante mucho tiempo se pensó que el virus solo estaba presente en África, donde probablemente la infección ya era endémica en los rumiantes silvestres, hasta que en 1943 fue descrita en Chipre. Desde ese momento, el virus se ha ido diseminando por el Mediterráneo y otras regiones, como Estados Unidos, Canadá o Australia, siempre determinado por la presencia de vectores competentes.

El virus está presente en algunas regiones sin enfermedad clínica asociada. En EEUU, la distribución del vector limita las infecciones a los estados del sur y del oeste. La mayor parte de Canadá está libre.

Actualmente, la distribución geográfica de la enfermedad abarca una amplia franja en todo el mundo, que hasta el 2006 se creía restringida a latitudes entre los paralelos 35°N y 40°S. Se han identificado 24 serotipos (BTV) distintos del virus y la capacidad de cada cepa para provocar la enfermedad varía considerablemente. Seis de ellos están extendidos por distintas regiones europeas: los serotipos 1, 2, 4, 8, 9 y 16 (Figura 1).

Si centramos nuestra atención en Europa, cabe destacar que las zonas donde se había registrado la enfermedad están localizadas en el sur del continente, concretamente en la cuenca mediterránea, donde han sido registrados los serotipos 1, 2, 4, 9, 10 y 16 (Figuras 1 y 2). En agosto de 2006, se declaró el primer brote de lengua azul por el serotipo 8 en Holanda. Ese mismo año, la enfermedad tuvo una rápida expansión por Alemania, Bélgica, Francia y Luxemburgo. Este serotipo nunca había sido descrito en Europa, ni estos países habían tenido casos de lengua azul. En los años posteriores (2007 y 2008), se expandió por Suiza, Dinamarca, República Checa y Reino Unido, llegando hasta España en enero de 2008.

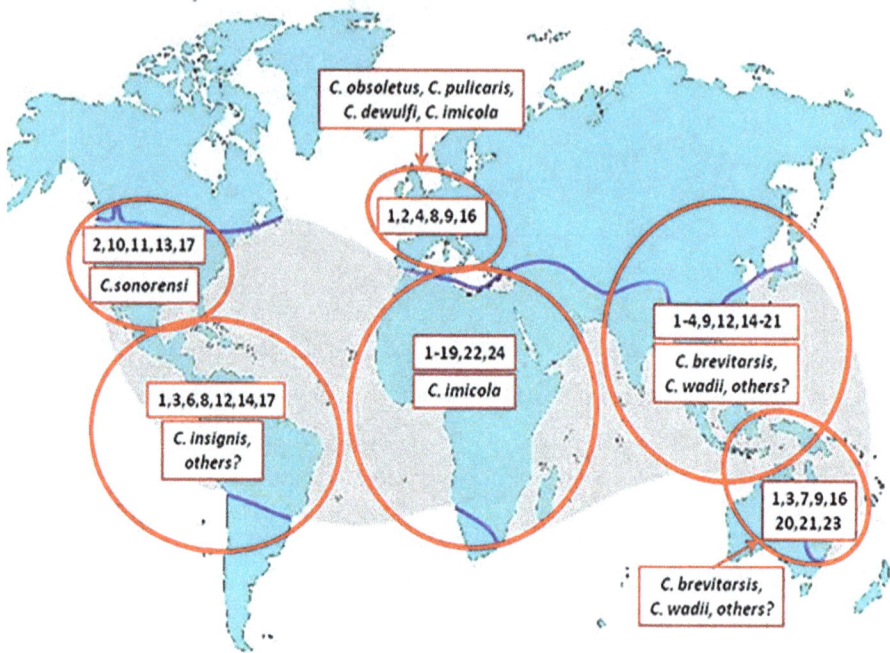

**Figura 1**

Distribución global de los serotipos del virus de la lengua azul y del mosquito *Culicoides* spp. Adaptado a partir de Tabachnick (2010). J. Exp. Biol, 213: 946-954.

Fuente: https://www.sanidadanimal.info/es/2-uncategorised/374-

En 2007, también ingresó en España el serotipo BTV-1, que se difundió en ese mismo año por Portugal e Italia. Al año siguiente (2008), se detectaron el serotipo 6 en Holanda y Alemania y el serotipo 25 (cepa Toggemburg, cuya clasificación se encuentra en estudio) en Suiza. El último serotipo detectado, el serotipo 11, se observó en 2009 en Bélgica. Tanto el brote del serotipo 6 como el del 11 han sido producidos por cepas vacunales. Actualmente, la Unión Europea se enfrenta a los serotipos 1, 2, 4, 8, 9 y 16.

Recientemente un grupo de investigadores del Instituto Pirbright, en el Reino Unido, han advertido que la cepa emergente del serotipo 8 del virus de la lengua azul (BTV-8) y que actualmente circula por Francia puede representar una amenaza para los animales más susceptibles de contraer esta enfermedad en Europa.

Esta cepa provoca menos casos clínicos que la cepa BTV-8 original, que fue la responsable del primer brote de lengua azul en el Reino Unido hace once años

## Figura 2
Áreas de restricción para los diferentes serotipos de la lengua azul en Europa

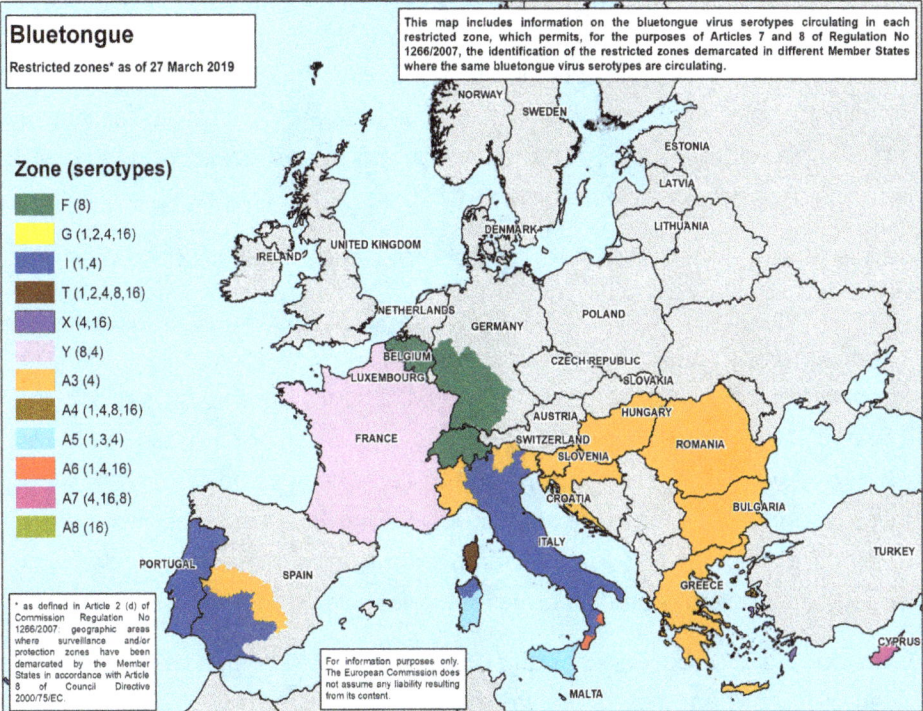

**Bluetongue**
Restricted zones* as of 27 March 2019

This map includes information on the bluetongue virus serotypes circulating in each restricted zone, which permits, for the purposes of Articles 7 and 8 of Regulation No 1266/2007, the identification of the restricted zones demarcated in different Member States where the same bluetongue virus serotypes are circulating.

**Zone (serotypes)**
- F (8)
- G (1,2,4,16)
- I (1,4)
- T (1,2,4,8,16)
- X (4,16)
- Y (8,4)
- A3 (4)
- A4 (1,4,8,16)
- A5 (1,3,4)
- A6 (1,4,16)
- A7 (4,16,8)
- A8 (16)

* as defined in Article 2 (d) of Commission Regulation No 1266/2007; geographic areas where surveillance and/or protection zones have been demarcated by the Member States in accordance with Article 8 of Council Directive 2000/75/EC.

For information purposes only. The European Commission does not assume any liability resulting from its content.

Fuente Comisión Europea: https://ec.europa.eu/food/sites/food/files/animals/docs/ad_control-measures_bt_restrictedzones-map.jpg

y que causó la epidemia de este virus más costosa registrada hasta la fecha. Aunque todavía se encuentran investigando el impacto que tendría esta cepa del virus en animales susceptibles de contraer la enfermedad y la capacidad que tendría para transmitirse, esta se estima que podría estar relacionada con las moscas infectadas que podrían haber alcanzado las zonas este y sureste de las islas británicas, impulsadas por los vientos. El periodo de marzo a septiembre se estima que es el más propicio para que se extienda la enfermedad, dado que su vector es un insecto muy influenciado por la temperatura y la dirección del viento. Todo esto sin contar la posibilidad de que un animal infectado pudiera ser importado al país. Por ello, la Agencia de Salud Animal y Vegetal de Reino Unido (APHA, por sus siglas en inglés), aconseja consultar con un veterinario y valorar concienzudamente la salud del rebaño antes de decantarse por importar animales de países afectados, que deben contar con toda la documentación y calendario vacunal de los serotipos adecuados en regla. No tener esto en cuenta puede terminar desembocando en el sacrificio del ganado importado sin pago por daños si se detecta el virus.

Por todo ello, se han evaluado las propiedades de la cepa BTV-8 emergente en un intento por comprender cómo este virus afectaría, no solo a los animales, sino a la economía del sector ganadero de propagarse a países donde no se han registrado casos de este tipo de brote.

Según Carrie Batten, directora del Laboratorio de Referencia no-Vesicular en Pirbright:

*«Encontramos que las ovejas infectadas con la cepa emergente tenían concentraciones más bajas de virus en la sangre durante un período de tiempo más corto, en comparación con una cepa original del brote de BTV-8. Aunque la propagación de esta cepa emergente sería lenta y los signos clínicos que produce el virus son más leves, puede llegar a causar una cojera aguda tras la infección, demostrando que este tipo de cepa puede afectar gravemente a aquellas ovejas que no han sido vacunadas».*

Con todo, la Dra. Batten y su equipo sugieren que la lengua azul puede detectarse en granjas donde hay diferentes razas de animales, más jóvenes y mayores que además están expuestos al estrés ambiental. Otros datos sobre la cepa BTV-8 emergente determinan que, además de la pérdida de peso, también puede atravesar la placenta bovina y causar defectos en el nacimiento de los terneros.

Por ello y siguiendo las pautas de la Organización Mundial de Sanidad Animal (OIE), los investigadores recuerdan la importancia que tiene la detección precoz de este virus en las importaciones de animales, comprendiendo cómo la cepa BTV-8 emergente puede afectar al bienestar de dichos animales y qué riesgos puede conllevar en la salud, para lo que es fundamental la adopción de medidas de control con el fin de evitar un nuevo brote.

La APHA ha pedido a sus ganaderos que estén alerta ante nuevos brotes provocados por el virus de la lengua azul, que está extendiéndose por Francia, y recuerda los principales síntomas para detectar esta enfermedad en el ganado. Un animal contagiado puede reducir su producción de leche. Además, entre otras consecuencias se encuentra la posible infertilidad. En los casos más extremos, la lengua azul puede resultar fatal. Esta enfermedad no es transmisible a personas, pero los brotes provocan grandes daños económicos, ya que pueden provocar restricciones al movimiento y a la venta de ganado.

Así, el Gobierno británico ha explicado cuáles son los principales síntomas para detectar que un animal está infectado por lengua azul. En ovejas, los ganaderos deberán estar alerta de la aparición de úlceras en la boca, secreción mucosa y babeo por boca y nariz o hinchazón de la boca, la cabeza, el cuello y las patas. Otros signos clínicos incluyen el enrojecimiento de la piel debido a la congestión por acumulación de sangre bajo la superficie, fiebre, laminitis y problemas respiratorios. Respecto al ganado bovino, a pesar de ser los principales portadores de la enfermedad, no suelen presentar síntomas clínicos, aunque de producirse consisten en hinchazón y úlceras en la boca, secreción nasal, piel y ojos rojos debido a la acumulación de sangre, ubres hinchadas y cansancio.

## *Evolución epidemiológica en España (siglo XXI)*

Desde el año 2000 hasta la actualidad, en España se ha evidenciado la presencia de 4 serotipos (los serotipos 1, 2, 4 y 8) de la lengua azul (Figura 3). Si bien los serotipos 1, 2 y 4 parecen haber sido introducidos en España a través de mosquitos *Culicoides* infectados transportados por corrientes de aire desde el norte de África, la vía de introducción del serotipo 8 en España puede deberse al comercio de animales infectados procedentes del centro y norte de Europa. Las políticas de erradicación de la enfermedad se han basado en la vacunación, consiguiendo la erradicación de la enfermedad en varias ocasiones (en las islas Baleares en 2002 y en 2005; en la península en 2009).

España, sí que ha experimentado brotes aislados de los serotipos 1 y 4 de lengua azul en los últimos meses en las provincias de Cádiz y de Huelva y en la región de Extremadura. En los últimos años, en la España peninsular se han detectado los siguientes serotipos del virus de la lengua azul:

- Serotipo 1 (BTV-1): detectado en España por primera vez en julio de 2007.

- Serotipo 4 (BTV-4): detectado por primera vez en territorio peninsular en octubre 2004 y, tras su erradicación, nuevamente se detectó en octubre de 2010.

- Serotipo 8 (BTV-8): detectado por primera vez en la península en enero del 2008 y erradicado en enero de 2013.

Ante la aparición de los serotipos mencionados se han ido implementando las medidas de control pertinentes que implican la puesta en marcha de un programa

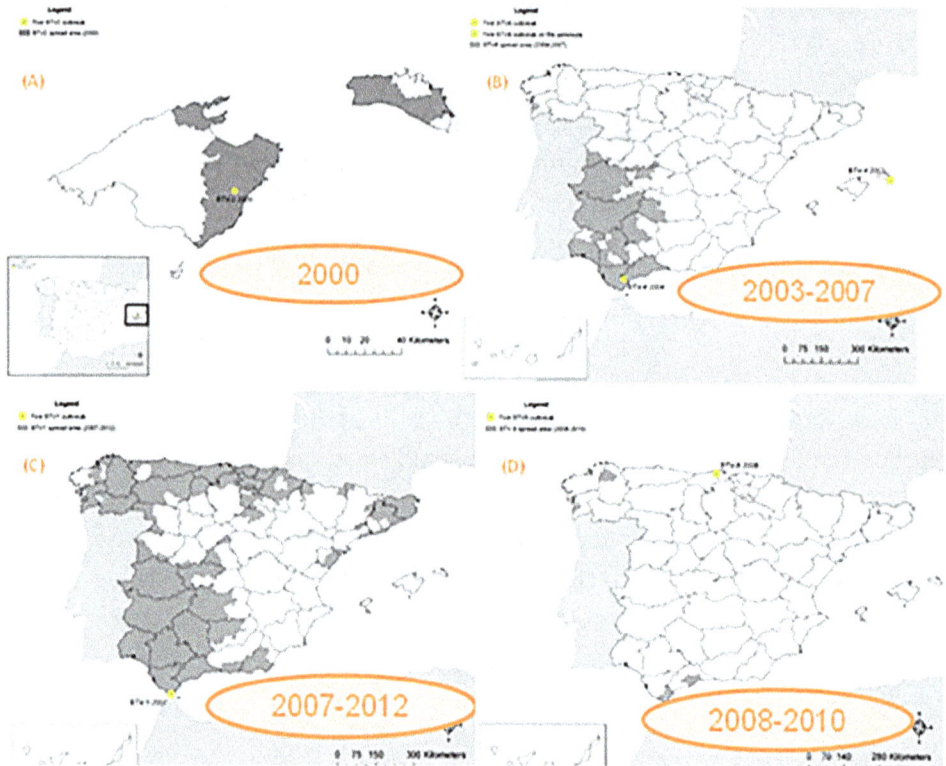

**Figura 3**

Áreas afectadas por los diferentes serotipos de la lengua azul en España. En el mapa del año 2000, área afectada por el serotipo 2 en Baleares (A). 2003-2007: serotipo 4 (B). 2007-2012: serotipo 1 (C). 2008-2010: serotipo 8 en el territorio peninsular (D).

Fuente: Pérez de Diego *et al.* (2012). Transboundary and *Emerging Diseases*. https://www.sanidadanimal.info/en/104-emerging-diseases/382-blue-tongue

de vigilancia serológica y virológica, clínica y entomológica, el control del movimiento de animales de especies susceptibles a la enfermedad desde las zonas restringidas, así como un programa de vacunación frente a los diferentes serotipos.

Las medidas de control desarrolladas en los últimos años frente a los 3 serotipos han conllevado largos periodos de silencio epidemiológico y una reducción muy importante en el número de focos desde la temporada 2015-16 respecto al año anterior, como se puede observar en las Tablas 1 y 2.

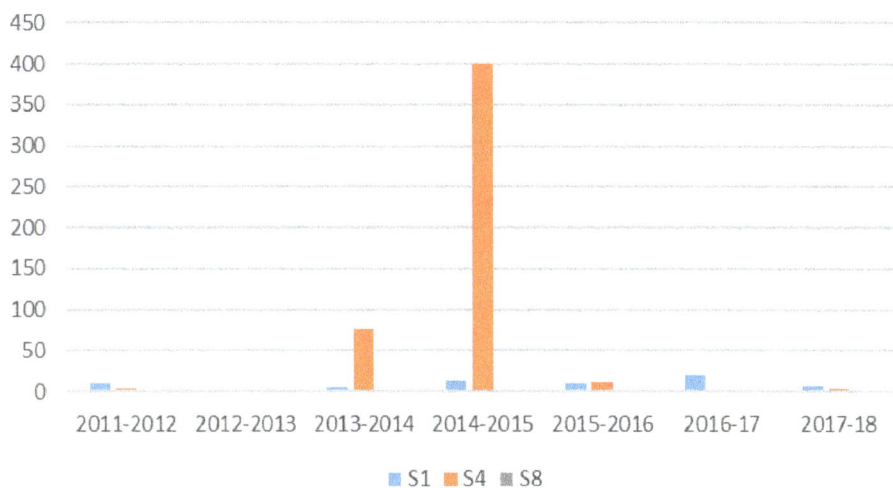

**Tabla 1**
Evolución focos lengua azul

Fuente: Pérez de Diego *et al.* (2012). Transboundary and *Emerging Diseases*.

**Tabla 2**
Evolución focos lengua azul

| | | PERIODO | | | | | | |
|---|---|---|---|---|---|---|---|---|
| | | 2011-2012 | 2012-2013 | 2013-2014 | 2014-2015 | 2015-2016 | 2016-17 | 2017-18 |
| **SEROTIPO** | S1 | 9 | 2 | 5 | 13 | 9 | 19 | 6 |
| | S4 | 3 | 1 | 76 | 400 | 11 | 0 | 4 |
| | S8 | 0 | 0 | 0 | 0 | 0 | 0 | 0 |

## Serotipo 1

En la temporada de actividad vectorial abril 2017-enero 2018, se notificaron seis focos en las provincias de Jaén y Cádiz, diecinueve en la temporada 2016-17 y nueve en la temporada 2015-16. En la Tabla 3 se muestran los focos del periodo 2015-2017 y los animales vacunados desde 2014 hasta finales de 2017.

**Tabla 3**

Evolución focos y animales vacunados S1 (BTV-1)

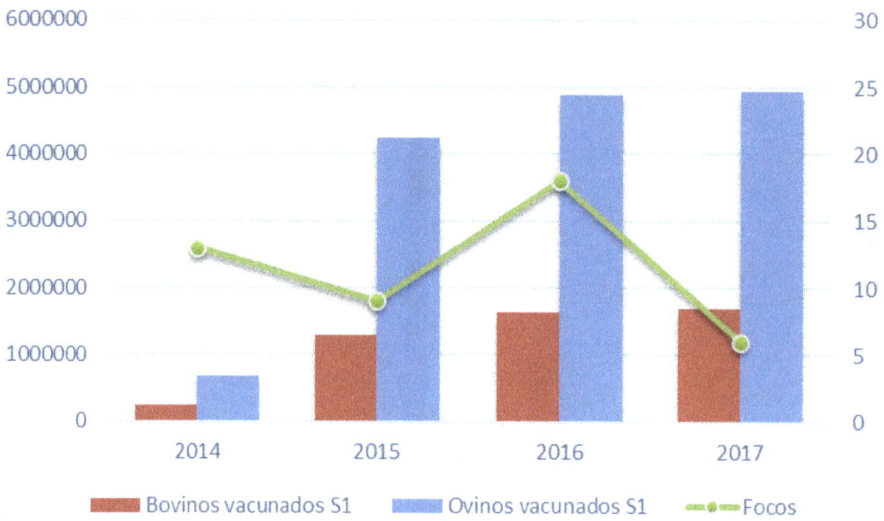

Bovinos vacunados S1 ☐ Ovinos vacunados S1 ━●━Focos

Fuente: https://www.mapa.gob.es/es/ganaderia/temas/sanidad-animal-higiene-ganadera/pnvce_lengua_azul_2019_3_tcm30-437541.pdf

### Serotipo 4

Desde el inicio de la temporada de actividad vectorial abril 2017-enero 2018 se han detectado cuatro focos en las provincias andaluzas de Cádiz y Huelva, todos ellos en explotaciones centinelas, por tanto, no vacunadas a través del programa de vigilancia en vigor. En la anterior temporada no se detectó ninguno.

En Tabla 4 se muestran los focos y los animales vacunados desde 2014 a finales de 2017.

En la Figura 4 se muestran los focos notificados en la temporada 2016/17 y en lo que lleva de temporada 2017/2018, tanto de serotipo 1 como de serotipo 4.

### Serotipo 8

Debido a la situación epidemiológica de la enfermedad en Francia, a través de la Orden AAA/107/2016 de 2 de febrero, por la que se modifica la Orden AAA/1424/2015, se estableció la obligatoriedad de llevar a cabo esta vacunación en la totalidad de los animales de las especies bovina y ovina presentes en una franja al norte de las comunidades autónomas de Aragón, Cataluña y Navarra y fronteriza con Francia.

## Tabla 4
### Evolución focos y animales vacunados S4 (BTV-4)

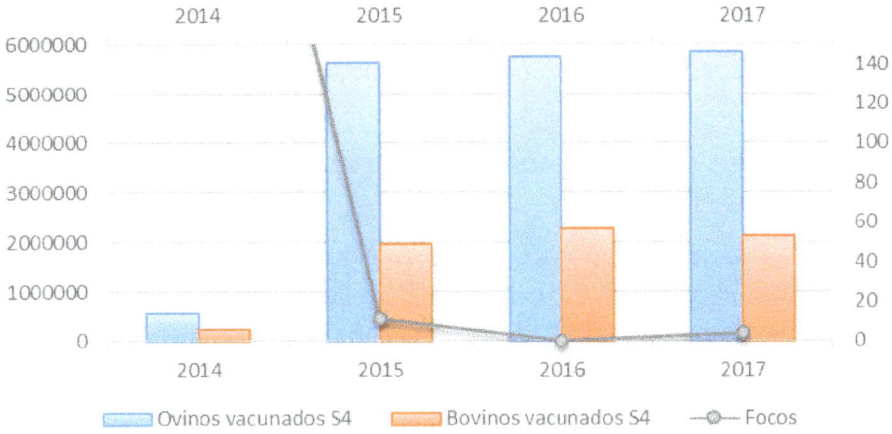

Fuente: https://www.mapa.gob.es/es/ganaderia/temas/sanidad-animal-higiene-ganadera/pnvce_lengua_azul_2019_3_tcm30-437541.pdf

## Figura 4
### Situación de los focos S1 y S4 (2016/17 y 2017/18). 16 de enero de 2018

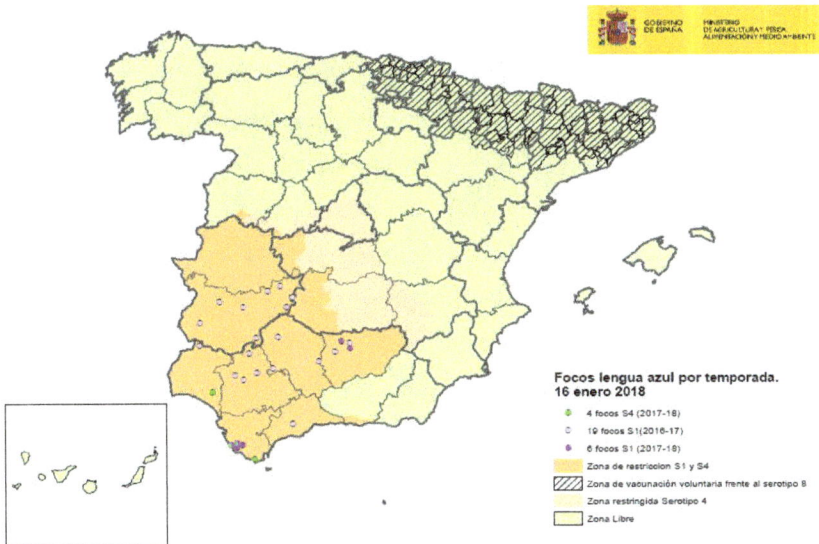

Fuente: https://www.mapa.gob.es/es/ganaderia/temas/sanidad-animal-higiene-ganadera/pnvce_lengua_azul_2019_3_tcm30-437541.pdf

Asimismo, permitía que en el País Vasco y en animales con estancias temporales en Francia, esta vacunación preventiva se llevase a cabo de forma voluntaria.

A través de una modificación de esta normativa, la Orden APM/320/2017, la vacunación pasó a ser voluntaria en 2017 y 2018 en los territorios citados anteriormente. Esta zona de vacunación, así como la voluntariedad, se ha mantenido en 2019.

Actualmente, el territorio nacional se mantiene como libre de serotipo 8, sin que se haya detectado circulación.

La reciente Orden APA/385/2019, de 2 de abril, establece medidas específicas de protección en relación con la lengua azul. De esta forma, España cuenta en su programa de contención de la lengua azul para el año 2019 con tres zonas de restricción respecto a la enfermedad: las zonas de restricción por serotipo 4 y por los serotipos 1-4 en el suroeste peninsular, y una zona libre incluyendo el resto del territorio norte y este peninsular, así como los territorios insulares.

**Figura 5**

Vigilancia de lengua azul 2019.

Localización de la zona considera de riesgo y la no considerada de riesgo

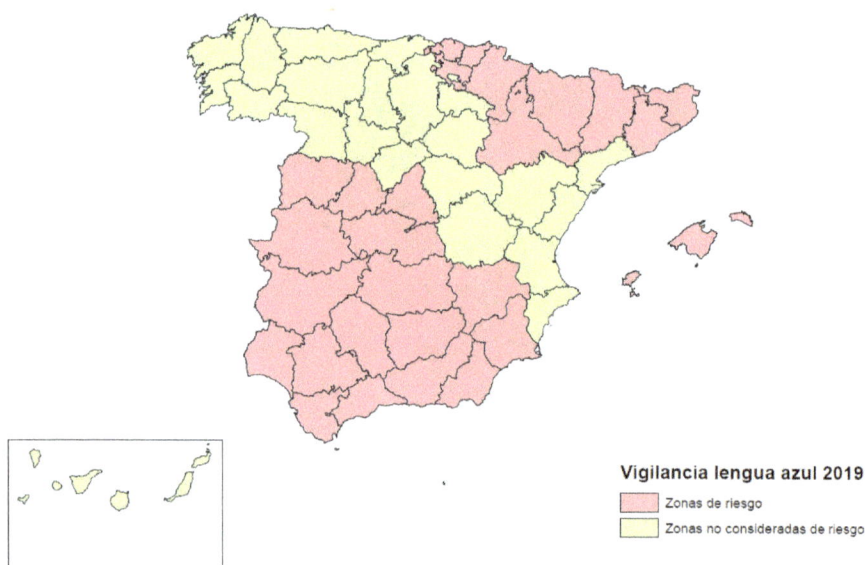

Vigilancia lengua azul 2019

Zonas de riesgo

Zonas no consideradas de riesgo

Fuente: https://www.mapa.gob.es/es/ganaderia/temas/sanidad-animal-higiene-ganadera/pnvce_lengua_azul_2019_3_tcm30-437541.pdf

Además, establece zonas de vacunación obligatoria de ganado ovino y vacuno para los serotipos 1 y 4, que coinciden con sus respectivas zonas de restricción. Por otro lado, y debido a la situación de serotipo 8 en Francia, existe una zona de vacunación voluntaria frente a este serotipo en la franja fronteriza que mantiene el estatus de libre.

---

**Figura 6**

Zonas de restricción y vacunación frente al virus de la lengua azul en España

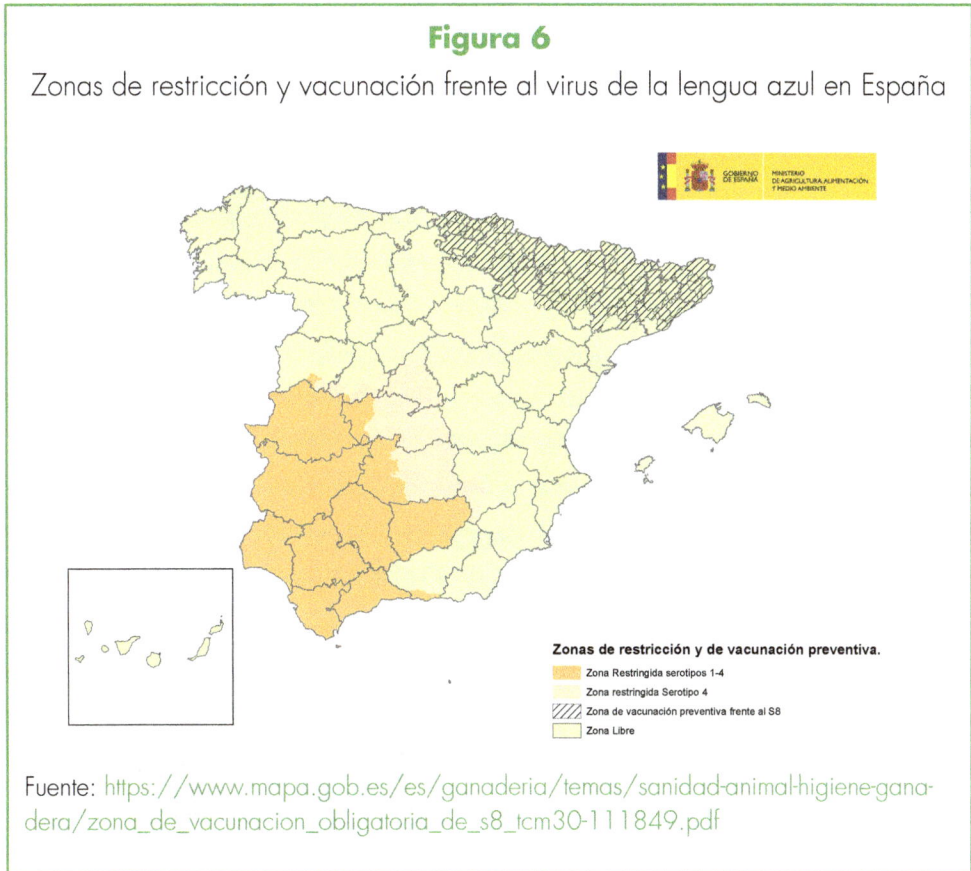

Zonas de restricción y de vacunación preventiva.

- Zona Restringida serotipos 1-4
- Zona restringida Serotipo 4
- Zona de vacunación preventiva frente al S8
- Zona Libre

Fuente: https://www.mapa.gob.es/es/ganaderia/temas/sanidad-animal-higiene-ganadera/zona_de_vacunacion_obligatoria_de_s8_tcm30-111849.pdf

---

Junto a todo ello, el plan de prevención cuenta con programas de vigilancia pasiva, serológica y entomológicos en las zonas consideradas como de riesgo: la comunidad autónoma de Islas Baleares, dada su situación geográfica de proximidad a otros lugares de riesgo en el entorno mediterráneo; las provincias y comarcas incluidas en la zona de distribución histórica del serotipo 4, así como ciertas provincias y comarcas limítrofes a la misma; y las provincias limítrofes con Francia, debido a la circulación de los serotipos 4 (34 focos durante el año 2018) y 8 en este país, así como el hecho de que en estas zonas se lleve a cabo vacunación voluntaria frente al serotipo 8.

## Descripción de la enfermedad

- La lengua azul fue descrita por primera vez en Sudáfrica, donde era probablemente endémica en los rumiantes salvajes.

- Los focos de lengua azul en Chipre en 1943 causaron entre un 60 y un 70 % de pérdidas en algunos rebaños.

- El foco en Portugal y España en 1956 debido a la cepa virulenta del virus causó la muerte de 46.000 ovinos en Portugal y 133.000 en España.

- La primera aparición de la enfermedad en los Países Bajos en agosto de 2006 significa la localización más al norte donde se haya diagnosticado. Los focos posteriores en otros países de Europa Septentrional tienen en común los siguientes factores epidemiológicos: latitud norte, signos clínicos en los bovinos, prevalencia regional del insecto vector capaz de soportar los inviernos europeos.

- La cianosis es una coloración azulada de la piel o de las membranas mucosas, causada por una falta de oxígeno en la sangre. En las ovejas afectadas por la enfermedad de la lengua azul puede existir edema e hiperemia de la mucosa bucal (ocasionalmente cianótica), de color azul, de ahí su nombre.

- Existen más de mil especies de mosquitos *Culicoides*, pero menos de veinte son considerados vectores competentes del virus de la lengua azul y estos varían según los continentes:

### Figura 7

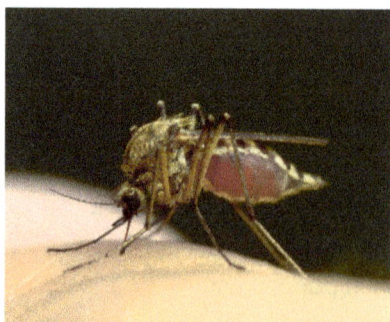

Europa: *C. obsoletus, C. newstead.*
África y Europa: *C. imicola.*
América del Norte: *C. variipennis.*
América del Sur: *C. insignis.*
Australia: *C. brevitarsis.*
Asia: *C. fulvus.*

La lengua azul es una enfermedad incluida en el *Código sanitario para los animales terrestres* de la Organización Mundial de Sanidad Animal (OIE) y en la lista de enfermedades de declaración obligatoria (EDO) de la Unión Europea. Se trata de una enfermedad vírica no contagiosa transmitida por los insectos, en particular, por la picadura de ciertas especies de mosquitos del grupo *Culicoides*, que afecta principalmente a ovejas y también a cabras y vacas, aunque estos animales no suelen presentar signos clínicos. El virus se mantiene en áreas donde el clima favorece la supervivencia de los mosquitos en invierno. En los bovinos, la tasa de infección es con frecuencia más alta que en los ovinos y la presencia y gravedad de los signos clínicos varían según la cepa vírica. El virus de la lengua azul que circula actualmente en Europa Septentrional es interesante desde el punto de vista epidemiológico, ya que manifiesta signos clínicos en los bovinos.

En los animales domésticos, la manifestación clínica se produce con mayor frecuencia en el ganado ovino y puede producir una morbilidad significativa, que puede alcanzar el 100 %. Las ovejas afectadas pueden presentar erosiones y ulceraciones en las membranas mucosas, disnea o cojera por causa de necrosis muscular e inflamaciones de la banda coronaria. En algunas ovejas se pueden desprender las pezuñas y los animales que sobreviven pueden perder parte o la totalidad de su lana. En ovejas altamente susceptibles, en algunas cepas del virus la mortalidad media es de entre 2 y 30 %, pero puede alcanzar el 70 %. El virus de la lengua azul recientemente ha expandido su margen geográfico.

En los países donde es endémica, hay un impacto considerable en la pérdida de oportunidades comerciales debido a las restricciones y a los costes de la vigilancia, las pruebas sanitarias y la vacunación.

### Importancia para la salud pública

La lengua azul no es una amenaza significativa para la salud humana. Sin embargo, una infección en humanos ha sido documentada en un operario del laboratorio y deben tomarse medidas de precaución cuando se trabaja con este virus.

### Etiología

La lengua azul resulta de la infección por un virus miembro del género *Orbivirus* y de la familia *Reoviridae*. Se han identificado mundialmente 24 serotipos (BTV); seis de los cuales (1, 2, 4, 8, 9 y 16) se han encontrado en los rumiantes domésticos o salvajes en la Unión Europea. Los virus de la lengua azul están estrechamente relacionados con los del serogrupo de la Enfermedad Hemorrágica Epizoótica (EHE).

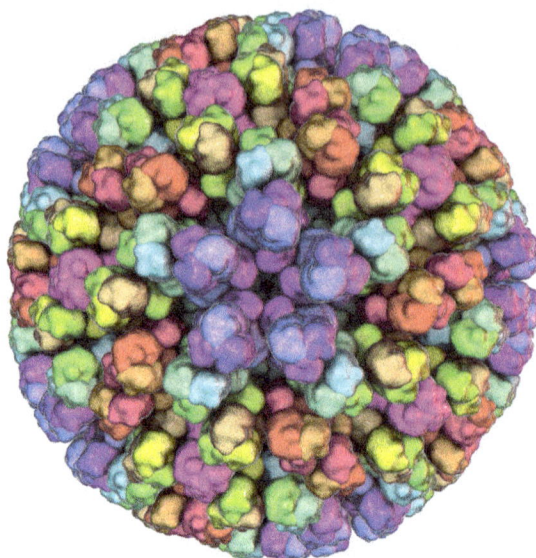

**Figura 8**
Virus de la lengua azul

## Hospedadores

El virus de la lengua azul afecta a una gran variedad de rumiantes domésticos y salvajes como ovejas, cabras, bovinos, búfalos, ciervos, antílopes, ovino cimarrón y alces de América del Norte. La manifestación clínica se observa con frecuencia en las ovejas, a veces en las cabras, y rara vez en los bovinos. Una afección grave también puede ocurrir en algunos rumiantes salvajes como el venado de cola blanca (*Odocoileus virginianus*), berrendo (*Antilocapra americana*) y en el ovino cimarrón del desierto (*Ovis canadensis*). En África, algunos carnívoros mayores presentan anticuerpos contra el virus de la lengua azul y, en los Estados Unidos, una vacuna contaminada provocó algunos abortos y muertes en perras preñadas.

## Morbilidad y mortalidad

En los ovinos, la gravedad de la enfermedad varía con la raza de las ovejas, cepa del virus y el estrés ambiental. La tasa de morbilidad puede ser tan alta como el 100 % en esta especie. La tasa de mortalidad varia generalmente de 2-30 %, pero puede ser de hasta un 70 % en ovejas altamente susceptibles. La mayoría de las infecciones en el ganado bovino, caprino y alces de América del Norte son asintomáticas. En el ganado vacuno, hasta el 5 % de los animales pueden enfermar, pero las muertes son raras. En algunos animales, la cojera y la mala condición pueden persistir durante algún tiempo.

## Patogenia

Tras la picadura de un mosquito *Culicoides* infectado por el virus de la lengua azul, este se multiplica en las células endoteliales y se disemina rápidamente por los nódulos linfáticos regionales y la circulación sanguínea.

La lesión principal asociada a la infección es el daño endotelial, que provoca agregación de plaquetas y coagulación. Esta lesión puede llegar a causar vasculitis, edema, microtrombosis y en algunos casos necrosis de las zonas afectadas.

El virus puede multiplicarse también en macrófagos y linfocitos estimulados.

En la circulación sanguínea, el virus se mantiene durante varios meses fijado a los eritrocitos, hasta que estos son eliminados de la circulación por el bazo.

## Contagio

El principal modo de transmisión es a través de la picadura de pequeños mosquitos pertenecientes al género *Culicoides*. En Europa, el principal vector competente es la especie *Culicoides imicola*.

El virus se replica dentro del artrópodo, principalmente en las glándulas salivares. El virus no se trasmite por contacto, pero puede ser transmitido por transferencia de sangre a partir de un animal infectado y a partir de semen infectado.

La enfermedad se introduce en zonas indemnes por el transporte de animales o semen infectados, o por el transporte de *Culicoides* portadores a través del viento.

El riesgo de que se establezca una infección en una zona particular viene influido por:

- La densidad de animales, particularmente bóvidos.
- La susceptibilidad de los rumiantes a la infección.
- La abundancia de *Culicoides*.

## Periodo de incubación

En ovinos, el período de incubación suele ser de cinco a diez días. El ganado puede convertirse en virémico a partir de cuatro días posinfección, pero raramente desarrollan síntomas. Los animales suelen ser infecciosos para el vector durante varias semanas.

El virus se ha encontrado en el semen de toros y carneros y puede transmitirse a las vacas y ovejas susceptibles, pero este no es un mecanismo de transmisión significativo.

El virus puede transferirse también al feto mediante la placenta, pero no se transmite por contacto con animales o lana, ni por el consumo de leche.

## Signos clínicos

La gran mayoría de las infecciones con lengua azul son clínicamente inaparentes. En un porcentaje de ovejas infectadas y, ocasionalmente, en otros rumiantes puede ocurrir una enfermedad más grave.

En los ovinos, los signos clínicos pueden incluir fiebre, salivación excesiva, depresión, disnea y jadeo. Inicialmente, los animales tienen una descarga nasal clara; más tarde, la descarga se vuelve mucopurulenta y se seca formando una costra alrededor de los orificios nasales. El hocico, labios y orejas se observan hiperémicos y los labios y la lengua pueden estar muy inflamados. La lengua está a veces cianótica y sobresale de la boca. La cabeza y las orejas también pueden estar edematizadas. Las erosiones y úlceras a menudo se encuentran en la boca y pueden convertirse en lesiones más extensas y las membranas mucosas pueden volverse necróticas y desprenderse. Las bandas coronarias en las extremidades frecuentemente están hiperémicas y el animal presenta dolor; la cojera es común y se puede producir el desprendimiento de las pezuñas al caminar. Las ovejas preñadas pueden abortar o parir corderos débiles.

### Figura 9

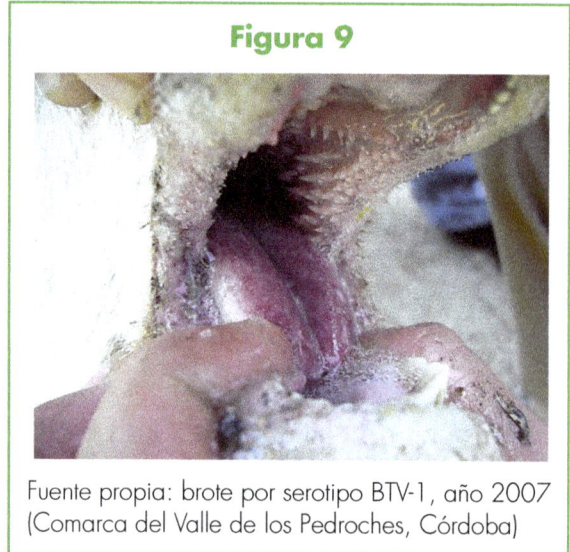

Fuente propia: brote por serotipo BTV-1, año 2007 (Comarca del Valle de los Pedroches, Córdoba)

Otros signos clínicos pueden incluir tortícolis, vómitos, neumonía o conjuntivitis.

La tasa de mortalidad varía con la cepa del virus. Tres o cuatro semanas después de la recuperación, las ovejas que logran sobrevivir pueden perder toda o parte de su lana.

El recrudecimiento de la enfermedad clínica ha sido reportado en el ganado ovino, posiblemente como resultado de infecciones persistentes en los linfocitos T.

Las infecciones en el ganado bovino son normalmente subclínicas; a menudo, los únicos signos de la enfermedad son los cambios en el recuento de leucocitos y una fluctuación de la temperatura rectal. En raras ocasiones, el ganado tiene hiperemia leve, vesículas o úlceras en la boca; hiperemia alrededor de la banda coronaria; hiperestesia, o una dermatitis vesicular y ulcerosa. La piel puede desarrollar pliegues gruesos, en particular en la región cervical. Los ollares pueden contener erosiones y un exudado costroso. Los toros pueden presentar esterilidad temporaria. Las vacas infectadas pueden parir terneros con hidroencefalia o quistes cerebrales. El ganado con enfermedad clínica aparente puede desarrollar grietas graves en las pezuñas varias semanas después de la infección y son generalmente seguidas por pododermatitis infecciosa. Las infecciones en el ganado caprino son generalmente subclínicas y similares a la enfermedad en el ganado bovino.

Aunque muchas infecciones en los rumiantes salvajes son inaparentes, la forma grave puede ocurrir en algunas especies. En antílopes berrendos y venados cola blanca, los síntomas más comunes son las hemorragias y la muerte súbita.

### Lesiones post mortem

En ovinos, la cabeza y las orejas a menudo se observan edematosas. Un exudado seco y duro puede verse en los ollares. Las bandas coronarias de las extremidades son a menudo hiperémicas; pueden presentarse hemorragias petequiales

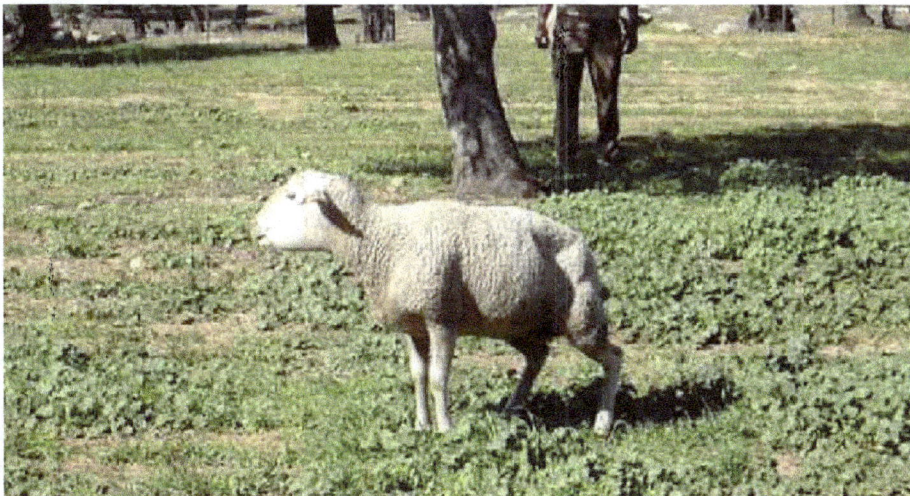

**Figura 10**
Edema submandibular en oveja merina

Fuente propia: brote por serotipo BTV-1, año 2007.
(Comarca del Valle de los Pedroches, Córdoba)

y equimóticas que se extienden hasta la parte cornea del casco. Las petequias, erosiones y úlceras son comunes en la cavidad oral, en particular, sobre la lengua y la almohadilla dental y las membranas mucosas bucales pueden estar necróticas o cianóticas. La mucosa nasal y la faringe pueden estar edematosas o cianóticas y la tráquea hiperémica y congestionada. Puede aparecer espuma en la tráquea y líquido en la cavidad torácica. Hiperemia y erosiones ocasionales pueden observarse en el retículo y el omaso. Petequias, equimosis y focos necróticos pueden encontrarse en el corazón. En algunos casos, se encuentra hiperemia, edema y hemorragias en los órganos internos. Finalmente, la hemorragia en la base de la arteria pulmonar es una característica particular de esta enfermedad.

Además, los músculos esqueléticos pueden tener hemorragias focales o necrosis y las láminas faciales intermusculares pueden estar expandidas por el líquido del edema.

## Figuras 11-14
Anorexia; costras nasales; edema submandibular; coronitis.
(De izquierda a derecha)

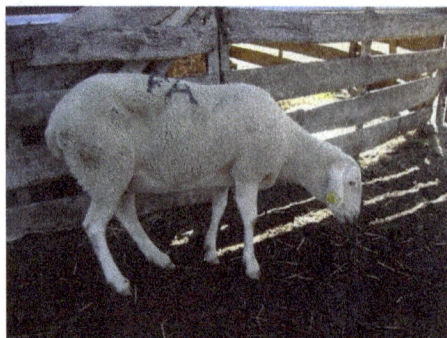

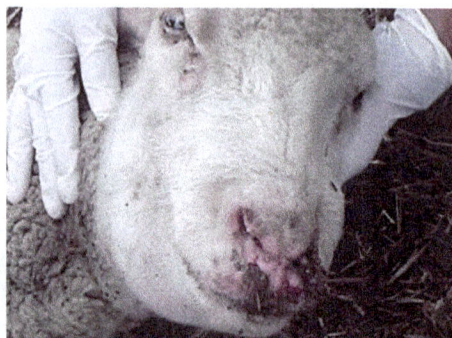

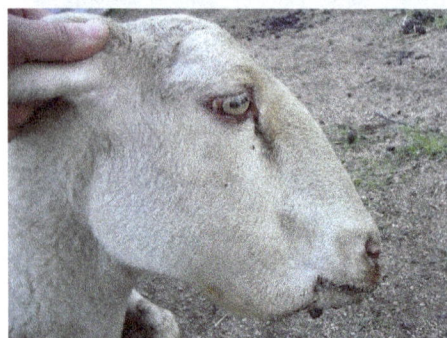

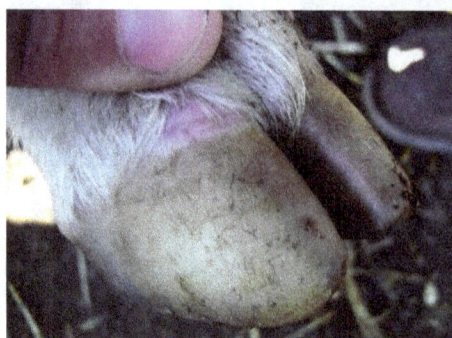

Fuente propia: brote por serotipo BTV-1, año 2007.
(Comarca del Valle de los Pedroches, Córdoba)

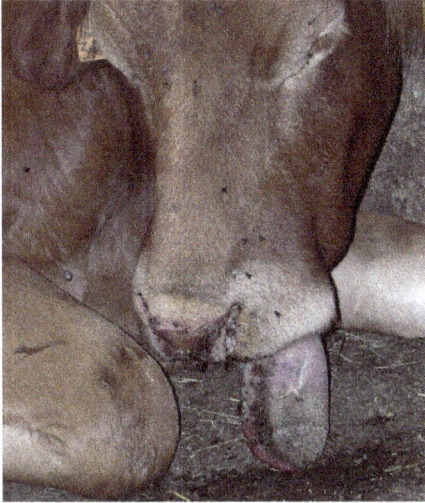

**Figura 15**

Glositis y cianosis en ganado bovino

Fuente MAPA: https://www.mapa.gob.es/es/ganaderia/temas/sanidad-animal-higiene-ganadera/sanidad-animal/enfermedades/lengua-azul/lengua_azul.aspx

**Figuras 16-19**

Abortos; líquido en cavidad abdominal; edema subcutáneo. (De izquierda a derecha)

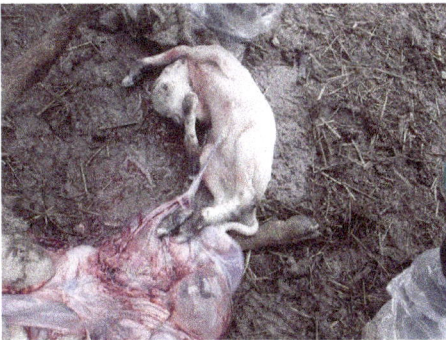

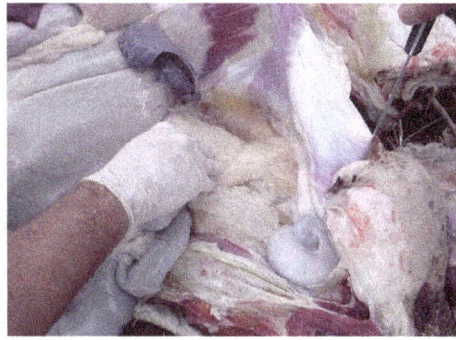

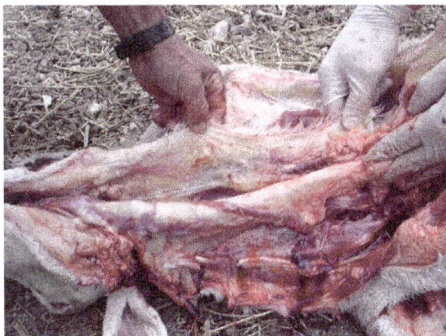

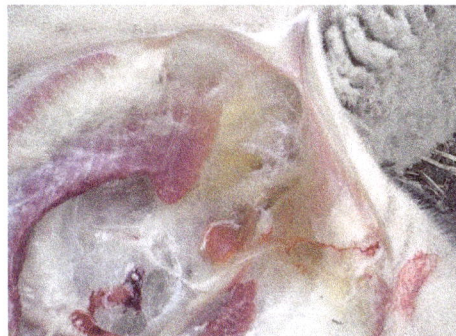

Fuente propia: brote por serotipo BTV-4, año 2004. (Provincia de Cádiz)

### Diagnóstico

Ante la aparición de un brote de lengua azul (LA), las primeras sospechas se basan en los signos clínicos característicos y en la presencia de vectores en la zona del brote. Para confirmar el diagnóstico se requieren pruebas de laboratorio, aquellas prescritas por la Organización Mundial en Sanidad Animal (OIE) se encuentran en el Capítulo 2.1.3 del *Manual de pruebas de diagnóstico y vacunas para los animales terrestres.*

En España, el diagnóstico de esta enfermedad ha de realizarse por los laboratorios de diagnóstico de las comunidades y por el Laboratorio Nacional de Referencia de la Lengua Azul (Laboratorio Central de Veterinaria de Algete). El diagnóstico se basa en el aislamiento del virus y su identificación a partir de muestras de sangre y tejidos, así como en la detección de anticuerpos en animales no vacunados (centinelas), siendo las técnicas que se realizan:

#### Diagnóstico Clínico

Las sospechas de la lengua azul pueden basarse en los signos clínicos característicos y en la prevalencia de los insectos vectores, en particular en las áreas donde la enfermedad es endémica. Para confirmar el diagnóstico se requieren pruebas de laboratorio (*Código sanitario para los animales terrestres* de la OIE y Manual de Pruebas de Diagnóstico y Vacunas para los Animales Terrestres de la OIE).

#### Diagnóstico diferencial

El diagnóstico diferencial incluye la fiebre aftosa, estomatitis vesicular, peste de los pequeños rumiantes, fotosensibilización por plantas, fiebre catarral maligna, diarrea vírica bovina, rinotraqueítis infecciosa bovina, infección por parainfluenza-3, ectima contagioso (dermatitis pustulosa contagiosa), viruela ovina, pododermatitis infecciosa y la infestación de *Oestrus ovis.* En el ganado vacuno y ciervos, el EHD (enfermedad epizoótica hemorrágica) también puede provocar síntomas similares.

#### Diagnóstico laboratorial

La lengua azul puede ser diagnosticada por el aislamiento del virus en huevos de gallinas embrionados o de cultivos de células. Los cultivos apropiados de células incluyen células L de ratón, riñón de hámster bebé (en sus siglas inglesas BHK), riñón de mono verde africano (Vero) y células de *Aedes albopictus* (AA). El aislamiento en huevos embrionados es más sensible que el de cultivo de células. El virus de lengua azul también puede ser aislado mediante la inoculación en ovejas, a veces en ratones lactantes o hámster. La inoculación de animales es más sensible que el aislamiento del virus en cultivos de celulares y puede ser especialmente valioso cuando el título del virus es muy bajo. Los virus de la lengua azul se pueden identificar a nivel de serogrupo por inmunofluorescencia, ELISA o la prueba de *Inmuno-spot*, así como otras técnicas. Estos virus pueden ser serotipificados con pruebas de neutralización del virus.

Las técnicas de PCR son ampliamente utilizadas para identificar el virus de la lengua azul en muestras clínicas. Estas técnicas permiten un diagnóstico rápido y pueden identificar el serogrupo y el serotipo.

A veces, se utiliza la serología para el diagnóstico. Los anticuerpos aparecen de siete a catorce días posinfección y normalmente son persistentes. Las pruebas serológicas disponibles son inmunodifusión en gel de agar (AGID), ELISA competitivo y neutralización del virus. El AGID y las pruebas de ELISA indirecta pueden identificar anticuerpos específicos a un serogrupo. Una prueba más reciente de ELISA competitivo, basada en un anticuerpo monoclonal competitivo, puede distinguir entre anticuerpos a los serogrupos del virus de la lengua azul, de anticuerpos al serogrupo EHD.

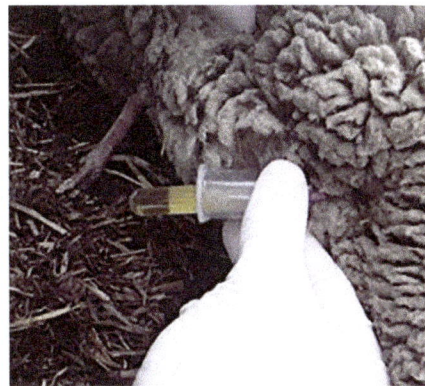

**Figura 20**

Fuente propia

Las pruebas de neutralización del virus pueden determinar la especificidad de los anticuerpos a los serotipos, pero son complicadas. La prueba de fijación de complemento ha sido sustituida por otras pruebas, pero todavía se usa para detectar anticuerpos al virus de la lengua azul en algunos países.

### Estrategias de lucha

La lengua azul debe notificarse a la OIE. Los requisitos de notificación de la enfermedad a las naciones de la OIE y pautas de importación/exportación pueden encontrarse en el *Código sanitario para los animales terrestres* de la OIE (*Código sanitario para los animales terrestres*, Capitulo 8.3, Lengua azul). Estas medidas se recogen en la legislación de la Unión Europea (Directiva 2000/75/CE) y a nivel nacional se establece la normativa propia (*Manual Práctico de Operaciones en la Lucha Contra la Lengua Azul*). Los veterinarios que encuentren un caso de lengua azul deben seguir las pautas nacionales o locales para la notificación y pruebas de diagnóstico correspondientes. La lucha contra la enfermedad está basada en las siguientes actuaciones:

- Rápida notificación a las autoridades competentes de todos los casos declarados sospechosos.

- Sacrificio y destrucción de animales con signos clínicos o con sospecha de estar infectados. Debido a las características epidemiológicas de la enfermedad y su modo de transmisión, no está justificado el sacrificio total de la explotación como medio de erradicación.

- Restricción de movimientos de animales procedentes de la explotación o explotaciones afectadas. Prohibición de movimientos de rumiantes dentro de la zona de protección.

- Establecimiento de un área de protección y de vigilancia alrededor de los focos de 100 y 50 kilómetros respectivamente. El tamaño de dichas áreas puede modificarse de acuerdo con criterios geográficos, climáticos o entomológicos.

- Confinamiento de los animales durante las horas de máxima actividad de los vectores, así como medidas de control del vector en el medioambiente, en los alojamientos de los animales y en los propios animales, mediante el uso de desinsectantes y repelentes.

- Puesta en marcha de investigaciones clínicas, serológicas, epidemiológicas y entomológicas en las áreas de protección y vigilancia establecidas en torno a los focos.

- Vacunación de las especies sensibles frente a la enfermedad.

- Programas de vigilancia entomológica mediante la colocación de trampas que nos permitan conocer las especies de *Culicoides* que pueden transmitir la enfermedad y cuándo aparecen estos en la región objeto de estudio.

- Programas de vigilancia serológica que permita una detección precoz de la presencia de la enfermedad (animales centinelas).

- Control de los transportes de animales y desinsectación de los vehículos utilizados.

### Tratamiento

No hay tratamiento eficaz. Solo se puede aplicar tratamiento de apoyo para paliar los síntomas.

### Prevención

Los mecanismos de prevención se definen clásicamente en dos niveles:

- La vacunación cuando sea posible (reduce al mínimo las pérdidas asociadas a la enfermedad e interrumpe eventualmente el ciclo del vector en el animal).

- La eliminación de los vectores que actúan como transmisores de la enfermedad.

Además de los programas de vigilancia activa (para identificar la localización, distribución y prevalencia de los insectos vectores en un área), pueden establecerse medidas de control como:

- Identificación, vigilancia y rastreo de animales susceptibles y potencialmente infectados.

- Cuarentena o restricciones de los desplazamientos durante el periodo de actividad de los insectos.

- Identificación de zonas específicas.

- Vacunación (vacuna contra la/s cepa/s de virus en cuestión en un área en particular).

- Control de los insectos con insecticidas y repelentes de mosquitos (ciflutrina, cipermetrina, deltametrina, permetrina..., generalmente en forma de aerosol o solución de aplicación tópica).

En las áreas donde la enfermedad es endémica se requieren programas de monitorización con animales testigo y toma de muestras de los animales en los rebaños testigo para detectar la presencia del virus.

### Vacunación

La vacunación está recomendada por la Organización Mundial de Sanidad Animal (OIE) y por la Unión Europea (Directiva 2000/75/CE) como método eficaz para la erradicación de la lengua azul. Esta técnica estimula el sistema inmune paliando la sintomatología clínica y evitando la replicación vírica en los animales que pudieran infectarse, y por tanto disminuye la circulación viral de los diferentes serotipos del virus de la lengua azul. Además, facilita los movimientos de los animales de especies sensibles desde zona restringida a zona libre con las garantías sanitarias adecuadas y como objetivo último su fin es lograr la erradicación final de la enfermedad.

En España, se han usado dos tipos de vacunas para el control de la enfermedad: vacunas atenuadas monovalentes usadas desde el año 2000 hasta el 2006; y vacunas inactivadas monovalentes, desde el año 2006, o polivalentes (serotipos 1 y 4; serotipos 1 y 8), desde 2009; siendo las vacunas inactivadas las únicas que se usan actualmente. Las vacunaciones de las diferentes provincias son establecidas en función de las zonas de restricción que establece el Ministerio de Agricultura, Pesca y Alimentación (MAPA).

Desde el año 2000, mediante el uso de medidas profilácticas, especialmente la realización de campañas de vacunación, se ha conseguido la erradicación del serotipo 2 en 2002 (Islas Baleares), del serotipo 4 en 2005 (Islas Baleares) y del serotipo 4 en 2009 (península ibérica). Actualmente, se continúan con las mismas medidas para luchar contra la enfermedad.

Sin embargo, la vacunación llevada a cabo frente a los serotipos 1, 4 y 8 ha provocado la reducción del número de focos, un alto nivel de cobertura vacunal y una evolución favorable de la situación epidemiológica. Estos hechos han permitido una reorientación en la estrategia vacunal en junio del 2011. Actualmente, la vacunación es voluntaria, a excepción de las áreas de restricción, a criterio del titular de la explotación que, igualmente, se ha convertido en el responsable de asumir el coste económico de la misma. En cualquier caso, la vacuna será prescrita por un veterinario que la aplicará o supervisará su aplicación, tal y como establece la Orden ARM/3373/2010.

### Política sanitaria

El Real Decreto 1228/2001, vigente hoy día, se redactó tras el primer brote de lengua azul ocurrido en las Islas Baleares en el año 2000 (BTV-2). En esta normativa se establecen medidas específicas de lucha y erradicación de la fiebre catarral ovina o lengua azul. Además, la política sanitaria de esta enfermedad está contextualizada en el *Programa nacional de vigilancia, control y erradicación de la lengua azul* (2019) y el *Manual práctico de operaciones frente a lengua azul* vigente desde 2014. A partir de estos documentos destacamos los siguientes aspectos de interés: (i) protocolos de actuación en caso de sospecha y confirmación de brote; (ii) programa de vacunación de la lengua azul; (iii) control de vectores.

## Figura 21

Programa de Vigilancia, Control y Erradicación de lengua azul

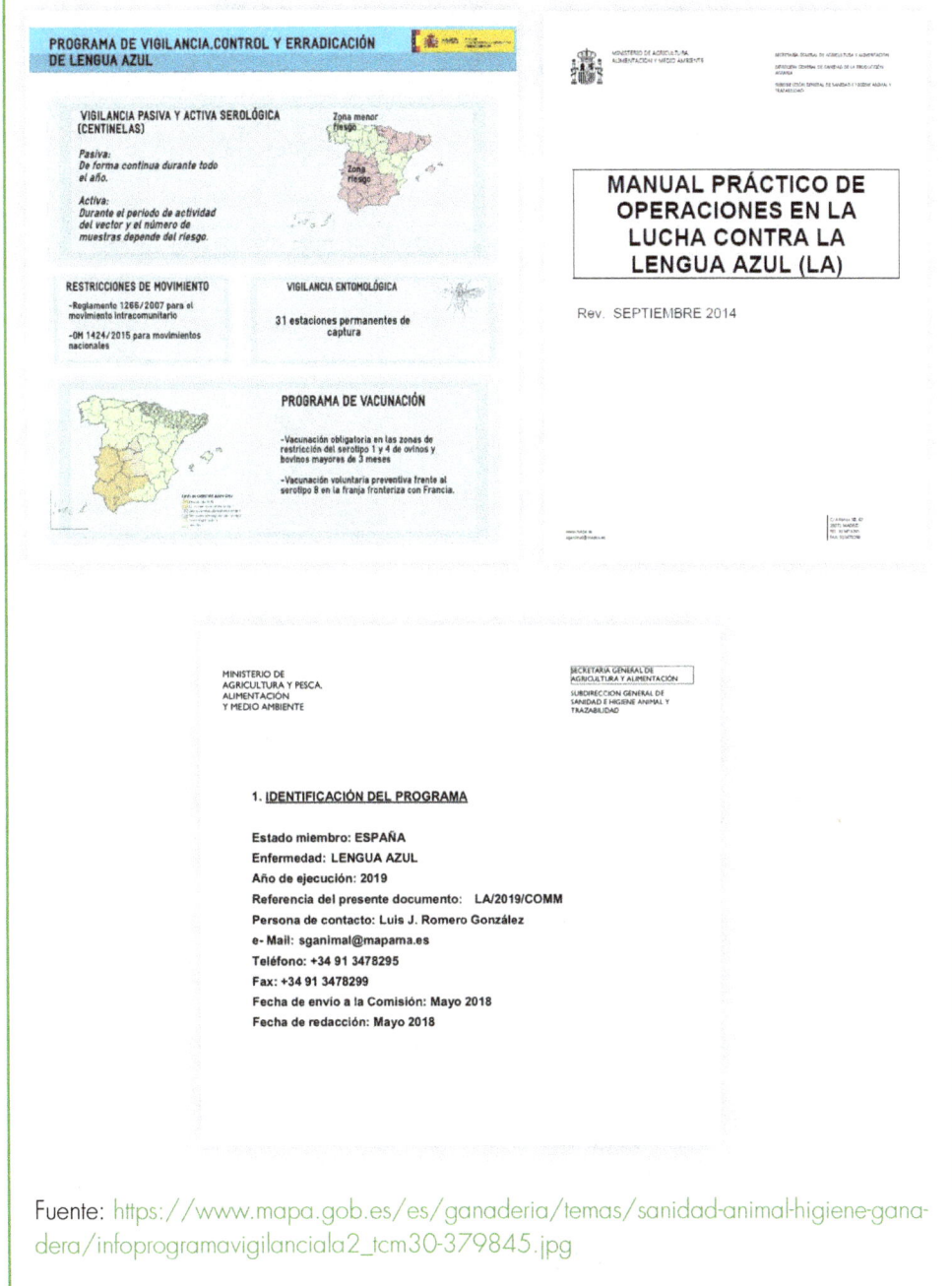

Fuente: https://www.mapa.gob.es/es/ganaderia/temas/sanidad-animal-higiene-ganadera/infoprogramavigilanciala2_tcm30-379845.jpg

Protocolos de actuación en caso de sospecha y confirmación de brote

## Figura 22

Algoritmo de protocolo de actuación en caso de sospecha de lengua azul

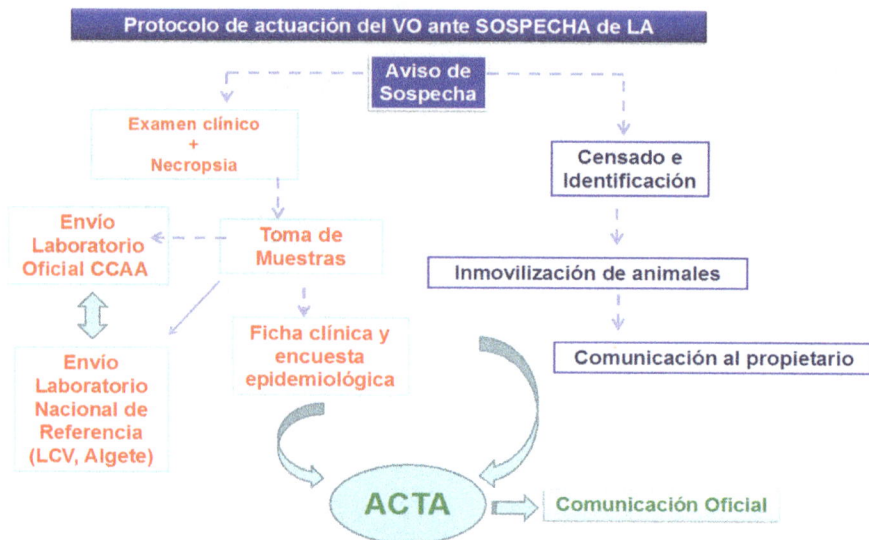

**Protocolo de actuación del VO ante SOSPECHA de LA**

Aviso de Sospecha

Examen clínico + Necropsia

Censado e Identificación

Envío Laboratorio Oficial CCAA

Toma de Muestras

Inmovilización de animales

Envío Laboratorio Nacional de Referencia (LCV, Algete)

Ficha clínica y encuesta epidemiológica

Comunicación al propietario

**ACTA** ⇨ Comunicación Oficial

Fuente propia. *Manual práctico de operación en la lucha de la lengua azul* (2014)

## Figura 23

Algoritmo de protocolo de actuación en caso de confirmación de lengua azul

**LENGUA AZUL**     Sección 4.-Confirmación de un brote

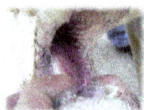

**LCV (Algete)** ➡ **OCAs** (S.V.O.)

* Notificación: C.A. (Área Sanidad Animal), RASVE (MAPAMA), UE (OIE)

* Sacrificio obligatorio e inmediato de los animales (enfermos/PCR+)

* Establecimiento de radios de actuación:

   Zona de Protección (100 Km) // Zona de Vigilancia (150 Km)

Censado e identificación de las explotaciones
Inmovilización de todos los animales
Programa de vigilancia epidemiológica: BOVINOS CENTINELAS
Vigilancia entomológica

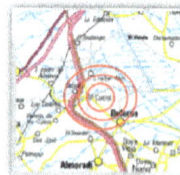

Fuente propia. Sección 4° Manual Práctico de Operaciones frente a la lengua azul

**Figura 24**

Algoritmo de protocolo de actuación en caso de confirmación de lengua azul (Cont.)

**LENGUA AZUL**   Sección 6.- Métodos de sacrificio, destrucción y eliminación

1. Sacrificio y Enterramiento *in situ*
2. Sacrificio, Incineración y enterramiento
3. Sacrificio y procesado (Planta de transformación)

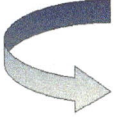

❑ *Localización granjas afectadas*
❑ *Número de animales*
❑ *Tipo de explotación*
❑ *Características del terreno*
❑ *Distancia a planta transformación*

Los S.V.O. valorarán el método más idóneo en cada situación epidemiológica

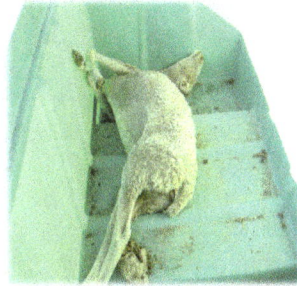

Fuente propia. Sección 6ª Manual Práctico de Operaciones frente a la lengua azul

## *Programa de vacunación de la lengua azul*

La vacunación frente a la lengua azul viene recogida en la Directiva 2000/75/CE, de 20 de noviembre, por la que se establecen disposiciones específicas relativas a las medidas de lucha y erradicación de la fiebre catarral ovina, transpuesta a la normativa nacional mediante el Real Decreto 1228/2001, de 8 de noviembre.

Actualmente, el programa de vacunación frente a la lengua azul se encuentra especificado en la Orden APM/320/2017, del 2 de febrero, por la que se modifica la Orden 1424/2015, del 14 de julio, por la que se establecen medidas específicas de protección en relación con la lengua azul.

La actual situación epidemiológica hace necesario establecer la obligatoriedad de vacunación para el caso de animales mayores de tres meses de las especies ovina y bovina, frente a los serotipos 1 y 4 en sus respectivas zonas de restricción. En lo que respecta al serotipo 8, se establecerá la vacunación voluntaria en determinadas comarcas de las comunidades autónomas de Cataluña, País Vasco, Aragón y la Comunidad Foral de Navarra, permitiendo, asimismo, la vacunación voluntaria frente a este serotipo de aquellos animales que realicen una estancia temporal en Francia.

### Objetivos del programa

Durante el año 2019, el objetivo de la vacunación es controlar la circulación de los serotipos 1 y 4, facilitar el movimiento de animales susceptibles a la enfermedad hacia zonas libres y prevenir la introducción del serotipo 8 en la zona fronteriza con Francia.

### Sistema de vacunación

#### Vacunación frente al serotipo 4

En el caso del serotipo 4, se establece una vacunación obligatoria en la zona de restricción frente a dicho serotipo. Dicha vacunación obligatoria se aplicará en todos los animales ovinos y bovinos mayores de tres meses ubicados en la zona restringida frente al serotipo 4.

#### Vacunación frente al serotipo 1

En el caso del serotipo 1, se establece una vacunación obligatoria en la zona de restricción frente a dicho serotipo. Dicha vacunación obligatoria se aplicará en todos los animales ovinos y bovinos mayores de tres meses ubicados en la zona restringida frente al serotipo 1.

En cualquier caso, se excluirá del programa de vacunación a aquellos animales que esté previsto vayan a ser empleados como animales centinela, con el objetivo de permitir llevar a cabo el Programa Nacional de Vigilancia frente a la lengua azul.

#### Vacunación frente al serotipo 8

En el caso del serotipo 8, se establece una vacunación voluntaria en las siguientes comarcas y comunidades autónomas:

#### a) Comunidad Autónoma de Aragón

En la provincia de Zaragoza: las comarcas veterinarias de Sos del Rey Católico, Jaca, Ejea de los Caballeros y Zuera.

En la provincia de Huesca: las comarcas veterinarias de Ayerbe, Barbastro, Binéfar, Boltaña, Castejón de Sos, Grañén, Graus, Huesca, Jaca, Monzón, Sabiñánigo, Sariñena y Tamarite de Litera.

#### b) Comunidad Autónoma de Cataluña

En la provincia de Barcelona: las comarcas veterinarias de l'Anoia, Bages, Baix Llobregat, Berguedà, Maresme, Osona, Vallès Occidental y Vallès Oriental. La provincia de Girona.

En la provincia de Lleida: las comarcas veterinarias de Alt Urgell, Alta Ribagorça, Cerdanya, Noguera, Pallars Jussà, Pallars Sobirà, Pla d'Urgell, Segarra, Segrià, Solsonès, Urgell y Vall d'Aran.

## c) Comunidad Foral de Navarra

## d) Comunidad Autónoma del País Vasco

Dicha vacunación se aplicará en los animales ovinos y bovinos mayores de tres meses ubicados en la zona de vacunación preventiva frente al serotipo 8. Se estima que en esta zona de vacunación voluntaria hay alrededor de 925.000 bovinos, 1.500.000 de ovinos mayores de cuatro meses.

Asimismo, se permite la vacunación voluntaria frente a este serotipo en los desplazamientos temporales a zona restringida de la Unión Europea frente BTV-8.

### Vacunas disponibles

Se emplearán vacunas inactivadas con autorización en vigor.

La Agencia Española de Medicamentos y Productos Sanitarios (AEMPS) con fecha 12 de febrero de 2019 ha publicado una actualización del listado de vacunas frente a la lengua azul con autorización vigente. En primer lugar, figuran las vacunas con autorización de comercialización por la Agencia Europea de Medicamentos (EMA), en segundo lugar, en el documento se listan las vacunas con autorización de comercialización por la Agencia Europea de Medicamentos y Productos Sanitarios.

### Pauta de vacunación

La pauta de vacunación será la descrita por cada laboratorio en el prospecto de cada vacuna. De manera general, en animales primovacunados se aplicarán dos dosis separadas por un intervalo de 3-4 semanas, si bien algunas de las vacunas para ovino permiten alcanzar la adecuada protección de los animales en la primovacunación con una sola dosis.

En la revacunación de los animales previamente inmunizados se aplicará una sola dosis, siempre y cuando esta se realice dentro del periodo de inmunidad garantizado por la respectiva vacuna.

En caso de tratarse de aplicación subcutánea se recomienda tomar un pliegue de la piel en la zona escapular o en el anca, ya que la aplicación accidental en la cavidad torácica puede provocar una reacción inflamatoria aguda.

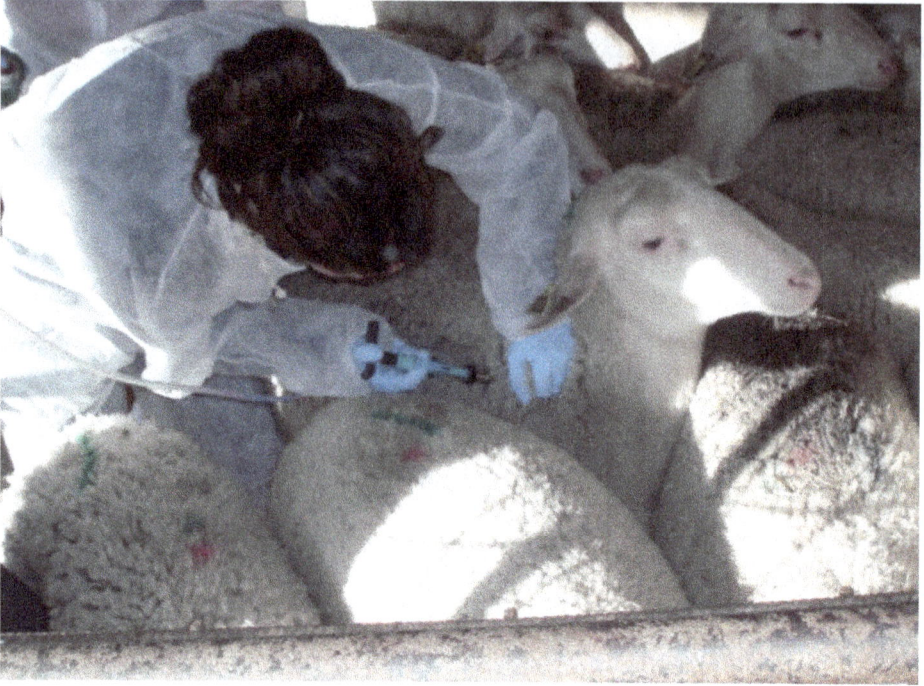

**Figura 25**
Vacunación de ovejas frente a lengua azul

Fuente propia

En caso de inyección accidental de la vacuna en una persona, se consultará inmediatamente a los servicios médicos mostrándose el texto del envase de la vacuna o el prospecto.

### Obligación de registro

En el caso de la especie bovina, deberán grabarse los datos de la vacunación (tipo de vacuna, serotipo y fecha de aplicación) en la base de datos del Registro General de Identificación Individual de Animales (RIIA), establecido conforme el Real Decreto 728/2007, de 13 de junio, por el que se establece y regula el Registro general de movimientos de ganado y el Registro general de identificación individual de animales.

En el caso de la especie ovina, en aquellos animales que estén identificados electrónicamente, según Real Decreto 685/2013, de 16 de septiembre, por el que se establece un sistema de identificación y registro de los animales de las especies ovina y caprina, se harán constar los datos de la vacunación (tipo de vacuna, serotipo y fecha de aplicación) en la base de datos del RIIA, prevista en el Real

Decreto 728/2007, de 13 de junio. Cuando los animales no estén identificados electrónicamente, los datos de la vacunación se incluirán en el libro de registro de la explotación.

Las autoridades competentes de las comunidades autónomas llevarán a cabo un registro de los animales vacunados, en los que, al menos, figurará el año y mes de primovacunación y de sucesivas vacunaciones, el código de explotación y la identificación individual de los animales, cuando proceda.

Los datos necesarios para el registro de la vacunación referidos en los apartados anteriores deberán notificarse a la autoridad competente por el veterinario o, en su caso, el titular de la explotación, en un plazo máximo de siete días desde la aplicación de cada dosis. En conclusión, puesto que no existe tratamiento, la vacunación es la medida más eficaz y práctica para reducir al mínimo las pérdidas asociadas a la enfermedad y para interrumpir eventualmente el ciclo del animal infectado al vector.

## Control de vectores

### Desinsectación de animales, locales y medios de transporte

La presencia del vector es determinante para que se pueda producir la transmisión de la enfermedad. Por tanto, de manera especial en épocas de máxima actividad del vector es necesario el uso de productos con acción desinsectante o repelente, con el fin de controlar la presencia y actividad en entornos ganaderos y en los propios animales.

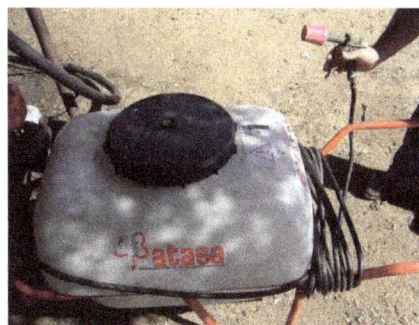

**Figura 26**

Fuente propia

Los primeros ejercen una acción insecticida y, por tanto, letal sobre el mosquito. El problema para su uso en animales es que necesitan tener una autorización de uso por parte de la AMPS, para lo cual es preciso que tengan establecidos Límites Máximos de Residuos (LMR) y además es necesario respetar un tiempo de supresión. En este sentido, existen en España productos ectoparasiticidas de uso externo que están autorizados por la AMPS. Sin embargo, ninguno de estos productos incluye entre sus indicaciones autorizadas su uso frente a *Culicoides*. Por esta razón, el uso de dichos productos para el control de dichos vectores precisa de una prescripción excepcional.

Además, su uso repetido puede dar lugar a pautas posológicas diferentes a las autorizadas y posible uso en especies no autorizadas, por lo que la AEMPS entiende necesario alargar los plazos de espera.

Este tipo de productos de acción desinsectante sí podrán ser utilizados tanto en el ambiente como en locales o medios de transporte. Para ello, el tratamiento se hará con:

- Insecticidas ambientales en las áreas de pastoreo y ejercicio. Se podrán emplear siempre y cuando no exista riesgo de producir graves alteraciones en el medioambiente. Para ello, será necesario el conocimiento y autorización de las autoridades competentes en materia de medioambiente.

- Insecticidas de uso ganadero en los lugares de alojamiento y transporte.

Los insecticidas están generalmente basados en piretrinas potenciadas con butóxido de piperonilo y en su caso con repelentes.

Para el tratamiento de animales, se recomienda el uso de productos con acción repelente, que evita o disminuye la posibilidad de que el mosquito pique a los animales. La mayoría de estos productos tiene tiempos de espera cortos y son, por lo general, aerosoles o soluciones de aplicación tópica.

**Figura 27**
Trampa para *Culicoides*

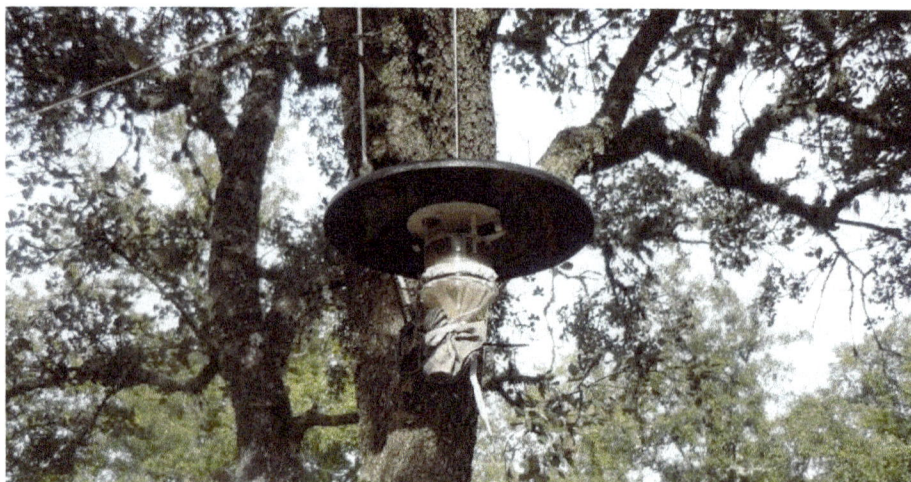

Fuente propia

## Vigilancia entomológica

Existen más de mil especies de *Culicoides,* pero menos de veinte son considerados vectores competentes del virus de lengua azul. Por tanto, la distribución de la enfermedad con frecuencia está limitada a la distribución geográfica de la especie vectora. Los datos del programa de vigilancia entomológica llevado a cabo en España han demostrado que en nuestro país la transmisión del virus de la lengua azul está ligada a la presencia de diversos mosquitos del género *Culicoides,* con especial importancia el *Culicoides imicola* y el *Culicoides obsoletus.* Son insectos que recuerdan a moscas de pequeño tamaño, entre 1 y 3 mm de longitud.

Cuando están en reposo, tienen las alas plegadas sobre el dorso. Una característica de estos dípteros es que en las alas presentan un diseño peculiar con un punteado que es de gran ayuda para separar las diferentes especies. Machos y hembras chupan jugos vegetales, pero solo las hembras necesitan, además, realizar ingestión de sangre para la maduración y puesta de huevos.

Presentan actividad crepuscular y nocturna y no suelen entrar dentro de las casas o establos a no ser que presenten grandes superficies abiertas. Las hembras pican preferentemente cuando los animales se encuentran en el exterior de las construcciones. Prefieren las temperaturas cálidas con alta humedad ambiente y sin aire. Los cambios climáticos que alteran esas condiciones, como los días ventosos o lluviosos, alteran la normal actividad de los insectos. A velocidades del aire mayores de 3 m/s, los adultos dejan de volar. Tres periodos sucesivos de

### Figuras 28-29
Captura de vectores del género *Culicoides*; mapa con la disposición de las Estaciones de Muestreo. Red de Vigilancia Entomológica Permanente

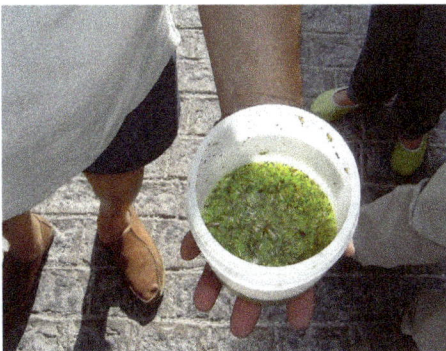

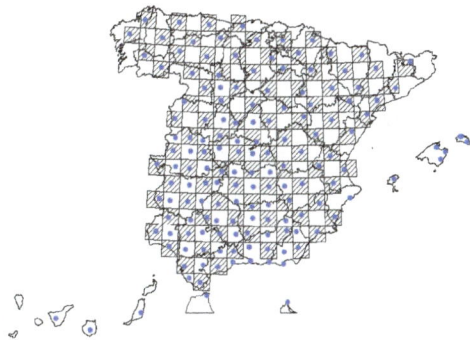

Fuente: Manual Práctico de Operaciones de lengua azul

frío intenso en el espacio de tres semanas, con heladas de 2 o 3 horas a -3 °C, parecen eliminar los mosquitos adultos, no así las larvas que pueden sobrevivir a bajas temperaturas ambientales.

Los *Culicoides* tienen unas pequeñas piezas bucales con las que cortan la piel y se alimentan directamente de las gotas de sangre que salen de la herida. Sus hospedadores son tanto los mamíferos como las aves y aunque no parecen tener una marcada preferencia por ninguna especie en concreto, sí que pican más a los animales domésticos por la facilidad que tienen para localizarlos al encontrarse agrupados y porque suelen criar en las proximidades de ellos.

## Culicoides imicola

*Culicoides imicola* en España se ha encontrado en mayor abundancia en las explotaciones de ganado ovino. Seguido de las de vacuno y équidos. Las hembras pueden chupar sangre cada tres o cinco días y a lo largo de su vida pueden alimentarse más de tres veces. Los adultos viven unos 20 días, aunque dependiendo de las condiciones ambientales pueden llegar a vivir más de 90 días.

La cópula la hacen volando y normalmente se forman enjambres donde se concentran las hembras y machos para realizarla. Los huevos los ponen siempre en zonas con cierto grado de humedad y abundante materia orgánica como barro, orillas de charcas y estanques, heces de animales, restos vegetales, etc., pero no en masas de agua como pantanos o acequias.

El ciclo comprende las fases de huevo, cuatro estadios larvarios, pupa e insecto adulto. La duración del ciclo, desde el huevo hasta que el insecto adulto emerge de la pupa, varía en función de la especie y de la época del año, pues ello depende mucho de la temperatura.

En condiciones óptimas, tardan unos quince días en salir los adultos, pero el ciclo puede llegar a durar hasta siete meses pasando el invierno en un estado de diapausa. Las larvas se alimentan de materia orgánica, fundamentalmente de bacterias y protozoos de vida libre, por ello, algunas especies, como *Culicoides imicola*, están muy ligadas a los acúmulos de heces de rumiantes y équidos.

El vector principal de la lengua azul conocido en España es *Culicoides imicola*. Su área de distribución comprende casi toda la zona suroeste y centro de España, llegando por el norte hasta la provincia de Madrid. En la zona mediterránea se ha hallado en el litoral de Cataluña, así como en zonas de Alicante y Murcia. Es muy abundante en las Islas Baleares. Esta especie es de distribución africana y asiática sugiriendo algunos autores que se trata de una especie relativamente reciente en España. Es posible que en este momento se encuentre en expansión, pudiendo ser favorecida por los posibles cambios climáticos que se están produciendo.

Su periodo de actividad es desde mayo-junio hasta noviembre-diciembre, con el pico más importante de abundancia desde agosto a octubre. En las zonas más cálidas puede haber adultos volando durante casi todo el año, aunque en número muy reducido. Las temperaturas más adecuadas para su presencia son las comprendidas entre los 18 °C y los 38 °C.

## Culicoides obsoletus

En el último año, se ha comprobado que otras especies de *Culicoides* pueden tener importancia en la transmisión de la lengua azul en España. Se trata del complejo de *Culicoides obsoletus* y otra especie muy similar morfológicamente que es *Culicoides dewulfi*.

El complejo *Culicoides obsoletus* en España está representado como mínimo por dos especies: *Culicoides obsoletus* muy abundante y ampliamente repartida, especialmente por todo el tercio norte, y *Culicoides scoticus* menos frecuente, pero que se encuentra también muy diseminado por nuestro país. Es imposible diferenciarlos directamente con la lupa y hay que recurrir al microscopio, por eso siempre se habla del complejo *Culicoides obsoletus*. *Culicoides dewulfi* es una especie que se encuentra de forma puntual por toda la mitad norte pero muy poco abundante. También es necesario el microscopio para identificarla correctamente.

Estas son unas especies de origen europeo, por lo que están mucho mejor adaptadas a las temperaturas bajas que el *Culicoides imicola*. Su periodo de actividad se inicia antes, en marzo o abril, y su máximo de población se detecta desde mayo a julio, dependiendo de la zona. Puede incluso estar presente durante todo el año en algunas localidades de la cornisa cantábrica.

Presentan también actividad crepuscular y nocturna. Esta actividad, si la temperatura es adecuada, va a estar condicionada por factores climáticos como la lluvia o el aire que impiden que vuelen, pero con humedad y cielo cubierto, algunas especies como *Culicoides obsoletus* y *Culicoides dewulfi* en Europa Central se ha visto que tienen actividad incluso durante el día.

## Temporada vectorial 2018-2019

El pasado 14 de septiembre de 2018, los Servicios Veterinarios Oficiales de la Junta de Andalucía notificaron el primer foco del serotipo 4 del virus de la lengua azul en la presente temporada de actividad vectorial 2018-2019, en un bovino centinela presente en una explotación ubicada en el municipio de Los Barrios, en la comarca de Campo de Gibraltar (Cádiz).

La proximidad del norte de África, región en la que los serotipos 1 y 4 del virus de la lengua azul se encuentran de forma endémica, indica que el origen de la infección pueda deberse a la introducción de mosquitos infectados desde esta zona, según recoge la Red de Alerta Sanitaria y Veterinaria (RASVE) del Ministerio de Agricultura, Pesca y Alimentación (MAPA).

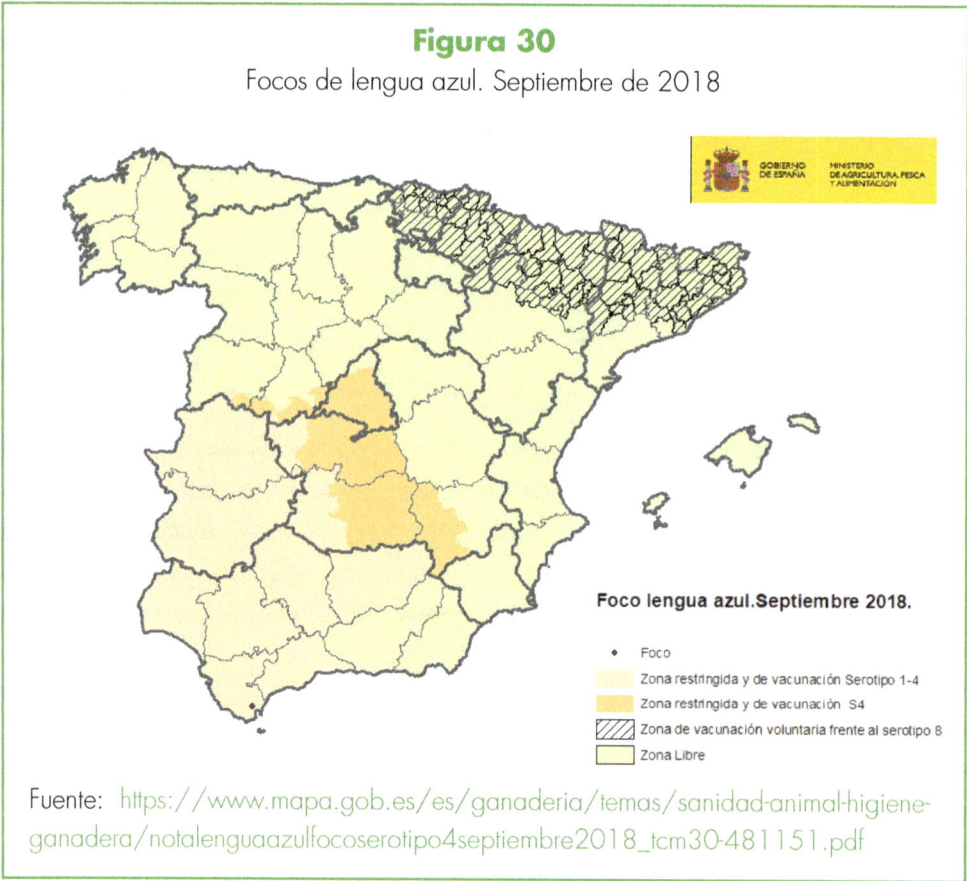

**Figura 30**
Focos de lengua azul. Septiembre de 2018

Fuente: https://www.mapa.gob.es/es/ganaderia/temas/sanidad-animal-higiene-ganadera/notalenguaazulfocoserotipo4septiembre2018_tcm30-481151.pdf

Se trataba de una explotación centinela de bovino, por lo tanto, con animales no vacunados frente a la enfermedad, en la que se obtuvieron resultados positivos por la técnica de PCR en el Laboratorio de Sanidad Animal de la Junta de Andalucía en uno de los animales que actúan como centinela en la explotación, dentro de los muestreos quincenales a los que son sometidos.

Inmediatamente se remitió la muestra al Laboratorio Central Veterinario (LCV) de Algete (Madrid), laboratorio nacional de referencia para la lengua azul en España, y recientemente nombrado laboratorio europeo de referencia para esta enfermedad (fecha: 20-03-2018), donde se confirmó la presencia del virus de la lengua azul, determinándose que se trataba de un aislado del serotipo 4 del virus.

## Tabla 5
Resumen de notificaciones de casos de LA por el serotipo 4 (BTV-4)
Criterio de búsqueda temporada vectorial 2018-19

| Foco | Tipo | Enfermedad | Fecha de confirmación | País | CCAA | Comarca | Municipio |
|------|------|-----------|----------------------|------|------|---------|-----------|
| 2019/1 | 1° | Lengua azul | 17/01/2019 | España | Andalucía | Estepona (costa de Málaga) | Casares |
| 2018/13 | 1° | Lengua azul | 14/12/2018 | España | Andalucía | Utrera (bajo Guadalquivir) | Utrera |
| 2018/11 | 1° | Lengua azul | 11/12/2018 | España | Andalucía | Cantillana (vega de Sevilla) | Villanueva del Río y Minas |
| 2018/12 | 1° | Lengua azul | 11/12/2018 | España | Andalucía | Sierra de Cádiz | Benaocaz |
| 2018/10 | 1° | Lengua azul | 26/11/2018 | España | Andalucía | Posadas (vega del Guadalquivir) | Palma del Río |
| 2018/4 | 1° | Lengua azul | 15/11/2018 | España | Andalucía | Malaga (Guadahorce oriental) | Mijas |
| 2018/5 | 1° | Lengua azul | 15/11/2018 | España | Andalucía | Ronda (Ronda) | Gaucín |
| 2018/6 | 1° | Lengua azul | 15/11/2018 | España | Andalucía | Ronda (Ronda) | Gaucín |
| 2018/7 | 1° | Lengua azul | 15/11/2018 | España | Andalucía | Sierra de Cádiz | Ubrique |
| 2018/8 | 1° | Lengua azul | 15/11/2018 | España | Andalucía | La Janda | Alcalá de los Gazules |

Fuente: https://servicio.magrama.gob.es/rasve/Publico/Publico/BuscadorFocos.aspx

La circulación del virus se ha detectado dentro del programa de vigilancia de lengua azul en España para el año 2018. La provincia de Cádiz se considera actualmente zona restringida y de vacunación obligatoria frente a los serotipos 1 y 4.

El último foco del serotipo 4 en España había sido notificado el pasado mes de diciembre de 2017, también en la comarca de Campo de Gibraltar. Ante la constatación de la recirculación del virus, las autoridades veterinarias han reforzado las medidas ya existentes de prevención, vigilancia y control en la zona, se ha procedido así mismo a la notificación oficial del foco a la Comisión Europea, resto de comunidades autónomas y sectores implicados.

Por otra parte, con fecha 15 de octubre de 2018, Portugal ha notificado un foco de lengua azul del serotipo 4 en el municipio de Coruche, en la región de Lisboa y Valle del Tajo.

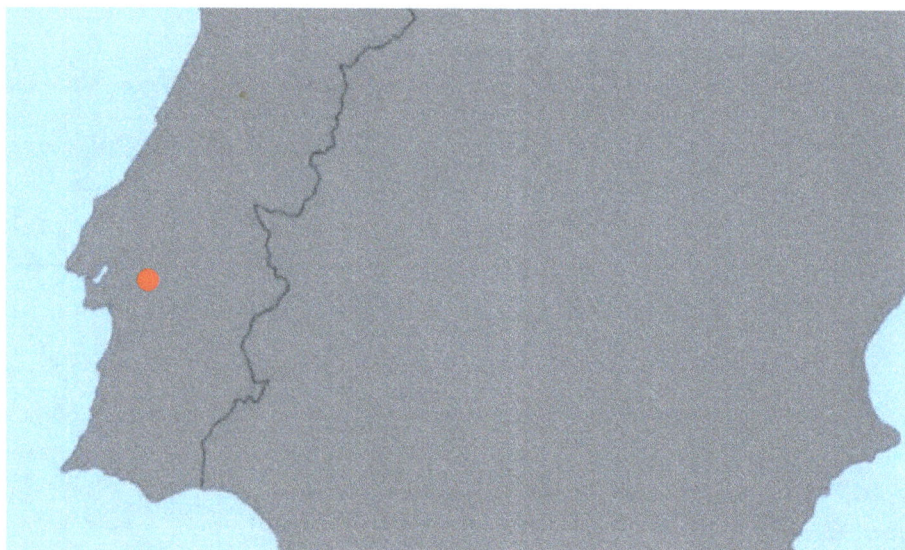

**Figura 31**
Foco en el municipio de Coruche

Fuente: https://www.mapa.gob.es/es/ganaderia/temas/sanidad-animal-higiene-ganadera/notafocoportugalserotipo4oct2018_tcm30-482836.pdf

Como consecuencia de una sospecha clínica, se muestreó un primer animal (un carnero joven) que resultó positivo por PCR al serotipo 4 del virus de la lengua azul. Tras realizar un segundo muestreo a la totalidad de la explotación, otros tres animales resultaron positivos por PCR, evidenciando circulación viral en la explotación. Ninguno de estos animales presentaba sintomatología clínica y todos ellos se encontraban vacunados frente al serotipo 1 de la lengua azul.

Este foco es el primero del serotipo 4 que notifica Portugal desde su declaración de libre frente a este serotipo en octubre de 2017. El último foco de serotipo 4 declarado fue el pasado 19 de noviembre de 2013 en Faro (en la región del Algarve).

La totalidad del territorio continental de Portugal estaba considerada hasta la fecha como zona de restricción frente al serotipo 1. Las autoridades de Portugal informan de que tras la declaración de este foco y con objeto de facilitar los movimientos internos de animales, la totalidad del territorio continental pasa a ser zona de restricción frente a los serotipos 1 y 4 e informan de que se establecerá una zona de vacunación obligatoria frente al serotipo 4.

Asimismo, las autoridades de Portugal comunican que han reforzado las medidas de vigilancia y control, y que están realizando muestreos serológicos (para detectar una prevalencia esperada del 5 % con un intervalo de confianza del 95 %) en las explotaciones más cercanas.

El *Protocolo bilateral sobre las condiciones sanitarias frente a la lengua azul para los intercambios entre España y Portugal de bovinos y ovinos con destino a cebo, reproducción o lidia, procedentes de zonas de restricción* seguirá vigente, teniendo en cuenta a partir de ahora la ampliación de la zona de restricción de la totalidad del territorio continental de Portugal al serotipo 4.

## Cambio climático y factores ambientales

### Influencia de las condiciones climáticas

La transmisión percutánea por mosquitos explica la presencia estacional de la enfermedad en las zonas templadas (tiempo cálido y húmedo), mientras que en las zonas tropicales la población de mosquitos se mantiene todo el año. En los países con clima templado, los primeros casos de enfermedad se observan muy avanzado el verano, posteriormente, la incidencia de la infección crece hacia el final del verano, para desaparecer en la estación fría, cuando la temperatura desciende por debajo de los 10 °C. En las regiones donde el clima durante el invierno es suave, el virus puede sobrevivir fácilmente. No obstante, en ocasiones se ha descrito la persistencia de la infección de un año para otro en las regiones donde los inviernos son fríos y largos.

Por otra parte, determinados factores ambientales como una marcada exposición a la luz solar parecen intensificar los síntomas.

El cambio climático ha propiciado que la franja geográfica de actividad del mosquito *Culicoides* spp. haya aumentado en los últimos años hasta 53° latitud norte y 34° latitud sur. Por ello, en la actualidad determinadas áreas geográficas que antaño desconocían esta y otras infecciones transmitidas por vectores se vean afectadas por diferentes arbovirosis (del inglés *athropod-borne viruses*) (ver Figuras 32).

## Figura 32

Franja geográfica de presencia de mosquitos *Culicoides* desde la aparición del cambio climático

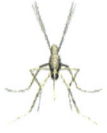

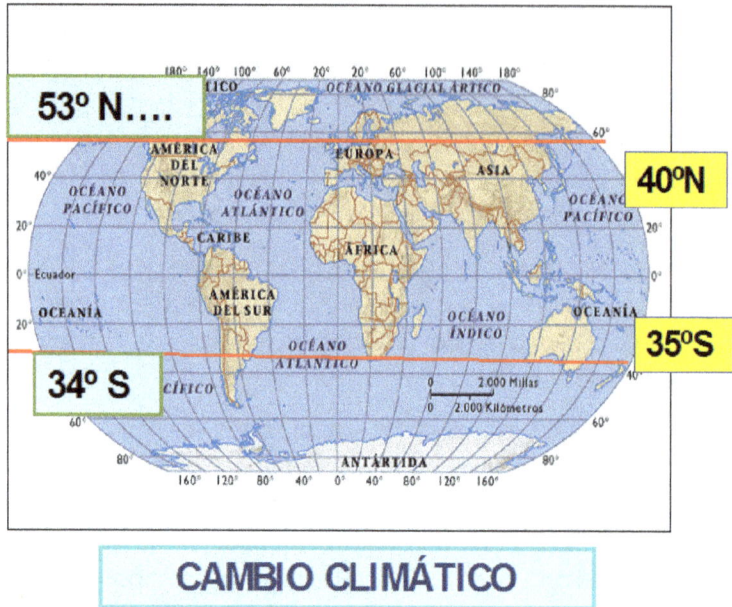

**CAMBIO CLIMÁTICO**

Fuente propia

## Perspectivas de futuro

La experiencia en España constata que la lengua azul es una infección endémica iniciada en el brote por BTV-2 del año 2000 en Baleares. A pesar de ello, las medidas de control desarrolladas en los últimos años frente a los 3 serotipos presentes (BTV-1, BTV-4 y BTV-8) han conllevado largos periodos de silencio epidemiológico y una reducción muy importante en el número de focos desde la temporada vectorial 2015-16.

La epidemiología de la enfermedad obliga a mantener medidas de política sanitaria específicas consistentes en un programa de vigilancia serológica y virológica, clínica y entomológica, el control del movimiento de animales de especies susceptibles a la enfermedad desde las zonas restringidas, así como un programa de vacunación frente a los diferentes serotipos. La vacuna previene la aparición de signos clínicos, evita la difusión de la infección/enfermedad y es parte esencial de la política de erradicación de enfermedades de declaración obligatoria (EDO). Es imprescindible mantener su carácter obligatorio en las zonas donde se constate la circulación vírica, es decir, cuando se cumpla alguna de estas circunstancias (*Manual práctico de operaciones frente a lengua azul*):

- Cuadro clínico compatible con LA.

- Centinela seropositivo a un serotipo (BTV1, BTV4, BTV-8).

- Aislamiento e identificación de virus LA.

- Positivo pruebas serológicas o detección de Ag viral/ARN.

Además, y como perspectiva de futuro, son necesarias líneas de investigación que aborden el estudio sobre nuevos preparados vacunales de carácter polivalente (BTV-1, BTV-4 y BTV-8) y multiespecie (ovino, caprino, bovino).

Finalmente, no podemos obviar la importancia de la lucha integral frente al cambio climático que obviamente está influyendo directamente en la amplificación de áreas geográficas de actividad vectorial y emergencia de enfermedades vectoriales (arbovirosis). La primera aparición de la enfermedad en los Países Bajos en agosto de 2006 significó la localización más al norte donde se haya diagnosticado. Los focos posteriores en otros países de Europa Septentrional tienen en común los siguientes factores epidemiológicos: (i) latitud norte; (ii) signos clínicos en los bovinos; (iii) prevalencia regional del insecto vector capaz de soportar los inviernos europeos.

## Bibliografía

- Animal Health Australia. The National Animal Health Information System (NAHIS). Bluetongue [online].

- Booth M. Climate Change and the Neglected Tropical Diseases. Adv Parasitol. 2018; 100:39-126.

- Brown, C. & Torres, A., Eds. (2008). - EEUUHA Foreign Animal Diseases, Seventh Edition. Committee of Foreign and Emerging Diseases of the US Animal Health Association. Boca Publications Group, Inc.

- Brugman VA, Hernández-Triana LM, England ME, Medlock JM, Mertens PP, Logan JG, et al. Blood-feeding patterns of native mosquitoes and insights into their potential role as pathogen vectors in the Thames estuary region of the United Kingdom. Parasit Vectors. 2017 Mar 27;10(1):163.

- Coetzer, J.A.W. & Tustin, R.C. Eds. (2004). - Infectious Diseases of Livestock, 2nd Edition. Oxford University Press.

- Fauquet, C., Fauquet, M., & Mayo, M.A. (2005). - Virus Taxonomy: VIII Report of the International Committee on Taxonomy of Viruses. Academic Press.

- Ficha de la OIE. http://www.oie.int/fileadmin/Home/esp/Media_Center/docs/pdf/Disease_cards/BLUET-ES.pdf

- García Bocanegra, Ignacio, Caballero Gómez, Javier, Rivero Juárez, Antonio, Jiménez Ruiz, Saúl. 2019. Lengua azul (Capítulo 4), *En*: Enfermedades infecto-contagiosas en rumiantes (Manuales Clínicos de Veterinaria). Editores Ignacio García Bocanegra y Rafael Zafra Leiva. 2019 Elsevier España S.L.U. ISBN.: 978-84-9113-353-7Pp. 30-38.
- Garner G, Saville P, Fediaevsky A. Manual for the recognition of exotic diseases of livestock: A reference guide for animal health staff [online]. Food and Agriculture Organization of the United Nations [FAO]; 2004. Bluetongue.
- Johnson DJ, Ostlund EN, Stallknecht DE, Goekjian VH, JenkinsMoore M, Harris SC. First report of bluetongue virus serotype 1 isolated from a white-tailed deer in the United States. J Vet Diagn Invest. 2006; 18:398-401.
- Manual Práctico de Operaciones en la lucha de la lengua azul. MAPA (2014).
- Manual de la OIE. Manual de las Pruebas de Diagnóstico y de las Vacunas para los Animales Terrestres 2018. Lengua azul.
  http://www.oie.int/fileadmin/Home/esp/Health_standards/tahm/2.01.03_BLUETONGUE.pdf
- Mecham J.O.; Jochim M.M. 2000. Development of an enzyme-linked innunosorbent assay for epizootic hemorrhagic disease of deer virus. *J. Vet. Diagn. Inves.* 12:142-145.
- Office International Des Epizooties (OIE). 2000. Manual of Diagnostic Test and Vaccines (6th ed.) with annual updates. Paris: OIE, pp 109-118.
- Programa Nacional de Vigilancia, Control y Erradicación de la lengua azul. MAPA (2019).
- Saegerman, C., Reviriego-Gordejo, F. & Pastoret, P.-P. Eds. (2008). – Bluetongue in Northern Europe. OIE, Paris.
- Servicio de Cambio Climático de Copérnico. Resúmenes mensuales de precipitación, humedad relativa y humedad del suelo 2018. [Consultado el 31 de julio de 2018]. Disponible en: https://climate.copernicus.eu/monthly-summaries-precipitation-relative-humidity-and-soil-moisture
- Takamatsu H, Mellor PS, Mertens PP, Kirkham PA, Burroughs JN, Parkhouse RM. A possible overwintering mechanism for bluetongue virus in the absence of the insect vector. J Gen Virol. 2003; 84:227-35.
- Tweddle N, Mellor P. Technical review – bluetongue [online]. Version 1.5. Report to the Department of Health, Social Services, and Public Safety U.K [DEFRA]. DEFRA; 2002.
- World Organization for Animal Health [OIE]. Press release. Bluetongue detected for the first time in Northern Europe. OIE; 2006 Aug.
- World Organization for Animal Health [OIE]. Press release. Bluetongue in Northern Europe: an OIE Reference Laboratory makes a breakthrough in identifying the vector causing the disease. OIE; 2006 oct.

# MÓDULO 4

## CONTAMINACIÓN AMBIENTAL Y SALUD

## CONTENIDOS

- **Capítulo 15.** Contaminación ambiental y ecología.
  Una sola salud. Cuando una parte devora el todo.
  *Joaquín Araújo Ponciano*

- **Capítulo 16.** Agua, aire y suelo.
  *Pilar Muñoz-Calero Peregrín*

- **Capítulo 17.** Contaminación ambiental y enfermedades
  inmunológicas humanas y animales.
  *Fernando Fariñas Guerrero*

- **Capítulo 18.** Lactancia materna y contaminación ambiental.
  *Nicolás Olea Serrano*

- **Capítulo 19.** Disruptores endocrinos.
  *Nicolás Olea Serrano*

- **Capítulo 20.1** Contaminación ambiental y cáncer.
  *Pilar Muñoz-Calero Peregrín, Natàlia Eres Charles*

- **Capítulo 20.2** Oncología Ambiental:
  Repensar el abordaje clínico del cáncer.
  *Natàlia Eres Charles y Pilar Muñoz-Calero Peregrín*

# Presentación del módulo

Según la Organización Mundial de la Salud (OMS): «La contaminación atmosférica urbana aumenta el riesgo de padecer enfermedades respiratorias agudas, como la neumonía, y crónicas, como el cáncer del pulmón y las enfermedades cardiovasculares». La contaminación atmosférica afecta de distintas maneras a corto y a largo plazo, y los efectos son más susceptibles en grupos como los niños, los ancianos o las personas que ya están afectadas por alguna enfermedad previa.

Los efectos directos de la contaminación atmosférica en la salud están bien cuantificados, pero el cambio climático tiene una serie de efectos indirectos que no están tan estudiados a pesar de su incidencia sobre la salud. Se espera que entre 2030 y 2050 el cambio climático sea la causa directa de 250.000 muertes al año, y que pueda aumentar la malnutrición por la pérdida de terrenos de cultivo, las enfermedades cardiovasculares y las infecciosas, y un empeoramiento de la salud mental.

Aunque los riesgos de la contaminación para la salud son elevados y los datos algo alarmantes, también hay espacio para el optimismo, y este es el objetivo de este penúltimo módulo. Cada vez son más los ciudadanos e instituciones involucrados en mejorar esta situación y en los últimos años se está trabajando duramente para aportar ideas sostenibles en las ciudades. Conseguir el mejor mundo posible es compromiso de todos, y el compromiso que debemos adquirir frente a las generaciones futuras, las de nuestros hijos y nietos, las diferentes iniciativas ecológicas se dirigen firmemente hacia ese propósito.

# CAPÍTULO 15

## CONTAMINACIÓN AMBIENTAL Y ECOLOGÍA

### UNA SOLA SALUD.

### CUANDO UNA PARTE DEVORA EL TODO

Joaquín Araújo Ponciano

Eran inmensos, limpios y gratuitos. Me refiero a los cielos, las aguas y los suelos. Por eso, las vidas que consiguieron formar y mantener eran sencillamente infinitas, en variedad y cuantía. Especies y espacios, es más, consiguieron ser la misma cosa porque la gran destreza de lo animado es saber usar lo inanimado sin desgastarlo. Lo que más intenta enseñarnos el entorno es que nada es sin lo que en él vive. Lo que más demuestran los seres vivos no humanos es que son lo mismo que su entorno. Ahí afuera nada, ni nadie, en efecto, diferencia los contenidos del continente.

Pero un estilo de vida de una sola especie ha conseguido que el aire se esté asfixiando, el agua ahogando y que la tierra sea enterrada por plásticos, cementos, asfaltos y abandonos forzosos. Tanta torpeza conduce a la soledad. Porque nos estamos quedando desacompañados de miles y miles de especies que demostraban que poco, o nada, ha buscado más soluciones diferentes que la misma historia de la Vida. Esa eternidad, que ya ha sido, está hoy amenazada por la fugacidad, las mentiras y las codicias encadenadas. Nuestra especie, salvo raras excepciones, ha extraviado la más necesaria sabiduría.

Todo lo escrito hasta aquí es verdad, lo demuestra la ciencia y cualquier experiencia, no cegada, puede comprobar de forma directa. Pero la autenticidad es castigada sin descanso. Sobre todo por los residuos de un consumismo desbocado. El excremento, pues, victorioso como un ejército imperial, ocupa casi todos los estados del aire, del agua y de la tierra.

Así y por eso lo que siempre queremos lejos de nosotros mismos se ha apoderado de cielos, mares y suelos, es decir, del aire que respiramos, los líquidos que bebemos y las comidas que ingerimos.

Olvidamos que todas las formas de contaminación son algo que comienza en la ignorancia más extendida, la de no reconocer que todo lo que es arrojado al exterior puede acabar —y demasiadas veces acaba— en nuestro interior.

## El aire también respira

La contaminación es una enfermedad que comienza en el ambiente y se contagia con insistencia a los propagadores de la misma. Esos que olvidan que los aires necesitan la misma transparencia que ayudan a fabricar. El no contemplar a los elementos básicos como sujetos, activos y pasivos, de funciones literalmente idénticas a las nuestras desvía demasiado la comprensión.

Creo que este poema, que escribí tras conocer de cerca a una afectada por la sensibilidad química múltiple, SQM, refleja de forma clara lo hasta aquí expuesto.

### SQM

En el leve territorio del perfume y la transparencia;
en donde reina la voz y el canto de la música;
en la casa, pues, del viento y la nube.
Sí, aquí, donde la vida respira y así vive.
En lo que será pecho de todos, precisamente ahí,
habéis puesto la carcoma de la asfixia.
Tiene también SQM la atmósfera y cansancio
por tanto barrote de humo, por tan demasiados
gases de efecto, más infierno que invernadero.
Aires exhaustos de ser vertedero de la basura invisible.
Lo denuncian el desvarío de las primaveras tartamudas,
los falsos inviernos, los veranos imperialistas
y los decapitados otoños.
Lo proclaman los extravíos de la flor y de las aves nómadas.
Más aún tenemos que escuchar el alarido de los nuestros,

los que han sido enviados a prisión sin juicio y casi sin protesta.
Anuncian que el desgarro comienza con estos adelantados
a lo que nos espera a todos... no tan tarde.
La SQM es anticipo de lo irremediable cuando se olvida
que no hay, en este mundo, cuerpos ajenos
al Cuerpo del Aire, siempre sin cuerpo, siempre dentro
de lo más hondo de todos los cuerpos.
La hoy doliente respiración de la atmósfera condena
a los inocentes y casi olvidados más sensibles.
Mañana arderá el aire y todos los alientos quemarán.

## La sed del agua:

No hay duda, así lo demuestran las estadísticas de los meteorólogos, de que el cambio climático está convirtiendo en tacañas a las nubes.

La escasez de líquido elemento está generalizándose. Todavía más la conversión de la trama fluvial en una gigantesca cloaca que lleva al mar miles de toneladas diarias de compuestos químicos, plásticos y residuos orgánicos que los sistemas naturales ya no son capaces de fijar y neutralizar.

Poco se expresa mejor que el agua, primer espejo, y desde siempre un escenario que retrata la salud del conjunto del planeta.

De nuevo, pretendo que un poema resuma lo que necesitamos para comportarnos recíprocamente con el agua.

El agua también tiene sed:
Sed de miradas admiradas.
Sed de cauces sin tapias.
Sed de sedientos limpios.
Sed de riegos ajustados.
Sed de sorbos de verde.
Sed de soñadores despiertos.
Y solo nosotros podemos
dar de beber al agua.

Y no hay mejor fuente para las aguas de este mundo que el dejar de contaminarlas.

## ¿Será todo cementerio?

Parece un porcentaje más que asumible. No llega al cinco por cien la superficie del planeta que hemos dedicado a las habitaciones humanas, es decir, a ciudades y pueblos. Otro tanto ocupan, aproximadamente, las infraestructuras que conectan lo habitado por humanos con lo habitado por otros muchos más humanos. Lo preocupante es que casi todo el cemento y el asfalto está sobre los mejores suelos, de ahí que quepa la metáfora de que el urbanismo entierra a la tierra. Con todo, las cifras mencionadas resultan muy engañosas desde el momento en que esas concentraciones son las principales responsables de todos los contaminantes. Al tiempo que casi nadie recuerda que poco, o nada, necesita más a los entornos limpios que los sucios. Los atestados de ruido, velocidad y comodidad. Es más, la influencia de una sociedad ya más urbana que rural se deja sentir en cada metro cuadrado de este planeta, ya sea sólido o acuático.

Aporto también este poema, dedicado a la medio sepultada vega de Granada, acaso el más fértil de los labrantíos españoles como expresión de la insensatez de que supone no excluir de la planificación urbanística todo territorio capaz de alimentarnos.


### Lealtad a la vida

Ni la innumerable reja de tus álamos
ni la solícita cacera que te alcanza
ni los sudores que regaron tus campos
han conseguido preservar tanta labranza.

El cacique cemento es ya campo santo
no por soterrar el cuerpo de los nuestros
sino por propalar el peor entierro
que es enterrar la tierra de los huertos.

Arreció el desprecio a las raíces, no solo
de los árboles de plata y brisa cantora,
sino también a las de tanto olvidado
por una historia demasiado traidora.

Mas no se rinde la lealtad a la vida
y decimos, como siempre dijo el agua
del fértil verdor de la de Granada:
¡Hay Alhambra porque hubo —¿habrá?— Vega!

Ser leales a la Vida es la más urgente, necesaria, eficaz y eficiente terapia para la enfermedad generalizada que supone la actualidad. Estos presentes convertidos en dioses reverenciados por los poderosos y sus servidores. Se trata de entender que toda la vivacidad de este mundo se debe a que para que exista futuro es por completo necesario no destruir el pasado. La vida es herencia, sobre todo de las posibilidades de seguir viviendo y eso solo es posible con los sistemas de abastecimiento e inmunidad en el mejor estado de salud. Si el derredor está enfermo, todos sus contenidos, especialmente los humanos, lo estarán en un mayor o menor grado.

La perdida sensatez puede regresar si entendemos que el aire respira, el agua bebe y la tierra come. Y que todo ello conforma la salud misma de los entornos, es decir, la nuestra.

**GRACIAS, Y QUE ESTAS PALABRAS NOS AYUDEN A ATALANTAR AL DERREDOR COMO EL DERREDOR HACE CON NOSOTROS DESDE SIEMPRE**

# CAPÍTULO 16

## AGUA, AIRE Y SUELO

Pilar Muñoz-Calero Peregrín

### 16.1 Antecedentes

Durante millones de años, solo hubo una química en este planeta: la de la propia naturaleza. Sin embargo, desde la Revolución industrial, pero con especial intensidad tras la Segunda Guerra Mundial, lo que equivale a tan solo unos instantes en la escala del tiempo evolutivo, fue entrando en escena otra química. En órdenes de miles de millones de toneladas. La química artificial generada por el ser humano.

Al principio fue de un modo más o menos tímido, pero con el paso de las décadas el proceso se aceleró. Tanto que, por ejemplo, desde 1930 hasta nuestros días, el volumen de la producción de química sintética se habría multiplicado cientos de veces sobre la inicial[1].

Decenas de millares de sustancias fueron generadas en los laboratorios con unas reglas y parámetros muy diferentes a los naturales[2]. Además, la actividad humana también alteró espectacularmente los niveles de presencia en el medio de una serie de sustancias naturales tóxicas, como es el caso de diferentes metales pesados.

Hemos centrado una buena parte de nuestro desarrollo en la industria y la tecnología. Tanto que podría decirse que hemos creado una capa de tecnología, cada vez más gruesa, que nos envuelve cotidianamente y que cubre también parte de la superficie de la tierra. Una tecnología que tiene su propia química. Una parte de esa química tiene propiedades tóxicas y ha acabado contaminando el medioambiente.

Debemos ser plenamente conscientes de las verdaderas dimensiones y alcance del problema. Hablamos de un problema planetario. Ningún rincón de la Tierra ha quedado a salvo de la contaminación con una serie de sustancias, en mayor o menor medida.

Durante un tiempo pareció tenerse la creencia de que podía contaminarse indefinidamente porque, al fin y al cabo, los millones de toneladas de sustancias tóxicas que generamos y vertemos al medioambiente acababan «diluyéndose» en la vastedad de la atmósfera, las aguas o los suelos planetarios. Y que, al hacerlo, sus concentraciones acababan siendo tan bajas que supuestamente no podían causar efectos de relieve sobre los organismos vivos.

Pero la realidad era otra. La realidad era, por ejemplo, que muchos de esos contaminantes, lejos de dispersarse, acababan concentrándose precisamente en los seres vivos.

Para comprender bien lo que sucede debemos entender que nuestro planeta es un planeta viviente. Que no hay una nítida separación entre sus componentes vivos y los no vivos. Que cuando vertemos algo en el agua o en el suelo, por ejemplo, no lo estamos haciendo en el agua o en el suelo, entendidos estos como si solo fuesen entes minerales, sino en toda la compleja trama viviente que hay en esa agua o en ese suelo, o que dependen o se ven ligados a esa agua o ese suelo.

Una de las más claras evidencias de cómo los seres vivos pueden captar una serie de sustancias es que, precisamente, uno de los sistemas que se emplean para intentar descontaminar suelos contaminados, absorbiendo las sustancias tóxicas de ellos, es usando algunas especies de microorganismos, plantas u hongos que se sabe que los capturan.

Es una obviedad que los seres vivientes forman una unidad indisoluble con el medio en el que se encuentran. El agua que tenemos en nuestros cuerpos es la misma que antes corrió por los ríos. El aire de nuestros pulmones es el que nos rodea. Los nutrientes que constituyen nuestro cuerpo proceden de la tierra, de los vegetales que crecen en ella y de los animales que los ingieren.

A través de las cadenas alimentarias, un contaminante que haya, por ejemplo, en el sedimento de un río puede acabar siendo absorbido por seres microscópicos. Estos seres serán ingeridos en gran cantidad por otros algo mayores y estos, a su vez, por otros aún más grandes que irán así acumulando una concentración mayor. De hecho, los seres vivos son, demasiadas veces, como verdaderos imanes que van recopilando algunos contaminantes que hay dispersos por el entorno, concentrándolos en sus cuerpos.

No estamos vertiendo sustancias en un medio inerte, sino en unos ecosistemas vivos que son, de hecho, organismos. Algunos de estos contaminantes pueden además tender a acumularse singularmente y a persistir mucho tiempo dentro de los seres vivos. Y, cuando esto sucede, suele iniciarse otro preocupante fenómeno que es, precisamente, uno de los principales problemas de algunas sustancias químicas contaminantes: el de la bio-magnificación. Es decir, el proceso por el cual la concentración de contaminantes va creciendo dentro de los seres vivos a medida que estos ocupan un escalón más alto en la cadena alimentaria. Es lo que se ha visto con las más diversas sustancias como los pesticidas organoclorados, las dioxinas, los PCBs, etcétera.

En cualquier caso, no solo cabe esperar problemas cuando hay unos niveles altos de concentración de una serie de sustancias. Una concentración elevada puede generar una serie de problemas a veces muy graves. Pero con mucha frecuencia bastan niveles muy bajos de concentración de los mismos u otros contaminantes para generar desarreglos. De hecho, buena parte de los estudios científicos que se están realizando en los últimos tiempos versan precisamente sobre los efectos de estos niveles aparentemente «bajos». Lo que se llama concentraciones «ambientalmente relevantes». Es decir, las concentraciones que suelen estar presentes normalmente en el medioambiente real.

La evolución de los problemas de contaminación de aguas, aires y suelos no ha sido buena. Han crecido a lo largo de las décadas. Así, por ejemplo, los datos disponibles muestran cómo desde los años 90 de la pasada centuria la calidad del agua ha empeorado en amplias zonas del planeta. Tendencias similares se observan en la polución del aire y de los suelos. Desde finales de la Segunda Guerra Mundial, por ejemplo, ha crecido de forma espectacular el uso de fertilizantes y pesticidas en la agricultura, que pueden generar muchos problemas de contaminación edáfica. La producción mundial de pesticidas habría aumentado a una tasa cercana al 11 % anual, desde los 0,2 millones de toneladas que se producían en el año 1950 a los más de 5 millones de toneladas que se generaban en el año 2000[3]. Incremento que se constataría también al medirlo entre 1990 y 2015[4] y posteriormente. China, por ejemplo, que en 1991 consumía algo más de 765.000 toneladas anuales de pesticidas; en 2014, lo hacía ya con un millón ochocientas mil[5]. También ha crecido la cantidad de residuos industriales y otro tipo de desechos. El volumen de basuras urbanas, por su parte, también ha venido aumentando en las últimas décadas. En España, por ejemplo, en el período 1990-2003, creció un 55,4 % la generación de residuos urbanos por habitante[6]. Desde 1964, la producción mundial de plásticos habría crecido veinte veces[7] y, con ello, también han crecido los problemas derivados de su presencia en el medioambiente. También ha habido, en fin, una preocupante tendencia durante las últimas décadas en otros indicadores.

## 16.2 Situación actual

La situación actual es preocupante. Algo que genera preocupación de cara a cumplir con los Objetivos de Desarrollo Sostenible marcados a nivel internacional[8]. Vamos a verlo de manera separada en los tres elementos: agua, aire y suelos.

### Agua

Su contaminación es un grave problema a escala planetaria. Un problema de unas dimensiones tales que está concitando una grave preocupación por parte de la comunidad internacional. Tiene efectos no solo sobre la salud del ecosistema y de los seres humanos, sino también muchas otras repercusiones al reducir la disponibilidad de agua para una serie de usos clave para la sociedad. Una serie de acuerdos internacionales y de normativas regionales y nacionales han sido suscritos para intentar afrontar los retos planteados, pero se está muy lejos de solucionarlos. En algunas zonas la situación es realmente pavorosa. Pero realmente ningún rincón del planeta se libra de tener problemas de mayor o menor entidad.

La polución de las aguas es causada por factores como la agricultura intensiva, la industria, la minería o los vertidos de aguas residuales urbanas. Entre ellos, la agricultura industrial es, en estos momentos, una de las más importantes fuentes de polución hídrica a escala mundial[9]. A causa de ella, enormes cantidades de contaminantes[10] como, por ejemplo, agroquímicos (por el masivo uso de pesticidas y fertilizantes) llegan a las aguas. El empleo de fertilizantes químicos a gran escala contribuye, entre otros posibles efectos, a la eutrofización de enormes volúmenes de agua, a causa de los nitratos y fosfatos. No solo de las aguas de ríos, lagos y acuíferos, sino también costeras. Los pesticidas —sustancias como herbicidas, insecticidas, fungicidas y otros— se han convertido también en un problema de primer orden, con hondos impactos sobre las masas de agua. Son millones de toneladas de estas sustancias tóxicas las que se esparcen anualmente sobre las tierras agrícolas del planeta[11] y eso contando solo con el llamado «principio activo». Según un estudio realizado por diferentes centros de investigación de Alemania, Suiza, Dinamarca e Italia *«las masas de agua de más de un 40 % de las tierras planetarias están en riesgo por la escorrentía de los insecticidas»*. Un 18 % de ellas, en un riesgo alto o muy alto[12]. También están contaminadas con estas sustancias multitud de masas de agua subterránea.

Otra fuente de polución relevante son las aguas residuales. A escala global, cerca del 80 % de las aguas residuales de las poblaciones se vierte, sin tratamiento alguno o prácticamente sin él, contaminando ríos, lagos y mares[13]. En cualquier caso, conviene tener presente que incluso en el caso de que las aguas reciban tratamiento, los sistemas convencionales de depuración no sirven para filtrar con la eficiencia debida muchos de los contaminantes. Por ello, una parte de ellos vuelven a los ríos tras pasar por las instalaciones. Un ejemplo, entre otros muchos que podrían citarse, es el de determinados alquilfenoles, derivados del uso de una serie de surfactantes y empleados como detergentes en volúmenes de cientos de miles de toneladas. Un porcentaje de ellos son liberados a los ríos desde los efluentes de las depuradoras, preocupando sus posibles efectos de alteración hormonal sobre organismos vivos[14]. Es, en cualquier caso, algo que sucede con más sustancias[15].

Por su parte, la industria vierte cada año millones de toneladas de diferentes sustancias tóxicas en las aguas (disolventes, metales pesados, etc.)[16]. En España, por ejemplo, los datos de PRTR (Registro Estatal de Emisiones y Fuentes Contaminantes) muestran el vertido declarado, directo e indirecto, de grandes cantidades de unas decenas de sustancias seleccionadas[17].

Al final, desde diferentes fuentes, llegan a las aguas una enorme cantidad de contaminantes diferentes. Sustancias que se emplean para producir detergentes, jabones, productos de limpieza, pinturas, tintas, pesticidas, plásticos, textiles, fármacos, tintes, lubricantes, fragancias…, pueden terminar, y finalmente terminan, en las aguas de un modo u otro.

Los ríos, a través de la escorrentía, reciben buena parte de los tóxicos que se usan en muy vastas superficies, sea en las labores agrícolas, como es el caso de los pesticidas, sea en los pueblos y ciudades. No pensemos solo en las industrias. Pensemos, por ejemplo, en toda la compleja mezcla de sustancias químicas que se emplean en millones de hogares y que acaban en el río a través del alcantarillado, sin que los sistemas de depuración estén diseñados muchas veces para neutralizarlas debidamente. Detergentes, productos de limpieza, desatascadores de cañerías, disolventes, sustancias de pequeñas industrias y talleres, tintorerías, imprentas… Incluso, algo de lo que pocas o ninguna vez se habla, como pueda ser el gran volumen de hidrocarburos aromáticos que, cada vez que llueve en una ciudad, acaban en las alcantarillas.

Uno de los tipos de contaminantes emergentes que está atrayendo la atención de la comunidad científica son, por ejemplo, los fármacos que están generando una muy amplia contaminación de las aguas que se suma a la de otras sustancias. Los fármacos detectados proceden de los que son eliminados por la orina y las heces, y en algunos casos tirados al retrete, y que de este modo acaban en las aguas residuales sin que los sistemas de depuración los eliminen suficientemente. Como ejemplo, una investigación realizada en las aguas del Parque Nacional de Doñana[18] detectó la presencia de antibióticos[19], antiinflamatorios[20], betabloqueantes[21], reguladores lipídicos[22], un antiepiléptico[23] y hormonas[24], con los posibles efectos que ello pudiese tener sobre el ecosistema. Los científicos denuncian que los sistemas de depuración solo acaben con un porcentaje de la concentración de fármacos (de unos más y de otros menos) y recomiendan que se añadan tratamientos terciarios de oxidación o membranas.

Una de las investigaciones más amplias realizadas es la que se enmarca dentro del llamado Proyecto Aquaterra, que ha hecho un seguimiento de muchas sustancias, entre ellas, más de veinte fármacos, en las aguas de cinco ríos europeos. Entre ellos, el Ebro. Así se han detectado antidepresivos, antibióticos, antihistamínicos, analgésicos, antibióticos y otros medicamentos en las aguas. Algunos de estos fármacos, como es el caso de las píldoras anticonceptivas, por ejemplo, podrían tener notables efectos como contaminantes hormonales[25], sumándose a otras sustancias contaminantes diferentes que tienen propiedades análogas. Otro de los aspectos que preocupa es la generación de resistencias a los antibióticos.

La polución procedente de las diferentes fuentes de vertido que puede haber a lo largo y ancho de una cuenca hidrográfica puede hacerse especialmente patente en los tramos más bajos de los ríos. Un ejemplo nacional ha sido el del río Segura, en Murcia y Alicante, que se ha hecho particularmente patente en periodos en los que la reducción de caudal, por las sequías, exacerbaba la concentración de contaminantes. En los sedimentos de sus tramos finales se han medido concentraciones mucho más altas de tóxicos, como diferentes metales pesados[26].

Es frecuente que solo los casos más espectaculares de contaminación de los ríos reciban atención de los medios de comunicación, por ejemplo cuando en España una balsa minera con millones de toneladas de lodos tóxicos se derramó sobre miles de hectáreas del entorno del Parque Nacional de Doñana. Pero casos muy graves como el citado pueden gestarse durante décadas sin llamar especialmente la atención del público. Como sucedió también, por citar otro ejemplo, con la callada acumulación de cientos de miles de metros cúbicos de lodos contaminados con mercurio, hexaclorobenceno, PCBs, DDT, etc., en el embalse de Flix (Tarragona) en las aguas del Ebro. Solo se habla de algunos procesos de contaminación fluvial en momentos concretos, y frecuentemente sin la repercusión debida, por ejemplo, cuando hay algún episodio de vertido especialmente llamativo. Como cuando hace unos años hubo un vertido industrial en el río Umia, en Galicia, en el que acabaron en el agua una serie de sustancias como el benceno, el tetracloroetileno, el estireno, el etilbenceno, el tolueno, el xileno, etc. Pero pronto se olvidó el tema. Cotidianamente, una larga serie de sustancias está llegando a las aguas sin que se llame la atención. Solo se habla de ello, y a veces no demasiado, cuando alguna organización lo denuncia, como sucedió con los vertidos de tóxicos como el DDT[27], entre otras sustancias, al río Cinca (Huesca) o cuando se denunció la presencia de retardantes de llama en las anguilas del río Ebro o del Miño[28].

Un gran problema es que nos hemos acostumbrado a la idea de que es «normal» que exista cierto grado de contaminación en las aguas. De hecho, es algo que se ha normalizado en sentido estricto, es decir, que se ha convertido en norma, en ley. La legislación recoge que hay niveles permitidos presuntamente «seguros» de presencia de infinidad de contaminantes en las aguas. Aun cuando si se tuviese en cuenta lo que sabe la comunidad científica acerca de muchos de estos contaminantes, es más que probable que dichos niveles permitidos debieran ser revisados. Incluso en algunos casos, como probablemente suceda con sustancias como las que tienen efectos de alteración hormonal, se debería establecer que no hay ningún nivel aceptable de su presencia.

La contaminación de las aguas es especialmente patente en muchos países en vías de desarrollo en los que las normas o no existen o dejan mucho que desear. Pero incluso en países desarrollados se da una realidad preocupante. En Estados Unidos, por ejemplo, cerca de la mitad de los ríos y arroyos y más de un tercio de los lagos están contaminados, de modo que su agua no puede ser usada para el baño, la pesca o para beber[29].

No solo preocupan las aguas superficiales, que son las que podemos ver cuando nos movemos por la geografía. El capítulo de las aguas subterráneas, a pesar de su invisibilidad, merece un abordaje específico. Se debe tener bien presente que son nada menos que el 97 % de las aguas dulces en estado líquido presentes en los continentes[30]. Algo que las convierte en un recurso cuya conservación en buen estado es esencial. Más de 1500 millones de personas dependen de las aguas subterráneas para beber. En Europa, un 55 % de la población[31] depende de ellas para el agua del grifo y un 50 % en los Estados Unidos[32]. En países como España —por sus peculiaridades climáticas e hidrológicas— es un recurso estratégico[33].

Lamentablemente, en general, nuestra sociedad ha venido comportándose, a efectos de prevenir su polución, casi como si las aguas subterráneas no existiesen. Suele existir considerable grado de desconocimiento del nivel de contaminación de estas aguas del subsuelo en bastantes zonas. Pero los datos disponibles muestran que la situación de los acuíferos es muy grave en muchísimos lugares.

Pueden ser muy vulnerables a la contaminación y se deben tener presentes las enormes dificultades, por no hablar de la imposibilidad que podría entrañar la depuración de muchos acuíferos contaminados. Muchas veces, la velocidad de renovación de las aguas de un acuífero puede ser lentísima y llevar incluso milenios, de modo que si lo contaminamos el efecto puede ser irreversible.

Con frecuencia basta un foco de contaminación en un solo punto para que, como si del efecto de una inyección se tratase, se puedan contaminar acuíferos de muchos kilómetros cuadrados. Son muchas las actividades humanas que han comprometido la pureza de los acuíferos. Desde las balsas de purines de las granjas porcinas, a los fertilizantes y los pesticidas agrícolas, pasando por los lixiviados de los vertederos industriales y urbanos, las balsas mineras (conteniendo aguas ácidas, metales pesados, etc.), las aguas residuales y muchas otras posibilidades. Una infinidad de escenarios que pueden hacer que muchos contaminantes puedan migrar hacia las aguas subterráneas.

Entre las fuentes de contaminación más estudiadas figuran las relacionadas con la agricultura, tales como los fertilizantes y pesticidas que pueden originar una polución difusa sobre vastas extensiones a escala global[34]. En todo el mundo, incluida la UE, muchas masas de agua subterránea están contaminadas con pesticidas. Incluso en lugares donde el uso de pesticidas pueda ser más bajo que en otros puede haber acuíferos fuertemente contaminados a causa de los largos periodos en los que pueden haber sido usados. En España se habrían declarado 173 acuíferos en mala situación por esta causa[35].

También se sabe que un tercio de las aguas subterráneas europeas superan los límites considerados adecuados de nitratos[36] (sin entrar a evaluar si esos límites son adecuados o no, ya que una revisión de los parámetros legales incrementaría el porcentaje de aguas subterráneas que se considera que los superan). En España, más de ocho millones de hectáreas se han identificado como vulnerables a la polución por nitratos[37].

También, el uso de agua de depuradoras para riego puede ser una fuente de contaminación[38], así como el uso de los lodos de las mismas para el abonado de tierras, entre otras posibilidades.

En una muestra de 107 masas de agua subterránea con mal estado químico, el 26 % tenía alto contenido de nitrato; 22 % fueron afectados por la contaminación puntual y difusa, y 20 % por altas concentraciones de arsénico o tricloroetileno[39].

Las actividades de la industria pueden afectar mucho a la calidad de los acuíferos. Por ejemplo, por la eliminación incontrolada de desechos industriales, así como por derrames no controlados o accidentales de subproductos industriales, entre otras posibilidades[40]. Además, en España hay más de 30.000 tanques de combustible en estaciones de servicio y más de 300.000 tanques de hidrocarburos para uso doméstico, que son fuentes potenciales de contaminación de acuíferos. Algo tan simple como una pequeña fuga en un depósito subterráneo de una gasolinera, tan insignificante que nadie se percata de ella durante años, es suficiente para que con el paso del tiempo kilómetros cuadrados de acuífero se vean contaminados en mayor o menor grado[41]. Infinidad de depósitos de este tipo en todo el mundo tienen fugas.

Si a factores como estos unimos la costumbre que ha existido en tantos lugares de desprenderse de residuos tóxicos inyectándolos bajo tierra o de tantas y tantas industrias que, consciente o inconscientemente, han ido destilando venenos hacia el subsuelo, por ejemplo, balsas mal revestidas, nos daremos cuenta de la situación. Son muy conocidos casos como el del famoso Silicon Valley en California y la polución creada, por ejemplo, por sus depósitos de disolventes[42].

A todo ello pueden sumarse otros factores, de origen más o menos «natural» pero favorecidos muchas veces por la actuación humana, como puede ser la contaminación por arsénico que se da en tantas zonas. El caso más famoso es el de Bangladés, pero en muchos otros lugares del mundo hay áreas afectadas. Sin ir más lejos, en algunas zonas de España, lo que ha hecho que haya problemas de abastecimiento de agua potable en bastantes municipios de Castilla y León, por ejemplo[43].

Existe, además, con frecuencia, una importante interacción entre aguas superficiales y subterráneas que puede hacer que la contaminación de unas pase a otras. Por ejemplo, la filtración natural de los ríos que reciben grandes cantidades de efluentes de las plantas de tratamiento de aguas residuales puede contaminar acuíferos. Es algo que se ha visto, por solo citar un caso entre muchos posibles, con las decenas de productos farmacéuticos medidos en las aguas subterráneas de Barcelona[44], dándose la circunstancia de que muchos compuestos estaban en concentraciones tan altas como en el propio río, o incluso más altas.

Otro escenario importante de polución de las aguas es el de los mares y océanos. A pesar de la su aparente vastedad que pareciera sugerir que la contaminación química que reciben se «diluye» en ellos, lo cierto es que en estas grandes masas de agua se están sintiendo los efectos de esta polución de forma muy notable.

El mar se ha convertido en el receptáculo de una buena parte de la contaminación planetaria, llegando a él muchos de los vertidos que se generan a veces muy lejos, por ejemplo, a través de los ríos. Una buena parte de los contaminantes que reciben los mares procede de las más diversas actividades industriales, urbanas y agrícolas desarrolladas en tierra firme[45].

En los últimos tiempos ha llamado la atención, de forma singular, la contaminación por plásticos. Pero los contaminantes que llegan al mar son prácticamente infinitos. Principalmente, a través de los ríos o desde las costas, llegan a los mares ingentes cantidades de sustancias tóxicas. Sustancias que las más diversas investigaciones han asociado a cosas tales como las epizootias, que han ocasionado algunas grandes mortandades de mamíferos marinos. Numerosas investigaciones muestran, por otro lado, la presencia en el pescado de las más diversas sustancias tóxicas, tales como PCBs, dioxinas, mercurio, retardantes de llama, etc., algo que preocupa por sus posibles implicaciones sanitarias. Singularmente en casos como el del mercurio en algunos países.

Además, existe una constante contaminación de los mares con hidrocarburos que se expresa de forma más llamativa con las grandes mareas negras, que a veces conmocionan a la opinión pública, aunque en realidad la mayor parte de los vertidos acaecen de modo menos llamativo y rutinario desde refinerías, por limpieza de los tanques de buques, etcétera.

Incluso el fenómeno del cambio climático tiene hondas repercusiones modificando la química oceánica mediante un proceso de acidificación. Los océanos absorben una cuarta parte de las emisiones de gases de efecto invernadero.

## Aire

Probablemente, uno de los escenarios de contaminación con los que más familiarizada está la población sea el del aire. Cada año se emiten a la atmósfera ingentes cantidades de sustancias que, de un modo u otro, contaminan los aires. Acaso, el más conocido es el fenómeno del calentamiento global, derivado de las emisiones de $CO_2$ y otros gases de efecto invernadero. Un problema que lleva mucho tiempo buscando una solución que no llega, a pesar de que los efectos ya se están percibiendo de forma cada vez más severa en muchos lugares del planeta.

Según la Cuenta de Emisiones a la Atmósfera (CEA), la economía española emitió 338,6 millones de toneladas de gases de efecto invernadero a la atmósfera en 2015, un 3,5 % más que en 2014, procediendo el 78,9 % de los sectores de actividad económica. El resto de emisiones procedieron de los hogares, de las que un 71,3 % se generaron por el uso de transporte propio[46].

Son muchas las posibles fuentes de emisión de contaminantes al aire. Entre ellas, el transporte, la generación de energía, diferentes actividades industriales, la agricultura e incluso, entre otras, el uso de múltiples productos dentro de los edificios. También son numerosos los tipos de contaminantes emitidos: dióxido de azufre, óxidos de nitrógeno, amoniaco, compuestos orgánicos volátiles, contaminantes persistentes, metales pesados, hidrocarburos aromáticos policíclicos...[47].

Esto puede tener una larga serie de impactos negativos. Impactos, por ejemplo, sobre los ecosistemas, como es el caso de los procesos de acidificación y eutrofización. Especialmente conocidos han sido, por ejemplo, los fenómenos de lluvia ácida que han afectado a amplias regiones de lagos y bosques. Pero también cabe citar, por ejemplo, que una larga serie de contaminantes que pueden ser emitidos desde instalaciones como las industriales, tras ser transportados por el aire, se depositan en el agua, la vegetación y el suelo y se incorporan a la cadena alimentaria.

Según datos de la OMS en 2016, el 91 % de la población vivía en lugares donde no se respetaban sus directrices de sobre la calidad del aire. La contaminación del aire sería la segunda causa de enfermedades no transmisibles en el planeta. Originaría cada año más de 550.000 muertes en Europa (incluyendo no solo la contaminación exterior, sino también la que puede respirarse dentro de los edificios). A escala global, serían siete millones de muertes prematuras anuales (incluyendo cinco millones por enfermedades no transmisibles). Entre los problemas de salud que se citan como principales se cuenta la enfermedad isquémica del corazón, infartos, enfermedad pulmonar obstructiva crónica y el cáncer de pulmón[48]. Por todo ello, este organismo internacional considera que es un importante problema de salud pública. Responsable de una significativa reducción en la esperanza media de vida, de varios cientos de miles de muertes prematuras, de grandes cantidades de ingresos hospitalarios, de un aumento en el uso de algunos medicamentos y de la restricción de una serie de actividades durante muchos días al año.

Los parámetros que suelen medirse en relación a la calidad del aire de las ciudades suelen ser algunos como las partículas (PM), el ozono ($O_3$), el dióxido de nitrógeno ($NO_2$) y el dióxido de azufre ($SO_2$), pero son muchas más las sustancias que pueden contaminar el aire no procedentes solo del tráfico o de calefacciones, por ejemplo, sino de industrias que liberan cientos de sustancias tóxicas diferentes o incluso de la deriva aérea de aplicaciones de pesticidas. También pueden venir de otras fuentes, incluso, sorprendentes hasta cierto punto. Una investigación en California, por ejemplo, atribuía un porcentaje notable de la contaminación por compuestos orgánicos volátiles en espacios abiertos urbanos, no solo a las emisiones de los vehículos, como cabría imaginar, sino a la que procedía del interior de los propios edificios[49]. Una polución que podría proceder del uso de pinturas, barnices, ambientadores, productos de limpieza, pesticidas, perfumes, desodorantes, champús, adhesivos, lacas, tintas de impresión y otras fuentes. No es de extrañar que no solo preocupe la contaminación del aire en espacios abiertos, sino también en espacios cerrados en los que la concentración de una serie de sustancias puede ser muy superior a la del exterior.

## Suelos

La contaminación de los suelos preocupa mucho en la actualidad[50]. Los suelos no son, como probablemente algunas personas podrían creer, entes meramente minerales, sino realidades vivas en las que se da una compleja interacción entre multitud de organismos. De modo que los contaminantes pueden generar hondas transformaciones negativas en los mismos como alterar su diversidad biológica, reducir su contenido de materia orgánica y nutrientes, así como su capacidad de actuar como filtros. Por otro lado, su contaminación está directamente asociada a la polución de las aguas —tanto superficiales como subterráneas— y, por supuesto, puede tener hondas implicaciones de salud pública. Por otro lado, con frecuencia, una vez que se produce tal polución puede ser muy difícil, sino imposible, solucionar.

Puede generarse por contaminaciones accidentales o procedentes de actos deliberados ligados actividades industriales y domésticas, por residuos urbanos, por riego con aguas residuales, uso de agroquímicos (como pesticidas y fertilizantes agrícolas), uso de lodos de depuradora para abonado de tierras, etc., que pueden aportar a los suelos una larga lista de sustancias entre las que figuran metales pesados, contaminantes orgánicos persistentes, fármacos, sustancias de detergentes o productos de aseo personal, entre otras posibilidades. En algunas zonas del mundo se ha convertido en un problema importante, por ejemplo, los lugares donde se realiza un reciclaje de baterías con plomo o de residuos electrónicos, como es el caso de algunos enclaves de los países en vías de desarrollo en los que las normativas o no existen o dejan muchísimo que desear.

Pese a su importancia, no se han hecho estimaciones adecuadas de la superficie de suelos que pueden estar contaminadas. Los inventarios realizados subestiman la extensión del problema, centrándose en una serie de lugares con unos niveles especialmente elevados de contaminación o en los que preocupa singularmente por una serie de razones, pero dejando de considerar una contaminación acaso más difusa que puede afectar a enormes superficies del planeta. Aun así, algunos autores comentan como solo en la Unión Europea (UE), el número de sitios contaminados se estimó en aproximadamente 250.000, pero pueden ser realmente casi tres millones de sitios[51]. Son lugares que se dice precisarían de un remedio que, realmente, es difícil de lograr en muchas ocasiones.

### Industria y residuos

Aguas, aires y suelos pueden verse afectados por las más diversas actividades, como las industriales o la producción de residuos. La industria es una de las fuentes de polución que más preocupa en estos momentos, existiendo una serie de zonas que tienen el triste privilegio de concentrar de modo singular una serie procesos contaminantes a través de emisiones o vertidos. Son lugares con presencia de industrias —como las petroquímicas, de fosfatos, papeleras, metalúrgicas, etc.— desde las cuales pueden generarse sustancias tóxicas, en ocasiones, en apreciables cantidades.

Entre las actividades industriales que preocupan figuran, por ejemplo, las del cloro y sus asociadas, que pueden estar ligadas a la contaminación con dioxinas, hexaclorobenceno, mercurio, etc. Las sustancias cloradas se usan en sectores muy diversos, que van desde el papelero al de los plaguicidas, los disolventes o los plásticos. La industria papelera ha aparecido vinculada también a importantes procesos de contaminación en muchas ocasiones. Industrias como las metalúrgicas —incluyendo algunas que se dedican al reciclaje de metales— o las refinerías y otras ligadas al ciclo de los hidrocarburos, desde las cuales pueden liberarse una larga lista de posibles contaminantes que pueden causar efectos negativos en la salud del ecosistema y en la salud humana.

En España, como en otros países, hay una serie de puntos que han atraído la atención. Son lugares como Huelva, el Campo de Gibraltar, Tarragona, Puertollano, Cartagena, Martorell, Flix y otros enclaves industriales de mayor o menor relevancia. Lugares en los que puede haber una contaminación difusa, crónica, por una serie de sustancias o en los que, en ocasiones, pueden haberse dado situaciones más llamativas. Como sucede, por ejemplo, con las enormes balsas de fosfoyesos de la ría de Huelva o como sucedió en la zona industrial de Sabiñánigo (Huesca). Allí, durante años, una empresa estuvo virtiendo en basureros al aire libre decenas de miles de toneladas de residuos tóxicos y peligrosos. En concreto, residuos de la fabricación de un pesticida altamente persistente. Una contaminación que perdura y que perdurará allí por mucho tiempo a orillas de un importante río aragonés. Pero son muchos más los casos, de menor o mayor importancia, que podrían citarse.

Sería largo enumerar todas las clases de industrias que pueden utilizar y, en su caso, liberar, una serie de sustancias. Pensemos, por ejemplo[52], en la textil, que ha empleado sustancias como alquilfenoles etoxilados, aceites minerales (posible fuente de hidrocarburos aromáticos policíclicos), bactericidas y fungicidas, colas químicas (que pueden tener sustancias tóxicas), tratamientos químicos o blanqueados con cloro, tintura y estampación (proceso en el que pueden usarse cromo 6, bencenos, ftalatos, hidrocarburos aromáticos...), retardantes de llama, etcétera.

Muchas de las sustancias empleadas o generadas por la industria pueden representar riesgos para el medioambiente y la salud humana, incluida, por supuesto, la salud de los propios trabajadores[53]. Pero se debe tener presente que los problemas no solo pueden proceder directamente por vertidos o emisiones desde las propias instalaciones industriales. No conviene olvidar que los productos finales también pueden contener una serie de sustancias conflictivas, de modo que el uso posterior de los mismos, o cuando estos se conviertan en residuos, puede acabar generando problemas de contaminación desde otras fuentes diferentes. Una industria de plásticos, por ejemplo, puede contaminar en el mismo lugar en el que se asienta, pero también sus productos, una vez son comercializados, pueden convertirse en un problema. Igualmente, una industria dedicada a la producción de fertilizantes minerales puede contaminar en su mismo entorno, pero también el uso de esos fertilizantes en la agricultura puede generar polución. Lo mismo sucede con muchos otros casos, como pueden ser los detergentes, los pesticidas, los combustibles, etcétera.

La industrialización ha hecho que nuestro mundo se llene de una serie de productos y materiales que, por sí mismos, sea en las propias fábricas o posteriormente, pueden generar problemas de contaminación. Por ejemplo, por la generación de residuos. Precisamente, una de las manifestaciones más inquietantes de la actividad desarrollada por algunos sectores económicos de nuestra sociedad industrializada es la generación de residuos tóxicos.

Las estadísticas oficiales de Eurostat[54] muestran que en 2016 se generaron en la UE más de 100 millones de toneladas de residuos que se consideran peligrosos (un 4 % del total de los residuos generados). Serían 0,2 toneladas —doscientos kilos— por habitante. Una cantidad que habría registrado un moderado incremento respecto a la de 2010. En España, según los datos del Instituto Nacional de Estadística, se generan casi dos millones de toneladas de residuos peligrosos al año. La industria generó en 2016, 1.369.000 toneladas de residuos peligrosos (la construcción en 2015 generó 177.000 Tm y los servicios 351.000 Tm)[55].

El 33,9 % de los residuos peligrosos de la UE, según la fuente antes referida, se vertieron en la tierra o en el agua (51 kg por habitante). El 5,9 % de todos los residuos peligrosos se incineraron sin recuperación de energía (9 kg por habitante). La incineración con recuperación de energía fue el tratamiento para un 7,7 % adicional (12 kg por habitante). Más de un tercio (35,4 %) de residuos peligrosos se recuperó mediante reciclaje o relleno en 2016 (53 kg por habitante).

Conviene, en todo caso, advertir acerca de que es probable que parte de los datos referidos a residuos peligrosos deban ser revisados o matizados. Por ejemplo, en cuanto a considerar «gestionados» o «reciclados» cantidades de residuos que pueden haber tenido otro destino real o en cuanto a los criterios para considerar que ciertos residuos deben entrar o no en la categoría de peligrosos. Es algo que puede suceder, por ejemplo, con algunos residuos generados en la minería que en ocasiones pueden contener sustancias muy problemáticas, como metales pesados y ácidos. También es relevante considerar que puede haber, por ejemplo, residuos urbanos que contengan materiales con sustancias problemáticas.

Por otro lado, se debe tener presente que el problema de los residuos peligrosos no necesariamente se conjura con que estos sean «gestionados» de mejor o peor forma. Basta conocer lo que sucede realmente en algunas instalaciones como algunos vertederos químicos.

En cuanto a los residuos municipales, en 2016, España habría generado 20,6 millones de toneladas, equivalente a 443 kg de residuos por habitante al año[56]. Según un informe[57], del total de residuos sólidos urbanos generados cada año, en España solo se reciclaría o reutilizaría el 43 % y el 56,7 % restante sería incinerado, iría a vertederos o simplemente acabaría en los campos. Aunque las prioridades marcadas en la UE son primar la reducción en la generación de residuos, su reutilización y su reciclaje. Por otro lado, conviene resaltar que de los residuos aprovechados un 18,3 % sería reciclado, un 11 % iría a compostaje y un 13,5 % a la llamada «valorización energética», es decir, a incinerarlos con producción de energía. Además, convendría aclarar en muchas ocasiones si se da por reciclado simplemente lo que es recogido para reciclaje o si realmente se da tal reciclaje después, en qué grado y de qué forma.

Uno de los tipos de residuos que más preocupan en estos momentos son los plásticos, cuya producción ha crecido de forma espectacular desde los años 60 de la pasada centuria. En el año 2014, alcanzó 311 millones de toneladas[58]. Si nos fijamos en el destino que tienen los residuos plásticos, por ejemplo, a través de las estimaciones hechas sobre los plásticos destinados a embalajes (un 26 % del total) veremos que un 32 % acaba directamente en los campos, ríos, mares… Un 40 % iría a vertederos. Un 14 % iría a incineración (con o sin la llamada «valorización energética»). Solo el 14 % es recogido para su reciclaje (más en detalle, un 4 % se perdería en el proceso, un 8 % se destinaría a plásticos de baja calidad y un 2 % para producir nuevos embalajes). El panorama, como muestran estos datos, es, desde luego, manifiestamente mejorable. No solo por los plásticos que acaban directamente en el ecosistema, sino por la parte de ellos que puede también acabar contaminándolo sea desde vertederos más o menos controlados o por otras vías, como las sustancias tóxicas generadas por la incineración[59].

En España, se generaron en 2016 más de un millón y medio de toneladas de residuos de envases de plástico, habiendo crecido algo respecto al año anterior[60]. Es de reseñar que una de las principales formas de tratamiento de estos residuos es la incineración. La tasa de incineración de residuos de envases (no solo de los plásticos sino de otros, entre los que se cuentan los de papel y cartón), con el nombre de «valorización energética», alcanzó el 76,8 %. En el caso concreto de los envases plásticos era el 61,8 % (943.775 toneladas de plástico quemadas). La de reciclado teórico el 45,4 %.

La producción global de residuos eléctricos y electrónicos, por su parte, se estimaba para 2019 en unos 50 millones de toneladas[61]. Al menos, un 20 % de desechos eléctricos y electrónicos serían recogidos y, al menos, teóricamente destinados a su gestión. Pero se desconoce qué sucede con un 80 %. En los países ricos, un 4 % parece que se echa en los contenedores de residuos. Ello dejaría un 76 % que no se sabe bien a dónde va, pero que, por ejemplo, podría ir a países en desarrollo.

Cuando se habla de residuos, en general, sean estos industriales o urbanos, es importante tener en cuenta que no todas sus formas de gestión son igualmente positivas. Que algunas de ellas pueden generar problemas relevantes. Es el caso, por ejemplo, de la incineración. Conviene estar advertidos acerca del hecho de que desde ciertos sectores económicos existen presiones para favorecer estas prácticas. Es, de hecho, la opción preferida, por ejemplo, por los fabricantes de plásticos y otros residuos que ven que de ese modo se hace desaparecer de la vista el problema que generan. También, por supuesto, de una serie de empresas que se benefician con la incineración, sean en plantas dedicadas a tal fin o en hornos cementeros (que, en este caso, ahorran combustible).

Es interesante hacer notar que, con frecuencia, desde algunas instancias oficiales, se presenta la incineración de los residuos casi como si fuese una especie de «reciclaje» o gestión bastante correcta de los desechos. Se alega que con ella se aprovecha el calor para producir energía eléctrica y así se «recupera» energía. Cuando obviamente no es un reciclado, sino una simple destrucción que, además, genera con frecuencia importantes emisiones de sustancias muy tóxicas.

Aun así, algunas autoridades siguen presentando como algo positivo que haya crecido el porcentaje de residuos que se incineran, como se ve en el informe Perfil ambiental de España 2017 al comentar como, refiriéndose a los residuos municipales, «desde el año 2000 se ha reducido el peso relativo del vertido de residuos (del 68 al 57 %) a favor del reciclaje y de la incineración, que prácticamente se han duplicado, pasando del 9 al 18 % en el primer caso y del 16 al 28 % el segundo».

Las incineradoras de residuos han generado serios problemas. Por ejemplo, por sus emisiones al aire de sustancias como las dioxinas y los furanos, que luego pueden acabar depositadas en suelos y aguas. Como ejemplo, en Mataró (Barcelona), tras la instalación de una planta incineradora se vio cómo durante los cuatro años en que se fueron midiendo los niveles en sangre, las concentraciones de dioxinas y furanos aumentaron: aproximadamente, un 45 % de la población de Mataró que vive lejos de la planta y un 40 % del grupo que reside cerca, considerándose la causa más probable de contaminación alimentaria[62]. El valor de dioxinas en las poblaciones de Mataró y Arenys de Mar era cerca de un 25 % superior al observado en otros países desarrollados. El negocio de la incineración se ha extendido, además, a muchas plantas cementeras que se han dedicado a quemar residuos en sus hornos, lo que genera también preocupación por la emisión de sustancias tóxicas que pudieran producirse.

## 16.3 Perspectivas de futuro

Las perspectivas, en general, sobre la situación de la calidad de los aires, suelos y aguas, no son buenas. Básicamente porque sigue prevaleciendo un modelo de desarrollo económico que es el que ocasiona los problemas. Mientras en algunas regiones del planeta se ven señales positivas, aunque con frecuencia tímidas, en otras las tendencias son mucho peores. Es lo que sucede, por ejemplo, en muchas zonas de Asia que están experimentando un fuerte crecimiento económico y en muchos países en vías de desarrollo, en los que las exigencias de protección ambiental son laxas, a veces, prácticamente inexistentes. La comunidad internacional ha establecido una serie de objetivos de desarrollo sostenible para el futuro que podrían representar cierta mejora, pero muchos de ellos parece difícil que lleguen a ser alcanzados.

Entre las señales positivas podemos contar, por ejemplo, el auge de la producción agrícola ecológica. Es algo que representa un elemento clave, por ejemplo, para dejar de contaminar aguas y suelos con fertilizantes y pesticidas. El crecimiento de este tipo de producciones previsiblemente continuará en las próximas décadas si no se frustra el proceso. Los datos muestran que en 2017, la superficie dedicada a la agricultura ecológica alcanzó casi setenta millones de hectáreas en todo el mundo. Sin embargo, se debe tener en cuenta que esa cifra representa solo el 1,4 % de la superficie agraria total[63]. Además, en paralelo, en amplias regiones del planeta se está asistiendo al proceso contrario mediante la intensificación de la explotación agraria basada en un fuerte consumo de agroquímicos.

Nada hace indicar que el consumo global de pesticidas agrarios vaya a decrecer de manera significativa en un futuro más o menos cercano. Salvo en algunos países muy contados, no hay planes o estrategias adecuadas que pudieran mover a una reducción en el uso de estos venenos y aún en estos casos no está claro que finalmente vayan a alcanzarse objetivos suficientes. Falta, por otro lado, un esfuerzo global en ese sentido, no existiendo acuerdos internacionales sobre el tema.

Otro indicador positivo que podría contribuir a reducir la incidencia de algunos factores de polución en concreto podría ser el auge de las energías renovables en muchos países. En la Unión Europea, por ejemplo, el porcentaje de energía renovable en el consumo final bruto pasó del 8,5 % en 2004 al 17 % en 2016[64]. España, en concreto, ha experimentado un desarrollo importante de estas fuentes energéticas[65]. La tendencia al crecimiento parece que se mantendrá en muchos países. No obstante, se estima que hasta 2030 la demanda global de energía crecerá a un ritmo de cerca de un 1,8 % anual, sintiéndose con mucha más intensidad en los países en vías de desarrollo y que la gran mayoría de la energía suministrada procederá de fuentes no renovables, como los combustibles fósiles (como el petróleo y el carbón). El 85 % de la energía primaria consumida en el planeta procedía de combustibles fósiles en 2017[66], año en el que el consumo mundial de energía creció un 2 %. En Europa, el 75 % de la energía primaria consumida procedía de combustibles fósiles (petróleo, gas natural, carbón) y el consumo creció un 1,4 %.

En otros ámbitos como el de la producción industrial limpia, a pesar de algunos avances, se está también muy lejos de lograr una situación adecuada. La industria sigue generando ingentes cantidades de sustancias tóxicas que, en mayor o menor grado, pueden convertirse en un problema de polución ambiental. Mientras, la normativa, incluso en regiones como la Unión Europea —que pasa por ser la región del mundo que tiene la legislación más avanzada en el asunto— está lejos de poder contrarrestar el alcance de los problemas generados.

También parece claro que seguirá creciendo la producción de química sintética en general, dentro de la cual se cuentan muchas sustancias tóxicas que pueden afectar al entorno y a la salud humana, sin que existan en mucho tiempo los debidos instrumentos para controlarlo.

Por otro lado, al hablar de las perspectivas de futuro no solo debemos pensar en si vamos a seguir contaminando en niveles mayores o menores de los del pasado o el presente, sino también en hasta qué punto se podrán o no recuperar una serie de elementos ya dañados, como sucede con muchos suelos y aguas subterráneas de muy difícil o imposible restauración. Porque una buena parte de la contaminación ya generada será una herencia duradera de cara al futuro. En realidad, dados los deterioros ya sufridos, nuestro nivel de exigencia de cara a medidas futuras debiera ser mucho mayor de lo que está siendo, ya que la polución que generemos —por ejemplo, en aguas subterráneas y suelos— se sumará a la acumulada con anterioridad.

Además, hay una serie de factores que pueden agravar la situación. Un ejemplo es lo que sucederá con la cuestión hídrica. El estado de polución de muchas masas de agua es ya suficientemente grave a escala global, pero las consecuencias de ello pueden dejarse sentir con más fuerza en el futuro por una serie de razones. Entre ellas, el hecho de que en 2050 se espera que la demanda global de agua sea un tercio superior a la actual[67]. Precisamente, cuando más agua limpia se necesite es probable que haya menos de la recomendable. Por otro lado, en muchas zonas, las perspectivas del calentamiento climático pueden hacer decrecer los caudales, y ello generar situaciones de mayor concentración de contaminantes en muchos lugares.

Aunque los Objetivos de Desarrollo Sostenible para 2030 incluyan el objetivo de una mejora de la calidad de las aguas, lo cierto es que parece difícil de alcanzar, especialmente en algunas zonas del planeta. En muchas áreas en vías de desarrollo donde están creciendo una serie de factores que pueden amenazarlo, como aquellas en las que se está dando cierto auge urbano e industrial o en las que se transita hacia modelos de agricultura basados en el uso masivo de la agroquímica. La tendencia hasta ahora ha sido al incremento de ciertas formas de contaminación. Por ejemplo, por fertilizantes y la previsión es que siga aumentando en muchas zonas del planeta a causa de la intensificación agraria[68]. Tampoco parecen buenas las previsiones sobre las aguas de mares y océanos, cada vez más cargadas de contaminantes y residuos. Un ejemplo es que para el año 2050, según la ONU, podría haber más volumen de material plástico en los mares que la masa viviente que los puebla. El problema de los plásticos acaso sea el más visible, pero desde luego no el único problema de polución de las aguas saladas de nuestro planeta.

Otros indicadores marcan también tendencias muy negativas. No podemos citarlos todos, pero sí, al menos, algunos de ellos. Por ejemplo, la producción mundial de basura urbana, que no hace más que crecer. Si en el año 2010 se generaban unos 1300 millones de toneladas anuales, en 2025 se espera que sean 2200[69]. En cuanto a residuos eléctricos y electrónicos, en 2010 eran unos 33,8 millones de toneladas las que se generaban. Para 2021, se estima que se llegue a más de 52 millones de toneladas[70]. La tendencia es, como en otros parámetros, al incremento en la producción de residuos. En buena medida por la desaforada promoción del consumo que fomenta el modelo económico imperante, así como por factores como la obsolescencia programada. Otros residuos también muestran una tendencia al alza. Como los ya citados plásticos. Si la generación de plásticos fue de 311 millones de toneladas en el año 2014, se prevé que pueda ser el doble en veinte años y cuatro veces más en 2050[71].

Hoy vivimos en una sociedad en la que, en lugar de adoptar medidas para prevenir en origen la contaminación —sea de las aguas, los aires o los suelos— en alguna medida se tolera que se contaminen, al menos hasta ciertos niveles que se consideran «normales» o supuestamente «seguros». Hemos creado un modelo de desarrollo en el que parece «inevitable» generar cierto grado de polución, que se asume como parte del «progreso» y que, por lo tanto, no nos queda más remedio que convivir con ella.

Desde aquellos momentos en los que existía menos conciencia y se consideraba que se podía contaminar sin más, porque se suponía que los contaminantes simplemente se diluían en la inmensidad planetaria, hemos pasado a una situación en la que existe más conciencia acerca de la importancia de reducir la contaminación. Están más claras las consecuencias de no hacerlo y se han arbitrado una larga serie de instrumentos y adoptado algunas medidas. Pero los problemas están extraordinariamente lejos de ser solventados. Es más, algunos de ellos se acrecientan.

Un error de base es que básicamente sigue primando la adopción de las llamadas «soluciones de final de tubería». Es decir, no tanto las que tienen que ver con la prevención de la contaminación en origen como con la gestión o atenuación —mejor o peor— de la contaminación o sus efectos.

Algo que tiene relación con la instalación de filtros en las chimeneas o con la depuración de las aguas, pero que tiene también su expresión en una legislación que funciona de manera análoga. Esto es, mediante un escenario no tanto de evitación o prevención de los riesgos sino de «gestión» de los mismos. Un escenario en el que se intenta una reducción de la polución a unos niveles que se consideren «aceptables» y que parezca hacer compatibles, de un lado, la defensa de una serie de intereses económicos y, de otro, los de la salud y el medioambiente. Una balanza de difícil equilibrio.

En los enfoques de las normas actuales sobre contaminación se deja sentir en exceso el peso de los propios intereses industriales, de modo que pocas veces se aplica el principio de precaución a la hora de decidir o no eliminar o restringir algunas sustancias tóxicas. Como tampoco se aplica debidamente, aunque formalmente debiera ser así, el principio de que «el que contamina, paga». Normalmente, es la sociedad en su conjunto la que paga los costes de la contaminación —sean económicos, ambientales o sanitarios— y no los que la generan.

A pesar de la gravedad de las situaciones antes descritas, lo cierto es que las políticas adoptadas hasta ahora están muy lejos de estar a la altura de los retos planteados. No se destinan los medios suficientes a la debida monitorización de una serie de problemas importantes, y mucho menos a sus posibles soluciones. Tampoco, se propicia que la población esté debidamente informada sobre algunos asuntos de enorme trascendencia. Por ejemplo, los vínculos que la comunidad científica está encontrando entre la polución ambiental y el auge de importantes problemas sanitarios. Algo que podría incrementar una presión social y favorecer su solución, así como a una más resuelta variación de sus hábitos de consumo que podrían contribuir a ello.

Se permite que se empleen innumerables sustancias que se sabe que son tóxicas como puedan ser pesticidas agrícolas, de modo que estos contaminan los suelos y las aguas. En lugar de prohibirlos, normalizamos su presencia en el medioambiente con la creación de una serie de regulaciones que establecen sus niveles «aceptables» de presencia. Lo mismo sucede con una serie de actividades y productos industriales que generan una contaminación difusa que está alcanzando a todos los rincones del planeta.

Un problema severo es que no se está escuchando la voz de la ciencia. Se ha tardado mucho en prestar oídos a realidades como la del cambio climático y se está tardando y previsiblemente se tardará mucho más aun en hacerlo con problemas no menos relevantes como la creciente polución química que afecta a nuestro mundo. La ciencia, al parecer, va por un lado y las decisiones políticas por otro. Sobre todo, a otro ritmo. Un ritmo desesperantemente lento mientras los problemas avanzan una velocidad prodigiosa y muchos de ellos, como vemos, por ejemplo, con la polución de las aguas subterráneas o los suelos, con consecuencias que pueden ser virtualmente irreversibles.

## 16.4 Cambios

Falta la suficiente voluntad política. Las normas vigentes son insuficientes. No están consiguiendo frenar el avance de muchos problemas. Se sabe que la única solución real a la contaminación de aguas y suelos con fertilizantes y pesticidas es una transición hacia la agricultura ecológica que, además de sus beneficios ambientales, sería más rentable para los propios agricultores y para la sociedad en su conjunto. Pero falta impulso político para apoyarla con decisión. Se sabe también que la mejor forma de afrontar el problema de los residuos no es amontonarlos en vertederos o instalaciones mejor o peor acondicionados, ni incinerarlos, ni incluso con frecuencia reciclarlos (en el porcentaje, a veces escaso, que se pueda) sino reducir la producción en origen. Pero aun así, la cantidad de residuos que se generan continúa creciendo. En lugar de reducir la producción de residuos, que sigue aumentando globalmente de año en año, los «gestionamos». Se han creado enormes negocios dedicados a la gestión de los residuos. Toda una economía que vive de la existencia de una serie de problemas, pero no tanto de la mejor solución.

No hay tampoco normas que estén a la altura del reto planteado por las inmensas cantidades de sustancias químicas tóxicas que se producen. Hay una regulación deficiente. Se han dictado, sí, muchas normativas y en muchos casos supuso mucho esfuerzo llegar a ellas. Han representado mejoras, sin duda, respecto a la situación precedente y probablemente la situación sería mucho peor sin ellas. Pero no han remediado los problemas adecuadamente. Ni siquiera en los países más avanzados en la cuestión. Así, en la Unión Europea se dictó una Directiva sobre Prevención y Control Integrados de la Contaminación (IPPC)[72] que establecía medidas diseñadas para evitar o reducir la contaminación del aire, agua o del suelo desde una serie de actividades como el sector energético, la producción y transformación de los metales, la industria de la minería y la química, las instalaciones de gestión de residuos, la producción de alimentos, etc. Pero esos problemas, aunque se hayan experimentado algunas mejoras en ciertos ámbitos, siguen sin ser solucionados.

También se dictó una Directiva sobre la calidad de las aguas[73], que intentaba protegerlas de los efectos de la contaminación química. Igualmente, se dictó otra Directiva sobre nitratos[74] y otra Directiva de aguas subterráneas[75]. También, otra Directiva sobre tratamiento de las aguas residuales urbanas[76], que tenía como objetivo la protección del medioambiente de los efectos adversos de los vertidos de aguas residuales urbanas y de aguas residuales procedentes de ciertos sectores industriales. Además, se dictó una Directiva Marco sobre residuos[77] y otra Directiva sobre el vertido de residuos[78] que establecía, por ejemplo, condiciones para la concesión de autorizaciones, como que los vertederos deben diseñarse de modo que se impida el contacto de las aguas subterráneas con los residuos, que se recojan y se traten las aguas contaminadas y los lixiviados, y se impida la contaminación del suelo y de las aguas subterráneas o superficiales. Pero buena parte de lo marcado en esas directivas, que además son manifiestamente mejorables, no se cumple en muchas ocasiones. También se publicó una Directiva sobre el uso supuestamente «sostenible» de los pesticidas[79]. Pero los pesticidas siguen usándose, de forma poco sostenible, en el territorio de la UE.

Se han dictado otras muchas normas que, en principio, debieran evitar una serie de problemas que, como vemos, no se están evitando, aunque la situación podría ser mucho peor sin ellas.

Otro ejemplo es el del Reglamento REACH[80] que debería haber servido para el control de las sustancias químicas en Europa, pero cuya aplicación está siendo enormemente deficiente. Según un informe contratado por la Comisión Europea, un porcentaje muy notable del volumen de la química que se usa en el continente puede entrañar riesgos. Sin embargo, el mismo informe señala que de las 100.000 sustancias químicas utilizadas hoy en Europa, solo una porción muy pequeña ha sido analizada en cuanto a su repercusión en la salud y en el medioambiente. Obviamente, el porcentaje de las que están reguladas es muchísimo menor[81].

Desde hace tiempo, una serie de planes y estrategias busca mejorar la situación ambiental del continente. Un ejemplo de ello es el Séptimo Programa de Acción Ambiental[82], suscrito en 2013, que debería haber guiado la política medioambiental europea hasta 2020, estableciendo también objetivos hasta 2050. Para esas fechas, se proclamaba que los europeos deberían vivir bien y respetuosamente con el medioambiente, habiendo adoptado una economía circular innovadora y menos contaminante. Lamentablemente, no parece que se haya adelantado lo suficiente hasta ahora.

Con frecuencia, puede haber una gran diferencia entre los propósitos y su materialización. Así parece que puede pasar también con los objetivos de la Agenda 2030 para el Desarrollo Sostenible que adoptó la Asamblea General de la ONU en 2015[83].

Las normas de muchos países establecen que el que contamina debe pagar. Pero en la práctica hemos visto —en casos de gran trascendencia como han sido en España los del vertido de las minas de Aznalcóllar en Doñana o el de Flix en el Ebro— que no se cumple.

Hay cierto grado de desentendimiento acerca de una serie de problemas. Un desentendimiento que puede deberse a causas muy diversas. Pero a veces pueden concurrir intereses como los económicos. Por ejemplo, no perjudicar a una serie de actividades que generan problemas de contaminación, como puedan ser algunos sectores industriales o agrícolas que pueden afectar a las aguas subterráneas. Pero también puede haber otras razones aparentemente más sutiles que pueden llevar a que no se preste tanta atención a un recurso natural determinado como son, en este caso, las aguas del subsuelo. El hecho de que la gestión de las aguas superficiales genere más inversiones de dinero público que benefician a empresas como las grandes constructoras mediante la realización de obras de infraestructura como pantanos y trasvases, mientras que las aguas subterráneas no requieren tales inversiones. Todo ello, a pesar de que las aguas subterráneas son un recurso muchísimo más abundante y en ocasiones mucho más fácilmente accesible. Si pensamos en otro tema como el de la generación de residuos, conviene tener presente que la presencia de tales desechos se ha convertido en un boyante negocio para muchas empresas. Un negocio que no sería tan boyante si la generación de residuos decayese. La mejor solución real para los residuos sería no producirlos. Sin embargo, toda una serie de empresas e instituciones intentan presentar la realidad de otra forma, como si por el hecho de que los residuos acaben en alguna instalación de gestión o tratamiento de los mismos la cosa estuviese resuelta.

Se debe estar advertidos acerca de la existencia de falsas soluciones que, más que contribuir a la solución de los problemas, pueden contribuir a eternizarlos. Es como lo que sucede con los residuos de alta actividad de las centrales nucleares que pueden emitir radiación durante miles de años. ¿Es realmente una solución permitir que siga creciendo la cantidad de estos peligrosos residuos e invertir ingentes cantidades de dinero en la construcción de cementerios nucleares en los que almacenarlos durante milenios? ¿No sería la solución real dejar de producirlos? No obstante, es precisamente el sector que vive de la gestión de tales residuos uno de los que más fuerza ejerce a favor de la continuidad de la energía nuclear.

Es una triste constante en la sociedad en la que vivimos no prevenir los problemas. Más aún, con demasiada frecuencia casi pareciera que para algunos sectores fuese más rentable que esos problemas existan. En lugar de crear negocios que se basen en evitar los problemas, lo que se hace muchas veces es montar negocios que prosperan gracias a la existencia de esos problemas. Por ejemplo, el negocio de la gestión de residuos.

Mientras se tenga la sensación de que podemos seguir generando enormes cantidades de residuos, porque hay formas aparentemente «adecuadas» de «gestionarlos», será más difícil la solución de los problemas. Lo mismo sucede cuando permitimos que se pongan es circulación una serie de sustancias tóxicas porque pensamos que pueden «gestionarse» sus riesgos. Es el mismo esquema imperante en la mayor parte de las inversiones en el sector sanitario, centradas ante todo en diagnosticar y tratar enfermedades, pero no en prevenirlas. Algo, por cierto, que en muchas ocasiones, sobre todo, en relación a algunos problemas de salud concretos, puede tener que ver con la reducción de la contaminación.

En lugar de atajar las causas, se buscan toda clase de argumentos que justifican que estas causas sigan presentes, limitándose a arbitrar medidas que simplemente palíen algo los daños que causan. Ejemplo de ello podemos encontrarlo en los objetivos que se marcan e incluso en los nombres de algunos planes y normas. Así, por ejemplo, en el Séptimo Programa de Acción Ambiental de la UE[84] se fijó como objetivo que para el año 2020 el uso de pesticidas no debería causar daños al entorno o a la salud humana, lo que en el fondo es decir que se sigan usando pero de la mejor forma posible. Lo mismo indica el propio nombre de la Directiva sobre el uso «sostenible» de pesticidas[85]. Se habla, ante todo, de reducir los daños que pueden causar los pesticidas, pero partiendo siempre de la base de que estos deban usarse (de modo «sostenible»). Cuando lo más sostenible y lo que realmente más reduciría los daños sería, sin duda, no usarlos. Esa filosofía impregna, en el fondo, no solo lo referido a los pesticidas, sino toda la normativa sobre sustancias tóxicas y, en general, de la contaminación. Apostando básicamente por la gestión de los riesgos más que por su prevención en origen.

Con frecuencia incluso se promueve a la vez una cosa y su contraria. Así, aunque la normativa hace un llamamiento a reducir la dependencia de los pesticidas, lo que debería materializarse en la promoción de fuertes reducciones en su uso, en la práctica este se ve favorecido, como también el empleo de fertilizantes minerales u otros elementos, por los subsidios que se destinan a la agricultura. Casi la mitad de los subsidios otorgados por gobiernos de la OCDE entre 2010 y 2012 fueron catalogados como potencialmente dañinos para el medioambiente[86].

Muchas soluciones reales aparecen cuando más que pensar en intereses particulares se piensa en los generales. Si se piensa en posibles medidas contra la contaminación causada por fertilizantes y pesticidas se verá que pueden con frecuencia aplicarse con no mucha dificultad, generando no solo beneficios ambientales y sanitarios, sino también económicos, mediante la creación de empleo.

Basta ver lo que está sucediendo con una agricultura industrial que, además de ser contaminante, está destruyendo empleo en muchos rincones del planeta, mientras que la agricultura ecológica lo crea abundantemente y es más rentable para los agricultores.

Si se piensa en posibles medidas contra la contaminación del aire, son muchas las que pueden acometerse. Son medidas que atañen a ámbitos como el transporte, la planificación urbana, la industria o la generación de energía. Por ejemplo, mediante la utilización de tecnologías más limpias en la industria, así como por una apuesta decidida por las energías renovables, la cogeneración, el ahorro de energía, la mejora del transporte público, la mejora de la eficiencia energética de los edificios, etcétera.

El gran problema planteado es que la economía global es movida por una serie de elementos como el beneficio a corto plazo y, frecuentemente, buscando intereses demasiado particulares. Además, funciona de modo lineal y busca, de forma irracional, un crecimiento ilimitado en un mundo de recursos limitados. Algo que es una utopía de tristes consecuencias ambientales. Toma los recursos naturales, los transforma y genera desechos. Opera como si los recursos fuesen ilimitados consumiéndolos, alterándolos o contaminándolos. Se hace necesario cambiar de modelo yendo hacia una economía más racional y responsable. Una economía circular que prime la reutilización, la reparación o el reciclado real entre otras medidas[87]. Algo que puede traducirse en muchas medidas como mejorar la durabilidad y capacidad de reparación de los productos, poniendo fin a la obsolescencia programada, la reducción/eliminación de productos de un solo uso, potenciar energías renovables, etc. La reducción al mínimo de la generación de residuos unido al mantenimiento del valor de los productos, los materiales y los recursos durante el mayor tiempo posible son aspectos clave encaminados hacia la transición a una economía más circular y sostenible. La Comisión Europea diseñó en 2015 un Plan de Acción de Economía Circular para 2018-2020, con una atención especial en el tema de los residuos[88], algo positivo, pero será necesaria mucha voluntad política y trabajo para resolver los muchos retos planteados.

Es esencial, por otro lado, que se preste más atención a las alertas que está proporcionando la comunidad científica sobre problemas como el de la contaminación química, de modo que las medidas que se adopten para reducirlo estén realmente a la altura del reto planteado. Es precisa una revisión profunda de los criterios toxicológicos que hoy se aplican para evaluar el riesgo químico, ya que los que hoy se aplican son obsoletos, subestiman groseramente los riesgos reales y son utilizados para legitimar ciertos niveles de presencia de contaminantes en los suelos, las aguas y los aires dando una falsa apariencia de seguridad y frenando la posible adopción de regulaciones más exigentes.

Se debe aplicar el principio de precaución y, por supuesto, el de quien contamina, paga. De un modo muy extenso. Más allá de aplicarlo solo en algunos casos graves de polución, incorporarlo como parte del sistema económico mediante la internalización de los costes ambientales de las actividades. Hoy, tales costes están externalizados de modo que muchas empresas obtienen beneficios por unas actividades que dejan un legado de contaminación con un alto coste que ha de asumir toda la sociedad en su conjunto.

Es absolutamente prioritario primar la reducción en origen de la generación de sustancias tóxicas, de productos que las porten y de residuos que puedan contenerlas. Comprender que una economía más ecológica no solo puede redundar en un mejor estado de los ecosistemas y de la salud humana, sino también ser más rentable en términos puramente económicos para el conjunto de la sociedad.

También es clave, sin duda, la concienciación social que puede llevar a un consumo consciente y responsable que fuerce a que empresas y entidades oficiales den los pasos en el camino correcto.

## Bibliografía

1. Strategy for a future Chemicals Policy (presented by the Commission. WHITE PAPER. COMMISSION OF THE EUROPEAN COMMUNITIES. Brussels, 27.2.2001. COM (2001) 88 final. http://eur-lex.europa.eu/legal-content/ES/ALL/?uri=CELEX:52001DC0088. American Chemistry Council. Global Business of Chemistry: Global Chemical Shipments by Country/Region (billions of dollars). Disponible en: http://www.americanchemistry.com/Jobs/EconomicStatistics/IndustryProfile/Global-Businessof-Chemistry. Accessed: August 11, 2011.

2. EEA (1999): Chemicals in the European Environment: Low doses, high stakes? Agencia Europea de Medio Ambiente (EEA) y Programa de las Naciones Unidas (UNEP).

3. FAOSTAT. FAO. 2017. En: http://www.fao.org/faostat/en/#home. Fernando P. Carvalho. Pesticides, environment, and food safety. Food and Energy Security. Volume6, Issue2. May 2017. Pages 48-60

4. Zhang W. Global pesticide use: Profile, trend, cost / benefit and more. Proceedings of the International Academy of Ecology and Environmental Sciences, 2018, 8(1): 1-27.

5. FAOSTAT. Food and Agriculture Organization of the United Nations (FAO) (2017) http://www.fao.org/faostat/en/?#data/

6. Perfil Ambiental de España 2005. Ministerio de Medio Ambiente. https://www.miteco.gob.es/es/calidad-y-evaluacion-ambiental/temas/informacion-ambiental-indicadores-ambientales/indicadores-ambientales-perfil-ambiental-de-espana/perfil-ambiental-de-espana-2005/default.aspx.

7. Ellen MacArthur Foundation. 2016. The New Plastics Economy: Rethinking the future of plastics. Ellen MacArthur Foundation.

8. UNEP. 2016. A snapshot of the world's water quality: towards a global assessment. Nairobi, United Nations Environment Programme (UNEP).

9. Water pollution from agriculture: a global review. Food and Agriculture Organization (FAO). 2017

10. UNEP. 2016. A snapshot of the world's water quality: towards a global assessment. Nairobi, United Nations Environment Programme (UNEP).

11. FAOSTAT. Food and Agriculture Organization (FAO) of the United Nations [Internet]. 2018.

12 Alessio Ippolito, Mira Kattwinkel, Jes J. Rasmussen, Ralf B. Schäfer, Riccardo Fornaroli, Matthias Liess. Modeling global distribution of agricultural insecticides in surface waters. Environmental Pollution. Volume 198, March 2015, Pages 54–60. Christy A. Morrisseyuna larga , Pierre Mineau, James H. Devries, Francisco Sanchez-Bayo, Matthias Liess, Michael C. Cavallaro, Karsten Liber.Neonicotinoid contamination of global surface waters and associated risk to aquatic invertebrates: A review. Environment International. 01/2015; 74:291-303.

13. The United Nations world water development report 2017: wastewater: the untapped resource; facts and figures.

14. River conservation. Challenges and opportunities. Fundacion BBVA. 2013. Pg. 116.

15. Barceló, D. Los contaminantes emergentes: Descripción y tratamientos. https://www.iagua.es/blogs/damia-barcelo/contaminantes-emergentes-descripcion-

y-tratamientos. D. Barceló y M. J. López de Alda (Instituto de Investigaciones Químicas y Ambientales-CSIC -Barcelona) Contaminación y calidad química del agua: el problema de los contaminantes emergentes (Fundación Nueva Cultura del Agua PANEL CIENTÍFICO-TÉCNICO DE SEGUIMIENTO DE LA POLÍTICA DE AGUAS Convenio Universidad de Sevilla-Ministerio de Medio Ambiente Contaminación y calidad química del agua: el problema de los contaminantes emergentes).

16. WWAP. 2017. The United Nations World Water Development Report 2017: Wastewater, the untapped resource. United Nations World Water Assessment Programme (WWAP). Paris, United Nations Educational, Scientific and Cultural Organization

17. PRTR (Registro Estatal de Emisiones y Fuentes Contaminantes). 2017 http://www.prtr-es.es/informes/seriespollutant.aspx.

18. Camacho-Muñoz, M.D.; Martín, J.; Santos, J.L.; Aparicio, I.; Alonso, E. «Ocurrence, temporal evolution and risk assessment of pharmaceutically active compounds in Doñana Park (Spain)». Journal of Hazardous Materials 183: 602-608, 2010.Camacho-Muñoz, M.D.; Santos, J.L.; Aparicio, I.; Alonso, E. «Presence of pharmaceutically active compounds in Donana Park (Spain) main watersheds». Journal of Hazardous Materials 177: 1159-1162, 2010.

19. Sulfametoxazol y trimetoprim.

20. Diclofenaco, ibuprofeno (el fármaco que aparecía en más cantidad), ketoprofeno, naproxeno y salicílico.

21. Propranolol.

22. Clofíbrico y gemfibrozilo.

23. Carbamazepina.

24. Naturales: estrona, 17β-estradiol y estriol; y una artificial: 17α-etinilestradiol.

25. Los peces como indicadores de la presencia de disruptores endocrinos en el medio acuático. F. Piferrer. Institut de Ciències del Mar, Consejo Superior de Investigaciones Científicas, Barcelona.

26. Javier García-Alonso, Julio Gómez, Francisco Rafael Barboza y Francisco José Oliva-Paterna. 2015. Pollution-toxicity relationships in sediments of the Segura river basin. Limnetica. Vol 34 (1). 135-146

27. INTERLAB para la Confederación Hidrográfica del Ebro (1999). Estudio de la situación piscícola en el río Cinca a su paso por la localidad de Monzón (Huesca). Citado en el informe de Greenpeace y Ecologistas en Acción: Uso actual del DDT en España: el caso de Montecinca. Noviembre de 2003.

28. Nadando en químicos. Presencia generalizada de retardantes de llama bromados y de PCBs en las anguilas (*Anguilla anguilla*) de los ríos y lagos de diez países europeos. Greenpeace. Noviembre de 2005.

29. EPA USA. The National Rivers and Streams Assessment 2008/2009.

30. Mouvet C. Pesticides in European groundwaters: Biogeochemical processes, contamination status and results from a case study. In: Quevauviller P, editor. Groundwater Science and Policy: An International Overview. Paris, France; 2007. pp. 545-583

31. EEA. (2010). The European Environment - state and outlook 2010. Water Quality, 40.

32. Environmental Risk of Groundwater Pollution by Pesticide Leaching through the Soil Profile. Gabriel Pérez-Lucas, Nuria Vela, Abderrazak El Aatik y Simón Navarro. November 2018. https://www.intechopen.com/books/pesticides-use-and-misuse-and-their-impact-in-the-environment/environmental-risk-of-groundwater-pollution-by-pesticide-leaching-through-the-soil-profile.

    DOI: 10.5772/intechopen.82418

33. L. De Stefano, J.M. Fornés, J.A. López-Geta & F. Villarroya Groundwater use in Spain: an overview in light of the EU Water Framework Directive. International Journal of Water Resources Development. Volume 31, 2015 - Issue 4

34. EEA. (2003). Europe's water: An indicator-based assessment summary. Copenhagen: European Environment Agency. Watson, J. C. (2001). Nitrogen cycling in grassland systems. Proceeding 462, The International Fertilizer Society, York (UK), pp. 36. Parris, K. (2011). Impact of agriculture on water pollution in OECD countries: Recent trends and future prospects. International Journal of Water Resources Development, 27, March 2011 33–52

35. De Stefano, J.M. Fornés, J.A. López-Geta & F. Villarroya Groundwater use in Spain: an overview in light of the EU Water Framework Directive. International Journal of Water Resources Development. Volume 31, 2015 - Issue 4

36. Protección de las aguas subterráneas en Europa. La nueva normativa sobre las aguas subterráneas. Consolidación del marco normativo de la UE. European Communities, 2008.

37. MAGRAMA. (2012). Zonas. Directiva sobre Nitratos (91/676/CEE). Estado y tendencias del medio acuático y las prácticas agrarias. Informe cuatrienio 2008-2011 [Nitrate Directive Zones (91/676/CEE). State and tendencies of the aquatic ecosystem and agricultural practices. Report of the period 2008–2011]. Madrid: Ministerio de Agricultura, Alimentación y Medio Ambiente.

38. Un caso a modo de ejemplo: Teijon, G., Candela, L., Tamoh, K., Molina-Díaz, A., & Fernández-Alba, A. R. (2010). Occurrence of emerging contaminants, priority substances (2008/105/CE) and heavy metals in treated wastewater and groundwater at Depurbaix facility (Barcelona, Spain). Science of the Total Environment, 408, 3584–3595.

39. L. De Stefano, J.M. Fornés, J.A. López-Geta & F. Villarroya Groundwater use in Spain: an overview in light of the EU Water Framework Directive. International Journal of Water Resources Development. Volume 31, 2015 - Issue 4.

40. López-Geta, JA, Fornés, JM, Ramos, G. y Villarroya, F. (2009). Las aguas subterráneas. Un recurso natural del subsuelo. Agua subterránea. Un recurso subterráneo natural. Madrid: Instituto Geológico y Minero de España y la Fundación Marcelino Botín.

41. Qiong Wu et al Current situation and control measures of groundwater pollution in gas station. Conference Series Earth and Environmental Science 94(1):012005 · November 2017.

42. EPA USA. Case Summary: Settlement Reached at Middlefield-Ellis-Whisman (MEW) Study Area to Address TCE Contamination. https://www.epa.gov/enforcement/case-summary-settlement-reached-middlefield-ellis-whisman-mew-study-area-address-tce

43. Cama, J., Rovira, M., Ávila, P., Pereira, M. R., Asta, M. P., Grandia, F., Álvarez-Ayuso, E. (2008). Distribución de arsénico en la región Ibérica [Arsenic distibution in the Iberian region]. In J. Bundschuch, A. Pérez Carrera, & M. Litter (Eds.), Distribución del arsénico en las Regiones Ibérica e Iberoamericana (pp. 95–136). CYTED (Ciencia y Tecnología para el Desarrollo).

44. López-Serna et al., 2013. López- Serna, R., Jurado, A., Vázquez-Suñé, E., Carrera, J., Petrovic, M. y Barceló, D. (2013). Ocurrencia de 95 productos farmacéuticos y productos de transformación en aguas subterráneas urbanas subyacentes a la metrópoli de Barcelona, España. Contaminación ambiental, 174, 305-315.

45. GESAMP (2015, IMO/FAO/UNESCO-IOC/UNIDO/WMO/IAEA/UN/UNEP Joint Group of Experts on the Scientific Aspects of Marine Environmental Protection); Boelens, R. and Kershaw, P.J., eds, Pollution in the Open Oceans. 2009-2013 – A report by a GESAMP Task Team. GESAMP Rep. Stud. No. 91, pp. 87.

46. España en cifras 2018. Instituto Nacional de Estadística. https://www.ine.es/prodyser/espa_cifras/2018/files/assets/common/downloads/publication.pdf?uni=4f7e7b429c56ccbc4bf56b3e93ebc47b

47. Commission of the European Communities. Brussels, 21 9.2005 SEC (2005) 1133 Commission Staff Working Paper. Annex to: The Communication on Thematic Strategy on Air Pollution and The Directive on «Ambient Air Quality and Cleaner Air for Europe». Impact Assessment {COM(2005)446 final} {COM(2005)447 final}.

48. WHO (2019). Noncommunicable diseases and air pollution. WHO Jun 2004. «Systematic Review of Health Aspects of Air Pollution in Europe»

49. Brian C. McDonald, Joost A. de Gouw, Jessica B. Gilman, Shantanu H. Jathar, Ali Akherati, Christopher D. Cappa, Jose L. Jiménez, Julia Lee-Taylor, Patrick L. Hayes, Stuart A. McKeen, Yu Yan Cui, Si-Wan Kim, Drew R. Gentner, Gabriel Isaacman-VanWertz, Allen H. Goldstein, Robert A. Harley, Gregory J. Frost, James M. Roberts, Thomas B. Ryerson, Michael Trainer. Volatile chemical products emerging as largest petrochemical source of urban organic emissions. Science, 2018; 359 (6377): 760-764

50. Soil pollution. A hidden reality. FAO 2018. http://www.fao.org/3/I9183EN/i9183en.pdf.

51. Panagiotakis, I. & Dermatas, D. 2015. Remediation of Contaminated Sites. Bulletin of Environmental Contamination and Toxicology, 94(3): 267–268. https://doi.org/10.1007/ s00128-015-1490-z.

52. «Tratamiento de textiles y sus repercusiones ambientales». Junio de 2005, Greenpeace.

53. Varios millones de trabajadores españoles están en riesgo de sufrir accidentes y enfermedades a consecuencia de las sustancias químicas peligrosas, según el Instituto Sindical de Trabajo, Ambiente y Salud (ISTAS). Cada año miles de trabajadores mueren en España a consecuencia de exponerse a este tipo de sustancias y más de 36.000 personas enferman (más de 13.000 dermatitis, 5400 enfermedades respiratorias crónicas, casi 5000 intoxicaciones, 4400 casos de asma). En: Garcia A y Gadea R (2004). Estimación de la mortalidad y morbilidad por enfermedades laborales en España. Archivos de Prevención de Riesgos Laborales, 7 (1): 3-8.

Una de esas estimaciones evidenciaba que nada menos que más de cinco millones de personas en España estarían expuestos a agentes cancerígenos en el trabajo y que ello podría estar causando una media de 8000 nuevos casos de cáncer anuales y 5000 muertes según un sistema de estimación moderado. En: Kogevinas et al. Cáncer laboral en España. ISTAS. 2005. http://www.istas.ccoo.es/descargas/INFORMECANCER.pdf.

54. Waste statistics. Eurostat. https://ec.europa.eu/eurostat/statistics-explained/index.php/Waste_statistics#Hazardous_waste_generation

55. INEbase. Estadísticas sobre generación de residuos. https://www.ine.es/dyngs/INEbase/es/operacion.htm?c=Estadistica_C&cid=12547361768441&menu=ultiDatos&idp=1254735976612

56. Perfil ambiental de España 2017. Ministerio para la Transición Ecológica. https://www.miteco.gob.es/es/calidad-y-evaluacion-ambiental/publicaciones/pae2017_completo_reducido_tcm30-484531.pdf.

57. Gestión de residuos y economía circular. EAE Business School. 2018. http://marketing.eae.es/prensa/SRC_Residuos.pdf.

58. Ellen MacArthur Foundation. 2016. The New Plastics Economy: Rethinking the future of plastics. Ellen MacArthur Foundation.

59. Jay K. y Stieglitz (1995). Identificación y Cuantificación de los Compuestos Orgánicos Volátiles en Emisiones de Incineradoras de RSU. Chemosphere 30 (7): 1249-1260.

60. Perfil ambiental de España 2017. Ministerio para la Transición Ecológica. https://www.miteco.gob.es/es/calidad-y-evaluacion-ambiental/publicaciones/pae2017_completo_reducido_tcm30-484531.pdf.

61. Baldé, C. P., Forti, V., Gray, V., Kuehr, R., and Stegmann, P. 2017. The Global E-waste Monitor 2017 - Executive Summary. https://www.itu.int/en/ITU-D/Climate-Change/Pages/Global-E-waste-Monitor-2017.aspx.

62. *González CA, Kogevinas M, Gadea E, Päpke O, Bosch A, Quílez A, et al.* Monitorització biològica dels residents de Mataró que viuen prop de la incineradora de residus sòlids urbans del Maresme. Resultats de la tercera fase de l'estudi. Mataró: Institut de Recerca Epidemiològica i Clínica, 2000. /// *González CA, Kogevinas M, Gadea E, Pera G, Papke O.* Increase of dioxin blood levels over the last 4 years in the general population in Spain. Epidemiology 2001;12:365. ///Porta M et al. Concentraciones de compuestos orgánicos persistentes en la población española: el rompecabezas sin piezas y la protección de la salud pública. Gac Sanit 2002; 16 (3): 257-266.

63. FiBL-IFOAM. The world of organic agriculture. Statistics & emerging trends 2019.

64. Eurostat. Estadísticas de energía renovable. https://ec.europa.eu/eurostat/statistics-explained/index.php?title=Renewable_energy_statistics/es

65. CIEMAT. Análisis de la situación de las energías renovables en españa. 2016. Perspectivas a 2020, situación de las energías renovables en España año 2016. Ciemat. Julio 2017.

66. APPA. Renovables en el mundo y en Europa. https://www.appa.es/energias-renovables/renovables-en-el-mundo-y-en-europa/

67. The United Nations world water development report 2018: nature-based solutions for wáter.

68. The United Nations world water development report 2015: water for a sustainable world.

69. Hoornweg, D., and Bhada-Tata, P. 2012. A Global Review of Solid Waste Management. World Bank Urban Development Series Knowledge Papers.

70. Baldé, C. P., Forti, V., Gray, V., Kuehr, R., and Stegmann, P. 2017. The Global E-waste Monitor 2017 - Executive Summary. https://www.itu.int/en/ITU-D/Climate-Change/Pages/Global-E-waste-Monitor-2017.aspx

71. Ellen MacArthur Foundation. 2016. The New Plastics Economy: Rethinking the future of plastics. Ellen MacArthur Foundation.

72. Directiva 96/61/CE, DO L257 de 10.10.1996

73. Directiva 2008/105/CE del Parlamento Europeo y del Consejo de 16 de diciembre de 2008 relativa a las normas de calidad ambiental en el ámbito de la política de aguas, por la que se modifican y derogan ulteriormente las Directivas 82/176/CEE, 83/513/CEE, 84/156/CEE, 84/491/CEE y 86/280/CEE del Consejo, y por la que se modifica la Directiva 2000/60/CE.

74. Directiva 91/676/CEE del Consejo, de 12 de diciembre de 1991, relativa a la protección de las aguas contra la contaminación producida por nitratos utilizados en la agricultura.

75. Directiva 2006/118/CE relativa a la protección de las aguas subterráneas contra la contaminación y el deterioro. https://eur-lex.europa.eu/legal-content/ES/TXT/HTML/?uri=LEGISSUM:l28139&from=ES.

Directiva 98/8/CE, DO L123 de 24.04.1998

76. Directiva 91/271/CEE del Consejo, de 21 de mayo de 1991, sobre el tratamiento de las aguas residuales urbanas.

77. Directiva 2006/12/CE, DO L102 de 11.04.2006.

78. Directiva 1999/31/CE, DO L182 de 16.07.1999.

79. Directive 2009/128/EC of the European Parliament and of the Coun- cil of 21 October 2009 establishing a framework for Community action to achieve the sustainable use of pesticides (Text with EEA relevance). http://eur-lex.europa.eu/LexUriServ/LexUriServ.do?uri=CELEX:32009L0128:EN:NOT

80. Reglamento (CE) n° 1907/2006 (denominado REACH, acrónimo de Registro, Evaluación, Autorización y Restricción de sustancias y mezclas químicas).

81. Directorate-General for Environment Sustainable Chemicals (August 2017). Study for the strategy for a non-toxic environment of the 7th Environment Action Programme Final Report. https://ec.europa.eu/environment/chemicals/non-toxic/pdf/NTE%20main%20report%20final.pdf.

82. Living well, within the limits of our planet. 7th EAP — The new general Union Environment Action Programme to 2020.

83. Objetivos de Desarrollo Sostenible. ONU. https://www.un.org/sustainabledevelopment/es/2015/09/la-asamblea-general-adopta-la-agenda-2030-para-el-desarrollo-sostenible/.

84. Decision No 1386/2013/EU of the European Parliament and of the Council of 20 November 2013 on a General Union Environment Action Programme to 2020 'Living well, within the limits of our planet', Annex A, paragraph 54e (OJ L 354, 28.12.2013, p. 171–200).

85. Directive 2009/128/EC of the European Parliament and of the Coun- cil of 21 October 2009 establishing a framework for Community action to achieve the sustainable use of pesticides (Text with EEA relevance). http://eur-lex.europa.eu/LexUriServ/LexUriServ. do?uri=CELEX:32009L0128:EN:NOT.

86. FAO. The future of food and agriculture Trends and challenges. Food and Agriculture Organization of the United Nations Rome, 2017.

87. European Parliament, C. of the E. U. 2014. Hacia una economía circular: un programa de cero residuos para Europa. Euromonitor International. 2018. Ethical Living in Western Europe: Advancing to a Circular Economy.

88. La Comisión Europea diseñó en 2015 su Plan de Acción para la Economía Circular [COM (2015) 614 final] bajo el lema «Cerrar el círculo». España circular 2030. Estrategia española de economía circular. Borrador para información pública febrero 2018. Ministerio para la Transición Ecológica.

# CAPÍTULO 17

## CONTAMINACIÓN AMBIENTAL Y ENFERMEDADES INMUNOLÓGICAS HUMANAS Y ANIMALES

### Fernando Fariñas Guerrero

## 17.1 Antecedentes

La relación entre tóxicos ambientales y sistema inmunitario empezó a sospecharse hace tan solo unos años. En 1973, un grupo de granjeros de Míchigan manifestó múltiples y graves disfunciones inmunológicas después de haberse expuesto a un producto químico industrial (bifenilos polibromados [PBBs]). Esta noticia marcó el inicio de una nueva era en la historia de las enfermedades del hombre, naciendo una nueva disciplina: la *inmunotoxicología*, rama de la inmunología que estudia la relación entre la exposición a xenobióticos y las alteraciones del sistema inmunitario. Los xenobióticos se definen, por lo tanto, como compuestos químicos extraños al organismo capaces de alterar los procesos biológicos normales y producir enfermedad.

Otro antecedente histórico que puso de manifiesto las graves consecuencias inmunológicas que puede producir la exposición a una sustancia tóxica fue el ocurrido en España en 1981. El síndrome del aceite de colza (síndrome del aceite tóxico) afectó a más de 20.000 personas en nuestro país (Figura 1). Se sospecha que la ingestión y metabolización de este aceite dio lugar a la formación de determinados compuestos químicos que produjeron profundas alteraciones del sistema inmunitario, induciendo reacciones y cuadros inflamatorios y de autoinmunidad muy graves, entre las que se incluyen enfermedades como el lupus eritematoso sistémico, la esclerodermia, la enfermedad mixta del tejido conectivo y el síndrome de Sjögren.

Igualmente y en lo que respecta a la salud animal, desde hace ya unos años se conoce el efecto inmunotóxico de numerosos compuestos químicos sobre distintas especies, que van desde invertebrados a especies superiores como los mamíferos marinos. Xenobióticos ambientales como bifenilos policlorados, DDT, dioxinas, organofosforados y metales pesados (cadmio, plomo y mercurio), entre otros, son responsables de procesos de inmunodepresión en animales, lo que implica un riesgo aumentado de infecciones letales y de cáncer. Desde los años 80, estamos asistiendo con horror, impotencia y tristeza, a la muerte de miles de mamíferos marinos (focas y delfines principalmente), que mueren en masa debido a brotes de enfermedades infecciosas. Muchos de estos brotes se relacionan con una infección letal en estos animales por un morbilivirus parecido al virus del moquillo canino. Dichos brotes tienen que ver con factores naturales y antropogénicos que interactúan entre sí, y, dentro de estos últimos, a la contaminación de las aguas producidas por vertidos. Las necropsias realizadas a miles de estos animales determinan la presencia de numerosos compuestos contaminantes en los tejidos, asociado a lesiones sugerentes de un cuadro de profunda inmunodepresión, probablemente, inducido por dichos compuestos químicos. Aunque final y oficialmente la muerte de estas focas y delfines se achacó a la infección por este morbilivirus, actualmente no se duda de que la acción determinante de estos xenobióticos sobre el sistema inmunitario de los animales provocó un daño inmunotóxico que deprimió la capacidad de respuesta defensiva frente al virus en cuestión.

En 2007, una tesis doctoral realizada en la Universidad Complutense, llevada a cabo por Susana Cámara, demostró las alteraciones inmunotóxicas producidas en células inmunes de delfín mular, expuestas *in vitro* a contaminantes ambientales en concentraciones situadas dentro del rango de los niveles detectados en los tejidos de los delfines mulares del archipiélago canario (Figura 2). Dicho estudio puso de manifiesto que los principales compuestos inmunotóxicos para los delfines son el mercurio, el cadmio, el dieldrín y el cis-nonador. El cromo fue el único compuesto ensayado que no mostró ningún efecto en los parámetros estudiados.

## Figura 2

Efectos inmunológicos de xenobióticos ambientales en mamíferos marinos y terrestres como el oso polar

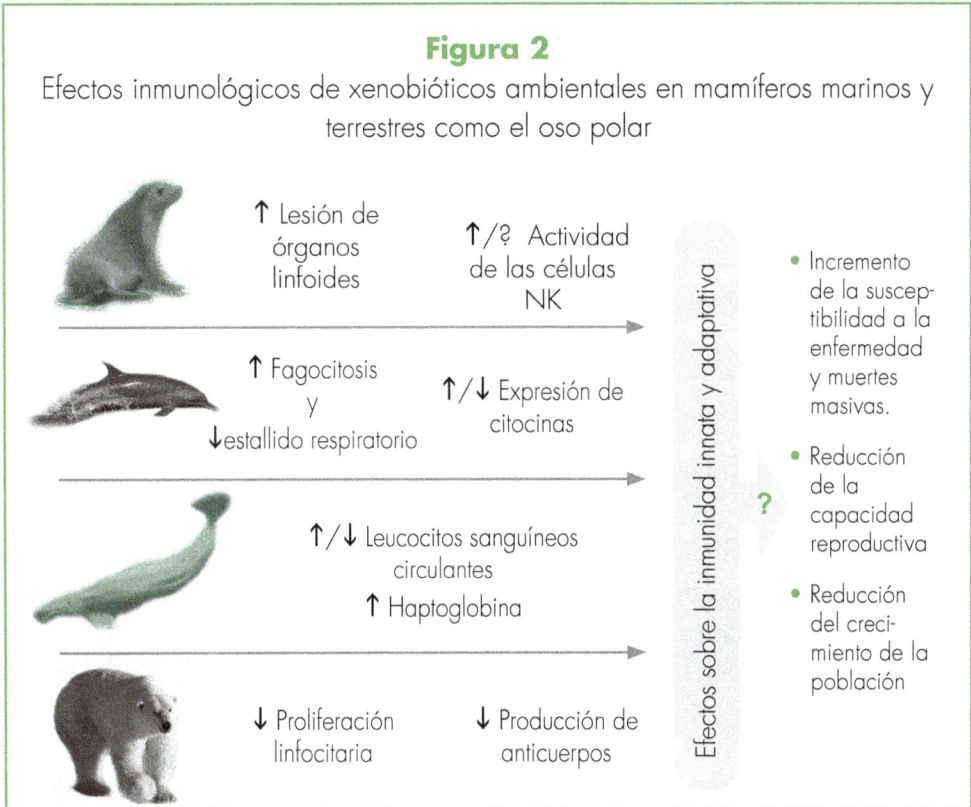

Conectando con este tema, es importante resaltar el papel de algunos contaminantes ambientales como el mercurio. Este metal presenta un alto grado de presencia y persistencia en el medioambiente, encontrándose con frecuencia en ecosistemas naturales. Su uso ha sido muy variado. Se ha utilizado como herbicida, fungicida, conservante de semillas y en procesos industriales. Presenta un alto nivel de bioacumulación en animales, sobre todo, acuáticos, incluidos muchos de los que están destinados a consumo humano. Además de ser un elemento muy estable, se absorbe con gran facilidad a través de las membranas biológicas, uniéndose con alta afinidad a proteínas. Transformado químicamente por las bacterias del medio, el mercurio se incorpora a las cadenas tróficas en forma de metilmercurio. Existen muchos estudios que ponen de manifiesto su letalidad en exposición de alta carga, aunque existen menos sobre sus efectos subletales. En peces, por ejemplo, se ha observado que induce profundas alteraciones de la inmunidad innata (capacidad de fagocitosis, capacidad microbicida intracelular, etc.) y la adaptativa (producción de anticuerpos).

Los fenómenos de inmunotoxicidad, por tanto, son mucho más frecuentes de lo que uno pueda imaginarse. Pensemos en el número no desdeñable de enfermos que padecen enfermedades alérgicas, cutáneas, respiratorias, oncológicas y autoinmunes, que se ven agravadas, incluso, inducidas, por estos compuestos que alteran e intoxican el sistema inmunitario. Igualmente, la exposición prolongada a determinados productos químicos, como plaguicidas y biocidas, utilizados en agricultura o productos derivados del benceno, utilizados en pinturas y combustibles, entre otros, incrementa el riesgo o son responsables directos del padecimiento de cánceres que afectan al sistema inmunitario (leucemias y linfomas).

## 7.2 Actualización

El sistema inmunitario es una estructura muy compleja y dinámica que funciona a modo de red. Existe una aplastante evidencia de que muchos compuestos químicos, como hidrocarburos aromáticos, metales, pesados, organofosforados, DDT, dioxinas, etc., pueden llegar a afectar de forma muy severa a las distintas funciones inmunitarias. Tanto en humanos como en animales, la exposición a determinados tóxicos ambientales se manifiesta con un incremento de la incidencia de enfermedades inmunológicas (inmunodeficiencias, alergias, autoinmunidad, etcétera).

Entre los factores que pueden hacer que un individuo sea más o menos sensible a una sustancia tóxica se encuentran:

1. *Predisposición genética.* Hay personas y animales que genéticamente son más sensibles que otras a determinadas toxinas.

2. *Edad.* Tanto las personas y animales muy jóvenes como los muy mayores resultan más afectados por estos compuestos.

3. *Malnutrición.* Tanto la desnutrición como la obesidad son factores que determinan una mayor susceptibilidad a los xenobióticos.

4. *Adicciones o hábitos tóxicos*. Alcohol, tabaco, cocaína, heroína, etc., son venenos cuyos efectos se suman y entran en sinergia con los de otros xenobióticos.

5. *Enfermedades crónicas*. Las personas que padecen infecciones crónicas, cáncer o enfermedades autoinmunes son más sensibles al efecto de estos tóxicos.

6. *Gestación*. Las mujeres y hembras mamíferas gestantes son especialmente susceptibles a la acción de los xenobióticos.

Son muchos los xenobióticos que pueden afectar al sistema inmunitario, describiéndose un incremento constante del número de compuestos que pueden alterar su funcionamiento:

- *Fármacos*. Muchos tienen efectos «estresantes» sobre el sistema inmune. Entre estos están muchos antibióticos, antivirales, antifúngicos, antiparasitarios, tranquilizantes, antipsicóticos, antiepilépticos, anti-parkinsonianos, antihipertensivos, antianginosos y antiarrítmicos, antidiabéticos, antitiroideos y hormonas sexuales (incluyendo los contraceptivos orales), antialérgicos, broncodilatadores, anticoagulantes, expansores del plasma, factores de coagulación e inhibidores de la agregación plaquetaria, antiinflamatorios no esteroídeos, corticosteroides, antiartríticos y medicinas para la gota, antitumorales y medicamentos para evitar el rechazo de trasplantes. Recordemos que muchos de estos fármacos pueden llegar al medioambiente a través del baño y de los vertidos industriales.

- *Drogas*. Muchas evidencias demuestran la inmunotoxicidad del tabaco, el alcohol, la marihuana, la cocaína, la heroína, las anfetaminas y otras drogas similares. Incluso, la metadona, frecuentemente usada en el tratamiento de la drogadicción, es un potente inmunosupresor. En las personas adictas a drogas psicotrópicas se encuentran alteraciones de diferentes parámetros inmunológicos.

- *Contaminantes ambientales*. Es ingente la cantidad de contaminantes ambientales provenientes de la industria que generan inmunotoxicidad. Metales pesados, pesticidas y biocidas, hidrocarburos alifáticos y aromáticos, alcoholes, fenoles y derivados, contaminantes del aire, incluyendo los gases producidos por diferentes motores, dióxido de nitrógeno, ozono, ácido sulfúrico, aditivos y conservantes alimentarios, envases plásticos, recubrimientos de latas de conserva, derivados del petróleo, componentes de pinturas, bifenilos policlorados, dioxinas, etc. Todos ellos constituyen un arsenal de «basura química» que es eliminada por la industria y que contamina nuestros ríos, mares, lagos, charcas, aire, alimentos, piel y órganos internos. Algunos de ellos, como los polímeros pirorretardantes, se emplean en cubiertas de equipo de oficina y máquinas comerciales, así como en adhesivos y revestimientos. Entre sus usos figura la producción de nailon y polietileno de baja densidad, policarbonato, resinas de fenol-formaldehído y los poliésteres no saturados. Estos compuestos no solo tienen un alto potencial neurotóxico, sino también inmunotóxico.

- *Radiaciones.* Está más que documentada la íntima relación entre las radiaciones y su capacidad para producir alteraciones del sistema inmunitario. Cada vez tenemos mayor evidencia de la íntima relación existente entre la calidad y cantidad de radiación recibida por un organismo y las alteraciones que esta radiación puede llegar a producir en las células inmunitarias. Tanto es así que las infecciones son la causa más frecuente de mortalidad en las personas y animales sometidos a este tipo de radiaciones. Se ha demostrado que radiaciones como la ultravioleta (UV) produce profundos efectos a nivel local y sistémico en el sistema inmune. La exposición de la piel a la radiación UV induce a las células de la epidermis (queratinocitos) a producir una serie de sustancias cuyo efecto final es la inmunosupresión del órgano, lo que predispone padecer severas infecciones y cáncer. La cara positiva de este efecto sobre la inmunidad es que este fenómeno que produce los rayos UV (sobre todo, determinados tipos de radiación ultravioleta) se aprovecha para el tratamiento (fototerapia) de enfermedades inmunitarias de la piel, como la psoriasis, el vitíligo y la dermatitis atópica entre otras.

## 7.3 Efectos de los xenobióticos en el sistema inmunitario

Entre los múltiples efectos que todos los contaminantes pueden tener en nuestro sistema inmunitario y en el de los animales destacan:

### Inmunosupresión

Al igual que determinados fármacos son capaces de inducir fenómenos de «inmunosupresión terapéutica», exposiciones prolongadas a productos químicos, como el plomo y sus derivados, los derivados del benceno, plaguicidas y biocidas utilizados frecuentemente en agricultura, pueden generar efectos supresores de la inmunidad. Varios agentes, como organotinos, organoclorados y dioxinas, producen involución de órganos y tejidos linfoides que conllevan un alto nivel de inmunosupresión en los animales de experimentación.

## Hipersensibilidad

Numerosos productos y compuestos químicos pueden generar reacciones de hipersensibilidad alérgica (hipersensibilidad de tipo I), que pueden aparecer inmediatamente después de la exposición en forma de *rash* cutáneo (manchas rojas en la piel, eccema...), rinitis (picor y mucosidad nasal), asma bronquial, diarrea, incluso, pueden llegar a una anafilaxia (reacción *alérgica extrema), poniendo* en grave peligro la vida de las personas. Entre los xenobióticos que causan con mayor frecuencia este tipo de reacciones encontramos las partículas de diésel, el tricloroetileno (empleado como disolvente de grasas, adhesivo y quitamanchas, entre otros. Su uso está prohibido desde 2016 en Europa, pero todavía se encuentra contaminando fuentes de agua superficiales y profundas), aditivos alimentarios, cosméticos, antibióticos (como las penicilinas, cefalosporinas y otros) y muchos compuestos derivados de plantas (fitoquímicos).

Otro tipo de reacción de hipersensibilidad descrita es la llamada hipersensibilidad tardía o retardada (hipersensibilidad de tipo IV) que, como su descripción indica, puede manifestarse más tardíamente (a partir de las 48 a 72 horas del contacto). Este tipo de reacción se observa, por ejemplo, en personas expuestas al cemento, algunos colorantes, cosméticos, gomas (látex) o en metales presentes en bisutería.

## Autoinmunidad

Algunos xenobióticos pueden dar lugar al desarrollo de una enfermedad autoinmune o exacerbarla si ya está presente, pudiendo reactivarla (efecto *trigger*). Existen medicamentos y otros compuestos químicos, como los metales pesados, que pueden originar o agravar enfermedades de este tipo en humanos y en animales, induciendo la formación de anticuerpos que van dirigidos contra las células y los tejidos propios. Estos autoanticuerpos pueden ir contra los glóbulos rojos (anemia hemolítica autoinmune), contra las plaquetas (trombocitopenia autoinmune), contra las células madre de todas las células sanguíneas (aplasia medular), contra las células del tiroides productoras de hormonas tiroideas (tiroiditis de Hashimoto) y, en general, contra cualquier célula, tejido u órgano del cuerpo. Como ejemplo de algunos compuestos que pueden inducir fenómenos de autoinmunidad tenemos el mercurio y el cadmio, que producen nefritis autoinmune.

Actualmente, está más que comprobado que la exposición a algunos compuestos tóxicos ambientales no solo puede producir los efectos ya descritos, sino que también son capaces de inducir todo tipo de procesos cancerosos, teniendo especial relevancia los que afectan al sistema inmunitario (principalmente leucemias y linfomas). Aunque algunas de estas enfermedades se sospecha que están asociadas a agentes infecciosos como virus (virus de Epstein-Barr, principalmente), estas enfermedades y otras se han descrito en personas expuestas a determinados xenobióticos.

Contaminantes ambientales como el benceno (Figura 3), molécula omnipresente ya que se emplea como disolvente para la producción de pinturas, pesticidas,

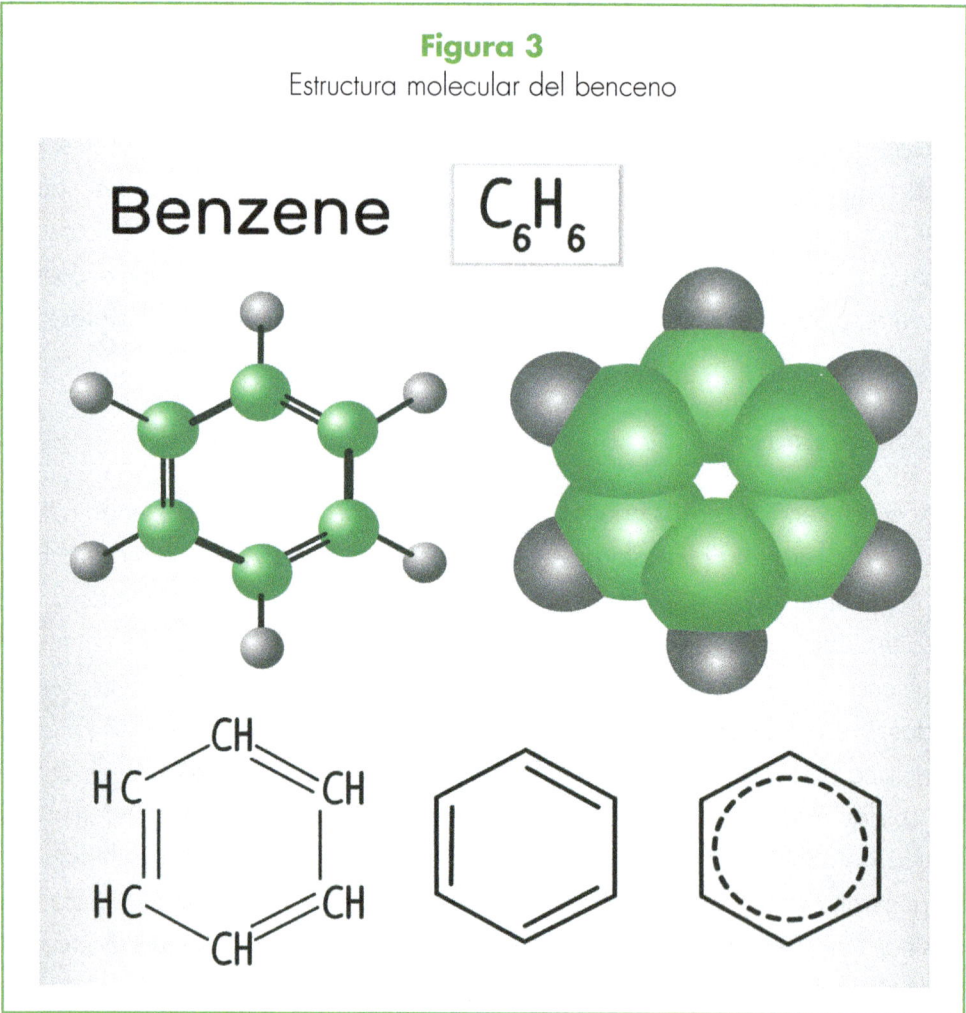

**Figura 3**
Estructura molecular del benceno

plásticos, caucho y como aditivo en la gasolina, se han asociado al padecimiento de aplasia medular. Otro de los efectos de la exposición crónica al benceno es el desarrollo de leucemia de varios tipos, ya que algunos metabolitos del benceno tienen capacidad leucemogénica a nivel de la médula ósea. Numerosos estudios han puesto de manifiesto que el benceno también puede producir otra serie de daños al sistema inmune, como linfomas, anemia y trombocitopenia. Investigaciones pasadas y presentes están poniendo en evidencia que otros compuestos químicos empleados en agricultura, como algunos plaguicidas y biocidas, tienen efectos similares al benceno en cuanto a su capacidad para inducir algunos tipos de cáncer, muy especialmente cánceres del sistema inmunitario.

Esta exposición diaria y masiva a numerosos productos xenobióticos es un factor muy importante a tener en cuenta como uno de los responsables de la «epidemia» de enfermedades inmunológicas que afecta a los países industrializados o desarrollados.

## Bibliografía

- Luebke R, House R, Kimber I. Immunotoxicology and Immunopharmacology. Ed. CRC Press. 2006. ISBN: 9780849337901.

- Corsini E, Van Loveren H. Molecular Immunotoxicology. Ed. Wiley-VCH. 2014. ISBN: 9783527335190.

- Environmental Chemical Exposures and Immune System Integrity: Proceedings of the Workshop on the Relationship Between Environmental Chemical Exposures. Serie Advances in Modern Environmental Toxicology. Ed. Princeton Scientific Pub. 1987. ISBN: 9780911131147.

- Tryphonas H, Fournier M, Blakley B.R, Smits J, Brousseau P. Investigative Immunotoxicology. Ed. CRC Press. 2005. ISBN: 9780415308540.

- Schook L.B, Lashkin D.L. Xenobiotics and Inflammation. Ed. Academic Press. 2012. ISBN: 9780126289305.

- Dong MH. An Introduction to Environmental Toxicology. Ed. Create Space Independent Publishing Platform. 2018. ISBN: 9781979904513.

- Desforges J. P. W, Sonne C, Levinb M, Siebert U, De Guise S, Dietz R. Immunotoxic effects of environmental pollutants in marine mammals. *Environ Internat* 86 (2016) 126–139.

- Kreitinger J.M, Beamer C.A, Shepherd D.M. Environmental Immunology: Lessons Learned from Exposure to a Select Panel of Immunotoxicants. *J Immunol* 2016; 196:3217-3225.

- Calderón-Garciduen L, Macías-Parra M, Hoffmann H.J, et al. Immunotoxicity and Environment: Immunodysregulation and Systemic Inflammation in Children. *Toxicol Path* 2009, 37: 161-169.

- Mchale C, Zhang L, Lan Q, Li Q, et al. Low-Dose, Occupational Exposure to the Leukemogen Benzene Induces Robust Changes in the Blood Transcriptome Associated with Altered Immune System Biology. *Blood* 2008, 112:1207.

- Vallverdú Coll N. Tesis Doctoral. Immunotoxic and reproductive effects of lead on avifauna affected by shot ingestion. http://digital.csic.es/bitstream/10261/176118/1/immunoshot.pdf

- Veraldi A, 1 Costantini A.S, Bolejack V, et al. Immunotoxic Effects of Chemicals: A Matrix for Occupational and Environmental Epidemiological Studies. *Am J of Indust Med* 2006, 49:1046–1055.

- Morales Conejo M. Actualización en Síndrome del Aceite Tóxico 2018. http://www.creenfermedadesraras.es/InterPresent2/groups/imserso/documents/binario/actualizacionclinicasatmorales.pdf

# CAPÍTULO 18

## LACTANCIA MATERNA Y CONTAMINACIÓN AMBIENTAL

Nicolás Olea Serrano

## *18.1 Antecedentes*

Las sociedades médicas internacionales y nacionales, como es el caso de la Asociación Española de Pediatría, han hecho un enorme esfuerzo en la promoción de la lactancia materna con recomendaciones precisas para las madres y los sanitarios, que vale la pena repasar. Con carácter global, se ha demostrado que la lactancia materna reduce la tasa de infección infantil y, en el caso particular de los países en desarrollo, la lactancia protege contra la muerte por infección en los primeros años de vida. Los bebés amamantados tienen menos probabilidades de morir de síndrome de muerte súbita del lactante y las madres de padecer cáncer de mama. Por su parte, en el mundo desarrollado, las ganancias de salud más importantes asociadas con la lactancia materna pueden ser también cognitivas, ya que los estudios epidemiológicos sugieren que los niños que son amamantados exclusivamente durante los primeros meses presentan coeficientes intelectuales más altos que los alimentados con leche maternizada o una combinación de fórmula y leche materna. Sin embargo, existe cierto debate sobre si la lactancia materna realmente hace que los niños sean más inteligentes o si la asociación entre la lactancia materna y el coeficiente intelectual podría deberse en gran medida a la inteligencia de los padres. Algunos estudios también sugieren que los bebés amamantados tienen un menor riesgo de obesidad, asma y otras alergias a lo largo de su vida.

En las últimas décadas, la mayoría de los estudios y recomendaciones se han centrado en sus ventajas y en cómo conseguir que más mujeres amamanten a sus bebés. Desafortunadamente, este objetivo no se ha cumplido, ya que pocas mujeres en todo el mundo cumplen con la recomendación general de la Organización Mundial de la Salud referente a que los lactantes amamanten durante los primeros seis meses de vida de forma exclusiva, con lactancia materna continua y combinada con alimentos apropiados a partir de entonces y durante dos años o más. En España, según la Encuesta Nacional de Salud, dos tercios de los lactantes son amamantados exclusivamente por la madre hasta las seis semanas, pero esta cifra baja al 28 % a los seis meses. Los factores que determinan el tiempo que una madre dé el pecho son de muy diferente índole, pero refieren con frecuencia a un problema común cuando se les pregunta por qué dejan de amamantar antes de lo que querían: «No produzco suficiente leche». Esto ha inducido a algunos grupos de investigación a estudiar el impacto de la exposición química sobre el proceso de lactancia en sí mismo. Los resultados epidemiológicos y experimentales sugieren que ciertas exposiciones ambientales pueden afectar la capacidad de una madre para amamantar a su hijo. Aunque la evidencia es muy sugerente, se necesita más investigación para confirmar cómo la exposición materna a compuestos químicos, como los perfluorados, de los que se tratará más adelante, se asocia con un amamantamiento mucho más corto, a pesar de que algunos mecanismos moleculares sugieren la acción de estos contaminantes sobre la fisiología y la funcionalidad mamaria. Por otra parte, los expertos reconocen que puede contribuir a la exposición del lactante a los contaminantes químicos incorporados a la leche materna, aunque insisten en señalar que los beneficios para la salud infantil de la lactancia materna superan el riesgo de exposición química.

En este trabajo se presenta la evidencia de una posible exposición del lactante, inadvertida por la madre, a un grupo seleccionado de contaminantes químicos presentes en el cuerpo de la madre y transferidos al hijo durante el amamantamiento. Somos conscientes de que a nivel global, como reconoce la OMS, la salud materno-infantil es una prioridad importante para todas las comunidades, especialmente, para aquellas en desarrollo, pero existen ciertos déficits y carencias que no se ha superado. Por ejemplo, hay una clara contradicción entre el discurso institucional y las medidas concretas puestas en marcha para favorecer el amamantamiento, sin que se aborden en profundidad los temas relativos a la situación laboral de las madres y su repercusión en la salud del neonato. A este respecto, escribe Esther Vivas que si se reconociera plenamente que la lactancia es una práctica esencial para la reproducción humana, como lo es la gestación, se tendría que favorecer que esta práctica se realizase en las mejores condiciones sociales y laborales. En este capítulo, se ha añadido un aspecto complementario a esta problemática, reclamando la máxima seguridad para el lactante como receptor principal de la transmisión de la exposición materna a contaminantes ambientales. En cualquier caso, estamos convencidos de que una gestión adecuada de los productos químicos debe salvaguardar la salud de la mujer para preservar la salud de las generaciones futuras. Está en nuestra mano actuar de forma diligente previniendo las exposiciones inadvertidas y presionando políticamente para acelerar la toma de decisiones en torno a la seguridad química ambiental y favorecer la lactancia con las mayores garantías.

## La disrupción endocrina es un asunto de género

La consideración de la mujer como fuente de exposición del hijo a contaminantes ambientales, ya sea durante el embarazo o través de la lactancia, es un asunto que toca de lleno el campo de los estudios de género. La propia OMS así lo reconoce y reclama una mayor atención a la disparidad entre la exposición ambiental del hombre y la mujer. De hecho, la incorporación de la categoría género al estudio de los problemas relacionados con el medioambiente y la exposición a sustancias químicas tóxicas es un gran reto que ha sido abordado en contadas ocasiones.

En la introducción al libro *Género, ambiente y contaminación por sustancias químicas*, Hilda Rodríguez puntualiza de forma muy concreta ciertos conceptos que es necesario tener en cuenta en cualquier aproximación con perspectiva de género a los problemas de exposición humana a compuestos químicos. Sexo y género son definidos como dos categorías relacionadas e independientes, mientras que el primero es el conjunto de características biológicas que distinguen a las mujeres y los hombres, género es la base de la serie de atribuciones, comportamientos y valoraciones que la sociedad ha asignado a los sexos. Precisamente son estas atribuciones de género las que han derivado en desigualdades sociales que afectan principalmente a las mujeres y tienen múltiples representaciones que van desde un menor acceso al trabajo, la desigualdad de remuneraciones, pertenencia a los cargos de decisión, a ser agentes del progreso de sus comunidades. A esto habría que añadir que las atribuciones de género son determinantes de la exposición química ambiental de la mujer.

De forma particular, ambos aspectos, sexo y género, son importantes en la consideración de la exposición ambiental a compuestos químicos disruptores endocrinos. De una parte, porque las diferencias de la fisiología entre hombre y mujer van a condicionar la respuesta del organismo a los contaminantes con actividad hormonal, de otra, porque los roles de ambos sexos son claves para entender los determinantes de la exposición ambiental. Por esta razón, añade Hilda Rodríguez, al reconocer las diferencias de sexo para identificar las maneras diferenciadas que tiene la población de reaccionar ante las situaciones que afectan al ambiente, desde el punto de vista biológico, se responde a la necesidad de plantear soluciones precisas. En la medida que el género es un constructo social y cultural, correspondiente a cada sociedad y momento histórico, se asignan determinados roles para cada individuo que determinan su vida laboral, sus hábitos y sus exposiciones, que a su vez condicionan la naturaleza, la prevalencia, los riesgos y las consecuencias de los problemas de la salud. Al plantear los problemas con perspectiva de género reconoceremos la manera en que ese problema se manifiesta en las mujeres y los hombres, no solo a partir de las diferencias biológicas y fisiológicas, sino de su desarrollo en lugares diferentes, de la realización de diferentes actividades, de la asignación de diferentes tareas y, con esto, de las diferentes oportunidades que se derivan.

Para la OMS, hombres y mujeres no solo están expuestos a diferentes niveles de compuestos químicos tóxicos debido a sus roles en la comunidad, sino que también reaccionan de forma distinta ante esta exposición. Por lo tanto, el género es un componente crítico a tener en cuenta a la hora de formular políticas y programas en el ámbito de la gestión racional de los productos químicos. Sin embargo, los modelos actuales de salud y exposición rara vez tienen en cuenta esta perspectiva y se ha sugerido que es importante recopilar datos epidemiológicos de salud sobre exposiciones químicas específicas en función del género. No son frecuentes estas consideraciones cuando se investigan los escenarios de exposición, en particular, en lo que respecta a los compuestos orgánicos persistentes, los metales pesados y los disruptores endocrinos, y rara vez tienen en consideración la cuestión de género. Nuestro grupo de trabajo ha tendido en cuenta esas recomendaciones al considerar las experiencias tanto de mujeres como de hombres y al recopilar datos desglosados por sexo que tienen en cuenta la realidad de la vida cotidiana de las personas.

Como se ha señalado, los niveles de exposición a sustancias químicas tóxicas, así como los impactos resultantes en la salud humana, están determinados no solo por factores biológicos, incluyendo la fisiología del individuo, sino también por los roles sociales de mujeres y hombres, lo que da lugar a que resulten expuestos de manera diferente en la vida diaria. Las diferencias incluyen tanto los tipos de productos químicos encontrados en los estudios sobre individuos, así como el nivel y la frecuencia de tales exposiciones. Mujeres y hombres varían en su susceptibilidad fisiológica a los efectos de la exposición a sustancias químicas tóxicas. Por ejemplo, la mayor proporción de grasa corporal en la mujer las hace más propensas a almacenar contaminantes ambientales que se acumulan en los tejidos grasos. Las mujeres pueden, además, experimentar variaciones individuales dependiendo de los ciclos reproductivos y del establecimiento de la menopausia y, en el caso de las que han elegido la gestación y la lactancia, sus cuerpos experimentan cambios fisiológicos que también pueden afectar a su vulnerabilidad frente a sustancias tóxicas.

Ya hemos comentado que los estudios epidemiológicos sugieren que la exposición de las mujeres a compuestos químicos, como los pesticidas, puede causar abortos espontáneos, nacimientos prematuros, defectos de nacimiento y bajo peso al nacer. Además, una parte sustancial de la carga química de una mujer se puede transmitir al feto a través de la placenta, así como durante la lactancia. En el caso de la protección de la salud materna e infantil, la exposición de las niñas y las mujeres antes y durante los años de gestación a los productos químicos plantea riesgos para las generaciones futuras y, por lo tanto, debe minimizarse en la medida de lo posible.

Los hombres también tienen vulnerabilidades únicas basadas en su fisiología y son propensos a la interferencia por sustancias químicas. Actualmente, no se explican completamente las tendencias que muestran un aumento mundial de los incidentes de cáncer testicular y una prevalencia visiblemente alta de esta enfermedad y otros trastornos reproductivos en los países más industrializados. Una hipótesis es que los disruptores endocrinos afectan el desarrollo del testículo en las fases embrionarias y fetal, por lo que la exposición materna a los compuestos químicos disruptores endocrinos puede aumentar el riesgo de malformaciones genitourinarias, mala calidad seminal o cáncer de testículo, encuadrados dentro de lo que se ha llamado el síndrome de disgenesia testicular (TDS).

La exposición infantil es dependiente y está estrechamente ligada a la exposición de la madre. Los niños generalmente corren un mayor riesgo de sufrir daños para la salud causados por la exposición a contaminantes ambientales, porque se encuentran en fases de rápido desarrollo y pasan por períodos dinámicos de crecimiento. Por ejemplo, la exposición intrauterina del embrión o feto a disruptores endocrinos, que ocurre en momentos críticos del desarrollo, puede tener efectos para la salud que no se hacen evidentes hasta la infancia, la pubertad o, incluso, hasta la edad adulta. Los niños pequeños pueden absorber los productos químicos de manera más eficiente y excretarlos más lentamente, lo que resulta en mayores cargas corporales de contaminantes tóxicos. Además, la ingesta de contaminantes ambientales a través de la alimentación, el agua y el aire es proporcionalmente mayor por parte de los niños, dada la relación entre cantidad ingerida y peso y superficie corporal.

Se ha indicado con insistencia que los principios fundamentales de la endo-crinología deben aplicarse al diseño y ejecución de estudios sobre compuestos químicos disruptores endocrinos. Se trata de entender cómo la acción de una misma hormona es distinta según se explore un individuo en desarrollo, un adul-to o durante el envejecimiento; que esa acción viene determinada por el sexo del individuo y que son posiblemente las diferentes isoformas de las moléculas receptoras nucleares, expresadas en diferentes tejidos o en diferentes etapas de la vida, responsables de las distintas observaciones. Esta situación es espe-cialmente relevante cuando se trata de asignar un papel a los disruptores endo-crinos que interaccionan con los receptores para estrógenos y andrógenos, ya que estas hormonas son determinantes cruciales de las diferencias relacionadas con el sexo en las acciones anatómicas, fisiológicas y de comportamiento que caracterizan la fisiología masculina y femenina. No es casual este interés, ya que de entre todas las posibles actividades hormonales atribuidas a los cerca de mil compuestos químicos identificados como disruptores endocrinos, los que alteran la actividad estrogénica, ya sea potenciando o antagonizando sus efec-tos, ocupan el primer lugar en orden de frecuencia. Les siguen muy de cerca los compuestos químicos que mimetizan o bloquean las actividades androgénicas. Por esta razón se ha prestado una especial atención a ambos tipos de compues-tos —pseudoestrógenos y pseudoandrógenos— y se ha sospechado que será el organismo de la mujer el que más sufriría las consecuencias de la exposición a disruptores endocrinos.

Parecería por los datos epidemiológicos y experimentales existentes que la señalización de la vía de estrógenos es más propensa a la interferencia con los disruptores endocrinos, sin embargo, la presencia de receptores para estrógenos en los tejidos masculinos y de receptores para andrógenos en los tejidos femeni-nos se oponen al paradigma de que los órganos femeninos son sensibles solo a los estrógenos y antiestrógenos y los órganos masculinos son sensibles solo a los andrógenos y antiandrógenos. Un efecto estrogénico general que ocurra en los hombres expuestos a disruptores endocrinos podría cambiar el ambiente hormonal masculino asegurado por una relación característica de señales de andrógenos a señales de estrógeno. Es necesario un cambio de paradigma que desafía el concepto de que los órganos femeninos son sensibles solo a los estrógenos y a los antiestrógenos, mientras que los órganos masculinos son sensibles solo a los andrógenos y antiandrógenos. Hoy sabemos que las vías de señalización hormonal desde la biosíntesis del esteroide hasta los elementos de respuesta de andrógenos y estrógenos se encuentran en ambos sexos. Dentro de este contexto, la exposición a estos disruptores endocrinos en fases de crecimiento y desarrollo, embrión-feto-infancia, ocupa un lugar de mayor preocupación dada la vulnerabilidad de los sistemas y la ambigüedad de los mensajes hormonales.

## 18.2 Situación actual: exposición infantil a través de la leche materna

Como se ha comentado, los productos químicos sintéticos son omnipresentes en la sociedad moderna y el censo europeo de compuestos sobrepasa los 140.000, con alrededor de 1500 nuevos productos químicos fabricados o importados cada año. Aproximadamente, 3000 de estos productos químicos se utilizan o importan en volúmenes superiores a un millón de kilos cada año y se encuentran en una amplia variedad de productos de consumo, incluyendo productos de limpieza y cuidado personal, materiales de construcción y muebles para el hogar, alimentos, productos farmacéuticos y pesticidas, lo que conduce a una exposición humana generalizada.

Con este panorama, no es de extrañar que la leche materna contenga algunos de los residuos químicos correspondientes a compuestos químicos de uso habitual. Susanna D. Mitro, del Departamento de Salud Medioambiental y Laboral del Milken Institute de George Washington University, revisó recientemente la información existente sobre exposición materno-infantil a compuestos químicos dentro de la serie de publicaciones *Compuestos químicos sintéticos y salud*. A continuación, se recoge y actualiza la información sobre prevalencia y fuentes de exposición para seis clases de compuestos —ftalatos, fenoles, compuestos perfluorados, retardantes de la llama polibromados y organofosforados, bifenilos policlorados y plaguicidas organoclorados— considerados disruptores endocrinos, haciendo énfasis en aquellos que están presentes en la leche materna. La Tabla 1 muestra la frecuencia de detección de estos compuestos químicos disruptores endocrinos en las matrices investigadas, como la sangre y la orina de la madre, cordón umbilical y placenta, así como algunas de las características como persistencia, bioacumulabilidad y transferencia materno-infantil.

**Tabla 1**
Lactancia

| Compuesto químico | Frecuencia de detección | | Evidencia de transferencia | | Bioacumulable | Persistente |
|---|---|---|---|---|---|---|
| | Materna | Feto/ neonato | Placenta | Lactancia | | |
| Ftalatos | 90–100 % en orina | 90–100 % en orina | Sí | Sí | No | No |
| Fenoles, BPA, benzofenonas | 80–100 % en orina | 40–60 % en orina | Sí | Sí | No | No |
| Compuestos perfluorados | 90–100 % en suero | 90–100 % en suero de cordón | Sí | Sí | Sí | Sí |
| Compuestos polibromados | 90–100 % en suero | 70–100 % en suero de cordón | Sí | Sí | Sí | Sí |
| Bifenilos policlorados PCBs | 80–100 % en suero | 90–100 % en suero de cordón | Sí | Sí | Sí | Sí |
| Compuestos organoclorados | 90–100 % en suero | 90–100 % en suero de cordón | Sí | Sí | Sí | Sí |

Los ftalatos se utilizan para una variedad de propósitos, ya sea como aditivos flexibilizantes en plásticos como el PVC como componentes de productos de cuidado personal y cosméticos o en la formulación de algunos medicamentos. Los ftalatos son sustancias químicas no persistentes en humanos, con una vida media de aproximadamente 12-24 h, por lo que los niveles medidos en orina reflejan exposiciones recientes. Se ha publicado que la menor edad, un mayor uso de productos de limpieza y productos de cuidado personal y una dieta alta en grasas se asocian con niveles más altos de ftalatos en mujeres embarazadas. Se ha descrito la presencia de ftalatos en la leche materna y la mayoría de los metabolitos de los ftalatos se detectan en el 90-100 % de las muestras de orina materna durante el embarazo e inmediatamente después del parto. Además, los ftalatos o sus metabolitos pueden atravesar la membrana placentaria. Se han detectado hasta dieciocho metabolitos de ftalato en orina neonatal y también se detectan metabolitos de ftalatos en niveles bajos en sangre del cordón umbilical y en el líquido amniótico y en el meconio. Aunque los ftalatos o sus metabolitos pueden atravesar la placenta, la evidencia sugiere que no se acumulan en el feto.

El bisfenol-A (BPA) forma parte de la composición de las resinas epoxi y el plástico policarbonato, por lo que se encuentra en una gran variedad de productos de consumo, incluyendo el revestimiento de latas de conserva, botellas de plástico, selladores y composites dentales. Otros fenoles como el triclosán y los parabenos se emplean como antimicrobianos y conservantes en productos de cuidado personal y cosméticos. Tanto estos como el bisfenol-A son sustancias químicas no persistentes que se metabolizan y eliminan rápidamente, con vida media en el cuerpo humano entre 6 y 30 h. Los niveles más altos de fenoles en mujeres embarazadas se asocian con el uso de enjuague bucal y cosméticos, así como mayor índice de masa corporal (IMC) y nivel de educación superior. El BPA se encuentra en la leche materna y también en la orina de las madres durante el embarazo y el posparto, con una frecuencia del 80-100 % de las muestras, al igual que en sangre de la madre. El triclosán también se detecta en la orina materna, suero y leche materna. El metil y propil paraben se detectan en casi el 100 % de la orina materna y la leche materna, mientras que los butil y etil paraben se detectan con menor frecuencia.

Los compuestos perfluorados (PFC) son productos químicos industriales persistentes utilizados para dar resistencia al agua y a las manchas a los productos de consumo y en materiales de cocina antiadherentes. Los PFC se unen preferentemente a proteínas como la albúmina y, debido a su estructura química altamente estable, persisten en el medioambiente y se bioacumulan en el cuerpo humano tras la exposición. En las mujeres embarazadas, la paridad y la duración previa de la lactancia materna se asocian inversamente con el nivel de PFC, mientras que la edad y la vida en un entorno industrializado están asociadas positivamente; se han reportado resultados contradictorios con respecto al IMC, el tabaquismo y la dieta.

Son frecuentes los informes de detección de los PFC en la leche materna. Los PFC, en particular PFOS, PFOA, PFNA, PFDA y PFHxS, se detectan en el suero de casi el 100 % de las mujeres embarazadas. Los compuestos de cadena más larga también se detectan en niveles más bajos. La detección generalizada de PFC en sangre del cordón, líquido amniótico y tejido placentario indica que los PFC pueden atravesar la placenta. El grado de transferencia placentaria varía según las propiedades bioquímicas de cada congénere. Los PFC de cadena corta y los PFC que se unen a las proteínas de la sangre son los que se transfieren más fácilmente del suero materno al suero del cordón. Es interesante considerar el comportamiento particular de estos compuestos que son acumulados en el organismo de la madre. De una parte, se sabe que los niveles de PFC en el suero materno disminuyen más del 10 % durante el embarazo, y que algunos congéneres disminuyen en más de un tercio los niveles previos al embarazo, lo que probablemente es debido tanto a la dilución del aumento del volumen sanguíneo durante el embarazo como a la transferencia placentaria. Pero es que, además, se sabe que la lactancia materna es una fuente importante de exposición neonatal a la PFC, ya que los niveles de PFC ajustados por lípidos en la leche materna pueden ser superiores a los niveles séricos maternos que los niveles de PFC disminuyen con la lactancia materna y, por último, que las mujeres que previamente han amamantado tienen niveles de PFC séricos más bajos. Todo esto confiere al amamantamiento el carácter de vía de limpieza o desintoxicación de la madre ante compuestos persistentes con el riesgo consiguiente de exposición del lactante.

Los retardantes de llama se utilizan en múltiples aplicaciones que van desde el tratamiento de muebles a tapicerías, pasando por componentes electrónicos y productos textiles. La mayor parte de los retardantes polibromados (PBDE) ya no se utilizan, pero debido a que son sustancias lipofílicas y persistentes tienen una vida media que puede llegar a los diez años en el tejido adiposo de los adultos. Son determinantes de una mayor exposición en las embarazadas a retardantes polibromados, tanto el mayor número de aparatos electrónicos y moquetas/tapicerías en el hogar como el tiempo de residencia viviendo en ese país. Los PBDE se han encontrado con frecuencia en la leche materna, mientras que los PBDE, especialmente BDE-47 y BDE-153, seguidos por BDE-28, BDE-99, BDE-100 y BDE-209, se detectan en el suero de casi todas las mujeres embarazadas. Los nuevos retardantes de la llama, generalmente derivados organofosforados, también se han encontrado en el suero y en la leche materna y los metabolitos están presentes en orina la madre. Son capaces de atravesar la placenta durante todo el embarazo, aunque los niveles maternos no disminuyen como ocurre con otros compuestos persistentes. Los PBDE se han encontrado en suero de cordón, placenta, líquido amniótico y calostro. Los organofosforados se han medido en suero de cordón y la placenta. Los metabolitos PBDE (OH-PBDE) también se encuentran, en niveles mucho más bajos, tanto en matrices maternas como fetales.

Los bifenilos policlorados (PCB) son productos químicos industriales que fueron ampliamente utilizados como lubricantes y refrigerantes pero que, debido a su baja degradabilidad, persisten en el medioambiente a pesar de haber sido prohibidos. Los PCB son lipofílicos y se acumulan en el tejido adiposo de los seres humanos y alcanzan una vida media cercana a los veinte años. Debido a que los PCB se bioacumulan, los niveles maternos están asociados con la edad y año de nacimiento y con las dietas ricas en pescado graso y caza, como ocurre en pueblos del Atlántico Norte. Los congéneres PCB-138, PCB-153, PCB-170 y PCB-180 son los más frecuentemente detectados, hasta en el 80-100 % de las muestras de suero de la madre, así como en el calostro y en la leche materna. Los PCB son capaces de atravesar la placenta y se detectan con frecuencia en la sangre del cordón umbilical, la placenta, el meconio y el líquido amniótico. Los metabolitos de PCB hidroxilados (PCB-OH) también se detectan en múltiples matrices, pero a niveles inferiores a los PCB no hidroxilados. Casi todos los PCB se encuentran en niveles más altos en el suero materno que en el cordón, con solo unos pocos congéneres encontrados en niveles similares en ambos o más altos en el cordón.

Tras el nacimiento, los PCB se siguen transfiriendo al neonato durante la lactancia. Los niveles de PCB son algo más altos en el calostro que en la leche madura y las mujeres multíparas tienen niveles de PCB séricos más bajos, sugiriendo la «limpieza» que sufre la madre con cada embarazo. Los resultados sobre la variación de los niveles de PCBs en el curso de la lactancia son contradictorios, mientras que algunos estudios encontraron que los niveles de PCB en la leche materna disminuyen significativamente en el transcurso de la lactancia, otros trabajos no son capaces de mostrar diferencias. En cualquier caso, ponen de manifiesto la complejidad de la información obtenida cuando se trata de la exposición a contaminantes persistentes en los que junto a los niveles de ingesta diaria se debe considerar la carga interna de cada individuo.

Los plaguicidas organoclorados (OC) son sustancias químicas lipofílicas persistentes que se acumulan en el tejido adiposo, por lo que, a pesar de estar prohibidos desde hace décadas, los OCs persisten en el medioambiente y el organismo humano. Los niveles de OC en la madre se relacionan con la exposición reciente a pesticidas, que ocurre, por ejemplo, en mujeres provenientes de regiones donde los OCs aún están permitidos para el control de los insectos vectores que transmiten enfermedades como la malaria. Entre los OCs, el DDE, un metabolito del DDT, el hexaclorobenceno (HCB) y el trans-nonacloro se encuentran en más del 90 % de las muestras de mujeres de suero de las embarazadas y en la leche materna. El oxicloro y el hexaclorociclohexano (HCH) se encuentran con menor frecuencia, pero a menudo están presentes en más de la mitad de las muestras maternas. Los OCs atraviesan la placenta y se han encontrado en el suero del cordón, en el meconio, en la placenta y en el líquido amniótico. Aparentemente, los niveles de OC son más altos en la sangre materna que en el cordón umbilical, pero cuando se ajustan las medidas por lípidos, los niveles de OC son ligeramente más altos en el cordón umbilical que en el suero materno, aunque los niveles no son lo suficientemente diferentes como para sugerir la acumulación fetal. Además, los niveles de DDE y DDT en suero materno no difieren entre los trimestres del embarazo. La leche materna es un vehículo de transferencia para los OCs. De esta manera, los niveles de OCs son más altos en la leche materna que en el suero de las madres, pero no está claro si los niveles de OCs séricos maternos cambian en el transcurso de la lactancia materna. De nuevo, al tratarse de compuestos lipofílicos y persistentes, la interpretación de los datos de exposición a través de la lactancia es de más difícil comprensión, pero se confirma que la lactancia es una fuente importante de exposición infantil cuando se trata de compuestos orgánicos persistentes ya prohibidos.

## 18.3 Perspectivas de futuro

Como se ha visto, la mujer embarazada está expuesta a un gran número de productos químicos sintéticos, incluidos los disruptores endocrinos, cualquiera de ellos susceptibles de ser trasmitidos al hijo durante el propio embarazo y, más tarde, a través de la lactancia. La mayor parte de los compuestos químicos detectados en la sangre y la orina de las madres se ha encontrado también en la leche materna, de tal manera que lo que se ha descrito en el apartado anterior para las poblaciones estudiadas es posible que se pueda extrapolar a cualquier población, aunque no se hayan monitorizado de forma explícita.

Llama la atención que en la extensa literatura científica que se ocupa de estudiar la exposición materno-infantil y que mide tan variadas clases de compuestos químicos, lo haga de forma individualizada, es decir, centrándose en una familia de compuestos, ya sean los productos originarios y sus metabolitos, sin tener en consideración otras familias químicas que pudieran ser coincidentes en la exposición. Este inconveniente es especialmente relevante en el caso de la disrupción endocrina, ya que se ha apuntado con frecuencia el efecto combinado de diferentes compuestos químicos coincidentes que actúan por mecanismos de acción comunes. De hecho, esta es una de las propiedades de la disrupción endocrina que ha puesto en entredicho algunos de los paradigmas sobre los que se sustenta la toxicología reguladora.

En las pocas ocasiones que se ha abordado con un criterio amplio la medida de múltiples sustancias químicas en las madres, la mayoría de los trabajos han medido los productos químicos de interés en una sola matriz, ya sea la orina, el suero o la leche materna. Sin embargo, muy pocos estudios han intentado capturar una imagen completa mediante la medida de la exposición de distintas familias químicas en diferentes matrices. En el caso particular de la leche materna, los estudios que abordan la exposición combinada han demostrado la detección simultánea de, al menos, el 20 % de los productos químicos medidos y en la mayoría de los estudios se detectaron alrededor de un tercio de los productos químicos medidos en todas las muestras. En algunos casos se detectaron el 50 % de los productos químicos en cada muestra de leche materna analizada (16/31 productos químicos). Con estos datos, se hace necesario reconsiderar las recomendaciones cuando se habla de «valores bajos» de exposición, ya que haciendo esta afirmación no se tiene en consideración el efecto combinado de múltiples residuos químicos. Desafortunadamente, hasta la fecha muy pocos estudios que consideren la información sobre el efecto de múltiples contaminantes en cohortes de madres-hijos han llevado a cabo análisis del impacto acumulado.

Una enseñanza importante derivada de la evaluación de la exposición combinada es cómo afrontar la reducción de las fuentes de exposición, tanto a través de cambios en el comportamiento individual como de cambios en la política para proteger a la población, a una escala más amplia. Ya que las clases o tipos de compuestos químicos descritos provienen, en gran medida, de muy diferentes fuentes de exposición, es poco probable que pequeños cambios en el comportamiento individual reduzcan la exposición global. Sin embargo, dada la prevalencia de los compuestos químicos descritos (ftalatos, fenoles, retardantes de llama y PFC) en algunos artículos domésticos, productos de cuidado personal y ciertos alimentos, las mujeres embarazadas pueden considerar reducir su exposición a esas fuentes, siempre que sea posible, abordando cambios en sus hábitos de carácter particular, por ejemplo, cuidando el origen de sus alimentos, prestando atención a los cosméticos y habilitando un medioambiente en el hogar libre de disruptores endocrinos. La lectura del libro *Libérate de tóxicos. Guía para evitar los disruptores endocrinos* es un buen comienzo para orientarse a este respecto.

Por último, es necesario aclarar que debido a que muchos de estos productos químicos encontrados en la leche materna se producen y se utilizan en grandes cantidades, los cambios en las políticas reguladoras pueden reducir las exposiciones de manera más efectiva que los cambios del comportamiento individual. Por ejemplo, la eliminación gradual de los retardantes de llama polibromados PBDE tanto en EEUU como en Europa ha resultado en una menor exposición tanto en la leche materna, como en los niveles séricos maternos durante el embarazo. Sin embargo, como ya se ha comentado, es necesario estar atento a las sustituciones, ya que en algunas ocasiones los productos químicos de reemplazo son similares en estructura química y su toxicidad es igual o no está bien caracterizada. En el caso particular de Europa, la reducción significativa de las exposiciones químicas combinadas exige unos cambios en las políticas reguladoras que el Parlamento Europeo insiste en implementar, a pesar de la resistencia de altas instituciones como la Comisión Europea, que ha demostrado estar demorando las decisiones de forma abusiva.

Como cada vez es mayor el número de estudios que aportan datos sobre exposiciones ambientales durante el embarazo y lactancia, pero muy pocos han caracterizado adecuadamente las exposiciones combinadas y sus consiguientes efectos en el feto en desarrollo, sería conveniente que las investigaciones futuras consideren la caracterización de la exposición combinada tanto materna, embrionaria y fetal, como la del niño, e investiguen los posibles efectos clínicos de estas exposiciones múltiples utilizando las herramientas estadísticas más adecuadas. Mientras que esto ocurre, no queda más que actuar preventivamente, proporcionando la información precisa y los materiales educativos a la población, especialmente a la mujer en edad de procrear, sobre cómo ocurren las exposiciones químicas, centrándose en aquellos factores de riesgo que son modificables, ya sea la dieta, los hábitos de consumo, el uso de los cosméticos y los productos de cuidado personal y el cuidado del ambiente en el hogar y en el trabajo. De esa manera, la madre se podrá anticipar a la puesta de marcha de decisiones de carácter superior que regulen más estrictamente el empleo de los productos químicos y actuará previniendo los riesgos derivados de las exposiciones inadvertidas.

# Bibliografía

- Antignac JP, Veyrand B, Kadar H, Marchand P, Oleko A, Le Bizec B, Vandentorren S. Occurrence of perfluorinated alkylated substances in breast milk of French women and relation with socio-demographical and clinical parameters: results of the ELFE pilot study. Chemosphere. 2013;91:802–8.

- Arbuckle TE, Weiss L, Fisher M, Fisher M, Hauser R, Dumas P, Bérubé R, Neisa A, LeBlanc A, Lang C, Ayotte P, Walker M, Feeley M, Koniecki D, Tawagi G. Maternal and infant exposure to environmental phenols as measured in multiple biological matrices. Sci Total Environ. 2015;508:575–84.

- Bergman A, Heindel JJ, Kasten T, Kidd KA, Jobling S, Neira M. The impact of endocrine disruption: a consensus statement on the state of the science. Environ Health Perspect 2013;121:A104-6.

- Breastfeeding and Human Lactation Research Scientific Interest Group [website]. Bethesda, MD: National Institutes of Health.2019
  https://oir.nih.gov/sigs/breastfeeding-human-lactation-scientific-interest-group

- Castorina R, Bradman A, Sjodin A, Fenster L, Jones RS, Harley KG, Eisen EA, Eskenazi B. Determinants of serum polybrominated diphenyl ether (PBDE) levels among pregnant women in the CHAMACOS cohort. Environ Sci Technol. 2011;45:6553–60.

- Cerrillo I, Granada A, López-Espinosa MJ, Olmos B, Jiménez M, Caño A, Olea N, Olea-Serrano Mf Endosulfan and its metabolites in fertile women, placenta, cord blood, and human milk. Environ Res. 2005;98(2):233-9.

- Chemicals and gender. Gender Mainstreaming Guidance Series Chemicals Management. OMS Energy & Environment Practice. Tyrkko K, Gaba M. United Nations Development Programme. 2011

- DHHS. Washington, DC: U.S. Department of Health and Human Services; The Surgeon General's Call to Action to Support Breastfeeding Fact Sheet. 2011
  http://www.surgeongeneral.gov/library/calls/breastfeeding/factsheet.html

- Díaz-Gómez NM, Ares S, Hernández-Aguilar MT, Ortega-García JA, Paricio-Talayero JM, Landa-Rivera L y Comité de Lactancia Materna de la Asociación Española de Pediatría. Contaminantes químicos y lactancia materna: tomando posiciones. An Pediatr (Barc). 2013;79:391.e1–391.e5

- Fernández MF, Parera J, Arrebola JP, Marina LS, Vrijheid M, Llop S, Ábalos M, Tardón A, Castaño A, Abad E, Olea N. Levels of polychlorinated dibenzo-p-dioxins, dibenzofurans and dioxin-like polychlorinated biphenyls in placentas from the Spanish INMA birth cohort study. Sci Total Environ. 2012;441:49–56.

- Fernández-Rodríguez M, Arrebola JP, Artacho-Cordón F, Amaya E, Aragonés N, Llorca J, Pérez-Gómez B, Ardanaz E, Kogevinas 7, Castano-Vinyals G, Pollan M, Olea N. Levels and predictors of persistent organic pollutants in an adult population from four Spanish regions. Sci Total Environ. 2015; 538:152-61.

- Género ambiente y contaminación por sustancias químicas. Secretaría de Medio Ambiente y Recursos Naturales Instituto Nacional de Ecología. LA. Cedillo y FK Cano Robles. 2012. Secretaría de Medio Ambiente y Recursos Naturales (SEMARTNAT) México, D.F.

- Grandjean P, Clapp R. Perfluorinated alkyl substances: emerging insights into health risks. New Solut 25:147-163 2015

- Hines EP, Calafat AM, Silva MJ, Mendola P, Fenton SE. Concentrations of phthalate metabolites in milk, urine, saliva, and serum of lactating North Carolina women. Environ Health Perspect. 2009;117:86–92

- Hines EP, Mendola P, von Ehrenstein OS, Ye X, Calafat AM, Fenton SE. et al. Concentrations of environmental phenols and parabens in milk, urine and serum of lactating North Carolina women. Reprod Toxicol. 2015;54:120–8.

- Libérate de Tóxicos. Guía para evitar los disruptores endocrinos. Olea N. RBA, Barcelona 2019

- Luzardo OP, Ruiz-Suárez N, Almeida-González M, Henríquez-Hernández LA, Zumbado M, Boada LD. Multi-residue method for the determination of 57 persistent organic pollutants in human milk and colostrum using a QuEChERS-based extraction procedure. Anal Bioanal Chem. 2013;405:9523–36.

- Mamá desobediente. Una mirada feminista a la maternidad. Esther Vivas. 2019, Capitán Swing, Madrid

- Marino M, Masella R, Bulzomi P, Campesi I, Malorni W, Franconi F. Nutrition and human health from a sex-gender perspective. Mol Aspects Med 2011 Feb;32(1):1-70.

- Mead MN. Contaminants in human milk: weighing the risks against the benefits of breastfeeding. Environ Health Perspect 116:A426-A434 2008

- Meeker JD, Sathyanarayana S, Swan SH. Phthalates and other additives in plastics: human exposure and associated health outcomes. Philos Trans R Soc B Biol Sci. 2009;364:2097–113.

- Mitro SD, Johnson T, Zota AR. Cumulative chemical exposures during pregnancy and early development. Current Environment Health Reports, 2:367-378, 2015

- The World Health Organization's Infant Feeding Recommendation. OMS Geneva, Switzerland: World Health Organization 2016. http://www.who.int/nutrition/topics/infantfeeding_recommendation/en/

- Swan SH, Sathyanarayana S, Barrett ES, Janssen S, Liu F, Nguyen RH, Redmon JB; TIDES Study Team. First trimester phthalate exposure and anogenital distance in newborns. Hum Reprod. 2015;30:963–72.

- Thomsen C, Haug LS, Stigum H, Frøshaug M, Broadwell SL, Becher G. Changes in concentrations of perfluorinated compounds, polybrominated diphenyl ethers, and polychlorinated biphenyls in Norwegian breast-milk during twelve months of lactation. Environ Sci Technol. 2010;44:9550–6.

- Vom Saal FS and others. Chapel Hill Bisphenol A Expert Panel Consensus Statement: Integration of Mechanisms, Effects in Animals and Potential to Impact Human Health at Current Levels of Exposure. Reproductive Toxicology. 2007. 24(2):131-8.

- Vela-Soria F, Iribarne-Durán LM, Mustieles V, Jiménez-Díaz I, Fernández MF, Olea N. QuEChERS and ultra-high performance liquid chromatography-tandem mass spectrometry method for the determination of parabens and ultraviolet filters in human milk samples. J Chromatogr A. 2018;1546:1-9.

- Vela-Soria F, Jiménez-Díaz I, Díaz C, Pérez J, Iribarne-Durán LM, Serrano-López L, Arrebola JP, Fernández MF, Olea N. Determination of endocrine-disrupting chemicals in human milk by dispersive liquid-liquid microextraction. Bioanalysis. 2016;8:1777-91

- Victora CG, Bahl R, Barros AJ, França GV, Horton S, Krasevec J, Murch S, Sankar MJ, Walker N, Rollins NC; Lancet Breastfeeding Series Group. Breastfeeding in the 21st century: epidemiology, mechanisms, and lifelong effect. Lancet 2016;387:475-490

- Vizcaíno E, Grimalt JO, Fernández-Somoano A, et al. Transport of persistent organic pollutants across the human placenta. Environ Int. 2014;65:107–15

- Zoeller RT, Brown TR, Doan LL, Gore AC, Skakkebaek NE, Soto AM. Endocrine-disrupting chemicals and public health protection: a statement of principles from The Endocrine Society. Endocrinology 2012;153:4097-110.

# CAPÍTULO 19

## DISRUPTORES ENDOCRINOS

Nicolás Olea Serrano

### 19.1 Antecedentes

A finales de 2016, más de cien científicos, representando a universidades y centros de investigación de todo el mundo, dirigimos una carta abierta a las administraciones nacionales y supranacionales europeas para hacer un esfuerzo común y actuar frente al «Cambio climático y las consecuencias indeseables de la exposición humana a disruptores endocrinos». La carta fue publicada en *Le Monde* en noviembre de 2016 «Perturbateurs endocriniens: halte à la manipulation de la science» y tuvo una enorme repercusión sobre las decisiones del Parlamento Europeo en lo referente a la protección de los ciudadanos y el medioambiente. Antes que nada, cabría preguntarse por qué ambas peticiones —cambio climático y disrupción endocrina— compartían la misma expresión de interés y habían provocado una reacción conjunta de científicos en campos del saber aparentemente tan distantes. Al menos, dos razones bien distintas justificaban la demanda. La primera, porque parecería que los cambios ambientales que se han observado y los que se avecinan son propicios a un aumento de los riesgos atribuidos a la exposición humana y animal a compuestos químicos, en general, y a los disruptores endocrinos, en particular. En consecuencia, si no queremos agravar nuestra situación respecto al riesgo químico deberíamos prestar mayor atención a lo que prevé el cambio climático.

La segunda razón es algo más compleja por perversa y malintencionada. Obedece al ataque, presuntamente organizado, contra la evidencia científica existente en relación a los riesgos de la exposición química, ataque que tiene por objeto menoscabar el peso de la ciencia en la toma de decisiones. Se trata de acciones de muy diversa índole, que van desde el menosprecio del valor de lo científico a la petición de un tiempo de reflexión, que trae consigo la demora en la toma de decisiones —se trata de ganar tiempo—, pasando por la generación de alarma social respecto a las pérdidas económicas o de puestos de trabajo ante cualquier medida reguladora que trate de disminuir la exposición y que se interprete como un ataque a sus propios intereses económicos. En fin, todo un conjunto de argumentos con peso suficiente como para crear en los parlamentos nacionales e internacionales, por ejemplo, en el Parlamento Europeo, la polémica adecuada, la inquietud suficiente de cualquier signo y, en definitiva, la parálisis por análisis. Es una historia antigua y bien conocida de cómo proceder, se trata de la distorsión de la realidad y la puesta en alto rendimiento de la «fábrica de dudas». Seguro que habrá argumentos para todos los gustos.

Como consecuencia de la persistente actividad lobista de los fabricantes de dudas, la Unión Europea ha retrasado hasta lo indecible la toma de decisiones en el ámbito de la disrupción endocrina. Hemos asistido durante estos últimos cuatro años a una situación nunca antes vista en la que el Parlamento ha exigido de forma reiterada a la Comisión Europea una acción más decidida en lo que respecta a la protección de los ciudadanos frente a la exposición a los compuestos químicos disruptores endocrinos. De forma sucesiva, la Comisión Europea ha ido presentando propuestas sobre, por ejemplo, los criterios de identificación de los compuestos químicos como disruptores endocrinos, con criterios de evaluación tan débiles y tan adaptados a los intereses comerciales de los productores, que han sido sistemáticamente rechazadas por el Parlamento Europeo, al no cubrir las expectativas de protección que la ciudadanía exige. Hasta la demora en la toma de decisiones tuvo que ser denunciada por algunos países con alto grado de compromiso ante las altas instancias judiciales de la Unión Europea. Y, sin embargo, la Unión Europea ha seguido financiando a los científicos que firman el escrito de *Le Monde*, y a otros muchos, que siguen produciendo ciencia libre, financiada con fondos públicos, que genera datos que no hacen más que insistir en la necesidad de actuar con firmeza en la prevención de la exposición humana a contaminantes ambientales. Se trata de una situación esquizofrénica de la propia UE que sostiene la generación del conocimiento —ciencia— y que no sabe o no quiere aplicar los resultados —legislación— en la forma y tiempo que el sentido común exige, situación que no tiene antecedentes en nuestra historia como europeos.

En el escrito presentado a *Le Monde*, los científicos expertos en cambio climático y en disrupción endocrina declarábamos haber aunado esfuerzos porque muchas de las medidas necesarias para reducir la exposición humana a disruptores endocrinos también ayudarían en la lucha contra el cambio climático. Explicábamos, por ejemplo, que la mayoría de productos químicos de síntesis con interés en disrupción endocrina pertenece a la industria química de subproductos derivados de los combustibles fósiles, por lo que la reducción de la actividad en las refinerías de petróleo también disminuiría la producción de subproductos tales como los plásticos, plastificantes, cosméticos, textiles y múltiples objetos de consumo. El escrito afirmaba que, al igual que cuando muchos gobiernos expresaron su voluntad política para hacer frente a los gases de efecto invernadero, la transferencia del conocimiento científico sobre el cambio climático en unas políticas efectivas se vio sistemáticamente bloqueada con el uso de desinformación que confundía tanto a la opinión pública como a los individuos responsables y con capacidad decisoria. Finalizaba el comunicado señalando: «Es importante no repetir estos errores en el caso de los disruptores endocrinos y aprender de las experiencias de los científicos expertos en cambio climático».

## 19.2 Situación actual

El incremento de ciertas enfermedades y problemas de salud observados recientemente en las poblaciones occidentales podrían deberse a la exposición a sustancias químicas con capacidad de alterar el equilibrio hormonal y, en consecuencia, contribuir al incremento de determinados tipos de tumores, las malformaciones y las disfunciones del aparato reproductor, así como al aumento de ciertas formas de neurotoxicidad y el fracaso en la respuesta inmune. La evidencia de la asociación entre exposición ambiental y enfermedad, demostrada en poblaciones animales, ha generado el contexto doctrinal en el que se basa la hipótesis de la disrupción endocrina en humanos. Esta ha dejado de ser un problema emergente de salud medioambiental que cuestiona algunos de los paradigmas en que se fundamenta el control y la regulación de uso de los compuestos químicos, ya que anticipa el impacto sobre la salud humana del efecto combinado (aditivo, sinérgico o antagónico) de los compuestos químicos —rara vez explorados de forma combinada—. Hoy día, la disrupción endocrina es un problema de salud pública con graves consecuencias a nivel global, con una proyección en gasto sanitario desorbitada que, simplemente con ese hecho, debería estar en la agenda de los políticos a nivel nacional e internacional. Mientras que se toman las decisiones pertinentes, es necesario considerar que para abordar este problema bajo la perspectiva del «principio de precaución» habría que establecer mundialmente un control más estricto sobre las sustancias químicas presentes en el medioambiente, en los alimentos y en los bienes de consumo, mejorar los sistemas de evaluación de la toxicidad, incluyendo los estudios de la exposición a múltiples compuestos químicos y establecer unos sistemas de biomonitorización de la exposición humana que pudieran ser utilizados para implementar medidas preventivas y evaluar su efectividad.

De forma casi diaria se publican en la literatura médica nuevas asociaciones entre la exposición química ambiental y la prevalencia de ciertas enfermedades de etiología multifactorial y compleja. Por ejemplo, trabajos de reciente aparición que han establecido una asociación entre la excreción urinaria de los metabolitos de un monómero del plástico bisfenol-A y el riesgo de enfermedad cardiovascular y diabetes, no es más que el «caso de la semana». La respuesta de los diferentes sectores de la sociedad es inmediata, ya que si por algo se distinguen estas publicaciones es por la avidez con la que los medios de masas traducen los hallazgos científicos en lenguaje común e inmediato que tiene un gran impacto mediático. Póngase por ejemplo la inaudita atención prestada a la contaminación ambiental producida por los plásticos, que traslada el problema a mares cercanos y paraísos remotos, sin mencionar que cualquiera de nosotros o de nuestros niños «mean plástico» todos los días. Muchas de estas noticias han aportado algo de inquietud a una sociedad que empieza a reconocer la debilidad de los sistemas de protección ambiental, pero sigue confiando plenamente en que se están tomando las medidas adecuadas por parte de los responsables de cuidar de mi salud y de los míos. «¿Cómo va a ser posible que algunos componentes de mis cosméticos o de mi ropa contribuyan a mi sobrepeso o a mi fertilidad? No, no es posible, no me lo creo. Todo está bajo control». Y la verdad es que no lo está.

## *Disrupción endocrina*

La hipótesis patogénica subyacente explica que algunas sustancias químicas se comportan como hormonas, alterando la homeostasis normal del sistema endocrino o, lo que es lo mismo, produciendo un desequilibrio en el balance de estrógenos, andrógenos, progestágenos y hormonas tiroideas, a través de mecanismos de acción diversos. Aunque cualquier sistema hormonal es susceptible de ser dañado, lo cierto es que los primeros compuestos exógenos identificados como disruptores endocrinos se comportan como estrógenos o andrógenos, es decir, interfiriendo con las hormonas sexuales, ya sea imitando o bloqueando su acción, lo que hoy día es interpretado bajo la luz de «sexo y género» y las diferencias en la susceptibilidad individual.

Las alteraciones sobre la salud animal que fueron detectadas tras la exposición en distintas especies de animales (peces, reptiles, pájaros, mamíferos) incluían enfermedades hormonodependientes entre las que se encuentran: disfunciones tiroideas, alteraciones en el crecimiento, aumento en la incidencia de problemas relacionados con el tracto reproductor masculino, disminución de la fertilidad, pérdida en la eficacia del apareamiento, anomalías del comportamiento, alteraciones metabólicas evidentes desde el nacimiento, desmasculinización, feminización y alteraciones del sistema inmune, incluso, el incremento en la incidencia de diferentes tipos de tumores.

En 1991, en la Conferencia de Wingspread (Wisconsin, EEUU) un grupo de científicos, representando más de una docena de disciplinas, concluyó que *un gran número de sustancias químicas, sintetizadas por el hombre y liberadas al medioambiente, así como algunas naturales, tienen efecto sobre el sistema endocrino del hombre y de los animales.* Se acuñó el término de disruptores endocrinos, que fue aceptado por consenso en la primera Conferencia Nacional de Disruptores Endocrinos (ConDE) celebrada en Granada en 1996. Dentro del contexto de la disrupción endocrina, se postula que los efectos indeseables de los contaminantes ambientales pueden ser debidos a que los compuestos químicos: 1) mimetizan los efectos de hormonas endógenas, 2) antagonizan su acción, 3) alteran el patrón de síntesis y metabolismo de hormonas naturales, o 4) modifican los niveles de los receptores hormonales.

Grupos de expertos reunidos en Wingspread (1993, EEUU) y posteriormente en Weybrige (1996, Reino Unido) llegaron al consenso de que en disrupción endocrina la demostración de la relación de causalidad entre exposición y enfermedad puede ser especialmente laboriosa, fundamentalmente debido a que:

1. El momento de la exposición es decisivo para determinar el carácter, la gravedad y la evolución posterior del efecto. Los efectos son distintos cuando la exposición ha ocurrido sobre el embrión, el feto, perinatalmente o en la edad adulta. Además, se cree que si actúan durante periodos críticos, como por ejemplo en los estadios tempranos de la vida, caracterizados por una rápida diferenciación celular y organogénesis, se pueden producir lesiones irreversibles.

2. Los efectos pueden no aparecer en el momento de la exposición, de tal manera que las consecuencias de la exposición temprana no sean evidentes hasta la madurez del individuo, por lo que los efectos pueden permanecer latentes durante años, o que sean tan solo perceptibles en la progenie.

3. No existe un umbral de concentración preciso para el desarrollo del efecto toxicológico, ya que este es dependiente del momento hormonal del individuo expuesto. La dosis o nivel de exposición puede ser muy inferior al reconocido como límite de seguridad para otros aspectos toxicológicos distintos de la disrupción endocrina.

4. La acción combinada de los disruptores endocrinos, entre sí y con las hormonas endógenas, puede conducir a un efecto resultante que sea paradójico, debido a la actividad sinérgica, antagónica o simplemente aditiva de los compuestos químicos y las hormonas endógenas.

La confirmación de la exposición a disruptores endocrinos, que ocurre de forma inadvertida en muchos de los casos junto a la demostración de efecto en algunas poblaciones con una especial sensibilidad, como son la población infantil y mujeres en edad fértil y durante el embarazo-lactancia, obliga a reconsiderar los riesgos ambientales de los individuos no profesionalmente expuestos y exige actuar con medidas preventivas. Algunos ejemplos de asociación exposición-efecto podrían ser investigados con más detalle y ayudarían al sostenimiento de la hipótesis de disrupción endocrina, si en los diferentes foros científicos se popularizara la hipótesis de trabajo. Algunos casos como la exposición infantil a bisfenoles provenientes de resinas epoxi de los pegamentos o el policarbonato de los biberones, a benzofenonas provenientes de las cremas solares con filtros UV, a ftalatos de los ablandadores y aditivos de los plásticos empleados en tetinas y biberones, o al tributilestaño en las pinturas de empleos múltiples, no son más que unos pocos ejemplos para los cuales la comunidad médica debería estar convenientemente informada.

## *Disruptores endocrinos*

La Organización Mundial de la Salud (OMS) define disruptor endocrino como aquella sustancia exógena o mezcla de sustancias que alteran una o más funciones del sistema endocrino y consecuentemente causan efectos adversos en la salud de un organismo intacto o en su progenie. De forma similar un disruptor endocrino potencial es aquella sustancia cuyas características la hacen sospechosa de provocar una respuesta indeseable a nivel hormonal, pero la certeza del vínculo entre exposición y efecto no está demostrada (WHO). La definición solo acepta que la disrupción endocrina se presente como un efecto adverso derivado de la exposición a los compuestos de interés.

Las características comunes de la exposición a los cerca de mil compuestos químicos identificados como disruptores endocrinos se han revisado recientemente por Lee (2018). Aquí se presentan de forma ampliada y desarrollada:

1. Actúan a concentraciones bajas y de forma combinada entre sí y en conjunción con las hormonas endógenas, por lo que es difícil establecer un nivel umbral de no efecto; esto confiere a estos compuestos químicos una especial peligrosidad, ya que no existen dosis seguras.

2. Cuando la exposición del individuo ocurre durante periodos del desarrollo de especial vulnerabilidad a la disrupción endocrina —embarazo, lactancia, pubertad— provocan daños que pueden manifestarse más tarde a lo largo de la vida.

3. Las curvas que relacionan dosis de exposición a estos compuestos químicos con el efecto adverso no son lineales, es decir, la respuesta no siempre aumenta en la misma proporción que la dosis de exposición; puede que estas curvas dosis-efecto tampoco sean monotónicas, por lo que puede cambiar el signo creciente/decreciente de la respuesta.

4. Generalmente, los individuos no están expuestos a un solo tipo o familia de compuestos disruptores endocrinos, sino a las mezclas de ellos (efecto cóctel), por lo que los efectos son difícilmente predecibles dadas las posibles acciones sinérgicas, aditivas o antagónicas entre residuos químicos. Por el momento, las consecuencias de la exposición a mezclas son impredecibles con los sistemas de ensayo disponibles.

5. Como resultado de la exposición a los disruptores endocrinos en un determinado individuo se pueden observar consecuencias en generaciones posteriores ya sea por afectación genómica o por mecanismos epigenéticos.

6. Los efectos observados tras la exposición a estos compuestos químicos pueden ocurrir tras largos periodos de latencia, lo que distancia la exposición del efecto consecuente y dificulta en gran medida el establecimiento de una asociación causal.

7. La ubiquidad de la exposición a los compuestos químicos disruptores endocrinos es un hecho constatado, por lo que no hay grupos de población «no expuestos» dada su enorme ubicuidad.

8. La medida práctica de la exposición es muy compleja, sobre todo, para compuestos de vida media corta. En algunos casos, debido a su persistencia y larga vida media pueden ser cuantificados con facilidad. En ambos casos se hacen necesarios planes de biomonitorización sistemática de la población.

# Mecanismos de acción de los disruptores endocrinos

Los compuestos químicos disruptores endocrinos actúan a muy diferentes niveles de complejidad en el organismo, interfiriendo en el mensaje hormonal entre los distintos actores del sistema endocrino. Por ejemplo, pueden modificar los niveles de hormona circulante actuando sobre su síntesis, metabolismo o degradación. Pueden reducir, incrementar o interferir sobre los receptores específicos de acción hormonal y, por lo tanto, afectar a la capacidad de respuesta a las hormonas naturales. Por otra parte, un mismo compuesto puede influir en el sistema endocrino de diferentes maneras actuando en diferentes vías hormonales.

En el caso particular de los disruptores endocrinos que interfieren con el funcionamiento de las hormonas esteroideas, los efectos observados parecen estar ligados a la activación/bloqueo de los receptores nucleares (RN), que son el modo más común de acción responsable de las curvas dosis-respuesta no-monotónicas en estudios experimentales. La función de estos RN es la de actuar como factores de transcripción —actividad genómica— que al pasar al núcleo tras la unión con la hormona endógena o el disruptor endocrino. El complejo interactúa con secuencias específicas de ADN, los denominados elementos hormonosensibles y en cooperación con ciertos correguladores proteicos, regulan la transcripción de genes dependientes de la acción hormonal. Los correguladores incluyen coactivadores y correpresores que facilitan la unión del complejo con el RN para aumentar o reprimir la expresión de los genes diana.

Los disruptores también pueden modular la actividad transcripcional —actividad no genómica— a través de ligando mediante mecanismos independientes que implican al receptor específico de fosforilación. Se trata de efectos epigenéticos que representan un fenómeno molecular que regula la expresión génica sin presentar alteraciones en la secuencia de ADN. En términos biológicos, está demostrada la existencia de metilaciones a nivel de las histonas de la misma cadena de ADN, lo que provoca cambios en la estructura e impedimentos a nivel de expresión génica, que pueden derivar en diversas enfermedades. Aunque este es el mecanismo de acción más frecuente, son posibles otras formas de control epigenético, como las acetilaciones y otras modificaciones químicas. Un número creciente de estudios vinculan la exposición a disruptores endocrinos, como los bifenilos policlorados o PCBs, y los pesticidas organoclorados, como el mirex, clordano o el DDE, metabolito del DDT, con cambios  pigenéticos en humanos. De esta manera, un individuo no expuesto puede mostrar cambios epigenéticos transgeneracionales debido a la exposición a disruptores endocrinos en el útero materno, incluso, desde óvulo alterado o el espermatozoide, ocurrida en generaciones previas.

## Peculiaridades de las curvas dosis-respuesta y del efecto combinado o efecto cóctel

La evaluación de la toxicidad química es un proceso complejo en el que se debe poner de manifiesto cualquier daño ocurrido tras la exposición a una sustancia determinada en el modelo de experimentación elegido. La clave está en demostrar que como consecuencia de la interacción entre el compuesto químico y el organismo se evidencia un efecto considerado adverso en el individuo expuesto. En la mayor parte de los sistemas experimentales de evaluación toxicológica se construyen curvas dosis-respuesta que muestran gráficamente la relación entre el daño observado y la dosis de compuesto químico empleada. Estas curvas pueden adoptar patrones de relación muy diferentes, lineales y no-lineales, y dentro de estas últimas, pueden ser monotónicas y no monotónicas (Figura 1). Las curvas dosis-respuesta tienen un interés especial para la predicción de los efectos en rangos de dosis no testados experimentalmente, por ejemplo, las concentraciones de los contaminantes ambientales, entre ellos, los niveles de disruptores endocrinos encontradas en la población no profesionalmente expuesta.

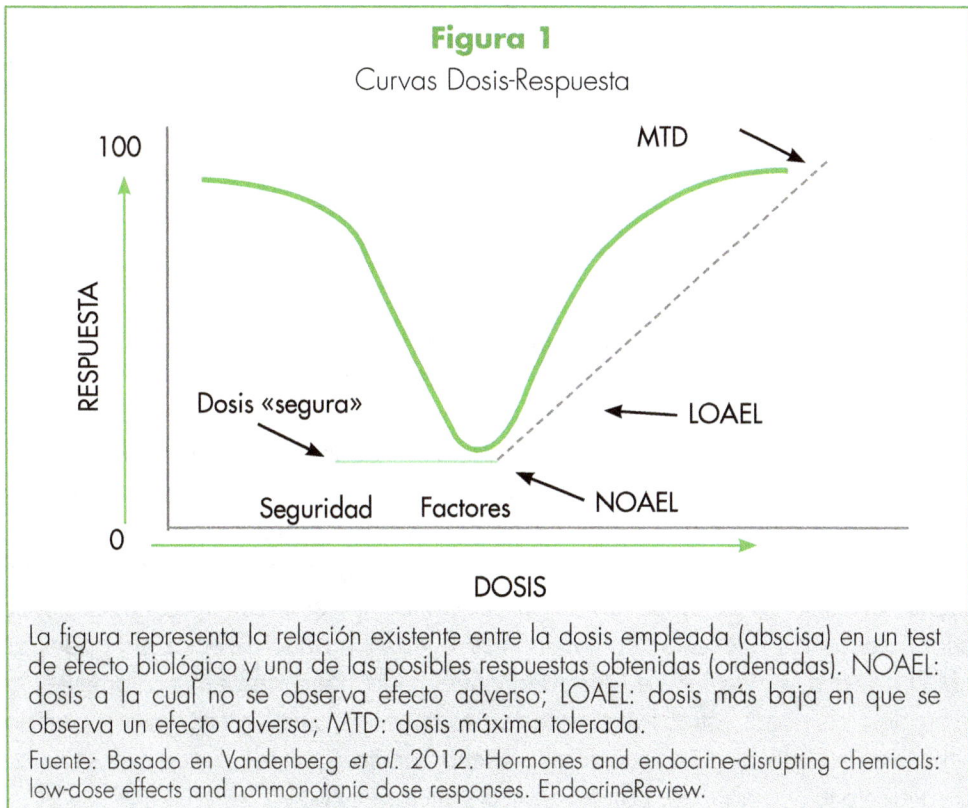

**Figura 1**
Curvas Dosis-Respuesta

La figura representa la relación existente entre la dosis empleada (abscisa) en un test de efecto biológico y una de las posibles respuestas obtenidas (ordenadas). NOAEL: dosis a la cual no se observa efecto adverso; LOAEL: dosis más baja en que se observa un efecto adverso; MTD: dosis máxima tolerada.

Fuente: Basado en Vandenberg *et al.* 2012. Hormones and endocrine-disrupting chemicals: low-dose effects and nonmonotonic dose responses. EndocrineReview.

En estudios experimentales de evaluación del efecto de los disruptores endocrinos, se observan con frecuencia curvas no monotónicas en forma de «U», como la representada en la Figura 1. Cualquier relación dosis-respuesta cuya curva se ajuste a una pendiente que cambia de signo a lo largo de un rango amplio de dosis, se clasifica como curva no-monotónica. Como se observa en la Figura 1, al disminuir el nivel de dosis experimental, disminuye el efecto observado hasta que la respuesta es imperceptible —valle de la curva en U—, pero, paradójicamente, al seguir disminuyendo la dosis, la respuesta se incrementa hasta alcanzar niveles propios de muy altas dosis. Con este tipo de curvas dosis-respuesta se genera la información para definir qué niveles de exposición son seguros. El problema se plantea cuando en la estimación de la dosis sin efecto solo se han testado altas dosis —lo que ocurre habitualmente en los experimentos con intención reguladora— por lo que se obtienen conclusiones erróneas, por ejemplo, subestimando la respuesta a bajas y muy bajas dosis. Esta situación, que no es infrecuente en la evaluación toxicológica de los disruptores endocrinos potenciales, ha sido motivo de una gran controversia. La explicación es sencilla, cuando solo se emplean en los experimentos de evaluación toxicológica los rangos de dosis más altos y se da la circunstancia de que una dosis intermedia no se acompaña de una respuesta aparente, se suele inferir a partir de ese nivel de concentración la dosis «segura», tras la aplicación de ciertos factores arbitrarios de seguridad y el cálculo del LOAEL (del inglés, *Lowest observed adverse effect level*, «dosis más baja a la cual se observa efecto adverso») y el NOAEL (del inglés, *No observed adverse effect level*, «dosis a la cual no se observa efecto»). Además, las curvas no-monotónicas también pueden poseer múltiples puntos de inflexión, añadiendo aún más complejidad al proceso.

Las concentraciones correspondientes a la exposición a bajas dosis de plaguicidas y otros compuestos industriales persistentes que son disruptores endocrinos continúan siendo poco conocidas, dada la falta de estudios poblacionales que hasta hace muy poco estaban limitados a Cataluña y Canarias. Muy recientemente esta información se acaba de ampliar con datos de la población española a través del estudio Bioambient.es. Es interesante señalar que las concentraciones de varios plaguicidas con capacidad estrogénica (por ejemplo, DDT, DDE, HCB, HCH) en una muestra representativa de la población española están en el rango de 10 a 8.000 ng/g, esto es, a concentraciones superiores a las que estos contaminantes pueden producir efectos estrogénicos (100 pg/g a 10 ng/g) de forma individualizada. Pero desafortunadamente, la actividad hormonal estrogénica de estos compuestos químicos no ha sido tenida en cuenta en la evolución toxicológica hecha con carácter regulador, que se limita a su efecto tóxico general, carcinogénico y mutagénico.

Otro aspecto preocupante es que se haya demostrado que mezclas complejas de diferentes disruptores endocrinos, en las que los componentes están presentes en niveles por debajo de su propio NOAEL, sean capaces de desencadenar una respuesta adversa. Esto es debido a que estos actúan de forma aditiva o sinérgica. Esta observación pone en entredicho cualquier aproximación de evaluación toxicológica que considere los residuos químicos investigados uno a uno, sin tener en consideración el efecto combinado o cóctel. El debate en torno a esta peculiaridad está servido, ya que, por ejemplo, los sistemas de regulación de la exposición química en Europa no han tenido en consideración el efecto combinado de los compuestos químicos que coinciden en la exposición de un mismo individuo. Hasta que el efecto cóctel no sea tenido en consideración en los sistemas de regulación de la seguridad química, las conclusiones de tal análisis pueden ser erróneas al subestimar el riego atribuible.

## Fuentes y vías de exposición

La exposición de los seres humanos a los disruptores endocrinos es universal ya que se encuentran repartidos por todo el mundo, como consecuencia de su empleo generalizado en múltiples aplicaciones agrícolas, producción alimentaria, procesos industriales y objetos de consumo. En el caso de los disruptores endocrinos persistentes, contribuye a la exposición su baja biodegradabilidad, el transporte aéreo a lugares remotos por el aire debido a la volatilidad, la bioacumulación en la cadena trófica y la biomagnificación para aquellos que son claramente lipofílicos. Los disruptores endocrinos persistentes también pueden ser transmitidos a la descendencia a través de la madre durante la gestación y la lactancia (capítulo 18. Lactancia materna y contaminación ambiental). A pesar de que las formas de exposición y las vías de entrada son muy diversas, la vía digestiva es la principal ruta de exposición, debido a su acumulación en la cadena alimentaria. Tanto es así que la composición de las mezclas lipofílicas encontradas en los tejidos humanos varía de acuerdo con las diferencias regionales en el uso de estos compuestos y con los hábitos dietéticos de las poblaciones expuestas. Para la mayoría de los productos químicos persistentes-lipofílicos mencionados hay un patrón de incremento de la carga corporal con la edad. Es, probablemente, a consecuencia de tres factores: i) la acumulación de los productos a través del tiempo; ii) la mayor exposición en personas de mayor edad debido a que vivieron en periodos de gran uso de compuestos organohalogenados y iii) el metabolismo más lento y la imposibilidad de detoxificación a través de lactancia o embarazo en individuos de mayor edad. En el caso particular de los compuestos químicos disruptores endocrinos no persistentes, es decir, con una vida media dentro del organismo mucho más corta, las vías de entrada son también muy variadas, predominando

## Tabla 1

Algunos ejemplos de grupos de compuestos químicos orgánicos que actúan como disruptores endocrinos, incluyendo posibles fuentes de exposición humana y las acciones, alternativas y consejos recomendados

| Grupo de compuestos químicos disruptores endocrinos | Ejemplo de fuente de exposición | Alternativas, consejos y recomendaciones |
|---|---|---|
| Pesticidas organoclorados (prohibidos o restringidos como el DDT) | Residuo contaminante ambiental | Prevenir la exposición alimentaria: limitar el consumo de leche y grasas contaminadas |
| Pesticidas persistentes | Productos agrícolas | Optar por la producción ecológica |
| Antifúngicos en agricultura (Vinclozolina) | Productos agrícolas | Exigir su prohibición. Optar por la producción ecológica |
| Bifenilos policlorados (PCBs) | Residuo contaminante ambiental Transformadores eléctricos | Exigir la retirada de transformadores eléctricos y aplicación efectiva de la ley |
| Compuestos bifenilos polibromados (PBBs) y PBDEs | Retardantes de la llama en textiles y objetos de consumo | Exigir su prohibición en ropa y artículos manufacturados |
| Compuestos perfluorados (PFOS, PFOA) | Recubrimientos en sartenes y utensilios de cocina. Aislantes | Restringir su uso y advertir de su empleo continuado |
| Fenoles: BPA-Policarbonato | CDs, lentes, plásticos | Exigir la regulación de su eliminación incontrolada |
| | Biberones | Aplicar la ley. No emplear microondas. No verter agua hirviendo |
| Fenoles: BPA-Resinas epoxi | Papel y cartón reciclados en envases alimentarios | Exigir la regulación de la composición del papel reciclado Eliminar recibos térmicos |
| Ftalatos | Ablandador del plástico en chupetes y mordedores y PVC | Controlar su prohibición en plásticos para la infancia y en la construcción |
| | Cosmética | Regular su uso y exigir la declaración de la composición porcentual en cosméticos |
| Fenoles: Parabenes | Cosmética y alimentos | Regular su uso y exigir la declaración de la composición porcentual en cosméticos |
| Benzofenonas Canfenos Cinamatos | Filtros UV empleados en cosmética | Regular su uso y exigir la declaración de la composición porcentual en cosméticos |

la vía digestiva por la contaminación alimentaria con residuos de los plásticos, por ejemplo, pero sin dejar atrás la vía dérmica para el caso de los cosméticos o la inhalatoria para los componentes de los contaminantes atmosféricos o del aire interior del hogar o el lugar de trabajo.

Cuando se trata de la biomonitoriación de los disruptores endocrinos persistentes, los compartimentos comúnmente analizados para estimar la carga corporal de los mismos son los que tienen un importante componente lipídico: tejido adiposo y leche materna. Otros compartimentos en los que se han encontrado residuos de disruptores endocrinos son fluidos tan variados como la sangre de cordón umbilical, el líquido amniótico, la placenta, el líquido seminal, el hígado y el pulmón, y, en general, cualquier órgano que se haya examinado. Por su parte, en fluidos y órganos no grasos es donde más frecuentemente se pueden encontrar disruptores endocrinos sin capacidad de bioacumulación y con un metabolismo y eliminación más sencillos, razón por la cual la medida de la exposición a estos disruptores no persistentes se realiza, con frecuencia, en la orina y en la sangre/suero de la población expuesta.

## *Posibles efectos en humanos de la exposición a disruptores endocrinos*

Las consecuencias de la exposición a disruptores endocrinos son distintas dependiendo de la edad y el sexo del individuo (Tabla 2). En el caso de los

### Tabla 2
Posibles efectos de los disruptores endocrinos en humanos

| MUJERES | NIÑAS | NIÑOS | HOMBRES |
|---|---|---|---|
| • Cáncer de mama<br>• Cáncer vaginal<br>• Endometriosis<br>• Muerte embrionaria y fetal<br>• Malformaciones en la descendencia<br>• Obesidad, diabetes y problemas metabólicos<br>• Problemas tiroideos | • Deformaciones en órganos reproductores<br>• Problemas en el desarrollo del sistema nervioso central<br>• Bajo peso de nacimiento<br>• Hiperactividad<br>• Problemas de aprendizaje<br>• Disminución del coeficiente intelectual y de la comprensión lectora<br>• Pubertad precoz<br>• Mayor incidencia de cáncer | • Criptorquidia<br>• Hipospadias<br>• Disminución del nivel de testosterona<br>• Problemas en el desarrollo del sistema nervioso central<br>• Bajo peso de nacimiento<br>• Hiperactividad<br>• Problemas de aprendizaje<br>• Disminución del coeficiente intelectual y de la comprensión lectora<br>• Mayor incidencia de cáncer | • Cáncer de testículo<br>• Cáncer de próstata<br>• Reducción del recuento espermático<br>• Disminución del nivel de testosterona<br>• Obesidad, diabetes y problemas metabólicos<br>• Problemas tiroideos |

hombres, son cada vez más frecuentes las alteraciones en el desarrollo del sistema genitourinario, entre ellas el criptorquidismo o no descenso testicular asociado con el cáncer de testículo y con la infertilidad. En la mujer, predomina el incremento del cáncer de dependencia hormonal, ya sea de mama y vagina, así como los casos de esterilidad ligada a endometriosis. En ambos sexos predominan alteraciones muy diversas, que van desde la obesidad al síndrome metabólico y desde los trastornos del desarrollo neuroconductual y los problemas de crecimiento a la mala función tiroidea. Se sospecha que la exposición intrauterina tiene consecuencias de tal magnitud que difícilmente se sospecharían en estudios realizados sobre individuos adultos. Esta asociación confiere a la exposición materna unas peculiaridades muy particulares y coloca a la mujer en edad fértil en el centro de atención de la mayor parte de los estudios en disrupción endocrina.

## 19.3 Perspectivas futuras: cambio climático e impacto en la salud de los disruptores endocrinos

El clima está cambiando a un ritmo sin precedentes debido, en gran medida, a las emisiones de dióxido de carbono que contribuyen al calentamiento global. Esta tendencia al calentamiento contribuye al derretimiento de los casquetes polares, al aumento del nivel del mar, el empeoramiento de la contaminación global, el deterioro de las condiciones de las cuencas de los ríos, la sequía y el aumento de la frecuencia y severidad de eventos climáticos extremos. Según reconoce la OMS en su informe *Cambio Climático y Salud*, todos estos cambios ambientales ya están ejerciendo un impacto negativo sobre la salud humana. La exposición humana a compuestos químicos, en general, y a disruptores endocrinos, en particular, no escapa a esta nueva situación ambiental.

Reconoce la OMS en su informe que entre los efectos directos sobre la salud humana atribuidos al cambio climático se incluyen tanto los efectos fisiológicos del calor extremo (golpe de calor y aumento de la incidencia de ataques al corazón, accidente cerebrovascular y distrés respiratorio), como las lesiones o muertes causadas por los fenómenos meteorológicos extremos, ya sea el caso de la sequía, inundaciones, olas de calor, tormentas e incendios. Pero el cambio climático también puede afectar a la salud humana de forma indirecta, debido a los cambios ecológicos que comprometen la seguridad alimentaria y la calidad del agua, ya sea por la diseminación de enfermedades infecciosas o por el desplazamiento forzoso de las poblaciones y las migraciones masivas. Pero es que, además, la información obtenida más recientemente añade más preocupación al asunto al poner de manifiesto que el cambio climático global también afecta a la salud a través del aumento de la exposición humana a productos químicos tóxicos y el incremento de la toxicidad química. La exposición a disruptores endocrinos no es ajena a estos cambios. Así, por ejemplo, en el caso particular de los disruptores endocrinos que entren en la clasificación de contaminantes orgánicos persistentes, o COPs, es sabido que las regiones polares han servido para secuestrar gran parte de la carga de COPs, previamente llevados allí por los vientos y depositados por el efecto de las bajas temperaturas. Ahora, con el calentamiento y el deshielo, es presumible que los residuos de COPs sean liberados en un proceso de destilación continua. Los trabajos científicos ya han puesto de manifiesto la realidad de este proceso para el caso de los bifenilos policlorados o PCBs y para el pesticida DDT, que están siendo liberados desde las regiones polares tanto al agua de los océanos como a la atmósfera.

Los modelos de predicción del cambio climático también estiman situaciones extremas para el tiempo atmosférico, lo cual incluye los incrementos de las lluvias torrenciales, que favorecerán las escorrentías de los compuestos químicos depositados en los suelos y que resultará en la contaminación de las corrientes de agua y contribuirá a la contaminación de los organismos vivos. Por el contrario, en zonas que experimenten una disminución del régimen de lluvia, los contaminantes del aire persistirán en la atmósfera y la sequía incrementará la probabilidad y magnitud de las tormentas de polvo, lo cual podría aumentar la exposición humana a contaminantes a través de inhalación de aire. Además, la disminución de las precipitaciones también está vinculada a un incremento de los incendios forestales, que traerá como consecuencia la exposición al humo generado, así como a las sustancias tóxicas producidas por pirólisis que quedan en las tierras devastadas por el fuego. Ambos fenómenos suponen un riesgo importante para la salud humana ya que los componentes más tóxicos del humo de los incendios forestales incluyen monóxido de carbono y partículas que exacerban la enfermedad cardio-respiratorias, además de tener un impacto sobre la función cerebral; por otra parte, los restos calcinados de los incendios forestales presentan niveles elevados de metales tóxicos y COPs.

También se supone en los modelos de predicción que el cambio climático aumentará la exposición humana a los compuestos químicos empleados en la producción alimentaria, entre ellos, la larga lista de disruptores endocrinos. Por ejemplo, debido al aumento de las temperaturas asistiremos a una migración de las áreas dedicadas al cultivo agrícola hacia latitudes más altas, lo que supondrá un aumento del consumo de plaguicidas en áreas donde en la actualidad su uso es muy limitado. Además, el calentamiento también supondrá una ampliación del área geográfica colonizada por mosquitos y otros insectos vectores de enfermedades, típicos de áreas más cálidas. Este no es problema baladí, ya que es bien reconocido el esfuerzo que durante años se ha dedicado en muchas regiones del planeta que han tenido que enfrentarse y que gestionar enfermedades como la malaria y otras pandemias infecciosas transmitidas por vectores. No sabemos si esto supondrá una extensión del empleo de DDT o cualquier otro pesticida organoclorado persistente, muy bien conocidos en el mundo de la disrupción endocrina por su relación con un mayor riesgo de obesidad y trastornos metabólicos, enfermedades cardiovasculares y cáncer. Pero es que, además de aumentar la exposición humana a productos químicos tóxicos, se predice que el cambio climático global podrá exacerbar la respuesta humana a los contaminantes químicos. Por ejemplo, temperaturas más cálidas aumentan la toxicidad de algunos metales —caso del plomo y cadmio— sobre la salud de la vida animal y los datos observacionales sugieren que esto puede ser extrapolado a los seres humanos. De hecho, una relación semejante ya ha sido sugerida para plaguicidas y contaminación atmosférica, ya que los efectos negativos de estos productos químicos sobre la función cardiaca, pulmonar y cerebral se exacerban con el aumento de temperatura. La base biológica para esta relación es desconocida, pero la hipótesis principal es que la temperatura corporal incrementa la actividad de las enzimas implicadas en el metabolismo de los productos químicos tóxicos, resultando una desintoxicación más rápida o un aumento de la toxicidad debida a los metabolitos. Una explicación alternativa proviene de estudios experimentales y epidemiológicos que indican que el estrés crónico exacerba el efecto de productos químicos tóxicos. Por último, otro mecanismo por el que el cambio climático aumenta la toxicidad química es el agotamiento de la capa de ozono, que filtra la radiación ultravioleta (UV) perjudicial. Niveles superiores de radiación UV en la superficie terrestre aumentan la toxicidad de sustancias fototóxicas, que es como se reconoce a los compuestos químicos que se activan con la exposición a la radiación UV. Ejemplo paradigmático, pero no único, es el caso de las nanopartículas de dióxido de titanio, un ingrediente común en la composición de filtros solares empleados en cosmética y medicina y también en productos de cuidado personal, como es la pasta de dientes, que pueden resultar activados con el aumento de la radiación UV ambiental.

En España, algunos aspectos relativos a la seguridad alimentaria deberán tener en consideración los cambios en el comportamiento toxicológico de los productos químicos debido al cambio climático. Dos ejemplos sobre disruptores endocrinos sirven para ilustrar esta situación. El primero es referente al consumo de pescado contaminado con residuos de metilmercurio. Se trata de un problema de salud humana y seguridad alimentaria preocupante y sensible para algunas poblaciones como la española y portuguesa, dada la proporción importante de pescado en la dieta de estos países. Pues bien, según la Agencia Europea del Medioambiente, el aumento de la temperatura en mares y océanos significará un aumento del acúmulo de mercurio en pescado y marisco, agravando la situación de exposición a este metal tóxico. De hecho, un trabajo aparecido recientemente en la revista *Nature* que ha tenido una enorme difusión, confirma el efecto en el acúmulo de metilmercurio en los grandes peces depredadores —atún y pez espada— con el aumento de la temperatura del mar, a pesar de que asistamos a una disminución de las emisiones globales de mercurio. Según los científicos, los hábitos alimentarios de estos peces y su gasto de energía explican parte del fenómeno, aparentemente paradójico. Pero es que, además, los modelos experimentales prevén que el cambio en el pH de mares y océanos significará una pérdida de la concentración de omega-3 en el plancton, fuente de este compuesto para la alimentación de las especies marinas. Precisamente, la presencia de omega-3 en este tipo de alimentos ha sido una de las justificaciones más importantes para mantener su consumo a pesar de los riesgos atribuidos al mercurio como contaminante habitual. Habrá que volver a investigar ambos factores para evaluar en su justa medida los riesgos y beneficios de cara a elaborar las recomendaciones del consumo de pescado y marisco en España.

El segundo ejemplo tiene que ver con el empleo de productos químicos utilizados en las prácticas agrícolas. Se ha descrito que el cambio climático obligará a revaluar los parámetros de seguridad de los plaguicidas, tanto en lo que se refiere a los residuos en plantas tratadas como a la contaminación secundaria de las cadenas tróficas a través del ambiente agrícola. Tanto los factores abióticos —como la temperatura, acidez, etc.— como los bióticos —metabolismo de la planta— pueden cambiar el comportamiento de estos productos químicos. Por ejemplo, la humedad y las altas temperaturas aumentan la formación de metabolitos con actividad disruptora endocrina a partir de los fungicidas tipo ditiocarbamato. Estos metabolitos no son sistemáticamente controlados en la evaluación toxicológica de los disruptores endocrinos, que se limitan tan solo a los productos padre u originales. Es evidente que los parámetros utilizados para predecir y modelar los patrones de residuo se van a ver afectados por el cambio climático, con consecuencias importantes sobre la exposición y salud humanas.

Por último, existen pruebas de que el cambio climático global aumenta la tensión en la relación humana y social, particularmente en las poblaciones que se enfrentan por la inseguridad a conseguir alimentos o por el acceso al agua o porque han sido desplazadas por eventos relacionados con el clima. El cambio climático global es el mayor reto de salud del siglo XXI. Los impactos de la salud del cambio climático predicen más de cien millones de personas en situación de pobreza en 2030, con un impacto significativo sobre la mortalidad y morbilidad. La propia OMS supone, en una estimación muy conservadora, cerca de un cuarto de millón de muertes adicionales, cada año, debido al cambio climático en su proyección 2030-2050. Desgraciadamente, estas estimaciones no tienen en cuenta los impactos del cambio climático sobre los efectos tóxicos de los compuestos químicos sobre la salud humana, por lo que las consecuencias para la salud de estas exposiciones tendrán que sumarse a las cifras dadas por la OMS. Tomados en su conjunto, queda claro, como ya se ha advertido en el caso particular de las consecuencias de la exposición humana a disruptores endocrinos, que cualquier acción preventiva en la mitigación de los efectos del clima supondría un ahorro económico en los costes de cuidado de la salud humana. Nunca antes ha tenido más interés la aplicación del principio de precaución en cualquiera de las decisiones que se vayan a tomar para mitigar las consecuencias indeseables del cambio climático.

## *Necesidad de implementar el Principio de Precaución en todas las políticas*

El Principio de Precaución se menciona en el artículo 191 del tratado de Funcionamiento de la Unión Europea y su aplicación está directamente relacionada, entre otras materias, con aspectos de seguridad ambiental. Con la puesta en uso se autoriza a los organismos reguladores a adoptar medidas cautelares, preventivas, a pesar de que la evidencia de daño sea dudosa o no esté demostrada con la certeza que todas las partes quisieran. El Principio de Precaución fue recogido por primera vez 1990 en la convención internacional de la Declaración de Bergen para el desarrollo Sostenible que establece que cuando una actividad que implique la exposición a un compuesto químico represente una amenaza o un daño para la salud humana o el medioambiente, habrá que tomar medidas precautorias, a pesar de que la relación de causalidad no haya podido demostrarse científicamente de forma concluyente. Esta premisa implica: i) actuar en presencia de incertidumbre, ii) derivar la responsabilidad y la seguridad a quienes crean el riesgo, iii) analizar las alternativas posibles, y iv) utilizar métodos participativos para la toma de decisiones. Es por ello que cuando se dispone de evidencias demostradas de riesgo para la salud o el medioambiente, se deben aplicar medidas preventivas, a pesar de que no exista certeza demostrada. Ante los indicios de posibles efectos perjudiciales deben instaurarse acciones de protección de forma anticipada (medidas de precaución) para evitar el potencial daño.

En el caso particular de la exposición química al residuo de compuestos químicos en alimentos, el Reglamento europeo de residuos plaguicidas en alimentos (396/2005) estableció los niveles o límites máximos de residuos de plaguicidas (LMR) que pueden contener los alimentos y los piensos para el ganado, con objeto de proteger la salud del consumidor. Desafortunadamente, hasta la fecha, la estimación de esos LMR no son lo suficientemente estrictos como para proteger la salud de la población frente a los plaguicidas, ya que no se ha tenido en consideración la capacidad de alterar el sistema endocrino en la evaluación toxicológica y, posiblemente, tampoco protejan a la población de los riesgos para la salud de plaguicidas con otras características tóxicas, ya que no se considera el efecto combinado de varios residuos. De hecho, la Agencia Europea de Seguridad Alimentaria (EFSA) se ha visto obligada a revisar muchos de los LMR a la baja ante la sospecha de efectos no considerados en los criterios inicialmente propuestos. Dentro de este contexto, tal y como establece el Reglamento 1107/2009 de plaguicidas, se hace necesaria la aplicación de una regulación específica para sustancias con capacidad de alterar el sistema endocrino, tarea que aún no está completamente resuelta. En resumen, con la adopción de los hábitos de vida actual, un individuo resulta expuesto a centenares de sustancias químicas, algunas las cuales pueden actuar a través de mecanismos sofisticados como es la disrupción endocrina, ya sea de forma individual o de forma combinada, constituyendo el llamado efecto cóctel. Por esta razón es posible que los límites de exposición recomendados a través de la aceptación de unos LMR para cada plaguicida no sean seguros, incluso, que no existan límites de exposición seguros a sustancias con propiedades de disrupción endocrina. Ante esta situación de incertidumbre, la aplicación del Principio de Precaución en la regulación de los residuos de compuestos químicos en agua y alimentos, así como en objetos de consumo, sería muy bien recibida, sobre todo, si se trata de proteger la salud de los individuos más susceptibles y con mayor probabilidad de expresar el daño, como son las mujeres jóvenes, las madres y los niños. Las previsiones del cambio climático no hacen más que añadir preocupación al asunto, ya que sugieren una exacerbación de la exposición humana y de los efectos de los contaminantes ambientales. Decisiones valientes basadas en la información científica existente ayudarían a la prevención de las exposiciones y a la disminución de la carga de enfermedad atribuible a la exposición a los disruptores endocrinos, ahora y en el futuro más inmediato.

## Bibliografía

- Arrebola JP, Fernández MF, Martín-Olmedo P, Molina-Molina JM, Sánchez-Pérez MJ, Sánchez-Cantalejo E, Molina-Portillo E, Expósito J, Bonde JP, Olea N. Adipose tissue concentrations of persistent organic pollutants and total cancer risk in an adult cohort from Southern Spain: Preliminary data from year 9 of the follow-up. Science Total Environmental. 2014. Sep 11;500-501C:243-249.

- Colborn T, Vom Saal FS, Soto AM. 1993. Developmental effects of endocrine-disrupting chemicals in wildlife and humans. Environmental HealthPerspectives. Oct;101(5):378-84.

- Cookman CJ, Belcher SM. 2014.Classical nuclear hormone receptor activity as a mediator of complex concentration response relationships for endocrine active compounds. Curr Opin Pharmacology. Dec;19:112-9.

- European Commission. Commission Staff Working Document. Impact Assessment. Defining criteria for identifying endocrine disruptors in the context of the implementation of the plant protection products regulation and biocidal products regulation. Main report. Brussels, 15.6.2016 SWD (2016) 211 final.

- González EA, Lein, PJ. How global climate change is increasing toxicological impacts on human health. Open Access Goverment. Environment News. https://www.openaccessgovernment.org/ 2019

- Kortenkamp A, Faust M, Scholze M, Backhaus T. 2007. Low-level exposure to multiple chemicals: reason for human health concerns? Environmental Health Perspective. Dec;115 Suppl 1:106-14.

- Lee DH, Evidence of the possible harm of endocrine disrupting chemical in humans: Ongoing debates and key issues. Endocrinol Metab 33:44-52, 2108.

- Olea N, Fernandez MF. Chemicals in the environment and human male fertility. Occupational and Environmental Medicine. 2007. 64(7):430-1.

- Perturbateurs endocriniens: halte à la manipulation de la science. Le Monde, Publié le 29 novembre 2016, mis à jour le 29 novembre 2016. Paris.

- Porta M, Puigdomènech E, Ballester F, Selva J, Ribas-Fitó N, Domínguez-Boada L, Martín-Olmedo P, Olea N, Llop S, Fernández M. 2008. [Studies conducted in Spain on concentrations in humans of persistent toxic compounds]. Gaceta Sanitaria. May-Jun;22(3):248-66.

- Schartup AT, Thackray CP, Qureshi A, Dassuncao C, Gillespie K, Hanke A, Sunderland EM. Climate change and overfishing increase neurotoxicant in marine predators. Nature 572:648–650, 2019

- Skinner MK, Guerrero-BosagnaC. 2009. Environmental signals and transgenerational epigenetics. Epigenomics. Oct;1(1):111-117.

- Stevens M, The Precautionary Principle in the International Arena. Sustainable Development Law & Policy.Vol 2. 2002

- Vandenberg LN, Colborn T, Hayes TB, Heindel JJ, Jacobs DR Jr, Lee DH, Shioda T, Soto AM, vomSaal FS, Welshons VV, Zoeller RT, Myers JP. 2012. Hormones and endocrine-disrupting chemicals: low-dose effects and nonmonotonic dose responses. EndocrineReview. Jun;33(3):378-455.

- WHO. COP24 Special Report on Health and Climate change, 2018.

- WHO/UNEP. State of the science of endocrine disrupting chemicals – 2013

# Capítulo 20.1

## CONTAMINACIÓN AMBIENTAL Y CÁNCER

Pilar Muñoz-Calero Peregrín, Natàlia Eres Charles

### Histórico

El volumen de producción de sustancias químicas industriales ha tenido un espectacular crecimiento: del millón de toneladas que se producían en 1930 se pasó, en el año 2001, a unos cuatrocientos millones[1]. Una tendencia al alza, que, lejos de detenerse, continuó en progresión, de modo que en la primera década del siglo XXI el negocio químico se duplicó[2] y en estos momentos sigue creciendo.

Ello implica un flujo constante de unos volúmenes muy considerables de compuestos químicos, en su mayoría sintéticos, es decir, que han sido creados por el hombre y no estaban presentes en la naturaleza. El contacto con esta química —al menos con la parte a la que podemos exponernos, más en concreto, la que podría tener efectos tóxicos— ha planteado un desafío sin precedentes al identificarse los más variados tipos de efectos biológicos de mayor o menor trascendencia.

Al gran volumen de producción citado cabe añadir la extraordinaria variedad de sustancias diferentes producidas. Son decenas de miles. Como ejemplo, cabe citar que cuando en aplicación del Reglamento REACH de la UE se obligó a que las industrias registrasen las sustancias que producían, se prerregistraron nada menos que 143.000 sustancias[3]. A ello hay que sumar una serie de sustancias naturales que son problemáticas y cuyo grado de presencia en el medio ha crecido a causa de la actividad humana, como pueden ser, por ejemplo, algunos metales pesados. Por otro lado, no se debe dejar de considerar las complejas mezclas posibles de todas estas sustancias y las transformaciones por su contacto con el medio.

Esta cantidad de sustancias plantean un desafío extraordinariamente difícil, si no imposible, de abordar a la hora de determinar correctamente los posibles efectos sobre la salud de todas y cada una de ellas (y en mucho mayor medida los de sus mezclas). Muchas sustancias, simplemente, no han sido evaluadas. Una enorme cantidad de sustancias químicas a las que podemos exponernos presentes en los más diversos productos o artículos y que pueden llegar al cuerpo humano —muchas veces de forma inadvertida— a través de múltiples vías. Aun así, y aunque se trate solo de una porción de las sustancias, la ciencia ha conseguido identificar miles que pueden estar asociadas, con mayor o menor peso de la evidencia, a diferentes tipos de efectos tóxicos sobre los seres vivos y, en particular, sobre las personas.

Es por otro lado un hecho que, en paralelo a una serie de cambios habidos en nuestras sociedades, entre los cuales cabe citar esa expansión de la producción y empleo de sustancias químicas sintéticas, se ha producido un incremento en las tasas de una serie de problemas de salud, incluido el cáncer. La incidencia global del cáncer creció nada menos que un 85 % entre 1950 y 2001[4].

Algunos investigadores apuntan a que el incremento de las tasas de cáncer ha coincidido en el tiempo con una serie de cambios muy notables en los modos de vida que se han producido singularmente desde finales de la Segunda Guerra Mundial. Uno ha sido el auge, sin precedentes en la historia humana, de la industria química con todos sus productos: pesticidas sintéticos, disolventes, detergentes, plásticos, colorantes...

No obstante, como siempre en ciencia, establecer relaciones causa-efecto no es siempre algo sencillo, existiendo muchas incertidumbres. Como sucede también con otros tipos de enfermedades, se trata normalmente de patologías que pueden ser debidas a una conjunción de factores muy diversos y no a un único factor. Son multifactoriales en cuanto a su etiología y no siempre es sencillo determinar qué peso relativo tienen unos u otros factores. Máxime cuando nos encontramos, por ejemplo, en el caso del cáncer, ante un muy heterogéneo conjunto de enfermedades que van desde las más comunes, en principio, como es el caso de los tumores de pulmón, mama, colorrectal, estómago, próstata, hígado y cervical, a otros menos frecuentes. Cada uno con sus particularidades.

No obstante, se ha venido acumulando una serie de evidencias que indican qué factores ambientales, entre los que se cuenta la contaminación química, pueden tener un peso importante en comparación con otros como los genéticos que, desde luego, y tal y como hacen notar numerosos especialistas, no podrían servir para explicar el rápido incremento registrado en la incidencia del cáncer[5] ni otros aspectos que concurren en el fenómeno.

Diversas investigaciones realizadas a lo largo del tiempo han evidenciado la relevancia de lo ambiental frente a lo genético en estas patologías[6], siendo particularmente elocuentes estudios como los realizados sobre millares de parejas de gemelos[7]. Es interesante hacer notar, por otro lado, la cada vez mayor atención que merecen los mecanismos epigenéticos que pueden ser una vía de conexión entre el ambiente y los genes en el desarrollo de los cánceres[8].

Los datos proporcionados por la Agencia Internacional para la Investigación del Cáncer (IARC)[9] han mostrado que en general hay una tendencia al incremento de la incidencia global del cáncer, pero que no todos los tipos tienen la misma tendencia. Por ejemplo, observamos que algunos de ellos, asociados a procesos infecciosos en países en vías de desarrollo, tienen una tendencia a la baja. Mientras, una serie de tumores que son más frecuentes en los países desarrollados, como es el caso de los de pulmón, mama, próstata o colorrectal, han tenido un incremento de incidencia a veces mucho más que notable. En algunos casos espectacular.

Por otro lado, acaso también pueda ser significativo que en los países ricos se concentre un 40 % de los casos de cánceres que se dan en todo el mundo. Ello a pesar de que estas naciones tan solo tengan un 15 % de la población global.

Algunos estudios científicos han reparado, además, en que las personas que viven en sociedades menos desarrolladas, en las que hay tasas más bajas de cáncer, al emigrar y vivir en países industrializados sufren un notable incremento de riesgo de padecer una serie de tumores[10].

Estas diferencias geográficas en las tendencias del cáncer pueden estar indicándonos algo en relación al peso que una serie de factores, entre los que pueden citarse los ambientales, pueden tener en estas patologías.

Ya en los años 70 del siglo pasado algunos científicos tenían claro que, a la hora de estudiar las causas del cáncer, se debía conceder un gran peso a los factores ambientales, a los que se atribuía al menos un 80 % de los tumores y que se debería hacer hincapié en estudios epidemiológicos *«vinculados a emigrantes, variaciones geográficas de incidencia, cambios en los riesgos a lo largo del tiempo, estudios correlativos e informes sobre agrupaciones de casos»*[11]. Lamentablemente, después y durante mucho tiempo se puso el acento en otros enfoques[12].

Es probable, y es lo que piensan muchos investigadores, que ello pueda haber influido en que, en las últimas décadas, no se haya frenado al menos una parte —mayor o menor— de la tendencia al incremento de incidencia de algunos tumores.

La asociación entre la exposición a sustancias químicas —en concreto— y el cáncer es muy antigua en la literatura científica (un ejemplo son aquellas observaciones del siglo XVIII sobre el cáncer de escroto en los deshollinadores)[13]. Con el transcurso del tiempo, según se avanzaba en la investigación, la lista de sustancias que se identificaban como asociadas al cáncer se fue incrementando. Hoy hay centenares de sustancias incluidas en las diferentes categorías oficiales de carcinógenos, en función de los diferentes grados de evidencia existentes[14]. Sin embargo, tales listados oficiales pueden ser bastante incompletos.

## Situación actual

La relación entre salud y medioambiente está atrayendo una cada vez mayor atención por parte de la comunidad científica. No solo en relación al cáncer sino también a muchas otras patologías. Según la OMS —en una estimación que este organismo internacional reconocía como muy moderada— «*en todo el mundo, el 24 % de la carga de morbilidad (años de vida sana perdidos) y, aproximadamente, el 23 % de todas las defunciones (mortalidad prematura) eran atribuibles a factores ambientales*»[15].

En cuanto a la contaminación química, una estimación cifra en un 10 % del producto interior bruto global el coste económico derivado de los daños sanitarios generados por la exposición humana a sustancias tóxicas contaminantes[16].

Determinar con exactitud qué porcentaje de tumores pueden deberse a este tipo de factores es muy complejo ante los muchos vacíos de información existentes sobre algunos aspectos.

En cualquier caso, en combinación o no con otros elementos, no cabe duda de que estamos ante un importante factor causal. Tanto que algunos autores apuntan que «*una proporción sustancial de todos los cánceres es atribuible a exposiciones cancerígenas en el medioambiente y el lugar de trabajo, y está influenciada por actividades que se desarrollan en todos los sectores económicos y sociales*»[17].

Centenares de científicos, encabezados por varios premios Nobel, suscribieron en 2004 el denominado Llamamiento de París[18] que advertía que la contaminación química podría estar «*contribuyendo de forma importante*» al incremento de incidencia del cáncer al que se asiste, en especial desde 1950. Los firmantes[19] lamentaban que «*la mayoría de las sustancias o productos se introducen en el mercado sin haber* sido objeto, previamente y de forma suficiente, de pruebas toxicológicas y de estimación de riesgos para el hombre» y que «la contaminación química bajo todas sus formas se ha convertido en una de las plagas humanas actuales».

En el año 2010, el prestigioso *President's Cancer Panel*, entidad que asesora las prioridades que debería tener el Programa Nacional del Cáncer de los Estados Unidos, se pronunció en el mismo sentido. Llamando la atención sobre el importante peso que los factores ambientales, en especial, los contaminantes químicos, pueden estar teniendo en el incremento de los casos de cáncer. Lamentaban que la subestimación de tales factores haya contribuido a la «*devastación*» de muchas vidas humanas[20] e instaban a que se hiciese lo posible para reducir la exposición de la población a sustancias cancerígenas que pueden estar presentes en el aire, el agua o los alimentos.

Para este numeroso grupo de científicos pertenecientes a algunas de las entidades oncológicas de más renombre internacional, era preocupante que se estuviese *bombardeando* a los ciudadanos, ya desde antes de nacer, con un complejo cóctel de sustancias tóxicas sin que se actuase debidamente por parte de las autoridades. Autoridades que, según estos autores, permitían, por ejemplo, que se siguiesen aplicando unos criterios toxicológicos inadecuados. Criterios que han llevado a no estimar como corresponde los efectos intrauterinos que pueden causar las sustancias químicas, o los que pueden inducir en la infancia, ni las consecuencias de las exposiciones a largo plazo, ni tampoco algo no menos importante: el efecto de la exposición simultánea a múltiples sustancias (la toxicología oficial suele evaluar el riesgo de exponerse a contaminantes aislados cuando en la vida cotidiana nos exponemos a cócteles muy complejos de ellas)[21].

Pedían que se endureciese la normativa sobre sustancias químicas tóxicas. También que se concienciase debidamente a la ciudadanía sobre estos riesgos[22]. Consideraban clave que se aplicase el Principio de Precaución[23], el cual establece que, incluso en casos en los que pueda existir cierto grado de incertidumbre, si existe un riesgo para la salud humana, como es el caso, se adopten medidas para protegerla.

En estos momentos disponemos de un considerable arsenal de evidencias acerca del papel de los contaminantes químicos en el cáncer. Así, se sabe, por ejemplo, que el cáncer «*es más común en ciudades, en estados agrícolas, cerca de puntos de vertido de residuos peligrosos, en lugares donde llega el viento desde ciertas industrias y alrededor de ciertos pozos de donde se extrae agua para beber. Los patrones de una alta incidencia y mortalidad por cáncer están ligados a áreas con uso de pesticidas, exposiciones laborales tóxicas, incineradoras de residuos peligrosos y otras fuentes de contaminación*»[24].

Se han realizado multitud de estudios a lo largo y ancho del planeta. En nuestro país, por ejemplo, el Instituto de Salud Carlos III publicó un *Atlas Municipal de Mortalidad por Cáncer en España*[25] en el que se apreciaban, perfectamente, las diferencias existentes en la incidencia del cáncer según el lugar en el que se viviera. Había más mortalidad por algunos tumores en una serie de zonas en las que podía darse una mayor exposición a diversos factores ambientales, tales como contaminantes químicos. «Era especialmente llamativa» —se dice en el informe— «la presencia de una mayor mortalidad por varios tumores en las provincias de Cádiz, Málaga, Huelva y Sevilla. En algunos tumores se presentaba un patrón de distribución que podría coincidir con la industrialización producida en España». Se detectaban, por ejemplo, aglomeraciones de algunos cánceres —como los de pulmón, laringe o tejido conjuntivo— en una serie de zonas de Cádiz, Huelva, Cataluña, Asturias o País Vasco. También, distribuciones geográficas concretas de determinados niveles de incidencia de tumores como el de páncreas, colon, útero, mama, estómago, pleura, etc. Con frecuencia, se apreciaba una concordancia entre áreas con presencia de una serie de industrias u otros factores y las áreas con una mayor incidencia. Otros datos, como los compilados por la Universidad Pompeu Fabra, muestran excesos apreciables de mortalidad por algunos tipos de cáncer en algunas zonas como Huelva[26].

En otros países son numerosos los estudios que han asociado la posible exposición a una serie de agentes químicos y un incremento de riesgo, por ejemplo, de cánceres infantiles. Precisamente, este tipo de cánceres son tomados por muchos investigadores como un indicador singular del peso de los factores ambientales, por una serie de peculiaridades que hacen más vulnerables a los más pequeños ante ellos. Así, las tasas de crecimiento de los cánceres infantiles —que tuvieron un incremento del 22 % en la incidencia de tumores entre los 0 y los 19 años de edad tan solo entre 1973 y el año 2000— «son una de las más convincentes evidencias del papel de las exposiciones ambientales y ocupacionales en la causalidad del cáncer»[27]. Ello hace especialmente interesantes los resultados de algunas investigaciones que muestran excesos notables de estos problemas oncológicos en la proximidad de una serie de actividades industriales[28]. También se han encontrado excesos de riesgo en zonas agrícolas, con un considerable uso de pesticidas. Vivir cerca de algunos cultivos en los que se usan ciertos pesticidas podría incrementar el riesgo de algunas leucemias y otros cánceres infantiles[29]. Numerosos estudios muestran excesos de incidencia de diferentes cánceres, sea en niños o en adultos, en la proximidad de fuentes de exposición a diferentes sustancias químicas contaminantes[30].

La literatura científica que asocia las más diversas sustancias con tumores es extraordinariamente abundante. Diferentes estudios han asociado la exposición a pesticidas y tumores cerebrales, leucemia o linfoma no-Hodgkin; disolventes como el benceno y la leucemia o el linfoma no-Hodgkin, el tetracloroetileno y el cáncer de vejiga, el tricloroetileno y la enfermedad de Hodgking, la leucemia y los cánceres de riñón e hígado; el cloruro de vinilo y el sarcoma de los tejidos blandos o el cáncer de hígado, algunos subproductos derivados de los procesos de cloración de las aguas —como los trihalometanos— y el cáncer de vejiga; hidrocarburos aromáticos policíclicos y diversos otros compuestos petroquímicos y de combustión con cánceres como los de vejiga, pulmón y piel…, y del mismo modo con cientos de otras sustancias[31].

El cáncer de páncreas ha sido vinculado a profesiones como la de la industria química, la de las gomas y el caucho, la impresión, la petrolera, los curtidos, la agricultura y otras en las que los trabajadores pueden exponerse a determinados niveles de disolventes clorados, pesticidas y otras sustancias[32].

El cáncer testicular ha sido asociado a la exposición a PCBs, HCB, cis-nona-clordano, PVC y otros compuestos[33]. La exposición a pesticidas, particularmente, ha sido fuertemente ligada a esta patología, de modo que algunos investigadores piensan que los datos que arroja la literatura científica sugieren que «el aumento en la incidencia del cáncer de testículos en las últimas décadas podría estar relacionado, al menos en parte, con la acumulación de algunos plaguicidas en el medioambiente»[34].

Diferentes investigaciones han mostrado una elevada incidencia de estos tumores en usuarios de pesticidas[35] o han relacionado la presencia de estas sustancias en la sangre con un mayor riesgo de estos tumores[36]. La exposición del varón, ya desde el útero o a través de la lactancia, a diversos pesticidas también ha sido asociada a un incremento de riesgo[37].

Especialmente notable es la copiosa literatura científica que asocia, con mayor o menor grado de evidencia, un incremento del riesgo de padecer cáncer de mama, unos tumores cuya incidencia se dobló en apenas 20 años[38], con la exposición a los más diversos tipos de contaminantes, especialmente aquellos con efectos de disrupción endocrina: pesticidas, organoclorados, dioxinas, PCBs, hexaclorobenceno, DDT, bisfenol-A, cloruro de polivinilo, dieldrin, aminas aromáticas, 1,3 butadieno, óxido de etileno, heptaclor, triazina, ftalatos y muchas otras sustancias contaminantes[39]. Tanto, que se considera que hay evidencias más que suficientes para afirmar que «no se conseguirá una reducción del riesgo sin considerar una serie de causas prevenibles, particularmente las que tienen que ver con la exposición a sustancias químicas»[40].

Son otros muchos los tipos de cáncer a los que los agentes químicos pueden estar asociados, en mayor o menor medida. En algunos de estos carcinomas, en conjunción o no con otros factores, podrían tener un papel relevante. En otros, no tanto. En cualquier caso, viendo el escenario en su conjunto, parece evidente que si se quiere hacer una prevención primaria del cáncer, el papel de los contaminantes químicos no debe ser obviado.

La preocupación de la comunidad científica involucrada en el tema es enorme. Inquieta, por ejemplo, el escaso número de sustancias testadas o incluidas en los listados oficiales de sustancias cancerígenas y que muchas de las sustancias que oficialmente se tienen como *no cancerígenas* —que siguen autorizadas y para las que en algún caso se han fijado niveles supuestamente «seguros»— puedan estar también contribuyendo, sin embargo, a través de una serie de mecanismos, al desarrollo o progresión del cáncer.

Los autores de una importante investigación internacional colectiva publicada en 2015[41] apuntaban a que *«factores vinculados con el modo de vida son responsables de una parte considerable de la incidencia del cáncer a nivel global»* y que algunas estimaciones hechas hasta ahora, como algunas de la OMS que atribuyen solo hasta casi un 20 % del cáncer a la exposición a sustancias tóxicas[42], pueden estar subestimando enormemente el papel real de los contaminantes en el problema. Instaban a que se tuviese en cuenta el conocimiento científico más actual sobre la biología del cáncer y que, en atención a ello, se realizase una profunda revisión de los métodos que actualmente se emplean para la evaluación del riesgo carcinogénico por parte de la OMS. Porque tales métodos no contemplarían adecuadamente todos los factores que podrían estar implicados en el cáncer. Por ejemplo, no se tendría en cuenta que la exposición ambiental, en dosis bajas, a mezclas de sustancias tóxicas, puede originar unos efectos combinados que potencien los efectos cancerígenos. Pedían también que en las evaluaciones de riesgo se incluyesen los efectos que se pueden causar ya desde el periodo embrionario o por exposiciones a niveles muy bajos de concentración a mezclas de contaminantes a lo largo de toda la vida, así como los efectos derivados de la disrupción endocrina.

Los autores de la investigación evaluaron diferentes tipos de cáncer y de contaminantes —en total 85 sustancias tomadas como ejemplo—, así como diferentes mecanismos que podrían estar implicados en el desarrollo de la enfermedad. Muchas sustancias podían causar efectos a dosis muy bajas e incluso dudándose en algunos casos de si existía concentración alguna a la que pudiesen no causarlos. La investigación sugería que *«los efectos acumulativos de sustancias químicas in-*

dividuales (que se consideran no carcinógenas) que actúan a través de diferentes vías, y una variedad de sistemas, órganos, tejidos y células relacionados, podrían aliarse, conspirar plausiblemente, para producir sinergias carcinógenas».

Así, sustancias tenidas por «no cancerígenas» cuando solo se consideran una serie de mecanismos carcinogénicos limitados, pueden serlo si se tienen en cuenta adecuadamente otros factores que favorezcan la progresión de los tumores: inmunotoxicidad, daño de los mecanismos de reparación del ADN, disrupción endocrina… La investigación alude a diversos tipos de sustancias entre las que se cuentan muchos pesticidas, cadmio, bisfenol A, ftalatos, etc. A sustancias como estas se sumarían otros posibles contaminantes. Compuestos que pueden llegar al organismo a través de diferentes vías al estar presentes, por ejemplo, en infinidad de objetos y productos de la vida cotidiana. Todos esos compuestos químicos se reúnen en el cuerpo pudiendo establecerse sinergias favorecedoras de estos problemas. Preocupando que, con frecuencia, sean sustancias que son detectadas de forma bastante generalizada en la población general.

## *Perspectivas*

Las estimaciones de la Agencia Internacional para la Investigación del Cáncer (IARC) sobre las tendencias esperadas de incidencia del cáncer a escala global son ciertamente preocupantes. Según las mismas, publicadas en la revista *Lancet Oncology* en el año 2012, los algo más de doce millones de nuevos casos de cáncer que se registraron en el año 2008 se habrán convertido en algo más de veintidós millones anuales en el año 2030. Es decir, serían unos diez millones de nuevos casos más cada año. Algo que supone nada menos que un impactante incremento del 75 %[43] en ese periodo y que parece marcar un agravamiento en la progresión, si se tiene en cuenta el dato, ya citado, de que creció un 85 % entre 1950 y 2001[44].

Tal y como se recoge reiteradamente en los informes de entidades como la citada IARC o la American Cancer Society «*la incidencia y mortalidad por cáncer está creciendo rápidamente a lo largo y ancho del mundo*»[45].

El sorprendente crecimiento de incidencia de estas enfermedades, que hasta ahora no se ha sabido frenar, hace que las perspectivas no parezcan buenas. Al menos, si no se acometen una serie de cambios profundos.

El hasta ahora imparable incremento de incidencia del cáncer debe obligar a reflexionar sobre las estrategias que se acometen para luchar contra la enfermedad. Ver en qué se ha avanzado y en qué no. Reconocer, por ejemplo, que si bien es cierto que se pueden haber reducido, en mayor o menor grado, las tasas de mortalidad por algunos tumores en concreto no se ha avanzado igualmente en reducir las tasas de incremento de incidencia de los mismos, las cuales no paran de crecer.

Una situación que convierte en algo esencial, de cara a la adopción de posibles medidas que pudieran en alguna medida frenar o al menos ralentizar tal progresión, una correcta identificación de las causas, así como el diseño de potentes medidas para luchar contra ellas dentro de las estrategias globales contra el cáncer.

Realidades como las descritas por la ciencia académica llevan a que se haga necesario un replanteamiento de algunos enfoques que se tiene en estos momentos. Un replanteamiento en los más diversos niveles que finalmente permita conceder una más resuelta atención a la prevención primaria y que ojalá lleve a que cuando dentro de unos años la IARC haga otras previsiones a futuro, nos encontremos con que las tasas previstas de incidencia global del cáncer, por primera vez desde hace ya mucho tiempo, marquen una clara tendencia a la baja.

## Un cambio necesario

Se hace evidente la necesidad de cambios relevantes. Hasta ahora, el contexto general, sostenido ya durante mucho tiempo, ha sido apostar ante todo por los diagnósticos y los tratamientos más que por la prevención.

Es importante, sin duda, mejorar los diagnósticos y tratamientos, reduciendo el porcentaje de mortalidad por algunos tumores, una vez que estos ya se han desarrollado. Pero es evidente que lo es acaso más —sin descuidar lo anterior— potenciar las políticas preventivas. Evitar en lo posible que los tumores lleguen a iniciarse, actuando no solo sobre los efectos de estas enfermedades sino sobre sus causas últimas. Es, al fin y al cabo, lo único serio, o al menos lo mejor, que puede hacerse para reducir el incremento de sus tasas de incidencia.

Es esencial la puesta en marcha de una estrategia potente de prevención primaria. Algo que no solo representaría evitar mucho sufrimiento y muerte, sino también un ahorro importante en el esfuerzo económico[46] que realizan unos sistemas sanitarios, que han de hacer frente además al elevado coste de otras enfermedades crónicas cuya incidencia también crece.

En ese contexto, un factor clave es la identificación adecuada de las causas o factores de riesgo que pueden estar detrás del incremento del número de casos y una actuación basada en el principio de precaución. Anteponiendo la defensa de la salud a cualquier otro tipo de consideración —como pueda ser la de una serie de intereses económicos particulares de algunas industrias químicas—, el principio de precaución establece que no es necesario tener una certeza absoluta acerca de la relación causa-efecto. Que ante la incertidumbre, existiendo evidencias de que algo puede representar un riesgo, se deben adoptar medidas preventivas.

Lamentablemente, a pesar de que formalmente tal principio debiese aplicarse por los países tal y como ha sido acordado en tratados internacionales, lo cierto es que muchas veces no se aplica.

Todo forma parte de un contexto general de abandono de las políticas preventivas, una de cuyas consecuencias es la ya aludida hipertrofia de una política sanitaria basada en los diagnósticos y tratamientos y la atrofia de la prevención primaria. Como se denuncia una y otra vez, con escaso resultado hasta ahora, *«los esfuerzos internacionales para promover e implementar la prevención primaria aún carecen de impulso y los encargados de formular políticas desconocen el grado de progreso y los beneficios que trae la prevención»[47]*. Es un hecho reconocido que aunque *«la prevención primaria ofrece el enfoque más rentable para reducir el cáncer y otras enfermedades no transmisibles, a menudo, ha sido descuidada mientras se han priorizado la prevención secundaria y el tratamiento»[48]*. De hecho *«actualmente, en la mayoría de los países, el enfoque casi exclusivo de las políticas contra el cáncer es la prevención secundaria (es decir, la detección temprana), el diagnóstico y el tratamiento»*.

El no haber situado la prioridad en reducir el incremento de las tasas de cáncer mediante la prevención primaria, algo en lo que es un eje fundamental una correcta identificación de las causas, a fin de actuar sobre ellas, llevó a una situación en la que, de facto, parecía que las causas, como las ambientales, no tenían tanta importancia. Por ello, a fin de cuentas, podía no parecer tan importante, ya que no tenía que ver con lo que se consideraba prioritario, como era diagnosticar y tratar, que las explicaciones dadas en ocasiones sobre por qué crecen las tasas de cáncer de año en año, no fuesen a veces especialmente cuidadas.

Una serie de argumentos que se han venido usando durante mucho tiempo es probable que deban ser matizados o completados si queremos ayudar a tener una percepción real del problema que pueda ayudar a su solución. Un ejemplo, de entre otros que podrían citarse, y al que a veces se ha recurrido de cierta forma para restar importancia a factores como los ambientales, ha sido el de atribuir el incremento de las tasas de cáncer al simple envejecimiento de la población.

Porque si bien es cierto que con la edad se incrementa la probabilidad de desarrollar algunos tumores, no lo es menos que se debe ser cautos y matizar tales apreciaciones a la luz de los conocimientos científicos actuales. En primer término, porque, como apuntan algunos autores, atribuir al efecto de los contaminantes químicos un papel importante en el cáncer «*no es incompatible con un incremento de la incidencia del cáncer asociado a la edad. Es ampliamente reconocido que muchos contaminantes ambientales son cancerígenos y que el riesgo de cáncer está claramente asociado con el periodo de exposición*»[49].

Por otro lado, es importante resaltar también que algunos de los cánceres que más crecen en incidencia se dan en personas jóvenes. Basta ver lo que sucede con el de testículos, cuya incidencia ha crecido espectacularmente y que «*afecta más comúnmente a hombres de entre 20 y 30 años*»[50]. El cáncer de testículos habría doblado su incidencia en 40 años en los países desarrollados[51].

El hecho de que también haya crecido notablemente la incidencia de diferentes tipos de cánceres infantiles es otro elemento a tener en cuenta[52]. En el Reino Unido, por ejemplo, las tasas de cánceres infantiles, en la adolescencia y juventud habrían crecido un 1,5 % anual[53].

Cánceres como los de próstata o mama, en los que algunos contaminantes con efecto hormonal podrían desempeñar un papel, han crecido espectacularmente[54], llamando la atención, por ejemplo, que cada vez haya más casos de cáncer de mama en mujeres jóvenes[55]. Algo que es extraordinariamente preocupante, toda vez que en estas los tumores son más agresivos[56].

Ciertamente, es necesario tener en cuenta lo que hoy nos dice la ciencia para, más allá de posibles simplificaciones, contribuir a una adecuada percepción del problema que pueda ayudar a prevenir, de verdad, sus diferentes causas. Incluidas las que tienen que ver con la exposición a agentes tóxicos.

Un aspecto importante en el que se deberá incidir es el de las campañas de concienciación social acerca de una serie de factores de riesgo. Unas campañas que deberán ser mejoradas y ampliadas a fin de que además de informar sobre unos pocos riesgos, muy concretos, como, por ejemplo, el tabaco[57] o, a veces de forma un tanto vaga, otros factores como la dieta o el envejecimiento, se tengan en cuenta otros elementos que permitan tener una percepción más completa del verdadero escenario de riesgo, mucho más complejo.

En el caso concreto que nos ocupa, una parte importante de la prevención primaria debiera pasar por reducir o evitar la exposición a una serie de sustancias químicas contaminantes y para ello, entre otras medidas, es importante también la debida concienciación social.

Probablemente, va siendo hora de, teniendo en cuenta el conocimiento científico actual, prestar más atención a la prevención de una serie de posibles factores causales. Al menos si se pretende reducir algo el incremento de las tasas de cáncer y no tan solo confiar en la mejora de los diagnósticos y tratamientos —aunque esto también sea importante— mientras las consultas se llenan de más y más casos.

Es el momento de una verdadera medicina preventiva. Una prevención primaria que no solo se centre, como sucede ahora muchas veces, en unas pocas causas, sino que amplíe el espectro de posibles factores causales.

Es necesaria una estricta regulación basada realmente en el conocimiento científico actual sobre el tema. Mejorando los sistemas de evaluación del riesgo en el sentido marcado por la ciencia académica independiente y reduciendo el peso que tradicionalmente han tenido en esos sistemas los propios intereses industriales[58].

Es preciso pasar de unos escenarios, acaso demasiado centrados en gestionar los riesgos, pero tolerando en exceso su existencia, a otros en los que se aplique realmente el Principio de Precaución.

Como expresó el President's Cancer Panel de los Estados Unidos, *«el creciente número de carcinógenos ambientales conocidos o sospechosos de serlo ha de llevar a una pronta acción, incluso en el caso de que se carezca de pruebas irrefutables»*[59]. Sobre todo, teniendo en cuenta que para tener pruebas irrefutables, en muchas ocasiones, pueden llegar a pasar décadas y mientras tanto muchas personas pueden sufrir las consecuencias.

Entre las medidas a adoptar, además de las reguladoras, que han de llevar a la prohibición o severa restricción de muchas sustancias, es importante también la promoción de la investigación pública, así como la difusión de conocimientos entre los profesionales de salud y la sociedad en su conjunto.

# Capítulo 20.2

## ONCOLOGÍA AMBIENTAL: REPENSAR EL ABORDAJE CLÍNICO DEL CÁNCER

Natàlia Eres Charles, Pilar Muñoz-Calero Peregrín

Si algo nos queda claro ante este panorama inquietante es la necesidad de implicarnos a todos los niveles —también desde la perspectiva de la medicina ambiental— en la eliminación de tóxicos como medida más eficaz en la prevención del cáncer. Pero ya no solo eso: ha llegado el momento de desarrollar una mirada creativa en la Oncología, en lo que al tratamiento oncológico y prevención secundaria se refiere. Como veremos, con un enfoque «ambiental» podemos reformular la Oncología y transformarla, mediante medidas más proactivas y selectivas —y no solo evitativas- en el ámbito terapéutico y el preventivo. Se nos plantean retos ambiciosos que no son inmediatos, pero, mientras tanto, ¿vamos a quedarnos con los brazos cruzados? Hemos seleccionado de la literatura científica pinceladas de información relevante con la que pretendemos mostrar pequeños nichos de revolución que es posible en nuestra práctica diaria, para que sirva de inspiración en nuestra práctica asistencial en el momento actual, hasta la llegada de terapeuticas más inteligentes y políticas más responsables[60].

### Polimorfismos ambientales y selección de riesgos en prevención primaria y secundaria

Se define como polimorfismos ambientales a aquellas variaciones en nuestros genes que nos hacen más o menos sensibles a factores ambientales y mutágenos químicos, variaciones que pueden aumentar o disminuir nuestro riesgo de enfermar. Comprender las interacciones genes-ambiente es un paso crítico para una prevención del cáncer basada en la medicina de precisión —la medicina genómica— frente a una prevención indiscriminada; una medicina predictiva capaz de detectar riesgos individualizados que permita aplicar políticas de prevención precoz más específicas, y modificar aspectos relacionados con el estilo de vida[61,62,63,34].

En este sentido, el Instituto de Salud y Ciencias Ambientales Americano (NIH) creó el Registro Ambiental de Polimorfismos[64]. Este registro proporciona un banco único de muestras de DNA procedente de voluntarios junto con su información de salud (historia familiar y personal de enfermedades, exposición ambiental, estilo de vida). Se estudian los polimorfismos que podrían estar relacionados con enfermedades prevalentes como el cáncer, prestando especial atención a aquellos polimorfismos que pueden aumentar el riesgo de una enfermedad ante determinadas exposiciones ambientales[65,66], o a aquellos polimorfismos que podrían disminuirlo ofreciendo una protección ante agresiones del ambiente[68]. Con estos datos se implementan una diversidad de estudios prospectivos, orientados a clarificar estas interacciones genoma-ambiente y así poder detectar posibles predictores de enfermedades.

Un ejemplo. En el 2018 se publicó un estudio que relacionaba el polimorfismo de la enzima metionina-sintetasa (MTR 2756)[69] con un mayor riesgo de desarrollar cáncer de mama, al interaccionar con determinados factores ambientales, como son la obesidad o el alcoholismo, ambos asociados a bajos niveles de vitamina B9 (ácido fólico). La enzima metionina-sintasa cataliza la remetilación de la homocisteína en metionina, y precisa del folato para esta reacción. La metionina es un aminoácido esencial implicado en la metilación del DNA, proceso necesario para la protección de la doble hélice. Basándose en los resultados de esta investigación, los autores concluyen que la detección de tal disrupción en el epigenoma podría predecir el riesgo de cáncer de mama en determinadas mujeres, pudiéndose modular epigenéticamente suplementando tal población con folatos[70]. Además, investigaciones indican que la exposición a tóxicos como los pesticidas o metales pesados puede inhibir la enzima metionina-sintasa mediante el estrés oxidativo[71]; entonces: ¿habría que extrapolar y recomendar a esta población precauciones «en relación a la exposición ambiental» más allá de una mera suplementación?

Otro estudio publicado en el 2011 mostró relación entre el genotipo GSTM-1nulo-NAT2 lento (GSTM1: glutatión –S-transferasa 1; NAT2: N-acetil-transferasa) y un mayor riesgo de cáncer de vejiga asociado al tabaquismo, con una relación dosis-riesgo directamente proporcional a la intensidad del consumo[72]. Sabemos que las aminas aromáticas, uno de los carcinógenos mejor conocidos del tabaco, se detoxifican por la enzima NAT2 y se sabe también que la enzima GSTM1 conjuga diversos carcinógenos del humo del tabaco, como son los hidrocarbonos policíclicos aromáticos o el arsénico, presentes también en exposiciones ambientales de otra naturaleza[73,74]. A los aportes mediante el estudio de los polimorfismos genéticos hay que sumarle los avances en la caracterización de aberraciones epigenéticas —muchas de ellas relacionadas con la exposición ambiental— lo cual ha permitido el desarrollo de tests diagnósticos y de moduladores epigenéticos aplicables en la oncoprevención[67].

## Tratamientos oncológicos: *primum non nocere* o un mal necesario

La terapéutica del cáncer ha sufrido una gran revolución en los últimos años. Aunque la cirugía y la radioterapia siguen siendo fundamentales en el control local y en el rescate de la enfermedad oligometastásica[75] (metástasis únicas o varias accesibles) y la hormonoterapia ocupa un lugar insustituible en la modulación hormonal de tumores hormonodependientes, la quimioterapia ha podido reducir su radio de indicación gracias a la aparición de los tratamientos diana[76], la inmunoterapia[77,78], el trasplante de células madre[79] y la medicina de precisión aplicada al tratamiento del cáncer[80,81,82]. Sin embargo, en relación a los tratamientos con quimioterapia, radioterapia y hormonoterapia, se nos plantean cuestiones de índole ética. Sabemos —y está muy aceptado por nuestra cultura— que consumir fármacos tiene un precio más allá de lo económico, que nuestro organismo habrá de pagar, precio que la mayoría de veces aceptamos sin protestar y sin indagar demasiado: son los efectos secundarios. Estamos dispuestos a pagar por ello —o no nos queda más remedio—. Lo chocante de los tratamientos oncológicos en este sentido es que el fármaco que recibimos, aparte de efectos secundarios o secuelas de diversa índole, puede acabar produciendo aquello que pretendemos tratar; ¿es este un precio aceptable? Quizás sí.

La quimioterapia y la radioterapia son genotóxicos conocidos, al mismo nivel que otros tóxicos ambientales como los epóxidos, las nitrosaminas, productos de combustión, metales pesados u otros. De hecho, el mecanismo de acción antineoplásico de la quimio y la radioterapia se basa precisamente en tal capacidad genotóxica, que lamentablemente no es selectiva[83,84]. Los agentes genotóxicos dañan directa o indirectamente el ADN alterando la molécula o afectando a sus enzimas de replicación y reparación, y en este proceso causan mutaciones que no siempre son cancerígenas, pero pueden serlo. Aunque no existe literatura científica exhaustiva al respecto, y la mayoría de ella data de hace veinte años, los estudios parecen atribuir a estos tratamientos oncológicos una capacidad carcinogénica débil[85,86,87,88,89,90]. Cabe plantearse, sin embargo, si hemos de considerarlo un tóxico ambiental más dentro de la exposición ambiental global de una persona –aunque se administre de manera controlada–, en lugar de evaluar su efecto individual como suele hacerse, ya que contribuye a engrosar el temido efecto cóctel de los tóxicos. Sabemos que resulta complicado determinar el daño de la interacción entre varios compuestos nocivos, pero no obviemos esta realidad por el mero hecho de que estos tóxicos oncológicos están enmarcados en un contexto terapéutico[91].

La potencial carcinogenicidad de la hormonoterapia antitumoral se debe en realidad a la capacidad mitogénica que presentan los SERMs, como el tamoxifeno (SERM: Selective estrogen receptor modulator). Son sustancias que no actúan de manera uniforme como antagonistas estrogénicos, sino que poseen actividad agonista selectiva en algunos tejidos (hígado, hueso, sistema cardiovascular y útero), y antagonista en otros (mama y cerebro)[92]. De este modo, el mecanismo de acción antitumoral principal del tamoxifeno es el bloqueo del receptor estrogénico en las células mamarias, reduciendo su índice de proliferación, volumen tumoral y también el riesgo de cáncer[93,94]. En la célula endometrial, en cambio, estimula el receptor estrogénico induciendo proliferación celular, hiperplasia de mucosa y eventualmente cáncer endometrial[95]. Esta es la razón principal por la cual las mujeres que padecen o han padecido cáncer de mama y están sometidas a este tipo de tratamiento realizan revisiones ginecológicas, motivando la discontinuación del tratamiento si existe engrosamiento endometrial significativo[96].

Hasta ahora hemos explorado la probabilidad de nuevos cánceres debido a algunos tratamientos oncológicos, pero ¿y si existiera también mayor riesgo de metástasis?

Un estudio en relación a la terapia hormonal observó que las mujeres operadas de cáncer de mama que expresaban una variante del receptor estrogénico (el ERa36 en lugar del ERa66) y eran tratadas con tamoxifeno presentaban peor pronóstico, con un mayor índice de metastásica[97]; en un modelo de cultivo celular se dilucidó que el modo como operaba el tamoxifeno era activando el receptor a36, despertando la capacidad metástasica de las células al inducir una enzima implicada en vías oncometabólicas de progresión celular (Aldehido deshidrogenasa 1A1 o ALDH 1A1)[98].

En relación al tratamiento quimioterápico, se publicó este año un estudio interesante, evaluando el potencial metastatizante de la quimioterapia neoadyuvante en tumores mamarios de modelos murinos (ratones). Conociendo que la diseminación de las células tumorales se produce en unas estructuras microanatómicas dentro del microambiente tumoral llamadas TMEM (tumor microenvironment of metastasis), en el estudio se pudo observar que la administración de la quimioterapia incrementaba la densidad de las TMEM, lo que sugería que la quimioterapia, a pesar de reducir el diámetro tumoral, incrementaba el riesgo de diseminación a distancia[99]. Otros estudios han constatado que la administración crónica de quimioterapia puede provocar cambios biológicos en las células tumorales que incrementan su agresividad y la resistencia al propio tratamiento[100,101]. Esto son solo unos pocos ejemplos, son preguntas necesarias en beneficio de nuestra salud que la ciencia ha tenido el valor de hacerse y de investigar. Quizás cuando no podemos aplicar el *primum non nocere*, al menos deberíamos respetar el *primum scio* (primero saber): saber los riesgos a los que nos enfrentamos cuando nos tratamos, y también los beneficios que podemos obtener, que nos permitan asumir y afrontar el proceso de decisión con madurez y confianza, la confianza que da el conocer la realidad. Podríamos definir la ética como una especie de mapa, de marco de principios morales que como individuo o sociedad podemos usar, y que nos guía cuando necesitamos encontrar una salida a alguna situación compleja de la vida en la que nos sentimos atrapados; en definitiva, una ayuda en la toma de decisiones difíciles. La ética habita en nuestras costumbres y normas sociales y culturales, en la autoridad y el *establishment* de las estructuras que nos gobiernan, sí, pero existe una ética de la calle que se mantiene viva en el «saber colectivo de la gente», en su sabiduría emocional e intuitiva, y esta es la que nos encontramos cuando nos sentamos como médicos frente a una persona enferma[102]. El no discutir claramente acerca estos riesgos por temor a generar resistencias a recibir los tratamientos puede llegar producir el efecto contrario: todos conocemos personas que han rechazado tratamientos oncológicos valiosos en ese momento con consecuencias lamentables para sus vidas.

## Compensar los daños en el organismo: detoxificar y reparar

La mejor manera de prevenir muertes por cáncer es detectarlo y tratarlo lo antes posible, mientras aún es curable; a esto se le llama Prevención Secundaria[103]. Ahora que somos conscientes que calibrar la magnitud de los daños en oncología es importante, deberíamos añadir: tratarlo «con cuidado», es decir, sopesando el riesgo de nuevos cánceres o metástasis inherente a los tratamientos aplicados y hacer algo al respecto para compensarlo sin dañar más, además del manejo eficiente y gentil de otros efectos secundarios. Puesto que desde la perspectiva de una Oncología Ambiental, asumimos que parte de los tratamientos oncológicos son un tóxico ambiental más, a la lista del «arsenal terapéutico oncológico» proponemos añadir dos intervenciones:

1. La detoxificación de tales tóxicos cuando han finalizado su efecto terapéutico.

2. La reparación de los daños en el tejido sano producidos por estos.

Debido a la naturaleza compleja de la enfermedad oncológica, y a la relativa inespecificidad de sus tratamientos, tanto para detoxificar como para reparar habremos de prestar atención a las compatibilidades entre terapéuticas y a sus tiempos de administración. Algunos detoxificadores y reparadores poseen una potente acción antioxidante, pudiendo perjudicar más que ayudar en algunas situaciones si no se administran en el momento adecuado, debido a que las células tumorales también precisan antioxidantes para su sobrevivencia, sobre todo en determinados estadios de la enfermedad[104]. La medicina de precisión puede ayudarnos a seleccionar aquellas personas que son más vulnerables a ciertas toxicidades para poder aplicar un tratamiento reparador más selectivo. Por ejemplo, el platino y sus derivados (carboplatino, oxaliplatino, etc.) se utilizan como quimioterápicos en una amplia variedad de tumores. Su mecanismo de acción antitumoral se basa en la interferencia que provoca en los procesos de reparación del DNA de la célula neoplásica[105]. Es un metal pesado y, como tal, un tóxico ambiental en toda regla[106]. Las especies reactivas de oxígeno que genera provocan una axonopatía que desencadena la neurotoxicidad. De hecho, la neuropatía sensitiva es la principal toxicidad limitante de dosis de los platinos (sobre todo el oxaliplatino) cuando se administran terapéuticamente, y una vez se instaura puede ser muy invalidante y difícil de revertir[107,108]. La enzima glutation S-transferasa (GST) está implicada en la detoxificación de una variedad de quimioterápicos, entre ellos, los platinos. Se ha detectado que las personas portadoras del polimorfismo genético GSTP1 presentan un enlentecimiento en su actividad enzimática y tienen una mayor susceptibilidad a padecer neuropatía acumulativa secundaria a los platinos, por lo que la evaluación de este polimorfismo podría ser utilizada como predictor de riesgo de la neuropatía y así poder individualizar dosis o usar sustancias neuroprotectoras[109]. Una de estas substancias puede ser el glutation (GSH). El glutation es un potente antioxidante que nuestro cuerpo genera de manera natural. Posee capacidades neuroprotectoras, neuroreparadoras y potencia la detoxificación de xenobióticos a través de la enzima glutation transferasa[110,111,112]. Se ha comprobado que su administración vía endovenosa conjuntamente con oxaliplatino u otros platinos reduce los síntomas de la neuropatía y mejora los parámetros del electromiograma, sin perjudicar en la eficacia del quimioterapico[113]. Este hallazgo ha sido corroborado por otros estudios similares[114,115,116,117].

Se han detectado muchos principios activos contenidos en sustancias naturales, que ayudarían de forma fácil y bastante selectiva a una adecuada detoxificación de metabolitos tóxicos. Recordemos la posible carcinogenicidad del tamoxifeno[118]. Esta depende de la transformación —mediada por la enzima sulfotransferasa (SULT)— de su metabolito alfa-hidroxitamoxifeno en sulfatotamoxifeno. El sulfatotamoxifeno es altamente disruptivo sobre el DNA. La enzima UDP-glucuronil transferasa (UGT) es la que se encargará mediante un proceso de glucuronización de conjugar y eliminar el alfa-hidroxi-tamoxifeno; así, cuanto más activa sea la glucuronización, menos probabilidad de sulfatación habrá. Existen polimorfismos de la SULT y la UGT en humanos, que podrían modificar la farmacocinética de los metabolitos del tamoxifeno en el sentido desfavorable (mayor actividad SULT, menor actividad UGT)[119,120]. De nuevo, seleccionar las personas portadoras de tales polimorfismos nos permitiría reducir tal riesgo si podemos modular tales rutas enzimáticas. Podemos: el principio activo 3,3 diindolmetano (DIM)[121], fitonutriente contenido en el brócoli, repollo, las coles de Bruselas, la col rizada o la coliflor puede inducir la expresión de la enzima UGT y los flavonoides como la quercetina o el kaempferol, presentes en las manzanas, los cítricos, las cebollas y las hojas del té se han demostrado capaces de inhibir las sulfotransferasas[122].

## Compensar los daños ambientales: ecotoxicidad de los fármacos oncológicos

Los fármacos oncológicos por su naturaleza genotóxica, cuando son eliminados al ambiente, se convierten en residuos peligrosos, con capacidad mutagénica y carcinogénica sobre el resto de organismos vivos[123,124]. La Unión Europea puso en marcha en el 2011 el proyecto CytoThreat[125], centrado en la evaluación del impacto en el medioambiente y los riesgos para la salud humana de los residuos de citostáticos, llegando a la conclusión de que son productos altamente peligrosos que requieren un plan de acción multidisciplinar y urgente. A este Proyecto se destinaron más de tres millones de euros y culminó con una serie de *workshops* y conferencias para intentar concienciar de este problema a los *lobbys* farmacéuticos, a investigadores y organizaciones implicadas en la gestión medioambiental. Necesitamos más acciones, quizás más pragmáticas.

## Resumen

Abarcar la multidimensionalidad que significan la oncología y la medicina ambiental en toda su amplitud implicaría la necesidad de crear centros interdisciplinarios vinculados a instituciones académicas y centros de investigación. Para ello, necesitamos tiempo, recursos y, sobre todo, conciencia de su esencialidad. Mientras tanto, esperamos haber motivado viendo lo mucho que podemos hacer en el ámbito clínico con una mente abierta a una Oncología Ambiental: eliminar cargas tóxicas, neutralizar la carcinogenicidad, reforzar los mecanismos de reparación y detoxificación del organismo, personalizar tales riesgos mediante la genómica y modularlos, pero, sobre todo, educar en una ética planetaria y una conciencia de salud más global.

## Bibliografía

1.  Strategy for a future Chemicals Policy (presented by the Commission. WHITE PAPER. COMMISSION OF THE EUROPEAN COMMUNITIES. Brussels, 27.2.2001. COM(2001) 88 final. http://eur-lex.europa.eu/legal-content/ES/ALL/?uri= CELEX:52001DC0088

2.  American Chemistry Council. Global Business of Chemistry: Global Chemical Shipments by Country/Region (billions of dollars). Disponible en:

    http://www.americanchemistry.com/Jobs/EconomicStatistics/IndustryProfile/Global-Businessof-Chemistry. Accessed: August 11, 2011.

3.  Centre for Strategy & Evaluation Services. Interim Evaluation: Functioning of the European chemical market after the introduction of REACH. Final report. 30 March 2012. Framework Service Contract for the Procurement of Studies and other Supporting Services on Commission Impact Assessments and Evaluations Interim, final and ex-post evaluations of policies, programmes and other activities http://ec.europa.eu/environment/chemicals/reach/pdf/studies_review2012/report_study7.pdf

4.  Ries LAG, et al. SEER Cancer statistics review, 1975-2001 table I-3 Bethesda, MD: National Cancer Institute- 2004, Accessed February 2005.

5.  Iapp RW, et al. Environmental and Occupational Causes of Cancer Re-viewed. Journal of Public Health Policy (2006). 27, 61-76

6.  Lichtenstein P, Holm NV, Vrkasalo PK. Environmental and heritable factors in the causation of cancer. N Engl J Med 2000;342:78–85. Czene K, Lichtenstein P, Hemminki K. Environmental and heritable causes of cancer among 9.6 million individuals in the Swedish Family-Cancer Database. Int J Cancer 2002;99:260–266.

7.  Lichtenstein P. et al. Environmental and Heritable Factors in the Causation of Cancer — Analyses of Cohorts of Twins from Sweden, Denmark, and Finland. July 13, 2000. N Engl J Med 2000; 343:78-85

8.  Zdenko Herceg and Thomas Vaissière. Epigenetic mechanisms and cancer. An interface between the environment and the genome. Epigenetics 6:7, 804-819; July 2011. Porta M. La acumulación de alteraciones genéticas y epigenéticas: un proceso causal clave entre el medio ambiente y las enfermedades de etiología compleja. Gac Sanit 2005;19:273-6 - Vol. 19 Núm.4

9.  Bray F, Jemal A, Grey N, Ferlay J, Forman D. Global cancer transitions according to the Human Development Index (2008–2030): a population-based study. The Lancet Oncology. Volume 13, No. 8, p790–801, August 2012

10. Newby JA and Howard V Environmental influences in cancer aetiology. Journal of Nutritional & Environmental Medicine. 2006, 1-59.

11. Higginson J, Muir CS. Determination of the importance of environmental factors: the role of the epidemiology. Bulletin du Cancer 1977. 64(3):365-384

12. En parte influyeron en ello trabajos como los siguientes: Doll R, Peto R. The causes of cancer: quantitative estimates of avoidable risks of cancer in the United States today. J Natl Cancer Inst. 1981 Jun;66(6):1191-308.

    Doll R. Epidemiological evidence of the effects of behavior and the environment on the risk of cancer. Recent Result Cancer Res. 1998;154:3–21.

13. Samuel M. Cohen, Lora L. Arnold; Chemical Carcinogenesis, Toxicological Sciences, Volume 120, Issue suppl_1, 1 March 2011, Pages S76–S92

14. Ver, por ejemplo: State of California Envirronmental Protection Agency. Office of Enviroenmental Health Hazard Assestment. Safe Drinking Water and Toxic Enforcement Act of 1986. Chemicals known to the State to cause cancer or reproductive toxiciity. December 29, 2017
    https://oehha.ca.gov/media/downloads/crnr/p6512292017.pdf

    Chemical agents and related occupations. Volume 100 F. A review of human carcinogens. IARC monographs on the evaluation of carcinogenic risks to humans. IARC 2012 http://monographs.iarc.fr/ENG/Monographs/vol100F/mono100F.pdf

15. Prüss-Üstün, Annette, Corvalán, Carlos F & World Health Organization. (2006). Ambientes saludables y prevención de enfermedades: hacia una estimación de la carga de morbilidad atribuible al medio ambiente: resumen de orientación / A. Prüss-Üstün, C. Corvalán. Ginebra: Organización Mundial de la Salud. (http://www.who.int/iris/handle/10665/43452). (http://apps.who.int/iris/bitstream/handle/10665/43452/9243594206_spa.pdf?sequence=1&isAllowed=y)

16. Philippe Grandjean and Martine Bellanger. Calculation of the disease burden associated with environmental chemical exposures: application of toxicological information in health economic estimation. Environ Health. 2017; 16: 123.

17. Espina C, Porta M, Schüz J, Aguado IH, Percival RV, Dora C, Slevin T, Guzman JR, Meredith T, Landrigan PJ, Neira M. 2013. Environmental and Occupational Interventions for Primary Prevention of Cancer: A Cross-Sectorial Policy Framework. Environ Health Perspect 121:420–426;

18. THE PARIS APPEAL. International Declaration on diseases due to chemical pollution International Declaration on diseases due to chemical pollution UNESCO, Paris, France, 2004 May 7. European Parliament −2005 January 19
http://www.europarl.europa.eu/meetdocs/2004_2009/documents/dv/belpomme_presentati/belpomme_presentation.pdf

19. Convocados en París el 7 de mayo de 2004 en una reunión organizada por la Asociación para la Investigación Terapéutica Anticancerosa (ARTAC), con el apoyo de la ONU.

20. 2008-2009 Annual Report. President,s Cancer Panel. Reducing Environmental Cancer Risk. What can we do now U.S. DEPARTMENT OF HEALTH AND HUMAN SERVICES  National Institutes of Health  National Cancer Institute. 2010
https://deainfo.nci.nih.gov/advisory/pcp/annualreports/pcp08-09rpt/pcp_report_08-09_508.pdf

21. Por otro lado, destacaban también otros aspectos ya aludidos, como que solo un pequeño porcentaje de las decenas de miles de sustancias químicas en circulación hayan sido testadas.

22. Llegando incluso a recomendar algunas pocas medidas concretas como el filtrado del agua en el hogar, no calentar alimentos en contacto con plásticos en el microondas, tener una alimentación ecológica u otras.

23. Comunicación de la Comisión sobre el recurso al principio de precaución/COM/2000/0001 final /
https://eur-lex.europa.eu/legal-content/ES/TXT/?uri=CELEX:52000DC0001

24. Clapp RW, et al. Environmental and Occupational Causes of Cancer Reviewed. Journal of Public Health Policy (2006). 27, 61-76

25. Atlas Municipal de Mortalidad por Cáncer en España 1989-1998. Área de Epidemiología Ambiental y Cáncer. Centro Nacional de Epidemiología. Instituto de Salud Carlos III (2007).

26. Benach et al. Atlas de mortalidad en áreas pequeñas en España 1987-1995: Universitat Pompeu Fabra. 2001.

27. Clapp et al. Environmental and occupational causes of cancer. New evidence 2005-2007. Rev Environ Health. 2008 Jan-Mar;23(1):1-37.

28. E G Knox, E A Gilman Hazard proximities of childhood cancers in Great Britain from 1953-80. Journal of Epidemiology and Community Health 1997;51:151-159 151

    Knox EG Childhood cancers and atmospheric carcinogens Journal of Epidemiology & Community Health 2005;59:101-105.

29. Booth, BenjaminJ., Mary H. Ward, Mary E. Turyk, and Leslie T. Stayner. «Agricultural Crop Density andRisk of Childhood Cancer in the Midwestern United States: AnEcologic Study».Environmental Health 14, no. 1 (December 2015) Carozza, Susan E., Bo Li, Kai Elgethun, and Ryan Whitworth. «Risk of Childhood Cancers Associated with Residence in Agriculturally Intense Areas inthe United States.» Environmental Health Perspectives 116, no. 4 (January 10, 2008): 559–65. d

30. Bulka C et al. Residence proximity to benzene release sites is associated with increased incidence of non-Hodgkin lymphoma. Cancer. 2013 Sep 15;119(18):3309-17.

Chun-Yuh Yang Hui-Fen Chiu Jeng-Fen Chiu Wen-Yao Kao Shang-Shyue Tsai, Shou-Jen Lan (2010) CANCER MORTALITY AND RESIDENCE NEAR PETROCHEMICAL INDUSTRIES IN TAIWAN, Journal of Toxicology and Environmental Health, 50:3, 265-274

Lopez-Abente, Gonzalo & Garcia-Perez, Javier & Fernández-Navarro, Pablo & Boldo, Elena & Ramis, Rebeca. (2012). Colorectal cancer mortality and industrial pollution in Spain. BMC public health. 12. 589. 10.1186/1471-2458-12-589.

Arias-Ortiz, Nelson & Icaza, Gloria & Ruiz-Rudolph, Pablo. (2017). Thyroid cancer incidence in women and proximity to industrial air pollution sources: A spatial analysis in a middle size city in Colombia. Atmospheric Pollution Research. 10.1016/j.apr.2017.11.003.

Lesley Fleischman and Marcus Franklin. Fumes Across the Fence-Line: The Health Impacts of Air Pollution from Oil & Gas Facilities on African American Commmunities. CATF- NAACP. 2017.

Fano V, Michelozzi P, Ancona C, et al Occupational and environmental exposures and lung cancer in an industrialised area in Italy Occupational and Environmental Medicine 2004;61:757-763.

BMC Public Health.

Susana Monge-Corella et al. Lung cancer mortality in towns near paper, pulp and board industries in Spain: a point source pollution study. December 2008, 8:288

Pablo Fernández-Navarro et al. Proximity to mining industry and cancer mortality. Science of the Total Environment 435–436 (2012) 66–73.

31. Clapp et al. Environmental and occupational causes of cancer. New evidence 2005-2007. Rev Environ Health. 2008 Jan-Mar;23(1):1-37.

32. Alguacil J, Porta M y otros. (2002). Exposiciones laborales y cáncer de pán-creas: una revisión de la bibliografía internacional. Arch Prev Riesgos Labora-les 5 (1): 21-29.

33. Newby y Howard. Environmental influences in cancer aetiology. Journal of Nutricional & Environmental Medicine. 2006, 1-59

34. Giannandrea F. Long-term pesticide exposure and the risk of testicular cancer. Occupational Medicine, Volume 62, Issue 4, 4 June 2012, Pages 309–310

35. Frost G Brown T Harding AH Mortality and cancer incidence among British agricultural pesticide users Occup Med (Lond) 2011 61 303 310.

    Fleming LE et al. Cancer incidence in a cohort of licensed pesticide applicators in Florida J Occup Environ Med 1999 41 279 288

    Guo J et al. T Testicular cancer, occupation and exposure to chemical agents among Finnish men in 1971–1995 Cancer Causes Control 2005 16 97 103.

36. Cook MB Trabert B McGlynn KA Organochlorine compounds and testicular dysgenesis syndrome: human data. Int J Androl 2011 34 e68 e84.

    Giannandrea F et al. Pesticide exposure and serum organochlorine residuals among testicular cancer patients and healthy controls J Environ Sci Health B 2011 46 780 787

37. McGlynn KA et al. Persistent organochlorine pesticides and risk of testicular germ cell tumors. J Natl Cancer Inst. 2008 May 7;100(9):663-71.

38. Sasco AJ. Epidemiology of breast cancer: an environmental disease? APMIS 2001;109:321–332.

39. Davis DL, Bradlow HL, Wolff M, Woodruff T, Hoel DG, Anton-Culver H. Me-dical hipótesis: xenoestrogens as preventable causes of breast cancer. Environ-mental Health Perspectives. Vol 101. N° 5 (1993).

    H. Leon Bradlow en «Effects of pesticides on the ratio of 16/2.hidroxiyestrone: a biologic marker of breast cancer risk».E. H. Perspectives. Vol 103. Supple-ment 7 (oct. 1995).

    State of the Evidence. What is the connection between the environment and breast cancer? Fourth Edition 2006. Edited by Nancy Evans, Health Science Consultant. Breast Cancer Fund. http://www.breastcancerfund.org/assets/pdfs/publications/state-of-the-evidence-2010.pdf

    Newby JA and Howard V Environmental influences in cancer aetiology. Journal of Nutritional & Environmental Medicine. 2006, 1-59.

40. Breast cancer and exposure to hormonally active chemicals: An appraisal of

the scientifi c evidence A background briefing paper by Professor Andreas Kortenkamp, Head of the Centre for Toxicology, The School of Pharmacy, University of London. HEAL-Chem Trut. April 2008.

41. Goodson, W.H., et al. Assessing the carcinogenic potential of low-dose exposures to chemical mixtures in the environment: the challenge ahead. Carcinogenesis, 2015. 36(Suppl 1): p. S254S296. ACCESIBLE EN: https://www.ncbi.nlm.nih.gov/pubmed/26106142.
https://www.ncbi.nlm.nih.gov/pmc/articles/PMC4480130/

    https://www.ncbi.nlm.nih.gov/pmc/articles/PMC4480130/pdf/bgv039.pdf

42. (2009) Global Health Risks: Mortality and Burden of Disease Attributable to Selected Major Risks. World Health Organization, Geneva.
Straif K. (2008) The burden of occupational cancer. Occup. Environ. Med., 65, 787–788.

43. Bray F, Jemal A, Grey N, Ferlay J, Forman D. Global cancer transitions according to the Human Development Index (2008–2030): a population-based study. The Lancet Oncology. Volume 13, No. 8, p790–801, August 2012.

44. Ries LAG, et al. SEER Cancer statistics review, 1975-2001 table I-3 Bethesda, MD: National Cancer Institute- 2004, Accessed February 2005.

45. Bray F et al. Global cancer statistics 2018: GLOBOCAN estimates of incidence and mortality worldwide for 36 cancers in 185 countries. CA Cancer J Clin. 2018 Nov;68(6):394-424.

46. Luengo-Fernández R, Leal J, Gray A, Sullivan R. Economic burden of cancer across the European Union: a population-based cost analysis. Lancet Oncol. 2013 Nov;14(12):1165-74.

47. Bray F et al. Global cancer statistics 2018: GLOBOCAN estimates of incidence and mortality worldwide for 36 cancers in 185 countries. CA Cancer J Clin. 2018 Nov;68(6):394-424.

48. Espina C, Porta M, Schüz J, Aguado IH, Percival RV, Dora C, Slevin T, Guzman JR, Meredith T, Landrigan PJ, Neira M. 2013. Environmental and Occupational Interventions for Primary Prevention of Cancer: A Cross-Sectorial Policy Framework. Environ Health Perspect 121:420–426.

49. Newby JA and Howard V Environmental influences in cancer aetiology. Journal of Nutritional & Environmental Medicine. 2006, 1-59.

50. Newby JA & Howard CV. Environmental influences in cancer aetiology. Journal of Nutritional & Environmental Medicine 2006, 1-59. Los autores comentan cómo se había «incrementado en este sector de edad al menos un 75 % entre los años 70 y los 80, no pudiéndose atribuir a una mejora de los diagnósticos». Clapp RW, et al. Environmental and Occupational Causes of Cancer Re-

viewed. Journal of Public Health Policy (2006). 27, 61-76.

51 Giannandrea F. Long-term pesticide exposure and the risk of testicular cancer. Occupational Medicine, Volume 62, Issue 4, 4 June 2012, Pages 309–310. Chia VM et al. (2010) International trends of testis cancer incidence, overall and by histology, 1973–2002. Cancer Epidemiol Biomarkers Prev 19, 1151–1159.

Huyghe E, Matsuda T, Thonneau P. Increasing incidence of testicular cancer worldwide: a review. J Urol. 2003;170:5–11. [PubMed].

Purdue MP, Devesa SS, Sigurdson AJ, McGlynn KA. International patterns and trends in testis cancer incidence. Int J Cancer. 2005;115:822–7

Cook MB Trabert B McGlynn KA Organochlorine compounds and testicular dysgenesis syndrome: human data. Int J Androl 2011 34 e68 e84.

52. Stiller CA, Marcos-Gragera R, Ardanaz E, et al. Geographical patterns of childhood cancer incidence in Europe, 1988-1997. Report from the Automated Childhood Cancer Information System project(link is external). Eur J Cancer 2006;42:1952-60.

Kaatsch P, Steliarova-Foucher E, Crocetti E, et al. Time trends of cancer incidence in European children (1978-1997): report from the Automated Childhood Cancer Information System project(link is external). Eur J Cancer 2006;42:1961-71.

Steliarova-Foucher E, Stiller C, Kaatsch P, et al. Geographical patterns and time trends of cancer incidence and survival among children and adolescents in Europe since the 1970s (the ACCISproject): an epidemiological study(link is external). Lancet 2004;364:2097-105.Woodruff TJ, Axelrad DA, Kyle AD, Nweke O, Miller GG, Hurley BJ.Trends in environmentally related childhood illnesses. Pediatrics. 2004 Apr;113(4 Suppl):1133-40.

53. Birch JM, Alston RD, Kelsey AM, Quinn MJ, Babb P, McNally RJQ. Classification and incidence of cancers in adolescents and young adults in England 1979–1997. Br J Cancer 2002;87:1267–1274.

Stiller C. Epidemiology of cancer in adolescents. Med Pediatr Oncol 2002;39:149–155.

McNally RJ, Kelsey AM, Cairns DP, Taylor GM, Eden OB, Birch JM. Temporal increase in the incidence of childhood solid tumours seen in North West England (1954–1998) are likely to be real. Cancer 2002;92:1967–1976.

54. Shoemaker ML et al. Differences in breast cancer incidence among young

women aged 20-49 years by stage and tumor characteristics, age, race, and ethnicity, 2004-2013. Breast Cancer Res Treat. 2018 Jun;169(3):595-606

Newby JA & Howard CV. Environmental influences in cancer aetiology. Journal of Nutritional & Environmental Medicine 2006, 1-59.

55. Rebecca H. Johnson, et al. Incidence of Breast Cancer With Distant Involvement Among Women in the United States, 1976 to 2009. JAMA. February 27, 2013

    Villarreal-Garza C et al. Breast cancer in young women in Latin America: an unmet, growing burden. Oncologist. 2013;18(12):1298-306.

    Sheila Cristina Rocha-Brischiliari et al. The Rise in Mortality from Breast Cancer in Young Women: Trend Analysis in Brazil. PLoS One. 2017; 12(1):

56. Klauber-DeMore N. Tumor biology of breast cancer in young women. Breast Dis. 2005-2006;23:9-15.

57. Factores como el tabaco, por ejemplo, pueden ser importantes para algunos cánceres, como es un porcentaje de los casos de pulmón, pero no tanto para otros, entre ellos algunos de los que más han crecido en incidencia como los melanomas, linfomas, cerebrales y de médula. Ver, por ejemplo, en: Clapp RW, et al. Environmental and Occupational Causes of Cancer Re-viewed. Journal of Public Health Policy (2006). 27, 61-76

58. Let's stop the manipulation of science. LE MONDE. 29.11.2016 http://www. lemonde.fr/idees/article/2016/11/29/let-s-stop-the-manipulation-of-science_5039867_3232.html.

    David Michaels. Doubt is Their Product: How Industry's Assault on Science Threatens Your Health. Oxford University Press. 2008.

59. Leffall, L.D. and M.L. Kripke. Reducing Environmental Cancer Risk: What We Can Do Now. AnnualReport. President's Cancer Panel, U.S. Department of Health and HumanServices. National Institutes of Health and National Cancer Institute, 2010.

60. Davis D. L. Et al. The need to develop centers for enviromental oncology. Biomed. And Pharmacother; 2007: 614-622.

61. Mollerup S. et al. Sex differences in risk of lung cancer: Expression of genes in the PAH bioactivation pathway in relation to smoking and bulky DNA adducts. Int. J. Cancer 2006; 119: 741–744.

62. Ahmedin Jemal, D.V.M et al. Higher Lung Cancer Incidence in Young Women Than Young Men in the United States. N. Engl. J. Med 2018; 378:1999-2009.

63. Jia Y, Guo M. Epigenetic changes in colorectal cancer. Chin J Cancer 2013;32(1):21-30.

64. https://dnaregistry.niehs.nih.gov.

65. Marco M. et al. NAT1 and NAT2 genetic polymorphisms and environmental exposure as risk factors for oesophageal squamous cell carcinoma: a case-control study. BMC Cancer. 2015; 15: 150.

66. Liu CH et al. Association Between NAT2 Polymorphisms and Lung Cancer Susceptibility. Medicine (Baltimore). 2015; 94(49): e1947.

67. Meiers I. et al. Glutathione S-transferase pi (GSTP1) hypermethylation in prostate cancer: review 2007. Pathology 2007;39(3):299-304.

68. Gallina L. et al. Genetic Polymorphisms in the *Paraoxonase 1* Gene and Risk of Ovarian Epithelial Carcinoma. Cancer Epidemiol Biomarkers Prev. 2008 Aug; 17(8): 2070–2077.

69. Gonzales MC. Et al. Gene-environment interactions and predictors of breast cancer in family-based multi-ethnic groups. Oncotarget, 2018; 9, 49: 29019-29035.

70. Chen P, et al. Higher dietary folate intake reduces the breast cancer risk: a systematic review and meta-analysis. Epidemiology. *British Journal of Cancer*, 2014; 110: 2327–2338.

71. Dufault. R et al. A macroepigenetic approach to identify factors responsible for the autism epidemic in the United States. *Clinical Epigenetic 2012*; 4,6:1-12.

72. Moore LE, et al. *GSTM1* null and *NAT2* slow acetylation genotypes, smoking intensity and bladder cancer risk: results from the New England bladder cancer study and *NAT2* meta-analysis. Carcinogenesis. 2011; 32(2): 182–189.

73. Taioli E. Gene-environment interaction in tobacco-related cancers. Carcinogenesis.2008;29:1467–1474.

74. Breton CV, et al. *GSTM1* and *APE1* genotypes affect arsenic-induced oxidative stress: a repeated measures study. Environ. Health. 2007;6:39.

75. Treasure T. Oligometastatic cancer: an entity, a useful concept, or a therapeutic opportunity? J R Soc Med. 2012 Jun; 105(6): 242–246.

76. Sawyers C. Targeted cancer therapy. *Nature* 2004; 432: 294–297.

77. Brahmer JR. et al. Safety and Activity of Anti–PD-L1 Antibody in Patients with Advanced Cancer. N Engl J Med 2012; 366:2455-2465.

78. Ribas T. Tumor Immunotherapy Directed at PD-1 N Engl J Med 2012; 366;26.

79. Dick J.E. Stem cell concepts renew cancer research. Blood 2008 112:4793-4807.

80. Masoumeh F. et al. Epigenetic mechanisms as a new approach in cancer treatment: An updated review. Genes Dis. 2018 Dec; 5(4): 304–311.

81. Roberti A. et al. Epigenetics in cancer therapy and nanomedicine. *Clinical Epigenetics* volume 11, Article number: 81 (2019).

82. Ryan B, Chabner B.A. Application of Cell-free DNA Analysis to Cancer Treatment. N Engl J Med 2018; 379:1754-1765.

83. Rigaud O. et al. Genotoxic effects of radiotherapy and chemotherapy on the circulating lymphocytes of breast cancer patients. I. Chromosome aberrations induced in vivo. Mutat Res. 1990 Sep;242(1):17-23.

84. Ceballos MP. et al. Relationship between genotoxic effects of breast cancer treatments and patient basal DNA integrity. J. Environ Patol Toxicol Oncol 2014; 33-2; 5: 111-121.

85. Pizzarello DJ. Et al. The carcinogenicity of radiation therapy. Surg Gynecol Obstet. 1984 Aug;159(2):189-200.

86. Cosset JM et al. Second cancers after radiotherapy: update and recommendations. Radioprotection 2018; 53,2:101-105.

87. Kaiser HE. Chemotherapy-Induced Neoplasms, Side Effects, and Drug Carcinogenicity. Etiology of Cancer in Man pp 132-135. Chapter 38. Springer Science 1989.

88. Boffeta P and Kaldor JM. Secondary Malignancies Following Cancer Chemotherapy. Acta oncol 1994 33:6, 591-598.

89. Margison GP et al. Mechanisms of carcinogenicity/chemotherapy by O6-methylguanine. Mutagenesis. 2002 Nov;17(6):483-7.

90. Kitahara CM et al. Association of Radioactive Iodine Treatment With Cancer Mortality in Patients With Hyperthyroidism. JAMA Int Med 2019; 179, 8: 1034-1042.

91. Svingen T, Vinggaard AM. The risk of chemical cocktail effects and how to deal with the issue. J Epidemiol Community Health Month 2015; 26:1-2.

92. Katzenellenbogen B.S. and Katzenellenbogen J.A. Defining the «S» in SERMs. Science 2002; 295: 2380-2391.

93. Osborne K. Tamoxifen in the Treatment of Breast Cancer. N Engl J Med; 1998; 339:1609-1618.

94. Cuzick J. Tamoxifen for prevention of breast cancer: extended long-term follow-up of the IBIS-I breast cancer prevention trial. Lancet Oncol 2015; 1: 67-75.

95. Hu R. et al. Molecular mechanisms of tamoxifen-associated endometrial cancer (Review). Oncol Lett. 2015; 9(4): 1495–1501.

96. Fung MF, et al. Prospective longitudinal study of ultrasound screening for endometrial abnormalities in women with breast cancer receiving tamoxifen. Gynecol Oncol. 2003;91:154–9.

97. Shi L, et al. Expression of ER-α36, a Novel Variant of Estrogen Receptor α, and Resistance to Tamoxifen Treatment in Breast Cancer. J Clin Oncol. 2009; 27(21): 3423–3429.

98. Wang Q, et al. Tamoxifen enhances stemness and promotes metastasis of ERα36+ breast cancer by upregulating ALDH1A1 in cancer cells. Cell Research 2018; 28:336-358.

99. Karagiannis GS, et al. Neoadjuvant chemotherapy induces breast cancer metastasis through a TMEM-mediated mechanism. Sci. Transl. Med. 2017; 9: 1-15.

100. Sun Y, et al. Treatment-induced damage to the tumor microenvironment promotes prostate cancer therapy resistance through WNT16B. *Nature Medicine* *2012*; 18: 1359–1368.

101. Ayadi M, et al. Chronic chemotherapeutic stress promotes evolution of stemness and WNT/beta-catenin signaling in colorectal cancer cells: Implications for clinical use of WNT-signaling inhibitors. Oncotarget 2015; 6,21: 518-533.

102. Ghose S, et al. Ethics of cancer care: beyond biology and medicine. Ecancermedicalscience. 2019; 13: 911.

103. Eddy D.M, Secondary prevention of cancer: an overview. Bull World Health Organ. 1986; 64(3): 421–429.

104. Watson J. Oxidants, antioxidants and the current incurability of metastatic cancers. Open Biol. 2013 Jan; 3(1): 120144.

105. Ndagi U, et al. Metal complexes in cancer therapy – an update from drug design perspective. Drug Des Devel Ther. 2017; 11: 599–616.

106 Oun R, et al. The side effects of platinum-based chemotherapy drugs: a review for chemists. Dalton Trans. 2018;47(19):6645-6653.

107. McWhinney SR, et al. Platinum Neurotoxicity Pharmacogenetics. Mol Cancer Ther. 2009 January; 8(1): 10–16.

108. Avan A, et al. Platinum-Induced Neurotoxicity and Preventive Strategies: Past,Present, and Future. TheOncologist 2015;20:411–432.

109. Glutathione S-Transferase P1Polymorphism (Ile105Val) PredictsCumulative Neuropathy in Patients Receiving Oxaliplatin-Based Chemotherapy. Clin Cancer Res 2006;12(10): 3050-3056.

110. JozefzaK M, et al. Glutathione Is a Key Player in Metal-Induced Oxidative Stress Defenses. Int J Mol Sci. 2012; 13(3): 3145–3175.

111. Aoyama k, et al. Increased neuronal glutathione and neuroprotection in GTRAP3-18-deficient mice. Neurobiol Dis. 2012 Mar;45(3):973-82

112. Schulz JB, et al. Glutathione, oxidative stress and neurodegeneration. Eur J Biochem 2000; 267: 4904-4911.

113. Cascinu S et al. Neuroprotective Effect of Reduced Glutathione on Oxaliplatin-Based Chemotherapy in Advanced Colorectal Cancer: A Randomized, Double-Blind, Placebo-Controlled Trial. Journal of Clinical Oncology 2002; 20, 16: 3478-3483.

114. Hamers FPT, et al: Reduced glutathione protects against cisplatin-induced neurotoxicity in rats. Cancer Res 1993; 53:544-549.

115. Cascinu S, Cordella L, Del Ferro E, et al: Neuroprotective effect of reduced glutathione on cisplatin-based chemotherapy in advanced gastric cancer: A double-blind placebo-controlled trial. J Clin Oncol 1995; 13:26-32.

116. Smyth JF, et al: Glutathione reduces the toxicity and improves quality of life of women diagnosed with ovarian cancer treated with cisplatin: Results of a double-blind, randomised trial. Ann Oncol 1997; 8:569-573.

117. Milla P, et al. Administration of reduced glutathione in FOLFOX4 adjuvant treatment for colorectal cancer: Effect onoxaliplatin pharmacokinetics, Pt-DNA adduct formation, and neurotoxicity. Anticancer Drugs 2009;20:396–402.

118. Brown K. Is tamoxifen a genotoxic carcinogen in women? Mutagenesis 2009; 24, 5: 391–404.

119. Brauch H. Pharmacogenomics of Tamoxifen Therapy. Clin Chem 2009; 55;10: 1770-1782.

120. Zembutsu. Pharmacogenomics toward personalized tamoxifen therapy for breast cancer. Pharmacogenomics 2015; 16,3: 287–296.

121. Wu TY, et al. Pharmacokynetics and Pharmacodynamis of 3,3-diindolylmethane (DIM) in regulating gene expression pof phase II drug metabolyzing enzymes. J Pharmacokinet Pharmacodyn. 2015 ;42, 4:401-8.

122. Mesía-Vela S, Kauffman FC. Inhibition of rat liver sulfotransferases SULT1A1 and SULT2A1 and glucuronosyltransferase by dietary flavonoids. Xenobiotica. 2003 Dec;33(12):1211-20.

123. Cesen M et al. Ecotoxicity and genotoxicity of cyclophosphamide, ifosfamide, their metabolites/transformation products and their mixtures. Environ Pollut. 2016;210:192-201.

124. Otis W et al. Avoiding population exposure to carcinogens from chemotherapy. Cancer prevention, genetics and epidemiology. Abst. e12582. JCO 2015.

125. www.cytothreat.eu.

# MÓDULO 5

## ESTRATEGIAS DE INTERVENCIÓN
## Y EL FUTURO

### CONTENIDOS

- Capítulo 21. Propuestas inaplazables para la protección de la Biosfera y la regulación del cambio climático.
  *Federico Mayor Zaragoza*

- Capítulo 22. La Tierra que recibimos pertenece también a los que vendrán.
  *Federico Mayor Zaragoza*

# Presentación del módulo

A fecha del año 2012, 9 de cada 10 personas estaban convencidas de la realidad del cambio climático, únicamente, 4 de cada 100 creían que no estaba ocurriendo, mientras que 2 de cada 3 personas encuestadas (un 64,4 %) consideraban que la causa principal eran las emisiones de gases de efecto invernadero y solo un 8,4 % atribuían el cambio climático a causas exclusivamente naturales.

Queda, pues, mucho camino por recorrer en este sentido; solo mediante la comprensión adecuada y generalizada de las interrelaciones existentes entre todas estas esferas podemos esperar que las medidas consensuadas y adoptadas para hacer frente a los problemas ambientales alcancen su máxima efectividad a todos los niveles y en todas las escalas.

Es desde este punto de vista como hemos abordado este texto, que pretende aclarar a un nivel básico los conceptos claves del principal problema ambiental que aqueja a nuestro planeta, como es el del cambio climático, haciendo hincapié en su papel en relación con los demás problemas que dibujan conjuntamente el panorama de la crisis global, con el fin de abordarlo de la forma más efectiva desde la escala de lo local, de lo individual.

# CAPÍTULO 21

## PROPUESTAS INAPLAZABLES PARA LA PROTECCIÓN DE LA BIOSFERA Y LA REGULACIÓN DEL CAMBIO CLIMÁTICO

### Federico Mayor Zaragoza

### *21.1 La apremiante responsabilidad intergeneracional*

Conscientes de que los desafíos globales requieren respuestas igualmente globales y de que desde el antropoceno, sabido es que si no se modifican los estilos de vida y hábitos nocivos para el entorno ecológico, la calidad de vida puede verse seriamente afectada de forma irreversible, asumimos la ética del tiempo como un argumento irrefutable para la toma de decisiones ya que, en caso contrario, podrían alcanzarse puntos de no retorno.

Como reflexión central para nuestro comportamiento cotidiano, reiteramos que es intolerable que diariamente mueran de hambre varios miles de personas, la mayoría niños y niñas de uno a cinco años, al tiempo que se invierten en armas y gastos militares cuatro mil millones de dólares; por lo tanto, es moralmente imperativo adoptar un nuevo concepto de seguridad que no tenga en cuenta tan solo la seguridad territorial, sino también la de los seres humanos que lo habitan (alimentación, acceso al agua potable, servicios sanitarios de calidad, cuidado del medioambiente, educación).

Consideramos, en consecuencia, que debe apoyarse masivamente la campaña «Desarme para el desarrollo», promovida por el International Peace Bureau (IPB) en octubre de 2016 en Berlín.

Urgidos por el enfoque sistémico que corresponde a la complejidad adicional de los procesos potencialmente irreversibles, debemos actuar sin demora: ante la incertidumbre, acción inmediata. No se trata de «crecimiento» —tener más—, sino de desarrollo —ser más— y adoptar de forma inaplazable medidas que permitan dar respuesta adecuada, oportuna y audaz, según Riccardo Petrella, a las tres principales amenazas del momento: la devastación del planeta; las crecientes desigualdades sociales y la extrema pobreza; y el uso de artificios bélicos nucleares. El desarrollo sostenible debe ser ecológicamente viable y sociológicamente equitativo. En la era digital es indispensable, ante el actual desconcierto conceptual, redefinir el significado de seguridad, trabajo, empleo..., y seguir siempre como principio básico la igual dignidad de todos los seres humanos.

Consideramos que el nuevo paradigma presentado por la World Academy of Art & Science, a través de su director ejecutivo Garry Jacobs, constituye una muy acertada visión prospectiva para reemplazar el actual sistema que, marginando los valores esenciales y referentes, ha sustituido el multilateralismo democrático por grupos plutocráticos y los principios éticos por los mercantiles.

Recordamos los programas llevados a cabo para el mejor conocimiento del medioambiente y sus alteraciones por la UNESCO desde finales de la década de los años 40 del siglo pasado: Programa Geológico Internacional (PGI), Programa Hidrológico Internacional (PHI), Comisión oceanográfica intergubernamental (COI), Unión Internacional para la Conservación de la Naturaleza (IUCN), Programa el Hombre y la Biosfera (MAB), Reservas de la Biosfera. El Club de Roma, con Aurelio Peccei, en 1972 publicó *Los límites del crecimiento*; y la Academia de Ciencias de los Estados Unidos advirtió en 1979 de que no solo se producían demasiadas emisiones de $CO_2$, sino de que se estaba afectando gravemente la recaptura del anhídrido carbónico por el fitoplancton marino. La Agenda 21, en la Cumbre de Río de Janeiro en 1992 y en Johannesburgo en 2002; la Carta de la Tierra (2000); El Desarrollo Sostenible, en la década de los 80, de la Comisión presidida por Gro Harlem Brundtland; los Objetivos del Milenio (ODM), en el año 2000; los Objetivos de Desarrollo Sostenible (ODS), en el año 2015, al igual que los Acuerdos de París, bajo las Naciones Unidas, para hacer frente al cambio climático; la Declaración y el Programa y Acción para una Cultura de Paz, aprobado por la Asamblea General de las Naciones Unidas en septiembre de 1999, y la Resolución sobre la Tierra, en la que las Naciones Unidas señalaban, en los albores de siglo y de milenio, qué medidas deben adoptarse para evitar que se afecte, quizás irreversiblemente, la calidad de vida sobre la Tierra...

El cambio climático es ya una realidad que puede detenerse y regularse, aunque no revertirse, por lo que consideramos una responsabilidad impostergable procurar que se adopten las medidas a escala global, regional, nacional, local y personal que han sido aprobadas en la reunión que tuvo lugar en París el mes de noviembre del año 2015.

Tenemos muy especialmente en cuenta el informe del profesor Peter Wadhams, de la Universidad de Cambridge, hecho público a primeros del año 2017, donde se manifestaba que el calentamiento de la región polar avanza al doble de velocidad que en el resto del planeta al haberse suprimido el efecto albedo, por el que el hielo refleja la radiación solar. La consecuencia del deshielo deviene causa, retroalimentándose el cambio climático y acelerando la elevación del nivel del mar, a lo que se añade la emisión desde el *permafrost* de gas metano, cuyo efecto invernadero es 23 veces mayor que el del $CO_2$. En septiembre de 1984, el Ártico se extendía en una superficie de un millón ochocientos sesenta mil km². En septiembre de 2016, tan solo quedaban ciento diez km² de hielo (un 6 % aprox.). Los expertos indican que su ambiente polar está siendo modificado por un ambiente más cálido, húmedo y variable. El 30 de julio del 2019, sufriendo igual que otras zonas de Europa una ola de calor, se tomaron registros de temperatura de 20,6 °C en la estación de Qaarsut (en la zona occidental de Groenlandia, cerca del paralelo 71° N), y en la estación Norte, situada a novecientos kilómetros del Polo Norte, se registraron temperaturas de 16 °C. Los expertos consideran que pueden afectarse los ecosistemas, pues se vierte gran cantidad de agua dulce y fría sobre el Atlántico Norte, que puede alterar las corrientes oceánicas y hacer subir el nivel del mar. Durante un año como 2012 o 2019, el agua producida por la capa de hielo de Groenlandia aporta más de un milímetro a los niveles globales del mar. Otras zonas del círculo polar ártico también están sufriendo graves consecuencias debido al aumento de las temperaturas donde se han tomado registros de hasta 10 grados más de lo normal para las fechas de referencia.

Este tipo de circunstancias han propiciado incendios forestales de gran magnitud en algunas de estas regiones árticas, incluida Groenlandia. Cabe destacar los incendios forestales declarados en Siberia hasta el 29 de julio de 2019, donde se han visto afectadas extensiones de 33.200 km², según la Administración rusa. El área del humo provocado por los incendios ha superado los 7 millones de kilómetros cuadrados. Según Greenpeace, la superficie arrasada por los incendios forestales en Siberia sigue creciendo, contando hasta la fecha 5,4 millones de hectáreas quemadas. La revista *National Geographic* publicó un informe donde afirmaba: «Si se consideran todos los causantes del aumento del nivel del mar (no solo el Ártico), la elevación global del nivel del mar en 2100 sería de al menos 52 centímetros, en un hipotético escenario de reducción de gases de efecto invernadero, y de 74 centímetros en un escenario normal».

Debemos ser plenamente conscientes de que el incumplimiento de los Acuerdos de París en relación al cambio climático podría acarrear alteraciones irreversibles en la habitabilidad de la Tierra y de que es indispensable, por tanto, movilizar grandes clamores populares liderados por las comunidades científicas, académicas, artísticas, intelectuales; en suma, para el apremiante restablecimiento de un multilateralismo eficiente y oportuno dotado de los medios personales, técnicos, de defensa y financieros apropiados.

Hemos observado, con creciente estupefacción, que los «cuatro grandes» de Europa se reunieron en marzo de 2017 para preparar una declaración solemne con motivo del 60 aniversario del Tratado de Roma y que, en lugar de reponer la brújula ética que guio a los fundadores de Europa..., en lugar de fortalecer una unión social, política, cultural y económica..., en lugar de procurar la urgente reposición de unas Naciones Unidas fuertes y eficaces..., lo único que se les ocurrió fue ¡aumentar el presupuesto bélico! Solo unos días después, el G-7 ratificó el aumento de las ya cuantiosas inversiones en seguridad, al tiempo que, en una vergonzosa actitud de sumisión, eliminaba de la agenda el cumplimiento de los Acuerdos de París y de los ODS.

Resumimos las importantes deliberaciones que tuvieron lugar en Madrid el día 14 de febrero de 2017, con relevantes y urgentes propuestas para la acción expuestas por el profesor Riccardo Petrella, el analista político Roberto Savio y los asistentes a la misma:

- La situación actual es debida en buena medida a la debilidad progresiva del multilateralismo democrático.

- Las presentes generaciones, mirando a los ojos de sus descendientes y de todos los niños del mundo, deben cumplir plenamente sus responsabilidades intergeneracionales.

- Venciendo la tentación del desamparo y la globalización de la indiferencia, en palabras del papa Francisco, se propone una gran movilización popular tanto presencial como, especialmente, en el ciberespacio y utilizar todos los medios a nuestro alcance para despertar la conciencia colectiva, tan acosada por el inmenso poder mediático que tiende a convertir en espectadores impasibles y ofuscados a muchos ciudadanos.

Los presidentes Macron y Sánchez, en sus intervenciones ante la Asamblea General de las Naciones Unidas en otoño de 2018, pusieron de manifiesto la necesidad imperativa de reforzar el multilateralismo.

Como científico, insisto en que es preciso conocer la realidad en profundidad, ya que solo así será posible modificarla, en su caso, en profundidad. De otro modo, las informaciones y apreciaciones superficiales y sesgadas seguirán proporcionando al público una visión deformada de los hechos y, en consecuencia, de las medidas a adoptar.

A pesar de los horizontes sombríos, creemos, como dijo John Fitzgerald Kennedy, «que ningún desafío se sitúa más allá de la capacidad creadora distintiva de la especie humana». El futuro está por inventar.

De las tres principales emergencias —extrema pobreza, deterioro ecológico y amenaza nuclear— debe atenderse en primer lugar la que representa el cambio climático, con el fin de evitar el fracaso histórico de la humanidad que representaría alcanzar puntos de no retorno en la propia habitabilidad del planeta.

Este triple reto exige la rápida puesta en práctica de un nuevo concepto de seguridad y de trabajo, de estilo de vida: estamos viviendo sin brújula ni camino ya que, en lugar de favorecer la invención de alternativas ponderadas, en lugar de incrementarse cada día el número de ciudadanos responsables que sean actores de su destino y no testigos inoperantes de lo que sucede…, en lugar de elevar, ahora que ya los pueblos pueden expresarse libremente, la voz en grandes clamores populares…, nos dejamos amilanar, ofuscar, caminar sin rumbo.

Ante la emergencia que requiere la situación, el secretario general de la ONU, António Guterres organizó la Cumbre sobre la Acción Climática el 23 de septiembre de 2019. El cambio climático es el mayor desafío de nuestro tiempo y ahora nos encontramos en un momento decisivo para intervenir a escala mundial. Todavía estamos a tiempo…, pero se requerirá un esfuerzo sin precedentes por parte de todos los sectores de la sociedad.

En consecuencia, es urgente e inaplazable la puesta en práctica de los Acuerdos ODS y, para ello, es indispensable la movilización popular —«Nosotros, los pueblos…»— porque ante amenazas globales solo caben acciones globales, con una movilización liderada, como se ha indicado, por las comunidades artísticas, intelectuales, científicas…

«Hay que cambiar de rumbo y nave», advirtió José Luis Sampedro a los jóvenes. Sigamos, diligentemente, su consejo.

# Referencias

- http://federicomayor.blogspot.com/2019/05/

- https://www.consilium.europa.eu/es/meetings/european-council/2017/03/25/

- https://www.ipb2016.berlin/international-peace-bureau/

- http://cadmusjournal.org/node/290

- http://www.elmundo.es/ciencia/2017/01/09/58726b07e2704e336c8b45e1.html

- https://es.euronews.com/2019/08/13/el-humo-de-los-incendios-en-siberia-ha-cubierto-una-superficie-mayor-a-la-de-la-union-euro

- https://www.nationalgeographic.com.es/naturaleza/actualidad/artico-esta-calentando-mas-rapido-que-cualquier-otra-region-tierra_11456

# CAPÍTULO 22

## LA TIERRA QUE RECIBIMOS PERTENECE TAMBIÉN A LOS QUE VENDRÁN

### Federico Mayor Zaragoza

### *No podemos fracasar en la urgente adopción de medidas para salvaguardar la habitabilidad de la Tierra*

Buenos augurios a tener en cuenta:

1. La encíclica ecológica del papa Francisco.

2. La importantísima decisión del expresidente Obama con un plan de choque contra el cambio climático.

3. El discurso del expresidente Mijaíl Gorbachov en el International Climate Change Symposium, celebrado en Roma del 27 al 29 de mayo de 2015.

4. El acuerdo de los alcaldes de capitales y grandes ciudades, liderado por la alcaldesa de París, Anne Hidalgo.

5. Acciones incesantes del expresidente François Hollande para la concertación de voluntades para adoptar medidas concretas en la Cumbre de París.

6. Otras contribuciones relevantes de figuras e instituciones de prestigio internacional, así como de los medios de comunicación.

7. Las recomendaciones y disponibilidad de las comunidades científicas, académicas, artísticas, en suma, de todas las comunidades intelectuales.

8. La refundación de las Naciones Unidas: la posibilidad de que, ante la necesidad de actuación inmediata, dada la naturaleza potencialmente irreversible de los procesos ecológicos, se celebre una Sesión Extraordinaria de la Asamblea General de las Naciones Unidas que adopte las apremiantes medidas necesarias y, además, establezca las directrices para la refundación de un sistema multilateral democrático porque, a la vista de los precarios resultados alcanzados en el cumplimiento de los Objetivos del Milenio (ODM), nadie confía, vista la insolidaridad actual, las crecientes desigualdades sociales y la subordinación a los grandes consorcios mercantiles, en la puesta en práctica efectiva de los Objetivos de Desarrollo Sostenible (ODS).

## 22.1 La encíclica ecológica del papa Francisco

Como hiciera su santidad Juan XXIII en la encíclica Pacem in terris, el papa Francisco demuestra un especial interés por entrar en diálogo «con todos acerca de nuestra casa común».

Advierte, como ya lo hizo Pablo VI, de que «toda pretensión de cuidar y mejorar el mundo supone cambios profundos en los estilos de vida, los modelos de producción y de consumo, las estructuras consolidadas de poder que rigen hoy la sociedad…». Subraya hasta qué punto son inseparables la «preocupación por la naturaleza, la justicia con los pobres, el compromiso con la sociedad y la paz interior».

Su «llamado» se inicia así: «El desafío urgente de proteger nuestra casa común incluye la preocupación de unir a toda la familia humana en la búsqueda de un desarrollo sostenible e integral, pues sabemos que las cosas pueden cambiar». Y añade: «Los jóvenes nos reclaman un cambio. Se preguntan cómo es posible que se pretenda construir un futuro mejor sin pensar en la crisis del medioambiente y en el sufrimiento de los excluidos. Hago una invitación urgente a un nuevo diálogo sobre cómo estamos construyendo el futuro del planeta. Necesitamos una conversación que nos una a todos, porque el desafío ambiental que vivimos, y sus raíces humanas, nos interesan y nos impactan a todos… Necesitamos una solidaridad universal nueva».

Pone de manifiesto, a continuación, la importancia de la ciencia y de la educación: «Asumir los frutos de la investigación científica y dejarnos interpelar por ella en profundidad, y dar una base concreta al itinerario ético y espiritual… Todo cambio necesita motivaciones y un camino educativo».

En determinados puntos se detiene en un minucioso análisis de las actividades humanas que tienen, por su volumen actual, una clara influencia en la calidad del medioambiente: «Numerosos estudios científicos señalan que la mayor parte del calentamiento global de las últimas décadas se debe a la gran concentración de gases de efecto invernadero (anhídrido carbónico, metano, óxidos de nitrógeno, entre otros) emitidos, sobre todo, a causa de la actividad humana, el uso intensivo de combustibles fósiles, la deforestación…».

El papa Francisco afirma: «Si la actual tendencia continúa, este siglo podría ser testigo de cambios climáticos inauditos y de una destrucción sin precedentes de los ecosistemas, con graves consecuencias, por ejemplo, el crecimiento del nivel del mar. **El cambio climático es un problema global con graves dimensiones ambientales, sociales, económicas, distributivas y políticas,** y plantea uno de los principales desafíos que en el presente afecta a la humanidad. Por eso, es urgente e imperioso el desarrollo de políticas para que en los próximos años la emisión de anhídrido carbónico y otros gases altamente contaminantes sea reducida drásticamente, por ejemplo, remplazando la utilización de combustibles fósiles mediante el desarrollo de fuentes de energía renovables».

Se refiere después a la necesidad de asegurar el acceso al agua «potable y limpia» como derecho humano básico, fundamental y universal… **«Escuchar el clamor de la Tierra y el clamor de los pobres,** porque tanto la experiencia común de la vida ordinaria como la investigación científica demuestran que los más graves efectos de las agresiones ambientales los sufren la gente con menos recursos».

Y, así, «la deuda externa de los países pobres se ha convertido en un instrumento de control, pero no ocurre lo mismo con la deuda ecológica. De diversas maneras, los pueblos en vías de desarrollo, donde se encuentran las más importantes reservas de la biosfera, continúan alimentando el desarrollo de los países más ricos a costa de su presente y de su futuro. **Es necesario que los países desarrollados aporten recursos a los países más necesitados para apoyar políticas y programas de desarrollo sostenible».**

«No hay espacio para la globalización de la indiferencia» y recuerda como «indispensable» la creación de un sistema normativo que incluya límites infranqueables y asegure la protección de los ecosistemas, antes de que las nuevas formas de poder, derivadas del paradigma tecno-económico, terminen arrasando no solo la política, sino también la libertad y la justicia.

«El medioambiente es un bien colectivo, patrimonio de toda la Humanidad y responsabilidad de todos...». Y concluye: «La cultura ecológica no se puede reducir a una serie de respuestas urgentes y parciales a los problemas que van apareciendo en torno a la degradación del ambiente, al agotamiento de las reservas naturales y a la contaminación. Debería ser una mirada distinta, un pensamiento, una política, un programa educativo, un estilo de vida y una espiritualidad que conformen una resistencia ante el avance del paradigma tecnocrático. **Lo que está ocurriendo nos pone ante la urgencia de avanzar en una valiente revolución cultural**».

Es de destacar las reflexiones de su santidad sobre la necesidad de conocer y tener en cuenta prácticas, modelos y tradiciones de los aborígenes.

En el apartado del capítulo cuarto dedicado a la «Justicia entre las generaciones», indica con firmeza que no estamos hablando de una actitud opcional, sino de una cuestión básica de justicia, ya que la Tierra que recibimos pertenece también a los que vendrán.

**Todo proceso potencialmente irreversible requiere una acción adecuada e inaplazable: «La atenuación de los efectos del actual desequilibrio depende de que lo hagamos ahora mismo; sobre todo, si pensamos en la responsabilidad que nos atribuirán quienes deban soportar las peores consecuencias».**

Es apremiante, insiste, «encontrar formas eficientes de gestión internacional».

El papa recuerda la Cumbre de Río de Janeiro celebrada en 1992, veinte años después de la Declaración de Estocolmo, y destaca los escasos progresos alcanzados dos décadas después en «donde se emitió una extensa e ineficaz declaración final». «Son muchos los acuerdos internacionales que no se cumplen.

Necesitamos con urgencia concertar regímenes de gobernanza para toda la gama de los llamados 'bienes comunes globales' para la reducción de la contaminación y el desarrollo de los países y las regiones más pobres».

En conclusión, creo que es pertinente destacar este párrafo de la encíclica: «Es indispensable la maduración de instituciones internacionales fuertes y eficazmente organizadas, con autoridades designadas equitativamente por acuerdo entre los Gobiernos nacionales y dotadas de poder para actuar».

## 22.2 La importantísima decisión del expresidente Obama con un plan de choque contra el cambio climático

Obama demostró una gran capacidad para la puesta en práctica de los ideales que pueden conducir a la solución de los más urgentes desafíos actuales. Se enfrentó acertadamente a los graves problemas que acucian a su país y al mundo en su conjunto.

Entre todos los proyectos impulsados por la Administración Obama, podríamos destacar el anunció de un importante cambio de rumbo en todo lo concerniente al medioambiente. En su mandato, se logró paralizar la ley que aprobaba la construcción del gigantesco oleoducto de Keystone. También, el Plan de Energía Limpia que limitaba las emisiones de $CO_2$ del segundo país más contaminante de la Tierra después de China.

Se calcula en nueve mil millones de dólares anuales (hasta 2030) el costo de reducir las emisiones. Junto a esta excelente y audaz decisión sobre el cambio climático, dio un impulso a la capacidad de supercomputación —un millón de cálculos por segundo— para predecir con gran exactitud los cambios ecológicos.

«Somos la primera generación que siente las consecuencias del cambio climático y la última que tiene la oportunidad para detenerlo», manifestó Barack Obama en la presentación de su programa. Y, consciente de los puntos de no retorno que implican que no puedan postergarse decisiones de esta naturaleza, añadió: «No olvidemos que cuando hablamos de cambio climático existe la posibilidad de llegar tarde».

Estados Unidos ha experimentado en este siglo los catorce años de temperaturas más elevadas, y en 2014 batió todos los récords. En su elocución, el expresidente mostró respeto y confianza por las recomendaciones de los científicos: «La ciencia nos dice que debemos hacer más si queremos salvar nuestra economía y la salud de nuestros hijos. No estoy hablando del futuro, sino de la realidad que vivimos aquí y ahora».

China y EEUU representan el 45 % de las emisiones mundiales de $CO_2$. En el encuentro entre el expresidente y Xi Jinping, el mandatario chino, se anunció el acuerdo para reducir las emisiones de los EEUU en un 28 % para el año 2025 y que China dejaría de aumentarlas en 2030. China produce 7,9 toneladas de anhídrido carbónico per cápita; EEUU, 16,4, y la UE, 7,4.

## 22.3 El discurso del expresidente Mijaíl Gorbachov en el International Climate Change Symposium, celebrado en Roma del 27 al 29 de mayo de 2015

El expresidente Gorbachov, fundador de Green Cross International y del World Political Forum, pronunció en Roma un discurso que debe ser tenido en cuenta para la preparación y puesta en práctica de los Acuerdos de París: «En diciembre de 2015, se reunirán en la capital de Francia líderes del mundo para negociar un acuerdo que permita reducir emisiones globales de carbono. ¡Será la vigesimoprimera Cumbre Climática de las Naciones Unidas desde 1992! Más de dos décadas de encuentros han conducido, desgraciadamente, al incremento de las emisiones y de las temperaturas. La Organización Meteorológica Mundial ha informado de que 2014 ha sido el año más cálido del que se tiene constancia. Los científicos especialistas han advertido de que la 'ventana de oportunidades' para una intensiva acción sobre el clima se está cerrando rápidamente, si bien, todavía podríamos estabilizar la situación y propiciar un desarrollo sostenible. De hecho, **París será el próximo mes de diciembre la última oportunidad para limitar en 2 °C el ascenso de temperaturas en relación con la época preindustrial**».

La política se ha rezagado en relación con los procesos de transformación de la biosfera con múltiples crisis: alimentación, agua, energía, pobreza, clima... De hecho, **hacemos frente a las crisis de nuestro actual modelo de desarrollo.**

Gorbachov también propuso un urgente esfuerzo de mejor entendimiento entre Occidente y Rusia a través del diálogo, búsqueda de consenso y la apremiante mejora del sistema de gobernanza internacional, para poder acometer con una agenda integrada los problemas de seguridad, energía, cooperación económica y sostenibilidad.

## 22.4 El acuerdo de los alcaldes de capitales y grandes ciudades, liderado por la alcaldesa de París, Anne Hidalgo

Los ayuntamientos pueden ser los grandes promotores de una cultura de no violencia, de solidaridad y de paz. Paz con el entorno ecológico incluido.

Se trata de ampliar y hacer efectiva la ya muy importante red mundial de **Alcaldes por la Paz.**

Bajo el liderazgo de Anne Hidalgo se preparó un acuerdo sobre «el Cambio Climático: compromiso europeo y soluciones locales». No solo se trató de una excelente iniciativa, sino también de un llamamiento especialmente oportuno ante la celebración de la Cumbre de París en marzo de 2015.

En el Manifiesto se dice: «El cambio climático es global, pero las soluciones son ante todo locales. Dado que las grandes ciudades están en la intersección de estos dos niveles, se encuentran en la vanguardia de la lucha contra el cambio climático. Por esta razón, nosotras, las capitales y grandes ciudades europeas, que representamos a más de sesenta millones de habitantes y contamos con una significativa capacidad de acción, hemos decidido unir nuestros esfuerzos y fortalecer los instrumentos que nos conducirán hacia la transición energética y medioambiental que se requiere». En París, la inmensa fuerza que pudo tener la sinergia del poder municipal fue, sin duda, uno de los protagonistas del éxito de este gran encuentro.

En efecto, es progresivamente mayor el número de ciudades que muestran su preocupación por el deterioro del medioambiente, si bien el inmenso poder mediático de los «mercados» ha convertido a muchos ciudadanos en espectadores. Hoy, por fortuna, la gente ya puede expresarse y se transforma en ciudadanos capaces de participar y movilizarse.

El Manifiesto establece que es imperativa una progresiva sustitución del transporte urbano actual por otro que comporte una disminución progresiva de carburantes (coches eléctricos, teleféricos, suburbanos…) y sistemas de calefacción y refrigeración mediante fuentes renovables de energía. A este respecto, escribí a la Alcaldesa: «Como científico y exdirector general de la UNESCO, cuya sede está en París, que tanto ha trabajado desde los años 50 en los aspectos hidrológicos, geológicos, oceanográficos y, en general, en todo lo que atañe a la biosfera (gran programa Man and Biosphere (MAB)), quiero expresarle —haciéndolos extensivos a los alcaldes que firmaron el Manifiesto— los mejores augurios para la contribución del poder municipal al éxito de la Cumbre. Los habitantes de la Tierra y las generaciones venideras esperan poder seguir viviendo dignamente el misterio de la existencia».

La gran organización prospectiva Futuribles, con sede en París, lo ha expresado certeramente: «Las ciudades se convertirán en los actores y los motores del cambio a escala mundial».

También, el papa Francisco ha destacado el papel crucial de los ciudadanos para conseguir el cuidado del medioambiente: «Si los ciudadanos no controlan el poder político —nacional, regional y municipal— tampoco es posible el control de los daños ambientales. Las legislaciones de los municipios pueden ser más eficaces si hay acuerdo entre poblaciones. **Estoy hablando de una ciudadanía ecológica».**

## 22.5 Acciones incesantes del expresidente François Hollande para la concertación de voluntades para adoptar medidas concretas en la Cumbre de París

François Hollande intensificó las actividades de concertación para lograr compromisos en la Cumbre del Clima celebrada en París en 2015. Para dar ejemplo, consiguió que en el Parlamento se aprobase la Ley de Transición Energética.

Con la ayuda directa de su ministra de Ecología y Energía, Ségolène Royal, y su ministro de Exteriores, Laurent Fabius, logró que 49 países (entre ellos, los 29 de la UE), responsables del 55 % de las emisiones de gases con efecto invernadero, presentasen propuestas concretas para reducirlas. Pero se debe incrementar el número de países y los objetivos porque la temperatura no debe ascender más de 2 °C en relación a 1997.

El tiempo apremia y, como sucede con los mensajes del papa y de Obama, es preciso lograr, en cumplimiento de una responsabilidad intergeneracional impostergable, compromisos muy concretos de comportamiento ecológico a escala mundial.

## 22.6 Otras contribuciones relevantes de figuras e instituciones de prestigio internacional, así como de medios de comunicación

### Personalidades

El expresidente portugués **Mário Soares,** uno de los personajes contemporáneos más lúcidos y trabajador infatigable a favor de la paz y la justicia social, reiteró también, poco después de la aparición de la encíclica *Laudato si'*, la necesidad de actuar sin demora, destacando la audacia y coraje del papa al denunciar «los elevados costes para los más pobres y el aumento de los privilegios para los más ricos».

**Roberto Savio,** periodista de gran notoriedad, analista político y, sobre todo, proponente de soluciones, escribió en *Global Governance and Common Values: The Unavoidable Debate* unas excelentes recomendaciones para las grandes transiciones que se avecinan. En relación con la conferencia del Panel Intergubernamental sobre el cambio climático dijo lo siguiente: «Es un hecho que, en los EEUU, los republicanos son financiados por las grandes corporaciones de la energía, que intentarán impedir cualquier acuerdo que el presidente Obama pueda liderar. En el Panel, integrado por más de dos mil científicos que han estudiado con detenimiento la relación entre las actividades humanas y el deterioro climático, han existido, como es lógico, algunas voces disidentes que han logrado hacerse eco en los medios conservadores. En algunos casos, además, se ha puesto en evidencia su financiación por la industria de los combustibles fósiles».

**Leonardo Boff** publicó, en relación con la encíclica papal, un excelente texto titulado *La carta magna de la ecología integral: grito de la Tierra/grito de los pobres*. A los excelentes comentarios se une la sabiduría del comentarista: «El espíritu tierno y fraterno de san Francisco de Asís —escribe— atraviesa todo el texto de la encíclica *Laudato si'*», y termina con las palabras finales de la *Carta de la Tierra*, citadas también por el papa, «que nuestro tiempo se recuerde por despertar a una nueva reverencia ante la vida, por la firme resolución de alcanzar la sostenibilidad, por acelerar la lucha por la justicia y la paz, y por la alegre celebración de la vida».

El profesor **Emilio Muñoz** había puesto en marcha hace dos años análisis relativos a cuatro temas fundamentales para afrontar debidamente los retos actuales: conciencia ambiental; energía; estilos de vida; valores. En sus propuestas, hay dos palabras clave que deberán inspirar permanentemente el establecimiento de recomendaciones: com-partir y co-operar, es decir, ser solidarios y trabajar juntos para poder culminar con éxito tareas tan importantes y urgentes.

## Instituciones

### World Academy of Art and Science

Especialmente importante han sido en los últimos años las aportaciones de Garry Jacobs e Ivo Šlaus, de la World Academy y del World University Consortium, en el diseño conceptual de un «nuevo paradigma» que puede representar la solución de los grandes desafíos a los que hace frente la Humanidad actualmente.

La Interaction Conference on Anticipation as Deep Driver for a New Paradigm and Bring Forth Futures constituye una contribución de gran calado para los cambios radicales que las tendencias actuales exigen.

Una de las facultades distintivas de la especie humana es anticiparse, prever, prevenir. La World Academy of Art and Science (WAAS) ha sido, sin lugar a dudas, una torre vigía que ha proporcionado no solo buenos diagnósticos, sino tratamientos a tiempo, especialmente, en procesos que pueden alcanzar puntos de no retorno (sociales y medioambientales).

Los estudios realizados hasta ahora incluyen el crecimiento demográfico, el mayor conocimiento que aporta la longevidad, las necesidades de alimento, agua y salud, la producción de gases y desechos, las emigraciones, un nuevo concepto de trabajo propio de la era digital, nuevos tipos de ocupación, mecanización, nuevos medios de locomoción y energías renovables, catástrofes naturales…

La educación y el empoderamiento de la mujer son fundamentales para poder lograr la participación efectiva que permita una gobernanza democrática genuina, etapa imprescindible para la nueva era. A través de la World University Consortium (WUC), presidida por Heitor Gurgulino, promueve el papel crucial que corresponde a las instituciones de educación superior en momentos de cambios tan radicales.

## International Peace Bureau

El International Peace Bureau (IPB), radicado en Ginebra, Premio Nobel de la Paz, ha desempeñado desde hace muchos años un papel especialmente importante en la búsqueda de soluciones pacíficas a los conflictos de distinta índole. Llevaron a cabo —bajo la dirección de Ingeborg Breines, Colin Archer y Reiner Braun— una excelente campaña global sobre gastos militares y desarme nuclear, con vistas no solo a incorporar ambos objetivos a la Agenda de Desarrollo post 2015 de la ONU, sino para lograr buena parte de los fondos (Green Climate Fund of the UN) con parte de las cuantiosas inversiones (aproximadamente, cuatro mil millones de dólares al día) dedicadas actualmente al armamento y gastos de los ejércitos. En septiembre de 2016, se celebró un congreso en Berlín sobre «Disarmament for development» que pudo ser el principio de la gran transición a una economía basada en el conocimiento para un desarrollo global sostenible y humano.

## Club de Roma

El Club de Roma, con ejemplar anticipación, como correspondía a Aurelio Peccei, estableció ya en 1970 los límites del crecimiento frente a la capacidad ilimitada intelectual («Aprendizaje sin límites», 1975). Ha sido una de las instituciones precursoras, con una visión de largo alcance, de cómo debía procederse para una anticipación que permitiera análisis y acciones a tiempo.

El capítulo español del Club de Roma, presidido por Isidro Fainé y acompañado por la experiencia del presidente de honor Ricardo Díez-Hochleitner y de José Manuel Morán, vicepresidente, ha realizado una labor muy importante, advirtiendo del apremio con que era necesario adoptar medidas sin demora, ya que de otro modo el trabajo de tantas instituciones de estudio y prospectiva quedaría en vanos esfuerzos. Constituye ahora —por su relieve y capacidad de convocatoria— un actor principal de la emergencia planetaria a la que nos referimos.

En cuanto a los medios de comunicación, debe procurarse que el público se dé cuenta de que la información es superior a la noticia, que solo refiere —por eso es noticia— sucesos insólitos, extraordinarios. El conocimiento de la realidad en su conjunto es esencial para poderla transformar en profundidad.

## 22.7 Las recomendaciones y disponibilidad de las comunidades científicas, académicas, artísticas, en suma, de todas las comunidades intelectuales

Por primera vez en la historia, el tiempo del silencio ha concluido: los seres humanos, hasta hace poco confinados en espacios muy reducidos intelectual y territorialmente, pueden ahora expresarse libremente.

El papel de las comunidades artísticas, científicas, docentes, filosóficas..., es, en consecuencia, esencial para la movilización de la participación ciudadana.

Asegurar un legado adecuado a las generaciones venideras es el principal compromiso de «Nosotros, los pueblos...», convertidos de súbditos a ciudadanos, que se rebelarán contra un sistema que invierte miles de millones al día en armas y gastos militares para la seguridad de unos pocos, cuando la mayor parte de la Humanidad vive en situaciones inhumanas.

Quienes están acostumbrados a anticiparse como una parte esencial de su actividad cotidiana —miembros de las comunidades «creadoras»— deben situarse en la vanguardia de la implicación y compromiso. Como han manifestado Garry Jacobs y Roberto Poli, de la WAAS, «necesitamos múltiples voces que se alcen en un gran clamor para crear, para diseñar su propio futuro».

La solución es la educación para todos durante toda la vida. No solo en la escuela, ni en las familias, sino en la sociedad entera y para la sociedad entera, empezando por los gobernantes y parlamentarios. La comunidad científica, especialmente, tiene que cumplir una misión que normalmente no se lleva a efecto: la de asesorar a los parlamentos, consejos municipales, etc., en temas muy especializados y, sobre todo, la de ayudar a anticiparse.

## 22.8 La refundación de las Naciones Unidas

Como ya se ha indicado, y ante la necesidad de actuación inmediata, dada la naturaleza potencialmente irreversible de los procesos ecológicos, debería celebrarse una **Sesión Extraordinaria de la Asamblea General de las Naciones Unidas** que adopte las apremiantes medidas necesarias y, además, establezca las directrices para la refundación de un sistema multilateral democrático.

Algunos países han solicitado que la «ciudadanía global» se sitúe en el centro efectivo de la Agenda de Desarrollo post 2015. Fueron notorios los oradores que recordaron que en la Cumbre de Copenhague de Desarrollo Social de 1995 «se situó a la gente, al pueblo, en el centro del desarrollo». Tuve ocasión de participar activamente en esta Cumbre y tengo que confesar la inmensa decepción que sentí por el casi inmediato desinterés de los «mercantilistas» en relación con el contexto social que allí se recomendaba. Cualquier nueva visión de desarrollo social es impensable sin la implicación directa de unas Naciones Unidas adecuadamente reforzadas.

He mencionado, en el breve «índice introductorio», el papel crucial que corresponde a las Naciones Unidas para enderezar los actuales derroteros. Se habla de la «sociedad del bienestar» sin aclarar, acto seguido, que el 80 % de la Humanidad vive fuera, en un gradiente progresivo de precariedades, del barrio próspero de la aldea global.

Ya en 1979, la Academia de Ciencias de los EEUU comunicó que no solo se estaban incrementando las emisiones de $CO_2$, sino que su recaptura por los océanos —los pulmones de la tierra— estaba disminuyendo. Los grandes consorcios petroleros reaccionaron rápidamente creando una fundación en 1981 con la que intentaban contrarrestar las advertencias de la Academia. A pesar de la publicación en *Newsweek*, más de diez años después, de «The truth of denial» («La verdad sobre lo que se estaba negando»), el comunicado quedó, una vez más, inmerso en el opaco y resbaladizo poso de las irrelevantes noticias. Y una vez más, se olvidó lo que no debía haberse olvidado.

Los orígenes de la protección del medioambiente se hallan, precisamente, en el sistema de las Naciones Unidas. Ya he mencionado antes algunas de las actividades llevadas a cabo en la UNESCO desde los años 40, pero debo añadir el United Nations Environmental Programme (UNEP) como entidad específica para la prevención del deterioro ambiental.

En el antropoceno, solo unas Naciones Unidas en las que, con voto ponderado, pero sin veto, se adopten responsablemente las medidas exigibles por el conjunto de la Humanidad, pueden estar hoy a la altura de las circunstancias. En efecto, el día 8 de junio del año 2015, en un encuentro del G-7 en Schloss Elmau (Alemania), se abordó la patente degradación medioambiental, recomendándose la reducción de las emisiones de $CO_2$ y la creación de un Fondo Verde para el Clima. Pero, de nuevo, ha quedado muy claro que no es en estas instancias donde deben resolverse problemas de esta naturaleza, tan relevantes para el destino común de la Humanidad. Unas Naciones Unidas «refundadas» no solo podrían ordenar las medidas pertinentes a escala planetaria, sino que podrían coordinar las acciones adecuadas frente a las catástrofes naturales.

## 22.9 Conclusión

Es tiempo inaplazable de acción a escala global. El medioambiente no reconoce fronteras. Tampoco las reconoce la igual dignidad humana. Está claro que «la política no debe someterse a la economía y esta no debe someterse a los dictámenes y al paradigma eficientista de la tecnocracia» (papa Francisco *dixit*), porque es ahora, y no más tarde —como ha subrayado el expresidente Obama—, cuando debemos hacer posible el «nuevo comienzo» al que nos exhorta la *Carta de la*

*Tierra*, guiados por los «principios democráticos» que establece el preámbulo de la constitución de la UNESCO, para la transición histórica desde una cultura de violencia y guerra a una cultura de conciliación y paz. De la fuerza a la palabra.

En estos días se celebra el 50 aniversario de la feliz culminación del viaje a la Luna. Los primeros pasos de un ser humano en el bellísimo satélite del planeta Tierra. No cabe duda de que desde un punto de vista científico representa un motivo de satisfacción por todos los conocimientos y técnicas que implica. Pero ahora, al revisar la historia de estos cincuenta años, debemos apresurarnos a corregir tantos y tantos aspectos que ensombrecen el éxito espacial alcanzado en 1969.

Al inicio de siglo y de milenio se prepararon una importante serie de pautas de conducta colectiva para que la comunidad científica tuviera en cuenta no el brillo de unos cuantos, sino el bienestar y la calidad de vida del conjunto de los seres humanos: la Declaración y Programa de Acción sobre una Cultura de Paz de 1999, la Carta de la Tierra y la Declaración de Derechos Fundamentales de la Unión Europea, en el año 2000, ponían de manifiesto **la necesidad apremiante de tener en cuenta antes que nada las cinco prioridades de las Naciones Unidas (alimentación, agua potable, servicios de salud de calidad, cuidado del medioambiente y educación).**

Estas son las prioridades que ahora, mirando a los ojos de nuestros hijos y asumiendo nuestras responsabilidades intergeneracionales, debemos tener en cuenta. Ahora, **«Misión la Tierra. Ahora, un nuevo concepto de seguridad que permita atender la calidad de vida de tantas personas que hoy malviven en unas condiciones inhumanas, desprovistas de lo más elemental».**

No más inversiones en artilugios bélicos y espaciales. No más manos cerradas, armadas, alzadas. Ahora manos abiertas al abrazo, a la solidaridad, al incremento de los fondos para la investigación biomédica sobre el cáncer y las enfermedades neurodegenerativas…, para hacer frente al Ébola y otras pandemias…, para un medioambiente de calidad, ¡para una vida digna!

Ha llegado el momento de la transición histórica de la fuerza a la palabra. No podemos seguir callados. Sí, ha llegado el momento de que sean «los pueblos», liderados por las mujeres y los jóvenes más avisados, los que tomen la palabra y decidan actuar en consecuencia.

## NO. Otra «Misión la Luna» o «Misión Marte», NO. Ahora,

## *«¡Misión, la Tierra!»*

# One Health IN

El alcance, la magnitud y las repercusiones mundiales de las enfermedades infecciosas emergentes con las que nos enfrentamos hoy día, la mayoría de ellas de origen zoonósico, no tienen precedentes históricos. El comienzo de una nueva era de enfermedades emergentes y reemergentes, y la importancia de sus consecuencias potenciales en la salud pública, han modificado profundamente nuestras miras y actividades.

La aparición de nuevos agentes infecciosos, el incremento de los ya existentes, las resistencias antibióticas y la aparición de colectivos antivacunas que día a día van ganando terreno en algunos países, constituyen las principales amenazas a nivel global. Estas amenazas se están convirtiendo en el motivo más importante que deben enfrentar los servicios de salud, y por lo tanto tendrán consecuencias en las alianzas profesionales, recursos y programas futuros.

Se hace necesaria la formación de equipos multidisciplinares que abarquen desde una perspectiva integral y global, todos los aspectos relacionados con estas amenazas. La salud global es la suma interactiva de la salud animal, ambiental y humana. El concepto **One Health** (*«Una sola salud»*) es una estrategia mundial para aumentar la comunicación y la colaboración interdisciplinar en el cuidado de la salud de las personas, los animales y el medio ambiente, entendiendo que todas están ligadas entre sí.

*La interrelación entre estos tres campos acelera los avances biomédicos, mejora la salud pública, amplía la base de conocimientos científicos y optimiza la formación y el cuidado médico, salvando muchas vidas.*

*Con esta inquietud se constituyó el grupo multidisciplinar One Health-IN, que a través de las entidades y profesionales que lo componen podrá ofrecer herramientas de vigilancia epidemiológica, atención clínica y de laboratorio, investigación, formación y divulgación.*

**MÁS INFORMACIÓN:**

# REFERENCIA DE LAS IMÁGENES Y FIGURAS

# REFERENCIA DE LAS IMÁGENES Y FIGURAS

## Wikipedia:

- Pág. 62. Figura 1. Museo del Louvre
- Pág. 62. Figura 2. Marie-Lan Nguyen
- Pág. 63. Figura 3. Desconocido
- Pág. 63. Figura 4. Desconocido
- Pág. 63. Figura 5. Keith Schengili-Roberts
- Pág. 64. Figura 6. Francis Llewellyn Griffith
- Pág. 75. Figura 14. Felix Reimann
- Pág. 76. Figura 15. Bartolomeo Cavaceppi
- Pág. 82. Figura 17. Desconocido
- Pág. 458. Figura 1. LadyofHats
- Pág. 462. Figura 3. Dantas-Torres F.
- Pág. 495 Figura 2. Scott Bauer, USDA, Jerzy StrzeleckiAaron Logan, Rufus46, Michell Zappa, Alan R Walker
- Pág. 595. Figura 2. Ansgar Walk, Brian M Hunt, NOAA, Greg5030

## 123RF:

- Cubierta
- Pág. 142. Figura 2
- Pág. 156. Figura 2
- Pág. 160. Figura 4
- Pág. 205. Figura 3
- Pág. 298. Figura 2
- Pág. 299. Figura 3
- Pág. 300. Figura 4
- Pág. 308. Figura 6
- Pág. 362. Figura 1
- Pág. 368. Figura 6
- Pág. 417. Figura 12
- Pág. 516. Figura 7
- Pág. 518. Figura 8
- Pág. 600. Figura 3

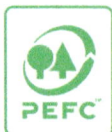

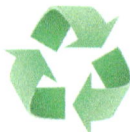